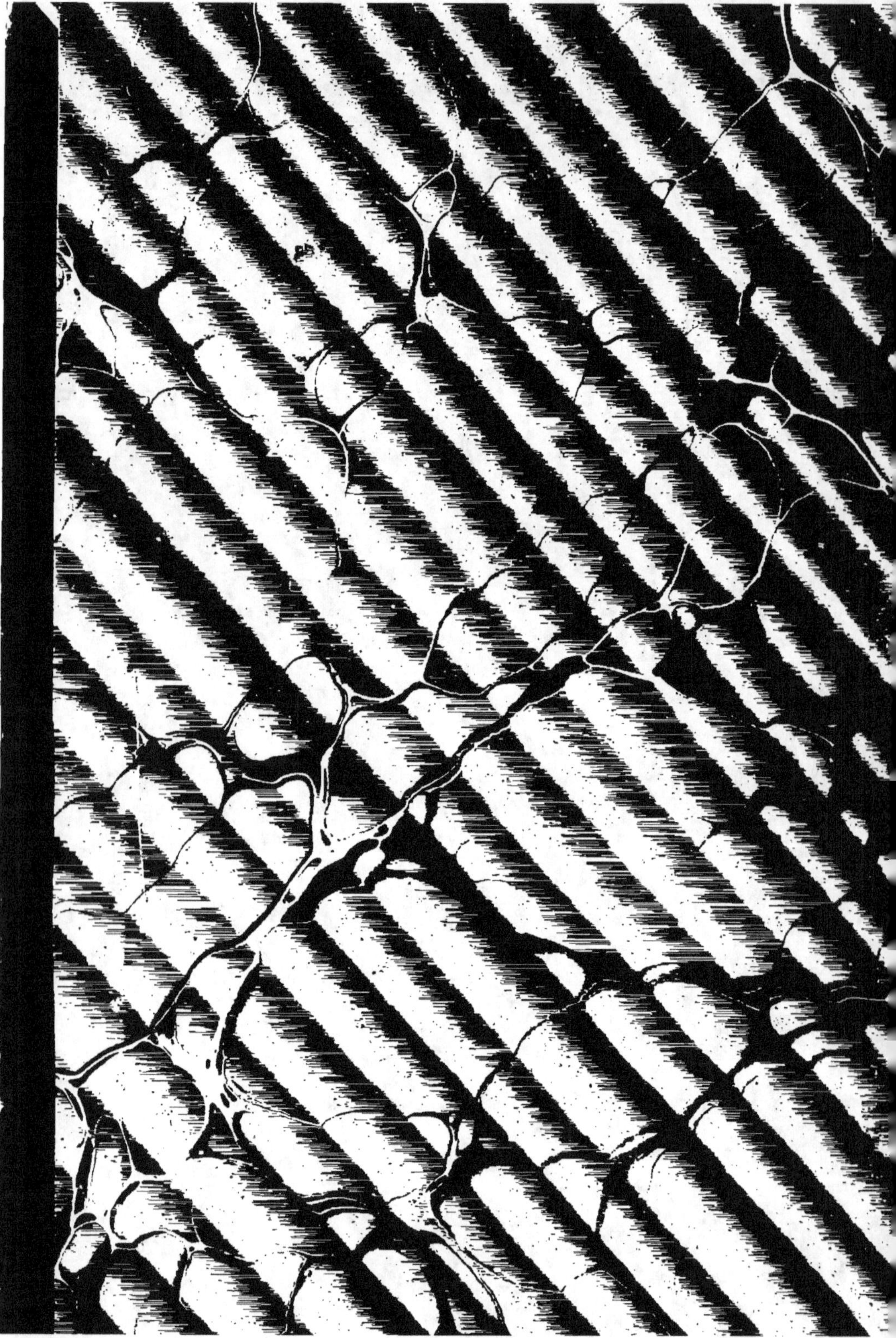

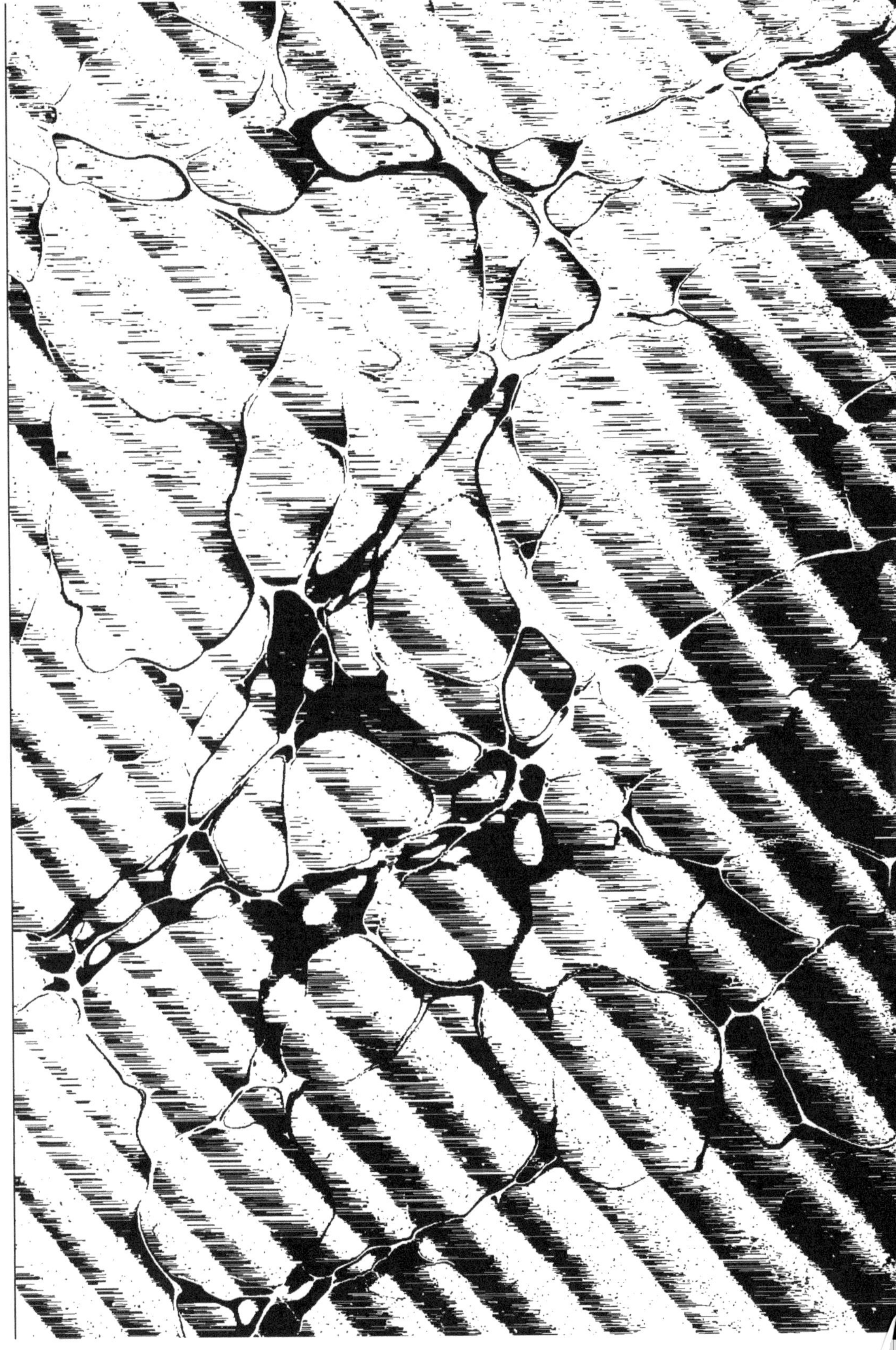

NOUVEAUX ÉLÉMENTS

DE

PHYSIOLOGIE

HUMAINE

NOUVEAUX ÉLÉMENTS

DE

PHYSIOLOGIE

HUMAINE

PAR

W. WUNDT

PROFESSEUR A L'UNIVERSITÉ D'HEIDELBERG

TRADUITS DE L'ALLEMAND SUR LA DEUXIÈME ÉDITION ET AUGMENTÉS DE NOTES

PAR

LE Dr BOUCHARD

PROFESSEUR AGRÉGÉ DE LA FACULTÉ DE MÉDECINE DE STRASBOURG

AVEC **143** FIGURES DANS LE TEXTE

PARIS

F. SAVY, LIBRAIRE-ÉDITEUR

24, RUE HAUTEFEUILLE

—

1872

A MONSIEUR LE PROFESSEUR STOLTZ,

DOYEN DE L'ANCIENNE FACULTÉ DE MÉDECINE DE STRASBOURG.

Cher maître, veuillez accepter cet hommage comme un tribut de reconnaissance et d'affection de votre bien dévoué élève.

A. BOUCHARD.

TABLE DES MATIÈRES.

PRÉFACE DU TRADUCTEUR.

Les sciences physiologiques et biologiques sont entrées depuis quelques années dans une voie nouvelle; au lieu de procéder par hypothèse et par déduction *a priori*, elles tendent de plus en plus à s'appuyer sur les sciences exactes. C'est en appliquant ces dernières à l'étude des problèmes vitaux que l'on est arrivé à donner à la physiologie une rigueur et une netteté inconnue jusqu'alors.

La France a tracé la voie, mais, il faut le reconnaître, les Allemands nous y ont suivis et dépassés. Chose remarquable, ces esprits si nuageux autrefois se sont appliqués au rigorisme scientifique; ils l'ont introduit partout, alors que nous nous perdions en discussions vaines et stériles, et il faut avoir le courage de l'avouer, ils nous ont distancés.

Les *Nouveaux éléments de physiologie* dont nous soumettons la traduction au public sont conçus dans ce plan général. Cet ouvrage nous a paru remarquable surtout par la force du raisonnement, par l'exactitude des conclusions, par l'absence de digression et par la clarté avec laquelle sont exposées toutes les données scientifiques et mathématiques sur lesquelles l'auteur s'appuie. Ce traité, très-goûté en Allemagne, nous a semblé digne d'être traduit; car nous estimons qu'il est utile que les travaux étrangers soient vulgarisés en France, comme les nôtres le sont au dehors.

Je me suis efforcé de rester aussi exact que possible dans ma traduction; si quelquefois je me suis écarté du texte allemand, ce n'a été que lorsque la phrase française l'exigeait. La plupart des calculs de l'auteur ont été vérifiés. Des notes très-courtes exposent les quelques points sur lesquels auteur et traducteur ne se sont pas trouvés d'accord.

J'ai adopté deux espèces de caractères : les faits principaux sont en gros caractères, les questions accessoires, les faits historiques, les détails d'expérience, sont en petits caractères. Le lecteur pourra mieux s'y retrouver et les recherches lui seront plus faciles.

Commencé dès les premiers mois de 1870, mon travail a été interrompu par les catastrophes, si terribles pour tous, et pour nous surtout membre de la Faculté de Strasbourg et Alsacien. Ce n'est que bien longtemps après la guerre que j'ai pu le reprendre et le terminer.

Les figures de l'édition allemande ne nous ayant pas paru suffisamment bonnes, nous les avons fait dessiner et graver sous nos yeux. Sous le rapport matériel, l'édition française ne laisse donc rien à désirer. Nous espérons que le public fera bon accueil à cette publication.

Ribeauvillé (Alsace), 11 mai 1872.

Dr A. BOUCHARD.

PHYSIOLOGIE HUMAINE.

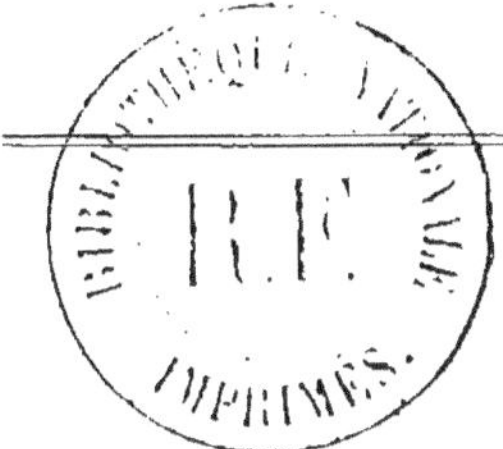

INTRODUCTION.

§ 1. — But de la physiologie.

La physiologie étudie les phénomènes qui se produisent dans les organismes vivants. Son but est de les expliquer.

Les études physiologiques se sont portées principalement sur le fonctionnement de l'organisme humain, en raison de leur intérêt plus immédiat et des nécessités de la pratique médicale, et cependant cette science de l'homme doit s'appuyer surtout sur la physiologie générale et comparée.

Pour bien concevoir le but scientifique de la physiologie, il faut, avant toute chose, déterminer exactement ce que sont les phénomènes de la vie. Il est facile de remarquer que tout organisme vivant se nourrit, qu'il passe par des phases de développement le mettant à même de se reproduire à un moment donné ; que beaucoup d'organismes sont capables de mouvements volontaires, qui permettent de conclure à leur sensitivité et à leur activité psychique. *Nutrition, développement* et *reproduction, mouvements, sensations* et *activité psychique*, voilà pour nous les principaux phénomènes de la vie.

L'histoire de la science nous apprend que ce n'est pas du premier coup que l'on est arrivé à comprendre la vie par l'analyse des phénomènes vitaux. Aussi longtemps que les manifestations vitales n'ont été que très-imparfaitement isolées les unes des autres, la vie n'était envisagée que comme la manifestation d'une seule force, dite *vitale*. Quand, plus tard, on arriva à mieux analyser les fonctions de la nutrition, de la reproduction, du développement, des sensations et du mouvement, cette force vitale unique fut, elle aussi, divisée en une série de forces spéciales, d'où les noms de *force végétative, force formatrice, sensibilité* et *irritabilité*.

Une étude plus approfondie de ces fonctions démontra qu'il n'est pas possible d'envisager chacune d'elles comme la manifestation d'une force spéciale, alors qu'elles sont au contraire la résultante de forces nombreuses et complexes. On a pu constater, dans un grand nombre de cas, que les phénomènes vitaux, réduits par l'analyse à leur expression la plus élémentaire, sont en réalité les analogues des phénomèmes produits par les forces physiques et chimiques. On établit donc aujourd'hui en axiome physiologique que les lois qui régissent la vie dans les organismes sont de tout point semblables aux lois qui régissent la nature en général [1].

L'idée d'une force vitale unique remonte aux premiers temps de la science, alors que l'on s'efforçait de fonder la physiologie et toutes les sciences médicales sur une pure hypothèse. On faisait d'ordinaire résider cette force vitale dans un organe spécial, régissant tous les autres. Tantôt c'était le sang, tantôt le système nerveux, tantôt tel ou tel organe que l'on envisageait comme le siége de la vie et de toute maladie. Albert de Haller, le premier, par ses études sur la sensibilité et l'irritabilité, réduisit cette force vitale en ses fonctions élémentaires; mais ce travail, il ne le fit surtout que pour la sensibilité et les mouvements. C'est à Jean Müller qu'il faut attribuer l'honneur d'avoir bouleversé ces idées anciennes; le premier il dénomma la physiologie, la physique des organismes, et lui assigna ainsi son véritable rang parmi les sciences naturelles. L'hypothèse vitaliste possède encore aujourd'hui ses défenseurs, qui cependant n'accordent plus à la force vitale le même sens que lui attribuaient les anciens. Le vitalisme a pris quelque chose de toutes les opinions qui depuis lors ont successivement dominé en physiologie. Ses partisans croient devoir rattacher tous les phénomènes vitaux à une force unique se manifestant sous des formes différentes, mais ils reconnaissent toutefois que dans les processus physiologiques il en est beaucoup qui ne dépendent que des forces physico-chimiques. Le vitalisme cherche à se défendre en disant que beaucoup de faits qui se produisent dans l'organisme, en particulier les phénomènes de reproduction et de développement, ne sauraient, en aucune façon, s'expliquer par n'importe quelle loi physico-chimique comme jusqu'à ce jour. Les adversaires de cette doctrine répondent que les manifestations si complexes des organismes peuvent, par l'analyse, être réduits à un certain nombre de faits élémentaires concordant parfaitement avec les lois de la physique; que cette opinion s'est vérifiée chaque fois qu'il a été possible de faire un progrès quelconque dans les recherches physiologiques, et que, suivant une règle générale à toutes les sciences, cette opinion doit être la tendance de toutes les recherches ultérieures.

§ 2. — Méthodes et moyens d'investigation en physiologie.

La physiologie se proposant d'arriver par l'étude des phénomènes à la connaissance des lois de la vie, se sert, comme toute science naturelle, de deux moyens d'investigation : *l'observation* et *l'expérimentation*.

Toute science naturelle débute par l'observation; mais comme les phénomènes sont rarement assez simples pour que ce moyen suffise à leur analyse, il est presque impossible d'arriver par l'observation seule à la détermination des lois qui président à leur production. Cette considération s'applique surtout à la physiologie, qui se trouve à chaque instant aux prises avec les phénomènes les plus compliqués de la nature. Et néanmoins il est encore dans cette

[1] Cette proposition est vraie quand on se borne à étudier les manifestations de la vie, mais dès que l'on aborde la question de la vie elle-même, ou que même on vient à toucher aux phénomènes psychiques, il n'est plus possible de l'admettre autrement que comme simple hypothèse dans l'état actuel de nos connaissances. Préjuger l'avenir d'une manière ou d'une autre serait folie. (A. B.)

science des parties tout entières dans lesquelles on a dû se borner jusqu'ici à la simple observation (développement et reproduction des organismes).

Pour obvier quelque peu à cet état de choses, il faut, dans les recherches physiologiques et surtout dans celles qui sont inabordables à l'expérimentation, donner à l'observation le plus grand soin possible. On y arrive par le perfectionnement des moyens d'investigation, le microscope par exemple, et par l'extension de l'observation à un très-grand nombre d'organismes : l'anatomie comparée.

Par l'expérimentation, on se propose de découvrir les *causes* des phénomènes et les *lois* qui les régissent. La méthode expérimentale y arrive en modifiant successivement toutes les conditions dont peut dépendre un phénomène. Lorque, en modifiant une condition du phénomène, on modifie ce phénomène lui-même, on peut dire avoir trouvé une *cause* de celui-ci. Quant à la *loi* d'après laquelle agit cette cause, la méthode expérimentale arrive à la connaître en la faisant varier plus ou moins, et en mesurant le degré des modifications apportées au phénomène produit.

Ce que nous venons de dire démontre aisément que l'application des méthodes expérimentales est d'autant plus difficile que les causes occasionnelles des phénomènes sont plus compliquées et plus nombreuses. Chaque expérience peut en effet agir différemment sur plusieurs causes et troubler ainsi les résultats. Il faut donc vaincre des difficultés immenses pour arriver à l'analyse des causes et à l'analyse des phénomènes si complexes résultant de l'association de plusieurs faits élémentaires.

On peut appeler la recherche des causes *l'analyse qualitative;* la recherche des lois naturelles, *l'analyse quantitative* des méthodes expérimentales. Et ce n'est que lorsque cette dernière tâche sera accomplie, que l'on pourra se croire arrivé à l'interprétation exacte des différents phénomènes.

L'expérimentation physiologique se fait suivant deux directions principales :

1° Elle se propose de rechercher les conditions d'où dépendent les phénomènes compliqués de l'organisme vivant. On y arrive par la *vivisection ;* ce mot doit s'appliquer à toute modification, perturbation ou suppression des fonctions d'un organe ou d'une partie d'organe produites volontairement dans un organisme vivant par l'expérimentateur.

2° Elle recherche les faits élémentaires qui, par leur réunion, donnent lieu aux phénomènes organiques plus compliqués. Puisque nous admettons que tous ces faits élémentaires sont des phénomènes physico-chimiques, il est donc clair que dans cet ordre d'investigations c'est aux recherches physico-chimiques qu'il faudra s'adresser.

Il est clair aussi que dans les sciences physiologiques l'expérimentation devra toujours débuter par la vivisection, qui déterminera si tel organe, tel tissu possède telle ou telle action.

Ce résultat obtenu, l'analyse physico-chimique recherchera quelles sont les propriétés physiques et chimiques de cet organe, tâchera de reproduire en dehors de l'organisme des conditions similaires et d'obtenir, s'il est possible, des résultats semblables.

Quelques exemples feront mieux comprendre le rôle respectif de ces deux méthodes expérimentales.

Tel nerf est-il sensitif ou moteur? L'expérimentateur irritera le nerf, soit mécaniquement, soit par l'électricité, puis il le sectionnera et verra dans le premier cas si l'animal manifeste de la douleur, ou bien si quelques muscles se contractent isolément; et, dans le second, s'il survient une paralysie de motricité ou de sensibilité. La vivisection a démontré, je suppose, que ce nerf est essentiellement moteur et destiné à tel muscle; mais tout n'est pas dit, car il restera cette question : pourquoi ce nerf peut-il faire contracter ce muscle et comment ce muscle peut-il se contracter? Pour y répondre, il faudra rechercher les conditions physiques du tissu nerveux et du tissu musculaire qui rendent ces fonctions possibles, et passer ainsi de la vivisection à l'expérimentation physique. Dans un autre cas, s'agit-il de savoir si l'estomac digère les albuminoïdes ingérés? l'expérimentateur nourrira exclusivement un animal avec ces substances; puis, au bout de quelque temps, il l'ouvrira et verra s'il trouve des albuminoïdes en voie de digestion dans l'intérieur de l'estomac. Il s'en est assuré, et veut savoir par quel moyen l'estomac digère ces substances; il lui faudra recueillir du suc gastrique, l'analyser et étudier l'action digestive de chacune de ses parties constitutives sur les albuminoïdes. La vivisection l'a donc amené à des recherches chimiques. Mais après que le physiologiste aura obtenu le résultat cherché au moyen de sécrétions fournies par un organisme, il essaiera de l'obtenir encore avec des liquides fabriqués par lui à l'imitation de ces sécrétions et arrivera ainsi, en dehors de l'organisme, les conditions étant les mêmes, à reproduire les mêmes phénomènes. C'est cette reproduction artificielle des phénomènes naturels qui est le dernier but de la méthode expérimentale.

L'*observation pathologique*, quoique simple observation, a souvent une valeur comparable à celle de l'expérimentation et joue un rôle semblable à celui de la vivisection. Cette dernière trouble ou supprime volontairement les fonctions, tandis que l'observation pathologique se sert des troubles et des suppressions fonctionnels qui lui sont fournis accidentellement par les organes malades. Mais ce qui crée à celle-ci une infériorité considérable sur la vivisection, c'est que dans la plupart des cas elle étudie les phénomènes dans un ordre inverse; en effet, pendant la vie elle ne constate que les troubles fonctionnels, et ce n'est qu'après la mort qu'elle peut découvrir les lésions organiques, causes de ces troubles. Chaque fois qu'il s'agira d'étudier l'organisme *humain*, l'observation pathologique devra suppléer la vivisection.

Les deux méthodes de vivisection et d'expérimentation physico-chimique n'ont pas toujours vécu en bonne harmonie sur le terrain physiologique. Souvent elles furent cultivées chacune isolément, et les partisans de l'une et de l'autre n'accordèrent de valeur qu'au mode de recherches qu'ils pratiquaient. Dans toute analyse physiologique, il faut aujourd'hui débuter par la vivisection : toujours elle conduira forcément à l'expérimentation physico-chimique. Ces deux méthodes se complètent l'une l'autre, et, à vrai dire, il n'y a pas différentes méthodes expérimentales, il n'y en a qu'une qui varie ses moyens suivant les recherches qu'elle se propose.

§ 3. — Division de la physiologie.

La physiologie peut être envisagée soit au point de vue de la similitude des phénomènes élémentaires, soit au point de vue de l'analogie que présentent les résultats du fonctionnement des organes.

Par l'examen des phénomènes élémentaires, on tend mettre en lumière les ressemblances de propriétés et de fonctions des organismes, et à établir ainsi les différences fondamentales qui existent entre les êtres animés et inanimés. On est conduit alors à rechercher comment ces phénomènes élémentaires se modifient dans les organismes, et à expliquer les différences si nombreuses que présente le règne organique. Cette étude se propose de découvrir le fonctionnement général de la vie et les différentes métamorphoses que celle-ci imprime aux êtres organisés ; nous l'appellerons *physiologie générale*.

En comparant les manifestations fonctionnelles, on reconnaît qu'il en est qui appartiennent à tous les organismes, et d'autres qui, dans une certaine mesure, ne sont propres qu'à quelques-uns. Les premières, communes à tous les organismes, sont les phénomènes nutritifs, présidant à la *conservation de l'individu*, et les phénomènes de génération et de développement, qui président à la *conservation de l'espèce*. Les dernières, propres à quelques organismes seulement, sont les propriétés de sensibilité, de motricité, et les phénomènes psychiques qui en dérivent. Ces fonctions, mettant l'organisme en rapport avec le monde extérieur, peuvent être groupées sous le nom de *fonctions de relation*. Les fonctions de nutrition et les fonctions de relation, s'adressant spécialement à l'individu lui-même, forment ensemble, si l'on veut, la *physiologie individuelle*, en opposition avec les fonctions de reproduction et de développement, qui constituent la *physiologie de la génération*. Mais les fonctions de nutrition et de génération appartenant à la fois à l'animal et à la plante, leur étude a reçu le nom de *physiologie des fonctions de la vie végétative*. Les fonctions de relation, étant un apanage spécial au règne animal, constituent la *physiologie des fonctions de la vie animale*. L'examen des phénomènes de la vie nous conduit à étudier isolément le fonctionnement spécial de chaque organe ; c'est ce que nous appellerons la *physiologie spéciale*, pour laquelle nous prendrons l'organisme humain comme point de départ.

Le sujet que nous nous proposons de traiter se divise donc :

1º En *physiologie générale*, qui a pour objet l'étude des fonctions générales de la vie et des changements qu'elle détermine dans les êtres organiques.

2º En *physiologie spéciale*, qui traitera des fonctions isolées de l'organisme humain :

a) De la nutrition ;

b) Des fonctions de relation ;

c) De la reproduction et du développement.

PHYSIOLOGIE GÉNÉRALE.

I. COMPOSITION ET STRUCTURE DES ORGANISMES.

§ 4. — Les matières inorganiques et les organismes.

Tout organisme peut être divisé en dernière analyse en éléments qui, par leur structure et par leur assemblage, ne se distinguent en rien des éléments constitutifs de toute matière. Les propriétés *physiques* des organismes nous forcent à admettre que, de même que tous les corps, ils sont formés d'*atomes*. Les atomes sont de petites particules de matière indivisibles, possédant, comme toute matière, des propriétés de poids et d'attraction mutuelle. Nous admettons de plus que dans les corps organisés comme dans tous les autres, il existe entre les atomes une matière impondérable, l'*éther*, divisible, lui aussi, en particules élémentaires attirées par les atomes pondérables, mais se repoussant entre elles. L'hypothèse atomique explique les principales propriétés de tous les corps; elle explique aussi celles des organismes qui, étant après tout des corps physiques, possèdent des propriétés de poids, de cohésion, de couleur, de chaleur etc.

L'analyse *chimique* nous démontre que les corps simples qui constituent les organismes se trouvent répandus partout dans la nature, et qu'il n'en est pas un qui appartienne en propre à un organisme vivant. Les corps simples qui constituent pour la plus grande partie les corps des animaux et des plantes sont : l'oxygène, l'hydrogène, l'azote, le carbone, le soufre, le phosphore, le chlore, le potassium, le sodium, le calcium, le magnésium, le fer; moins fréquemment et dans quelques organismes seulement, l'iode, le fluor, le lithium, le silicium, le manganèse, le cuivre etc.

En comparant l'hypothèse physique que nous avons émise plus haut sur la constitution des corps, avec les résultats de l'analyse chimique, on est conduit à admettre que leur composition chimique dépend de la nature *qualitative* des atomes, tandis que leurs propriétés physiques tiennent aux conditions *matérielles* des atomes, c'est-à-dire à leur distance, à leurs mouvements et aux mouvements de l'éther qui les sépare.

La caractéristique des corps organisés ne se trouve pas dans la substance qui les constitue, mais bien dans l'arrangement et le groupement des particules matérielles. Par l'analyse des organismes, on s'aperçoit que dans leur intérieur se trouvent des amas d'atomes, groupés de manière à former des *éléments composés*. Ces derniers, qui appartiennent en propre aux organismes, peuvent toujours être perçus par l'œil armé d'instruments grossissants ; leur volume est infiniment plus considérable que celui des atomes, toujours imperceptibles.

Ces éléments composés sont *les cellules* ou *organismes élémentaires*. Le nom de **cellule** leur vient de leur *structure :* elles possèdent en effet pour la plupart une enveloppe entourant un contenu plus mou. On leur donne encore le nom d'*organismes élémentaires* en raison de leur fonction ; c'est en effet dans leur intérieur que se produisent les phénomènes intimes des organismes.

De même que la *structure atomique* des corps nous rend compte de leurs propriétés *physiques*, de même aussi la *structure cellulaire* des organes nous rend compte de leurs propriétés *physiologiques*. La cellule *se nourrit, se développe, se reproduit*, et le contenu de plusieurs d'entre elles est capable *de sentir* et *de se mouvoir*. Les principales propriétés des organismes, nous les retrouvons donc dans les cellules ; et ces propriétés, la cellule les doit soit à sa constitution physique, soit à sa composition chimique.

I. PROPRIÉTÉS PHYSIQUES DE LA CELLULE.

§ 5. — Morphologie de la cellule.

Dans tous les organismes, la constitution générale de la cellule est la même. C'est un petit corps arrondi, mou, dont les éléments, imbibés de liquides, ne sont pas d'ordinaire d'une égale consistance. Le plus habituellement, la cellule peut être divisée en trois parties, faciles à distinguer par leur réfringence : une partie extérieure, *membrane* de la cellule plus compacte, un *contenu* plus mou et un *noyau*, qui lui-même est d'ordinaire formé d'une membrane enveloppante et d'un contenu visqueux. (Fig. 1, schema de la cellule.)

La *grandeur* de la cellule varie dans des proportions considérables. Les plus petites cellules mesurent à peine 1/500 de ligne, et ont besoin, pour être aperçues au microscope, d'un grossissement assez considérable ; d'autres cellules, au contraire, atteignent jusqu'à 1/10 de ligne, et arrivent ainsi jusqu'aux limites perceptibles à l'œil nu (¹). La *membrane* se retrouve dans toutes les cellules adultes, tandis que dans les

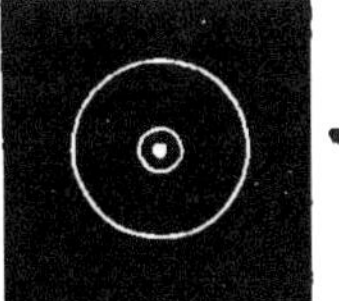

Fig. 1.

cellules végétales ou animales en voie de développement, elle fait défaut. Dans les premiers temps de la formation cellulaire, il est impossible de distinguer la membrane d'avec son contenu, ce qui permet de penser que cette enveloppe n'est en réalité que la couche périphérique du contenu qui s'est épaissie.

Le *noyau* est plus important. Presque jamais il ne fait défaut dans les cellules jeunes, tandis que plus tard il disparaît souvent. Dans son intérieur on voit fréquemment un noyau plus petit, le *nucléole*.

(¹) Parmi les plus petites cellules, nous citerons le globule sanguin, qui mesure $0^{mm},005$ à $0^{mm},006$ de diamètre ; les cellules nerveuses de $0^{mm},06$ à $0^{mm},11$ sont déjà de grosses cellules. L'ovule, la plus volumineuse des cellules du corps de l'homme, atteint jusqu'à $0^{mm},23$. Le diamètre moyen des cellules de l'organisme humain est de $0^{mm},025$ à $0^{mm},1$.

(A. B.)

Le contenu de la cellule, sa partie la plus importante au point de vue du fonctionnement, est formé surtout par une substance molle, visqueuse, le *protoplasma*. Cette substance est normalement formée par une petite masse translucide contenant de nombreuses granulations ; dans toutes les jeunes cellules, soit végétales, soit animales, elle semble posséder une *contractilité* propre. Quand les cellules avancent en âge, la quantité des liquides d'imbibition tend à diminuer, les cellules se durcissent, elles se dessèchent. Dans quelques cellules végétales se creusent alors des cavités qui se remplissent de liquides. Cette modification dans les propriétés physiques du contenu des cellules se relie souvent à une désagrégation visible de celui-ci. Tantôt on y voit apparaître des granulations plus ou moins grosses, des amas de matières colorantes, des grains d'amidon, des gouttelettes graisseuses ; tantôt, comme dans le tissu musculaire, on voit ce contenu se fragmenter en particules, disposées en séries régulières.

Les physiologistes sont d'accord sur les parties constitutives essentielles de la cellule, et cependant il existe encore entre eux des divergences sur la manière d'envisager quelques-unes de ces parties : la membrane et le noyau. Depuis longtemps Hugo von Mohl a démontré par ses recherches que dans les jeunes cellules végétales il n'existe qu'un noyau et du protoplasma, et que la membrane n'apparaît que plus tard. La physiologie animale s'en tint, au contraire, pendant longtemps à la doctrine de Schwann, le fondateur de la théorie cellulaire. Il admettait la préexistence du noyau et de la membrane, entre lesquelles se déposait plus tard un contenu liquide.

Quand, plus tard, l'observation eut démontré l'importance originelle du contenu, on n'en persista pas moins à admettre que dès la formation de ce contenu dans les jeunes cellules une membrane enveloppante apparaissait autour de lui.

Cette doctrine ne fut ébranlée que dans ces derniers temps. Max Schultze et Von Brücke démontrèrent que les cellules résultant de la segmentation du vitellus ne possèdent pas d'enveloppe, et que, de plus, celle-ci ne fait pas seulement défaut dans les jeunes cellules, mais qu'elle manque encore dans des stades de développement plus avancés. Brücke avança plus tard que le contenu cellulaire n'est pas normalement liquide, mais qu'il est constitué par une masse d'une consistance relativement plus dense, imbibée de liquides. Ce contenu semble se relier à la membrane d'enveloppe par des trabécules qui partent de la face interne de celle-ci et rayonnent vers l'intérieur de la cellule ; c'est au moins ce que paraît démontrer la manière dont se comportent les jeunes cellules en présence de solutions salines. Il en résulte que l'enveloppe ne semble être que la couche la plus extérieure d'une trame, dans les mailles de laquelle sont déposés les liquides cellulaires [1]. L'on ne saurait nier que cette manière d'envisager la structure de la cellule n'ait jeté un grand jour sur l'unité de nature des différents organismes animaux. Chez les animaux inférieurs, infusoires, rhizopodes, polypes et acaléphes, il est de toute impossibilité de démontrer une structure cellulaire. On admettait donc que le corps de ces animaux n'est constitué que par une masse amorphe à laquelle Dujardin a imposé le nom de *sarcode*. La structure de ces organismes différait donc de celle des animaux supérieurs et des plantes. Mais, d'un autre côté, tous ces êtres sarcodiques

---

[1] M. Schultze, *Archiv für Anatomie u. Physiologie*, 1861. — Brücke, *Sitzungsberichte der Wiener Akademie*. Bd. 44, 2, 1861 ; und Bd. 45, 1862. — Parmi les défenseurs de l'ancienne théorie, nous citerons surtout Reichert, *Archiv f. Anatomie u. Physiologie*, 1863.

se reproduisent par bourgeons, et ceux-ci se comportent en tout point comme les bourgeons des organismes cellulaires, et leur développement correspond d'une manière absolue à celui des organismes supérieurs. La différence essentielle qui les caractérise ne consisterait donc, d'après la manière de voir la plus récente, que dans le fait suivant : dans les êtres sarcodiques, les cellules embryonnaires ne posséderaient aucune tendance à se circonscrire d'une membrane épaissie et dure, mais tendraient au contraire à se fondre les unes avec les autres. On peut donc admettre avec Hæckel (¹) que le sarcode n'est autre chose que du *protoplasma à l'état de liberté.*

Plusieurs opinions ont également été émises au sujet de l'importance du *noyau* de la cellule. Autrefois on l'envisageait comme une partie centrale et épaissie, autour de laquelle les autres éléments se déposent par cristallisation, partie essentielle par conséquent ; aujourd'hui l'on sait, au contraire, que dans les cryptogames le noyau manque fréquemment durant le développement des cellules. On ne peut donc plus l'envisager comme une partie essentielle et nécessaire de la structure de *toutes* les cellules. Ce fait explique comment, dans les globules sanguins de l'écrevisse et d'autres invertébrés, le noyau ne se détache que difficilement du contenu et ne semble être que sa partie centrale progressivement épaissie. C'est ainsi qu'apparaît le noyau dans les cellules dont les couches extérieures du protoplasma ne s'épaississent pas jusqu'au point de former une membrane. Il semble donc permis d'admettre que noyau et membrane ne sont que des concrétions du contenu.

L'épaississement intérieur, le noyau, apparaît plus tôt que l'épaississement extérieur, la membrane. Cette dernière fait-elle totalement défaut, il semble qu'en raison d'une prédisposition naturelle le volume du noyau tend à augmenter. Il ne faut cependant pas perdre de vue que l'existence du noyau semble plus essentielle que celle de la membrane, et qu'au point de vue de la fonction le rôle du noyau est plus important. En effet, dans les phénomènes de reproduction, c'est presque toujours par des modifications, des divisions, des bourgeonnements de celui-ci que le processus commence.

Quant au nucléole, son importance est douteuse ; son existence n'est d'abord pas constante, et, de plus, il est impossible de lui assigner un usage quelconque dans les fonctions cellulaires. La membrane et le noyau ne sont pas un simple épaississement périphérique et central du protoplasma, ce n'est qu'au début qu'il faut les envisager ainsi ; plus tard surviennent des modifications chimiques que nous étudierons au § 8.

§ 6. — Cellule végétale.

Dans les premiers temps de leur existence, les cellules végétales et animales se ressemblent tout à fait au point de vue morphologique. Toujours le protoplasma et un noyau plus ou moins central sont leurs parties constituantes. Tandis que le protoplasma tient suspendue dans son intérieur une grande quantité de corpuscules, sa couche périphérique reste homogène. Le plus souvent, cette couche externe possède une consistance plus grande, et forme ainsi la *membrane* des cellules végétales et animales.

Ce n'est que par leurs métamorphoses ultérieures qu'apparaissent les différences entre les cellules des deux règnes.

(¹) Hæckel, *Die Radiolarien.* Berlin 1862.

Dans les *cellules végétales*, au début, alors que la membrane n'est encore qu'un simple épaississement de la couche périphérique du protoplasma, on lui donne le nom d'*utricule primordial*. Cet utricule subit bientôt des modifications chimiques, en vertu desquelles il se transforme en une véritable *membrane cellulaire*. Cette membrane est, à l'origine, mince, transparente et incolore. Plus tard elle s'épaissit et sur sa face interne se déposent de nouvelles couches.

Ces dépôts s'effectuent d'une manière périodique; aussi cette enveloppe épaissie de la cellule n'est-elle pas homogène, et l'on peut y distinguer aisément les couches successives de dépôt. Plus tard même, entre ces couches concentriques se remarquent des lacunes disposées les unes en arrière des autres, et formant ainsi des canalicules dans l'épaisseur même de la paroi cellulaire. Ces canalicules s'ouvrent librement dans l'intérieur de la cavité de la cellule, mais se trouvent bouchés en dehors par la couche la plus superficielle de la membrane d'enveloppe. C'est en raison de cette disposition que la cellule présente à sa superficie un aspect ponctué. Ce sont là les *points* de la cellule, et les canalicules qui en dérivent sont les *canalicules ponctués*.

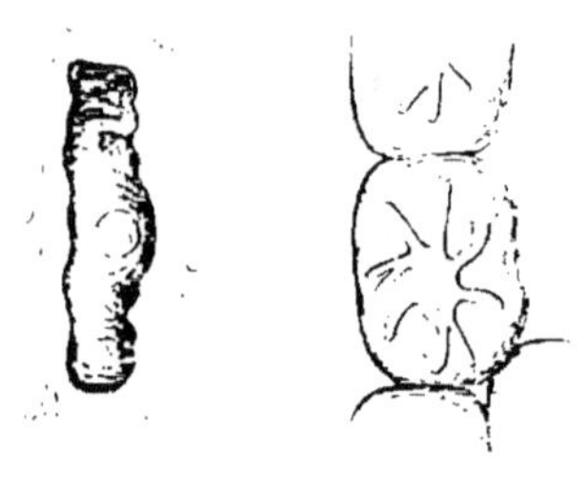

Fig. 2.   Fig. 3.

La Fig. 2 est une jeune cellule végétale dans laquelle le protoplasma est coagulé par l'addition d'alcool.

La Fig. 3 est une cellule adulte, laissant voir les couches concentriques de sa paroi et les canalicules ponctués.

Fréquemment ces membranes secondaires se segmentent, soit irrégulièrement, soit suivant des directions déterminées, et comme alors la cellule s'accroît sans que l'enveloppe prenne part à son accroissement, on voit tantôt celle-ci s'étirer en une sorte de ruban disposé en spirale; tantôt se séparer en plusieurs bandes circulaires isolées, ou encore en une sorte de réseau à mailles très-irrégulières.

Les cellules végétales éprouvent des modifications de forme dues, soit à leur accroissement, soit à leur juxtaposition. Beaucoup d'entre elles s'accroissent surtout en longueur, ce qui leur fait prendre la forme en fuseau ou en cylindre. D'autres cellules s'accroissent à peu près régulièrement dans tous les sens, et prennent, en raison de la pression qu'elles exercent les unes sur les autres, une forme polyédrique. Quand les cellules sont juxtaposées, les canalicules ponctués se trouvent toujours disposés de telle sorte que leurs extrémités, les points de la membrane, répondent à celles des cellules voisines. Il peut se faire quelquefois que précisément à ce niveau la membrane enveloppante qui recouvre l'extrémité des canalicules se résorbe. Le point devient donc un *pore* béant, et le canalicule ponctué un *canal poreux* faisant communiquer l'intérieur des deux cellules.

Le contenu de la jeune cellule, le *protoplasma*, ne s'accroît pas en raison de l'accroissement de celle-ci. Il en résulte, dans le protoplasma, des lacunes où s'amasse le liquide cellulaire, liquide qui tient en solution les éléments solubles des végétaux. Les parties insolubles, matière colorante verte (chlorophylle), grains d'amidon, gouttelettes huileuses non miscibles à l'eau, se trouvent en suspension dans ce même *liquide cellulaire* ou adhèrent à la paroi de la cellule. Peu à peu le protoplasma est remplacé par la masse du liquide cellulaire et par les éléments solides ou graisseux qu'il tient en suspension.

Le protoplasma cependant persiste d'ordinaire assez longtemps, et se ramasse en une couche adhérente à la paroi. De cette couche pariétale partent des tractus qui se portent vers l'intérieur de la cellule, et forment les mailles dans lesquelles est compris le liquide cellulaire. Le noyau se retrouve d'ordinaire dans un des tractus les plus centraux du protoplasma; mais à mesure que la cellule s'accroît, il diminue de volume et finit par disparaître avec le protoplasma lui-même.

C'est à Hugo von Mohl que l'on doit surtout la connaissance précise de la structure des cellules végétales; c'est lui qui démontra le premier l'importance du protoplasma, qui découvrit l'utricule primordial et étudia plus attentivement la membrane cellulaire. Cet auteur envisagea cependant encore l'utricule primordial comme une membrane spéciale, distincte de la membrane cellulaire. Pringsheim démontra que cet utricule primordial n'est autre que la partie externe et épaissie du protoplasma, et que c'est le protoplasma lui-même qui, plus tard, forme la membrane cellulaire (¹).

§ 7. — Cellule animale.

La cellule animale se distingue de la cellule végétale par ce fait essentiel que, dans son développement ultérieur, les parties élémentaires qui la constituent restent toujours beaucoup plus semblables à ce qu'elles étaient dans les premiers temps de l'existence de la cellule. La Fig. 4 représente une cellule animale jeune avec membrane, noyau, nucléole et contenu granuleux quoique homogène. Quand une membrane plus épaissie semble former une enveloppe au contenu cellulaire, au protoplasma, cette membrane se rapproche tellement de ce dernier par ses propriétés morphologiques et chimiques qu'on doit l'envisager comme la couche externe, épaissie de celui-ci.

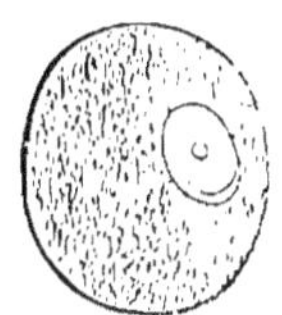

Fig. 4.

Le protoplasma ne disparaît pas d'ordinaire et n'est pas remplacé, comme dans les cellules végétales, par un liquide cellulaire ou par d'autres substances.

Les modifications morphologiques des cellules animales sont au contraire presque imperceptibles, et leurs modifications chimiques si peu sensibles que le contenu des cellules plus avancées en âge ressemble beaucoup au protoplasma par sa structure et sa composition.

Le noyau, lui aussi, persiste dans presque toutes les cellules animales.

(¹) Hugo von Mohl, *Die vegetabilische Zelle*, dans *Handwörterbuch der Physiologie*, Bd. 4. — Pringsheim, *Untersuchungen über den Bau u. die Bildung der Pflanzenzellen.* Berlin 1854. — Hofmeister, *Physiologische Botanik.* Bd. 1, Abth. 1.

La loi que nous venons de poser, d'après laquelle la cellule animale ne s'écarte guère de ses formes originelles, est cependant sujette à quelques exceptions qui rapprochent alors cette cellule des cellules végétales. C'est ainsi que dans les cellules cartilagineuses l'on retrouve des épaississements périphériques déposés non sur la face interne, mais bien sur la face externe de la membrane primitive, membrane que l'on peut du reste isoler. Ces strates d'épaississement se fusionnent entre elles, et forment ainsi la *capsule du cartilage*. Il n'est pas rare de voir la cellule remplie en totalité par de la graisse ; dans ce dernier cas, le protoplasma se trouve remplacé par une substance qui ne lui ressemble en rien et a complétement disparu ; des cellules de cette sorte se trouvent en grande quantité dans le tissu connectif. D'autres fois encore, des granulations de matière colorante se déposent dans l'intérieur des cellules animales de même que dans les cellules végétales. Mais toutes ces modifications sont presque insignifiantes si on vient à les comparer aux modifications si profondes que subit la cellule végétale.

Par leur accroissement et leur juxtaposition réciproque, les cellules animales subissent des métamorphoses semblables à celles des cellules végétales. Leur accroissement se fait surtout en longueur.

C'est ainsi que les cellules qui forment le tissu musculaire lisse subissent un allongement considérable ; c'est également ainsi que les parties essentielles des muscles striés, les fibres primitives, ne sont que des cellules très-allongées.

Il est assez rare de voir les cellules animales se serrer les unes contre les autres, de manière à subir des modifications de forme par suite de cette pression réciproque et de l'accroissement ultérieur des cellules. Ce fait ne s'observe que dans les *tissus épithéliaux*, dont les cellules sont souvent polyédriques, et qui se rapprochent ainsi des tissus végétaux.

Une troisième cause, qui ne se trouve jamais ou très-rarement dans les tissus végétaux, peut encore déterminer des modifications de forme dans les cellules animales. Ce sont des masses de substance sécrétées par quelques cellules, substances qui deviennent de véritables tissus persistants. C'est dans les tissus de substance connective, tissu connectif, tissu osseux, tissu cartilagineux, que l'on trouve de semblables sécrétions formant alors la substance intercellulaire.

Dans les deux premiers de ces tissus (connectif, osseux), la substance intercellulaire détermine la forme des cellules. Les cellules de cartilage l'emportent au contraire par leur masse sur leur substance intercellulaire, et la capsule de cartilage vient en outre leur servir d'organe de protection et les garantir contre les déformations. Le tissu connectif et l'os (au moins pendant les premiers temps de sa formation) sont mous, et la substance intercellulaire sécrétée comprime les cellules et les déforme, ce qui cependant ne les empêche pas de s'accroître dans certaines directions.

Aussi, en raison même de ces deux causes, trouve-t-on souvent de petites cellules, dont la cavité a à peu près disparu et qui envoient des prolongements dans la substance intercellulaire.

Dans les plantes on peut trouver aussi une substance intercellulaire sécrétée par les cellules et remplissant les espaces situés entre celles-ci. C'est surtout dans le tissu d'un grand nombre d'algues et dans l'albumen de beaucoup de légumineuses

Mais cette substance intercellulaire y est en masse toujours plus faible et d'une importance bien moins grande que dans les tissus animaux. Puisque cette substance intercellulaire ne se trouve dans les plantes qu'à titre d'exception, il nous est donc permis de considérer son existence comme un véritable moyen de distinguer les cellules végétales d'avec les cellules animales. La membrane des cellules végétales se double de couches adventices par la face *interne*; la membrane des cellules animales, au contraire, s'épaissit par dépôt sur sa face *externe* de couches identiques à sa propre substance. Deux opinions se trouvent en présence pour expliquer la formation de la substance intercellulaire aux dépens des cellules. Pour les uns, à la tête desquels sont Reichert et Virchow, cette substance se forme par une sécrétion de la membrane de la cellule; pour d'autres, et surtout pour Max Schulze, cette substance n'est originairement qu'une genèse du contenu cellulaire, du protoplasma.

Cette dernière opinion s'appuie sur ce fait positif que les organismes élémentaires, au moment où se forme la majeure partie de la substance intercellulaire, ne possèdent encore aucune membrane d'enveloppe (1).

II. COMPOSITION CHIMIQUE DES CELLULES.

§ 8. — Coup d'œil général sur la constitution chimique des cellules.

Les cellules sont les éléments organiques qui contiennent les substances chimiques les plus importantes. La cellule végétale est à son origine très-riche en matières azotées, en *albuminoïdes*.

De très-bonne heure on peut y retrouver aussi des *huiles*, très-divisées d'abord, se réunissant plus tard en gouttelettes plus volumineuses, et finissant même par remplir toute la cavité de la cellule.

Quand le protoplasma, riche en matières azotées, vient à disparaître, on voit augmenter dans le suc cellulaire la proportion des substances végétales dépourvues d'azote; *dextrine, gomme, sucre, acides végétaux, alcaloïdes végétaux, huiles essentielles, amidon*.

Dans l'intérieur des cellules se déposent des matières colorantes, riches en carbone, principalement la *chlorophylle*. La cuticule primordiale de la cellule végétale, riche d'abord en matières azotées, se transforme en *cellulose*, dépourvue d'azote; cette membrane recouvre les couches épaissies de la cellule, couches dont la composition lui est identique.

La cellule animale, elle aussi, est formée, dans les premiers stades de son développement, par des *substances albuminoïdes* imbibées d'eau. Par le développement ultérieur de cette cellule, se forment d'abord des dérivés de ces substances généralement riches en matières azotées, la *substance cornée*, la *substance à gélatine* et la *substance élastique*. Plus tard, on voit la *graisse* se déposer dans l'intérieur de la cellule sous forme de granulations qui, petit à petit, se réunissent et remplissent toute la cavité de quelques cel-

---

(1) Reichert, *Vergleichende Beobachtungen über das Bindegewebe und die verwandten Gebilde*. Dorpat 1845. — Virchow, *Verhandlungen der physikal. med. Gesellschaft in Würzburg*, t. II. — M. Schultze, *passim*.

lules. Plus tard encore apparaît toute une série de corps, azotés ou non azotés, destinés, après des modifications plus ou moins grandes, à être rejetés hors de l'organisme.

Quelques-uns de ces corps se trouvent dans l'intérieur des cellules ; d'autres, au contraire, au moins sous la forme chimique que nous leur connaissons, semblent ne se constituer qu'en dehors des cellules. C'est ainsi que se forment les acides biliaires, les acides urique et hippurique, la leucine, la tyrosine, la créatine, la créatinine, la sarcosine, le glycocolle, l'urée, le sucre, l'acide lactique, l'acide carbonique.

Dans les premiers temps de leur existence, les cellules animales ressemblent donc aux cellules végétales tout aussi bien par leur constitution chimique que par leur constitution morphologique. Toutes les deux sont formées principalement par des albuminoïdes, dont les réactions chimiques présentent peu de différences. Ces substances sont solubles dans les acides étendus et dans les alcalis, tandis qu'elles sont coagulées par la chaleur et par les acides concentrés. C'est par des différences de solubilité que dans les deux règnes le noyau et le contenu se séparent l'un de l'autre. Le contenu se dissout dans les acides étendus, qui n'attaquent pas le noyau, tandis que tous les deux se dissolvent dans les alcalis. La membrane d'enveloppe ne se distingue d'abord pas chimiquement d'avec le contenu ; plus tard elle devient plus résistante que lui. Dans les cellules végétales, la membrane d'enveloppe se transforme en cellulose, qui résiste à tous les agents de dissolution ; dans les cellules animales, cette membrane se modifie en une matière qui se comporte à peu près comme le tissu élastique : elle est en effet insoluble dans les acides, mais elle se gonfle et finit par se dissoudre dans les alcalis.

Toutes les parties constituantes des cellules végétales et animales que nous venons d'énumérer, ainsi que leurs dérivés, prennent le nom d'*éléments constituants organiques des cellules*. Mais dans la constitution des cellules et des tissus se trouvent en outre des *éléments inorganiques* (eau, sels, et quelques composés gazeux. Les éléments organiques contiennent tous du carbone, et ce corps s'y trouve dans un rapport atomique fort élevé. Beaucoup de ces substances ne nous sont encore connues que comme des produits de l'action cellulaire ; elles n'ont pu être reproduites artificiellement en dehors du corps vivant. Nous citerons les albuminoïdes et leurs principaux dérivés composés, dont l'existence est en rapport avec le commencement de la vie cellulaire, et desquels procèdent plus tard les autres produits carbonés. Ce ne sont que les plus simples parmi ces derniers, et ceux qui ne contiennent que peu d'atomes de carbone, que l'on a pu obtenir en dehors de l'organisme et reproduire artificiellement.

Dans les cellules végétales, la couche primordiale subit tout d'abord des modifications chimiques. C'est ainsi que déjà dans quelques cas il a été impossible à Müller d'y démontrer des albuminoïdes, alors que cette couche n'avait cependant encore subi aucune modification physique. Donders, le premier, fit voir l'analogie qui existe entre la membrane des cellules animales adultes et la substance élastique. Cette analogie chimique est corroborée par le développement des fibres élastiques aux dépens des membranes de cellules. On peut donc envisager la substance élastique comme l'analogue de la cellulose végétale.

On est déjà parvenu à créer artificiellement un grand nombre d'huiles essentielles et d'acides organiques avec des éléments tirés des végétaux. Jamais, au contraire, on n'a pu créer de cette manière des bases organiques (des alcaloïdes), et cependant on obtient artificiellement un grand nombre de corps basiques qui, par leurs propriétés chimiques, se comportent d'une manière sensiblement analogue aux alcalis végétaux. Parmi les corps azotés provenant du corps des animaux, l'urée, la créatine, la leucine, la tyrosine, le glycocolle ont pu être produits artificiellement. La création artificielle de l'urée présente surtout un intérêt capital : Wöhler, en effet, reproduisant ce corps en traitant le cyanate d'ammoniaque par la chaleur, a renversé complétement la doctrine vitaliste, qui prétendait qu'aucun des composés chimiques nés dans l'organisme ne peut être reproduit en dehors de celui-ci. Comme, d'un autre côté, le cyanate d'ammoniaque peut se préparer par synthèse au moyen de matières purement inorganiques, il en résulte que l'urée, une des principales transformations des albuminoïdes, peut, elle aussi, être fabriquée de toutes pièces au moyen de substances inorganiques. Tout cela nous autorise à espérer que des méthodes plus perfectionnées, jointes à une étude plus approfondie des phénomènes chimiques qui se passent dans l'intérieur de l'organisme, permettront d'obtenir plus tard artificiellement les albuminoïdes eux-mêmes et leurs principaux dérivés. Il en est de même des hydrocarbures et des acides gras. Quant aux acides non azotés provenant des organismes animaux, tels que l'acide lactique, l'acide butyrique, l'acide acétique, l'acide formique, l'acide oxalique, ce sont des produits très-fréquents des réactions chimiques se passant en dehors des organismes.

§ 9. — Les corps albuminoïdes.

Toutes les substances albuminoïdes sont, quand elles se trouvent à l'état de pureté, des corps amorphes, de réaction neutre. Ils sont formés, sur 100 : d'environ 52 à 54 parties de carbone, de 7 d'hydrogène, de 15 à 17 d'azote, de 21 à 23 d'oxygène, et d'environ 1 à 1,5 de soufre. Quant à leur constitution moléculaire, elle est encore inconnue. En raison de leur analogie de composition, on est tenté de considérer toutes ces substances comme des modifications d'un seul et même corps. On distingue les variétés du groupe des albuminoïdes soit d'après leur aspect, soit d'après leurs propriétés chimiques. Les principales d'entre elles sont :

1º L'*albumine*, que l'on trouve dissoute dans le blanc d'œuf, dans le sérum du sang, de la lymphe, du chyle ou encore dans les transsudats ; la chaleur la coagule en flocons. A l'état d'*albumine végétale*, elle est dissoute dans un grand nombre de sucs végétaux.

2º La *caséine*. On la rencontre dans le lait des mammifères ; par la chaleur elle se coagule sous forme de membrane. Si l'on traite une substance albuminoïde par un alcali, et que l'on neutralise la solution par de l'acide acétique, on obtient des corps chimiquement semblables à la caséine. Ces corps prennent le nom d'*albuminates*.

La *légumine*, albuminoïde des graines de légumineuses, est peut-être identique à la caséine ; aussi la désigne-t-on quelquefois sous le nom de *caséine végétale*.

3º La *fibrine*. C'est le nom que prend le corps albuminoïde solide qui se forme par la coagulation du sang, du chyle ou de la lymphe. Elle est formée par la combinaison de deux albuminoïdes solubles, la *substance fibrinogène* et la *substance fibrinoplastique*. Certains sels (sel de cuisine et salpètre) font gonfler la fibrine et la dissolvent en partie : aussi empêchent-t-ils sa séparation. La matière albuminoïde du gluten est insoluble dans l'alcool et désignée sous le nom de *fibrine végétale*, elle n'a guère que le nom de commun avec la fibrine animale.

4° La *syntonine* est une substance qui se dépose sous forme de gelée ; on l'obtient en traitant le tissu musculaire et d'autres corps albuminoïdes par l'acide chlorhydrique.

La syntonine se dissout aisément dans l'acide chlorhydrique étendu et dans les alcalis faibles ; mais elle est insoluble quand on la traite par les sels neutres, comme le chlorure de sodium par exemple.

5° La *myosine* se produit dans la coagulation spontanée des muscles (rigidité cadavérique) : elle se dissout dans une solution de sel de cuisine, ce qui la rapproche des substances fibrinogènes et la distingue de la syntonine.

6° La *globuline*. La masse principale des globules rouges de sang est constituée par une substance formée de l'union d'un corps albuminoïde avec une matière colorante, que nous étudierons au § 12. Cette substance composée a pris le nom de *hémoglobine* ou *hématoglobuline*. Le corps albuminoïde qui entre dans cette combinaison est la globuline. Quand elle est extraite de l'hémoglobine, on la reconnaît surtout par sa solubilité dans de l'eau contenant de l'oxygène et son insolubilité dans de l'eau qui contient de l'acide carbonique.

Outre les corps albuminoïdes que nous venons d'énumérer, on en distingue encore d'autres qui sont :

1° La *paralbumine*, substance liquide épaisse que l'on trouve dans les kystes ovariques et qui est précipitée par l'alcool.

2° Les *substances fibrinogène* et *fibrinoplastique* que nous avons déjà mentionnées plus haut. D'après A. Schmidt, on trouve la première dans les liquides de transsudation, dans le plasma du sang, de la lymphe, du chyle ; tandis que l'on rencontre la seconde en dissolution dans les corpuscules sanguins et, quoique en faible quantité, dans le plasma sanguin. La plupart des réactions de ces deux substances ressemblent à celles de la globuline ; aussi peut-on les considérer comme identiques ou au moins très-rapprochées de celle-ci.

3° Les *peptones*. C'est le nom général que l'on donne à tous les dérivés solubles dus à l'action du suc gastrique acide sur les corps albuminoïdes.

4° La *substance amyloïde*. Virchow a décrit sous ce nom une matière formée de couches granuleuses concentriques que l'on rencontre à l'état d'infiltration pathologique dans divers organes, mais surtout dans l'enveloppe séreuse des centres nerveux. Par sa composition et ses réactions chimiques, ce corps appartient au groupe des albuminoïdes.

Les principales propriétés physiques et chimiques des différents corps albuminoïdes se ressemblent beaucoup. A l'état solide, ces corps sont tous très-*hygroscopiques* et capables de se gonfler. Cette dernière propriété est surtout remarquable quand ces corps se trouvent en contact avec de l'eau acidulée ou alcaline; la présence des sels neutres la diminue considérablement. En solution aqueuse, les albuminoïdes dévient à *gauche* la lumière polarisée. En présence des huiles, ils se divisent et forment des émulsions, dans lesquelles on peut voir, au microscope, chaque gouttelette graisseuse entourée d'une enveloppe légèrement épaissie de matière albuminoïde. Toutes ces substances sont solubles dans les alcalis et dans l'acide acétique concentré; mais elles sont précipitées par les acides minéraux énergiques, par l'acide tannique, les sels métalliques, par les solutions concentrées des sels neutres alcalins et alcalino-terreux; l'alcool précipite aussi la plupart d'entre elles. Chauffés avec de l'acide azotique, les albuminoïdes se colorent en jaune, et forment un précipité auquel on donne le nom d'*acide xanthroprotéique*. Une solution de mercure dans un poids égal d'acide azotique concentré (réactif de Millon) permet de reconnaître des traces de ces substances en déterminant une coloration rouge. En présence d'eau et d'oxygène et sous une température variant de 15 à 40°, les albuminoïdes se putréfient et se décomposent tous en produits identiques, consistant principalement en leucine, tyrosine, ammoniaque, acide carbonique, hydrogène sulfuré et acides gras.

Les albuminoïdes se trouvent d'ordinaire dans les tissus végétaux et animaux à l'état de combinaisons C'est ainsi que dans le sérum et le blanc d'œuf, c'est un albuminate de soude que l'on rencontre. La caséine du lait est identique à l'albuminate de potasse obtenu artificiellement par la dissolution d'un albuminoïde coagulé dans de la potasse. Les substances albuminoïdes du tissu musculaire d'où dérivent la syntonine et la myosine ont également, à l'état frais, une réaction alcaline. L'albumine végétale est au contraire presque toujours dissoute dans des liquides acides (acide albumine). La légumine, retirée des légumineuses, est neutre. Normalement, toutes ces substances, ainsi que leurs composés alcalins, sont unies à différents sels, chlorure de sodium, phosphate de chaux, et quelque peu de phosphate de magnésie. Cette union est tellement intime qu'il est presque impossible d'obtenir les albuminoïdes chimiquement purs et débarrassés de toute trace de ces sels.

La grande analogie que présentent les différentes variétés de substances albuminoïdes permet de supposer qu'elles ne sont toutes que des dérivés d'un seul et même corps. Mulder admit pour elles toutes un radical dépourvu de soufre auquel il donna le nom de *protéine*, d'où le nom de *corps protéiques* qu'on leur donne quelquefois. D'après Lieberkühn, tous les précipités formés par les sels métalliques dans les solutions d'albuminoïdes sont des combinaisons dérivées de la formule $C^{72} H^{56} Az^9 O^{22} SR + C^{72} H^{56} Az^9 O^{22} SH$, formule dans laquelle R représente un atome de métal. Il en résulte que l'on peut admettre pour l'albumine la formule hypothétique suivante $2 (C^{72} H^{56} Az^9 O^{22} SH)$ et supposer que dans ses combinaisons avec les métaux un atome d'H est remplacé par un atome de métal. Quoi qu'il en soit, cette formule ne peut être admise qu'à titre provisoire. — En raison du poids atomique très-élevé des albuminoïdes, on peut supposer, presque avec certitude, qu'ils ne sont que des corps composés dont il appartient aux chimistes d'étudier et de nous faire connaître les parties composantes. Nous verrons plus loin que les albuminoïdes peuvent, dans les organismes animaux et végétaux, se décomposer en corps azotés et non azotés; il semble donc permis de les considérer comme formés en réalité de deux substances, l'une contenant de l'azote et l'autre n'en contenant pas.

F. Hoppe s'est servi, pour distinguer ces substances les unes des autres, de la polarisation rotatoire. C'est ainsi que l'albumine du sérum a un pouvoir rotatoire spécifique de — 56°, l'albumine du blanc d'œuf — 35°,5. La déviation à gauche de la lumière polarisée augmente dans les solutions alcalines ou acides d'une manière différente pour les divers albuminoïdes. Ce fait prouve que, quoique ces corps possèdent à peu près les mêmes propriétés chimiques, ils ont une constitution moléculaire différente [1].

§ 10. — Dérivés immédiats des albuminoïdes.

La cellule animale forme aux dépens des albuminoïdes d'autres corps qui en sont très-rapprochés, et constituent, à côté d'eux, les principaux éléments azotés des tissus. Dans les végétaux, tous ces dérivés de l'albumine ne se rencontrent jamais; c'est la cellulose, substance non azotée, qui les remplace au point de vue histologique. Par contre, dans les deux règnes, les cellules peuvent *sécréter* des corps assez analogues aux albuminoïdes. A ce groupe appartient la *mucine*, qui peut quelquefois jouer un rôle très-important comme corpuscule de ferment.

Parmi les dérivés histologiques des corps albuminoïdes, il faut signaler la substance intercellulaire des tissus osseux et connectif. Cette substance, à la coction, donne de la gélatine (glutine), aussi lui a-t-on donné le nom de *collagène* ou de *substance à gélatine*. Dans les cartilages se trouve comme masse intercellulaire une matière analogue, se résolvant après une coction prolongée en *chondrinogène*, c'est la *chondrine* (gélatine des cartilages). L'*élastine*, substance élastique dont sont formées les fibres et les membranes élastiques, se rapproche également de ce groupe. Enfin la *kératine*, extraite des substances cornées et formant la base des tissus épithéliaux, cheveux, ongle, épiderme etc., appartient encore à ce groupe; la kératine est remarquable par sa richesse en soufre.

Jusqu'à présent il a été impossible d'obtenir ces quatre corps à l'état de pureté absolue, mais il n'en est pas de même de la substance azotée qui entre dans la composition de la moelle nerveuse, le *protagon*, auquel Liebreich assigne comme formule : $C^{132}\ H^{251}\ Az^{34}\ PO^{14}$. On lui donnait autrefois les noms de *cérébrine* et de *myéline*. Le protagon se présente sous la forme de cristaux incolores, solubles dans les graisses et les huiles essentielles. Outre la moelle nerveuse des organes centraux et des nerfs périphériques, on le retrouve dans les globules rouges du sang, dans le vitellus, dans le sperme et dans les globules blancs.

Sur cent parties, la substance collagène contient : $C^{49,6}\ H^{6,9}\ Az^{18,8}\ S^{0,7}\ O^{24,0}$ (Scherer);

»   la substance chondrinogène : $C^{49,9}\ H^{6,6}\ Az^{14,5}\ S^{0,4}\ O^{28,6}$ (Hoppe);

  l'élastine : $C^{55,5}\ H^{7,1}\ Az^{16,7}\ O^{20,5}$ (Hoppe);

»   la kératine : $C^{50,3\text{-}52,2}\ H^{6,4\text{-}7,0}\ Az^{16,2\text{-}17,7}\ S^{0,7\text{-}5,0}\ O^{20,7\text{-}25,0}$ (Hoppe);

»   le protagon : $C^{44,5}\ H^{46,2}\ Az^{0,7}\ P^{0,2}\ O^{8,4}$ (Liebreich).

[1] Gerhard, *Chimie organique*, t. IV, p. 477. — Lieberkühn, *Poggendorff's Annalen*, t. LXXXVI, 1852. — Hoppe-Seyler, *Handbuch der physiologisch- und pathologisch-chemischen Analyse*, 2e édit. Berlin 1865.

Il résulte de ces chiffres que les substances collagène et chondrinogène sont un peu plus riches en oxygène et plus pauvres en carbone que les albuminoïdes, tandis que l'élastine contient au contraire plus de carbone et moins d'oxygène. On peut donc envisager les deux premières comme le résultat d'une légère oxydation, et l'élastine comme celui d'une réduction de ces substances. La kératine semble être un mélange de différentes substances. Le protagon, par sa pauvreté en oxygène et en azote diffère des albuminoïdes, et par sa richesse en hydrogène se rapproche beaucoup des corps gras. Soumis à la coction dans l'eau barytée, le protagon se décompose en acide phosphoglycérique, en acide stéarique et en un corps très-alcalin que Lieb reich a dérit sous le nom de *neurine*.

La collagène n'est pas précipitée de ses solutions par les acides, à l'exception de l'acide tannique; la chondrinogène, au contraire, est précipitée par presque tous les acides. D'après Hoppe, les solutions de ces deux corps dévient, comme les albuminoïdes, le rayon polarisé vers la gauche, mais la chondrine le dévie davantage que la gélatine (— 200° — 310°). La kératine n'est pas dissoute par l'eau bouillante et par les acides étendus, mais se dissout dans les alcalis et les acides concentrés. L'élastine ne se dissout que dans les alcalis concentrés.

La *mucine* forme la partie essentielle des sécrétions des membranes muqueuses. Ce corps est visqueux, il se gonfle dans l'eau et donne avec l'alcool et l'acide acétique un précipité floconneux. L'on doit rapprocher de la mucine le ferment contenu dans le suc gastrique, la *pepsine*, qui jusqu'ici n'a pas encore été suffisamment étudiée; il en est de même de la *ptyaline*, qui semble lui être identique et qui constitue le ferment de la salive et du suc pancréatique.

Les cellules végétales produisent aussi des sécrétions que l'on peut ranger à côté de la mucine fournie par les animaux, par exemple : la *gélatine végétale* qui, combinée à la caséine (fibrine végétale), forme le gluten des céréales; elle se reconnaît par sa solubilité dans l'alcool. Outre la gélatine, le gluten contient encore une petite quantité d'une autre substance, la *mucine végétale*. Enfin, tous les ferments azotés que l'on trouve dans les plantes, la *diastase*, l'*émulsine*, doivent encore être rattachés à ce groupe.

Sur cent parties, la mucine animale contient : $C^{52,2}$ $H^{7,0}$ $Az^{12,6}$ $O^{28,2}$ (Hoppe) ;
»   la gélatine végétale : $C^{53,4}$ $H^{7,7}$ $Az^{13,5}$ $O^{25,4}$ (Boussingault) ;
»   la mucine végétale : $C^{54,1}$ $H^{6,9}$ $Az^{16,6}$ $S^{0,8}$ $O^{21,5}$ (Ritthausen).

Quant aux ferments, leur composition est si variable et il est si difficile de les isoler, qu'il est impossible d'en donner une analyse de quelque valeur.

§ 11. — Produits chimiques des cellules végétales.

A. CORPS AZOTÉS.

Ce sont :

1° La plupart des *matières colorantes végétales* et en première ligne la *chlorophylle*. Sa formule probable est C^{18} H^9 Az O^5.

2° Les *alcaloïdes végétaux*, bases organiques, combinées à des acides minéraux ou organiques. Elles contiennent toutes de l'azote, du carbone, de l'hydrogène et pour la plupart de l'oxygène.

Par exemple :

<table>
<tr><td>la solanine $C^{84} H^{73} Az^2 O^{28}$;</td><td>la strychnine $C^{22} H^{25} Az^2 O^2$;</td></tr>
<tr><td>la pipérine $C^{70} H^{37} Az^2 O^{10}$;</td><td>la conine $C^{16} H^{15} Az$;</td></tr>
<tr><td>la morphine $C^{34} H^{19} Az O^6$;</td><td>la nicotine $C^{10} H^7 Az$.</td></tr>
</table>

En comparant la richesse en azote des matières colorantes végétales et des alcaloïdes végétaux, à leur richesse en carbone, on s'aperçoit qu'elles l'*emportent de beaucoup comme substances azotées sur les albuminoïdes.* Il en résulte que, dans les végétaux, les albuminoïdes, en se décomposant, doivent, outre ces corps, fournir une grande quantité de produits non azotés.

B. CORPS NON AZOTÉS.

1° *Corps hydro-carbonés.* On donne ce nom à des corps qui, outre du carbone, contiennent de l'oxygène et de l'hydrogène en proportion convenable pour former de l'eau. Ce sont la *cellulose*, qui fait la membrane cellulaire et ses strates d'épaississement ; l'*amidon*, dont les grains se rencontrent dans le contenu cellulaire ; la *dextrine* et la *gomme*, dont la formule est $C^{12} H^{10} O^{10}$; le *sucre de canne* $C^{12} H^{11} O^{11}$; le *sucre de raisin* et le glycose $C^{12} H^{12} O^{12} + 2$ aq.

2° *Les variétés de cire,* les *corps gras,* les *huiles essentielles* et les *résines,* corps dans la composition desquels l'oxygène entre en quantité moindre que l'hydrogène. Quelques huiles essentielles et le caoutchouc, qu'il faut aussi ranger dans ce groupe, sont même complétement dépourvus d'oxygène. La palmitine et l'oléine, corps gras les plus répandus dans le règne végétal, sont identiques aux corps gras du règne animal (voy. § 12, B, 2°).

Parmi les substances spéciales aux végétaux qui appartiennent à ce groupe, nous citerons :

<table>
<tr><td>la myricine $C^{20} H^{20} O$;</td><td>le stéaroptène de l'essence de</td></tr>
<tr><td>la cérine $C^{50} H^{10} O$;</td><td>   roses $C^{16} H^{16}$;</td></tr>
<tr><td>le camphre $C^{10} H^8 O$;</td><td>l'huile de térébenthine $C^{20} H^{16}$;</td></tr>
<tr><td>le thymol $C^{20} H^{14} O^2$;</td><td>le caoutchouc $C^8 H^7$.</td></tr>
</table>

3° Les *acides végétaux,* qui, tantôt libres et tantôt combinés, se trouvent dans le liquide cellulaire. Ils contiennent souvent plus d'oxygène que d'hydrogène.

Par exemple :

<table>
<tr><td>l'acide cinnamique $C^{18} H^7 O^3$;</td><td>l'acide tartrique $C^8 H^4 O^{10}$;</td></tr>
<tr><td>l'acide tannique $C^{18} H^8 O^{12}$;</td><td>l'acide malique $C^4 H^2 O^4$.</td></tr>
</table>

Les règnes végétal et animal fournissent tous deux de l'acide oxalique $C^2 O^3$ et l'acide formique $C^2 HO^3$.

§ 12. — Produits chimiques des cellules animales.

A. CORPS AZOTÉS.

1º Les *matières colorantes animales*. Ces matières sont toutes (à l'exception de quelques-unes qui ne se rencontrent que chez les animaux inférieurs, le carmin, par exemple) des *substances azotées, riches en carbone*. La plus importante de toutes ces matières est la substance rouge qui, en combinaison avec un corps albuminoïde, constitue les globules sanguins. Jusqu'à présent on n'a pu isoler complétement cette matière colorante. Les *substances colorantes de la bile*, celles *de l'urine* ; les *pigments bruns et noirs* (*mélanine*) que l'on trouve dans la choroïde, dans la couche de Malpighi de la peau du nègre, ainsi que dans les différentes autres parties du corps, sont évidemment formés aux dépens de la matière qui colore les globules sanguins. Dans la bile et l'urine, la matière colorante est en solution ; dans le sang, elle est combinée à la substance molle qui constitue le globule. La mélanine est, au contraire, déposée sous forme de granulations dans l'intérieur des cellules ; elle résiste à tous les agents chimiques et n'est soluble que dans les alcalis les plus énergiques.

L'hémoglobine est cristallisable. D'après Hoppe, elle contient, sur 100 parties : $C^{54,2}$ $H^{7,2}$ $Fe^{0,12}$ $Az^{16,0}$ $O^{21,5}$ $S^{0,7}$. Vient-on à chauffer une solution étendue d'hémoglobine ou à la traiter par un acide ou un alcali, elle se décompose en une substance albuminoïde coagulée, et en une matière colorante contenant du fer, *l'hématine* (C^{96} H^{51} Fe^{3} Az^{6} O^{18}). On admettait jadis que l'hématine préexiste dans l'hémoglobine ; mais la manière différente dont se comportent ces deux substances vis-à-vis du rayon lumineux, nous force d'admettre que l'hématine n'est qu'un produit de décomposition (voy. § 25). *L'hématoïdine*, autre produit de décomposition de la matière colorante du sang, se rencontre très-fréquemment dans l'économie animale (anciens extravasats sanguins, rate). C'est un corps cristallisé, probablement identique à la principale matière colorante de la bile, la bilirubine.

2º Les *substances alcalines* de l'économie animale présentent une faible alcalinité et sont rarement combinées à des acides. Par rapport au carbone qui entre dans leur composition, elles contiennent moins d'azote et d'oxygène que les alcaloïdes végétaux.

Ces substances sont :

la leucine C^{12} H^{13} AzO^{4} ;	la sarcine (hypoxanthine) C^{10} H^{4} Az^{4} O^{2} ;
la tyrosine C^{18} H^{11} AzO^{6} ;	la xanthine C^{10} H^{4} Az^{4} O^{3} ;
la glycocolle C^{4} H^{5} AzO^{4} ;	la guanine C^{10} H^{5} Az^{5} O^{5} ;
la taurine C^{4} H^{7} AzO^{6} S^{2} ;	l'allantoïne C^{8} H^{4} Az^{4} O^{4} ;
la créatine C^{8} H^{9} $Az^{3}O^{4}$;	l'urée O^{2} H^{4} Az^{2} O^{2}.
la créatinine C^{8} H^{7} Az^{3} O^{2} ;	

3º Les *acides azotés* animaux. On les divise en deux groupes :

a) Les acides biliaires conjugués, dont les propriétés acides sont très-faibles. Chez l'homme, la bile contient deux de ces acides : *l'acide glycocholique* C^{52} H^{43} AzO^{12} et *l'acide taurocholique* C^{52} H^{45} Az SO^{14} ; ils sont combinés tous deux à la soude, avec laquelle ils forment des sels solubles. Si on les traite par des acides étendus ou par de la potasse diluée, l'acide glycocholique absorbe 1 atome d'eau, et se décompose en glycocolle et en un corps non azoté sur lequel nous allons revenir, l'acide cholalique ; quant à l'acide taurocholique, il se dédouble en taurine et en acide cholalique. On peut donc admettre que ces deux acides sont formés par l'union de deux corps, l'un azoté (glycocolle, taurine), l'autre non azoté (acide cholalique).

b) Les autres acides azotés fournis par les organismes animaux sont doués de propriétés acides assez marquées, comme par exemple : l'acide inosique $C^{20} H^{14} Az^4 O^{22}$, que l'on tire du suc musculaire. Il en est de même des deux principaux acides de l'urine, l'acide urique $C^{10} H^4 Az^4 O^6$ et l'acide hippurique $C^{18} H^9 Az O^6$.

Le rapport de composition entre ces acides et ces bases animales d'une part, et les albuminoïdes de l'autre, est le même que celui que nous avons trouvé entre ces derniers corps et les acides et bases végétales. Il est cependant à remarquer que les corps azotés provenant des végétaux sont presque tous des bases énergiques, qu'aucun d'entre eux n'est acide, tandis que dans le règne animal ces corps sont des bases faibles et des acides énergiques. C'est dans la composition chimique de ces corps qu'il faut chercher la raison de cette particularité.

Les alcaloïdes végétaux dont la constitution chimique a été jusqu'ici le mieux étudiée sont des bases amidées, imidées ou nitrilées : en d'autres termes, des ammoniaques primaires, secondaires ou tertiaires, dans lesquels 1, 2, 3, équivalents d'H, sont remplacés par des radicaux alcooliques.

Les corps azotés trouvés jusqu'à présent dans l'économie animale se comportent comme des amides ou des acides amidés. Les amides peuvent être envisagés comme de l'ammoniaque dans laquelle 1, 2, 3, équivalents d'H ont été remplacés par des équivalents d'acide. Les acides amidés peuvent être envisagés comme des acides non azotés dans lesquels l'équivalent d'H est remplacé par le groupement AzH^2, que l'on appelle *amide*. De la même manière, la conine est une base imidée, dont la formule rationnelle est $\left.\begin{array}{c} C^{16} H^{14} \\ H \end{array}\right\} Az$: — et la nicotine une base nitrilée, dont la formule rationnelle est $\left.\begin{array}{c} C^{10} H^7 \\ C^{10} H^7 \end{array}\right\} Az^2$ etc.

Voici maintenant les formules rationnelles que, jusqu'à présent, nous pouvons attribuer avec certitude aux corps azotés provenant des organismes animaux :

$$\text{Urée} = \text{Carbamide } \left.\begin{array}{c} C^2 O^2 \\ H^2 \\ H^2 \end{array}\right\} Az^2$$

$$\text{Glycocolle} = \text{Acide acétamique } C^4 H^2 O^2 \left.\begin{array}{c} Az\, H^2 \\ H \end{array}\right\} O^2$$

$$\text{Leucine} = \text{Acide caproïamique } C^{12} H^{10} O^2 \left.\begin{array}{c} Az\, H^2 \\ H \end{array}\right\} O^2$$

$$\text{Sarcosine} = \text{Acide méthylacétamique } C^4 H^2 O^2 \left.\begin{array}{c} (C^2 H^4)\, Az \\ H \end{array}\right\} O^2$$

En raison de leur formation, nous pouvons assurer que les amides et les acides amidés sont tous des corps conjugués. En raison de l'ammoniaque dont ils dérivent, ils peuvent se comporter comme des bases et former avec les acides des combinaisons instables. D'un autre côté, en raison de leur radical acide, ils peuvent jouer quelquefois le rôle d'acides faibles et se combiner, en perdant de l'eau, avec des bases alcalines.

On peut envisager l'acide hippurique, à l'instar des acides biliaires conjugués, comme une combinaison de la glycocolle avec un acide non azoté, l'acide benzoïque (moins 2 HO). En effet :

$$C^{18} H^9 Az O^6 + 2 HO = C^{14} H^6 O^4 + C^3 H^5 AzO^4$$

$$\text{Acide hippurique.} \qquad \text{Acide benzoïque.} \qquad \text{Glycocolle.}$$

Ce qui tend à confirmer cette manière de voir, c'est que l'acide hippurique se décompose facilement en acide benzoïque et glycocolle. Si l'on arrivait encore à séparer l'acide inosique et l'acide urique en deux radicaux, l'un azoté et l'autre formé par un acide non azoté, on aurait démontré une analogie réelle entre ces produits animaux et les produits de transformation des cellules végétales, qui, ainsi que nous l'avons fait remarquer plus haut, ne contiennent dans leurs groupes aucun acide azoté.

B. CORPS NON AZOTÉS.

1° Les *hydrocarbures* fournis par les cellules végétales appartiennent au groupe des glycoses.

La matière *glycogène* et le *glycose* $C^{12} H^{12} O^{12} + 2$ Aq. se rencontrent dans le foie et, ce dernier, dans le sang et le chyle; l'*inosite* $C^{12} H^{12} O^{12} + 4$ Aq. appartient à la chair musculaire, et le *sucre de lait* $C^{12} H^{12} O^{12} + $ Aq. se trouve dans le lait.

Ce n'est que rarement que l'on trouve chez les animaux des substances hydrocarbonées autres que la matière glycogène et les variétés de sucre. Les herbivores présentent dans leur suc musculaire et dans leur sang une légère quantité de dextrine; dans le manteau des tuniciens se trouve de la cellulose.

2° *Acides volatils, acides gras et leurs composés.* L'organisme des animaux contient une grande quantité d'acides appartenant à la série des acides $C^{2n} H^{2n} O^4$. Quelques-uns de ces acides sont d'un poids atomique très-élevé, comme par exemple l'acide palmitique et l'acide stéarique; ils entrent dans la structure du tissu graisseux des animaux, et en forment même des éléments histologiques. De toutes les combinaisons non azotées, ce sont ces acides qui seuls peuvent être considérés comme éléments des tissus animaux. Tous les acides non azotés qui possèdent un poids atomique faible, acides formique, acétique, butyrique etc., se rencontrent dans beaucoup d'excrétions; on les retrouve encore dans les produits de la putréfaction des tissus animaux.

Parmi les acides de cette série qui sont fournis par les organismes animaux, nous citerons :

l'acide formique $C^2 H^2 O^4$;	l'acide caproïque $C^{12} H^{12} O^4$;
l'acide acétique $C^4 H^4 O^4$;	l'acide caprylique $C^{16} H^{16} O^4$;
l'acide propionique $C^6 H^6 O^4$;	l'acide caprique $C^{20} H^{20} O^4$;
l'acide butyrique $C^8 H^8 O^4$;	l'acide palmitique $C^{32} H^{32} O^4$;
l'acide valérianique $C^{10} H^{10} O^4$;	l'acide stéarique $C^{36} H^{36} O^4$.

A l'exception de ces quatre derniers, tous les acides de cette série sont liquides à la température ordinaire et sont d'autant plus volatils que leur poids atomique est moins élevé. Les acides caprylique, caprique, palmitique et stéarique sont, au contraire, des masses cristallines; les deux derniers ont même un point de fusion assez élevé. Outre ces quatre derniers acides, l'acide butyrique et un acide qui, par sa composition, n'appartient pas à la même série, mais qui s'en rapproche cependant, l'acide oléique $C^{36} H^{34} O^4$, entrent encore dans la constitution des *graisses* animales. Ils s'y trouvent combinés à un alcool, la *glycérine* $C^6 H^8 O^6$. La glycérine est un alcool triatomique. On peut donc remplacer dans sa composition trois atomes d'eau par trois atomes d'un acide monobasique, et former ainsi des éthers. Ces éthers sont les graisses qui sont en réalité des glycérides palmitique, stéarique, oléique etc., diversement mélangés entre eux.

Les graisses apparaissent de très-bonne heure dans le contenu cellulaire, et s'y déposent sous forme de gouttelettes; plus tard on les voit remplir entièrement quelques cellules. La plus grande partie des graisses du corps se trouve donc contenue dans les cellules: on en retrouve néanmoins, en petite quantité toutefois, dans tous les tissus, dans tous les organes et dans tous les liquides. La *palmitine*, la *stéarine* et l'*oléine* sont les graisses les plus répandues dans le corps; il est probable que, sous la forme de glycérides, elles sont partout unies aux acides gras volatils.

Ces trois corps gras ont la composition suivante :

$$
\text{Palmitine} \quad \left\{ \begin{array}{ll} 3\ (C^{32} H^{31} O^3) & C^6 H^5 O^3 \\ \text{Acide palmitique.} & \text{Glycérine.} \end{array} \right.
$$

$$
\text{Stéarine} \quad \left\{ \begin{array}{ll} 3\ (C^{36} H^{35} O^3) & C^6 H^5 O^3 \\ \text{Acide stéarique.} & \text{Glycérine} \end{array} \right.
$$

$$
\text{Oléine.} \ . \ - \left\{ \begin{array}{ll} 3\ (C^{36} H^{33} O^3) & C^6 H^5 O^3\ 3\ HO \\ \text{Acide oléique.} & \text{Glycérine.} \end{array} \right.
$$

De ces corps gras, c'est la stéarine qui est le plus consistant; l'oléine est fluide à la température ordinaire: quant à la palmitine, sa consistance tient le milieu entre les deux.

La graisse humaine est fournie en majeure partie d'un mélange de palmitine et d'oléine: elle contient aussi une faible quantité de stéarine. Il n'est pas facile d'isoler cette dernière d'avec la palmitine: aussi pendant longtemps considéra-t-on le mélange de ces deux substances comme formant un corps gras spécial (la margarine).

Dans la substance cérébrale, dans les nerfs, le vitellus etc., on trouve un liquide huileux, l'acide glycérophosphorique, $C^6 H^9 P O^{12}$, qu'en raison de son acidité on peut rapprocher ce corps des acides gras. C'est un acide biatomique qui probablement n'est qu'un produit de décomposition du protagon (voy. § 10).

La *cholestérine* ($C^{32} H^{44} O^2$), que l'on peut extraire de la bile, du sang, de l'encéphale, dans lesquels elle existe normalement, se rapproche beaucoup de la glycérine. Ce corps forme aussi des éthers avec les acides organiques: on doit donc le considérer comme un alcool.

3° Les *acides non azotés appartenant à d'autres séries* sont en très-petite quantité dans les organismes animaux, surtout quand on vient à les comparer aux végétaux, qui en contiennent en un si grand nombre. Aussi n'avons-nous plus à signaler qu'un seul acide d'un poids atomique élevé, l'acide cholalique $C^{48}H^{40}O^{40}$, qui, uni à la glycocolle et à la taurine, forme les deux acides biliaires que nous avons signalés plus haut. L'acide cholalique, de même que ses combinaisons, possède la propriété de dévier à droite le rayon polarisé. On le retrouve en petites quantités dans le canal intestinal des animaux ; il n'y est sans doute qu'un produit de décomposition des acides biliaires. L'acide lactique $C^6H^6O^6$ est de tous les acides organiques énergiques d'un poids atomique peu élevé, le seul qui ait une importance réelle dans les organismes animaux. On le rencontre sous deux formes : 1° dans le contenu stomacal et intestinal, ainsi que dans le lait à l'état d'acide lactique ordinaire ; 2° dans le suc musculaire à l'état d'acide paralactique. Quant aux acides oxalique $C^2H^2O^8$, succinique $C^8H^6O^8$, benzoïque $C^{14}H^6O^4$; ils n'ont été rencontrés qu'exceptionnellement dans quelques liquides organiques ou dans quelques sécrétions, et encore en très-faible quantité.

§ 13. — Éléments inorganiques des cellules végétales et animales.

Les substances organiques, qu'elles appartiennent en propre à la constitution de la cellule, ou qu'elles prennent au contraire naissance dans l'intérieur même des corps vivants par suite des modifications chimiques que subissent les éléments cellulaires, sont toujours combinées à des composés inorganiques. Ces composés sont en général éliminés dans le même état qu'ils sont absorbés par l'organisme. Mais malgré cela, beaucoup de ces corps sont indispensables à la vie de la cellule.

Dans tout organisme végétal ou animal se trouve de l'*eau*. Ce liquide, moyen de dissolution et de gonflement de tous les tissus, forme à lui seul, dans les jeunes cellules, la majeure partie de leur poids et peut atteindre jusqu'au 3/4 de celui-ci. Dans les végétaux, l'eau imbibe en partie les substances albuminoïdes, en petite quantité les membranes de cellulose, mais se trouve en proportion très-considérable dans le liquide des cellules. Chez les animaux, l'eau imbibe et gonfle les albuminoïdes et leurs dérivés. Ces dérivés présentent, sous le rapport de leur faculté d'absorption pour ce liquide, une différence notable : tandis que les uns en sont aussi imbibés que les albuminoïdes eux-mêmes (la substance à gélatine du tissu connectif), d'autres, au contraire, sont presque desséchés et réfractaires à l'imbibition (os, cartilages, substance élastique, épiderme). Jamais la cellule végétale ne contient de solutions aqueuses, mais elle en fournit souvent par voie de sécrétion (cellules des glandes).

Les cellules végétales jeunes contiennent, en dissolution dans leurs liquides, de l'*oxygène*, de l'*acide carbonique* et de l'*ammoniaque ;* c'est l'acide carbonique dont la quantité est la plus considérable. Quand ces cellules avancent en âge, ces gaz disparaissent complétement. Dans les cellules animales, à l'état normal, l'on ne rencontre de l'oxygène et de l'acide carbonique que comme éléments constitutifs des cellules. Chez les animaux supérieurs, ces deux gaz se rencontrent surtout dans certaines cellules spéciales, les globules sanguins. Les cellules animales sont plus riches en oxygène, tandis que dans les cellules végétales c'est l'acide carbonique dont la proportion est la plus considérable.

Les métaux alcalins et alcalino-terreux forment une partie intégrante et essentielle des organismes végétaux. Ces corps sont en dissolution dans les liquides cellulaires tantôt combinés à des acides organiques, tantôt à des acides minéraux. On retrouve les alcalis végétaux dans les cendres à l'état de carbonates ; ce fait s'explique par ce que tous les acides végétaux, en se combinant avec l'oxygène pendant la combustion, oxydent très-énergiquement leur carbone et forment de l'acide carbonique, tandis que leur hydrogène forme de l'eau. Dans les cendres on rencontre encore des sulfates alcalins, dont l'acide sulfurique est dû à l'oxydation du soufre contenu dans les éléments organiques. Parmi les sels minéraux, ceux qu'il importe de signaler sont les chlorures de sodium, de potassium et le phosphate de chaux. Ces sels se retrouvent toujours dans les cellules végétales jeunes et y sont intimement mélangés aux substances albuminoïdes. Dans les cellules végétales plus avancées en âge on retrouve toujours de la silice. Elle appartient surtout aux couches les plus superficielles des végétaux, et semble servir ainsi d'organe de protection.

Les végétaux sont très-variables sous le rapport des sels minéraux qu'ils contiennent. Tantôt on y trouve du sodium, tantôt du potassium ; les plantes terrestres sont riches en sels de potasse ; les plantes maritimes en sels de soude. Les végétaux marins renferment en outre de l'iode, qui remplace le chlore des végétaux terrestres. Dans toutes les plantes on peut, dans certains cas, trouver une partie des sels de soude remplacés par des sels de potasse ou de chaux, de même que d'autres fois la magnésie peut remplacer la chaux. Il est à remarquer néanmoins que, sous le rapport de leur richesse en alcalis, les végétaux sont soumis à une loi d'après laquelle la quantité d'atomes d'oxygène qu'ils contiennent reste toujours constante [1].

Les principaux éléments minéraux que l'on trouve dans les cellules végétales se rencontrent aussi dans les cellules animales. Pendant leur jeunesse, les cellules des deux règnes ne se ressemblent pas seulement par la *qualité* de leurs éléments constitutifs, mais encore par la *quantité* de ceux-ci. Toutefois les cellules végétales sont plus riches en alcalis, tandis que dans les cellules animales c'est la proportion d'acide phosphorique qui l'emporte ; encore ce caractère distinctif manque-t-il dans les premiers moments de la formation cellulaire. Pendant tout le temps que les albuminoïdes (protoplasma) prédominent dans les cellules végétales, les phosphates s'y trouvent aussi. Dès que les hydrocarbures commencent à apparaître, ces sels diminuent de quantité et sont remplacés par la potasse. Les organismes animaux sont riches en phosphates de chaux, phosphates de soude et de potasse ; tantôt ces sels ont une réaction alcaline, tantôt ils sont acides. Les sels acides $PO^5 NaO\ 2HO$ et $PO^5 KO\ 2HO$ appartiennent au suc musculaire et à l'urine ; les combinaisons alcalines $PO^5 2NaO\ HO$ et $PO^5 2KO\ HO$ se retrouvent, au contraire, très-abondamment dans le sang. Dans les tissus solides, tels que les os et les dents, le phosphate de chaux est à l'état de sel tribasique $PO^5 3CaO$. Quand il se rencontre en solution dans les liquides animaux, il est, soit à l'état de sel acide ($PO^5 CaO\ 2HO$ dans l'urine), soit dissous à la faveur de l'acide carbonique libre ou d'un acide organique ; d'ordi-

[1] Liebig, *Die Chemie in ihrer Anwendung auf Agricultur und Physiologie*, 7° édit. t. II. Braunschweig 1862.

naire il est alors combiné à un albuminate. Le phosphate de chaux est toujours, mais en moindre quantité, accompagné par du phosphate de magnésie, dont les combinaisons sont semblables aux siennes (PO^5 3MgO, PO^5 2MgO HO dans l'urine). Outre ces sels, on retrouve enfin d'une manière constante des carbonates de chaux et de magnésie, tantôt à l'état solide, tantôt dissous à la faveur d'un excédant d'acide carbonique. La proportion de carbonates est très-faible chez les carnivores; elle est, au contraire, bien plus grande chez les herbivores et est due à l'oxydation des sels végétaux.

Dans le corps des animaux, les *chlorures alcalins* sont, parmi les substances minérales, une de celles qui ont le plus d'importance. Leurs solutions aqueuses imbibent toutes les cellules et tous les tissus. Le plus abondant d'entre eux, le chlorure de sodium, fait partie des liquides de sécrétion et des substances intercellulaires; le chlorure de potassium, au contraire, se trouve en solution dans les liquides cellulaires eux-mêmes. La proportion suivant laquelle ces différents sels entrent dans la composition des éléments organiques est constante. La transformation de ces chlorures produit l'*acide chlorhydrique*, qui, avec l'acide carbonique, est le seul acide minéral existant à l'état de liberté dans l'organisme animal. Autant qu'on peut l'affirmer jusqu'à présent, ce sont les cellules des glandes stomacales qui seules forment et sécrètent cet acide.

§ 14. — Parallèle entre la composition chimique des cellules végétales et animales.

Les propositions suivantes résument au point de vue chimique les principaux caractères différentiels et communs des cellules végétales et animales :

1º Les substances albuminoïdes qui apparaissent dès l'origine dans ces cellules sont identiques ou presque identiques dans les deux règnes.

2º Dans les cellules animales on trouve, comme parties intégrantes des tissus, des substances qui dérivent des albuminoïdes (substance cornée, substance à glutine, substance élastique) et que l'on ne rencontre jamais dans les cellules végétales, tandis que les substances mucilagineuses et les ferments qui eux aussi se rapprochent des albuminoïdes se retrouvent dans les cellules des deux règnes.

3º Les albuminoïdes fournissent, dans les végétaux et les animaux, d'autres produits moins immédiats, qui sont des bases azotées. Dans les végétaux, ces bases varient d'après les espèces; chez les animaux, au contraire, elles sont identiques pour toutes les différentes espèces. Les bases végétales sont très-fortement alcalines. Dans les organismes animaux, outre ces bases, se trouve toute une série d'acides azotés.

4º Les végétaux sont bien plus riches en substances non azotées que les animaux. La plupart de celles qui se trouvent chez ces derniers existent également dans les plantes (sucre, graisse, acides non azotés). Les végétaux contiennent en outre une grande quantité des substances non azotées qui leur sont propres (cellulose, amidon, gommes, huiles essentielles, résines, acides végétaux).

5º L'eau est une des parties constitutives les plus importantes de tous les organismes. Dès le premier temps elle dissout des substances solubles et imbibe les albuminoïdes des cellules ; plus tard on la voit s'amasser dans l'intérieur des cellules végétales (liquide cellulaire). Chez les animaux, tantôt elle imbibe et gonfle les cellules et les tissus qui en dérivent, tantôt elle constitue la partie essentielle des liquides de l'organisme (sang, lymphe, chyle, sécrétions).

6° Les liquides des cellules végétales contiennent en dissolution les gaz oxygène, acide carbonique, ammoniaque ; les cellules animales ne contiennent en quantité notable que de l'oxygène et de l'acide carbonique. Les organismes végétaux contiennent plus d'acide carbonique ; les organismes animaux plus d'oxygène.

7° Dans les deux règnes, les cellules contiennent des sels, principalement des chlorures alcalins et des phosphates alcalins et alcalino-terreux, qui y existent en proportion presque égale, mais en affectant cependant dans la cellule animale un rapport plus constant. Aussi, dans les végétaux, les chlorures et les phosphates peuvent-ils beaucoup plus facilement se substituer les uns aux autres que dans les animaux.

III. STRUCTURE DES TISSUS ET DES ORGANES.

§ 15. — Division générale des tissus et des organes.

Tout organisme végétal ou animal provient d'une cellule ; tous les tissus et tous les organes naissent donc de la cellule.

La cellule embryonnaire, en se développant, se divise en cellules nombreuses. Les *tissus* en dérivent par trois modes différents : 1° par juxtaposition d'un grand nombre de cellules ; 2° par soudure de cellules entre elles, et 3° par sécrétions cellulaires. La formation des tissus végétaux ne présente que les deux premiers modes ; pour les tissus animaux, au contraire, les trois modes interviennent.

Souvent des tissus formés d'après un seul ou d'après deux et même trois de ces modes se groupent ensemble, de manière à constituer au point de vue fonctionnel un tout complet, qui prend le nom d'*organe*.

Il en résulte que la classification et la différence des tissus repose sur une base tout anatomique, tandis que c'est la physiologie qui sert de base à la classification des organes. En d'autres termes, les tissus sont classés d'après leur forme et leur structure, tandis que les organes se classent d'après leurs fonctions.

Il est aisé de comprendre qu'en raison des conditions si multiples du fonctionnement d'un organisme, des tissus nombreux doivent entrer dans la structure d'un même organe. Les végétaux sont quelquefois formés par un seul tissu ; mais dans l'animal il n'est pas un organe qui ne soit composé de tissus dérivés tous des trois modes de formation précités.

Les organes étant tous formés de tissus, la réciproque n'est pas également vraie, c'est-à-dire que tous les tissus n'entrent pas nécessairement dans la constitution des organes. Le mot d'*organe* s'applique à une combinaison de tissus formant une unité fonctionnelle. Il est des tissus qui ne servent qu'à unir ou soutenir des organes ; on ne les rencontre jamais dans les végétaux. La couche dense de cellulose qui entoure les cellules et les vaisseaux des plantes rend un tissu spécial de protection et de soutien tout à fait inutile. Dans les tissus animaux, au contraire, les tissus de substance connective (tissus connectif, cartilagineux, osseux) sont destinés à cet usage. Eux aussi entrent fréquemment dans la composition des organes.

§ 16. — **Tissus végétaux**.

Ces tissus sont :

1° Le *tissu de cellules*. Il est formé de cellules juxtaposées laissant quelquefois entre elles des fentes ou des espaces plus considérables remplis d'air ou de sucs végétaux (canalicules intercellulaires, lacunes intercellulaires). Dans les parties molles des végétaux, les cellules ont des côtés à peu près égaux et affectent ainsi une forme arrondie ou polyédrique (tissu de parenchyme); dans l'écorce et le bois, les cellules sont, au contraire, allongées et se soudent bout à bout (tissu de prosenchyme).

2° Le *tissu vasculaire*. Les vaisseaux sont les éléments de ce tissu ; eux aussi dérivent de cellules disposées bout à bout, mais dans lesquelles les cloisons intermédiaires se sont résorbées. Les vaisseaux sont de longs conduits réunis en faisceaux (faisceaux vasculaires), dont la direction dans la tige est toujours longitudinale.

La structure de la paroi des vaisseaux dépend de la structure de la paroi de la cellule formatrice. Les couches concentriques de cellulose de la paroi vasculaire s'écartent cependant les unes des autres, de manière à former des spirales, des anneaux, des réseaux autour du vaisseau (vaisseaux spiraux, annelés, réticulés). Jamais les tissus vasculaires ne forment à eux seuls toute une plante ; car entre les vaisseaux se trouvent toujours des séries de cellules, principalement de cellules de prosenchyme.

§ 17. — **Organes végétaux**.

L'organisme végétal ne contient que deux ordres d'*organes*, les *organes de l'axe* et les *tissus de la feuille*. Mais tige et feuilles sont formées par la réunion des deux tissus végétaux élémentaires, cellules et vaisseaux ; elles ne diffèrent que par l'arrangement de ces éléments.

Les organes de l'axe sont constitués par un parenchyme de cellules sillonné dans le sens de la longueur par des faisceaux vasculaires. Tantôt ces vaisseaux sont répandus dans tout le parenchyme (monocotylédonées); tantôt, au contraire, ils sont rangés en cercles plus ou moins nombreux (dicotylédonées). Les faisceaux vasculaires sont limités en dehors, du côté de l'écorce, par une couche longitudinale de cellules de prosenchyme ; entre les vaisseaux et ce prosenchyme existe une couche de cellules molles (cambium, zone génératrice), dont la soudure peut former de nouveaux vaisseaux. Les cellules de la moelle se continuent entre les différents faisceaux vasculaires avec les cellules de l'écorce. Celle-ci est formée de trois couches superposées, une interne de cellules à chlorophylle, une moyenne (couche subéreuse) constituant le liége, dont les cellules contiennent souvent de l'air, et enfin une couche externe, l'épiderme, constituée par des cellules remplies aussi, en partie du moins, par de l'air, et soudées latéralement entre elles.

Comme les organes de l'axe, le tissu de la feuille est formé par des cellules et des faisceaux vasculaires. Les vaisseaux sont la continuation de ceux qui existent dans l'axe ; à peine arrivés dans la feuille, ils s'écartent les uns des autres, et dans leur écartement sont logées les cellules. Ces vaisseaux irradiés dans la feuille s'anastomosent entre eux et forment ainsi un réseau. Les cellules comprises dans ce réseau contiennent de la chlorophylle et sont limitées sur les deux surfaces de la feuille par l'épiderme. L'épiderme est formé lui-même par des cellules qui, à la face inférieure de la feuille surtout, laissent entre elles des fentes (stomates) conduisant dans des vacuoles aériennes situées entre les cellules vertes du parenchyme ; ces vacuoles aériennes servent d'organes respiratoires aux végétaux.

Les organes floraux ne sont en réalité que des feuilles modifiées ; les vaisseaux des sépales, des pétales et des étamines sont tout à fait les analogues de ceux des feuilles ; l'ovule et le pollen sont le résultat de modifications spéciales des cellules du parenchyme.

§ 18. — **Tissus animaux.**

Les tissus de l'organisme animal sont de trois espèces :

1° *Tissus formés par juxtaposition régulière des cellules.* Tous les tissus *épidermiques* se rattachent à ce groupe. Dans ces tissus les cellules n'ont éprouvé d'autres changements que ceux dus à la compression régulière qu'elles exercent latéralement les unes sur les autres ; aussi, en raison même de leur accroissement en tout sens, les voit-on prendre des formes arrondies, polygonales ou aplaties.

D'autres fois cependant leur croissance se fait surtout en longueur, et les cellules deviennent cylindriques. Les épithéliums, disposés sur une ou plusieurs couches, recouvrent la peau, les muqueuses digestives et respiratoires, ainsi que les cavités séreuses. Les ongles et la substance cornée ne sont que des produits épithéliaux modifiés. Leurs cellules sont peu larges, très-allongées et tellement soudées les unes aux autres qu'elles semblent former un tissu homogène.

Les cellules du *tissu glandulaire* ont, par leur forme, une grande analogie avec les cellules épithéliales. En se réunissant, elles forment un tissu composé de cellules non modifiées. Ces cellules constituent la partie sécrétante des glandes, dans la structure desquelles entrent encore beaucoup d'autres éléments. Ces cellules sont tantôt arrondies, tantôt elliptiques ; le plus souvent elles sont plus molles. Elles se détruisent d'ordinaire très-vite, et se retrouvent dans le liquide sécrété, dont elles forment une partie constituante (cellules du colostrum, globules muqueux) ; d'autres fois cependant elles persistent plus longtemps, et ce n'est qu'après leur destruction complète qu'elles passent dans la sécrétion.

Le *tissu musculaire* forme un troisième groupe de cette classe de tissus. On peut dire que les cellules du tissu musculaire sont aux cellules du tissu épithélial et glandulaire ce que les cellules du prosenchyme sont aux cellules du parenchyme. Dans les muscles le tissu musculaire est toujours intimement uni à d'autres tissus, surtout au tissu connectif. Le tissu musculaire se divise lui-même en deux variétés, dont la structure et la fonction sont différentes : le *tissu musculaire lisse* et le *tissu musculaire strié*.

Le *tissu du cristallin* doit être rapproché du tissu musculaire. La partie essentielle de cette lentille est formée de fibres aplaties, *fibres du cristallin*, qui sont transparentes, et contiennent un noyau central. Les fibres qui forment les couches extérieures de la lentille sont plus molles, on peut y constater une membrane enveloppante; celles, au contraire, qui sont situées au centre sont durcies et leur consistance est la même dans toute leur épaisseur.

Au point de vue du développement les fibres du cristallin ne sont que des cellules allongées; chez presque tous les animaux, en effet, cet organe n'est qu'une production épithéliale due à un enfoncement du tégument externe. Chez les animaux dont le tégument extérieur n'est pas formé de cellules (les arthropodes à carapace de chitine), ou ceux chez lesquels le cristallin ne se développe pas aux dépens de la peau (la plupart des mollusques), la structure de la lentille n'est pas la même.

Les prismes de l'émail dentaire se comportent de la même manière que les fibres cristalliniennes. Il est impossible de démontrer leur structure cellulaire, car jamais on ne peut y constater un noyau, même sur des prismes ramollis; et cependant il paraît probable que ces prismes dérivent des épithéliums cylindriques de l'organe de l'émail, ce qui leur assignerait une origine identique à celle des fibres du cristallin. La question du développement de l'émail est au reste encore des plus obscures.

2° *Tissus formés par fusion des cellules.* Dans ces tissus, les cellules, en se développant, se sont allongées, disposées bout à bout, et leurs cloisons intermédiaires se sont résorbées. A ce groupe se rattachent le *tissu nerveux* et le *tissu des capillaires.*

Le *tissu nerveux* est caractérisé par l'existence de cellules isolées, développées uniformément en tout sens, arrondies par conséquent, disséminées au milieu de fibres nées de la fusion d'autres cellules. Ce tissu contient donc deux éléments : les *cellules nerveuses* et les *fibres nerveuses.* Ce sont ces dernières qui seules doivent rentrer dans le groupe qui nous occupe ici, les cellules nerveuses pouvant au contraire être envisagées comme des cellules non modifiées.

Il est toutefois à remarquer que les cellules nerveuses se continuent avec les fibres nerveuses, prolongements de ces cellules ou de leurs noyaux.

Les *capillaires* forment la seule section du système vasculaire qui soit constituée par un tissu homogène d'origine cellulaire. Comme les fibres nerveuses, ces vaisseaux proviennent de cellules allongées, rangées bout à bout, et dont la cloison intermédiaire a disparu. Les capillaires diffèrent cependant des fibres nerveuses par deux points : 1° les cellules formatrices des capillaires ont une grande tendance à émettre des prolongements qui communiquent entre eux de telle sorte que tous les capillaires forment ensemble des réseaux; les cellules formatrices des fibres nerveuses, au contraire, ne s'accroissent que dans une seule direction; aussi ne voit-on dans toute leur longueur aucune division (les divisions des fibres nerveuses et même l'anastomose de ces fibres ne s'observent pas dans les organes périphériques (¹) ; 2º les capillaires, en raison de leur continuité avec le système vasculaire, ont perdu leur contenu propre; le protoplasma des cellules formatrices fait place au liquide sanguin ; il n'y a donc plus que la membrane de la cellule qui persiste et devient la paroi du capillaire.

Au point de vue de leur formation, les fibres élastiques et les réseaux élastiques devraient prendre leur place entre les tissus du premier et du second groupe. En effet, ils naissent d'une cellule qui s'allonge, qui émet des prolongements se soudant à des prolongements voisins et formant ainsi un réseau. Mais, comme ces tissus élémentaires sont toujours mélangés à ceux du troisième groupe, nous les étudierons avec ceux-ci.

3º *Tissus formés par des sécrétions de cellules.* On pourrait les désigner sous le nom de *tissus de substance intercellulaire;* leur partie essentielle est, en effet, formée par une substance intercellulaire sécrétée par les cellules et par un accroissement considérable du protoplasma. Tous les *tissus de substance connective* (tissu connectif, tissu osseux, tissu cartilagineux) se rattachent à ce groupe.

Le *tissu connectif* sert d'enveloppe et de moyen d'union à tous les organes du corps. Il varie beaucoup, surtout au point de vue de sa cohésion ; mais partout et toujours son développement est le même. Tout tissu connectif naît de cellules arrondies contenant un protoplasma mou et un noyau plus dur. Ces cellules sécrètent une substance intercellulaire, homogène d'abord, se segmentant plus tard en lamelles ou en fibres, substance intercellulaire dont la quantité et la consistance augmente toujours.

La variété de tissu connectif qui conserve le mieux sa forme primitive est le *tissu muqueux.* Chez beaucoup de mollusques il constitue une grande partie du corps de l'animal, mais chez les vertébrés il ne se trouve guère que pendant leur période embryonnaire (gelée de Warthon, tissu muqueux sous-cutané). Voici sa structure : une substance intercellulaire molle, presque liquide, contenant de nombreuses granulations, et de ci de là quelques cellules étoilées avec prolongements anastomosés.

Chez les vertébrés, le tissu muqueux donne naissance d'ordinaire au *tissu connectif fibrillaire*, dans lequel la substance intercellulaire s'est divisée en fibrilles d'une grande finesse. Ces fibrilles se réunissent d'ordinaire en faisceaux plus gros, *faisceaux de tissu connectif.* Dans cette variété de tissu connectif, la forme des cellules est très-modifiée. En raison de l'accroissement de la substance intercellulaire ou fondamentale, la cavité originelle de la cellule a disparu de telle sorte qu'elle n'est guère plus grande que le noyau qu'elle contient. La cellule émet en outre de nombreux prolongements anastomosés entre eux, qui, sous forme de *fibres* et de *réseaux élastiques,* constituent un système de canalicules très-fins, permettant aux liquides nourriciers de circuler dans le tissu. Un grand nombre de ces cellules contiennent des granulations pigmentaires, et ont alors un volume plus considé-

____

(¹) Voy. le chapitre du *Système nerveux.*

rable ; d'autres fois c'est de la graisse qui se dépose dans leur intérieur, les rend plus volumineuses et leur donne une forme arrondie ou ellipsoïde. La substance intercellulaire présente aussi des variétés considérables : tantôt elle forme le *tissu connectif lâche*, qui sert de moyen de remplissage ou d'union aux organes ; tantôt elle constitue le *tissu connectif compacte*, partie fondamentale des tendons, des ligaments, du derme, des muqueuses et des séreuses.

Le *tissu élastique* provient toujours du tissu connectif fibrillaire. Tantôt ce tissu naît des cellules, mais en petite quantité seulement ; tandis que c'est aux dépens de la substance intercellulaire qu'en naît la plus grande partie.

Les prolongements des cellules du tissu connectif deviennent toujours des fibres élastiques, disséminées, en forme de réseaux, au milieu des éléments de ce tissu, et s'enroulant autour d'eux. La substance intercellulaire donne naissance à des tissus élastiques que l'on trouve d'ordinaire dans les couches limitantes du tissu connectif. C'est là l'origine de la couche la plus extérieure sous-épithéliale de la peau, des muqueuses et des séreuses, couche amorphe des histologistes. Dans les ligaments élastiques, qui toujours contiennent du tisssu connectif, se trouvent des lames de substance fondamentale transformée en tissu élastique.

A toutes ces métamorphoses du tissu connectif, et surtout à celles de la substance fondamentale, correspondent des modifications *chimiques*. Le tissu muqueux est formé par une substance albuminoïde semi-fluide ; le tissu connectif contient de la gélatine ; le tissu élastique de l'élastine (voy. § 10).

Le *tissu osseux* est celui qui, au point de vue morphologique, se rapproche le plus du tissu connectif. Les cellules et leurs prolongements deviennent ici des *cellules osseuses* et des *canalicules osseux*. De même que dans le tissu connectif, ces petits organes forment un système caniculé où circulent les liquides nourriciers. Dans la substance intercellulaire se dépose une quantité considérable de substances inorganiques, surtout de phosphates et de carbonates calcaires, auxquelles ce tissu doit sa solidité.

Le système des cellules et des canalicules osseux communique, soit avec les vaisseaux sanguins du tissu connectif qui entoure l'os (périoste), soit avec les vaisseaux qui parcourent la substance osseuse elle-même (canaux de Havers).

La substance intercellulaire compacte est elle-même disposée en lamelles, tantôt parallèles à la superficie de l'os, tantôt concentriques au canalicule de Havers.

Le tissu osseux provient toujours de transformations du tissu connectif ou du cartilage. Quand le tissu connectif passe à l'état de tissu osseux, les cellules se transforment directement en cellules osseuses, et la substance fondamentale se charge de sels calcaires. Pour la transformation du cartilage en os, voyez plus loin.

Le *tissu cartilagineux*, quant à sa solidité, tient le milieu entre le tissu connectif et le tissu osseux. Au point de vue de sa structure, il se caractérise par une substance intercellulaire peu abondante, par le volume assez considérable des cellules, et par une grande tendance de ces cellules à proliférer, de telle sorte que dans l'intérieur d'une cellule on en voit souvent un certain nombre de petites. Aussitôt que la sécrétion de la substance intercellulaire est terminée, la membrane des cellules cartilagineuses tend à s'épaissir, et sur sa paroi externe se disposent des couches adventices. Tantôt la substance intercellulaire est homogène (cartilage hyalin), tantôt elle est transformée en réseaux élastiques (fibro-cartilage). De même que dans la transformation du tissu connectif en tissu élastique, il survient dans ce cas aussi une modification chimique, en ce sens qu'au fur et à mesure que la substance chondrinogène diminue, elle est remplacée par de l'élastine.

On peut s'expliquer par l'épaississement prématuré de la membrane cellulaire la petite quantité de substance fondamentale sécrétée, ainsi que la tendance à la multiplication endogène des cellules, car c'est alors la seule manifestation vitale qu'elles puissent présenter. Puisque le petit système caniculé que nous avons trouvé dans les os et le tissu connectif fait défaut dans le cartilage, on conçoit que ce tissu n'ait nul besoin de vaisseaux sanguins destinés à lui apporter les liquides nourriciers. Le cartilage est de tous les tissus de substance connective le seul qui soit dépourvu de vaisseaux.

La transformation du cartilage en os, transformation si fréquente pendant la période de développement, est toujours précédée par un certain degré de ramollissement du cartilage, durant lequel les cellules prolifèrent par multiplication endogène et augmentent de volume. Les capsules de cartilage se soudent les unes aux autres, et forment ainsi les espaces médullaires et leurs parois. Des cellules qui y étaient contenues, il en est qui, ainsi que la substance fondamentale calcifiée, se trouvent alors situées à la face interne de ces espaces médullaires; la substance fondamentale les comprime; elles émettent des prolongements et deviennent ainsi des cellules osseuses. D'autres cellules cartilagineuses se chargent de graisse et forment les cellules graisseuses de la moelle; d'autres encore deviennent des cellules connectives et, avec de la substance fondamentale restée molle, constituent le tissu connectif qui remplit le canal médullaire. Il en est enfin qui se soudent bout à bout, entrent en communication avec des vaisseaux ou des filets nerveux du voisinage et deviennent ainsi des vaisseaux ou des nerfs. C'est ainsi que le cartilage, qui ne contenait ni nerfs ni vaisseaux, devient de l'os dans lequel on trouve ces organes.

Toute l'ossification du cartilage consiste donc dans la disparition de la substance fondamentale ramollie, et dans l'apparition de nouveaux éléments produits par les cellules du cartilage. Aussi le tissu osseux nouvellement formé n'est-il pas en réalité un produit du cartilage, mais bien un nouveau tissu qui remplace le cartilage (¹).

On a encore rangé parmi les tissus de cet ordre les liquides animaux qui contiennent des éléments organisés, le *sang*, la *lymphe* et le *chyle*. Eux aussi sont en effet constitués, comme les tissus de substance connective, par des cellules et une substance intercellulaire qui alors est liquide. Mais cette substance intercellulaire *n'est pas un produit de sécrétion des cellules*. Comme, d'autre part, les tissus sont tous produits par une réunion de cellules ou proviennent de cellules, on ne saurait donner ce nom au sang, à la lymphe et au chyle, qui ne sont que des liquides dans lesquels nagent des éléments organisés.

(¹) H. Müller, *Zeitschr. f. wiss. Zoologie*, t. IX.

Pendant fort longtemps toutes les variétés de tissus de substance connective furent considérés comme autant de tissus spéciaux. C'est grâce aux travaux de Reichert et de Virchow qu'aujourd'hui on les envisage comme ne formant qu'un seul groupe. Reichert appela d'abord l'attention du monde savant sur l'analogie que présente la substance intercellulaire dans tous ces tissus. Virchow démontra la similitude des cellules et de leurs prolongements, et fit voir l'importance de leur petit système canaliculé pour la nutrition de ces tissus (¹).

En traitant de la physiologie spéciale, nous aurons à étudier avec plus de détails beaucoup de tissus dont nous venons d'esquisser l'histoire, tissu mus-culaire, tissu nerveux, tissu glandulaire etc. (²).

(¹) Reichert, *Vergleichende Beobachtungen über das Bindegewebe und die verwandten Gebilde*. Dorpat 1845. -- Virchow, *Würzburger Verhandlungen*, t. 1 et 11.

(²) La structure du tissu connectif a été dans ces derniers temps reprise par Ranvier, dont les idées tendent à confirmer les premières recherches de Kühne et de Henle.

Kühne avait déjà observé que sur les grenouilles les cellules de tissu connectif du mésentère sont libres, sans prolongements canaliculaires, et parfaitement isolées au milieu de la substance intermédiaire.

Henle (Canstatt, *Jahresbericht*, VI) déclare que les corpuscules du tissu connectif décrits par Virchow ne sont que des interstices de la susbstance fondamentale, renfermant des noyaux, des fibres de noyau, mais ne constituant pas un élément globulaire spécial, une cellule, comme celle du corpuscule osseux par exemple.

C'est, en effet, l'analogie de forme qui paraît avoir entraîné Virchow dans la théorie de la prolifération des corpuscules du tissu connectif.

Ranvier, par des recherches qui présentent un caractère d'originalité remarquable combat ces deux théories.

Il n'admet pas d'abord le passage direct de la cellule cartilagineuse au corpuscule osseux sans intermédiaire d'un élément nouveau, embryonnaire.

Mais c'est surtout dans la structure des éléments primitifs du tissu cellulaire que Ranvier a trouvé des faits nouveaux.

Au moyen de préparations spéciales, pour la connaissance desquelles nous renvoyons le lecteur à son mémoire (*Archives de physiologie*), il a, dans les tendons, découvert des cellules tubulaires, cylindriques, accolées bout à bout, dans le sens le plus long, par une substance intermédiaire. Dans ces véritables cellules il démontre encore l'existence d'un noyau allongé, de forme rectangulaire quand on le voit de face. Il fait éclater ensuite ces cellules cylindriques, elles se déroulent et l'enveloppe ouverte laisse à nu le noyau central, rectangulaire.

Suivant lui les interstices qu'on trouve au microscope sur la coupe transversale d'un tendon ne sont que des intervalles de substance connective; le véritable tube cylindrique apparaît sous la forme d'un épaississement de la cloison, des coupes obliques permettent de le suivre dans sa pénétration au milieu de la substance. A la surface des tendons, le nitrate d'argent démontre encore la présence des cellules plates.

Ranvier admet toutefois la circulation plasmatique dans les espaces libres situés entre les faisceaux, surtout en présence des corpuscules particuliers existant dans ces espaces: corpuscules embryonnaires, lymphatiques ou même analogues aux globules blancs du sang.

'Le tissu connectif serait alors une réunion d'espaces cloisonnés, ayant à leur surface des cellules plates, formant autant de cavités séreuses. Les tubes cellulaires des tendons deviendraient de longues cavités canaliculaires. La circulation plasmatique existerait dans les lacunes des faisceaux, mais entre la substance fondamentale et le noyau.   (A. B.)

§ 19. — Les organes animaux.

Les organes du corps des animaux ne sont jamais formés par un seul tissu. Nous avons vu que dans les plantes, les deux variétés de tissus végétaux se combinent pour former un organe; toujours aussi, chez les animaux, les trois espèces de tissus s'unissent pour constituer un organe. Mais cependant l'on voit toujours une espèce de tissu prédominer et déterminer ainsi la fonction principale de l'organe, tandis que les deux autres ne sont là que comme accessoires. Il nous est donc possible, comme nous l'avons fait pour les tissus, de diviser les organes en trois groupes.

1º Organes dont la principale fonction est déterminée par des tissus du premier groupe (tissus formés par des cellules sans substance intercellulaire).

a) Les glandes. Elles contiennent toujours, outre le tissu glandulaire proprement dit, du tissu connectif, des vaisseaux et des nerfs. A côté des glandes nous pouvons mettre la peau, les muqueuses, voire même les séreuses, qui ne sont que des organes sécréteurs étalés en surface. Leur tissu principal est l'épithélium, ce qui fait comprendre la parenté existant entre les cellules glandulaires et les cellules épithéliales. Les glandes forment la partie essentielle des organes de la digestion, de la sécrétion et de la reproduction. Aux dépens de ces cellules l'on voit se former des membranes translucides, qui donnent ainsi aux glandes leurs formes spéciales, en grappe, en tubes etc. Ces membranes sont désignées sous le nom de *membranes propres.* Les épithéliums, eux aussi, sécrètent de semblables membranes translucides limitantes.

b) Les muscles, dont l'élément essentiel est constitué par les cellules musculaires lisses ou striées (fibres musculaires primitives). Ils contiennent aussi toujours des éléments accessoires, tissu connectif, vaisseaux et nerfs.

2º Organes dont la principale fonction est déterminée par des tissus du second groupe (tissus formés de cellules soudées entre elles, de manière à constituer des tubes).

a) Les vaisseaux (artères, veines, lymphatiques). Les capillaires doivent être considérés comme un tissu simple, né de la soudure des membranes élastiques des cellules; dans les vaisseaux proprement dits, au contraire, ce n'est que la tunique élastique interne qui peut s'entendre de cette manière.

Tous les vaisseaux proviennent donc exclusivement des métamorphoses des capillaires, car à cette couche interne viennent s'adjoindre vers l'extérieur des couches de tissu connectif, de tissu élastique et des fibres musculaires lisses. Dans tous les vaisseaux d'un plus gros calibre, on trouve de plus des cellules épithéliales tapissant la surface libre de cette tunique élastique interne. Il est probable que cet épithélium provient d'une formation endogène des cellules qui, en se soudant dans le sens de leur longueur, servent à constituer la couche interne. Une partie des cellules nées de cette formation endogène servirait, d'après cette manière de voir, à former les globules sanguins, tandis que l'autre partie se transformerait en cellules épithéliales. Les membranes adventices externes des vaisseaux se divisent en *deux tuniques :* la *tunique moyenne,* constituée en majeure partie par des fibres musculaires lisses, les unes circulaires, les autres longitudinales.

et la *tunique externe*, formée par du tissu connectif et des réseaux élastiques. L'épaisseur de ces deux couches est en rapport avec le volume des vaisseaux. Au point de vue du développement, c'est la tunique élastique interne qui est la plus importante; les tuniques moyenne et externe ne sont que des parties adventices surajoutées à celle-ci. Le tissu glandulaire ne prend aucune part à la structure des vaisseaux, mais il forme des organes spéciaux annexés au système vasculaire. C'est ainsi que les glandes lymphatiques constituent une partie essentielle du système lymphatique; tandis que les glandes vasculaires sanguines (rate, thymus, glande thyroïde, capsules surrénales) forment une partie essentielle du système sanguin.

Il n'y a que fort peu de temps que l'on est parvenu à démontrer l'analogie qui existe entre le développement des vaisseaux et celui des capillaires. Ce fait ne se vérifie cependant pas pour le cœur et les gros vaisseaux, qui restent plus indépendants des tissus ambiants. Dès l'origine on trouve à l'endroit qu'ils devront occuper des amas de cellules symétriques, dont les plus internes deviennent des globules sanguins, tandis que les plus externes servent à constituer les diverses tuniques vasculaires [1].

b) *Les organes du système nerveux.* Le tissu qui domine dans ces organes est fourni par les cellules et les fibres nerveuses, ou les tubes nerveux. Ainsi que nous l'avons dit plus haut, ces derniers se forment par la soudure bout à bout de cellules. Mais dans tous les organes du système nerveux se trouvent en outre du tissu connectif et des vaisseaux.

Le tissu connectif forme non-seulement l'enveloppe des nerfs périphériques et des organes centraux, mais encore une sorte de gangue, dans laquelle sont englobés les éléments nerveux. Les *organes des sens* peuvent être envisagés comme parties intégrantes du système nerveux. On trouve dans leur structure des tissus accessoires, tels que du tissu connectif, des vaisseaux et quelques formes spéciales d'épithélium (cellules olfactives, dents de l'organe de Corti, bâtonnets et cônes de la rétine).

3° Organes dont la fonction principale est déterminée par des tissus du troisième groupe (tissus de substance connective).

Nous n'avons à signaler ici que les différentes pièces du squelette osseux. En effet, de toutes les variétés des tissus de substances connective, c'est l'os auquel, en raison de sa solidité, il faut surtout attribuer les principales fonctions du squelette. Dans la structure de chaque os entrent, outre la substance osseuse d'une part, d'autres tissus de substances connectives, cartilage et tissu connectif proprement dit, et encore des vaisseaux et des nerfs.

Au squelette se rattachent les *dents;* leur cément est tout à fait l'analogue du tissu osseux; l'ivoire qui forme leur partie essentielle est une variété très-compacte de tissu osseux. L'émail, au contraire, et sa cuticule sont pour la dent un véritable tissu accessoire que l'on ne saurait rattacher, comme le cément et l'ivoire, aux tissus de substance connective, mais qui probablement se rapproche des tissus du premier groupe.

[1] Billroth, *Untersuchungen über die Entwicklung der Blutgefässe.* Berlin 1856. — Kölliker, *Gewebelehre,* 3e édit., p. 606.

On donne le nom de *système* à la réunion d'organes plus ou moins semblables, servant à une fonction complexe. Les différents systèmes que l'on retrouve dans les corps des animaux sont les suivants : 1° le système viscéral (que l'on pourrait désigner aussi sous le nom de système glandulaire), 2° le système musculaire, 3° le système vasculaire, 4° le système nerveux, 5° le système osseux.

Ce sont là tous les systèmes que décrit l'anatomie descriptive. On voit donc que dans le système viscéral et le système musculaire rentrent tous les organes de notre premier groupe; que ceux du deuxième appartiennent aux systèmes vasculaire et nerveux, et qu'enfin le système osseux comprend les organes du troisième groupe.

IV. PROPRIÉTÉS GÉNÉRALES DES TISSUS ORGANIQUES.

§ 20. — Mode d'agrégation des éléments.

Tous les tissus organiques sont formés les uns exclusivement par des cellules, les autres par des transformations ou des sécrétions de cellules. C'est de leur structure que découlent leurs propriétés physiques. La partie essentielle des cellules, à leur début, est le protoplasma. Le protoplasma est une substance molle, ni solide ni liquide, capable de prendre aisément des formes différentes, et douée d'une certaine élasticité, qui lui permet de revenir facilement à sa forme primitive quand une force extérieure l'en avait fait dévier. Le protoplasma présente néanmoins des degrés de consistance diverse ; tantôt il est mou comme une bouillie, tantôt il est plus épais et plus consistant.

Dans leurs périodes embryonnaires, les tissus végétaux et animaux sont tous formés par des cellules juxtaposées. Ces tissus ont alors, eux aussi, en raison même de l'importance du protoplasma dans la structure de la jeune cellule, une consistance semi-fluide comparable à celle d'une bouillie.

Les tissus végétaux ne restent pas longtemps dans cet état: bientôt, en effet, apparaît la membrane de cellulose, elle s'épaissit, et forme une sorte de trame rigide, au milieu de laquelle les parties plus fluides sont isolées par des cloisons solides.

Pour les tissus animaux, cet état presque embryonnaire persiste bien plus longtemps, et leur condensation diffère essentiellement de celle des tissus végétaux. Dans ces derniers, c'est par l'apparition et l'épaississement des parois cellulaires que s'opère cette condensation, alors même que le contenu cellulaire devient souvent plus fluide qu'il ne l'était; dans les tissus animaux, au contraire, la condensation porte tout aussi bien sur le contenu de la cellule que sur la substance intercellulaire, phénomène bien plus important que l'épaississement de la membrane.

Au § 18 nous avons classé les tissus animaux en trois groupes; en les envisageant au point de vue de la partie de la cellule qui se condense, nous retrouvons la même classification.

1° Dans les tissus formés par une simple *juxtaposition* de cellules (épithéliums, tissu glandulaire, tissu musculaire), c'est surtout le *contenu cellulaire* qui s'épaissit.

2° Dans les tissus dont les cellules se sont *soudées* et ont *formé des canaux* (nerfs, capillaires), c'est la *membrane de la cellule* qui s'épaissit.

3° Dans les tissus formés par *multiplication* et *sécrétion du contenu cellulaire* (tissus de substance connective), la condensation porte surtout sur la *substance intercellulaire*.

Les cellules animales éprouvent, au point de vue de leur constitution, des métamorphoses bien moins profondes que les cellules végétales ; il en résulte que les tissus animaux conservent, en grande partie au moins, une consistance beaucoup plus molle et plus semblable à ce qu'elle était à l'origine. Dans les tissus végétaux, c'est surtout à l'épaississement de la membrane de cellulose qui forme l'enveloppe des cellules et des vaisseaux, que ces tissus doivent leur consistance variable. Aussi la moelle végétale, formée de cellules dont la membrane est peu ou point épaissie, est-elle peu consistante. Le tissu des feuilles, que constituent des jeunes cellules et des vaisseaux, est beaucoup moins dense que le tissu de l'écorce ; ce dernier offre lui-même beaucoup moins de consistance que le bois, dont les éléments possèdent les couches de cellulose de beaucoup les plus épaisses.

Parmi les tissus animaux du premier groupe, l'épiderme est d'une densité remarquable, en raison de la consistance cornée que présente le contenu cellulaire ; les couches épithéliales des muqueuses, des organes glandulaires, les tissus musculaires possèdent, au contraire, une consistance beaucoup moins considérable, parce que leur contenu cellulaire est plus mou. Les tissus du second groupe, fibres nerveuses et vaisseaux capillaires, ont un contenu fluide, qui même s'écoule au dehors dès que la membrane extérieure est rompue, tandis que cette dernière est d'une consistance remarquable. On peut en rapprocher les fibres élastiques, qui, elles aussi, sont des canaux possédant un certain liquide et une membrane d'enveloppe très-résistante ; seulement ici la lumière du canal a presque disparu. Quant aux tissus du troisième groupe, leur consistance dépend entièrement de celle de la substance intercellulaire. Aussi varie-t-elle énormément, depuis la consistance semi-fluide du tissu muqueux jusqu'à la consistance dure du tissu osseux.

Ce n'est qu'aux deux extrêmes de leur consistance que les tissus végétaux et animaux se rapprochent des propriétés physiques des corps inorganisés. Entre la fluidité ou une solidité analogue à celle d'un minéral, sont des intermédiaires auxquels ne saurait s'appliquer aucune des désignations dont on se sert habituellement pour déterminer la consistance des corps inorganiques, et ce sont précisément les tissus doués de ces degrés intermédiaires de consistance qui sont les plus importants pour le fonctionnement des organismes.

Les corps inorganiques sont ou fluides ou solides ; il peut bien se trouver entre leurs éléments une certaine quantité de liquide, mais jamais toute leur masse ne présente une constitution uniforme ou solide ou liquide. Aussi faut-il inventer pour les tissus organiques une désignation spéciale, *semi-fluide*.

Cette consistance spéciale est due bien moins à la quantité d'eau que contiennent les tissus, qu'à la manière dont cette eau y est contenue. Les corps inorganiques, solides, renferment quelquefois, eux aussi, de l'eau en grande quantité : mais tantôt cette eau s'y trouve chimiquement combinée (eau d'hydratation ou de cristallisation), et forme ainsi, avec les autres éléments, une combinaison solide ; tantôt elle est contenue dans des pores ou des cavités de ces corps. Les tissus organiques tiennent le milieu entre ces deux extrêmes. L'eau n'entre pas en combinaison chimique avec ces tissus, pas plus qu'elle ne se combine avec les corps poreux ; mais quand on vient à en priver les premiers, les changements qui résultent de cette soustraction sont bien plus considérables que ceux qu'éprouvent dans le même cas les corps poreux. L'état moléculaire de ces corps n'est en rien modifié par la présence ou par l'absence de ce liquide, tandis que les tissus organiques, qui étaient mous, deviennent durs. Ce fait démontre que dans ces tissus l'eau se trouve emprisonnée, de même que dans les corps poreux, dans des lacunes limitées par les particules solides; mais que dans ces derniers, les espaces remplis d'eau sont relativement assez grands, tandis que dans les premiers, le liquide remplit des espaces très-petits, voire même ceux qui séparent les différentes molécules les unes des autres.

On peut donc définir les tissus organiques : *des corps dont les espaces intermoléculaires sont remplis de liquides.*

Une masse d'argile imbibée d'eau présente, au point de vue des propriétés physiques, une grande analogie avec les tissus organiques. Et cependant il est à remarquer que cette masse argileuse se compose en réalité d'une quantité considérable de petits grains de matière isolés, entre lesquels se trouve l'eau d'imbibition : elle représente ainsi, non pas un corps unique, mais une quantité de petits corps distincts, suspendus dans de l'eau. Aussi n'est-ce que le protoplasma, dans les premières périodes de sa formation, qui présente une analogie complète avec cette masse argileuse. Les tissus, une fois formés, possèdent une forme définie, et l'eau qu'ils absorbent ne leur imprime pas une modification essentielle. Le liquide d'imbibition peut écarter indéfiniment les molécules argileuses les unes des autres, tandis que ce fait ne saurait se produire dans les tissus organiques, qui conservent toujours une forme déterminée, en vertu de laquelle l'attraction des différentes molécules s'exerce toujours entre elles. On pourrait donc, jusqu'à un certain point, comparer les tissus à des *solutions.* En effet, dans une solution saline, l'eau est interposée entre les molécules du sel et les dissocie. Mais les solutions en diffèrent en ce que, la cohésion des molécules solides une fois vaincue, l'eau qui les sépare peut augmenter de quantité d'une manière indéfinie. Dans les solutions encore les particules solides se dissolvent, tandis que pour l'absorption de l'eau par les tissus organiques, c'est l'eau qui s'unit aux éléments solides. Ce qui démontre que les tissus sont en général des corps solides avec des espaces intermoléculaires remplis d'eau, ce sont leurs propriétés physiques et en particulier leur cohésion et leur élasticité toujours en rapport avec leur richesse en eau. Les espaces intermoléculaires ont de toute évidence des dimensions très-variées, ce qui nous explique aisément la variété de solidité et de consistance des différents tissus.

§ 21. — Capacité d'imbibition et poids spécifique.

La propriété que possèdent les tissus organiques d'absorber de l'eau prend le nom de *capacité d'imbibition.* Tout tissu possède une limite d'imbibition au delà de laquelle il ne saurait plus absorber d'eau. La capacité d'imbibition diminue quand l'eau contient des corps solides en dissolution ; à condition toutefois que les substances dissoutes n'aient aucune action chimique sur les tissus. Il en résulte que les tissus retiennent bien plus énergiquement l'eau qui les imbibe que les sels qui y sont dissous. Aussi Ludwig a-t-il démontré que, si l'on vient à exprimer un tissu imbibé d'une solution saline, le premier liquide qui s'écoule est plus concentré que celui qui s'écoule en dernier lieu à la suite d'une pression considérable. Ce sont toujours des solutions, soit de sels inorganiques, soit de composés organiques, qui imbibent les tissus. Mais jamais ces derniers n'atteignent leur limite maximum d'imbibition pour les mêmes solutions. Aussi le tissu peut-il toujours absorber une quantité plus grande de la solution qui l'imbibe normalement que celle qu'il contient déjà.

L'*indice d'imbibition* est le poids de la quantité maximum de liquide qui peut être absorbée par une unité de poids du tissu imbibé. Ce rapport varie avec la structure du tissu, avec le liquide et avec la température. En général, ce rapport diminue avec la concentration du liquide, et augmente avec la température.

Liebig a étudié la manière dont se comporte une vessie de bœuf desséchée, dans de l'eau et dans des solutions salines de concentrations diverses. Voici ce qu'il a trouvé :

100 parties de vessie sont imbibées par 300 parties d'eau.

—	—	288	—	d'une solution de sel marin à 9 °/₀.
—	—	235	—	—	à 13,5 °/₀.
—	—	218	—	—	à 18 °/₀.

D'après Cloetta, si l'on emploie une solution d'un mélange de sel marin et de sel de Glauber, l'indice d'imbibition du sel marin reste à peu près le même, tandis que celui du sel de Glauber diminue.

Les tissus desséchés possèdent la propriété d'imbibition au plus haut degré. Ils sont *hygroscopiques*, en d'autres termes, ils absorbent l'humidité de l'atmosphère.

Beaucoup de substances organiques qui ne sont pas des tissus, mais qui proviennent néanmoins des cellules ou des tissus, l'albumine, la gomme, l'amidon, possèdent aussi cette propriété d'imbibition ; mais les solutions de ces corps ne semblent même pas être de véritables solutions, elles consistent plutôt dans une suspension au milieu d'un excès de liquide des particules élémentaires gonflées qui forment ces substances. Graham nomme *substances colloïdes* toutes celles qui, en s'hydratant deviennent gélatineuses, et qui, loin de se dissoudre dans un excès d'eau, ne font que se dissocier davantage ; il les oppose aux substances cristallisables, inorganiques qu'il nomme *cristalloïdes* [1].

Puisque les tissus se laissent imbiber par une plus grande quantité d'eau que de sels dissous dans ce véhicule, le liquide qui les imbibe est toujours moins concentré que celui au milieu duquel ces tissus se trouvent, et en général, plus la concentration du liquide extérieur augmente, plus cette différence est considérable.

D'après Cloetta, le rapport de densité des deux liquides est à peu près constant pour des solutions de sel marin, tandis que pour le sel de Glauber il est en raison inverse de la concentration de la solution [2].

C'est surtout grâce à leur richesse en eau que le *poids spécifique* des tissus organiques est si faible. Aussi ce poids augmente-t-il dès que le tissu se dessèche. La densité des tissus desséchés est de beaucoup inférieure à celle

[1] Graham, *Ann. der Chemie u. Pharmacie*, t. CXXI.
[2] Ludwig, *Lehrbuch der Physiologie*, t. I. — Frick, *Med. Physik*, ch. II.

de la plupart des minéraux, parce que les substances organiques dont sont formés les tissus, ont eux-mêmes un poids spécifique très-peu élevé. Parmi ces substances, les plus importantes sont la cellulose, les albuminoïdes et leurs dérivés immédiats, et les graisses. Les graisses sont plus légères que l'eau, les albuminoïdes et la cellulose ont un poids spécifique très-peu supérieur à celui de ce liquide. Aussi le tissu animal, le plus riche en matières minérales, l'os, a-t-il la densité la plus élevée, et le tissu nerveux, le plus riche en graisse, a-t-il la densité la plus faible.

Les données que nous possédons sur le poids spécifique des tissus sont encore peu exactes. L'âge et les différences individuelles font varier ce poids.

Voici quelques moyennes que l'on peut considérer comme à peu près exactes, et qui se rapportent à l'homme.

Os	1.09	Artères	1.06
Tissu élastique tendons	1.12 ?	Veines	1.05
Muscles	1.05	Nerfs	1.04

§ 22. — Cohésion.

La *cohésion* des tissus organiques est, elle aussi, inférieure à celle des corps inorganiques. C'est dans les os qu'elle est la plus grande et dans les organes glandulaires et le cerveau qu'elle est la plus faible. Les nerfs périphériques ont une cohésion plus considérable, elle ne dépend pas à la vérité des fibres nerveuses, mais bien de leur enveloppe connective et élastique (névrilème). Cette enveloppe augmentant d'épaisseur à mesure que les troncs nerveux se divisent, on comprend que la cohésion augmente dans le même rapport, et que celle des fines ramifications de la peau et des muscles est plus grande que celle des troncs.

La cohésion des tissus est en raison inverse de leur richesse en eau. Quand ils sont desséchés, leur cohésion est bien plus grande. Sous ce rapport, on peut classer les tissus à peu près comme on doit les classer eu égard à la quantité d'eau qu'ils contiennent : os, tendons, nerfs, muscles, veines, artères, tuniques intestinales, glandes, encéphale.

Dans leur jeune âge, les tissus contiennent plus de liquides, et ont une cohésion moindre qu'aux périodes plus avancées de leur développement. Plus tard, dans la vieillesse, la cohésion des tissus diminue de nouveau; mais cette diminution n'est plus en rapport avec leur richesse en eau, puisque, au contraire, la quantité de ce liquide est diminuée au lieu d'augmenter. Cette particularité se remarque surtout pour les os et les muscles, elle tient à une modification qu'éprouvent les substances solides dont sont formés ces tissus.

On mesure la cohésion (propriété que possèdent les corps de résister à une force extérieure qui tend à les rompre) par la *limite de cohésion*, c'est-à-dire la quantité de force nécessaire pour rompre un corps. Mais cette quantité varie avec le diamètre du corps à diviser. Aussi, quand il s'agit de comparer différents corps, admet-on une unité de diamètre, et mesure-t-on la cohésion par le nombre de kilogrammes nécessaires pour rompre un corps de 1 millimètre carré de diamètre.

Voici les moyennes données par Wertheim ([1]) pour les principaux tissus.

Os 7,76		Nerfs. 0,93
Tendons 6,94		Artères 0,16
Muscles 0,054		Veines 0,12

La cohésion du tissu musculaire diminue avec l'âge; c'est ce qui résulte des chiffres suivants :

1 an.	0,07
30 ans	0,026
74 ans	0,017

Après la mort, en raison de la putréfaction, la cohésion diminue considérablement. Les différents tissus se comportent différemment sous ce rapport. C'est dans la substance musculaire que cette diminution de cohésion apparaît en premier lieu (deux jours déjà après la mort).

§ 23. — Élasticité.

Pour l'*élasticité,* les tissus se comportent à peu près comme pour la cohésion. Les tissus mous ont en général une *très-faible élasticité;* en d'autres termes, ils n'opposent qu'une résistance très-petite aux forces extérieures qui tendent à faire changer leur forme. Les tissus mous, très-riches en eau, ont de plus une *élasticité imparfaite,* c'est-à-dire qu'ils ne reprennent pas exactement leur forme primitive quand la force extérieure cesse d'agir. Au contraire, d'autres tissus, comme le tissu musculaire et le tissu élastique par exemple, sont doués d'une *élasticité parfaite,* et il faut que les forces extérieures aient agi d'une manière fort intense pour que, quand elles cessent d'agir, ces tissus ne puissent plus reprendre leur forme primitive.

La *cohésion* est la résistance opposée par un corps à sa dilacération; l'*élasticité* est la résistance opposée par ce corps à des changements de forme.

On mesure l'élasticité par le degré de changement de forme qu'une force extérieure connue peut faire éprouver à un corps. Un corps est donc très-élastique quand il faut des forces considérables pour lui imprimer une modification de forme; et il est peu élastique quand les forces nécessaires, pour produire le même phénomène, sont faibles.

L'*élasticité parfaite* est la propriété que possède un corps de revenir exactement à sa forme première. Le plomb est très-élastique, mais son élasticité est imparfaite; le caoutchouc, au contraire, est peu élastique, mais parfaitement élastique.

L'élasticité étant la force de résistance opposée par un corps aux différentes modifications de forme, on ne saurait la mesurer uniquement par le poids nécessaire pour allonger ce corps; il faut, en outre, tenir compte de la force capable de le déprimer ou de lui imprimer des vibrations longitudinales ou transversales. La résistance opposée par le corps à toutes ces modifications est naturellement la même. Plus un corps présente de résistance pour se laisser étirer, moins aussi il est facile de le déprimer ou de lui imprimer des vibrations autour de son centre de gravité.

[1] Wertheim, *Annales de chimie et de physique,* 3e série, t. XXI, 1847.

Les tissus végétaux ou animaux qui sont rigides et pauvres en eau comme le bois, l'os, sont très-élastiques, et se comportent par rapport aux poids qui tendent à les allonger exactement comme les corps inorganiques rigides. Leur allongement est proportionnel au poids. Les tissus mous, peu mais souvent parfaitement élastiques ne se comportent pas de même ; les allongements produits sur eux par des poids considérables sont proportionnellement plus petits que ceux que produisent des poids faibles.

La cause de cette différence réside dans la grande extensibilité des tissus mous, en vertu de laquelle des poids très-faibles suffisent pour les allonger d'une quantité qu'il est tout à fait impossible d'atteindre avec les corps rigides. Chez ces derniers, en effet, la limite de cohésion est atteinte bien plus tôt que chez les premiers. En variant beaucoup les poids dont on se sert, on remarque toutefois que, même pour les corps rigides, la loi d'après laquelle les allongements sont proportionnels aux poids n'est pas parfaitement exacte, et qu'eux aussi se comportent comme les tissus mous.

On peut représenter graphiquement la loi de l'élasticité de tous les corps, y compris les tissus organiques mous de la manière suivante. Tracez une abscisse horizontale représentant les forces nécessaires pour les changements de forme (poids), élevez sur cette abscisse, des ordonnées verticales exprimant la quantité de changements de formes produits.

Pour des différences faibles d'allongement, les abscisses et les ordonnées croîtront d'une manière égale ; tandis que pour des différences d'allongement plus considérables, l'accroissement des ordonnées est plus faible que celui des abscisses. Dans la Fig. 5 il est à remarquer que pour la courbe AB, les ordonnées (les allongements) sont proportionnelles aux abscisses dans la partie comprise entre A*a*, aussi cette première partie de la courbe est-elle presque une ligne droite. Au contraire, dans la partie de cette courbe comprise entre A*b*, les ordonnées augmentent plus lentement que les abscisses, d'où la ligne AB est une courbe dont la concavité est dirigée vers les abscisses.

La seule différence entre les corps rigides et les tissus mous, c'est que pour les premiers, même avec des poids considérables, il est impossible de dépasser la partie A*a* de la courbe AB, tandis que pour les tissus mous il suffit de poids très-faibles pour aller au delà de cette limite.

La courbe représentant le rapport des poids et des allongements est pour des différences peu considérables sensiblement une ligne droite ; pour des différences plus grandes, au contraire, elle devient une hyperbole. Pour les corps rigides, la ligne droite suffit, en général, à exprimer ce rapport, pour les corps mous, l'hyperbole. Mais quand les changements de forme sont considérables, l'hyperbole elle-même ne suffit plus, et il faut alors prendre des courbes de troisième, quatrième ordre et au delà.

Outre la propriété de se prêter à des changements de forme plus considérables, les tissus organiques en possèdent encore une autre qui les fait différer des corps inorganiques.

En effet, quand la force extérieure qui a déterminé un changement momentané de forme, cesse d'agir, les tissus organiques continuent pendant longtemps encore à modifier leur forme dans la même direction ; c'est-à-dire que quand un tissu a été allongé par un poids qu'on y laisse suspendu, ce tissu continue à s'allonger conséculivement, et cela d'une manière très-lente et telle que l'allongement n'est pas encore à son maximum même après des jours, voire des mois.

Ce changement de forme supplémentaire en quelque sorte est désigné sous le nom d'*élasticité consécutive*. Ce phénomène appartient à tous les corps élastiques, seulement l'élasticité consécutive est plus faible pour les corps rigides, et agit moins longtemps que pour les corps mous. Il est probable que cette différence est en rapport avec la plus grande extensibilité des tissus [1].

Le poids capable d'allonger de 1 mètre un corps de $0^m,001$ carré de section sur 1 mètre de longueur (à condition bien entendu que ce changement de forme ne dépasse pas toutefois la limite de cohésion) est dit le *coefficient d'élasticité* du corps. Les chiffres suivants indiquent les coefficients d'élasticité des principaux tissus, le point de départ étant un poids de 0.

Os.	2264	Muscles.	0,2734
Tendons.	1,6693	Artères.	0,0726
Nerfs.	1,0905		

On remarque d'autant mieux combien les coefficients d'élasticité des tissus sont faibles en se rappelant que celui de l'acier fondu est de 1,9881.

C'est Ed. Weber qui le premier découvrit, en étudiant la substance musculaire, les différences d'élasticité que présentent les tissus organiques et les corps rigides; c'est Wertheim qui, après lui, étudia sous ce rapport tous les autres tissus. Tous les deux, ainsi que plus tard Volkmann, admirent que ces différences sont *spécifiques*; ils crurent que toujours les courbes d'élasticité sont pour les corps inorganiques rigides une ligne droite, et pour les tissus organiques une hyperbole ou une courbe analogue. C'est moi qui ai démontré que cette manière de voir n'est pas juste, et que les différences d'élasticité ne tiennent qu'à la plus grande extensibilité de ces tissus [2].

§ 24. — Propriétés optiques.

Tous les tissus organiques possèdent un pouvoir de réfringence plus grand que celui de l'eau. Il n'a pas encore été fait de travaux spéciaux pour mesurer ce pouvoir dans les différents tissus; mais cependant l'examen des contours qu'ils présentent sous le microscope nous donne déjà quelques indications à ce sujet.

C'est ainsi que nous reconnaissons les différentes parties de la cellule, membrane, contenu, noyau etc., uniquement par la manière dont chacune d'elles réfracte la lumière. Quand des éléments d'un tissu possédant une réfringence semblable sont juxtaposés, il est impossible de les distinguer par des moyens optiques; aussi tous les tissus formés d'éléments dont les indices de réfraction sont semblables, paraissent homogènes.

De toutes les substances qui entrent dans la structure des tissus, ce sont les graisses qui réfractent le plus fortement les rayons lumineux. Les substances élastiques et cornées possèdent également cette propriété à un haut degré.

[1] W. Weber, *Poggendorf's Annalen*, t. XX, 1836.
[2] Ed. Weber, *Muskelbewegungen* in *Wagner's Handwörterbuch d. Physiologie*, t. III, 2e part. — Wertheim, a. a. O. Volkmann, *Archiv f. Anatomie u. Physiologie*, 1859. — Wundt, *Die Lehre von der Muskelbewegung*. Braunschweig, 1853, und *Zeitschrift f. ration. Medizin*, 3e série, t. VII.

Les albuminoïdes, la substance intercellulaire donnant de la gélatine, le mucus sont doués d'une réfringence à peu près égale. Les solutions aqueuses qui remplissent les vacuoles des cellules végétales, et qui forment le plasma des liquides animaux ont, au contraire, un indice de réfraction très-faible.

En couches minces, les tissus végétaux et animaux paraissent incolores. Si l'on examine des couches plus épaisses traversées par des rayons lumineux, on voit que certains rayons sont plus absorbés que d'autres. D'après Sachs (¹), les tissus végétaux posséderaient la propriété d'absorber surtout les rayons les plus réfractés, aussi, à mesure que leur épaisseur augmente, apparaissent-ils d'abord jaunes, puis rouges. Ce fait semble se vérifier aussi pour les tissus animaux. Les épithéliums, le cartilage sont jaunâtres quand ils sont en couches épaisses. La plupart des autres tissus animaux contiennent du sang, auquel ils doivent leur couleur. Beaucoup de tissus des deux règnes doivent leur coloration spéciale à des substances colorantes déposées dans leur sein. Dans ces derniers tissus, quand la couleur est intense, beaucoup de rayons disparaissent complétement, et on trouve alors dans le spectre lumineux tantôt des parties qui font défaut, et d'autres fois des raies sombres, analogues aux raies de Fraunhofer. La chlorophylle, par exemple, donne des raies sombres dans le vert et le bleu; une solution de la matière colorante des globules sanguins donne dans le jaune des raies analogues situées entre les raies D et E de Fraunhofer.

Pour étudier ces modifications du spectre, on met une certaine quantité d'une solution de la substance colorante dans un verre à réactif; on le place derrière un écran muni d'une fente, et on l'examine à travers un prisme. Quant aux lecteurs qui désireraient une méthode d'analyse spectrale plus exacte, nous les renvoyons à notre *Physique médicale*, § 171 (²).

La manière dont se comportent les tissus par rapport à la lumière polarisée est bien plus importante; car elle nous fournit une donnée plus sérieuse sur leur constitution moléculaire. Un corps dont les molécules sont uniformément disposées dans tous les sens, ne possède qu'une simple réfraction. Un corps, au contraire, dont la texture moléculaire présente des parties de densité différente suivant certaines directions, possède une double réfraction, c'est-à-dire qu'un rayon lumineux qui le traverse se partage d'ordinaire en deux rayons polarisés à angle droit. Le verre ordinaire n'a qu'une simple réfraction (milieu isotrope) : si l'on vient à comprimer ou à étirer ce verre suivant une direction, il devient un corps à double réfraction (milieu anisotrope).

Les corps à double réfraction peuvent, comme dans l'exemple précédent, réfracter plus ou moins fortement la lumière dans une direction que dans d'autres, perpendiculaires à la précédente, et cela quoique dans ces dernières directions son pouvoir réfringent soit le même que dans la première. Il peut se faire encore que le rayon lumineux se propage à travers ce corps avec une vitesse différente suivant *trois* directions. Dans le règne inorganique, les cristaux nous offrent tous les trois cas possibles. Les cristaux du système régulier sont

(¹) Jul. Sachs, *Experimentalphysiologie der Pflanzen*. Leipzig 1865.
(²) Wundt, *Physique médicale*, traduit par Monoyer. Paris 1870.

sotropes ; ceux du système tétragonal ou hexagonal, qui ont un axe principal
inégal et deux ou trois axes secondaires égaux entre eux perpendiculaires au
premier, possèdent, dans la direction de l'axe inégal, un pouvoir de réfraction plus petit ou plus grand. Quand ce pouvoir est plus grand, on dit que la
double réfraction est *positive*, quand il est plus petit, on dit qu'elle est *négative* ;
tous ces corps prennent le nom de *corps à un axe optique*. Les cristaux des
autres systèmes sont tous caractérisés par trois axes, que la lumière parcourt
avec une vitesse inégale. On y trouve deux axes ne concordant pas avec les
axes de cristallisation, qui se comportent d'une manière analogue à l'axe principal des corps à un axe optique. Aussi leur donne-t-on le nom de *corps à
double axe optique*.

Dans les corps organisés nous trouvons également tous les cas que nous venons de signaler dans le règne minéral. Outre les corps isotropes, on y rencontre des corps à un et à deux axes optiques. Presque tous les tissus figurés
possèdent une double réfraction. Fréquemment dans un même tissu, en raison
de la variété des éléments qui le constituent, l'intensité de cette réfraction varie
ainsi que la direction des axes optiques. Dans le règne minéral, le cristal est
l'expression de l'assemblage des molécules suivant des directions principales,
assemblage que nous connaissons par les propriétés optiques. Dans les corps
organisés en général, nous allons donc être obligés d'admettre une structure
cristalline, et forcés d'en chercher d'autres preuves que celles tirées de la forme
extérieure. La propriété d'imbibition que possèdent les tissus organisés peut
nous venir en aide. Si l'on voulait simplement considérer les tissus et les
substances colloïdes dont ils se composent comme des cristaux capables d'être
imbibés, on ferait erreur. Car il faudrait se demander comment l'imbibition,
en changeant la forme du cristal, ne modifierait en rien ses propriétés optiques.
La manière dont se comportent les tissus quand ils sont comprimés ou étirés
peut nous expliquer quelque peu ce fait. L'on peut, par compression ou élon-
gation, faire d'une lame de verre isotrope un corps à double réfraction ; on
peut aussi, et par réciproque, d'un cristal à double réfraction faire par le
même moyen un corps isotrope. On devrait donc admettre que les tissus organisés qui se laissent facilement comprimer et allonger dans tous les sens, sont
des corps doués de propriétés optiques très-variables, et cependant il n'en
est rien. Quand on étire ou qu'on comprime ces corps, leurs propriétés optiques
ne sont pas sensiblement modifiées. Il nous faut donc admettre que les tissus
organisés sont composés de molécules à double réfraction, suspendues dans un
milieu qui n'est doué que de la simple réfraction, et que ces molécules ne sont
modifiées d'aucune manière, ni par la compression, ni par l'extension, non
plus que par l'imbibition. Ce qui nous conduit à dire que les molécules sont
elles-mêmes des cristaux qui ne peuvent se réunir pour former un cristal
plus volumineux en raison même de la substance intermédiaire qui les sépare.

Cette manière d'envisager les choses trouve un point d'appui dans les phénomènes de *polarisation rotatoire* que présentent un grand nombre de
substances colloïdes en solution. La polarisation circulaire ou rotatoire appartient
aux corps cristallins formés par une réunion de cristaux, dont les axes se correspondent (quartz, acides tartrique et paratartrique, sucres etc). Les solutions

de ces corps cristallins jouissent également de cette propriété. Nous sommes donc amenés à croire que dans ces solutions, non-seulement les molécules des substances dissoutes conservent encore leurs formes cristallines propres, mais que de plus tous les petits cristaux ont encore, les uns par rapport aux autres, la même orientation qu'ils possédaient quand ils étaient réunis en masses compactes. Plus haut, aux §§ 9 et 10, nous avons vu qu'en solution, les albuminoïdes, de même que la glutine et la chondrine possèdent le pouvoir de polarisation rotatoire, ce qui nous amène à dire que ces solutions renferment, elles aussi, des molécules cristallisées. Ce fait démontre donc que ces solutions ressemblent, quant à leurs propriétés physiques, aux tissus susceptibles d'imbibition, puisqu'elles aussi, malgré la quantité d'eau absorbée, conservent la même orientation de leurs molécules solides.

On a cherché à se rendre compte des propriétés de double réfraction que possèdent les tissus animaux et végétaux, en les attribuant : 1° à des différences de tension suivant des directions variées; 2° à la polarisation de la lumière à travers des fentes très-minces; 3° à des propriétés spécifiques de double réfringence, propres aux molécules de ces tissus. La première de ces explications tombe devant ce fait que l'extension, la compression, voire même la section des tissus, n'altère pas en général cette propriété. Les auteurs de la seconde théorie ont surtout eu en vue les alvéoles des membranes végétales, mais dans les tissus animaux on ne trouve aucune fente, et cependant eux aussi possèdent la double réfraction, ce qui détruit complétement cette opinion. On a objecté à la troisième hypothèse, à laquelle nous nous rattachons, qu'elle n'explique pas les modifications que présente la double réfraction dans les tissus imbibés d'eau. En effet, un tissu gonflé d'eau présente une diminution de son pouvoir réfringent, diminution qui n'est pas en rapport avec la quantité d'eau absorbée. Ce fait nous semble pouvoir s'expliquer par les phénomènes semblables que présentent les solutions douées du pouvoir de polarisation rotatoire. Pour beaucoup d'entre elles, en effet, les modifications du pouvoir rotatoire ne sont plus en rapport avec la masse du véhicule dissolvant : tantôt ce pouvoir augmente, et tantôt il diminue d'une quantité trop considérable; ce qui nous fait supposer que ces modifications se rattachent au véhicule dissolvant lui-même. Aussi, comme nous avons admis une analogie entre les solutions et les substances colloïdes gonflées, nous faut-il admettre que l'eau qui imbibe ces dernières possède une action analogue sur la forme et la direction de ces molécules douées de la double réfraction.

Voici quelques données sur les propriétés de double réfraction que possèdent les principaux tissus.

Dans les membranes de cellulose qui entourent les cellules et les vaisseaux des végétaux, l'axe optique principal est toujours dirigé dans le sens du rayon de la cellule et du vaisseau, et la réfraction est positive dans les couches intérieures de la plante et négative dans les couches extérieures. Il s'ensuit que ce n'est que dans les couches corticales de la plante que l'élasticité de la membrane cellulaire est plus considérable dans le sens du rayon, direction suivant laquelle se font les dépôts adventices de cette membrane, tandis que pour les couches profondes c'est suivant la tangente que cette élasticité est la plus grande.

Dans les tissus animaux, l'axe optique correspond exactement à la direction générale du tissu. A l'état frais, la double réfraction n'est le plus souvent que fort peu marquée, mais elle s'accuse de plus en plus à mesure que le tissu se dessèche; ce fait se remarque surtout pour le cristallin, pour les tissus élasique et connectif. Presque tous les tissus animaux ne possèdent qu'un axe, ce qui veut dire que leur élasticité est sensiblement la même dans toutes les directions perpendiculaires au grand axe; mais que, suivant cet axe, elle est toujours ou plus grande ou plus petite que suivant toutes les autres directions.

La double réfraction est très-faible dans le tissu connectif, surtout quand il est jeune. L'axe optique est toujours dirigé suivant la longueur des fibrilles, et la réfraction de ce tissu est positive. Il en est de même du tissu élastique, qui toutefois est plus réfringent. Dans le cartilage, les capsules et la substance fondamentale possèdent toutes deux la double réfraction; mais l'on ne sait encore si le cartilage possède un ou deux axes. L'os, lui aussi, est doué de la double réfraction, mais en raison de l'assemblage assez compliqué de ses lamelles, on n'a pu

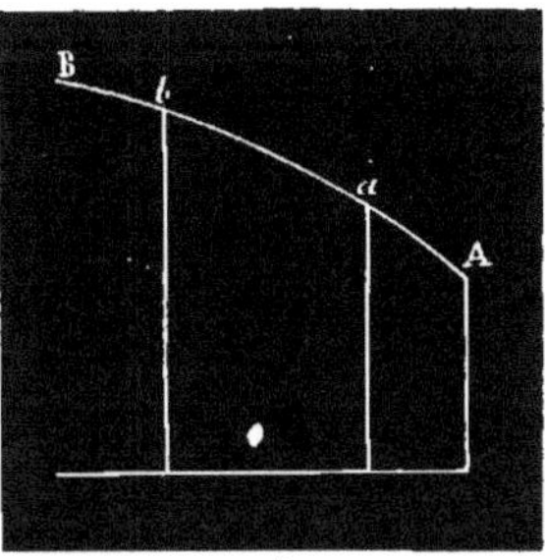

Fig. 5.

encore élucider ses propriétés optiques. Quant aux nerfs, il faut y distinguer le névrilemme et le nerf proprement dit. Ces deux parties possèdent toutes deux la double réfraction. L'axe optique du névrilemme fait d'ordinaire un angle avec celui du nerf. Dans le nerf lui-même il faut encore distinguer la myéline et le cylindre-axe, la première est plus réfringente que le second. Pour les deux, les axes optiques coïncident avec l'axe longitudinal du nerf. La double réfraction de la myéline est négative, celle du cylindre-axe est positive par rapport à cet axe. Dans les muscles striés, les éléments qui résultent des striations longitudinales et transversales sont des corpuscules à double réfraction, dont l'axe optique est dirigé dans le sens de la longueur et qui sont positifs par rapport à cet axe. Ces éléments bi-réfringents sont situés dans un milieu qui, d'après certains auteurs, ne possède qu'une réfraction simple, et d'après d'autres, aurait bien une double réfraction mais très-faible. Pendant les contractions, les propriétés optiques du muscle ne paraissent pas se modifier. Les fibres lisses sont, elles aussi, positives par rapport à l'axe longitudinal, mais ne semblent pas être composées de deux éléments doués, l'un de la double, l'autre de la simple réfraction. Les cellules épidermiques, les ongles, les cheveux sont très-fortement bi-réfringents. Beaucoup de ces tissus, surtout ceux qui sont desséchés et cornés, possèdent deux axes. Dans le cristallin, la double réfraction est faible à l'état frais, mais cette propriété augmente quand la lentille se trouble, se dessèche ou encore quand on la traite par l'alcool. Le cristallin a les caractères d'un corps à un axe, négatif. Pour les méthodes à employer dans l'étude des propriétés de double réfraction des tissus, nous renvoyons à notre *Physique médicale* (traduite par Monoyer [1]).

(1) Voy. en outre pour la manière dont se comportent les tissus végétaux et animaux par rapport à la lumière polarisée: Brücke, *Denkschriften der Wiener Akademie*, t. XV. — Valentin, *Die Untersuchung der Pflanzen und Thiergewebe im polarischen Licht*. Leipzig 1861. — Nägeli et Schwendener, *Das Mikroskop*. Leipzig 1867. — Pour la polarisation rotatoire des substances colloïdes: Hoppe, in *Erlenmeyer's Zeitschift f. Chemie*, 1864, et de Bary, *Ueber Eiweisskörper und Leimstoffe*. Tübingen 1864.

§ 25. Propriétés électriques.

Parmi les phénomènes électriques que présentent les tissus végétaux et animaux, il en est un grand nombre qui sont sans importance physiologique. Citons comme exemple les traces d'électricité statique, déterminées dans le corps humain par le frottement des vêtements contre la surface cutanée, ou par le contact d'un métal avec la peau humide. Il en est de même des courants signalés par Donné dans le sens de l'axe d'une pomme, d'une poire etc., ou encore des courants qui ont lieu chez l'animal entre les organes sécréteurs acides et alcalins. On est encore fort incertain de savoir si, dans ce dernier cas, les courants préexistent dans le corps de l'animal, ou s'ils ne se développent qu'en raison de la présence d'un conducteur métallique, de celui du multiplicateur par exemple.

Il est toutefois des phénomènes électriques propres à certains tissus, qui ont une importance réelle : 1° les courants électriques de certains poissons ; 2° les courants nerveux et musculaires ; et 3° les courants de quelques glandes d'excrétion. Ces derniers, n'ayant pas été retrouvés toujours et partout, ne sauraient encore être admis d'une manière absolue.

Ce n'est que chez quelques poissons que l'on a pu jusqu'à présent démontrer des organes électriques spéciaux ; parmi ces animaux il en est trois, la torpille (*torpedo*), le gymnote et le silure électrique (*malapterurus electricus*), qui sont mieux connus. Ce sont là des moyens de défense ; ces poissons peuvent, en effet, produire à volonté des décharges électriques d'une intensité telle que les autres animaux en sont étourdis. Leurs organes électriques sont en général constitués par de petites colonnettes, divisées en long ou en travers par des membranes nerveuses. Chez la torpille, l'on voit des troncs nerveux volumineux émerger d'une partie de l'encéphale (lobe électrique), et se rendre à ces organes. Les courants que la volonté détermine dans les organes électriques, se dirigent toujours, chez la torpille, de la surface dorsale vers la surface ventrale ; et, chez le gymnote, de la partie antérieure à la partie postérieure de l'organe. Même à l'état de repos, ces organes présentent des courants électriques, beaucoup plus faibles à la vérité.

Les phénomènes électriques des muscles et des nerfs sont en relation directe avec le fonctionnement de ces tissus ; nous aurons donc à les étudier plus en détail en traitant de la physiologie spéciale. Nous nous bornerons à faire observer ici qu'au point de vue des phénomènes électriques les nerfs et les muscles se comportent tout à fait comme les organes électriques des poissons.

La surface libre de la peau et des muqueuses, criblée d'un si grand nombre d'ouvertures glandulaires, permet de constater toujours des courants dirigés de l'ouverture des glandes vers leurs culs-de-sac. Chez la grenouille, la peau est parcourue par un courant qui va du dehors vers le dedans. La muqueuse stomacale présente un courant analogue, allant de la surface libre à la surface en contact avec la couche musculaire. Dans la muqueuse intestinale, il en est de même, seulement l'intensité du courant est bien moindre.

De tous les phénomènes électriques de l'organisme animal, ce sont ceux dé-

rminés par les poissons électriques que l'on connaît depuis le plus longtemps.
t néanmoins ils ne sont aujourd'hui encore que fort insuffisamment étudiés;
ous ne connaissons en effet, que leurs effets extérieurs et la structure ana-
mique de leurs organes électriques (¹). On accordait autrefois une importance
onsidérable à des phénomènes de ce genre, comme par exemple les traces
'électricité libre que présente la peau, ou encore les courants électro-chi-
miques déterminés par l'action réciproque d'organes sécréteurs, acides ou
lcalins, mais aujourd'hui ces phénomènes n'attirent plus guère l'attention des
physiologistes. Récemment encore, Meissner a fait voir qu'en mettant en con-
ict un plateau métallique isolé avec la surface cutanée, on pouvait constater,
u moyen du condensateur, que ce plateau était chargé d'une assez forte quan-
té d'électricité négative d'ordinaire. Il paraît probable que ce n'est qu'au con-
ict de ce plateau métallique avec la peau humide qu'est due cette production
'électricité (²).

C'est Du Bois-Reymond qui, le premier, découvrit les courants glandulaires
ur la peau des grenouilles. Il trouva que si chez ces animaux on vient à mettre
es deux surfaces de la peau en contact avec les extrémités d'un galvanomètre
rès-sensible (extrémités garnies préalablement de petits paquets imbibés d'une
olution de sel marin), on voit se produire une déviation de l'aiguille indiquant
un courant dirigé de la surface externe vers la surface interne. Ce courant diminue d'intensité, parce que peu à peu les surfaces cutanées, et principalement la
urface extérieure, perdent leur pouvoir électrique en raison de leur contact avec
à solution saline. On peut aussi obtenir des courants sur la surface extérieure
oute seule, en touchant successivement deux points de cette surface; ces courants sont alors dirigés du point le plus récemment touché vers le point dont le
ontact avec le paquet imbibé de la solution sodique dure depuis un temps plus
ong. Rosenthal démontra que dans les muqueuses stomacales et intestinales
l existe également des courants dont la direction est la même par rapport aux
glandes. Cet auteur, en raison de leur existence dans la muqueuse intestinale,
dmit que ces courants sont dus non à une réaction chimique, mais bien à
une propriété particulière du tissu analogue à celle des muscles et des nerfs.
Grünhagen, au contraire, se basant sur l'excessive faiblesse du courant déve-
oppé par la muqueuse intestinale, les rapporta à une force électro-chimique.
Quoi qu'il en soit, avant de se prononcer sur la valeur physiologique de ces
ourants, il faut attendre qu'ils aient été réconnus dans d'autres organes
glandulaires (³).

Rappelons encore ici que les tissus végétaux et animaux possèdent tous,
comme l'a démontré Faraday, la propriété du diamagnétisme. Loin d'être attirés
par les pôles d'un fort électro-aimant, ils en sont, au contraire, repoussés.

(¹) Schultze, *Bericht d. naturf. Gesellschaft in Halle*, 1858. — Du Bois-Reymond, *Mo-
natsbericht der Berliner Akademie*, 1857, 1858 u. 1801. — Matteucci, *Comptes rendus*, 1860
et 1862.

(²) Meissner, *Zeitschrift f. ration. Medicin*, 1861. — W. Hankel, *Poggendorf's Annalen*,
t. CXXVI, 1865.

(³) Du Bois-Reymond, *Untersuchungen über thierische Electricität*, t. II, 2ᵉ part. —
Rosenthal, *Archiv f. Anatomie u. Physiologie*, 1865. — Grünhagen, *Zeitschrift f. ration.
Medizin*, 1865, t. XXVI.

II. FONCTIONS DES ORGANISMES ÉLÉMENTAIRES.

Il est indispensable, pour pouvoir se faire une idée des fonctions des organismes composés, de se rendre d'abord compte des fonctions des cellules ou organismes élémentaires. Tissus et organes, soit végétaux soit animaux, dérivant tous des cellules, il est clair que les propriétés de l'organisme, composé lui-même de tissus et d'organes, doivent dépendre des propriétés de celles-ci.

Les fonctions principales des cellules sont : la nutrition, les mouvements propres et la reproduction. Ces trois fonctions répondent aux trois parties élémentaires de la cellule, la membrane, le contenu, le noyau. C'est la membrane qui joue le rôle principal dans les phénomènes d'échange moléculaire d'où dérive la nutrition cellulaire ; les mouvements et autres manifestations vitales dépendent du contenu ; et pour la reproduction, c'est le noyau qui paraît être l'agent essentiel.

1. ÉCHANGE MOLÉCULAIRE DE LA CELLULE.

La nutrition de la cellule se fait au moyen d'un échange constant de matériaux par lequel : 1° la cellule prend du dehors et dans les proportions nécessaires les substances qui lui permettent de se réparer ; 2° elle se les assimile ; en d'autres termes, les transforme en éléments identiques à ceux dont elle est composée ; 3° elle forme à ses propres dépens des produits d'excrétion, que 4° elle rejette au dehors.

Le premier et le quatrième de ces différents actes fonctionnels sont *mécaniques* ; quoique cependant il soit permis d'admettre qu'ils se produisent en vertu d'une attraction chimique, réciproque des substances situées au dehors et au dedans de la cellule. Quant à la seconde et à la troisième division de l'acte nutritif de la cellule, ils sont purement *chimiques*, et consistent, soit en la formation de combinaisons complexes au moyen de substances plus simples, soit, au contraire, en la réduction de ces combinaisons en substances moins compliquées.

A. ÉCHANGE MOLÉCULAIRE DE LA CELLULE PAR VOIE MÉCANIQUE.

Toute membrane de cellule représente une cloison criblée de pores remplis d'eau, destinée à isoler le contenu cellulaire d'avec les parties ambiantes. Ces dernières peuvent être, soit l'air atmosphérique, soit une autre substance plus ou moins fluide, comme un milieu liquide ou le plasma des fluides nourriciers, ou encore une substance intercellulaire. Le contenu de la cellule qui s'est gonflé par l'imbibition peut exercer une pression sur la face interne de la membrane cellulaire, et faire effort pour passer au travers de ses petites ouvertures. Il peut arriver encore qu'en raison d'une égalité de pression sur les deux faces de la membrane cellulaire, il se produise un échange entre les liquides contenus dans l'intérieur de la cellule et ceux au milieu desquels elle se trouve placée. Dans le premier cas, le phénomène prend le nom de *filtration* ; dans le second, de *diffusion à travers des membranes organisées* ou d'*endosmose*.

Pour étudier les phénomènes de filtration ou de diffusion, il nous est impossible de nous adresser à des membranes simples, comme les membranes cellulaires par exemple; nous sommes forcés de nous servir de membranes complexes (vessie, intestins etc.). On s'est même servi quelquefois de membranes inorganiques, comme de couches minces d'argile ou de collodion. Aussi est-il évident que ce n'est qu'avec une grande réserve que nous pourrons nous permettre de comparer les résultats fournis par ces expériences avec les phénomènes d'échange qui se produisent à travers les membranes des cellules.

§ 26. — **Filtration à travers des membranes organiques.**

Quand on vient à remplacer le fond d'un vase par une membrane organique, que l'on remplit le vase avec un liquide, si la membrane peut être imbibée par ce liquide ou par une partie de ce liquide, il se produit une *filtration*. La rapidité de la filtration est en rapport direct avec la pression exercée par le liquide sur la membrane, elle s'accroît aussi très-rapidement avec la température. Les solutions salines passent presque sans changements, à peine constate-t-on une légère concentration du liquide qui a passé. Il n'en est pas de même des solutions de substances colloïdes. Quand elles filtrent, la proportion de la substance dissoute est toujours moindre dans le liquide filtré que dans celui que l'on a mis dans le vase, en d'autres termes la membrane laisse passer plus d'eau que d'albumine, de gomme etc.

La proportion *relative* entre la quantité de substances colloïdes dissoutes dans le liquide filtré et celle qui se trouve dans le liquide primitif varie d'après les conditions suivantes : 1° d'après la richesse *absolue* de la solution primitive. En effet, quand cette richesse absolue diminue, la richesse relative du liquide filtré diminue également. Il en résulte que si l'on vient à répéter un certain nombre de fois l'expérience avec les deux liquides, on touche à un moment où il ne filtre plus que de l'eau, bien que le liquide employé contienne encore de la substance colloïde en solution. 2° La proportion relative baisse à mesure que la température augmente. 3° Elle augmente, au contraire, en raison directe de la pression. Il est probable, en effet, que la pression élargit les pores de la membrane; aussi, quand on se sert pendant longtemps de la même membrane, on voit croître la vitesse de la filtration, ainsi que la proportion relative de substances dissoutes dans le liquide filtré. Un fait d'un intérêt capital, c'est l'influence qu'exercent les substances colloïdes sur la filtration des sels dissous dans le même liquide. En effet, la proportion des sels y devient d'autant plus considérable par rapport aux sels dissous dans le liquide primitif que la quantité de gomme ou d'albumine est plus petite dans le liquide filtré.

Un certain nombre de ces faits, surtout les lois de la vitesse de la filtration, s'appliquent aux vaisseaux capillaires; il est, en effet, de remarque que le mouvement des liquides dans ces vaisseaux varie de la même manière sous l'influence de la pression et de la température. Au contraire, les différences de concentration que présentent les solutions de substances cristalloïdes ou colloïdes qui filtrent ne peuvent s'expliquer que par des propriétés spéciales aux membranes organiques. Si, en effet, les solutions salines filtrées sont un peu plus concentrées, nous pouvons nous en rendre compte par la grande facilité avec laquelle ces membranes se laissent imbiber par l'eau (§ 23), ce qui fait qu'au moment de son passage à travers les pores la solution perd une partie de ce véhicule. Mais comment se fait-il que, loin de se concentrer, les solutions d'albumine, de gélatine etc. sont, au contraire, diluées après leur filtration? Nous ne saurions nous l'expliquer qu'en songeant que la composition du liquide filtré ne dépend pas uniquement de l'attraction des membranes pour l'eau, mais encore du degré d'attraction qu'elles possèdent pour les substances qui y sont dissoutes. Supposons que, quoique plus avide d'eau, la membrane possède un certain degré d'attraction pour les substances dissoutes, la matière saline qui passera à travers la membrane, perdra d'abord une certaine quantité d'eau, il se formera le long de la paroi une couche immobile, et dans la partie centrale du canalicule poreux passera une solution plus concentrée. Supposons, au contraire, que l'attraction de la membrane pour l'eau soit bien plus considérable que pour la substance dissoute, les pores ne se rempliront presque que d'eau, et il ne passera qu'une faible proportion de la substance en solution. Si maintenant les pores de la membrane viennent à se rétrécir, ou que le degré de concentration du liquide primitif vienne à diminuer, on touchera à un moment où la membrane n'absorbera et ne laissera plus passer que de l'eau pure. C'est également ainsi que nous pouvons nous rendre compte de la manière dont se comportent les mélanges de solution de substances colloïdes et cristalloïdes. La membrane attire d'abord de l'eau, puis des sels, et moins encore des colloïdes; celles-ci restent donc en arrière, et la solution saline passera plus concentrée au milieu de la couche aqueuse immobile qui tapisse les parois du canalicule poreux.

C'est W. Schmidt qui nous a fait connaître les lois qui président à la filtration des liquides à travers les membranes organisées; c'est à lui que nous venons d'emprunter cet exposé théorique. Nous verrons plus loin que les phénomènes de diffusion nous conduisent à des considérations identiques. Depuis fort longtemps on avait remarqué que les solutions d'albumine et de gomme filtrent difficilement à travers des membranes. Hoppe en avait conclu que les solutions de substances colloïdes n'étaient pas de véritables solutions, mais que c'étaient des liquides au milieu desquels des molécules solides se trouvent en suspension. En admettant même que cette opinion ait quelque chose de spécial pour les solutions de substances colloïdes, bien qu'elle puisse en réalité être admise pour toute espèce de solution, il n'en faudrait pas moins que les molécules solides gagnent le fond, et que par conséquent les couches les plus inférieures du liquide soient plus concentrées que les couches supérieures. Or c'est ce qui n'a jamais lieu, car dans les solutions de substances colloïdes, de même que dans les solutions de cristalloïdes, la concentration des différentes couches est la même. Funke fait remarquer ce fait des plus importants : les produits albuminoïdes de la digestion, les *peptones*, filtrent comme les sels, et par conséquent la concentration de la solution ne diminue pas dans le liquide filtré. Nous devons donc conclure de ce fait, d'après la théorie que nous venons d'exposer, que les peptones ont subi une modification moléculaire en vertu de laquelle ils sont plus fortement attirés par les membranes animales que les albuminoïdes d'où ils dérivent (¹).

(¹) W. Schmidt, *Poggendorff's Annalen*, 1856, t. IC, et 1861, t. CXIV. — Hoppe, *Archiv f. pathol. Anatomie*, t. IX. — Funke, même recueil, t. XIII.

§ 27. — Diffusion à travers les membranes organisées. Équivalent endosmotique.

Quand une membrane organisée est interposée entre deux liquides, capables tous deux d'imbiber cette membrane et de se mélanger entre eux, il se produit un échange des deux liquides au travers de la membrane. Cet échange dure jusqu'au moment où les deux liquides situés de chaque côté de la membrane présentent la même composition. Le résultat atteint est donc tout à fait analogue à celui qui se serait produit si les liquides eussent été mis en contact direct l'un avec l'autre sans interposition de membrane. Et cependant dans les deux cas, le phénomène est très-différent. Mettez dans un tube en U, comme dans la fig. 6 B, deux liquides qui se trouvent en contact immédiat à la partie infé-

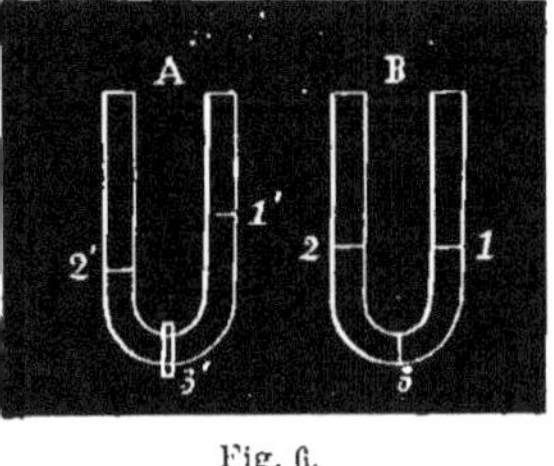

Fig. 6.

rieure du tube, la diffusion se fera sans que les niveaux 1, 2 aient varié ; en d'autres termes, une particule de l'un des liquides en passant dans le second aura été remplacée aussitôt par une particule de volume égal. Si, au contraire, vous prenez, comme en A, un tube en U, dans lequel vous mettez à la partie inférieure un diaphragme fait avec une membrane organisée ou une autre lame poreuse, vous verrez les deux liquides changer de niveau : en 2' le niveau baissera et en 1' il s'élèvera d'une quantité égale. Il s'est donc fait un échange inégal entre les deux liquides, de telle sorte que *pour une partie qui ira du premier vers le second, il n'en passera qu'une beaucoup plus petite du second vers le premier.*

La température ainsi que la structure particulière de la membrane influent sur la diffusion, il faut donc, pour comparer entre elles les propriétés de diffusion des différents liquides, avoir soin que ces conditions soient toujours les mêmes dans les différentes expériences. Il faut, en second lieu, que la nature de l'un des deux liquides soit toujours la même. — L'on se sert toujours de l'eau comme liquide constant.

L'expérience d'endosmose la plus simple est donc celle dans laquelle un liquide quelconque diffuse sous une égale température à travers une même membrane avec de l'eau pure. Pour réaliser cette expérience on prend (Fig. 7) un tube 1 fermé à sa partie inférieure par une membrane, on le remplit du liquide dont on se propose d'étudier la diffusion, et on le fait plonger dans une cuvette 2 contenant de l'eau. Aussi longtemps que la concentration du liquide contenu en 1 ne varie que de fort peu, et que dans le liquide contenu en 2 il ne s'est pas accumulé une quantité notable de la substance dissoute en 1, le poids de l'eau qui passe de 2 en 1 est dans un rapport constant avec le poids de la substance dissoute qui passe de 1 en 2.

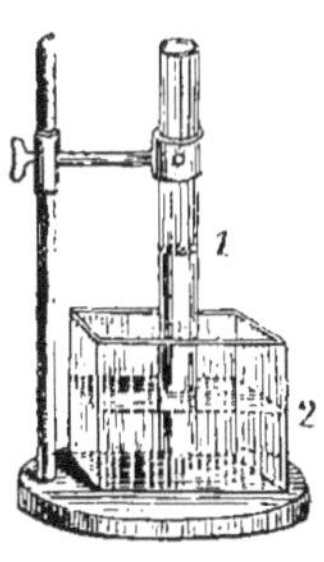

Fig. 7.

Le plus souvent, quand on emploie des membranes animales, la quantité d'eau qui passe est un multiple, quelquefois, au contraire, une fraction de la quantité de la substance en solution qui diffuse. Le poids de la quantité d'eau nécessaire à remplacer par diffusion une unité de poids d'un corps dissous est ce que l'on appelle *équivalent endosmotique* de ce corps.

Cet équivalent dépend : 1° de la *nature chimique du corps*; et 2° du *degré de concentration de sa solution*.

On dit que la diffusion est *positive* quand il passe plus d'eau vers la solution qu'il n'en passe de cette dernière vers l'eau, et *négative* dans le cas contraire. Les alcalis sont les substances dont l'endosmose positive est la plus forte; les acides, au contraire, celles dont l'endosmose négative est la plus élevée; les sels sont positifs et rangés entre ces deux extrêmes. D'après notre définition de l'équivalent endosmotique, on comprend que pour l'endosmose positive, cette quantité doit toujours être un chiffre entier, tandis que dans le cas d'endosmose négative, elle est représentée par une fraction.

Jolly, qui le premier détermina l'équivalent endosmotique, crut que cette quantité ne variait pas avec la concentration de la solution; que par exemple, si l'on fait diffuser du sel de cuisine avec de l'eau, l'équivalent endosmotique restait le même, quelle que fût la concentration de la solution saline. Ludwig, au contraire, se servit d'une solution saline, il interrompit l'expérience à plusieurs reprises, et démontra ainsi que la concentration de la solution influe sur l'équivalent endosmotique.

Voici les équivalents de quelques substances : d'après Jolly, $Na\,Cl = 4$; $NaOSO^3 = 11$; $SO^3KO = 12$; $SO^3MgO = 11,5$; $SO^3CuO = 9,5$; $2SO^3KO = 2,3$; $SO^3HO = 0,3$; $KOHO = 200$; alcool $= 4,3$; sucre $= 7,2$. Ces chiffres donnent le rapport endosmotique des alcalis, acides, sels et substances indifférentes, comparé à celui de l'eau pure. Mais ils n'ont pas de valeur absolue, car en premier lieu, l'équivalent endosmotique varie avec le degré de concentration des liquides, élément dont Jolly n'a tenu aucun compte, et de plus, ses expériences ont été faites avec des membranes desséchées (vessie de porc), tandis que l'on sait aujourd'hui, grâce à des recherches spéciales, que la dessiccation de la membrane exerce une influence assez grande sur la valeur de l'équivalent endosmotique. On ne saurait donc en tirer des conclusions légitimes pour la diffusion à travers des membranes organiques fraîches (voy. § 32) [1].

La composition des substances en solution influe sur l'équivalent endosmotique, non-seulement quand on vient à comparer entre elles deux substances différentes, mais encore pour une même substance; c'est ainsi que le plus ou le moins d'eau d'hydratation ou de cristallisation contenue dans la même substance, fait varier cette quantité. Hoffmann trouva pour SO^3NaO anhydre l'équivalent endosmotique $= 5,480$; et pour la même substance cristallisée $- 1,863$; pour $PhO^5\,2NaO = 17,586$; pour $PhO^5\,2NaO + HO := 16,292$, et pour $PhO^5\,2NaO + HO + 24$ aq. $= 5,869$ [2]. Cette différence tend à démontrer que l'eau d'hydratation et de cristallisation est beaucoup plus intimement combinée avec les substances que celle qui ne leur sert que de véhicule de dissolution. Le sel anhydre tend à s'hydrater, et le sel hydraté attire à lui de l'eau de cristallisation.

La concentration de la solution fait varier l'équivalent endosmotique de la substance dissoute. Quand l'endosmose est positive, l'équivalent augmente avec

---

[1] Jolly, *Zeitschrift für rationnelle Medizin*, t. VII, 1849. — Ludwig, *ibid.*, t. VIII. — Eckard, *Beiträge zur Anatomie u. Physiologie*, t. II. — Graham, *Annales de chimie et de physique*, t. XLV.

[2] Hoffmann, in *Eckhard's Beiträge*, t. II, p. 59.

e degré de concentration ; quand, au contraire, elle est négative, l'équivalent diminue à mesure que la concentration augmente. Mais ces variations restent très-faibles aussi longtemps que l'on n'atteint pas la limite à laquelle le corps en diffusion perd son eau de cristallisation ou d'hydratation.

Si l'on fait diffuser de l'acide sulfurique avec de l'eau, il en passe d'autant plus vers l'eau que l'acide est plus concentré. Si l'on fait, au contraire, diffuser de la potasse avec de l'eau, il passe d'autant plus d'eau vers la potasse que celle-ci est plus concentrée. Eckhard a calculé les différences de l'équivalent endosmotique de sel marin en rapport avec la concentration de la solution ; comme membrane il se servait du péricarde frais. Voici ses chiffres :

Degré pour 100 de concentration.	Équivalent.
4,6	1,5
8,8	2,2
11,1	2,3
14,9	2,6
17,7	2,7
26,5	3

Schumacher étudia l'accroissement de l'équivalent des acides sulfurique et oxalique à mesure que leur concentration diminue. Il vit que cet accroissement est considérable ; il est lent pour des degrés de concentration variant de 13 à 4 0/0, augmente rapidement de 4 à 1 0/0, et plus rapidement encore pour des solutions plus faibles. Ce n'est que lorsque les solutions sont très-étendues que la valeur de l'équivalent recommence à diminuer [1].

D'après Ludwig, le sulfate de soude constitue une exception parmi les corps à endosmoses positives : en effet, son équivalent, au lieu d'augmenter, diminuerait en raison de l'accroissement de la concentration.

§ 28. — Vitesse de la diffusion.

La diffusion entre une solution et l'eau simple se fait *avec une vitesse constante* aussi longtemps que la solution conserve une même concentration, que du côté de l'eau il n'a pas passé une quantité appréciable de la substance dissoute, et que la température est restée la même.

La vitesse avec laquelle différentes substances passent à travers les membranes poreuses ne dépend nullement de l'équivalent endosmotique de ces substances. Elle dépend, au contraire, de la *solubilité* de ces substances et de leur *composition chimique* ; en effet, cette vitesse est 1° en rapport direct avec le degré de solubilité, et 2° elle est en rapport avec la parenté chimique que peuvent présenter les corps. Le *degré de concentration* de la solution a, lui aussi, une influence directe sur cette vitesse, elle augmente, en effet, avec la concentration et même plus rapidement que celle-ci. Pour les solutions salines qui diffusent avec de l'eau, la vitesse avec laquelle le sel passe du côté de l'eau tout aussi bien que celle avec laquelle l'eau passe du côté du sel s'accroît avec le degré de concentration. Mais le rapport entre ces deux termes n'est pas le même, en ce sens que la vitesse avec laquelle l'eau se dirige du côté du sel est

[1] Eckhard, *Beiträge*, t. II, p. 174. — Schumacher, *Poggendorff's Annalen*, 1860, t. CX.

beaucoup plus grande, tandis que la vitesse avec laquelle le sel passe du côté de l'eau reste à peu de chose près proportionnelle au degré de concentration. Il en résulte que plus la solution est saturée, plus dans un même temps le volume d'eau qui passe vers la solution saline est considérable; ce qui nous explique la loi énoncée au § 27, à savoir que l'équivalent endosmotique s'accroît avec la concentration de la solution.

Le tableau suivant rend compte du premier de ces faits :

	Vitesse de la diffusion pour des solutions saturées	Quantité pour 100 de substance dissoute dans la solution saturée.	Vitesse de la diffusion comparée au rapport pour 100 de substances dissoutes.
Phosphate de soude.	1,0	1,0	1,0
Azotate de baryte	3,5	1,7	2,07
Sulfate de soude.	3,3	2,0	1,67
Chlorure de sodium	21,4	7,5	3,49 [1]

Les tableaux suivants, fournis par Schumacher, démontrent que les substances qui ont une parenté chimique, ont également une vitesse de diffusion très-rapprochée. Les principaux acides et sels qui s'y trouvent sont rangés d'après l'ordre de la vitesse avec laquelle ils diffusent quand leurs solutions ont d'abord été ramenées à un même degré de concentration.

Acides.	Sels.	
Chlorhydrique	Azotates	Sels d'ammoniaque
Azotique	Chlorures	Sels de potasse.
Sulfurique	Sulfates.	Sels de soude.
Oxalique	Oxalates	Sels de magnésie.
Acétique	Acétates	Sels de baryte.
Phosphorique	Phosphates	Sels de chaux.
Carbonique	Carbonates	

Il résulte de la première et de la seconde colonne de ce tableau que la vitesse de la diffusion des sels est la même que celle de la diffusion des acides qui forment ces sels. La troisième colonne démontre que cette vitesse est, pour les sels, également en rapport avec le degré de parenté de leurs bases.

Le tableau suivant rend compte de la rapidité de la vitesse de la diffusion par rapport à la concentration. Les observations sont faites avec une solution de sel marin et d'eau.

Degré de concentration de la solution saline.	Vitesse relative :	
	Sel vers l'eau.	Eau vers le sel.
1,0	1,0	1,0
1,5	1,6	1,8
1,8	2,0	2,2
2,4	3,2	4,4
3,0	4,2	6,0
5,7	6,7	14,3 [2]

[1] Eckhard, *Beiträge etc.*, t. II, p. 25.
[2] Eckhard, *loc. cit.*, p. 177.

La Fig. 8 peut représenter graphiquement la vitesse des deux courants (sel vers eau, eau vers sel). Sur une ligne d'abscisse 1, 2, prenez des distances égales représentant les degrés de concentration de la solution. Élevez en ces points des perpendiculaires représentant les quantités de sels qui au-ront diffusé dans un même temps, et abais-sez au-dessous de 1, 2, sur les mêmes points d'autres perpendiculaires, dont la longueur re-présentera les quantités d'eau qui auront dif-fusé dans le même temps. Comparez alors les ordonnées situées au-dessus de la ligne 1, 2, avec les ordonnées situées au-dessous. Si l'on vient à réunir les sommets des premières, on voit que la ligne 1, 3, qui les rejoint, est pres-que une droite, ce qui démontre que la quan-tité de sel qui diffuse vers l'eau est en rapport exact avec le degré de concentration. Vient-on, au contraire, à réunir par une ligne le sommet des ordonnées situées au-dessous de la ligne d'abcisse, cette ligne, 1, 4, ne sera plus une droite, mais une courbe. Ce qui démontre que la vitesse de la diffusion de l'eau vers le sel augmente plus vite que le degré de concentration. Si, en effet, le rapport de cette vitesse était exacte-ment celui du degré de concentration, la ligne 1, 4, devrait être une droite.

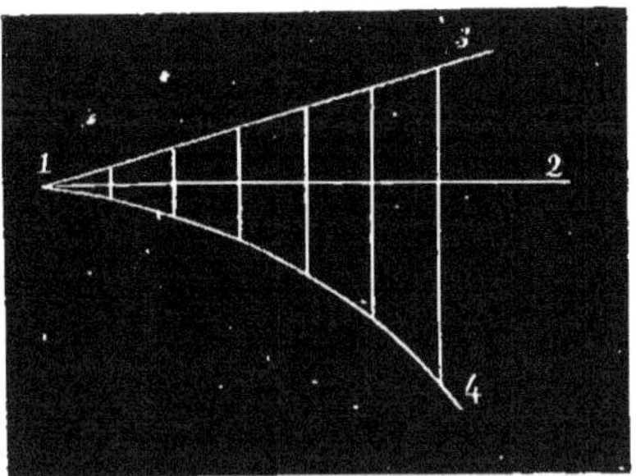

Fig. 8.

On n'a pas encore recherché jusqu'à présent le rapport qui existe entre la vitesse de la diffusion par rapport au degré de concentration des solutions de substances dont l'endosmose est négative. Mais nous savons que, pour ces corps, l'équivalent en-dosmotique décroît avec l'augmentation de la concentration, il est donc probable que, pour ces corps, la vitesse du courant de l'eau vers la solution est sensiblement moin-dre que celle du courant qui se fait de la solution vers l'eau.

A mesure que la température s'élève, la vitesse de la diffusion s'accroît, et pour des températures assez rapprochées, cette augmentation porte d'une ma-nière egale sur les deux liquides, de telle sorte que la valeur de l'équivalent endosmotique reste constante. Il s'ensuit que la vitesse de la diffusion s'accroît plus vite que la température ne s'élève.

Eckhard a trouvé les chiffres suivants pour la vitesse avec laquelle le sel marin passe au travers d'un péricarde frais de bœuf dans un même temps, avec une tempé-rature croissante.

Température.	Quantités de sel marin qui ont passé.
8,0	0,303
9,6	0,364
13,8	0,396
18,3	0,474
22,5	0,549
26,0	0,628 [1]

[1] Eckhard, *loc. cit.*, p. 27.

Graham donne les chiffres suivants pour le rapport de la diffusion de l'acide chlor-hydrique avec l'accroissement de la température.

Température.	Quantité d'acide diffusée.
15,5	1,00
26,6	1,35
37,7	1,77
48,8	2,18 [1]

§ 29. — Diffusion entre substances de concentration et de composition différentes

Quand une solution diffuse à travers une membrane non plus avec de l'eau, mais avec une solution de la même substance ou d'une substance différente, la diffusion dépend, soit du degré de concentration des deux solutions, soit des propriétés chimiques des deux corps dissous.

Si l'on fait diffuser des solutions d'une même substance, mais de concentration différente, la première seulement de ces deux conditions influe sur le phénomène. Toujours alors la solution la plus concentrée diminuera et la plus étendue augmentera de densité. Il passera donc plus de molécules salines de la première vers la deuxième, et plus d'eau de celle-ci vers la première. En même temps il se produira une différence de volume dans les deux liquides, différence qui répond à celle qui aurait lieu si la diffusion se faisait vers de l'eau simple, mais toutefois avec une rapidité moindre. Si des deux côtés de la membrane on maintient le degré de concentration des deux liquides constant, l'échange se fait aussi d'une manière constante : et, dans un même temps, il passera une quantité égale de matières salines de la première vers la seconde solution, de même que de la seconde vers la première il passera une égale quantité d'eau. Le rapport suivant lequel le sel est remplacé par l'eau dans la première solution est, en outre, à peu près le même que celui qui existerait si la solution la plus concentrée diffusait avec de l'eau pure. Aussi l'équivalent endosmotique reste-t-il dans ces conditions, à peu de chose près, une valeur constante. Au contraire, la vitesse de la diffusion est en raison inverse de la différence de concentration des deux liquides en présence ; en d'autres termes, à mesure que la différence initiale de concentration des deux liquides tend à diminuer, l'on voit la vitesse de la diffusion se ralentir également.

Supposez que dans deux expériences faites avec des solutions différentes de sel marin on ait maintenu constant le degré de concentration de chaque solution, et que l'on obtienne pour la quantité des liquides endosmosés le rapport 1 : 1,87, on trouvera pour les vitesses de la diffusion 1,9 : 1 ; dans une deuxième série de recherches, le premier rapport sera 1 : 2,14, les vitesses 2,1 : 1 ; dans une troisième série 1 : 3,0, les vitesses 3,6 : 1, et l'équivalent endosmotique varie alors entre 3 et 3,6 [2].

Pour des solutions de sel de Glauber, de concentration différente, M. Schmidt trouva la vitesse de la diffusion à peu près proportionnelle à la concentration. Dans ce cas,

[1] Graham, *Annalen der Chemie u. Pharmacie*, t. CXXI.
[2] Eckhard, *loc. cit.*, p. 179.

équivalent endosmotique croît lentement à mesure que la différence de concentra-
on diminue, et cet accroissement devient de plus en plus rapide, quand la concen-
ration tend à s'égaliser pour les deux liquides.

Le rapport entre la concentration des deux liquides n'influe pas seul sur la vitesse
e la diffusion; celle-ci dépend encore de la *quantitéabsolue* des sels contenus dans
haque solution. Ainsi, lorsque dans deux expériences des solutions présentent
es différences de concentration semblables, la vitesse de la diffusion est cependant
lus grande dans l'expérience où la quantité absolue de sels dissous est la plus
rande. Il en résulte que la rapidité du courant de l'eau augmente un peu plus vite
ue celle de la solution saline, et que l'équivalent endosmotique ne reste pas une
aleur tout à fait constante, mais qu'il s'accroît légèrement avec la proportion absolue
es sels dissous dans les deux solutions.

Les rapports entre la vitesse du courant salin dans des solutions de sel marin
ont la concentration absolue va en croissant, variant par exemple de 1,10 à 1,12,
eux de la vitesse du courant aqueux varieront de 1,12 à 1,66, ce qui fera passer l'é-
quivalent endosmotique de 2,6 à 3 ([1]).

Quand des solutions de deux substances chimiquement différentes diffusent
'une vers l'autre, l'échange est d'autant plus rapide que ces substances ont
lus de parenté entre elles. C'est ainsi qu'un acide diffuse plus rapidement vers
une base que vers un autre acide, ou qu'un sel vers un autre sel. D'autre part,
lus les deux substances ont de tendance à se combiner chimiquement, plus
ussi le courant tend à ne se faire que dans un seul sens; les acides, par
xemple, iront vers les bases, sans que pour cela la base aille vers l'acide.

Nous manquons encore de données certaines sur la vitesse de la diffusion et la va-
eur de l'équivalent endosmotique dans de pareilles conditions.

Lorsque les substances en diffusion se décomposent chimiquement, cette décom-
osition ne se fait que du côté du corps qui possède au moindre degré la propriété
e passer au travers de la membrane; et le passage des substances dissoutes ne se
ait que *dans un seul sens*. Mettez, par exemple, de l'acide oxalique et du carbonate
e chaux à diffuser entre eux, ce n'est que dans la solution de ce sel que se pro-
uira un précipité d'oxalate de chaux.

Un mot seulement de la *diffusion dans le cas de mélanges de plusieurs solutions*.
Quand des liquides contenant en solution plusieurs sels diffusent avec de l'eau ou
avec d'autres solutions, le sel qui passe le plus lentement est encore retardé dans
sa diffusion par celui qui passe le plus rapidement. Cloetta a étudié ce fait avec des
solutions d'un mélange de sel de Glauber et de sel marin. Il a vu que le premier,
dont déjà la vitesse est moindre que celle du second, passe encore bien plus lentement grâce à la présence du sel marin. On peut expliquer ce fait en supposant que
la membrane admet plus de sel de Glauber que de chlorure de sodium. Voy. § 21 ([2]).

§ 30. — Diffusion des colloïdes.

Toutes les substances colloïdes en solution passent très-difficilement à travers
les membranes organisées. Ces corps attirent cependant de l'eau; aussi, quand
leur solution diffuse avec ce liquide, il se produit à travers la membrane un

---

([1]) W. Schmidt, *Poggendorf's Annalen*, t. CII, p. 122. — Eckhard, p. 183.
([2]) Cloetta, *Diffusions-Versuche*. Zurich 1851.

courant d'eau assez considérable eu égard au courant de la solution de substance colloïde. L'équivalent endosmotique de ces substances est donc très-élevé, il tient le milieu à peu près entre celui des alcalis et celui des sels. Par contre, la vitesse de leur diffusion est très-petite, et cela non-seulement pour le courant de substance colloïde, mais encore pour le courant d'eau, ce qui permet de conclure, comme déjà nous l'avons vu pour leur filtration (§ 26), que ces corps n'ont qu'une faible affinité pour l'eau.

L'albumine en solution possède une affinité endosmotique plus grande pour les solutions salines que pour l'eau pure, et le courant de l'albumine croît assez rapidement avec la concentration des solutions salines. Quand ces dernières sont très-concentrées, la diffusion diminue de nouveau, car elles ne font plus alors que soutirer l'eau à la solution d'albumine.

Si l'on met une solution de substances colloïdes, mélangée avec d'autres substances plus diffusibles, en présence de l'eau, il ne passe à travers la membrane aucune trace de substance colloïde. Ainsi, par exemple, avec une solution de gomme et de sucre, jamais il ne passe de gomme, toujours il ne passe que du sucre. On peut, par ce moyen, produire une sorte de séparation mécanique des deux substances. Voici toutefois une exception : c'est quand, par le fait de la diffusion du corps mélangé à la substance colloïde, il se produit de l'autre côté de la membrane un liquide vers lequel la substance colloïde a une grande tendance à diffuser. C'est ainsi que d'un mélange d'une solution d'albumine avec une solution de sel marin, c'est ce dernier qui, au début, passe seul vers l'eau, tandis que plus tard, quand cette eau contient une certaine quantité de sel, l'albumine diffuse avec assez d'intensité.

De toutes les substances colloïdes, c'est la gomme qui diffuse le moins. Eckhard et Graham ont vu qu'avec des membranes animales et végétales la gomme ne passe pas du tout ; Schumacher, en se servant de membranes artificielles faites avec du collodion, vit au contraire la gomme diffuser, mais très-faiblement. Les solutions de pectine et de gélatine donnent lieu, même avec des membranes animales, à un double courant. Von Wittich a étudié la différence des solutions d'albuminoïdes. Funke a vu que parmi ces corps les peptones possèdent une propriété de diffusion plus grande que les autres albuminoïdes, fait que nous avons déjà vu se produire pour la simple filtration [1].

§ 31. — Diffusion électrique.

Tout courant galvanique qui traverse un liquide tend à faire mouvoir les molécules de ce liquide d'un pôle à l'autre. Ce *mouvement*, qui est indépendant de l'*action décomposante* du courant, n'agit pas seulement sur la substance dissoute, mais aussi sur le liquide dissolvant et même sur les molécules insolubles qui s'y trouvent suspendues.

Quand une membrane organisée ou une cloison poreuse se trouve inter-

[1] Graham, *Annalen der Chemie u. Pharmacie*, t. CXXI. — Hoppe, *Virchow's Archiv*, t. IX. — V. Wittich, *Müller's Archiv*, 1856. — Eckhard, *Beiträge zur Anatomie u. Physiologie*, t. III.

posée, la quantité du liquide située du côté du pôle négatif augmente, tandis que celle située du côté du pôle positif diminue : la masse du liquide se meut donc dans le sens du courant positif, et la quantité du liquide entraîné est d'autant plus grande que le liquide est plus facile à mouvoir et que le courant galvanique est plus intense; de plus, cette quantité est tout à fait indépendante de la surface et de l'épaisseur de la lame poreuse.

Cette action du courant varie suivant la nature chimique des substances en solution, que la solution soit simple ou qu'elle soit un mélange de plusieurs substances solubles. Les alcalis et les sels suivent le mouvement des molécules aqueuses, et se dirigent vers le pôle négatif. Les acides, au contraire, marchent en sens inverse, et s'accumulent au pôle positif.

Si, comme d'habitude, il intervient, par suite du courant, une décomposition chimique du liquide, ces phénomènes se combinent avec les phénomènes purement mécaniques que nous venons d'indiquer et l'expérience se complique. Lorsque l'on vient à faire passer un courant à travers une solution de sulfate de cuivre, on voit d'abord ce sel se transporter mécaniquement avec l'eau vers le pôle négatif, puis aussitôt il se décompose et son acide se dirige vers le pôle positif, tandis que le cuivre va au pôle négatif. Quand une cloison poreuse est interposée au milieu du liquide, et que le cuivre ne peut la traverser, on voit ce métal se déposer sur la face de la cloison qui regarde du côté du pôle positif, tandis que la face opposée, celle qui regarde le pôle négatif, reste intacte sans dépôt de molécules cuivreuses, car celles-ci sont entraînées mécaniquement par le courant.

Quand une membrane organisée sépare deux liquides de diffusibilité différente, et qu'un courant traverse ces liquides, la diffusion peut, suivant la direction du courant, être ou favorisée ou contrariée dans le sens dans lequel elle se ferait si le courant galvanique n'existait pas, ou encore sa direction peut même être tout à fait intervertie. Mettez de l'eau à diffuser avec une solution saline, et faites passer à travers les deux liquides un courant dirigé de l'eau vers le sel, il passera beaucoup plus d'eau vers la solution saline qu'il n'en passerait s'il n'y avait pas de courant galvanique. Changez la direction du courant, faites-le marcher du sel vers l'eau, il passera plus de sel vers l'eau, et l'endosmose pourra même être intervertie, c'est-à-dire que la quantité de liquide diminuera du côté du sel, et augmentera du côté de l'eau. Il en résulte que l'*équivalent endosmotique des corps, comparé à celui de l'eau, augmente quand un courant positif passe de l'eau vers une solution, et qu'il diminue lorsque le courant est de sens opposé* ([1]).

L'albumine se rencontre d'habitude dans les organismes à l'état de combinaison avec les alcalis, d'albuminate de soude ou de potasse, et se comporte comme un acide faible. Lorsque donc l'albumine et les combinaisons salines auxquelles elle est habituellement unie, se trouvent à diffuser avec de l'eau, et qu'en même temps il passe un courant galvanique à travers les liquides, voici ce qui se passe : 1° si le courant positif se dirige de la solution d'albumine vers l'eau, les sels passent du côté de l'eau, et l'albumine reste au pôle positif;

([1]) Wiedmann, *Die Lehre vom Galvanismus*, t. 1, p. 376. — *Poggendorff's Annalen*, t. IC, p. 177.

2° si le courant marche de l'eau vers la solution albumineuse, l'eau passe vers la solution albumineuse, l'albumine se dirige vers l'eau et se dépose au pôle positif. L'albumine se comporte donc comme les acides, et marche du pôle négatif vers le pôle positif.

Dans ce cas, l'albumine se dépose sous forme solide au pôle positif, car l'albuminate soluble qui existait dans la solution se décompose, son alcali se dirige du côté du pôle négatif, et l'albumine du côté du pôle positif. Lorsque, au contraire, l'albumine est dissoute dans un liquide acide, elle se comporte d'une manière inverse, et joue le rôle d'une base faible; aussi, dans ce cas, la voit-on se déposer au pôle négatif. Y a-t-il dans l'organisme des conditions identiques à celles-ci? l'albumine diffuse-t-elle sous l'influence d'un courant galvanique? c'est ce qu'il est encore impossible d'établir. Toujours est-il que ces faits pourraient expliquer la sortie des liquides salins hors du sang, tandis que les albuminates restent dans ce liquide [1].

§ 35. — Influence de la membrane sur l'endosmose.

Les membranes desséchées ont toujours un équivalent endosmotique plus élevé que lorsqu'elles sont fraîches ou imbibées; dans ce dernier cas, en effet, la propriété qu'elles possèdent de se laisser traverser par l'eau diminue toujours un peu, tandis qu'elle augmente pour les sels. Il s'ensuit nécessairement que, pour une même membrane, l'équivalent endosmotique n'est pas constant, et qu'il peut varier beaucoup pour des membranes différentes. Les lames poreuses ne se laissent pas, comme les membranes organiques, imbiber par l'eau; les lames argileuses, par exemple, ont un équivalent endosmotique constant; aussi les préfère-t-on pour étudier l'influence de la largeur des pores sur l'endosmose.

En se servant de lames argileuses dont les pores sont de dimensions variées, on s'aperçoit que lorsque ceux-ci atteignent une certaine largeur, l'influence de la cloison sur la diffusion n'existe plus. Il se fait alors un simple mélange entre les liquides, mais il n'y a plus d'endosmose: en d'autres termes, l'équivalent endosmotique devient égal à l'unité.

Il faut donc que les pores de la lame aient une certaine dimension pour que l'endosmose ait lieu et ne soit pas un simple mélange. Plus ces pores deviennent étroits, plus aussi l'équivalent endosmotique s'éloigne de l'unité; il croît, en effet, constamment pour les substances à endosmose positive, et décroît pour celles dont l'endosmose est négative. Mais cet écart ne dépasse pas une certaine limite, à partir de laquelle l'équivalent se rapproche de nouveau de l'unité, pour atteindre enfin un autre point extrême, où il n'y a plus ni endosmose ni mélange, où en d'autres termes la cloison est devenue imperméable aux liquides. Le premier de ces points-limites, et probablement aussi le second, varient considérablement avec la *composition des liquides qui diffusent*. Quand les solutions salines diffusent avec de l'eau, le point où l'équivalent endosmotique cesse de s'écarter de l'unité est d'autant plus vite atteint que l'affinité des sels dissous

[1] Von Wittich, *Journal f. prakt. Chemie*, t. LXXIII, p. 18. — Ludwig, *Bericht über die Naturforscherversammlung in Wien*, 1856.

plus grande pour l'eau. Il existe donc pour chaque solution un degré
perméabilité de la membrane (degré déterminé par la dimension des pores)
 est en rapport avec l'*équivalent maximum*. L'*épaisseur* de la cloison
euse agit de la même manière que la dimension des pores, en effet, on
t l'équivalent s'éloigner de l'unité à mesure que l'épaisseur de la cloison
ient plus grande; mais cet écart n'augmente que jusqu'à une certaine
ite.

En comparant entre elles des membranes organiques de structure différente,
voit que pour elles les dimensions des pores ont la même influence que pour
lames argileuses. Il est donc probable que les variations qu'éprouve la diffu-
n en raison de la dessiccation de la membrane, de l'augmentation de la pres-
n etc., ne sont dues en réalité qu'aux modifications qu'éprouvent les pores
s leurs dimensions. Aussi, pour arriver à étudier l'influence qu'exerce la
stitution chimique et physique d'une membrane sur la diffusion, faudrait-il
parer entre elles des membranes dont les pores seraient égaux, chose à la-
elle il n'est presque pas permis de songer. Jusqu'à présent on n'a pu, sous
point de vue, constater que les faits les plus grossiers. Les lames argileuses
la plupart des membranes organiques, surtout les membranes animales,
ssent diffuser plus d'eau du côté de l'alcool; au contraire, si l'on se sert d'une
ne de caoutchouc ou d'une membrane artificielle de collodion, c'est l'alcool
i passe en plus grande quantité. Cette propriété dépend évidemment de la ca-
ité d'imbibition de la membrane. Toutes les membranes qui laissent passer
s d'eau que d'alcool s'imbibent plus facilement d'eau, tandis que celles qui
ssent passer plus d'alcool sont imbibées plus facilement par ce dernier
uide.

Buchheim a établi que pour une membrane à pores larges, l'équivalent endosmo-
ue d'un sel est d'autant plus petit que l'affinité de ce sel pour l'eau est plus consi-
able; tandis que, au contraire, pour des membranes très-denses, les équivalents
t proportionnels à l'affinité des sels pour l'eau. Ce fait résulte au reste de ce que
us avons dit plus haut. Le tableau suivant, emprunté aux recherches de Harzer,
ne les variations des équivalents endosmotiques par rapport à différentes mem-
nes (1).

	Vessie de bœuf.	Vessie de porc.	Péricarde de bœuf.	Membrane de collodion.
Cl Na	6,460	4,335	4,000	10,200
Cl K	5,601	»	3,891	13,632
SO^{3}NaO	18,764	12,231	8,915	6,097
SO^{3}KO	13,908	11,700	8,181	4,147

De toutes ces membranes, c'est la membrane de collodion qui est la plus dense;
 vessies de bœuf et de porc le sont le moins, et le péricarde de bœuf tient le mi-
u entre la première et celles-ci. Les sulfates ont une affinité plus considérable
ur l'eau que les chlorures alcalins. On voit par le tableau ci-dessus que pour la
fusion des sulfates à travers une membrane de collodion, le maximum de l'équi-
ent est déjà dépassé, alors qu'il est peut-être à peine atteint pour les chlorures al-
ins.

1) Harzer, *Vierordt's Archiv*, 1856, p. 194.

Le tableau suivant nous fait voir l'influence de la dessiccation d'une membrane animale. On s'est servi d'un péricarde desséché et s'imbibant peu à peu par la diffusion. Les liquides employés étaient de l'eau et une solution de sel marin.

	Intensité du courant :		
	courant salin	courant aqueux	équivalent endosmotique.
1re heure	0,2?4	1,815	5,5
2e	0,373	1,687	4,5
3e	0,368	1,820	4,9
4e	0,434	1,791	4,4
5e	0,414	1,673	4,0
6e	0,399	1,551	3,9 (2)

D'après Fick, avec des membranes de collodion, le courant salin augmenterait, tandis que le courant aqueux resterait constant.

§ 33. — Théorie de l'endosmose.

Les principaux phénomènes de l'endosmose peuvent s'expliquer par les rapports qu'elle présente avec la propriété d'imbibition des membranes. Quand une membrane a de la tendance à se laisser imbiber par l'eau, c'est que la substance de cette membrane possède une propriété d'attraction pour ce liquide. Toute membrane capable d'imbibition se gonfle plus facilement dans l'eau que dans une solution saline. Si l'on met une membrane en contact par une de ses faces avec de l'eau, et par l'autre face avec une solution saline, cette membrane absorbe les deux liquides, mais plus d'eau que de solution saline. L'échange des deux liquides se fera nécessairement à travers les pores de la membrane. Puisque la membrane attire plus d'eau, il en résulte que dans chaque pore, les couches qui sont immédiatement en contact avec la paroi des canalicules poreux seront de l'eau presque pure; et il se produira ce qui est représenté dans la Fig. 9. Sur la face 1 se trouve de l'eau, sur la face 2 une solution saline; la couche moyenne 3 est formée par les deux liquides qui tendent à se réunir, tandis que les couches 3' et 3", ne sont presque que de l'eau pure.

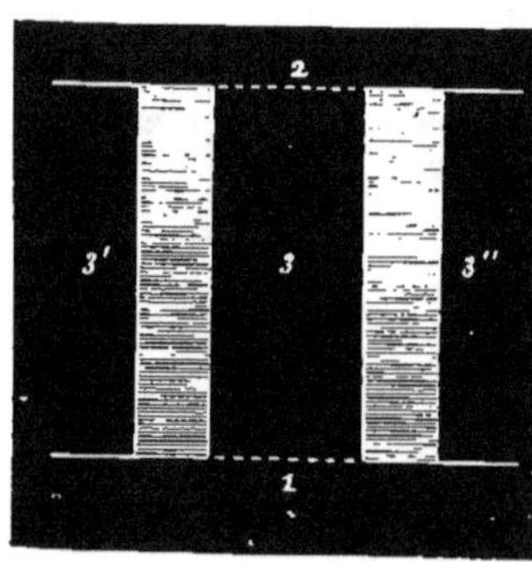

Fig. 9.

La raison pour laquelle les deux liquides ne restent pas immobiles et en équilibre dans ce canalicule poreux, c'est que ces liquides ont de l'attraction l'un vers l'autre, et plus cette attraction est grande, plus aussi la vitesse avec laquelle se fait l'échange au travers des pores est considérable. En raison même de la disposition particulière des couches 3, 3', 3" dans le canalicule poreux, l'échange ne saurait se faire comme lorsque la diffusion s'opère librement, sans interposition de membrane, c'est-à-dire que pour chaque molécule d'eau se dirigeant vers 2, il ne se dirige pas une molécule de solution saline vers 1. Ce n'est que dans la

(1) Adrian, in *Eckhard's Beiträge*, t. II, p. 187.

ouche centrale 3 que se passe quelque chose d'analogue, c'est-à-dire un cou-
ant égal de l'eau et de la solution saline, de 1 en 2 et de 2 en 1. Dans les
ouches limites 3' et 3" qui contiennent de l'eau presque pure, c'est le cou-
ant de 1 en 2 qui domine. L'endosmose qui est la résultante de ces courants
lémentaires déterminera donc, par l'échange des liquides, une augmentation
e volume en 2 et une diminution en 1. La vitesse moyenne de toutes ces
ouches doit au reste, être moindre que celle qui résulterait d'un échange
égulier, car les molécules liquides les plus rapprochées de la paroi sont atti-
ées par celle-ci avec une telle force qu'elles restent immobiles, et les molé-
ules plus éloignées ne se meuvent que lorsque la force d'attraction du sel com-
nence à l'emporter sur la force d'attraction de la paroi.

L'attraction que possèdent la plupart des membranes organiques pour l'eau
ous explique comment, dans la plupart des cas, lorsqu'un sel diffuse avec de
'eau, l'équivalent endosmotique augmente avec la concentration de la solution
aline, car, en effet, la différence entre la force d'attraction pour l'eau et pour
a solution saline augmente constamment. Cette augmentation de l'équivalent
vec la concentration ne se remarque que pour les sels dont les solutions im-
ibent facilement la membrane, comme, par exemple, le sel marin. Les sels, au
ontraire, dont les solutions n'imbibent que difficilement les membranes, comme
e sel de Glauber, et qui possèdent en général un équivalent élevé, se com-
ortent d'une manière tout opposée : leur équivalent s'accroît à mesure que la
oncentration diminue. Nous sommes donc obligés d'admettre que ce n'est pas
eulement l'attraction de la membrane pour l'eau qui détermine l'équivalent
ndosmotique, mais que son attraction pour le sel y contribue également. Si
onc son attraction pour l'eau l'emporte de beaucoup sur celle qu'elle possède
our le sel, la membrane soutire au courant salin des molécules aqueuses, et
ela d'autant plus que la concentration de la solution saline sera plus considé-
able.

C'est à la lenteur avec laquelle se meuvent les couches limites qu'il faut rap-
orter la diminution de l'équivalent (quantité du courant aqueux) quand on at-
eint un certain degré d'étroitesse des pores. En effet, une fois que l'on arrive
à un diamètre déterminé du canalicule poreux, diamètre variable suivant les
sels, l'attraction de la paroi pour l'eau agit encore sur la couche centrale, et diminue ainsi la rapidité du courant aqueux, tandis que celle du courant salin
este la même. L'influence de la température peut encore se rapporter au
nême fait; son élévation augmente les deux courants, mais beaucoup plus le
ourant aqueux ; elle fait, en effet, diminuer l'adhérence de l'eau à la paroi du
canalicule.

Nous venons donc de rapporter tous les phénomènes de l'endosmose aux
causes suivantes : 1° à la *force d'attraction* des deux liquides l'un pour l'autre ;
2° à l'*attraction relative* que la substance de la membrane exerce sur les deux
liquides en diffusion, force qui détermine le mode de passage des liquides et la
rapidité du passage de chaque liquide à travers le canalicule poreux ; 3° à l'é-
troitesse des pores à travers lesquels cheminent les liquides; et 4° à la *diminution de l'adhérence* du liquide à la paroi du canalicule poreux, en raison de
l'élévation de la température.

C'est Brücke qui, le premier, attribua les phénomènes de la diffusion à l'attraction des parois des canalicules poreux pour l'eau. Nous avons tenté d'expliquer par cette théorie, étayée sur l'imbibition et la filtration (§§ 21 et 26), les quelques faits connus jusqu'ici.

Les modifications que subit l'équivalent endosmotique par l'imbibition successive de la membrane, s'expliquent aisément par cette théorie. Une membrane desséchée attire beaucoup plus d'eau qu'une membrane humide, et favorise ainsi le courant aqueux. Une membrane de collodion laisse passer d'abord presque uniquement de l'eau et très-peu de sels : ce n'est que quand elle est imbibée d'eau qu'elle devient perméable à ces derniers. On peut expliquer ce fait en disant que ce n'est que lorsque la membrane est imbibée, qu'en raison même de l'eau qu'elle contient, elle possède une attraction pour les molécules salines. Si les lames alumineuses ne se comportent pas de la même manière, c'est que ces lames ont des pores plus larges, dans lesquelles les différentes couches liquides se mettent rapidement en position d'équilibre. Dans la plupart des membranes organiques, les pores présentent, sans nul doute, des dimensions très-variées, et le phénomène est des plus complexes, car dans les canalicules les plus volumineux, il se produit très-vite une diffusion égale entre les deux liquides, tandis qu'elle offre des variations considérables dues au plus petit calibre des autres canalicules. La différence qu'avait établie Fick entre la diffusion à travers des pores de gros calibre et la diffusion à travers des pores plus fins, a donc une certaine valeur. Mais là où cet auteur ne fait plus qu'une hypothèse, c'est quand il veut envisager cette dernière comme une diffusion à travers des espaces intermoléculaires, et la différencier de la diffusion à travers les pores. Il nous paraît bien difficile en raison de la grande attraction des tissus pour l'eau, d'admettre une diffusion particulière à travers des espaces intermoléculaires (¹).

§ 34. — Diffusion entre des gaz et des liquides à travers des membranes organiques.

La diffusion entre des gaz et des liquides n'est *pas modifiée* dans ses points essentiels par l'interposition d'une membrane organique humide. Elle s'opère en vertu des lois générales de l'absorption. Le gaz est absorbé par la membrane humide, et passe ensuite dans le liquide. Quand ce dernier contient déjà lui-même un gaz, une partie de celui-ci est éliminée et remplacée par une partie du gaz extérieur. Les quantités de cet échange sont déterminées en partie par les *coefficients d'absorption des gaz*, et en partie par la *pression des gaz* contenus dans le liquide d'un côté et des gaz extérieurs de l'autre. Les gaz qui possèdent un coefficient d'absorption considérable, comme l'ammoniaque ou l'acide carbonique, sont absorbés par les membranes humides en plus grande quantité que l'oxygène, l'azote et l'hydrogène. On donne le nom de *coefficient d'absorption* au volume de gaz dissous par 1 volume d'eau à 0°, et à 760ᵐᵐ de pression. La capacité d'absorption diminue avec l'élévation de la température et avec l'abaissement de la pression. Mais puisque, comme on le sait, les gaz différents diffusent entre eux comme dans le vide, ce ne sont que les molécules d'un seul et même gaz qui exercent une pression les unes sur les autres.

(¹) Brücke, *Poggendorff's Annalen*, t. LVIII. — Fick, *Moleschott's Untersuchungen zur Naturlehre des Menschen*, t. III.

L'absorption, en dehors de l'attraction spécifique que le liquide peut avoir pour le gaz, dépend donc de la quantité du gaz extérieur : plus cette quantité est considérable, plus la pression est grande et plus le liquide absorbe de gaz. L'absorption gazeuse cesse aussitôt que l'équilibre s'est établi entre la tension du gaz contenu dans le liquide et celle du gaz extérieur. Si, pour une cause ou une autre, la pression du gaz extérieur diminue, et que celle du gaz contenu dans le liquide augmente, il se fait un courant inverse, et le gaz dissous dans le liquide passe vers le gaz extérieur jusqu'à ce que l'équilibre de pression soit établi. Nous verrons plus loin que dans les cellules végétales et animales se rencontrent des causes qui viennent déranger cet équilibre. Ces causes sont des phénomènes chimiques qui, dans la plupart des organismes élémentaires, donnent d'une manière permanente naissance à de l'acide carbonique, et consomment de l'oxygène, et qui dans d'autres cas plus rares fournissent quantité d'oxygène, et consomment de l'acide carbonique. En raison de ces changements perpétuels dans leur équilibre, il faut nécessairement qu'il y ait un *échange gazeux continuel* entre les cellules humides et l'atmosphère. Les cellules dans lesquelles la tension de l'acide carbonique augmente quand celle de l'oxygène diminue, devront exhaler constamment de l'acide carbonique, et absorber de l'oxygène atmosphérique. Au contraire, quand la tension de l'oxygène augmente dans d'autres cellules, tandis que celle de l'acide carbonique diminue, c'est l'oxygène qui est éliminé, et l'acide carbonique absorbé. Comme ce dernier gaz se trouve en petite quantité dans l'atmosphère, son coeficient d'absorption est considérable.

Nous verrons que l'échange gazeux se fait en réalité dans les cellules d'après ces lois. Mais déjà nous ferons remarquer qu'outre les données mécaniques que nous venons d'exposer, cet échange est encore soumis en grande partie à des conditions d'affinités chimiques.

Les coefficients d'absorption des principaux gaz de l'organisme sont les suivants :

Azote	0,01478		Acide carbonique	1,0020
Hydrogène	0,01931		Hydrogène sulfuré	3,2326
Oxygène	0,02989		Ammoniaque	727,2

Pour l'absorption et la diffusion des gaz en général, voy. notre *Physique médicale*, . 145 etc.

§ 35. — Comparaison entre l'échange de matériaux dans la cellule végétale et dans la cellule animale.

La science ne peut encore aujourd'hui étudier directement l'échange chimique de matériaux qui se passe dans une cellule unique. Toutes nos connaissances se bornent en grande partie à des déductions que nous tirons de la manière dont se fait cet échange dans des masses de cellules agrégées. Et ce n'est même qu'une des faces de cette question que l'observation directe a pu utilement aborder, *l'échange gazeux des cellules;* il est vrai que de cette étude nous pouvons déduire des conséquences générales, quoique les phénomènes isolés, la manière dont naissent les différents produits, nous soient encore en grande partie cachés.

Il est probable que dans toutes les cellules vivantes l'absorption et l'élimination de l'oxygène et de l'acide carbonique varient plus ou moins d'intensité. Beaucoup de cellules soutirent l'acide carbonique à ce qui les entoure et excrétent de l'oxygène, en s'assimilant le carbone sous forme de combinaison organique. D'autres cellules, au contraire, absorbent de l'oxygène et éliminent l'acide carbonique produit par la combustion lente des composés organiques. Les cellules de la première catégorie sont des *cellules de réduction*, elles ont une *propriété d'assimilation* ; les secondes sont des *cellules d'oxydation*, elles ont une *propriété de décomposition*. C'est par celles-là que se fait, en général, l'accroissement des substances organiques, par accroissement et multiplication des cellules ; tandis que par les cellules d'oxydation, la quantité de ces substances diminue, les éléments cellulaires se détruisent et se transforment peu à peu en produits inorganiques.

Dans la cellule végétale, les phénomènes de réduction se relient à l'existence de la *matière colorante verte*. Ce ne sont que les cellules à chlorophylle qui absorbent de l'acide carbonique et éliminent de l'oxygène, et, cet échange gazeux ne s'opère jamais qu'à *la lumière*. Dans l'obscurité, les cellules à chlorophylle, de même que toutes les autres absorbent de l'oxygène et éliminent de l'acide carbonique. C'est le *protoplasma* qu'il faut très-probablement envisager comme l'agent de cet échange gazeux d'oxydation, échange qui jusqu'à présent est le seul qu'on ait reconnu dans les cellules animales. La chlorophylle absorbe et réduit l'acide carbonique ; la matière colorante rouge des globules sanguins, en raison de son affinité pour l'oxygène, produit d'une manière analogue l'oxydation des tissus animaux. Et néanmoins, de même que nous avons vu dans les cellules végétales se produire des oxydations, de même probablement dans les cellules animales s'opèrent des réductions. Cependant il semble que chez les animaux les phénomènes de réduction ne sont pas propres à certains tissus, mais qu'ils se passent, au contraire, dans les mêmes parties élémentaires dans lesquelles s'opèrent les phénomènes d'oxydation, et qu'ils sont ainsi comme voilés par ceux-ci. Ce qui le prouve, c'est la formation dans les cellules de corps non azotés et peu oxygénés, comme par exemple la transformation graisseuse des cellules et l'apparition du protagon (voy. § 10). Les corps gras ou les corps analogues se produisent probablement aux dépens des matières albuminoïdes qui formaient originairement le contenu de la cellule : ces matières paraissent se diviser en un composant fixe non azoté et peu oxygéné, et en un second composant, riche en azote et en oxygène, destiné à subir des métamorphoses ultérieures. Cette décomposition est une véritable réduction, bien que le phénomène n'aille pas jusqu'à mettre de l'oxygène en liberté comme cela se passe dans les cellules végétales. Si, ainsi que beaucoup d'auteurs l'admettent, les hydrocarbures se transforment, dans les cellules animales, en acides gras, il faut encore envisager ce fait comme une véritable désoxydation. Il est très-facile de s'expliquer comment ces phénomènes de réduction sont masqués par les phénomènes d'oxydation ; en effet, non-seulement ces derniers se produisent d'une manière con-

mitante et indépendante, mais encore les produits de réduction sont très-
quemment comburés presque immédiatement après leur apparition.
La réduction qu'opère la chlorophylle sur l'acide carbonique absorbé ne
nne d'ordinaire probablement naissance qu'à un seul corps non azoté, l'ami-
n ; dans quelques cas seulement il se forme encore du sucre. La propriété
e possède la chlorophylle de faire de l'amidon est démontrée par ce que, sous
nfluence de la lumière, il se dépose des grains d'amidon au milieu même de la
lorophylle. L'amidon ne se forme jamais dans les parties de la plante qui
sont pas colorées en vert, c'est, en effet, par un phénomène purement mé-
nique qu'il passe des parties vertes dans celles-ci. Quelles que soient, au conaire, les cellules, l'amidon peut, dans leur intérieur, se transformer en corps
n azotés, hydrocarbures ou corps gras. Le premier degré de cette transfor-
ation paraît être la naissance de sucre aux dépens de l'amidon ; le sucre à son
ur se dédoublerait alors, partie en hydrocarbures, en parenchyme, en gomme,
rtie en corps gras végétaux. La manière dont s'opèrent ces décompositions
us est encore inconnue. Il en est de même pour le mode d'origine de l'ami-
n ; voici tout ce que l'on peut affirmer à ce sujet : c'est que la chlorophylle
e se borne pas à transformer en amidon l'acide carbonique et l'eau absorbés,
ais que sa propre substance prend elle-même part à cette production. La dis-
rition lente de la matière colorante verte, par suite des phénomènes d'assimi-
tion tend à le démontrer.
Si déjà pour la naissance des éléments non azotés dans l'intérieur des cellules
gétales il existe des points obscurs, l'origine des corps azotés, des albumi-
oïdes, est bien plus difficile encore à expliquer. La présence des substances
buminoïdes dans les cellules est indispensable pour qu'il puisse s'y produire
elque combinaison chimique que ce soit; elle est même nécessaire pour la
rmation des substances non azotées. La chlorophylle elle-même n'est sans
cun doute qu'une modification des éléments du protoplasma. Il est vrai cepen-
nt qu'au début de la végétation de la plante, alors que les substances albu-
inoïdes sont indispensables, elles ne se forment pas dans la cellule elle-même,
r elles lui sont fournies par la plante-mère. Les éléments albuminoïdes du
rotoplasma sont accumulés dans des cellules de réserve; au moment où la
ussée commence, elles passent dans les cellules végétantes, où, sous l'influence
e la lumière, elles subissent une modification chimique qui donne naissance
la chlorophylle. Ce n'est que lorsque déjà existent dans la plante des corps
on azotés, hydrocarbures, corps gras, qu'apparaissent des albuminoïdes de
ouvelle formation. Il est probable que cette apparition est due alors à la com-
inaison d'un hydrocarbure avec un corps azoté (azotate ou sel d'ammoniaque).
es cellules à chlorophylle, qui sont dépourvues de la propriété de produire des
ydrocarbures au moyen de l'acide carbonique et de l'eau, ne sauraient donc
onner naissance à des albuminoïdes que lorsqu'elles absorbent, outre une
ubstance azotée, un hydrocarbure tout formé. Ce mode d'origine des albumi-
oïdes vient confirmer ce que déjà nous avons admis plus haut (§ 9) sur leur
onstitution moléculaire, quand nous les avons considérés comme formés d'un
omposant azoté, uni à un composant non azoté.
L'origine des substances qui entrent dans la composition des cellules ani-

males est encore bien moins étudiée. On admettait autrefois que la cellule animale n'a pas la propriété de produire des substances pouvant entrer dans sa propre composition histologique, que toujours elle les reçoit directement du dehors et les emploie ainsi après leur avoir seulement fait subi quelques légères modifications. Toutes les facultés d'assimilation des cellules animales se bornaient donc, d'après cette manière de voir, à transformer les hydrocarbures, les graisses, les albuminoïdes tirés des plantes, en éléments de même nature. Aujourd'hui cependant il faut abandonner cette théorie. Il est, en effet, hors de doute que chez les animaux, la production de la graisse doit être considérée comme une décomposition d'un albuminoïde; une autre partie de cette graisse est peut-être due à une transformation des hydrocarbures. Cette double origine ressemble donc à celle des graisses végétales. Il est, en outre, incontestable que les cellules animales fabriquent des hydrocarbures (substance glycogène, sucre), et l'on pense, ce que des recherches ultérieures devront démontrer, que ces hydrocarbures eux-mêmes sont les produits d'un dédoublement des albuminoïdes. Pour la production des hydrocarbures, il faut de toute nécessité la présence d'albuminoïdes dans les aliments, et cette production persiste alors même que l'on ne donne exclusivement *que des albuminoïdes*. D'autre part, on a constaté également que la fabrication du sucre par les cellules animales est augmentée quand il se trouve des hydrocarbures dans les aliments Il semble donc que pour la production des matières sucrées des organismes animaux (matière glycogène, sucre de lait, peut-être aussi la matière sucrée des muscles, du cerveau etc.), il nous faille admettre deux modes d'origine, l'un par dédoublement des albuminoïdes, l'autre par transformation des hydrocarbures absorbés. Nous ferons remarquer en outre que, dans la cellule animale, il se produit, dans ce dernier cas, une métamorphose chimique qu'il nous est impossible de reproduire artificiellement. En effet, nous ne saurions transformer la matière glycogène ou le sucre de lait en sucre de raisin. Mais nous savons que les cellules végétales transforment le sucre en cellulose, et peut-être en amidon, résultat qu'il nous est tout aussi impossible de réaliser artificiellement. De toutes les transformations si nombreuses que les cellules végétales et animales font subir aux corps hydrocarburés, il n'en est donc qu'un très-petit nombre que l'on puisse reproduire de cette manière.

Si l'on vient à comparer les produits chimiques fournis par les cellules végétales et animales, et si de plus on ne tient aucun compte des moyens si variés dont elles se servent pour produire des combinaisons d'un même groupe chimique, il semble que c'est la fabrication des substances albuminoïdes qui seule soit propre aux cellules végétales. L'opposition que l'on s'était efforcé d'établir entre les propriétés des cellules végétales et animales croule, donc en partie du moins, quand on étudie leurs propriétés d'assimilation; mais elle tombe tout à fait quand on envisage les produits de décomposition que fournissent les éléments des cellules par leur combinaison avec l'oxygène absorbé. Dans les deux règnes, les hydrocarbures fournissent une série d'acides fixes (acides malique, oxalique, lactique etc.), qui, par une oxydation plus avancée, fournissent tous de l'acide carbonique et de l'eau. Les acides gras que l'on trouve dans les graisses, donnent d'abord des acides plus oxygénés et plus volatils, appartenant, eux aussi, à la série des acides gras, et qui plus tard se transforment à leur tour en acide carbonique et en eau. Les corps albuminoïdes se séparent en deux composants, un corps non azoté et un corps azoté. Cette décomposition des albuminoïdes prouve donc leur mode de formation. Le composant non azoté, hydrocarbure ou corps gras fourni par le dédoublement de ces substances, peut encore remplir certaines fonctions; ainsi, par exemple, le corps gras reste souvent longtemps dans cet état avant de passer par les périodes d'oxydation ultérieures. Le composant azoté peut être basique, neutre ou acide, il continue à s'oxyder et se décompose en acide carbonique, eau et ammoniaque. Parmi ces produits du dédoublement des albuminoïdes, ceux qu'il nous faut citer surtout sont les alcalis azotés et les matières extractives des organismes végétaux et animaux, ainsi que l'urée et l'acide urique.

On avait autrefois, en partant du point de vue chimique, envisagé les acides végétaux comme les produits immédiats des phénomènes de réduction qui se passent dans les cellules végétales vertes. Nous pouvons, en effet, faire, au moyen de la formule suivante, dériver, par exemple, l'acide oxalique de l'acide carbonique : $2\,(C^2\,O^3) - O = C^2\,O^3$ (acide oxalique), et l'acide malique de l'acide oxalique : $2\,(C^2\,O^3) + 2\,H - 2O = C^4\,H^2\,O^4$ (acide malique) etc. Les observations microscopiques démontrèrent plus tard que les produits d'assimilation immédiats de la chlorophylle appartiennent à la série des hydrocarbures, et même, d'après Jul. Sachs, c'est l'amidon qui d'ordinaire se forme tout d'abord. Mais comme il est très-facile d'obtenir artificiellement des acides organiques (acétique, lactique, succinique) en faisant fermenter les hydrocarbures, il semble probable que Liebig a eu tort de croire que les hydrocarbures sont un produit de réduction des acides organiques préformés, tandis que ce sont, au contraire, ces derniers qui naissent des hydrocarbures par voie d'oxydation. La formation de l'acide lactique dans les cellules végétales confirme aussi cette manière de voir. L'observation démontre que la formation d'amidon est reliée à la présence de la chlorophylle et de la lumière, de même que l'absorption de l'acide carbonique et l'excrétion de l'oxygène. Quand on met les parties vertes d'une plante dans l'obscurité, elles jaunissent et la production d'amidon cesse aussitôt. Elle peut reprendre, par suite de l'arrivée des rayons lumineux qui font aussitôt reparaître la coloration verte de la chlorophylle.

Pasteur a démontré que la naissance des albuminoïdes suppose toujours la présence de substances azotées, et d'un hydrocarbure tout formé. Ce chimiste a vu, en effet, les cellules de ferment se multiplier dans un liquide aussi longtemps qu'il se trouve dans ce liquide du sucre et soit des matières organiques azotées, soit des azotates ou des sels d'ammoniaque. Les cellules qui ne renferment pas de chlorophylle ne peuvent donc faire de l'albumine que lorsqu'à côté des matières azotées, elles peuvent encore absorber un hydrocarbure. La formation d'albumine au moyen d'acide carbonique, d'eau et d'ammoniaque ou d'acide azotique, suppose par contre une action antérieure des cellules à chlorophylle (¹).

La manière dont les cellules à chlorophylle fabriquent les hydrocarbures au moyen de l'acide carbonique et de l'eau, nous est tout aussi peu connue que les procédés chimiques qu'elles emploient pour s'assimiler de l'azote aux dépens de l'ammoniaque ou de l'acide azotique. Ce qui peut toutefois nous aider à comprendre ce dernier

(¹) Liebig, *Chem. Briefe*, 4ᵉ édit. — Jul. Sachs, *Experimentalphysiologie der Pflanzen*. Leipzig 1865. — Pasteur, *Annales chimiques et physiologiques*, 3ᵉ série, t. LXIV, 1862.

fait, c'est ce qui se passe dans les expériences artificielles de nos laboratoires, alors qu'aux dépens de ces combinaisons binaires nous formons des corps azotés plus complexes. Nous voyons, en effet, des substances plus complexes, naître, soit par substitution dans les ammoniaques des atomes d'eau par des radicaux organiques, soit par combinaison des composés d'azote moins oxygénés avec des substances organiques. Ces faits peuvent nous expliquer comment les cellules réduisent l'acide azotique qu'elles absorbent (Knop et Stohmann). Mais, en tout cas, ni les cellules végétales ni les cellules animales n'ont la propriété de s'assimiler directement l'azote libre qu'elles puisent dans l'atmosphère. Un certain nombre d'observations anciennes semblaient démontrer cette aptitude; mais aujourd'hui elles s'expliquent par ce qu'on tient compte des conditions si nombreuses dans lesquelles l'azote de l'air peut former des composés ammoniacaux ou des azotates (voy. § 36).

Pour se rendre compte de la formation des corps gras aux dépens des hydrocarbures, il faut, comme l'a démontré Liebig, admettre deux ordres de phénomènes chimiques. 1° un phénomène de fermentation et de réduction, en vertu duquel des acides gras prennent naissance par voie de dédoublement; 2° un phénomène d'oxydation, qui fait passer l'hydrocarbure, le sucre à l'état de base grasse ($C^{12} H^{12} O^{12} + 3 HO =$ $C^6 H^6 O^2 + 6 HO - 3 CO^2$). Il faudrait donc envisager la formation des acides gras comme quelque chose d'analogue à la fermentation lactique ou butyrique dans laquelle, par exemple, 1 atome de sucre se transforme en 4 atomes d'hydrogène et d'acide carbonique, et en 1 atome d'acide butyrique ($C^{12} H^{12} O^{12} = 4 H + 4 CO^2 + C^8 H O^4$). L'on n'est toutefois jamais arrivé jusqu'à présent à produire artificiellement de cette manière des acides gras. Si les cellules végétales peuvent fabriquer ainsi des corps gras, il est probable que les cellules animales ont la même propriété, ce qui rendrait compte de l'augmentation de la graisse ou de la cire (chez les abeilles) par l'absorption du sucre. Dans ces derniers temps on a cependant combattu cette manière de voir, et l'on a admis que dans les organismes animaux, les graisses qui ne sont pas absorbées directement, naissent toujours d'un dédoublement des albuminates. La présence des hydrocarbures dans l'alimentation paraît toutefois favoriser indirectement le dépôt de graisses, parceque ces corps sont ceux qui s'oxydent le plus facilement et servent à la production de chaleur, ce qui permet ainsi aux graisses formées de rester en réserve (Voit). Depuis que l'on connait la possibilité de voir naître les graisses par le dédoublement de l'albumine, leur formation aux dépens des hydrocarbures est devenue plus douteuse, et, il faut le dire, les expériences qui démontrent nettement ce mode de formation dans les cellules végétales elles-mêmes, manquent encore. Il faut, en effet, remarquer que jamais on n'a pu jusqu'à présent produire artificiellement des acides gras par la fermentation des hydrocarbures, tandis que la fermentation des albuminoïdes donne toujours naissance à des corps appartenant à la série des acides gras. Hoppe a vu que dans le lait conservé dans un vase pendant un temps prolongé, la quantité des corps gras augmente aux dépens de la caséine. On peut rapprocher de ce fait celui que déjà anciennement Burdach avait observé, savoir que pendant le développement des œufs, la proportion de graisse augmente aux dépens des albuminoïdes. Un dernier fait qui pourrait venir à l'appui de cette manière de voir, c'est la formation du gras de cadavre ou adipocire; d'après Hoppe, ce corps, qui se forme par une putréfaction lente des matières albuminoïdes sous une basse température, ne serait qu'une combinaison d'acides gras solides avec de l'ammoniaque. Mais, d'autre part, il ne paraît pas douteux que la base de la graisse, la glycérine, ne puisse naître aux dépens des hydrocarbures. Berthelot, en effet, a pu produire des composés neutres d'acides monobasiques avec des matières sucrées, et la mannite ($C^{12} H^{14} O^{12}$), substance qui se rapproche beaucoup du sucre fermentescible et peut même y passer par des transformations chimiques, doit être envisagée en raison de la

anière dont elle se comporte, comme un alcool hexatomique. Il est donc permis de
pposer que les hydrocarbures sont tous des alcools multiatomiques ou des aldé-
des, et se rapprochent chimiquement beaucoup de l'alcool glycérique triatomique,
la glycérine; et l'on pourrait admettre que pour la production de la graisse, les
drocarbures se transforment dans l'organisme en glycérine. A l'appui de cette hy-
thèse on peut invoquer les expériences de Pasteur, qui a vu que pendant la fer-
entation du sucre les ferments donnent naissance, outre de l'alcool et de l'acide
rbonique, à un peu d'acide succinique et de glycérine. On peut invoquer encore le
t suivant signalé par Kühne et Radziejewsky : les animaux, nourris avec un savon
almitate de soude), accumulent une grande quantité de graisse. De tout cela il
sulte que les graisses peuvent être formées : 1° directement par les acides gras et
s hydrocarbures; 2° par les albuminoïdes; ces corps, en se transformant, donnent,
effet, naissance à des acides gras et à des alcools multiatomiques (hydrocarbures,
ycérine); 3° par les albuminoïdes et les hydrocarbures, les premiers fournissent les
ides gras, et les seconds la base de la graisse ([1]).

Voici un tableau qui résume tout ce que nous venons de dire sur les métamor-
oses qu'éprouvent les différentes substances dans les cellules végétales et ani-
ales :

CELLULES VÉGÉTALES.

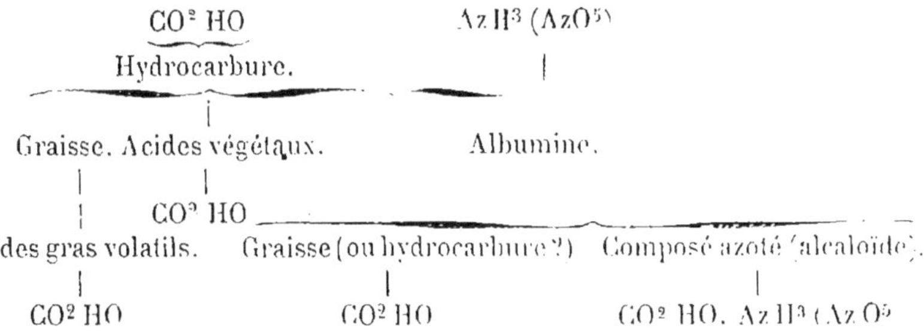

CELLULES ANIMALES.

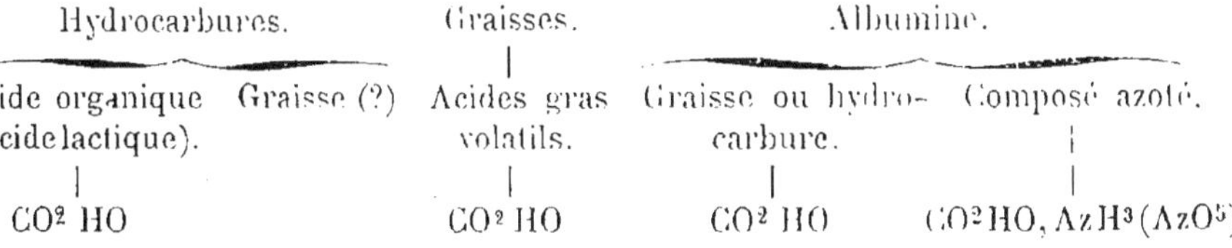

Ce tableau montre à première vue que la comparaison que l'on fait d'habitude
tre les cellules végétales et animales, comparaison d'après laquelle ces dernières
sséderaient, sur les substances à métamorphoser, une action diamétralement oppo-
e à celle des cellules végétales manque tout à fait de fondement. La seule chose qui
it exacte dans cette façon de voir, c'est que la cellule animale ne commence pas
omme la cellule végétale à opérer sur les composés binaires (CO² HO, AzH³), com-
osés qui sont pour les deux règnes les produits ultimes des métamorphoses, mais

([1]) Liebig, *Thierchemie.* — Hoppe, *Virchow's Archiv*, t. X et XVII. — Bischoff und
oit, *Die Gesetze der Ernährung der Fleischfresser*, 1860. — Kühne, *Physiologische Che-
ie*, fasc. 2.

qu'elle agit, autant du moins qu'on peut l'affirmer aujourd'hui, sur des corps organisés déjà composés [1]. Hors de là les métamorphoses chimiques que font subir les cellules aux substances absorbées sont les mêmes dans les deux règnes ; toutefois les phénomènes d'oxydation sont plus rapides et plus intenses dans les cellules animales que dans les cellules végétales. Dans les végétaux, c'est l'action de la chlorophylle qui détermine la formation des hydrocarbures et indirectement celle des albuminoïdes ; tandis que chez les animaux, le phénomène le plus actif d'oxydation paraît se passer dans les corpuscules sanguins, et dépendre de leur matière colorante rouge. La différence qui existe entre les deux ordres de cellules dépend donc de la différence qui existe entre la nature de la substance colorante de ces cellules dont l'action chimique est la plus puissante.

L'on peut reproduire artificiellement un grand nombre des produits de la décomposition qu'éprouvent les albuminates dans les organismes. Les albuminates, ainsi que leurs dérivés, donnent de la leucine, de la tyrosine et de la glycocolle. La créatine se transforme en sarcosine et en urée. L'acide urique, en s'oxydant, donne de l'urée, de l'allantoïne, de l'acide oxalique et de l'acide carbonique. L'urée elle-même, en absorbant 2 atomes d'eau, se transforme en acide carbonique et en ammoniaque. Le tableau ci-dessous établit le rapport qui existe pour ces corps entre leur richesse en azote et en oxygène et leur richesse en carbone ; il indique, de plus, les degrés d'oxydation successivement plus avancée de leurs produits azotés de décomposition, ainsi que l'augmentation de leur richesse en azote.

L'albumine contient.	1 équiv. Az pour 8 équiv. de C.
	1 équiv. O pour 3 $^3/_4$ équiv. de C.
La créatine.	1 équiv. Az pour 2 $^2/_3$ équiv. de C.
	1 équiv. O pour 2 équiv. de C.
L'acide urique.	1 équiv. Az pour 2 $^1/_2$ équiv. de C.
	1 équiv. O pour 1 $^1/_2$ équiv. de C.
La glycocolle	1 équiv. Az pour 4 équiv. de C.
	1 équiv. O pour 1 équiv. de C.
L'urée	1 équiv. Az pour 1 équiv. de C.
	1 équiv. O pour 1 équiv. de C.
L'acide stéarique contient	1 équiv. O pour 9 équiv. de C.
L'acide butyrique	1 équiv. O pour 2 équiv. de C.
La glycérine.	1 équiv. O pour 1 équiv. de C.
Le sucre	1 équiv. O pour 1 équiv. de C.
L'acide lactique	1 équiv. O pour 1 équiv. de C.
L'acide oxalique	1 équiv. O pour $^1/_2$ équiv. de C.

Il est à remarquer toutefois que ce qui est vrai pour les albuminates pris en général ne l'est pas tout à fait pour chacun d'entre eux pris en particulier. Ainsi, la leucine et la tyrosine sont moins riches en azote, mais presqu'aussi riches en oxygène que l'albumine (ils contiennent tous deux 1 d'O pour 3 de C, la leucine 1 d'Az pour 12 de C, la tyrosine 1 d'Az pour 18 de C). Les acides gras contiennent normalement

[1] En d'autres termes, les cellules végétales absorbent directement de l'acide carbonique et de l'ammoniaque ; les cellules animales ne sauraient s'assimiler ainsi ces combinaisons, et ne les absorbent que sous forme de produits plus composés : hydrocarbures, albuminoïdes, graisses, et cependant les produits ultimes de la décomposition sont pour les deux l'acide carbonique et l'ammoniaque.   (A. B.)

ame nous l'avons fait remarquer plus haut, moins d'oxygène par rapport à leur
bone que les albuminates. (L'acide stéarique et l'acide oléique 1 d'O pour 9 de C,
cide palmitique 1 d'O pour 8 de C.)

§ 36. — Échange de matériaux et fermentation.

Avant que la cellule végétale et animale livre ses éléments à la décompo-
ion, elle persiste d'ordinaire longtemps sans modifications apparentes. Mais
ndant ce temps elle ne se repose pas; son action chimique s'opère, elle prend
rend des matériaux. Elle ne saurait rester dans cet état s'il n'y avait une
e égalité parfaite entre la quantité de matériaux qu'elle absorbe et ceux
'elle rend, entre le doit et l'avoir. Et cependant le groupement des éléments
ns les matériaux absorbés n'est pas le même que dans ceux excrétés; la cel-
e, tout en ne modifiant pas sa propre composition, agit donc chimiquement
r ces substances. Les corps qui possèdent la propriété de décomposer les
bstances avec lesquelles ils se trouvent en contact, sans éprouver eux-mêmes
modifications, sont désignés par les chimistes sous le nom de *ferments*, et
ur action prend le nom générique de *fermentation*. Une étude plus appro-
ndie des fermentations a fait voir que si, en réalité, le ferment n'est pas modifié
ns sa constitution, il augmente cependant souvent de volume, lorsqu'il se
uve en présence de substances au moyen desquelles il peut former des élé-
ents semblables aux siens, substances qui, d'ordinaire, sont des corps albumi-
ïdes ou des sels contenant de l'azote (azotates ou sels d'ammoniaque). Or c'est
écisément ce que nous voyons se passer dans les cellules des deux règnes, elles
uvent, en effet, s'accroître ou se multiplier dans le même temps que se pro-
isent les phénomènes de métamorphose chimique qu'elles provoquent. Ce
e nous venons de dire nous permet donc déjà d'envisager la cellule comme
ferment et son activité comme une fermentation, et nous n'avons cependant
visagé jusqu'ici, pour ainsi dire, que la statistique de l'échange de matériaux
i s'opère dans leur intérieur; mais l'observation démontre de plus que les
rments, au moins la plupart, sont eux-mêmes *organisés*, c'est-à-dire for-
és ou nés de cellules. Nous devons donc considérer les phénomènes de fer-
entation connus, fermentation alcoolique, acétique, lactique etc., comme des
hénomènes d'échange de matériaux par les cellules.
Dans toute fermentation nous pouvons remarquer deux résultats : 1° un
angement dans la substance en fermentation (changements de matériaux par
sorption ou excrétion de la cellule), et 2° une augmentation constante de la
asse du ferment, quand les conditions sont favorables (métamorphoses des
atériaux par assimilation). Si l'on se borne à étudier le premier résultat,
mme on le faisait autrefois, la fermentation ne semble être qu'une simple
écomposition de la substance fermentescible, combinée quelquefois à une
xydation. On pourrait se réprésenter, de cette manière, la fermentation alcoo-
que du sucre de raisin en alcool et acide carbonique ($C^{12} H^{12} O^{12} =$
($C^4 H^6 O^2 + 2 CO^2$); la fermentation lactique, qui transforme le sucre de lait
divers produits et en acide lactique ($C^{12} H^{12} O^{12} = 2 C^6 H^6 O^6$); la fermenta-

tion qui transforme l'amidon en dextrine et en sucre. Au contraire, l'alcool, par la fermentation acétique, perdrait d'abord de l'hydrogène, se transformerait en acétaldéhyde, qui, s'oxydant alors, deviendrait de l'acide acétique. Mais puisque les ferments qui agissent dans toutes ces fermentations augmentent toujours de volume, et que la cellulose, l'albumine, la graisse qui constituent leurs éléments se forment, soit aux dépens du sucre, soit aux dépens des matières azotées en présence, il est de toute évidence que ces formules ne rendent pas un compte exact des phénomènes chimiques qui se produisent. En outre, l'air qui se trouve en contact avec le liquide en fermentation, subit de grandes modifications que ces formules n'indiquent pas non plus. Il y a toujours, en effet, absorption d'oxygène et production d'acide carbonique, ce qui démontre clairement que les cellules du ferment favorisent cet échange de gaz pendant la fermentation, or nous avons vu que c'est là le rôle des cellules sans chlorophylle. Il résulte de tout cela que, dans les fermentations que nous signalons, le sucre ne se transforme pas simplement en alcool et en acide carbonique, ou en acide lactique; que l'alcool ne s'oxyde pas simplement pour devenir de l'acide acétique, mais que tous ces produits sont le résultat d'actions chimiques plus complexes; que, par exemple, les cellules du ferment absorbent du sucre et de l'alcool étendu et fournissent, outre d'autres produits d'assimilation et de sécrétion, dans un cas, de l'alcool et de l'acide carbonique, et dans un autre cas de l'acide acétique. En un mot, les produits des fermentations nous semblent être des *produits de l'activité des cellules du ferment, activité inconnue jusqu'à présent.*

Tous les ferments possèdent une grande affinité pour l'oxygène. Tantôt ils s'emparent de l'oxygène atmosphérique, tantôt ils s'emparent de celui d'autres substances, qu'ils réduisent. Dans le premier cas, le ferment est dit *ferment d'oxydation*; dans le second cas, *ferment de réduction*.

Le pouvoir réducteur des ferments est très-variable. Ils possèdent tous la propriété de réduire le bioxyde d'hydrogène (eau oxygénée) en eau et en oxygène. Des ferments plus énergiques peuvent même décomposer l'eau en ses éléments. Le plus énergique d'entre eux tous est sans aucun doute la chlorophylle des cellules végétales, qui, outre l'eau, peut même réduire l'acide carbonique. Les fermentations qui s'accompagnent de phénomènes d'oxydation ont été désignées sous le nom de *putréfaction* (dialyse par oxydation), en opposition avec les *véritables fermentations* (dialyses par réduction), qui sont des décompositions réductrices ne consistant que dans un simple dédoublement sans oxydation. Mais comme ces deux espèces de dialyse reposent toutes deux sur l'affinité du ferment pour l'oxygène, il est aisé de comprendre que, même dans les véritables fermentations, l'on peut observer une absorption d'oxygène libre. Le même ferment, en raison de son affinité pour l'oxygène, peut réduire un corps en même temps qu'il absorbe de l'oxygène libre. D'ordinaire, cependant, les ferments organisés qui produisent ces deux actions, affectent des formes différentes. Dans les fermentations proprement dites, le ferment se présente d'ordinaire sous la forme de petites sphères ou de cellules isolées, qui restent à la partie inférieure du liquide en fermentation; dans les putréfactions, au contraire, ce sont des cellules juxtaposées et même proliférantes qui occupent la artie supérieure du liquide ; ce sont les *moisissures*. Tous ces ferments sont, u reste, des champignons, et leurs formes variées ne sont peut-être que des ades différents de l'évolution du même champignon (Penicillium, Aspergillus, ucor etc.).

Lorsque la fermentation ne se borne pas à la décomposition des substances on azotées mais attaque encore les matières azotées, les albuminoïdes et leurs érivés immédiats, on lui donne le nom de *fermentation putride*. On peut ansformer une fermentation simple en fermentation putride en y mettant n excès de ferment ou en y ajoutant des substances albuminoïdes en quantité lus considérable que celle nécessaire à la nutrition des cellules du ferment; fermentation agit d'abord sur le ferment lui-même ou sur les albuminoïdes n excès. Les tissus végétaux et animaux privés de vie, en raison même de leur ichesse en albuminoïdes, passent toujours à la fermentation putride lorsque s conditions d'humidité favorables à ce phénomène se présentent. Il se produit ans ce cas, au lieu de cellules de ferment, des animalcules microscopiques nfusoires), qu'il faut regarder comme les véritables agents de la fermentation utride. S'il se rencontre alors une quantité suffisante d'air avec moins d'hu idité, on voit se former, sur le tissu mort, des champignons de moisissure, t ce tissu est soumis à une dialyse par oxydation, à laquelle on donne plus pécialement le nom de *putréfaction*. Les albuminoïdes éprouvent par la fer entation putride les mêmes métamorphoses que celles qu'elles subissent ans l'organisme (§ 35) : ils se décomposent en un composant non azoté, que on peut classer dans la série des acides gras, et en un composant azoté (leu ine, tyrosine). Le premier de ces composants se décompose lui-même plus ard en acide carbonique et en eau, et le second en acide carbonique, eau et mmoniaque. Une autre partie de l'hydrogène, du carbone et du soufre qui ntrent dans la composition de l'organisme se transforme en gaz hydrogène, n gaz hydrogène carboné et en gaz hydrogène sulfuré.

Nous avons vu, dans le paragraphe précédent, que la fermentation peut, ans les cellules organiques, transformer l'amidon en sucre ou en d'autres ydrocarbures; que des albuminoïdes peuvent en outre s'y former aux dépens es hydrocarbures et des substances azotées, et qu'enfin ces substances peuvent, leur tour, se décomposer, dans l'intérieur des cellules, en éléments non azotés t en éléments azotés (corps gras et produits très-azotés). Ce fait tend donc à rouver chimiquement que les phénomènes d'échange qui se produisent dans es cellules sont en réalité des phénomènes de fermentation.

Jusqu'à ce jour, nous ne possédons que fort peu de notions sur l'action chi nique des ferments. Tous les ferments, comme aussi le contenu des corpus ules rouges du sang, ainsi que le protoplasma des cellules végétales, pos èdent la propriété d'*ozoniser* l'oxygène. C'est sans doute à cette propriété u'est due la puissance de réduction des ferments, ainsi que leur aptitude à bsorber de l'oxygène libre. La grande tendance de l'ozone à former des com inaisons ne permet guère d'admettre que les décompositions produites par la ermentation soient de simples actions chimiques. L'analogie qui existe entre es phénomènes de l'activité cellulaire et les fermentations ne saurait cepen ant nous servir jusqu'à présent à expliquer aucun de ces deux ordres de faits, d'autant moins que les transformations chimiques qui s'y passent nous sont encore fort inconnues. Mais ce qui rend cette analogie importante, c'est que dorénavant toute découverte faite dans l'étude des fermentations servira à éclairer les phénomènes cellulaires, et réciproquement.

On a fait les trois hypothèses suivantes pour expliquer les phénomènes de la fermentation : 1° La *théorie du contact*. Le ferment posséderait une action propre inconnue, *catalytique*, en vertu de laquelle, par son simple contact, il déterminerait, dans les substances fermentescibles, une décomposition (Berzelius). 2° La *théorie mécanique*. Les ferments seraient tous des corps soumis à une décomposition intime de leurs éléments propres. Les mouvements moléculaires résultant de cette décomposition se transmettraient aux masses organiques ambiantes, douées elles-mêmes d'une tendance à la décomposition. 3° La *théorie vitaliste*. D'après cette théorie, toutes les fermentations seraient, ainsi que nous avons cherché à l'expliquer d'après nos connaissances actuelles, déterminées par des organismes ou des éléments organisés. Cette théorie est antérieure à celle du contact. Autrefois on la basait sur une génération équivoque (§ 61), hypothétique, sans aucune observation scientifique sérieuse ; aussi tomba-t-elle dans un discrédit absolu, jusqu'à ce que les belles recherches de Pasteur l'aient tirée de l'oubli. Bunsen et, après lui, M. Traube tentèrent une *théorie chimique* des fermentations. C'est ce dernier qui établit une différence entre les dialyses par réduction et par oxydation. Dans les premières, le ferment soutire l'oxygène d'un corps et le rend ensuite, soit à une autre substance, soit à l'air. Dans les secondes, le ferment prend de l'oxygène atmosphérique pour l'abandonner à un corps oxydable. L'action des ferments ne serait donc qu'un *transport* d'oxygène. Un des exemples les plus simples que l'on puisse invoquer à cet égard, c'est l'éponge de platine. L'on peut, au moyen de ce corps, réduire une quantité indéfinie de bioxyde d'hydrogène. En effet, l'oxygène provenant de cette réduction est absorbé par le platine et rendu aussitôt à l'air atmosphérique (dialyse par réduction). Mais, d'autre part, au moyen de la même éponge de platine on peut transformer une quantité indéfinie d'hydrogène et d'oxygène en eau, car le platine ainsi divisé abandonne aussitôt à l'hydrogène, l'oxygène qu'il a absorbé (dialyse par oxydation). Ces transports d'oxygène sont devenus beaucoup plus faciles à comprendre depuis les travaux de Schœnbein, de Meissner, de Clausius etc. sur la nature de l'oxygène. Nous savons aujourd'hui que ce gaz neutre est une combinaison d'ozone et d'antozone. Le platine décompose cette combinaison, et l'ozone, qui est électro-négatif, s'unit à l'hydrogène, qui est électro-positif. Dans le bioxyde d'hydrogène, un atome d'oxygène joue le rôle d'antozone. Le platine, étant électro-positif, change cet antozone en ozone et le sépare de sa combinaison. La propriété ozonisante des globules rouges du sang et de la plupart des sucs végétaux semble prouver que les décompositions qui se passent dans ces cellules sous l'influence des ferments organiques sont reliées à de semblables décompositions de l'oxygène. Il est vrai de dire toutefois que ces phénomènes de transport d'oxygène ne sont, en réalité, qu'une des faces du problème des fermentations. La théorie chimique et la théorie vitaliste ne sont nullement en opposition et ne se contredisent aucunement. En effet, si nous ne nous bornons pas à expliquer l'échange moléculaire qui se passe dans les cellules vivantes, par une force vitale inconnue, et si nous cherchons à le rapporter à des phénomènes d'affinité chimique, analogues à ceux qui se passent dans le règne inorganique, rien ne s'oppose, tout en nous rattachant à la théorie vitaliste, à ce que nous recherchions les actions chimiques qui se produisent pendant les fermentations. C'est alors seulement que nous posséderons une véritable théorie de la fermentation,

orie qui deviendra celle des échanges moléculaires des cellules. Quoique tout
posé au vitalisme, tel qu'on l'entendait autrefois, nous ne pouvons nous empê-
r de reconnaître qu'en dehors des éléments organisés il peut se produire des
énomènes chimiques tout à fait analogues aux fermentations. Nous avons effective-
nt vu tout à l'heure un corps, l'éponge de platine, qui est capable de produire une
te de fermentation simple, élémentaire, et qui doit, par conséquent, être envi-
é comme un véritable ferment inorganique. Quand nous étudierons la digestion,
us rencontrerons une série de sécrétions qui contiennent des ferments *organi-*
s, mais *nullement organisés* (¹).

II. PHÉNOMÈMES DES FORCES VIVES.

Nous donnons le nom de *forces vives* à toutes celles qui produisent des
ouvements. Les mouvements sont donc des phénomènes dus aux forces
ves. Dans un sens plus restreint, on réserve le nom de *mouvements* aux
angements de place appréciables à l'œil nu ou à l'œil armé d'instruments
ossissants, que peuvent éprouver les corps, tandis que les mouvements de
ogression ou d'ébranlement des atomes imperceptibles constituant les corps
l'éther sont désignés, suivant les cas, par les mots de *chaleur, lumière* ou
ectricité. Les forces de l'organisme doivent être divisées : 1° en *forces mé-*
niques, produisant des changements de place des cellules ou de leurs élé-
ents constitutifs (mouvements), et 2° en *forces moléculaires*, produisant soit
la chaleur, de la lumière, soit de l'électricité.

A. MOUVEMENTS DANS LES ORGANISMES ÉLÉMENTAIRES.

Les cellules végétales ou animales présentent souvent des mouvements qui
ntôt sont provoqués par des causes extérieures, attouchement, chaleur,
tion chimique etc., qui tantôt, au contraire, paraissent tout à fait spontanés.
eaucoup de ces mouvements sont sous la dépendance des modifications phy-
ques des éléments cellulaires, et surtout de la membrane de la cellule;
est à cette cause qu'il faut rapporter le mouvement géocentrique dû à la pe-
nteur, et l'héliotropisme de beaucoup de plantes, dû à l'action des rayons
mineux. D'autres mouvements semblent être sous l'influence des variations
e tension qu'éprouvent les membranes cellulaires par suite d'une modifica-
on rapide et soudaine des conditions de l'imbibition, comme, par exemple,
s mouvements normaux de certaines algues (diatomées, oscillaires), ou encore
s mouvements provoqués dans beaucoup de parties des végétaux (les folioles
es mimosées (²).

(¹) Pasteur, *loc. cit.* — Traube, *Theorie der Fermentwirkungen.* Berlin 1858. — Meissner,
Untersuchungen über den Sauerstoff. Hanovre 1863. — Clausius, *Poggendorff's Annalen,*
CIII et CXXI, *Ueber die Morphologie der organisirten Fermente;* comp.: Haller, *Güh-*
ungserscheinungen. Leipzig 1867.
(²) Brücke attribua d'abord les mouvements provoqués des mimosas à une modifica-
on de l'élasticité des bourrelets axillaires, due au passage du contenu liquide de la
cllule dans la substance intercellulaire, passage qui dépendrait, d'après lui, de l'attou-
hement. Hofmeister rattacha plus tard tous ces mouvements déterminés par une modi-
cation de la tension des cellules à un changement dans l'imbibition. — Brücke, *Müller's*
rchiv, 1848. — *Sitzungsbericht der Wiener Akademie,* 1864. — Hofmeister, *Physiologische*
otanik, t. I, 1ʳᵉ part.

Ces mouvements qui, en général, n'appartiennent qu'à des masses formées par assemblage de cellules, sont beaucoup moins importants que ceux qui se passent dans les *substances contractiles spéciales* que l'on rencontre dans les deux règnes. Ces substances contractiles se ressemblent toutes par leur analogie avec les matières albuminoïdes, quoique, au point de vue de leur organisation, elles possèdent, en réalité, des différences considérables. Tantôt elles sont amorphes et en masse isolée (protoplasma libre); tantôt, bien qu'amorphes elles sont contenues dans des éléments morphologiques (protoplasma contenu dans des cellules); d'autres fois encore elles constituent un contenu cellulaire à forme déterminée (substance musculaire); d'autres fois enfin, elles forment les appendices fins, mobiles, d'un contenu cellulaire protoplasmatique (cils vibratiles, appendices des spores ou des éléments séminaux).

§ 37. — Mouvements du protoplasma.

1° *Protoplasma contenu dans des cellules*. Le protoplasma contenu dans l'intérieur de toutes les jeunes cellules végétales vivantes est presque toujours soumis à des mouvements.

On constate ces mouvements par ce que, tantôt le protoplasma qui, normalement, ne remplit pas toute la cellule, subit des modifications de formes variées tantôt les mouvements des granulations si réfringentes qu'il contient rendent son mouvement appréciable. Pour les cellules végétales, ces phénomènes sont la plupart du temps passagers, puisque d'ordinaire le protoplasma disparaît bientôt lui-même. Parfois seulement cette masse persiste et ses mouvements continuent même dans les cellules adultes, comme, par exemple, dans les piquants de l'ortie, dans les poils des cucurbitacées, dans les cellules de différentes feuilles etc.

Mais quand déjà le protoplasma a diminué de quantité et qu'il ne remplit plus toute la cellule, ses mouvements deviennent bien plus manifestes. Il est

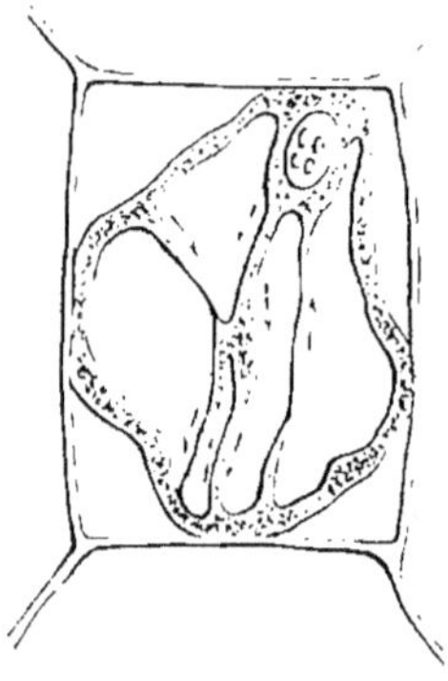

Fig. 10.

alors d'ordinaire amassé sur la face interne de la membrane de la cellule, et de cette masse partent des prolongements filiformes, tantôt divisés, tantôt anastomosés, qui se dirigent vers l'intérieur de la cellule (Fig. 10, cellule d'une étamine du *Tradescantia virginica*; les flèches indiquent la direction des mouvements du protoplasma). Le mouvement est en réalité double, et constitué d'abord par les mouvements de la substance fondamentale hyaline du protoplasma, et, en second lieu, par un mouvement des granulations qui y sont contenues; ces granulations sont, soit de la graisse, soit de l'amidon. Les changements de formes que subit la substance fondamentale démontrent clairement qu'elle aussi participe au mouvement, et que ce ne sont pas seulement les granulations qu'elle contient. On observe tantôt des filaments, partis de la masse protoplasmatique, qui s'élargissent ou se rétrécissent; tantôt on en voit qui se dédoublent ou se divisent. Les mouvements des granulations

mblent être indépendants de ceux de la masse fondamentale ; parfois la vi-
sse des deux mouvements n'est pas la même ; d'autres fois ils se font en sens
ntraire. Et néanmoins il paraît probable que c'est aux mouvements de la
asse fondamentale qu'est dû celui des granulations ; si la vitesse des deux
ouvements est inégale, cela tient à ce que les granulations sont logées surtout
ns les parties les plus fluides de la substance, tandis que les parties solides
e celle-ci sont plus homogènes. Quant aux mouvements en sens contraire des
eux parties, il est probable que c'est aux mouvements irréguliers de toute la
asse du protoplasma qu'il faut les attribuer, mouvements qui, pour la subs-
nce fondamentale, sont souvent difficiles à suivre.

Le protoplasma des cellules animales jeunes présente, dans la grande majo-
té des cas, toujours peut-être, des mouvements analogues. Mais, comme ces
llules ont toujours une enveloppe très-mince, ces mouvements du protoplasma
e traduisent d'ordinaire par des changements de forme de toute la cellule. On
oit même le protoplasma des cellules animales, qui, contrairement à celui des
llules végétales, tend toujours à remplir complétement toute la cavité cellu-
ire, présenter des mouvements tout à fait analogues à ceux du protoplasma à
état de liberté.

2º *Protoplasma à l'état libre.* Dans les végétaux, le protoplasma ne s'ob-
erve à l'état de liberté que quand le contenu cellulaire a rompu la membrane
enveloppe et s'est extravasé. C'est ainsi que sont constitués les plasmo-
ies de myxomycètes. Ce sont d'ordinaire des ap-
endices arborescents dans lesquels on aperçoit en
même temps un mouvement assez rapide des gra-
ulations et des changements de forme plus lents de
ute la masse du protoplasma (Fig. 11, plasmodie
e l'*Œthalium septicum*).

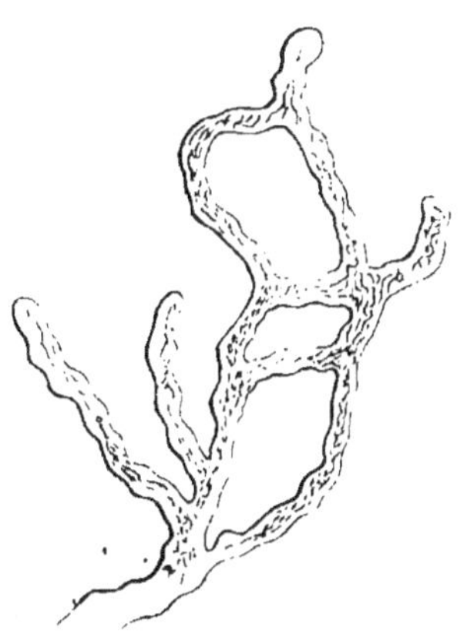

Fig. 11.

Les contractions que présente le protoplasma chez
s animaux sont presque identiques aux mouve-
ents que nous venons de décrire. On les trouve
ans des animaux chez lesquels les cellules forma-
ices ne se sont pas développées jusqu'à formation
e tissus nettement définis, mais chez lesquels ces
llules se sont soudées les unes aux autres et ont
rmé une sorte de masse protoplasmatique dépour-
ue d'enveloppe, comme, par exemple, les polypes,
s acalèphes, les rhizopodes, les infusoires. Ce sont ces mouvements du pro-
oplasma qui déterminent alors les déplacements de l'animal et peut-être
s échanges moléculaires mécaniques. Parmi ces animaux,
s rhizopodes surtout, par leur corps gélatineux, se rap-
rochent beaucoup du protoplasma libre des myxomycètes.
Puisque toute la masse de leur corps est constituée par du
rotoplasma capable de se mouvoir, les rhizopodes possèdent
 peine une forme bien définie. Toujours on les voit émettre

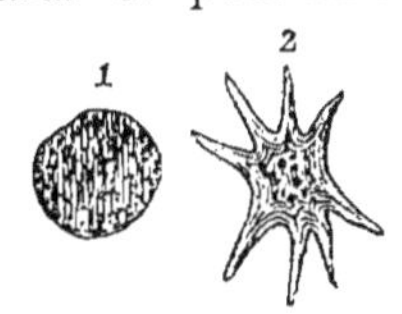

Fig. 12.

u dehors des prolongements et retirer à eux ceux que déjà ils avaient produits
voy. Fig. 12 ; 1 et 2 font voir les changements de forme d'une amibe). Sou-

vent quelques-uns de ces prolongements, de ces *pseudo-podes*, se soudent entre eux, mais toujours ils appartiennent alors à un seul et même animal.

. Le protoplasma des rhizopodes, de même que celui des cellules végétales, se compose d'une substance fondamentale homogène et de granulations nombreuses, probablement de nature grasse. On y voit aussi des mouvements propres de la masse fondamentale et d'autres qui semblent appartenir aux granulations. De même que dans les cellules végétales, partout où le protoplasma est plus dense, il est presque dépourvu de granulations. Dans la majorité des cas, une couche extérieure plus dense, hyaline, limite le contenu granuleux; d'autres fois celui-ci s'amasse autour d'un noyau hyalin dense et l'enveloppe. Chez les rhizopodes, la consistance de ces deux parties n'offre guère de différence; chez les infusoires et les polypes, au contraire, la couche extérieure hyaline devient une sorte de tégument extérieur.

Beaucoup de cellules qui, chez les animaux supérieurs, entrent dans la constitution du corps possèdent une contractilité analogue. On a reconnu des mouvements propres dans les œufs non fécondés des mammifères. Les cellules du tissu connectif, celles surtout qui contiennent du pigment, présentent, chez beaucoup d'animaux, des changements de forme; on en a vu aussi dans les cellules hépatiques. Les globules blancs du sang, les globules du pus et du mucus, qui leur ressemblent tout à fait, subissent des changements de forme très-lents, de tous points comparables à ceux d'une amibe. Dans la cornée transparente existent deux espèces de cellules contractiles : des cellules plus grosses, qui sont fixes et ne possèdent que des modifications très-faibles, et les cellules migratrices, qui, outre leurs changements de forme, peuvent encore se déplacer [1].

En égard à la manière dont il se comporte par rapport aux agents physiques et chimiques, le protoplasma ne diffère pas dans les végétaux et les animaux. Les actions mécaniques, les variations de la température, les rayons lumineux, l'électricité agissent tous sur les mouvements du protoplasma. Et d'abord ces mouvements ne sont possibles que dans certaines conditions de température fixes. Le maximum de température qui permet à cette contractilité de se produire varie, suivant les animaux ou les végétaux, entre 10 et 15°; pour quelques plantes il descend même au-dessous de ce chiffre. Quand la température moyenne s'élève au-dessus de 20°, il se produit une accélération dans les mouvements des granulations, accélération qui peut atteindre et même dépasser le double de la vitesse primitive. Si la température augmente encore, cette vitesse diminue, et quand on dépasse 45 à 48°, on la voit cesser, car tout le protoplasma s'est coagulé et immobilisé. Déjà avant ce point, à 35 et 38°, on voit les rhizopodes rentrer leurs pseudo-podes et se mettre en boule. Si la température augmente encore, le protoplasma perd à tout jamais sa contractilité, car

[1] Pour la contractilité des globules blancs, voy. Lieberkühn, *Müller's Archiv*, 1854. — Pour les cellules hépatiques, voy. Leukart, *Die Blasenbandwürmer*. Giessen 1856, p. 121. — Pour les œufs des mammifères, voy. Pflüger, Die *Eierstöcke der Säugethiere*. Leipzig 1863, p. 51. — Pour les cellules de pigment, voy. Brücke, *Denkschriften der Wiener Akademie*, t. IV. — Pour les cellules plasmatiques de la cornée, voy. Recklinghausen, *Virchow's Archiv*, t. XXVIII.

on albuminoïde s'est coagulé. L'abaissement de la température agit d'une
autre manière. La vitesse du mouvement des granulations diminue de plus en
plus, et finit par s'arrêter complétement, le protoplasma se prend en masse,
et bientôt, si la température augmente encore, il est tout à fait mort.

A la température ordinaire, les mouvements du protoplasma sont très-lents.
D'après H. Mohl, dans les plantes, quand ils sont rapides, ils peuvent être de 1/500
à 1/750 de ligne à la seconde; souvent ils ne sont que de 1/2000 et même moins encore; aussi sont-ils alors presque inappréciables. Chez les animaux, ces mouvements
sont d'ordinaire plus rapides; mais l'élévation de la température n'influe pas autant
sur leur vitesse que dans les plantes; aussi la moyenne qu'ils peuvent atteindre est-
elle à peu près la même dans les deux règnes, environ 1/250 de ligne par seconde.
Le corps des rhizopodes supporte une température moins élevée que le protoplasma
végétal; chez les premiers il meurt déjà à 43°, tandis que chez les végétaux il faut
aller jusqu'à 45° pour obtenir ce résultat.

Des *courants électriques* faibles semblent être sans influence sur les mouvements du protoplasma; des courants énergiques les empêchent au contraire et
paraissent agir comme une température élevée. Les mouvements des granulations se ralentissent d'abord et cessent ensuite. Les prolongements protoplasmatiques des cellules végétales deviennent variqueux sous l'influence de courants énergiques; les pseudo-podes des rhizopodes se retirent. Après l'action de
courants modérés, on voit les mouvements recommencer bientôt; après des
courants énergiques, la contractilité a disparu à jamais.

On a comparé l'action du courant électrique sur le protoplasma à celle qu'il possède sur la substance musculaire. Cohn décrivit d'abord les contractions déterminées
par les courants d'induction sur le protoplasma des filaments de la centaurée, et les
présenta comme les analogues des contractions musculaires. Kühne étendit ses recherches à différentes substances protoplasmatiques végétales et animales, et lui
aussi crut pouvoir dire que, lorsque sous l'influence d'un courant énergique, le protoplasma se ramasse en boule, ce phénomène est tout à fait semblable à la contraction musculaire. Cette analogie paraît cependant douteuse. Il faut, en effet, songer
que ce mouvement de retrait du protoplasma ne se produit que sous l'influence de
courants assez énergiques pour donner lieu à un certain degré de destruction dans
les éléments de cette substance et que, par suite, ce mouvement n'est en réalité
qu'un commencement de mort du protoplasma. Des courants constants assez forts
sont aussi sans influence sur les mouvements du protoplasma (¹).

La plupart des *agents chimiques* dérangent et détruisent même les mouvements du protoplasma. Après une action prolongée, l'eau distillée dissout les
prolongements filiformes de cette substance. Les acides et les alcalis étendus
la figent et ses mouvements s'arrêtent subitement; les acides plus concentrés
dissolvent en partie le protoplasma et le coagulent en partie; les alcalis plus
concentrés le dissolvent complétement.

(¹) Cohn, *Jahresb. der schles. Gesellschaft*, 1861. — Kühne, *Das Protoplasma*. Leipzig
1864.

C'est Unger qui, le premier, fit remarquer l'analogie des mouvements du protoplasma des cellules avec ceux du corps sarcodique des rhizopodes et autres animaux. C'est M. Schultze qui constata que ces substances ne se ressemblent pas seulement par leurs apparences extérieures, mais aussi par la manière dont elles se comportent avec les agents physiques et chimiques. Les observateurs ne sont pas aussi d'accord sur la ressemblance que présentent les mouvements eux-mêmes dans les différentes espèces de protoplasma, surtout sur la manière dont se comportent les mouvements des granulations par rapport aux mouvements de la substance fondamentale elle-même, et sur ce point Brücke, Schultze et Heidenhain sont en discussion. Tout le monde admet cependant aujourd'hui que les mouvements des granulations sont plus rapides et plus irréguliers que les mouvements lents et ondulatoires de la substance fondamentale. Mais rien encore n'autorise à penser que les granulations possèdent une mobilité propre, non plus que de croire avec Brücke que les granulations sont suspendues au milieu d'une masse liquide non contractile enveloppée d'une couche de protoplasma contractile. Sans même tenir compte de ce que, chez les animaux, la couche extérieure du protoplasma est quelquefois remplie de granulations, les mouvements brusques de ces dernières ne permettent d'admettre autre chose qu'une différence de consistance dans la substance fondamentale. Quand une masse fluide est contractile, la vitesse de son propre mouvement dépend des causes spéciales de sa contraction ; mais la vitesse passive des corpuscules suspendus dans cette masse fluide ne dépend pas seulement de la vitesse de la contraction, mais aussi de la consistance du liquide.

Les causes des mouvements du protoplasma nous sont encore inconnues. Kühne a tenté de prouver la similitude des mouvements du protoplasma et de la contraction musculaire. Déjà nous avons fait remarquer que cette prétendue analogie par rapport aux courants électriques ne nous paraît pas fondée. Un second point sur lequel s'appuyait Kühne, la relation entre le protoplasma des cellules étoilées de la cornée avec des filets nerveux, a été contredit et nié par Engelmann. De ce que le protoplasma et le muscle sont tous deux des substances contractiles, il ne s'ensuit nullement que leurs mouvements soient dus à des causes identiques. Hofmeister a développé une autre hypothèse : il envisage les mouvements du protoplasma comme dus à des changements dans l'imbibition aqueuse des particules du protoplasma. Il est hors de doute que des mouvements puissent se produire ainsi. Mais jusqu'à présent cette hypothèse manque de preuves certaines, et l'on ne saurait méconnaître que l'analogie que l'on a voulu établir entre ces mouvements et d'autres propres aux végétaux et dus à des variations de la tension n'ait été peut-être forcée [1]).

§ 38. — Mouvement vibratil.

Souvent la cellule végétale et animale présente, sur sa surface extérieure, des prolongements filiformes de protoplasma. Ces prolongements sont, pendant la vie, animés de mouvements oscillatoires continus ou intermittents. On leur donne le nom de *cils vibratils* et à leur mouvement celui de *mouvement vibratil*.

[1]) Brücke, *Sitzungsbericht der Wiener Akademie*, 1862. — Heidenhain, *Studien des physiol. Instituts zu Breslau*, 1re livraison. — Schultze, *Das Protoplasma*. Leipziz 1863. — Kühne, *loc. cit.* — Engelmann, *Die Hornhaut*. Leipzig 1867. — Hofmeister, *Physiologische Botanik*, t. I.

Chez les animaux, ce phénomène est des plus répandus ; chez les végétaux,
contraire, nous ne le connaissons que dans les sporules de beaucoup d'ales et de champignons, ou dans les spermatozoïdes des cryptogames plus
evés. Les cils vibratils se trouvent toujours chez les animaux supérieurs, sous
forme d'appendices des cellules épithéliales, épithélium vibratil. Ces cellules
nt de forme plus ou moins cylindrique, elles ne possèdent sur leur bord
re aucun revêtement corné, mais sont closes par une couche de protoplasma
aissi et prolongé en cils (Fig. 13). On trouve les épithéliums vibratils chez
us les vertébrés et chez la plupart des invertébrés. Chez
s premiers, les muqueuses des voies respiratoires, quel-
efois des voies digestives ; les muqueuses des organes gétaux internes de la femme, la surface des ventricules de
ncéphale, sont recouvertes par cet épithélium. Chez les
vertébrés, les cellules vibratiles sont très-répandues parmi
s mollusques et les vers. L'intestin, les voies biliaires, les

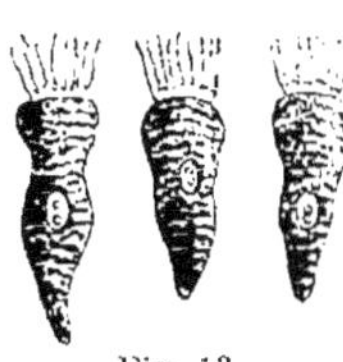

Fig. 13.

vités de tous les organes internes en sont tapissés chez la plupart de ces ani-
aux ; chez beaucoup de mollusques le tégument externe en est garni. Chez
s arthropodes, ce genre d'épithélium fait complétement défaut. Chez les
alèphes, les polypes, les infusoires, les cils vibratils sont indépendants des
llules épithéliales, ils se relient à la masse même du corps sur lequel ils sont
és directement. Chez beaucoup de ces animaux, c'est toute la surface cutanée
i en est recouverte ; chez d'autres, ce ne sont que des places déterminées ;
nsi, chez les polypes, ce ne sont que les bras et les tentacules. Très-souvent
ute la surface intestinale en est garnie ; d'autres fois ce n'est que l'entrée
ce canal. Chez les polypes et les acalèphes, le système vasculaire qui charrie
suc nutritif en est tapissé. Les mouvements vibratils servent à mouvoir le
rps des infusoires. Ces animaux possèdent souvent des sortes d'épines ou de
eds beaucoup plus allongés que les cils vibratils ordinaires, qui se meuvent
oins fréquemment que ces derniers, mais paraissent leur être, du reste, iden-
ques. Partout où le mouvement vibratil sert à la locomotion, il paraît être
us la dépendance de la volonté ; il peut ainsi s'arrêter ou recommencer,
ndis que partout ailleurs la volonté n'a aucun empire sur lui et se continue
ndant toute la vie. Les cils qui garnissent les sporules des algues et auxquels
les doivent leurs mouvements, sont tout à fait semblables à ceux qui recouvrent
rectement le corps des animaux inférieurs. Les ovules et les embryons de
aucoup d'animaux supérieurs sont garnis également de cils vibratils, de
lle sorte qu'on peut considérer les animaux amorphes dont le corps en est
couvert pendant toute la vie comme n'étant que des êtres embryonnaires
rsistants.

Les mouvements vibratils des animaux ressemblent d'ordinaire à un mouve-
ent de pendule d'aller et de retour. Il est à remarquer cependant que tou-
urs ce mouvement s'exécute avec une plus grande intensité dans un sens
ie dans l'autre, de telle sorte que des liquides ou de petits corps peuvent,
r ces cils, être poussés dans une direction déterminée. Plus rarement on
it cependant les mouvements ciliaires décrire une sorte de circonférence et
traîner alors les liquides ambiants dans un tourbillon rotatoire. Les sporules

et spermatozoïdes végétaux décrivent des mouvements en vrille et entraînent toujours ainsi le spore dans un mouvement de torsion autour de son grand axe.

Les mouvements des *spermatozoïdes animaux* sont d'une forme particulière. Ce n'est alors qu'un seul prolongement, un seul cil, appendu à ce que l'on nomme le *corps du spermatozoïde*, qui exécute des mouvements d'oscillation ou de fouet (Fig. 14, spermatozoïdes de l'homme).

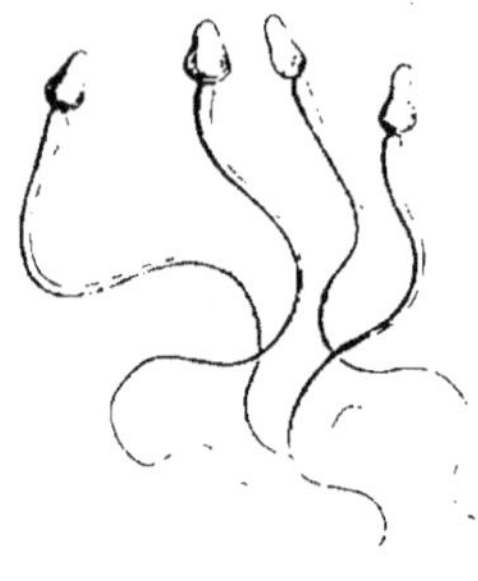

Fig. 14.

La vitesse des mouvements vibratils est d'ordinaire si grande qu'il est impossible de la mesurer ; quand ils sont faibles, il faut 0,2 à 0,8 de seconde pour un mouvement d'aller et de retour. Par contre, les mouvements des sporules et des infusoires ciliés, mouvements qui, avec de forts grossissements, paraissent être très-rapides, sont en réalité très-faciles à mesurer. Nägeli, par exemple, a trouvé que la vitesse des cils des sporules est de 0^{mm},08 à la seconde.

Le mouvement vibratil disparaît graduellement après la mort. Une cellule épithéliale vibratile isolée continue encore son mouvement pendant quelque temps, mais bientôt il s'arrête. Les mouvements des spermatozoïdes animaux persistent pendant quelques heures pour les animaux à sang chaud, pendant quelques jours pour les animaux à sang froid. Beaucoup d'*agents chimiques* peuvent hâter cette disparition des mouvements vibratils. Déjà l'eau simple agit dans ce sens, mieux encore quand elle contient des sels métalliques ou des acides en dissolution. Les acides même très-étendus arrêtent ce mouvement ; les alcalis concentrés agissent de même. Au contraire, quand les alcalis sont étendus, ils accélèrent le mouvement, et peuvent même le ranimer quand déjà il a disparu. L'hydrogène, l'acide carbonique et même la simple privation d'oxygène arrêtent, d'après Kühn, le mouvement, qui reprend aussitôt qu'il y a accès à l'oxygène. Les solutions de la plupart des substances narcotiques, comme l'acide prussique, l'opium etc., sont sans influence sur ce mouvement. Quelques auteurs prétendent que les excitations mécaniques activent les mouvements ciliaires. Des courants électriques énergiques arrêtent ces mouvements. Suivant d'anciennes recherches, les courants constants ou d'induction modérés n'agissaient pas sur la motricité des cils vibratils ; Kistiakowsky, vient, au contraire, de prétendre que ces courants accélèrent le mouvement. Nous savons que des températures élevées ou basses le détruisent au contraire. La température maximum sous laquelle il se produit est d'environ + 50° ; la température minimum varie entre — 2,5° (cils d'animaux à sang froid), et + 12,5° (spermatozoïdes des animaux à sang chaud). Quand la température se rapproche de ces deux points extrêmes, et surtout du point minimum, le mouvement se ralentit ; c'est à un degré intermédiaire, un peu plus rapproché du degré maximum, et toujours supérieur à celui de l'air ambiant, que le mouvement est le plus intense ; aussi la chaleur peut-elle l'accélérer (Caliburcis).

Purkinje et Valentin ont surtout étudié le mouvement vibratil ; ils ont reconnu tous les deux l'influence de la température, des agents chimiques, sur ce mouvement ; c'est eux aussi qui ont soutenu l'action excitante des agents mécaniques. Dans

es derniers temps, Virchow a trouvé que le meilleur moyen pour l'exciter, c'est
emploi de solutions alcalines très-diluées. La manière dont le mouvement des cils
ibratils se comporte par rapport aux agents extérieurs, le rapproche donc complé-
ement du mouvement du protoplasma (1).

§ 39. — Mouvement musculaire.

Le *mouvement musculaire* diffère de tous ceux que nous venons d'étudier,
ar la facilité avec laquelle il se produit et par le grand nombre des agents
apables de le produire. De toutes les substances irritables, c'est la substance
musculaire qui l'est au plus haut degré. Il y a cependant beaucoup de diffé-
ences à établir dans la substance musculaire, tant sous le rapport de l'excita-
ilité que sous le rapport de la forme du mouvement. Le mouvement de la
bre musculaire lisse se rapproche bien plus de celui du protoplasma ; quand
n le compare au mouvement de la fibre musculaire striée, on voit que, pour la
remière, l'action de l'excitant est plus difficile à produire, qu'elle met un
emps plus long à faire naître le mouvement, et que le mouvement lui-même est
lus lent ; c'est la *forme de la contraction* qui établit une différence impor-
ante entre la contraction musculaire et le mouvement du protoplasma. Jamais
muscle ne présente des changements de forme irrégulière. Toujours sa con-
action détermine un raccourcissement et un élargissement réguliers de la
bre contractile, qu'elle soit lisse ou striée.

Un très-grand nombre d'agents physiques et chimiques peuvent exciter la
bre musculaire ; par exemple, les agents mécaniques, l'élévation de la tem-
érature, surtout les courants électriques, les acides, les bases, les sels les
lus variés. Mais tous ces agents, s'ils sont employés avec une trop grande
nergie, peuvent produire la mort de la substance contractile. Dans l'organisme
ivant, les contractions musculaires sont sous la dépendance des *excitations
erveuses*, qui elles-mêmes n'agissent peut-être que comme des courants élec-
iques.

Les mouvements du protoplasma, des cils vibratils, des spermatozoïdes
épendent, sans nul doute, eux aussi, d'excitants dus aux phénomènes de la
ie. Il est probable cependant, contrairement à ce qui se passe pour les mus-
les, que ces mouvements ne sont pas sous la dépendance d'excitations pro-
uites par un autre tissu, comme le tissu nerveux, mais que la substance qui
meut est à la fois *excitante* et *excitable*, et n'a pas besoin, comme la subs-
nce musculaire excitable, d'une autre substance excitante.

Pour plus de détails, voyez la physiologie spéciale du tissu musculaire.

(1) Valentin, article *Flimmerbewegung* (*Wagner's Handwörterbuch der Physiologie*, t. I).
— Virchow, *Archiv f. patholog. Anatomie*, t. VI. — Kistiakowsky, *Sitzungsberichte der
Wiener Akademie*, 1865, p. 51. — Caliburcis, *Comptes rendus*, 1858.

B. MANIFESTATION DES FORCES MOLÉCULAIRES.

§ 40. — Production de chaleur, de lumière et d'électricité par la cellule.

Les forces vitales qui agissent activement dans les organismes élémentaires comme forces moléculaires produisent des phénomènes de chaleur et d'électricité, quelquefois, mais rarement, des phénomènes de lumière. L'échange moléculaire de la cellule consiste, comme nous l'avons vu au § 35, surtout dans des phénomènes d'oxydation. Or tous les phénomènes d'oxydation, de combustion, produisent de la chaleur. Par les fermentations, que nous avons envisagées plus haut comme des phénomènes de nutrition cellulaire, il se produit toujours aussi beaucoup de chaleur. Mais quand les phénomènes d'oxydation sont intenses, outre la chaleur il se produit même de la lumière; aussi les cellules en déterminent-elles quelquefois. La cellule végétale vivante ne paraît jamais produire de phénomènes lumineux; mais ceux du bois pourri sont dus probablement à l'oxydation de la cellulose. Quelques insectes (les lampyres) possèdent une graisse phosphorée qui, en s'oxydant, donne lieu à des phénomènes lumineux. Beaucoup d'animalcules marins inférieurs (les acalèphes, les polypes, les infusoires etc.) produisent de la lumière et donnent ainsi lieu au phénomène de la mer phosphorescente. Les cellules de tous les organes électriques déterminent des courants très-intenses; tous les éléments nerveux et musculaires produisent des courants électriques plus faibles. Quelle que soit l'importance de la production de chaleur et d'électricité au point de vue fonctionnel, nous nous bornerons à ces quelques mots, car cette importance résulte surtout de la combinaison des différents organes les uns avec les autres dans les organismes composés.

Pour la production de la chaleur, voyez § 52; pour les phénomènes électriques des nerfs et des muscles, voyez la physiologie spéciale des nerfs et des muscles.

III. MULTIPLICATION DE LA CELLULE.

§ 41. — Forme de la cellulogenèse.

La cellule se multiplie de *trois manières :*
1° Par multiplication endogène;
2° Par segmentation;
3° Par bourgeonnement.

Tous ces trois modes peuvent être ramenés à un seul, la division du contenu cellulaire. Quand ce contenu se divise sans que la membrane de la cellule y prenne part, c'est une multiplication endogène. Si la membrane prend part à la division, c'est une segmentation. Si le contenu s'est accumulé en un point avant que la division s'opère, c'est un bourgeonnement.

Toujours la multiplication de la cellule débute par une multiplication du *noyau.* Tantôt le noyau primitif se segmente ou bourgeonne, tantôt il se disont pour ainsi dire dans le protoplasma, et l'on voit apparaître autant de noyaux qu'il se formera de nouvelles cellules. Ce dernier mode de multiplication du noyau paraît être le seul que l'on retrouve dans les cellules végétales, tandis que d'ordinaire dans le règne animal c'est le noyau primitif qui se segmente.

Pendant la période de développement des organismes, c'est la *formation cellulaire endogène* qui est la plus habituelle. Le germe des plantes et des animaux est tout d'abord une cellule unique, tantôt un ovule (animaux à reproduction sexuelle), tantôt une cellule germinative (organismes à reproduction non sexuelle) ou encore une vésicule germinative (plantes phanérogames.— Il ne faut pas confondre cette vésicule germinative avec celles de l'ovule des animaux). Le développement ultérieur de ce germe commence par une division du contenu, précédée toujours de la disparition du noyau (la vésicule germinative de l'ovule des animaux). La division du contenu donne naissance à une quantité de cellules dépourvues d'enveloppe et munies chacune d'un noyau. C'est ce que dans l'œuf l'on appelle le *phénomène de la segmentation du vitellus*. La Fig. 15 montre les deux stades primordiaux de cette segmentation de l'œuf des mammifères. Les phénomènes de multiplication sont donc presque tous des segmentations, et l'accroissement ultérieur des organismes végétaux et animaux tient à ces segmentations cellulaires. La multiplication endogène, c'est-à-dire la division du contenu sans que la membrane d'enveloppe y prenne part, ne se retrouve plus alors que dans un seul cas, dans la multiplication des cellules du cartilage.

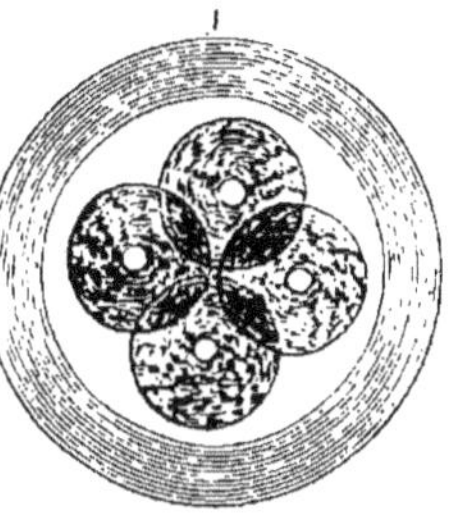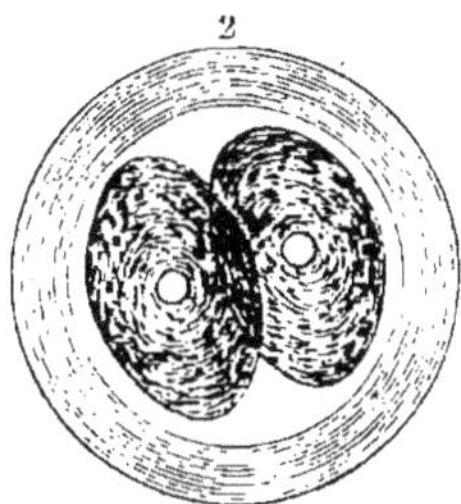

Fig. 15.

Quant au bourgeonnement, ce mode de multiplication ne diffère des précédents que par ce que c'est un point déterminé de la cellule qui s'accroît d'abord avant que la division ait lieu. Quelquefois les œufs se forment par bourgeonnement; c'est ce que Meissner a observé chez les gordius et chez quelques ascarides. La Fig. 16 montre ces ovules des gordius d'après Meissner ([1]). Ce mode de reproduction est du reste très-répandu chez les végétaux et les animaux inférieurs. Toujours, quand l'organisme se forme tout entier par bourgeonnement, c'est le même mode de multiplication qui existe dans la cellule originelle.

Outre ces trois modes de reproduction, on admettait autrefois une formation cellulaire *libre*, on croyait, en d'autres termes, que des cellules peuvent se former, indépendamment d'une cellule-mère, dans une substance amorphe. L'histologie animale avait été amenée à cette manière de voir par la soi-disant formation libre

Fig. 16.

(1) «Eine Entstehung der Eier durch deutliche Knospenbildung habe ich gelegentlich auch bei der Bohrmuschel (*Pholas dactylus*) beobachtet. »

du protoplasma; mais cette formation est en réalité une multiplication endogène, dans laquelle, à la vérité, ce n'est que d'une partie du protoplasma contenu dans la cellule-mère que naissent les cellules-filles. Ce mode de formation cellulaire ne se trouve pas seulement dans le règne végétal, par exemple dans la formation de la vésicule germinative de l'ovisac, mais on le rencontre aussi chez les animaux, dans la segmentation partielle du vitellus. La formation libre des cellules, telle qu'on l'entendait autrefois, c'est-à-dire sans préexistence d'autre cellule, n'existe nulle part; les cellules qui paraissent nées de cette manière sont toujours le résultat d'une multiplication endogène ou d'une segmentation. Les phénomènes ultérieurs de la segmentation, suivis par Reichart et Remak, de même que l'évolution pathologique des cellules, étudiée par Virchow, confirment cette manière de voir. La cellulogénèse se trouve donc ainsi d'accord avec la genèse des organismes complets; ces derniers, en effet, ne peuvent absolument naître que d'organismes préexistants; c'est là une loi que nous pouvons appliquer aujourd'hui aux cellules, en disant que toute cellule naît d'une autre cellule (*omnis cellula a cellula*).

Les causes physiques de la multiplication cellulaire nous sont totalement inconnues. La théorie de Schwann, qui envisageait cette multiplication comme une cristallisation stratifiée de substances capables d'imbibition, ne s'accorde pas avec les faits: elle est aujourd'hui abandonnée. Toute théorie à venir devra cependant tenir compte du fait suivant : dans les cellules végétales, le protoplasma, avant de se diviser, devient immobile et prend la forme globuleuse, fait qui toutefois ne se vérifie pas toujours dans les cellules animales. La seule chose capitale qui reste debout, c'est le rôle du noyau dans la multiplication cellulaire, soit qu'il agisse sur le protoplasma environnant par simple attraction moléculaire, soit qu'en se dissolvant dans ce protoplasma, il en modifie la constitution chimique et physique. Toujours, avant la segmentation de la cellule, le protoplasma devient plus dense, toujours il devient granuleux; souvent son adhérence à la membrane diminue, et on le voit s'en détacher comme une gouttelette de mercure se détache d'une lame de verre. Une fois que les noyaux de nouvelle formation se sont développés, le protoplasma reprend aussitôt sa forme primitive. Quand la segmentation s'accompagne de modifications dans l'enveloppe cellulaire (d'étranglements, de dépressions de l'enveloppe), ces phénomènes paraissent être purement passifs et dus à l'action mécanique que le contenu exerce sur la membrane périphérique (¹).

III. FONCTIONS DES ORGANISMES COMPOSÉS.

Les fonctions des organismes composés se divisent, comme celles des organismes élémentaires, en :

1° Phénomènes d'échange de matériaux ;
2° Phénomènes des forces de la vie ;
3° Phénomènes de reproduction.

La cellule se nourrit en attirant à elle et en éliminant des matériaux; elle assimile et elle excrète. Absorption et élimination, assimilation et excrétion,

(¹) De tous ces faits nous pouvons conclure à notre ignorance complète touchant les phénomènes physiques qui accompagnent la prolifération cellulaire. Et alors même que ces phénomènes viendraient à nous être connus, la force qui les développe, qui les fait entrer en jeu, nous échapperait encore. Mieux vaut donc avouer notre ignorance.

(A. B.)

s sont aussi les procédés de nutrition des organismes composés. Mais ici
change de chaque organisme en particulier est sous la dépendance de celui
s organismes voisins. Les éléments que la plante s'est assimilés et qu'elle a
anisés servent à la nutrition des animaux et à la reconstitution des parties
leur corps. Les éléments excrétés par les organismes animaux servent à la
nte de matériaux de reconstitution. L'échange de matériaux qui a lieu dans
organisme forme donc les chaînons d'une espèce de *circulation d'échange
léculaire* appartenant à tout ce qui vit. Cet échange général donne nais-
ce à une quantité de forces que les organismes animaux mettent en liberté
s forme de mouvement ou de chaleur.

ÉCHANGE DE MATÉRIAUX CHEZ LES VÉGÉTAUX ET LES ANIMAUX.

A. NUTRITION DES PLANTES.

§ 42. — Éléments nutritifs des plantes considérés en général.

La plante, comme tout organisme, pour se nourrir, transforme ses propres
ments. Chaque plante est constituée par des combinaisons combustibles et
ombustibles (volatilisables par la chaleur ou fixes). Une température élevée
nsforme la plus grande partie des éléments de la plante en produits gazeux
en une petite quantité de cendres. De même que le végétal se décompose
si en gaz qui se perdent dans l'atmosphère et en matières fixes, de même
ssi le végétal tire ses éléments nutritifs, partie de l'atmosphère, partie des
bstances solubles du sol. A l'atmosphère la plante emprunte ses matériaux
janiques, ceux-là mêmes qu'elle lui rend par la combustion; au sol elle
nd les *sels inorganiques* dont elle a besoin, sels qui résistent à la combustion
forment les cendres. Elle peut toutefois tirer quelques éléments organiques
ultanément et de l'atmosphère et du sol, l'acide carbonique et l'eau par
emple; d'autres fois elle les tire uniquement du sol, quoique, à la vérité,
rigine primitive de ces substances soit, au moins en partie, l'atmosphère et
e, comme pour l'ammoniaque, elles soient formées par la combinaison d'un
s éléments de l'air avec l'eau du sol.

Les matériaux qui servent à la nutrition de la plante se trouvent tout aussi bien
ns l'air que dans le sol à l'état de *combinaisons inorganiques*. La plante,
se nourrissant, tend donc à *organiser* ces combinaisons. L'atmosphère
fournit de l'*acide carbonique*, de l'*oxygène* et de la *vapeur d'eau;* le sol
procure de l'*eau*, de l'*acide carbonique*, de l'*ammoniaque*, des sels
potasse, de *soude*, de *chaux*, de *magnésie*, combinés avec le *chlore*,
cide *phosphorique*, l'acide *sulfurique*, l'acide *carbonique*. Le végétal trouve
outre dans le sol de faibles quantités d'acide *silicique*, de *fer*, de *manga-
se;* les plantes marines absorbent, outre les sels de chlore, des sels de *brome*
d'*iode*. En combinant tous ces différents éléments, le végétal fabrique ses
drocarbures, ses *graisses*, ses *albuminoïdes*, ses *acides et alcalis organi-
es*, ses *huiles essentielles* et ses *résines*. Tous ces corps, elle les fabrique aux
pens de l'acide carbonique, de l'oxygène et de l'eau de l'atmosphère, et aux
pens de l'eau, de l'acide carbonique, de l'ammoniaque, quelquefois de l'acide

sulfurique (sulfates) du sol. Les substances organiques ainsi formées sont toutes soit combinées chimiquement, soit intimement mélangées aux autres matière inorganiques que la plante trouve dans la terre. Les acides organiques, pa exemple, sont en général combinés à des bases inorganiques, tandis que le bases végétales se combinent à des acides inorganiques. Les albuminates son aussi en combinaison avec des alcalis et sont toujours mélangés intimement à de sels.

§ 43. — Éléments nutritifs atmosphériques.

C'est l'acide carbonique qui est de beaucoup le plus important parmi les éléments nutritifs que l'atmosphère fournit aux plantes. L'air atmosphérique est comme chacun sait, un mélange gazeux de composition très-constante, qu contient à peu près 21 parties d'oxygène et 79 d'azote. L'acide carbonique qu'on y trouve est en proportion presque inappréciable, 1/25 pour 100 e volume. Cette quantité d'acide carbonique est constante et a été trouvée la même sur les points les plus différents de notre globe ; il va sans dire qu'il faut ic faire abstraction des endroits clos, où, par suite de la respiration des animaux et de la combustion des matières carbonées, il peut s'accumuler de grande quantités de ce gaz. Toutes les *parties vertes* des plantes, sous *l'influence de la lumière*, absorbent cet acide carbonique et éliminent en même temps de l'oxygène. L'absorption d'acide carbonique par les parties vertes des plantes sous l'influence de la lumière, n'est pas l'unique source de tout le carbone contenu dans les végétaux. Les plantes terrestres absorbent encore, en effet par leurs racines, de l'acide carbonique dissous dans l'eau ; quant aux plantes aquatiques, les parties vertes de leur surface opèrent de la même manière. Mais l'acide carbonique dissous dans l'eau qui imbibe le sol, tout aussi bien que dans l'eau des lacs, des fleuves etc., provient en réalité de l'atmosphère c'est donc toujours l'acide carbonique de l'air qui, par voie indirecte, fourni à la nutrition du végétal. Mettez des plantes dans un air dont l'acide carbonique est constamment absorbé par la chaux, vous les verrez bientôt mourir il en sera de même si vous les privez de lumière : elles s'étioleront et périront. Ce fait démontre que l'acide carbonique *atmosphérique* est absolument nécessaire à la nutrition du végétal.

La plante soutire à l'atmosphère un deuxième élément nutritif, *l'oxygène.* Toute plante absorbe, par toute sa surface, *dans l'obscurité*, de l'oxygène et exhale de l'acide carbonique. Les parties de la plante qui *ne sont pas vertes* continuent, même sous l'influence de la lumière, à absorber de l'oxygène et à exhaler de l'acide carbonique.

L'absorption de l'acide carbonique par les plantes est donc *intermittente*, tandis que celle de *l'oxygène* est continue, puisque les parties du végétal qui ne sont pas vertes absorbent ce gaz, même sous l'influence des rayons lumineux. L'échange gazeux est en *opposition directe*, c'est-à-dire que chaque fois qu'il y a absorption de CO^2, il y a exhalation de O, et quand il y a absorption de O, il y a exhalation de CO^2. Quant à la proportion entre l'absorption et l'exhalation de ces gaz, on trouve que la quantité d'acide carbonique absorbée est toujours supérieure à celle qui est exhalée, tandis que la quantité d'oxygène absorbée est inférieure à celle d'oxygène exhalée. A un point de vue général, les végétaux diminuent d'une manière constante l'acide carbonique de l'air ambiant et augmentent sa richesse en oxygène. Toute une série de causes produisent sur l'atmosphère un effet opposé à celui des végétaux. Et d'abord la *respiration des animaux*, qui soutire l'oxygène de l'air et lui rend de l'acide carbonique. Toutes les *combustions* agissent de la même manière; de même aussi les *fermentations* et les *putréfactions*, phénomènes qui, ainsi que la combustion et la respiration, s'accompagnent toujours d'une oxydation des matières carbonées. Ces différentes oxydations finiraient donc à la longue par soutirer tout l'oxygène de l'air en le remplaçant par de l'acide carbonique, et altéreraient ainsi la composition de l'atmosphère; mais les plantes jouissent d'une action opposée, car elles enlèvent l'acide carbonique de l'air et augmentent sa richesse en oxygène. Ce sont donc les plantes qui, par leur échange gazeux, empêchent la diminution de l'oxygène, tandis que la respiration et la combustion empêchent la diminution de l'acide carbonique atmosphérique. Comme, depuis que l'on sait analyser l'air, on n'a pas trouvé que sa composition ait varié, il faut donc admettre que ces deux actions ont une intensité égale, que l'excès d'oxygène fourni par les plantes est tout à fait égal à la quantité de ce gaz qui disparaît par la respiration des animaux et par les combustions; de même que l'excès d'acide carbonique produit par ces derniers phénomènes compense la quantité de ce gaz qui disparaît pour la nutrition des végétaux.

En raison de leur action sur la composition de l'air, on a donné aux plantes le nom de *régulateurs* ou de *purificateurs* de l'atmosphère. Il est de fait qu'au point de vue des animaux, les végétaux purifient l'atmosphère. Mais si nous envisageons la question à un point de vue plus élevé, les animaux ont une action analogue, car la régularisation de la composition de l'air est en réalité due aux *deux modes* de respiration, à celui des plantes comme à celui des animaux.

La cause de l'égalité constante entre les deux phénomènes est due à ces phénomènes eux-mêmes. Supposons que la proportion de végétaux qui existent devienne inférieure à celle des animaux, aussitôt la proportion de l'acide carbonique de l'air augmentera, et celle de l'oxygène diminuera. Aussitôt, également, les conditions de l'existence de la vie des animaux deviendront moins favorables, tandis que celles nécessaires à la vie des végétaux seront devenues plus propices, puisque l'un des éléments nutritifs les plus importants pour les premiers aura diminué, tandis qu'il sera devenu plus abondant pour la nutrition des seconds. La proportion des végétaux augmenterait donc aux dépens de celle des animaux jusqu'au moment où une égalité complète se produirait entre les deux ordres de phénomènes respiratoires, jusqu'au moment où la composition de l'air serait redevenue constante, or c'est précisément là ce qui existe dans l'atmosphère qui nous enveloppe en ce moment.

Cette constance de composition de l'air a-t-elle toujours existé? La géologie nous enseigne qu'à des époques reculées la terre était couverte d'une végétation infiniment plus luxuriante que celle que nous voyons, et que cette végétation a précédé de beaucoup l'apparition des animaux. Ce fait seul nous démontre qu'à une époque géologique notre globe était enveloppé d'une atmosphère dont la composition a successivement varié, s'appauvrissant constamment en acide carbonique et s'enrichissant en oxygène. Les immenses couches de houille qui se formèrent alors nous prouvent la quantité énorme d'acide carbonique qui existait à cette époque dans l'air. L'origine de cet acide carbonique s'explique aisément quand on songe que la terre du globe en ignition s'est refroidie successivement et est devenue solide. Un immense *phénomène de combustion* a donc précédé l'apparition de tous les êtres organisés. Les premiers organismes qui purent se développer devaient donc être capables de s'assimiler le carbone accumulé dans l'atmosphère sous forme d'acide carbonique; ces organismes ce sont les *plantes*. Ce n'est que lorsque la quantité d'acide carbonique fut de beaucoup diminuée et que celle de l'oxygène se fut augmentée dans l'air, que de nouveaux êtres, les *animaux*, qui absorbent de l'oxygène et éliminent de l'acide carbonique, purent faire leur apparition. Une fois que ces deux espèces d'organismes se trouvèrent sur le globe, il fallut nécessairement qu'ils se missent pour ainsi dire en équilibre, c'est-à-dire que la population relative des animaux ne pût plus augmenter et que celle des végétaux ne pût plus diminuer.

§ 44. — Eléments nutritifs tirés du sol.

De tous les éléments nutritifs que la plante tire du sol, au moyen de ces racines, c'est l'*eau* qui lui est le plus nécessaire; elle en prend probablement aussi une petite quantité à l'air atmosphérique par l'intermédiaire des feuilles. L'eau est le milieu dans lequel se trouvent en solution les éléments organiques et inorganiques les plus importants du végétal. C'est sous cette forme que tous les matériaux de nutrition de la plante, qu'ils soient gazeux ou solides, sont absorbés et qu'ils se répandent dans son intérieur. De tous les éléments qui entrent dans la structure des plantes, il n'en est pas un seul qui n'ait été, à un certain moment, en solution aqueuse. L'eau que la plante absorbe lui sert d'élément nutritif et de véhicule de transport dans l'intérieur même de son organisme; elle lui sert aussi de moyen d'excrétion lorsque les substances qui y étaient dissoutes ont été fixées et transformées en parties solides du végétal. L'eau absorbée remplace constamment celle qui s'évapore des cellules et des tissus de la plante, et continuellement elle est remplacée à son tour par une nouvelle quantité de liquide soutirée au sol par les racines. L'évaporation aqueuse se fait par toute la superficie de la plante, surtout par celle des organes foliaires. Il est nécessaire d'admettre que dans un même temps la plante perd par évaporation une quantité d'eau égale à celle que les racines aspirent comme véhicule des éléments nutritifs; cette égalité est prouvée, en effet, par la constance dans la richesse aqueuse de la plante.

Une partie de l'eau n'est pas un simple véhicule de dissolution, mais est elle-même un élément nutritif du végétal. Il est hors de doute que toute plante *décompose de l'eau; que son hydrogène*, en se combinant, forme certaines parties élémentaires du végétal et que son *oxygène* sert en partie à former quelques composés de la plante, et est en partie exhalée dans l'atmosphère. Senebier a trouvé que la quantité d'eau évaporée à la surface de la plante n'est pas parfaitement égale à celle qui est absorbée par les racines; que le rapport de la première est à celle de la seconde :: 13 : 15. Or cette différence ne peut être attribuée qu'à une décomposition et à une assimilation, par le végétal, de la quantité excédante.

Les combinaisons d'*ammoniaque* et d'*acide azotique* que la plante absorbe sont toutes à l'état de solution aqueuse. L'ammoniaque se forme en quantité

sidérable à l'état de carbonate, de phosphate et de chlorhydrate, pendant la
réfaction des corps organisés. La fermentation des éléments du sol, sous
fluence d'un ferment et en présence de l'air, développe, aux dépens de
mmoniaque, de l'azotate de potasse, et réciproquement, sous l'influence de
ments de réduction il peut naître des sels d'ammoniaque aux dépens des
tates. En dehors de la fermentation et de la putréfaction, il est encore d'au-
s actions chimiques et physiques qui donnent naissance à des composés
zote avec de l'oxygène ou de l'hydrogène. Ces composés paraissent se rattacher
jours à la *production de l'ozone*. Quand une masse d'air est traversée par
e étincelle électrique, à chaque coup de foudre il se produit de l'acide azo-
ue par suite d'une combinaison de l'azote avec l'oxygène atmosphérique.
œnbéin a trouvé que pendant toute combustion il y a formation d'azotate
mmoniaque; une certaine quantité de vapeur d'eau serait, en effet, décom-
ée et l'azote de l'air se combinerait avec l'hydrogène et l'oxygène mis en
erté. Aussi, par suite des combustions, comme également par suite de la
réfaction des corps organisés, putréfaction qui donne naissance à du carbo-
e d'ammoniaque volatil, se trouve-t-il toujours dans l'air, outre l'azote
re, une petite quantité d'azote combiné sous forme d'ammoniaque, d'acide
tique ou d'azotate. Toutes ces combinaisons sont, en réalité, bientôt dis-
tes par la pluie ou absorbées par la surface des corps, surtout par la couche
perficielle poreuse du sol, et retournent ainsi aux racines des plantes. L'am-
niaque et les azotates sont les seules sources où les plantes puisent leur
te; mais c'est l'ammoniaque qui joue ici le rôle principal. L'acide azotique
 trouve surtout dans les terrains calcaires ou riches en alcalis; on ne le
uve ni dans les argiles, ni dans l'eau douce, ni dans l'eau de mer. Quelques
ntes terrestres semblent, d'après les recherches de Knop et de Stohmann,
oir besoin de cet acide comme élément de nutrition.

Liebig, le premier, développa cette théorie de la nutrition azotée des végétaux.
 point cependant avait été laissé obscur et insuffisant par ce chimiste; de nou-
lles recherches étaient donc nécessaires. Liebig croyait que les fermentations et
s putréfactions fournissent seules l'ammoniaque et les azotates. C'est Schœnbein
i, par ses travaux, démontra que ces corps si importants pour la nutrition vé-
tale naissent encore par des combustions et des phénomènes atmosphériques.
jà Faraday avait démontré que beaucoup de corps peuvent condenser à leur
rface des combinaisons azotées volatiles. Tous ces faits sont extrêmement impor-
ts; ils tendent, en effet, à nous éclairer sur l'origine des organismes végétaux. La
éorie de Liebig était basée sur une sorte de circulation constante des éléments dans
ute la nature organisée, mais elle ne pouvait expliquer l'origine primordiale d'êtres
ganisés. Les travaux de Schœnbein, au contraire, nous font comprendre comment
zote de l'air peut se transformer en combinaisons ammoniacales ou en azotates;
 ce sont ces combinaisons qui, avec l'acide carbonique, doivent être envisagées
mme les premières de la nature organisée.
Mulder a exposé une manière d'envisager les choses tout à fait différente. D'après
i, tout l'azote contenu dans les plantes provient de l'ammoniaque, non pas de
ammoniaque libre, mais de certaines combinaisons salines ammoniacales qui
rment les substances contenues dans l'humus de la terre végétale; ces combi-
aisons seraient probablement toutes ternaires (formées de carbone, d'hydrogène et

d'oxygène). Les acides de l'humus sont eux-mêmes des produits de décompositio
des corps organisés en putréfaction; ils sont ou solubles ou insolubles dans l'eau
mais leur composition chimique est encore peu connue, en raison de leur ins
tabilité. Leur importance au point de vue de la nutrition végétale est tout à fa
incontestable; en effet, quand un sol vient à manquer de ces acides, les plante
qui y croissent ne se nourrissent que fort imparfaitement. D'autre part, cependant
il est démontré par des expériences positives que des plantes peuvent se développe
dans un sol tout à fait inorganique. Saussure s'est assuré que les racines n'absorben
qu'une très-minime quantité des acides de l'humus. Il faut donc admettre que l'am
moniaque libre n'en reste pas moins une des sources principales d'où dérive l'azot
des plantes. Ces recherches ne sont, au reste, pas encore tout à fait probantes, car
en effet, la disparition de petites quantités des substances de l'humus peut dépendr
de leur propre décomposition. Il est plus probable que les acides organiques du sol
et surtout le carbonate d'ammoniaque produit par la fermentation des engrais, se dé
composent en acide carbonique libre et en ammoniaque, qui se dissolvent dans l'eau e
sont absorbés par les plantes. Il est, au reste, de peu d'importance pour la théorie d
la nutrition végétale de savoir que de petites quantités de sels de l'humus sont absor
bées en nature et décomposées seulement dans l'intérieur des organismes végé
taux (¹).

Les racines absorbent, en même temps que l'ammoniaque, tous les élément
fixes des plantes. Ces éléments y pénètrent aussi en solution aqueuse. Une
partie de ces corps se mélange intimement aux éléments végétaux organique
et conserve sa composition chimique sans altération; une autre partie de ce
corps se décompose sous l'influence de ces mêmes substances végétales or
ganiques et donne naissance aux combinaisons d'acides organiques avec des
bases inorganiques, ou d'acides inorganiques avec des bases organiques. Quel
quefois même ces corps fixes se décomposent en leurs éléments; c'est ce qu
se passe pour l'acide sulfurique des sulfates, d'où provient tout le soufre qui se
trouve dans les composés organiques (albuminates, quelques huiles essentielles)
La plante, en s'assimilant les éléments qu'elle tire du sol, ne les absorbe
pas dans une proportion égale à celle dans laquelle ces éléments se rencontren
soit dans l'atmosphère, soit dans la terre: il en est qu'elle absorbe en quantité
relativement plus considérable, et d'autres qu'elle n'absorbe que dans une pro
portion minime. Elle possède une force d'attraction considérable pour ceux de
ces éléments qui lui sont indispensables pour vivre et pour réparer ses tissus.
Ce choix opéré par les racines se trouve déjà favorisé par le sol, qui lui-même
absorbe surtout de l'ammoniaque et de l'acide carbonique, ainsi que les sels qui
précisément sont les plus favorables à la végétation. Les sels de potasse, les
phosphates sont absorbés par l'humus en quantité considérable, tandis que ce
dernier ne jouit que d'une propriété d'absorption plus faible pour les sulfates,
les sels de soude, de chaux, de magnésie, le fer et le manganèse. La composition de la terre végétale a donc une influence capitale sur la végétation. Il est
beaucoup de plantes qui s'atrophient quand on les transplante dans un autre
terrain, et d'autres qui, dans les mêmes conditions, modifient leur structure.

(¹) Mulder, *Versuch einer allgemeinen physiologischen Chemie*. Braunschweig 1844. —
Liebig, *Die Chemie in ihrer Anwendung auf Agricultur und Physiologie*, 7ᵉ édit. Braunschweig 1862.

La force d'attraction que l'humus exerce sur les sels inorganiques que nous venons
e désigner est telle qu'elle les extrait presque en entier de leurs solutions et que
eau qui reste est presque pure. Mais les racines possèdent, elles aussi, une force d'at-
action spéciale; ce qui le démontre, c'est que la proportion des substances inorga-
iques qui existent dans les tissus de la plante n'est pas la même que celle que l'on
ouve dans le sol. Il ne faudrait donc pas croire que les racines absorbent les liquides
ans le même état où ils se trouvent dans le sol; la solution qui pénètre dans la racine
même une composition tout à fait différente de la solution ambiante; mais l'*endos-
ose* nous explique ce mystère. Il a jusqu'ici été de toute impossibilité de détermi-
er les conditions spéciales qui font que, dans ce cas particulier, l'endosmose se fait
e cette manière et non pas d'une autre. Des affinités chimiques jouent évidemment
i un rôle des plus importants, tout aussi bien que pour le fait de l'absorption des
az atmosphériques par la surface de la plante ([1]).

§ 45. — Mouvements liquides nutritifs dans la plante.

L'absorption de l'eau, de l'ammoniaque, de l'acide carbonique et des sels
ar les racines, de l'acide carbonique et de l'oxygène par la surface extérieure
u végétal, s'accompagnent d'un mouvement constant des matières nutri-
ves assimilables dans l'intérieur de l'organisme végétal. L'eau dans laquelle
es matières nutritives tirées du sol sont dissoutes est absorbée par les cellules
orticales superficielles de la racine; elle passe alors dans la partie ligneuse de
elle-ci, monte dans le ligneux de la tige et des branches et arrive jusqu'aux
euilles. Là, ce liquide reçoit, par l'acide carbonique absorbé, la quantité de
arbone qui lui est nécessaire, et là aussi, sous l'influence de la lumière, les
ubstances nutritives se transforment en leurs composés organiques. Le liquide
ourricier ainsi constitué chemine alors peu à peu à partir des feuilles, à travers
es faisceaux vasculaires et les cellules, jusqu'aux parties du végétal dans les-
uelles il est consommé, ou jusque dans d'autres parties, comme les tuber-
ules, les bulbes, les fruits, où il est emmagasiné pour servir ultérieurement
ux organes qui devront le consommer. Le mouvement du liquide nourricier
e fait donc dans des directions très-variées, tantôt et très-fréquemment il des-
end vers les racines, souvent aussi il monte ou se porte transversalement,
uivant la situation qu'occupent les lieux de consommation ou de réserve du
égétal. Les albuminoïdes et les corps gras se meuvent surtout dans les fais-
eaux vasculaires; les hydrocarbures et les acides végétaux, au contraire, dans
es cellules du parenchyme.

L'ascension du liquide nutritif non encore élaboré qui se dirige des racines
ers les parties vertes de la plante est due uniquement à des forces méca-
iques. Les cellules de la racine se remplissent d'abord par imbibition et par
ndosmose; le liquide absorbé ainsi progresse par capillarité vers les cellules
e la tige, puis, en raison de l'évaporation de l'eau qui s'opère à la surface des
arties vertes, il est obligé de se diriger vers ces dernières. Ce sont des forces
nalogues qui probablement contraignent le liquide nourricier déjà élaboré à
e porter vers les parties où il sera consommé ou mis en réserve. Si les albu=

([1]) Liebig, *Chemische Briefe.* 4e édit., t. II.

minoïdes et les corps gras cheminent à travers les faisceaux vasculaires criblés de trous, cela tient à ce que ces substances ne peuvent pénétrer par voie d'endosmose à travers les membranes des cellules, membranes que traversent au contraire très-facilement les hydrocarbures et les acides végétaux solubles. Aussi ces dernières substances cheminent-elles, comme nous l'avons dit, surtout à travers les cellules closes du parenchyme. Mais l'amidon, qui toujours est à l'état solide dans les cellules? Il paraît hors de doute que toujours, quand l'amidon traverse une paroi membraneuse, il est dissous, peut-être après transformation en glycose. Il faut donc que, pendant son mouvement, l'amidon se dissolve et se précipite bien des fois. Le liquide nourricier élaboré doit, en tout cas, la direction de son mouvement à des forces attractives développées par la consommation elle-même dans les parties où il sera consommé, et développées dans les parties où il sera mis en réserve par la propriété qu'ont les cellules qui s'y trouvent de s'accroître considérablement.

La présence des hydrocarbures et des albuminoïdes étant également nécessaire pour former des éléments végétaux, on peut, en empêchant l'accès de l'une de ces deux substances, enrayer la nutrition d'une partie d'un végétal. Aussi, lorsque sur des plantes ligneuses dicotylédonées on sectionne l'écorce circulairement, voit-on les parties situées au-dessous de la section s'atrophier. Dans ces plantes, en effet, les faisceaux vasculaires se trouvent dans l'écorce, en raison de quoi l'apport des albuminoïdes est empêché par la section. Cette expérience avait fait croire autrefois que le liquide nutritif élaboré chemine toujours par l'écorce, tandis que le liquide brut monte par le ligneux. Mais puisque les hydrocarbures cheminent dans les cellules du ligneux, il s'ensuit déjà que cette hypothèse est inexacte. Quand les plantes possèdent des canaux laticifères ou des faisceaux vasculaires situés dans leur moelle, des quantités d'albuminoïdes cheminent dans ces vaisseaux.

Parmi les forces qui font cheminer le liquide nourricier dans la plante, il en est deux que l'on peut mesurer d'une manière approximative : la force d'attraction des racines et la force d'évaporation de la surface. Si l'on vient à sectionner une plante immédiatement au-dessus de la racine, et si l'on fait baigner la racine dans de l'eau, on peut, par la quantité d'eau qui s'écoule de la surface de section, juger de la quantité de liquide absorbé par la racine. D'autre part, si l'on sectionne un rameau et si on le fait plonger par sa surface de section dans un vase rempli d'eau auquel est adapté un manomètre, on peut juger de la force d'évaporation par l'abaissement du niveau du mercure de la colonne manométrique.

§ 46. — La plante, organisme de réduction.

La plante, en se nourrissant, décompose en leurs éléments l'acide carbonique et une partie de l'eau absorbés; elle retient le carbone et l'hydrogène mis en liberté par cette décomposition ; elle exhale, au contraire, une partie de l'oxygène; de plus, la quantité d'oxygène qu'elle soutire à l'air est de beaucoup inférieure à celle qu'elle lui rend. Il résulte de tout cela que l'on peut envisager la plante comme un *organisme de réduction* ou *de désoxydation*. Elle transforme les combinaisons très-oxygénées (acide carbonique et eau) en produits moins oxygénés, et met en liberté une certaine quantité d'oxygène. Mais, comme, d'autre part, le végétal transforme les combinaisons inorganiques sim-

, l'acide carbonique, l'eau, l'ammoniaque, en combinaisons organiques -complexes, l'on peut envisager les phénomènes chimiques de sa nutrition me une *synthèse*. Ces actions de *réduction* et de *synthèse* embrassent ement les faits généraux de la nutrition végétale, car, ainsi que l'étude de himie de la cellule nous l'a déjà démontré, § 35, quand on entre dans les ils, on voit qu'il s'y passe également des *oxydations* et des *analyses*.

B. NUTRITION DES ANIMAUX.

47. — Passage dans le corps des animaux des éléments nutritifs élaborés par les végétaux.

'animal, de même que le végétal, est constitué par des combinaisons *com- ibles* ou *fixes*. Ces deux espèces de substances sont absorbées pendant l'acte a nutrition, et sont éliminées. Les substances fixes éprouvent, de même dans l'organisme végétal, des modifications moins importantes que les au- ; beaucoup d'entre elles apparaissent dans les excrétions sous la même ne sous laquelle elles ont été absorbées. Au contraire, les substances bustibles ou organiques éprouvent des métamorphoses très-importantes , en général, sont d'une autre nature que celles qui se produisent dans végétaux. L'animal, en effet, n'est pas obligé d'emprunter les éléments on corps à la nature inorganique, il les prend aux végétaux qui eux ont transformé les substances inorganiques en combinaisons organiques. Ce t pas directement au moyen de l'acide carbonique, de l'eau, de l'ammo- que et des sels qu'il reconstitue ses tissus, mais c'est au moyen des hydro- ures, des graisses, des albuminates qui forment les tissus végétaux, et substances n'ont besoin que de peu de modifications pour pouvoir entrer s les éléments des tissus animaux.

e sont d'abord les herbivores qui empruntent aux plantes les matériaux de s tissus; puis, à leur tour, les carnivores les prennent aux herbivores. En nière analyse, les éléments du corps des animaux proviennent en réalité de nosphère et du sol; car jamais l'animal n'assimile une substance sans que elle ait été assimilée par une plante, et la plante s'est entièrement stituée aux dépens de l'air et du sol.

es combinaisons chimiques qui forment les organismes végétaux et ani- ux sont ou identiques, ou presques analogues. Les albuminates, le sucre, lques corps gras, quelques acides non azotés présentent dans les deux nes une composition identique; d'autres corps, comme les bases orga- ues, ont au moins une grande analogie de composition. Les plantes con- nent bien plus de substances que l'on ne rencontre pas dans les animaux, ces derniers n'en contiennent qui n'appartiennent pas également aux végé- x, et encore est-il à remarquer que les substances propres et spéciales aux maux ne sont en réalité que des produits de décomposition des tissus de l'a- al. C'est ainsi que les éléments végétaux les plus importants, la cellulose, nidon, beaucoup d'acides non azotés, les huiles essentielles, les alcalis végé- x, ne se rencontrent pas chez les animaux. Les éléments que l'on trouve dans le corps de ces derniers, et qui n'existent pas dans les végétaux sont des produits excrémentitiels ou s'en rapprochant beaucoup, comme l'urée, la créatine, l'acide urique, les acides biliaires etc. Il faut en conclure que *l'animal emprunte aux plantes les éléments dont il forme son organisme, et qu'il les emploie sans presque leur faire subir de modification.* L'animal ne saurait reconstituer ses tissus avec d'autres combinaisons que celles-là, alors même qu'elles seraient d'une composition élémentaire identique. Aussi sa nutrition est-elle arrêtée dès que la source végétale vient à lui faire défaut d'une manière directe ou indirecte.

Quoique presque tous les éléments du corps des animaux soient préformés dans les plantes, la proportion dans laquelle on les rencontre dans les deux sortes d'organismes est toute différente. En outre, l'animal ne perd jamais non plus la propriété de modifier jusqu'à un certain degré les éléments végétaux pour en fabriquer les siens.

Quant à la proportion suivant laquelle il s'assimile les éléments des tissus végétaux, l'animal se comporte comme la plante. Cette dernière, en effet, fait d'abord un certain choix au moyen de ses organes absorbants, parties vertes et racines; elle en fait encore un nouveau au moyen de chacune de ses parties élémentaires, en ce sens que la nutrition fournit toujours des produits distincts, suivant qu'elle se passe dans les cellules, les vaisseaux du tronc, les feuilles ou les racines. L'animal exerce un double choix analogue sur les éléments favorables à sa nutrition, d'abord par les *organes d'absorption*, et en second lieu par chaque particule élémentaire de *chacun de ses tissus ou de ses organes.* Les organes d'absorption, comme les vaisseaux sanguins, chylifères, lymphatiques, avec les glandes qui s'y rattachent, forment un *liquide nourricier*, presque identique partout, le *sang*. Le sang correspond au liquide nourricier organisé des végétaux, liquide qui provient de leurs parties vertes, et se meut vers leurs différents organes, mais il en diffère par ce que chez la plupart des animaux, chez tous les animaux supérieurs au moins, le sang contient des éléments organisés, des *cellules* qui se meuvent avec lui et contiennent, sous forme concentrée, les parties nutritives les plus essentielles du corps des animaux. Les globules sanguins tirent leur origine des glandes sanguines ou lymphoïdes; ces glandes ont pour fonction de transformer le suc nutritif non encore élaboré en un liquide contenant des éléments organisés.

Le globule sanguin est constitué par de l'albumine, des matières colorantes (hémoglobine) et des substances analogues aux corps gras (protagon, graisses); en fait de sels, il contient surtout du chlorure de potassium et du phosphate de potasse. Le liquor du sang renferme une petite quantité d'albuminates en solution (albuminate de potasse, albumine et fibrine); parmi les sels qu'on y trouve, c'est le chlorure de sodium et le phosphate de soude qui sont les plus abondants. Globules et liquor contiennent tous deux en moindre quantité du sulfate de potasse, du phosphate de chaux et de magnésie. Le liquor contient, en outre, de faibles quantités de substances excrémentitielles, urée, créatine, créatinine. Il résulte de la différence de composition des deux parties du sang que les globules contribuent surtout à la nutrition des organes, tandis que le liquor contient surtout les matériaux de décomposition des tissus.

ette conclusion peut se tirer surtout : 1° de la richesse des globules en albumi-
es; 2° de la nature des sels contenus dans les globules et dans le liquor. Les
miers contiennent surtout des phosphates et des sels de potasse ; le liquor, au
traire, contient surtout des chlorures et des sels de soude ; or la composition
tissus se rapproche beaucoup de celle des globules, tandis que celle des liquides
rémentitiels se rapproche de la composition du liquor. Enfin 3° de ce que les
stances excrémentitielles, comme l'urée, se rencontrent exclusivement dans le
or.

Parmi les substances organiques formées par les végétaux, celles qui peuvent
vir à la recomposition des tissus de l'animal sont les seules qui normalement
etrouvent dans le sang. Tantôt comme la cellulose, elles ne pénètrent pas
s ce liquide, tantôt comme l'amidon, qui déjà dans l'intestin se transforme
sucre, elles n'y passent qu'après s'être modifiées. Il en est d'autres qui, en
son de la rapidité de leur diffusion, comme les huiles essentielles, passent
vérité dans le sang, mais en sont très-rapidement éliminées, et d'autres qui,
ame les acides végétaux, se transforment rapidement, se combinent d'abord
es alcalis libres pour devenir des carbonates alcalins.
Je tous les éléments des plantes, il n'y a donc que les *corps gras*, les *hy-*
carbures, les *albuminates* et *certains sels inorganiques* qui sont indispen-
les pour reconstituer les éléments du sang. Aussi le sang contient-il normale-
t ces quatre espèces de substances. Mais toutes ces substances se mettant en
tact avec les différents tissus et les différents organes, ces derniers exercent
ces éléments du liquide nourricier dont la composition est presque partout
stante, une action élective, en vertu de laquelle chaque tissu attire à lui et
simile ceux dont il a besoin. Le sang se modifie donc parce que en cir-
ant à travers les différents tissus et organes du corps, il leur abandonne
éléments et leur en reprend d'autres. Le liquide nourricier qui se dirige
s les organes est, en général, désigné sous le nom de *sang artériel*, tandis
on donne le nom de *sang veineux* à celui qui en revient. Dans la plupart
tissus, le sang perd une partie de ses éléments nutritifs, et en ramène les
duits de décomposition. Aussi, en général, le sang artériel est-il plus riche
éléments de nutrition, et le sang veineux en éléments de décomposition.
st en raison de la proportion d'oxygène, l'un des principaux éléments de nu-
ion, qu'il contient, que le sang artériel a une couleur rouge clair, et c'est en
son de la proportion d'acide carbonique, l'un des principaux éléments de dé-
nposition, qu'il contient, que le sang veineux a une couleur rouge foncé.
poumons forment parmi les autres organes une exception, car le sang y
d de l'acide carbonique et s'y charge d'oxygène. Le sang artériel qui se
d aux poumons, sang qui provient de toutes les veines et qui est mélangé au
le venu de l'intestin est donc rouge foncé ; le sang veineux, au contraire, qui
vient des poumons et qui par l'intermédiaire du cœur doit être poussé vers
s les organes du corps est rouge clair. Le *foie*, lui aussi, constitue une ex-
tion du même genre, car la plus grande partie de sang qui s'y rend est du
g veineux venu d'autres organes, mais en sortant, il gagne les poumons,
omme le sang veineux de tout le corps il s'y transforme en sang artériel
ge clair.

Des trois groupes de substances organiques qui se trouvent dans le sang, il n'y a en réalité que les albuminates et les corps gras qui peuvent être désignés comme propres à former des tissus. Les hydrocarbures remplacés par la matière glycogène et quelques variétés de sucre ne sauraient prendre part à cette formation. Par contre, il est des corps *inorganiques*, les phosphates terreux et alcalins, le carbonate de chaux, les chlorures alcalins, le fer, qu'il faut ranger parmi les substances aptes à entrer dans la constitution des tissus.

Voyez le chapitre de physiologie spéciale du sang pour tout ce qui a trait à la différence entre le sang artériel et le sang veineux, pour les modifications que ce liquide subit dans le poumon, le foie etc.

§ 48. — Métamorphoses que subissent les éléments nutritifs dans le corps des animaux.

Les éléments nutritifs que les animaux empruntent aux végétaux subissent des *métamorphoses* spéciales pendant le premier choix que leur fait subir le sang, tout aussi bien que pendant le second que leur font subir les différents tissus.

Les *graisses* végétales, si déjà elles ne se trouvent à l'état de palmitine, de stéarine et d'oléine, sont immédiatement transformées dans le sang en ces trois corps gras qui constituent les graisses animales. Une partie de ces graisses se dépose en certains endroits du corps; une autre partie, ainsi que celles qui, antérieurement déposées, sont reprises par l'absorption, s'oxydent dans le sang pour se décomposer en acide carbonique et en eau.

Les *hydrocarbures* végétaux que l'animal peut s'assimiler sont l'amidon, le sucre de raisin, le sucre de canne et peut-être même une faible quantité de cellulose. Le sucre de raisin seul passe directement, sans modification, dans le sang; les autres hydrocarbures, au contraire, pour y pénétrer, se transforment en sucre de raisin. Une partie de ce sucre s'oxyde déjà dans le sang; une autre partie ne s'oxyde que lorsqu'elle est parvenue jusque dans les tissus; et de cette oxydation naissent les produits d'oxydation des hydrocarbures en général, l'acide formique, l'acide acétique, l'acide butyrique et surtout l'acide lactique. Tous ces acides, par une oxydation ultérieure, finissent aussi par donner de l'acide carbonique et de l'eau. Nous avons vu plus haut que chez les animaux il est possible que des graisses se forment aux dépens des hydrocarbures (voy. § 35).

Quant aux *albuminates* que les animaux empruntent aux végétaux, ils peuvent, dans le corps des premiers, se transformer très-facilement les uns dans les autres. En premier lieu, tous les albuminates fournis par l'absorption se transforment en albuminoïdes des globules sanguins ou du liquor du sang. C'est de ceux-ci que proviennent alors les différents albuminoïdes qui constituent les tissus, de même aussi que leurs dérivés, substance à gélatine, substances élastique et cornée. Mais ce n'est que dans les tissus eux-mêmes que les albuminates absorbés subissent leurs principales modifications. En effet, plus les tissus se rapprochent de leur état primitif (comme, par exemple, les cellules les plus jeunes de l'épiderme, le tissu muqueux (variété des tissus des substances connectives), plus aussi leurs propriétés physico-chimiques se rapprochent de celles de l'albumine proprement dite.

Les transformations qu'éprouvent les albuminoïdes pour constituer ceux de leurs dérivés qui entrent dans la structure des tissus ne sont dues, en majeure partie, qu'à une oxydation faible. La décomposition des tissus d'où naissent les matières excrémentitielles azotées est, au contraire, le résultat d'une oxydation de plus en plus avancée.

Les produits excrémentitiels qui naissent ainsi, la glycocolle, la créatine, l'urée, l'acide urique, ne sont pas seulement des produits riches en oxygène, mais leur proportion d'azote est très-élevée comparée à celle du carbone et de l'hydrogène qu'ils contiennent. Ce fait tend à prouver que tout le carbone et tout l'hydrogène des albuminoïdes ne saurait être contenu dans les produits excrémentitiels du corps des animaux, mais qu'une grande partie de ces éléments doit servir à des composés *non azotés;* en d'autres termes, que dans la décomposition des albuminoïdes, en outre des phénomènes d'oxydation, il se produit un dédoublement de ces substances en un composant azoté et un composant non azoté. Dans tous les organes qui contiennent beaucoup d'albumine, les glandes, les muscles, les organes nerveux centraux, nous voyons en effet des substances non azotées prendre naissance à côté des produits d'oxydation azotés, tels que la leucine, la tyrosine, la glycocolle, la créatine etc. C'est ainsi que dans les muscles il se forme du sucre et de l'acide lactique; dans le cerveau, des acides gras et de l'acide glycéro-phosphoré; dans le foie, de la matière glycogène et de l'acide cholalique etc. Tous ces produits non azotés du dédoublement des albuminoïdes finissent par se décomposer en acide carbonique et en eau, à moins qu'ils ne soient déjà excrétés sous une forme d'oxydation moins avancée. Quant aux produits azotés de ce dédoublement, ils peuvent, à leur tour, se dédoubler encore une fois en corps azotés et corps non azotés; le produit azoté de ce deuxième dédoublement est toujours de l'ammoniaque, et le produit non azoté est représenté par l'acide carbonique et l'eau.

D'après ce que nous venons de voir, de toutes les substances de nutrition des animaux, ce sont les *graisses* qui subissent le moins de métamorphoses; sans tenir compte, en effet, des transformations de certaines graisses végétales en graisses ou en substances grasses animales, leurs métamorphoses se bornent à une simple oxydation aux dépens de l'oxygène atmosphérique, en vertu de laquelle elles se décomposent en acide carbonique et en eau. Les métamorphoses des *hydrocarbures* sont déjà plus importantes; ce n'est pas en effet ici une simple transformation en corps de même nature qui se produit; mais par l'oxydation il se forme des acides non azotés, comme l'acide lactique, et peut-être même, par suite d'un phénomène combiné d'oxydation et de réduction, se produit-il des corps gras. Les *albuminates* éprouvent des métamorphoses plus variées encore; les albuminoïdes se transforment les uns dans les autres, ils donnent naissance à leurs dérivés, puis ces derniers, comme aussi les albuminoïdes d'où ils proviennent, s'oxydent et se dédoublent. A la suite de ces deux phénomènes on voit naître d'une part des acides non azotés,

des graisses et des hydrocarbures, et d'autre part des acides et des bases azotés.
Les métamorphoses des albuminoïdes dans l'organisme animal sont les plus importantes surtout parce qu'elles donnent naissance aux *ferments* qui se trouvent
dans les liquides digestifs et nourriciers. C'est à l'action de ces ferments que
sont probablement dues toutes les métamorphoses des graisses et des hydrocarbures, comme aussi celles des albuminoïdes, de même que leur dédoublement.

§ 49. — L'animal considéré comme un organisme d'oxydation.

A un point de vue général, les transformations que subissent les substances
dans le corps des animaux sont de grands *phénomènes d'oxydation*. Les produits de ces transformations, qu'ils proviennent des graisses, des hydrocarbures ou des albuminoïdes, sont toujours plus oxygénés que ces dernières
substances elles-mêmes. Il est toutefois à remarquer qu'à côté de ces oxydations il se fait toujours de simples dédoublements et même des réductions. Les
produits ultimes auxquels les combinaisons non-azotées de l'organisme animal
donnent naissance par ces moyens sont de l'acide carbonique et de l'eau ; ceux
qui naissent des combinaisons azotées sont de l'acide carbonique, de l'eau et
de l'ammoniaque, ou des substances qui peuvent très-facilement se réduire en
ces trois produits. L'*acide carbonique*, l'*eau* et l'*ammoniaque* sont donc les
produits ultimes de la décomposition des substances animales, et ce sont précisément les mêmes corps qui servent à la nutrition des végétaux.

Le *soufre*, quoiqu'il n'entre qu'en petite quantité dans la combinaison des
corps albuminoïdes, doit néanmoins appeler ici notre attention. Pendant les
phénomènes de nutrition il s'oxyde et se transforme en acide sulfurique, qui est
éliminé sous forme de sulfates. C'est même là la différence la plus importante
qui existe entre la quantité des sels contenus dans les matières ingérées et excrétées. Les excrétions sont plus riches en sulfates qui proviennent de l'oxydation des albuminoïdes.

Dans l'état normal, la masse totale de l'azote *n'est pas éliminée* sous forme d'ammoniaque, mais sous forme de composés contenant encore du carbone et pouvant
se transformer très-facilement soit en CO^2, HO et $Az\,H^3\,HO$, ou en CO^2 et $Az\,H^3\,HO$.
L'urée, l'acide urique, en moindre quantité la créatine, la créatinine, les acides
biliaires, les substances colorantes de l'urine et de la bile sont des composés de cette
sorte. Tous ces corps se transforment naturellement en dehors de l'organisme, par
simple absorption d'oxygène, en CO^2, HO, $Az\,H^3\,HO$ (ou $Az\,O^5$).

§ 50. — Circulation des substances dans le règne animal
et le règne végétal.

En comparant les lois générales de la nutrition des végétaux et des animaux,
l'on s'aperçoit que les phénomènes nutritifs diffèrent dans les deux règnes,
mais que précisément en raison de cette différence ils dépendent intimement
les uns des autres. La plante est un *organisme de réduction*. Elle forme tous

ses éléments uniquement par une désoxydation de combinaisons simples, telles que l'acide carbonique, l'eau, l'ammoniaque (ou l'acide azotique) et quelques sels. Les plus importants des éléments formés de cette manière, les hydrocarbures, les graisses, les albuminates, servent à la nutrition de l'animal et deviennent les éléments de celui-ci. L'animal décompose plus tard ses propres éléments, car il absorbe de l'oxygène par la respiration. L'animal est ainsi un *organisme d'oxydation* dont les produits ultimes, acide carbonique, eau, ammoniaque, sels inorganiques, sont les mêmes composés que ceux qui servent à la nutrition du végétal. Les produits de décomposition du corps de l'animal sont les matériaux de nutrition de la plante ; et l'animal ne peut entretenir sa vie qu'au moyen des combinaisons chimiques que la plante a élaborées.

L'on voit donc qu'il existe une sorte de *circulation générale des substances* entre les deux règnes, végétal et animal. Les deux règnes dépendent l'un de l'autre · la plante assimile et organise des combinaisons inorganiques ; l'animal, au contraire, assimile des combinaisons organiques et les rend au végétal sous forme inorganique.

On donne le nom de *métamorphose élémentaire progressive* à celle qui transforme des combinaisons inorganiques en combinaisons organiques complexes, et celui de *métamorphose élémentaire régressive* à celle qui ramène les combinaisons organiques complexes à l'état de combinaisons inorganiques. Les végétaux font donc subir aux substances la première de ces métamorphoses, tandis que la métamorphose régressive appartient aux animaux.

Il ressort déjà des seuls mots de *progression* et de *régression* que les combinaisons les plus élevées de la métamorphose progressive ne peuvent être produits que par celle-ci, et ne sauraient appartenir également à la métamorphose régressive. Ces combinaisons les plus élevées, ce sont les albuminates. Les autres corps organiques qui entrent dans la composition des organismes végétaux et animaux peuvent, au contraire, appartenir tout aussi bien à la métamorphose progressive que régressive. C'est ainsi que le sucre de raisin formé par le végétal au moyen de l'acide carbonique et de l'eau est un produit progressif, tandis que ce même sucre formé dans l'animal par voie de dédoublement des albuminoïdes est, au contraire, dans ce cas un produit régressif. Il en est de même des graisses. Quant aux alcaloïdes végétaux, on ne sait encore s'il faut les ranger parmi les produits progressifs ou régressifs, ou si même ils ne sont pas des produits des deux espèces. Dans le végétal il se fait simultanément des métamorphoses progressives et régressives. Chez l'animal il n'y a qu'un cas de métamorphose progressive, c'est celui de la transformation encore douteuse d'hydrocarbures en graisses ; il faut y ajouter encore les métamorphoses progressives, fort minimes au reste, qui peuvent se produire par l'assimilation des albuminoïdes et des graisses.

II. ACTION DES FORCES DANS LES ORGANISMES VÉGÉTAUX ET ANIMAUX.

§ 51. — Loi de la constance des forces.

Dans toute combinaison chimique les particules élémentaires sont réunies avec une certaine force. Cette force se démontre par la résistance que ce corps oppose à la séparation. Les éléments qui sont réunis ont une faible tendance à s'unir à des éléments d'autres combinaisons. Mais si des causes extérieures séparent la combinaison, la tendance que possède chaque particule élémentaire pour entrer en combinaison chimique se trouvera augmentée. L'oxygène de l'acide carbonique, par exemple, a une tendance bien plus faible à s'unir à un corps oxydable que l'oxygène libre. L'hydrogène qui est en combinaison dans l'ammoniaque se brûle difficilement avec l'oxygène; l'hydrogène libre très-facilement, au contraire. Nous pouvons donc établir en loi générale que : *la tendance des éléments à entrer dans des combinaisons chimiques est bien plus grande quand ces éléments sont libres.* Les éléments combinés ont, en outre, une tendance d'autant plus grande à entrer dans des combinaisons nouvelles qu'ils sont moins énergiquement combinés ; comme, par exemple, le deuxième atome d'oxygène qui se trouve dans l'eau oxygénée (peroxyde d'hydrogène) se dégage beaucoup plus facilement et entre plus aisément dans de nouvelles combinaisons que le premier atome d'oxygène du même corps.

Les forces qui se limitent ainsi à une simple tendance au mouvement sont des *forces de tension* ou *forces potentielles ;* les forces, au contraire, qui donnent réellement lieu à un mouvement sont des *forces vives* ou *actuelles.*

La tendance que possède un élément chimique à entrer en combinaison, est donc une force de tension, voire même une force de tension d'intensité variable, suivant que cet élément est libre ou déjà combiné, ou que sa combinaison est plus ou moins stable. Un élément qui sort d'une combinaison a augmenté en tendance à se combiner, sa force chimique de tension s'est donc augmentée ; un élément libre qui entre dans une combinaison a perdu sa tendance à se combiner, sa force de tension chimique a donc diminué. Dans toute décomposition chimique il naît donc de la force de tension ; dans toute combinaison chimique il se perd donc de la force de tension. Quand des éléments passent d'une combinaison fixe à une combinaison moins stable, il doit donc aussi se développer de la force de tension, tandis que dans le passage d'une combinaison moins stable à une combinaison fixe il doit se perdre de la force de tension.

La séparation ou la réunion des éléments dans les décompositions ou les combinaisons chimiques sont des *mouvements* de ces éléments. Chaque fois donc qu'il se fait une décomposition ou une combinaison chimique, il se produit des forces motrices, c'est-à-dire des *forces vives* ou *actuelles.* Quand des éléments se combinent, c'est qu'une partie de la force qui jusque-là n'existait que comme tendance à entrer en combinaison chimique, s'est transformée en une véritable force motrice, en vertu de laquelle les éléments sont poussés les uns vers les autres, c'est-à-dire que lorsqu'il se produit une combinaison chimique quelconque, une partie des *forces de tension* qui existaient dans les éléments libres, se transforme en *force vive*. C'est la combinaison chimique elle-même qui a perdu cette partie de la force de tension transformée en force vive, ce qui veut dire que, lorsque la combinaison a eu lieu, la tendance à se combiner a diminué exactement de la même quantité qu'il a fallu dépenser pour réunir les éléments qui se sont combinés. Le phénomène est inverse quand une combinaison chimique se décompose, quand les éléments se dissocient. Pour désunir les éléments, il y a dépense de force vive, et cette dépense est manifestement égale à la force de tension que gagnent les éléments en se dissociant, car la tendance des éléments à se combiner doit augmenter d'une quantité égale à la quantité de force dépensée pour dissocier les éléments de la combinaison primitive. La force motrice nécessaire pour dissocier les éléments doit venir du dehors, car les éléments ne possèdent par eux-mêmes qu'une tendance à se combiner, et ce n'est que par des forces extérieures qu'ils peuvent être séparés. Il s'ensuit *que dans toute combinaison chimique il se développe des forces vives, et que dans toute décomposition chimique il disparaît des forces vives;* dans le premier cas, la quantité de force vive mise en liberté est égale à celle de la force de tension perdue par le fait de la combinaison; dans le second cas, au contraire, la quantité de force vive perdue est égale à celle dont s'est accrue la force de tension.

La somme des forces vives, non plus que celle des forces de tension n'est jamais constante dans toutes les combinaisons ou décompositions chimiques: tandis que la somme des *forces vives et des forces de tension réunies* ne saurait varier. Ce qui est perdu comme force vive est transformé en force de tension, ce qui se perd en force de tension se transforme en force vive. Pour tous les phénomènes de la nature, on peut démontrer que toute transformation des forces n'est qu'une transformation de force de tension en force vive et réciproquement, ou bien encore qu'elle n'est qu'un changement des différentes formes de forces vives les unes dans les autres. La loi qui établit que la somme de la force vive et de la force de tension est toujours constante, prend le nom de *loi de la constance des forces.*

Les différentes formes de forces vives que nous connaissons sont : le mouvement des corps, la lumière et la chaleur, et l'électricité. Toutes ces formes de forces vives ont de la tendance à se transformer en une seule, la chaleur. Quand le mouvement disparaît par frottement ou par résistance de l'air, il s'est transformé en chaleur; quand l'électricité rencontre une résistance sur son trajet, elle se transforme, elle aussi, en chaleur. La forme du mouvement qui apparaît comme force vive dans les combinaisons chimiques est donc principalement de la chaleur unie fréquemment à de la lumière, de même aussi celle qui disparaît dans les décompositions chimiques est principalement de la chaleur et de la lumière.

C'est surtout par la force de pesanteur que l'on peut se rendre compte de la différence qui existe entre la force de tension et la force vive. Un poids suspendu à une corde représente une certaine force de tension, une tendance à tomber, mesurée par la tension qu'il exerce sur la corde. Si l'on coupe la corde, le poids tombe, la force de tension devient force vive que l'on peut mesurer à l'aide de l'effet mécanique produit par le poids sur le sol. Toute la force de tension que possédait le poids s'est donc transformée en force vive. Vient-on à relever le poids et à le rattacher à la corde, on lui aura rendu toute sa force de tension. Mais, pour le relever, il a fallu dépenser une quantité de force vive (par contraction musculaire) égale à celle développée par le poids pendant sa chute. On n'a donc fait que remplacer la force de tension primitive par une quantité égale de force vive. La chute du poids avait transformé la force de tension en force vive : quand on l'a relevé, la force vive s'est de nouveau transformée en force de tension.

Le fait du passage des différentes espèces de forces vives les unes dans les autres est un corollaire du principe de la constance des forces. L'on sait que la chaleur peut se transformer en mouvement mécanique, et que réciproquement le mouvement mécanique peut se transformer en chaleur. Une force mécanique (frottement), ainsi que la chaleur, peuvent développer de l'électricité, de même aussi, la chaleur et la force mécanique peuvent naître de l'électricité. Il en résulte que le changement de ces forces les unes dans les autres se fait suivant un certain *équivalent*, autrement dit, suivant des propriétés numériques déterminées : que, par exemple, une quantité déterminée de chaleur fournit une quantité déterminée de mouvement, et que, si l'on transforme de nouveau le mouvement, on obtiendra encore une fois la même quantité de chaleur. Cette loi a surtout été étudiée pour la chaleur et le mouvement : c'est la loi de l'*équivalent mécanique de la chaleur*. La quantité de calorique capable d'élever de 1 degré 1 kilog. d'eau produit une force mécanique égale à celle développée par un poids de 425 kilogr. qui tomberait d'une hauteur de 1 mètre. Avec un travail de 425 kilogrammètres, on peut donc élever de 1 degré la température de 1 kilogr. d'eau, et réciproquement, avec une quantité de calorique capable d'élever à 1 degré 1 kilogr. d'eau, on peut produire un travail mécanique de 425 kilogrammètres. Il disparaît toujours exactement autant de chaleur qu'il apparaît de travail mécanique, et il disparaît autant de travail mécanique qu'il apparaît de chaleur. Le frottement lui-même n'est que la transformation en chaleur d'une quantité déterminée de travail mécanique.

La loi de la constance des forces a été pour la première fois formulée nettement par J. R. Mayer. Les physiciens les plus éminents de l'Allemagne et de l'Angleterre se sont efforcés de trouver des développements et des applications de cette loi si importante. Nous citerons surtout Helmholtz, Clausius, Joule et W. Thomson [1].

§ 52. — Application de la loi de la constance des forces aux organismes. Travail musculaire et production de chaleur.

Lorsque la plante assimile les composés inorganiques de l'atmosphère nécessaires à sa nutrition, elle le fait en vertu d'une *force d'affinité chimique* qui existe déjà dans les premières cellules du germe et qui appartient

---

[1] Mayer, *Die Mechanik der Wärme (Gesammelte Abhandlungen)*. Stuttgart 1867. — Helmholtz, *Ueber die Erhaltung der Kraft*. Berlin 1847. *Ueber die Wechselwirkung der Naturkräfte, ein populär-wissenschaftlicher Vortrag*. Königsberg 1854. — Tyndall, *Die Wärme (Deutsche Ausgabe von Helmholtz u. Wiedemann)*. Braunschweig 1867. — Wundt, *Med. Physik*, § 11. — Nous ajouterons à tous ces auteurs le nom d'un savant, aussi modeste que distingué, celui de Hirn (du Logelbach), *Équivalent mécanique de la chaleur*. Paris 1865 et 1868.

us tard à tous les éléments nés de ce germe. Cette force d'affinité tire son origine des combinaisons chimiques qui constituent les parties élémentaires des plantes; aussi diffère-t-elle suivant la nature de ces éléments; les feuilles vertes attirent l'acide carbonique atmosphérique; les racines attirent de l'acide carbonique en solution, de l'ammoniaque et des éléments minéraux. Ces forces d'affinité chimique ne se manifestent pas dans tous les cas; leur *manifestation* suppose toujours, au contraire, des *conditions extérieures déterminées*. Le blé semé en hiver ne commence à germer qu'au printemps; ce n'est que sous l'influence du soleil que les arbres et les buissons commencent à bourgeonner, et ce n'est également que sous l'influence de la lumière que les feuilles vertes absorbent l'acide carbonique nécessaire au végétal. C'est donc l'influence de la *chaleur* et de la *lumière* qui fait que les forces d'affinité chimique en repos jusque-là peuvent se manifester. Cette force d'affinité qui existe dans les éléments des racines et des feuilles ne s'y trouve qu'à l'état de *tendance* à former des combinaisons; les véritables combinaisons ne peuvent se produire que sous l'influence d'agents extérieurs, de chaleur, de lumière. C'est par ces agents que le carbone, l'azote, l'hydrogène et l'oxygène peuvent sortir des composés stables d'acide carbonique, d'eau et d'ammoniaque, pour entrer dans des combinaisons bien plus instables, comme les albuminoïdes, les graisses, les hydrocarbures etc., ou encore pour mettre même en liberté la plus grande partie de l'oxygène. En vertu de la loi de la constance des forces, il faut que, dans ce cas, *la force de tension des éléments augmente d'une manière notable et qu'une partie de la force vive venue de l'extérieur se transforme en force de tension*. La force vive qui disparaît en réalité pendant la nutrition des végétaux est la *force vive de la chaleur et de la lumière solaires*. Si la plante ne peut se nourrir que sous l'influence de la chaleur et de la lumière, c'est que chaleur et lumière lui fournissent une force vive disponible qui peut compenser l'augmentation de la force de tension par suite de la décomposition des matériaux nutritifs, et qui seule peut permettre à cette décomposition de s'opérer. Pendant que la plante se nourrit, les forces vives de la chaleur et de la lumière solaires se transforment donc en force de tension chimique des éléments du végétal. La plante est donc un organisme qui transforme, sur une vaste échelle, la force vive en force de tension. L'animal consomme les substances formées par le végétal et absorbe ainsi une quantité de forces de tension; mais toutes ces substances consommées se décomposent dans son corps par une oxydation constante. Cette oxydation met en liberté les forces d'affinité qui se trouvaient à l'état de repos dans les substances assimilées. Ces forces devenues vives se manifestent, partie par de la chaleur mise en liberté, partie par des mouvements mécaniques propres à un tissu spécial, au tissu musculaire. L'animal est donc un organisme qui transforme surtout la force de tension en force vive. L'on voit donc que, de même que les végétaux et les animaux se complètent sous le rapport de la transformation des éléments nutritifs, de même aussi ils se complètent sous le rapport de la transformation des forces. Toutefois, sous ce dernier rapport, le phénomène est *simple* et non pas *réciproque*, comme pour la transformation des éléments nutritifs; en effet, la plante fournit à l'animal la quantité de force de tension nécessaire pour la transformer en force vive, tandis que la force vive développée par l'animal n'est pas sous la forme de celles que le végétal peut transformer immédiatement en force de tension. La plante a toujours besoin de nouvelles forces vives de chaleur et de lumière, et les tire des rayons solaires. Toutes les forces de la nature organisée proviennent des forces vives de la chaleur et de la lumière solaires. Le végétal emprunte directement ces forces aux rayons solaires et les emploie à sa nutrition et à son accroissement; l'animal, au contraire, ne les leur emprunte qu'indirectement par l'intermédiaire de la plante qui a accumulé en elle des forces chimiques de tension provenant de la transformation des forces vives des rayons solaires.

Les forces vives que le corps de l'animal met en liberté sont sous la forme de *chaleur* et de *travail mécanique des muscles*. Par analogie avec ce qui se passe dans les machines dans lesquelles, par suite d'actions chimiques, il se développe de la chaleur et du mouvement, nous pouvons dire que c'est l'oxydation des substances assimilées par l'oxygène inspiré qui donne naissance à la chaleur et au mouvement et que, par conséquent, le corps de l'animal, de même que la machine à vapeur, développe par combustion de la chaleur et du mouvement. En raison de la loi de la constance des forces, il faut de toute nécessité que, l'apport de substances combustibles étant le même, la chaleur mise en liberté soit compensée par une perte équivalente de travail mécanique, ou, inversement, que le travail mécanique développé soit compensé par une perte de chaleur équivalente. En effet, la quantité de force de tension qui se transforme en force vive, chaleur, ne peut en même temps se transformer en force vive, mouvement mécanique, et réciproquement.

Nous ne possédons malheureusement jusqu'à présent que des évaluations approximatives sur le rapport qui existe entre la chaleur et le travail produits dans le corps d'un animal et les combustions qui s'y passent. Ces approximations nous permettent cependant de constater que les conclusions auxquelles nous sommes arrivés plus haut sont exactes. On sait depuis longtemps qu'à mesure que la dépense de chaleur devient plus considérable, ou que le travail augmente, il faut de toute nécessité augmenter aussi l'apport des substances nutritives. Les expériences ont permis de constater que, dans les deux cas, production de chaleur ou travail, l'augmentation porte surtout sur les substances nutritives qui, en raison de leur richesse en carbone, sont capables de fournir, par la combustion, une plus grande quantité de chaleur et de travail. C'est la consommation des graisses et des hydrocarbures qui est surtout augmentée beaucoup plus que celle des albuminoïdes; de même aussi l'élimination de l'acide carbonique et l'absorption de l'oxygène deviennent plus considérables, tandis que les produits azotés de décomposition que l'on trouve dans les sécrétions n'augmentent que d'une faible quantité (§§ 132 et 144). Ces faits viennent à l'appui de l'hypothèse que les albuminoïdes et leurs dérivés azotés jouent surtout le rôle de ferments destinés à entretenir dans la machine animale une combustion lente. Il ne faudrait pas croire toutefois que, par leur décomposition, les albuminoïdes ne puissent participer eux-mêmes, quoique en faible quantité, à la production de chaleur et de travail, car il est évident que les produits non azotés du dédoublement de ces substances participent à ce phéno-

ène tout aussi bien et de la même manière que tous les autres corps non
cotés.

L'observation nous apprend que lorsque la quantité de travail augmente dans
corps de l'animal, la quantité de chaleur produite augmente également. A ce
oint de vue, l'organisme de l'animal répond donc aux machines dans les-
uelles le mouvement est développé par la combustion. Plus une machine à va-
eur doit produire de travail, plus il faut augmenter le chauffage et plus aussi
y a de chaleur perdue par le rayonnement ou par d'autres voies. Dans nos ma-
hines à vapeur, cette perte est très-considérable. Le travail effectif produit
st à peine le 1/10 de l'équivalent mécanique du charbon consommé. Chez
animal, les conditions étant favorables, le travail effectif produit est à peu
rès le 1/5 de l'équivalent mécanique du carbone consommé. L'organisme ani-
al est donc une machine de travail admirablement construite.

Nous pouvons mesurer exactement la somme de force de tension qu'une plante a
ccumulée dans son organisme sous forme de combinaisons chimiques; en effet,
ous pouvons brûler cette plante, et par cette combustion il se développe en chaleur
ne somme de forces vives égale à celle des forces de tension qui s'y trouvaient.
l'organisme animal agit de la même manière, il combine les éléments nutritifs qu'il
re des végétaux. Nous pouvons encore démontrer par une autre voie que le vé-
étal accumule des forces de tension; nous savons, en effet, que pendant qu'elle
'accroît, il disparaît des forces vives, chaleur et lumière. Tout le monde sait,
n effet, que sur une surface boisée la chaleur solaire est diminuée. Un partie de
ette diminution est due à l'évaporation, mais une autre partie, la plus grande pro-
ablement, est due à l'absorption des rayons calorifiques et lumineux. Le soleil
ayonne constamment dans l'éther une quantité énorme de forces vives. D'après
es évaluations de Pouchet, notre globe ne reçoit qu'une très-faible partie de la quan-
ité totale de force lumineuse émanée du soleil, le 1/2,300,000,000, et de cette der-
ière quantité ce n'est encore qu'une faible partie qui est accumulée dans les plantes
ous forme de forces de tension. Et c'est cependant cette faible quantité qui produit,
on-seulement toute la somme de travail développée dans tous les animaux et toute
l'espèce humaine, tout aussi bien que celle développée dans nos innombrables ma-
hines, mais encore toute la somme des forces de tension accumulées dans les vé-
étaux actuellement existants, tout aussi bien que dans ceux qui, enfouis dans les
ouches de houille ou les tourbières, représentent les débris des végétations anté-
ieures.

Alors même que nous nous représentons les végétaux comme des organismes qui
ccumulent des forces de tension, il ne faut cependant pas oublier qu'eux aussi
euvent développer des forces vives, quoique, à la vérité, en quantité beaucoup
moindre. Quand nous avons parlé des échanges moléculaires, nous avons vu que
e végétal, outre les phénomènes réductifs considérables qu'il produit, possédé en-
ore des propriétés d'oxydation, de combustion des composés élaborés, et l'on com-
rend facilement que ces oxydations s'accompagnent toujours, comme chez l'animal,
d'une production de chaleur. Dutrochet avait déjà, à l'aide d'expériences thermomé-
riques précises, constaté cette augmentation de chaleur des parties non vertes de
la plante, et tout le monde sait, du reste, que lorsque des semences réunies en tas
iennent à germer ensemble, elles s'échauffent beaucoup. Nous avons vu également
que les forces vives peuvent, dans une cellule végétale unique, se manifester par
des mouvements (mouvements du protoplasma, des spores, des spermatozoïdes,

mouvements qui, en raison de leur faible étendue seule, ne nous frappent pas de prime abord.

Il ne faudrait pas croire que, parce que nous avons dit que la chaleur et le travail sont les deux seules formes sous lesquelles la force vive se manifeste dans le corps de l'animal, elle ne puisse s'y manifester sous d'autres formes encore. Nous savons, en effet, que, dans l'ensemble des systèmes nerveux et musculaires, il se développe des forces électro-motrices qui sont en rapport causal soit avec les phénomènes mécaniques, soit probablement avec les fonctions psychiques. Il est certain toutefois que, sauf chez les poissons électriques, toutes ces forces électro-motrices ne se manifestent pas directement au dehors d'une manière notable, mais qu'elles sont toujours, dans l'intérieur même de l'organisme, transformées en d'autres forces, décomposition chimique, chaleur ou travail mécanique. Ainsi se vérifie l'idée que nous avons émise que chez l'homme les seules forces vives qui soient mises en liberté sont la chaleur et le travail. Mais toute la quantité de force vive mise en liberté par les phénomènes de combustion ne se traduit pas par la chaleur et le travail; il est effectivement une partie de la chaleur produite qui sert à échauffer les aliments absorbés et l'air inspiré, tandis qu'une autre partie devient chaleur latente par la vaporisation de l'eau dans les poumons.

Par des évaluations approximatives, Helmholtz a trouvé que ces deux derniers phénomènes absorbent au moins 22.5 pour 100 de la quantité totale de calorique produit par les combustions dans le corps humain, et encore ne tient-il pas compte de l'évaporation par la surface cutanée. On peut admettre d'après la quantité de carbone brûlé, que la quantité de calorique produit dans le corps humain est au minimum de 2 millions d'unités de chaleur, en prenant pour unité la quantité de chaleur capable d'élever 1 gramme d'eau à 1 degré de température.

Liebig démontra le premier l'importance des aliments non azotés dans la production de la chaleur animale; il admettait que ces aliments seuls possèdent ce rôle, tandis que les éléments azotés des tissus produisent, en se décomposant, le travail musculaire. D'où le nom d'*aliments respiratoires* qu'il donne aux graisses et aux hydrocarbures, et celui d'*aliments plastiques* qu'il réserve aux albuminoïdes. Jusque dans ces derniers temps tous les physiologistes s'étaient rangés à l'opinion de ce grand chimiste. J. R. Mayer, le premier (il publia déjà en 1845 un mémoire sur les mouvements organiques), envisagea, en s'appuyant sur le principe de la constance des forces, la chaleur et le travail musculaire comme les manifestations des forces vives, et les considéra comme émanées d'une seule et même origine, la combustion. Cette manière d'envisager les choses se vérifia de plus en plus par une série de faits que nous aurons à exposer en détail dans les chapitres de la *Physiologie spéciale* traitant de la chaleur animale et de la nutrition des muscles. Ici nous nous bornerons à donner quelques preuves à l'appui du principe général, preuves fournies par Mayer lui-même. Un cheval consomme par jour environ $0^k,67$ de carbone. Si l'on tient compte de l'équivalent mécanique de la chaleur produite par le carbone, et que, d'après Dulong, on calcule la chaleur de combustion du carbone $= 8558^\circ$ C; si de plus, l'on considère le travail auquel correspond la combustion de 1 kilogr. de carbone $= 1.522.450$ kilogrammètres, et que, pour terminer, on admette que le travail d'un ouvrier $= 1/7$ du travail d'un cheval, on trouve qu'un homme, qui élève 308,333 kilogr. à 1 mètre de hauteur (travail produit normalement par un homme valide), correspond à la combustion de $0^k,095$ de carbone. Ce qui, pour une heure de travail (la journée calculée à 8 heures de travail), fait $0^k,012$, pour une minute $0^k,0002$. Un homme, en soulevant le poids de son corps, soit 75 kil. à une hauteur de $2^m,40$, consomme $0^{gr},62$ de carbone, pendant l'ascension d'une montagne de 300 mètres de haut, il en consomme $0^{gr}.775$. Mayer, d'après des calculs basés sur les quantités de carbone transformées par les soldats et les prisonniers, trouve que le travail mécanique répond à 1/5 de la consommation totale du carbone, tandis que d'après lui, les 4/5 restants servent à la production du calorique ; d'autre part, pendant le repos, la formation de chaleur n'est à peu près que la moitié de ce qu'elle est pendant la période d'action. Il est à remarquer que dans ces calculs on ne tient pas compte du calorique produit par la combustion de l'hydrogène, et que l'on considère la quantité de calorique produite par la combustion du carbone en combinaison dans les substances organisées comme égale à celle produite par la combustion du carbone libre (1).

Voit vient récemment de faire connaître une nouvelle théorie tout à fait en contradiction avec celle de Liebig. D'après Voit, la chaleur et le travail musculaire naissent de différentes sources : 1° de la combustion des hydrocarbures et des graisses ; 2° de la décomposition des albuminoïdes, décomposition toujours accompagnée d'après lui de la mise en liberté de forces élastiques. Nous aurons à revenir sur cette théorie en traitant de la physiologie spéciale.

La chaleur qui rayonne d'un corps est désignée sous le nom de *chaleur naturelle*. Lorsque l'on veut comparer la chaleur de différents animaux, on se sert tantôt de la chaleur naturelle de la peau, qui est la plus facile à apprécier, tantôt de celle du sang, moins influencée par des agents extérieurs. Les animaux se divisent tous en deux classes eu égard à la manière dont leur chaleur naturelle se comporte par rapport aux conditions extérieures : les *animaux à sang chaud*, les *animaux à sang froid*. Chez les premiers, la production du calorique est déterminée par la perte de calorique. Aussitôt que chez eux la perte du calorique augmente par la température extérieure, par une diminution de protection du corps (vêtements etc.), on voit aussi la production de calorique, ainsi que la consommation de carbone, augmenter, quoique la chaleur propre des organes internes, du sang surtout, reste constante. Aussi désigne-t-on les animaux de cette classe sous le nom d'*animaux à température constante* (homothermes). Chez les animaux à sang froid, ce n'est pas la perte de calorique qui détermine la production du calorique. Cette production est chez eux si faible que jamais elle ne dépasse en quantité celle qui se perd par l'évaporation. Leur température ne dépasse donc jamais que de très-peu celle du milieu ambiant ; d'autres fois elle lui devient égale et peut même lui être inférieure, lorsque celle du milieu est élevée ou que, par suite de l'évaporation de la surface extérieure, il survient un certain degré de refroidissement. Puisque la température propre de ces animaux varie avec celle du milieu, on dit qu'ils sont *à température variable* (pœkilothermes). Un des caractères essentiels qui fait différer les animaux à température constante d'avec ceux à températures variables, c'est que chez les premiers un écart de température des parties centrales amène la mort de l'organisme, alors même que cet écart est très-faible. Aux premiers se rattachent les mammifères et les oiseaux, aux seconds les poissons, les reptiles et tous les invertébrés. Cette division n'est cependant pas tout à fait exacte, et il est impossible de tracer des limites bien nettes entre les deux groupes.

---

(1) Liebig, *Thierchemie*, 3e édit. Braunschweig 1847. — Mayer, *loc. cit* — Helmholtz, article *Thierwärme*, in *Berliner med. Encyklopädie*.

Ce sont les oiseaux qui de tous les animaux à sang chaud ont la température la plus élevée (39°,4 — 43°,9). Il en est parmi ces derniers chez lesquels la température propre baisse d'une manière notable pendant l'hiver; de telle sorte qu'elle ne dépasse que de fort peu la température ambiante; ils se rapprochent donc pendant l'hiver des animaux à sang froid. Citons la chauve-souris, le hérisson, la marmotte, le hamster etc. La température du poisson et des amphibies dépasse celle du milieu ambiant de 0°,5 à 3°; celle des arthropodes la dépasse de 0°,1 à 5°,8. Chez les invertébrés les plus inférieurs, Valentin a trouvé un excès de chaleur propre qui, rapporté à 100, donne les chiffres suivants :

Céphalopodes.	0,57
Autres mollusques	0,46
Échinodermes.	0,40
Méduses	0,27
Polypes.	0,21

Quand la température vient à baisser d'une manière notable, les animaux à sang froid tombent tous dans le *sommeil hibernal*. Il en est de même des mammifères cités plus haut, chez lesquels la température baisse en hiver. Valentin, en étudiant les marmottes pendant cette saison, a trouvé que leur température se rapproche d'autant plus de celle du milieu ambiant que le sommeil est plus profond. Au début de l'hibernation, la différence entre les deux températures est encore environ de 30°: elle peut baisser successivement jusqu'à 1°,6. Il est clair que cette diminution dépend du moins grand nombre de combustions qui se passent dans leur organisme. L'inspiration d'oxygène diminue pendant cette période, de même que l'expiration d'acide carbonique, et même cette dernière diminue plus notablement que la première. L'expiration d'acide carbonique n'est plus alors que le 1/75 de la quantité normale, tandis que, l'inspiration d'oxygène ne descend pas au-dessous du 1/41 de la quantité normale.

Voyez la *Physiologie spéciale* pour la température des différentes parties du corps humain: et pour les méthodes d'investigation, de même que pour tout ce qui a trait à la théorie de la chaleur animale, voy. notre *Physique médicale*.

III. REPRODUCTION DES ORGANISMES.

§53. — Rapport entre les phénomènes de la reproduction, et les échanges de matériaux qui se passent dans l'individu.

La *reproduction* des organismes est sous la dépendance intime de leurs *phénomènes de nutrition*. La nutrition et la reproduction sont les deux fonctions fondamentales desquelles dépend la continuation de tout ce qui vit. La nutrition entretient l'*individu*; la reproduction entretient l'*espèce*. La nutrition est un échange des matériaux qui constituent l'individu, la reproduction est un échange des individus d'où naît l'espèce.

La nutrition est une condition indispensable de la reproduction. Le germe, élément de la reproduction, se développe dans la plupart des cas pendant un temps assez long aux dépens de l'organisme maternel, et est formé lui-même par les éléments que l'organisme maternel s'est assimilés par voie de nutrition. La reproduction consiste donc dans une dépense de matériaux et de forces que

nutrition doit remplacer, dépense faite aux dépens de l'individu et en faveur
l'espèce. Cette perte supportée par l'individu est, en général, d'autant plus
nde que *la consommation de matériaux est plus considérable, et que
autre part la dépense des forces de l'organisme est plus petite.*

Plus un organisme consomme de matériaux pour sa nutrition et plus il en dépense,
s aussi, pour un même temps, la masse de substances qu'il produit par reproduc-
1 est considérable. Le tableau qui suit établit cette loi d'une manière précise pour
différentes classes d'animaux :

Classe d'animaux.	Rapport moyen entre le poids du corps de l'animal et la quantité de substances produites annuellement par la reproduction.
Oiseaux	100 : 104
Mammifères	100 : 74
Arthropodes	100 : 58
Amphibies	100 : 38
Mollusques	100 : 32
Poissons	100 : 23 (1)

Par rapport à la quantité de matières consommées, ces différentes classes d'ani-
ux suivent à peu près le même ordre; la quantité de matières consommées pour
r nutrition est donc dans un rapport presque semblable avec la quantité de ma-
es consommées pour la reproduction. Voici, du reste, d'autres preuves plus dites encore : 1° nos animaux domestiques sont plus aptes à la reproduction que
rs types qui vivent en liberté; 2° la statistique démontre que pendant les années
tiles la quantité des naissances est beaucoup plus grande que pendant les années
disette.
Le deuxième facteur que nous avons fait intervenir dans la loi énoncée, c'est *la
ense de force dans l'économie de l'individu..* Plus cette dépense est grande, moins
este de forces pour la reproduction. Parmi toutes les causes qui occasionnent
te dépense de forces individuelles en opposition avec la reproduction nous cite-
s :
° La *croissance.* Aussi longtemps qu'un organisme s'accroît, il est, en général,
propre à la reproduction, quoique toutefois la consommation des matériaux y soit
s grande que dans l'état adulte. Il est évident qu'une des causes de ce fait c'est le
veloppement incomplet des organes génitaux, mais il faut y ajouter la grande dé-
se de matériaux nécessitée par la croissance. Pour l'homme la fonction de repro-
ction se rapproche même numériquement de la croissance; à la fin de la période
ccroissement, la quantité dont le corps augmente annuellement est de 1/12 du
ds du corps, et le poids du fœtus à 9 mois est également le 1/12 du poids de corps
l'adulte.
2° La *production de chaleur.* La dépense que fait l'organisme pour produire de la
leur est une perte considérable pour la reproduction. Bien que les animaux à
g froid fournissent toujours les matériaux destinés à la reproduction en quantité
aucoup moins considérable que les animaux à sang chaud, et cela en raison même
leur moindre consommation, il n'en est pas moins vrai que chez eux la quantité
substances réservées à la reproduction est plus considérable par rapport à la
antité absolue de substances employées. Nous manquons encore des données po-
ves pour établir cette loi, mais cependant le tableau ci-dessus peut nous aider

1) Leukart, article *Zeugung* (*Wagner's Handwörterbuch*, t. IV, p. 723).

à cet effet : nous y voyons, en effet, que la quantité moyenne des matériaux em
ployés à la reproduction est chez le poisson à peu près le 1 4 de celle employée pa
l'oiseau, bien que la quantité totale de matériaux consommés par le premier soit in
contestablement de beaucoup inférieure au 1 4 de celle consommée par le dernie
L'influence climatérique nous fournit encore une nouvelle preuve de l'influence d
la production de chaleur sur la reproduction. Les animaux des pays chauds so
presque tous stériles dans nos contrées, tandis que sous les tropiques nos animau
domestiques sont d'une fécondité presque double.

3° Le *travail musculaire*. Plus la masse du corps augmente, plus aussi le rappo
entre la force et la masse de l'animal diminue. Quand la masse musculaire aug
mente avec le volume du corps, la quantité de force relative diminue, car cette de
nière est en rapport avec la section et non avec le volume ou le poids du muscle.
en résulte que la quantité des matériaux de reproduction diminue avec le volum
de l'animal. Le rapport entre le poids du corps est par rapport à celui des matériau
de reproduction, annuellement chez l'homme $= 7 : 100$, chez le mouton $= 18 : 10$
chez le cochon d'Inde $- 200 : 100$. A la dépense due au travail musculaire,
faut de toute nécessité ajouter le fait suivant : plus la difficulté de trouver les maté
riaux de nutrition devient grande, moins, en général, la propriété de reproductio
est considérable chez les différents animaux. Les vers intestinaux, les parasites on
une fertilité énorme. Les animaux herbivores sont plus aptes à la reproduction qu
les carnivores, et cela parce que les premiers se procurent très-facilement leur nou
riture végétale ; c'est pourquoi aussi les oiseaux granivores pondent plus d'œufs qu
les oiseaux carnassiers.

Toutes les autres causes de dépense des matières nutritives agissent évidem
ment de la même manière ; toutes, elles diminuent les fonctions de reproduction.
est à remarquer, par exemple, que comparé à d'autres animaux à sang chaud
l'homme jouit d'une faculté de reproduction très-faible par rapport à la quantité d
matériaux qu'il consomme. Annuellement, les matériaux qu'il fournit à la reproduc
tion sont, par rapport à ceux qu'il consomme $:: 1 : 3000$, tandis que chez le chat e
le pigeon ils sont $:: 4 : 1000$[1].

La *capacité de reproduction* des individus du règne animal est d'autan
plus grande que la quantité des matériaux qui incombe à la génération est plu
considérable et que cette quantité se répartit en un plus grand nombre d
germes. Le nombre de ces germes est d'autant plus grand que chacun d'eux
pris isolément, possède un développement moins avancé au moment où il s
sépare de l'organisme maternel. C'est donc le degré de développement que
germe acquiert aux dépens de l'organisme maternel qui, joint à la quantit
totale des matériaux destinés à la reproduction, joue le rôle le plus impor
tant dans la capacité de fructification.

Le développement nécessaire aux germes avant qu'ils deviennent libres
donne la mesure des besoins embryonnaires des organismes ; il dépend de
conditions propres à leur organisation et du *milieu dans lequel vivent le
animaux*. En général, les embryons des animaux à sang chaud ont besoin
pour devenir libres, d'un degré de développement plus avancé que les embryon
des animaux à sang froid ; il leur faut, en effet, pour entretenir leur cha

(1) Ces rapports sont déduits des chiffres fournis par Barral pour la nutrition de l'homme
par Bidder et Schmidt, pour celle du chat, et par Boussingault, pour celle du pigeon.

leur propre, un développement déjà assez avancé de certains organes (des systèmes de la circulation et de la respiration), et un certain volume. Chez les animaux à sang froid, au contraire, le germe devient libre alors qu'il n'a pas même encore commencé à se développer. Tout leur développement et même la fécondation se fait en dehors de l'organisme maternel. Chez les oiseaux, à la vérité, le développement se fait en dehors du corps de la mère, mais l'œuf pondu contient déjà tous les matériaux nécessaires au développement du germe, et c'est encore la mère qui fournit à celui-ci la chaleur qui lui est nécessaire. Le milieu dans lequel vit l'animal agit sur le moment de la mise en liberté du germe, en lui amenant plus ou moins facilement ses matériaux de nutrition; le germe, en effet, est encore tout à fait inapte à se mouvoir. C'est pourquoi les animaux aquatiques mettent leurs germes en liberté bien plus tôt que les animaux terrestres.

Le tableau que nous donnons ci-dessous, et qui est emprunté à Leukart, vient à l'appui des considérations qui précèdent. Dans ce tableau, la productivité donne le rapport des matériaux de reproduction annuelle comparé au poids du corps de la mère; par le poids relatif de l'embryon nous comprenons le rapport du poids d'un embryon ou d'un germe parfait au poids du corps de la mère. La fertilité signifie la quantité annuelle d'embryons ou de germes à maturité.

	Poids du corps.	Production annuelle.	Productivité.	Poids relatif à l'embryon.	Fertilité.
Homme	55,000gr	4,000gr	7,3 : 100	7,3 : 100	1
Cheval	325,000	25,000	7,7 : 100	15,4 : 100	¹/₂
Vache.	175,000	35,000	20 : 100	20 : 100	1
Chien	22,000	7,920	36 : 100	2 : 100	18
Souris.	200	59	295 : 100	8,5 : 100	35
Faucon	950	224	23,5 : 100	5,8 : 100	4
Autruche. . . .	40,000	21,600	54 : 100	0,3 : 100	18
Moineau	25	27,6	120 : 100	9,2 : 100	12
Pigeon.	350	259	74 : 100	5,3 : 100	14
Poule	900	4,400	500, : 100	0,5 : 100	100
Lézard. . . .	11	7	63,6 : 100	7,0 : 100	9
Orvet	9	4,16	46 : 100	6,0 : 100	8
Couleuvre à collier .	330	150	45,5 : 100	3,3 : 100	13
Grenouille . . .	52	8	15,5 : 100	0,008 : 100	2,800
Épinoche. . . .	1,23	0,3	24,4 : 100	0,12 : 100	180
Anguille	23	3,3	14,3 : 100	0,23 : 100	60
Tanche	150	30	20 : 100	0,0013 : 100	15,000
Hareng	164	37	23 : 100	0,0005 : 100	47,000

Le rapport suivant lequel la reproduction dépend d'une part de la consommation des matériaux et d'autre part de la dépense des forces, peut s'exprimer simplement par les équations suivantes. Si l'on désigne par q la masse totale des matériaux assimilés en un temps donné, par h la dépense nécessaire pour l'entretien de l'économie (formation de chaleur, travail musculaire etc.), et par m les matériaux employés pour la reproduction, on trouve $m = q - h$. Désignez de plus par f la fécondité, et par p le poids de chaque embryon arrivé à maturité, et vous aurez $f = \dfrac{m}{p}$.

§ 54. — **Modes de reproduction.**

La reproduction est un phénomène par lequel, à des époques déterminées de la vie, certaines parties se développent dans l'organisme pour devenir semblables à celui-ci, parties qui pendant ce développement se détachent le plus souvent complétement de l'organisme maternel. La reproduction peut se faire soit par une véritable végétation de l'individu lui-même et n'être alors qu'un phénomène de son propre développement (bourgeons ou segments qui deviennent un nouvel individu); elle peut se faire au moyen de cellules libres capables de se développer (cellules germinatives, spores), ou bien elle peut consister en une sécrétion de cellules qui, par le contact avec d'autres éléments de sécrétion, acquièrent la propriété de se développer. Nous pouvons donc distinguer :

1° La *reproduction asexuelle*, divisée en :

    a) Reproduction par végétation ;

    b) Reproduction par cellules germinatives ou par spores.

2° La *reproduction sexuelle*.

Outre ces formes de reproduction, il en est encore deux autres plus ou moins hypothétiques.

3° La *génération spontanée*, qui consiste en la formation directe d'organismes, sans reproduction, par simple agrégation d'éléments inorganiques.

4° La formation de *nouvelles espèces* d'organismes par modifications successives pendant de nombreuses générations des espèces primitives.

Par la génération, on entend le mode suivant lequel tous les êtres organisés ont pris naissance. Des observations précises ont démontré que les êtres *qui existent aujourd'hui* ne se perpétuent tous que par *voie de reproduction*. Nous avons donc à nous occuper surtout de la reproduction. La *génération spontanée* et la *génération par modification successive des espèces* ne nous intéressent que comme des moyens dont on a cherché à se servir pour tâcher d'élucider le mystère de la première apparition des organismes.

A. REPRODUCTION ASEXUELLE.

§ 55. — **Reproduction par végétation.**

La *reproduction par végétation* ne diffère pas de la végétation ordinaire des tissus. Toujours elle est précédée d'une végétation totale ou partielle de l'organisme mère. Ce dernier s'accroît-il plus ou moins dans sa totalité, et se divise-t-il ensuite en deux ou plusieurs parties, c'est une *reproduction par segmentation*. L'organisme mère ne s'accroît-il, au contraire, que partiellement, et le nouvel individu est-il fixé sur une partie limitée de cet organisme, nous avons une *reproduction par bourgeonnement*. Ces deux variétés de reproduction par végétation ne sont bien distinctes l'une de l'autre que dans certains cas; souvent elles se confondent de telle sorte que la reproduction peut tout aussi bien être de la segmentation que du bourgeonnement. Ces deux modes ont ceci de particulier que l'individu nouveau reste longtemps, quelquefois toujours, adhérent à l'organisme maternel, ce qui rapproche encore ce genre

e reproduction de la simple croissance des tissus. Quand les individus pro-
uits ainsi restent en connexion persistante avec l'organisme mère, ils forment
e que l'on appelle, dans le règne animal, une *colonie d'animaux*. Au point
e vue de leurs fonctions générales, de leur nutrition, de leurs mouvements
tc., ces individus agrégés se comportent comme un seul organisme, et chacun
'entre eux peut être envisagé comme un organe isolé dépendant des autres.
resque tous les végétaux sont des organismes de ce genre, de même que les
olypes, les ténioïdes, les annélides, quelques infusoires (vorticelles).

La *segmentation* appartient surtout aux infusoires et, conjointement au bour-
eonnement, à quelques polypes et à quelques vers; dans le règne végétal elle
ppartient aux algues molles ou multicellulaires. D'ordinaire elle se fait trans-
ersalement, rarement longitudinalement (ce dernier cas se présente chez les
orticelles). Beaucoup d'animaux inférieurs, infusoires, rhizopodes, polypes,
euvent être divisés *artificiellement* dans tous les sens, et chaque fragment
evient un nouvel individu complet.

Le *bourgeonnement* est le mode de reproduction par végétation le plus
épandu. Dans toutes les plantes composées, le développement de la colonie
'individus se fait par segmentation et par bourgeonnement. Ce mode se re-
ouve aussi chez les polypes, les acalèphes cyclomorphes, les bryozoaires,
s tuniciens, les ténioïdes, les annélides. Les bourgeons sont tantôt situés la-
ralement le long du corps, ce sont des *bourgeons latéraux*, et tantôt dans le
ens de l'axe du corps, *bourgeons axillaires*. Les polypiers nous fournissent
n bel exemple de bourgeons latéraux; chez les plantes, l'accroissement se
it surtout par segmentation des cellules, mais les bourgeons sont latéraux.
es bourgeons axillaires se trouvent chez les ténioïdes et les annélides par
xemple; chez les premiers, le bourgeon se développe à une extrémité du corps.
 est clair que le bourgeonnement latéral se rapporte à la segmentation longi-
dinale, et le bourgeonnement axillaire à la segmentation transversale.

La *régénération* des parties du corps présente une grande analogie avec la
production par végétation; cette régénération est presque illimitée chez les
nimaux les plus inférieurs; chez la plupart des amphibies nus (les tritons, par
xemple), elle peut aller jusqu'à reproduire des organes complexes, les extré-
ités, la queue etc. Cette régénération se rapproche surtout de la segmentation
rtificielle; en effet, la multiplication qui a lieu chez l'*hydra viridis* (polype
'eau douce), après segmentation artificielle, peut tout aussi bien être appelée
ne reproduction par division en particules isolées qu'une régénération de ces
articules allant jusqu'à formation d'un individu complet.

A un point de vue absolu, tous les organismes composés peuvent être consi-
érés comme des individus agrégés; les parties élémentaires de ces organismes
euvent, en effet, végéter par segmentation ou par bourgeonnement. Ces parties
e comportent, d'autre part, comme des organes d'un individu isolé, c'est-à-
ire que les fonctions de l'individu isolé, nutrition, mouvements etc., sont
éparties entre elles toutes. Cette division du travail fait que parmi ces indivi-
us nés par reproduction asexuelle, quelques-uns peuvent acquérir les propriétés
exuelles. C'est ainsi que les organes de reproduction des végétaux les plus
levés peuvent être envisagés comme des individus propres à la génération ap-

partenant à une colonie d'individus nés par reproduction asexuelle. C'est ainsi encore que les colonies libres d'acalèphes se décomposent en individus destinés à la locomotion et en individus destinés à la nutrition et à la reproduction. De même que les différentes parties de la plante chargées de fonctions spéciales sont tout à fait semblables au point de vue morphologique, de même aussi les différents animaux d'une colonie, bien que se divisant le travail, se ressemblent entre eux.

§ 56. — Reproduction par spores.

La reproduction par *cellules végétatives* ou *par spores* tient le milieu entre celle par végétation et celle par fructification d'un ovule. La cellule-végétative chez les animaux naît d'ordinaire librement dans la cavité du corps, par une sorte de bourgeonnement intérieur; elle se sépare aussitôt de l'organisme maternel, et son développement ultérieur se rapproche de celui de l'ovule.

Les champignons, les lichens, les algues, se reproduisent par des spores. Chez les algues, les spores sont très-souvent garnies de cils. Un très-grand nombre de faits qui avaient semblé être des reproductions par spores doivent aujourd'hui être attribués à une reproduction sexuelle. Il en est de même pour les infusoires. Tous les exemples de *conjugaison* que l'on trouve dans les algues et dans les infusoires doivent, paraît-il, être rapportés à la reproduction sexuelle. La conjugaison consiste, en général, dans la soudure de deux individus par un point de leur corps et dans l'échange de leurs produits sexuels par ce point. Chez beaucoup d'algues, cette conjugaison va jusqu'à la soudure complète des deux êtres (copulation) [1].

Parmi les animaux, les trématodes et les infusoires présentent la reproduction par cellules germinatrices. On peut encore considérer comme appartenant à ce mode de reproduction la multiplication des pucerons asexués. Ces pucerons ont des générations qui alternent : tantôt ils sont munis d'organes sexuels et tantôt ils n'en ont pas; ils possèdent une sorte d'ovaire comparable à celui des animaux sexués; de cet ovaire, les cellules germinatives se détachent et tombent dans l'intérieur du corps de l'animal pour s'y développer.

§ 57. — Génération alternante et parthénogenèse.

Les deux formes de reproduction asexuelle ne sont pas d'ordinaire, peut-être jamais, exclusives; elles supposent, au contraire, une reproduction sexuelle avec laquelle elles alternent. En raison de cette alternance, dans la plupart des cas, les individus à reproduction sexuelle diffèrent par leur organisation de ceux à reproduction asexuelle. Toute l'histoire des espèces d'animaux ou de végétaux se résume donc en deux ou plusieurs générations, dont l'une, la sexuelle, dérive de l'asexuelle, et réciproquement. Quand cette alternance régulière existe pour une même espèce, elle prend le nom de *génération alternante*.

(1) Pringsheim, *Zur Kritik u. Geschichte der Untersuchungen über das Algengeschlecht.* Berlin 1856. — Balbiani, *Recherches sur les phénomènes sexuels des infusoires.* Paris 1861.

Si l'on envisage cette alternance de génération à un point de vue très-large, on peut y rapporter presque tous les végétaux supérieurs. Nous avons envisagé plus haut une plante de cette espèce comme formée par une agrégation d'individus. Les individus de cette colonie, qui constituent les organes de l'axe, se reproduisent asexuellement et donnent naissance, après une série de générations, à des individus sexués, les étamines et les pistils, qui, à leur tour, produisent des individus asexués. Les cryptogames qui possèdent un tronc et des feuilles nous offrent encore une bien plus grande analogie avec la génération alternante des animaux. Par contre, les champignons, le champignon du seigle ergoté par exemple, ont un mode d'alternance qui ne ressemble pas à la génération alternante proprement dite, car dans ce cas les modes de reproduction qui se succèdent sont tous deux asexuels, un bourgeonnement et une reproduction par spores. Il serait possible, au reste, que ce que l'on a pris jusqu'à présent pour une reproduction par spores soit, comme il est arrivé fréquemment déjà, reconnu tôt ou tard pour être une génération sexuelle.

C'est dans le règne animal que nous trouvons les exemples les plus remarquables de génération alternante. Stenstrup, l'auteur de cette découverte, la fit connaître chez les ténias, les trématodes, les polypes. On donne le nom de *nourrices* aux animaux qui, par voie asexuée, donnent naissance à des animaux sexués. La nourrice reproduit ou par bourgeonnement ou par spores; elle peut donner naissance à une série de générations asexuées avant de produire des animaux sexués, ou encore produire de suite, par une première génération, des animaux sexués. La production asexuelle par bourgeons donne toujours lieu à des agrégations d'animaux. Les ténias et les polypiers sont de semblables agrégations. Chaque ténia est une colonie composée de la nourrice (ce que l'on appelle la *tête* ou le *scolex*) et d'animaux sexués, les anneaux ou proglottides provenant de celle-ci par bourgeonnement. De ces anneaux naissent, par voie sexuelle, des embryons vésiculeux, dont chacun, s'il rencontre des conditions favorables, deviendra un nouveau scolex. Lorsque enfin par bourgeonnement il s'est fait une génération asexuée, il se produit une colonie de nourrices, les acalèphes, les hydres, par exemple.

Quand la reproduction asexuée se fait par cellules végétatives, comme chez les trématodes, il se produit parfois une succession de plusieurs générations de nourrices. Il se forme d'abord, par voie sexuelle, des embryons, qui toujours deviennent des nourrices très-différentes de structure. La nourrice produit dans son intérieur, par développement de ses cellules germinatives, tantôt une nouvelle série de nourrices, tantôt une série de larves de trématodes, *cercaires*, qui ne diffèrent du trématode sexué que par ce qu'ils possèdent une queue; cet appendice disparaît plus tard et le cercaire devient un véritable trématode.

Les nourrices de la génération alternante ont été désignées aussi sous le nom de *larves*, car on a comparé ce phénomène à celui des métamorphoses des insectes, et n'en différant que par ce que les métamorphoses sont, dans les cas de génération alternante, réparties sur deux ou plusieurs générations. L'on considère toujours l'animal sexué comme étant l'individu achevé; la nourrice est donc l'analogue de la larve, qui, elle aussi, est privée d'organes sexuels.

On peut comparer l'alternance des générations sexuées et asexuées dans une même espèce à ce qui existe chez certains animaux, où l'alternance se produit chez le même animal. Le fait le plus important à cet égard est ce qui se produit chez beaucoup d'insectes, qui pondent des œufs, dont les uns se développent après fécondation et les autres sans fécondation, comme des cellules germinatives par exemple. La reproduction par œufs non fécondés a pris le nom de *parthénogenèse* (reproduction virginale). Ce mode de reproduction est toujours en rapport avec les propriétés sexuelles des animaux qui naissent, en ce sens que toujours les œufs fécondés donnent lieu à des animaux d'un autre sexe que les œufs non fécondés. Chez les abeilles, par exemple, l'œuf fécondé est femelle ; l'œuf non fécondé est mâle.

La reproduction des annélides pourrait, elle aussi, être rapportée à une reproduction alternante ; chez ces animaux, en effet, outre la reproduction sexuelle, il se fait un bourgeonnement axillaire et une division de l'animal lui-même. Il est plus juste de les envisager comme des animaux agrégés et de regarder chaque anneau comme un individu isolé. La reproduction des pucerons se rapproche davantage de la parthénogenèse. Mais, comme chez eux, ce sont toujours des animaux différents qui se reproduisent, les uns sexuellement, les autres asexuellement, l'on regarde plutôt les pucerons asexués comme les nourrices des pucerons sexués. Mais ce qui est caractéristique, c'est que dans ce cas particulier la nourrice se rapproche beaucoup de l'animal sexué femelle.

Depuis que des recherches plus précises de Karsten etc. ont démontré que l'opinion de Al. Braun, qui avait cru voir des cas de parthénogenèse dans le règne végétal, doit être tout à fait abandonnée, ce mode de reproduction est limité à certaines espèces d'insectes. C'est chez les abeilles que surtout on l'a bien étudié. La ruche se compose d'une femelle complète, la reine des abeilles, de femelles imparfaites, stériles, les ouvrières, et de mâles. Ces derniers n'habitent que momentanément la ruche, car en automne les ouvrières les chassent et bientôt ils périssent. Au printemps, la reine est fécondée et possède alors la propriété de pondre alternativement à son gré des œufs mâles ou femelles. Elle dépose les œufs mâles dans les alvéoles les plus larges de la ruche et les œufs femelles dans les alvéoles les plus étroites. Quand la femelle n'est pas fécondée, elle ne pond que des œufs mâles. Siébold attribue cette singulière propriété de pondre à son gré des œufs mâles et femelles à l'existence d'un petit réservoir dans lequel la reine peut conserver la semence pendant longtemps, jusqu'à trois et quatre ans. C'est elle-même qui, au moyen de la semence tenue en réserve, féconde l'œuf au moment de son passage dans l'oviducte et fait ainsi d'un œuf non fécondé mâle un œuf fécondé femelle. Il ne faudrait pas croire toutefois que dans tous les cas de parthénogenèse il soit de règle que l'œuf non fécondé soit mâle, tandis que l'œuf fécondé est femelle, car chez les psychides, c'est l'inverse que l'on observe.

B. REPRODUCTION SEXUELLE.

§ 58. — Différence des sexes.

Pour la reproduction sexuelle, il ne suffit pas d'un germe qui renferme l'élément primordial de l'être futur ; il faut encore un deuxième élément qui, par son action sur le germe, rende celui-ci apte à se développer. L'ovule et la *semence* sont tous deux des produits de sécrétion provenant tantôt d'un seul et même individu, tantôt d'individus différents. Chez la plupart des plantes et chez les animaux hermaphrodites, on trouve les organes des deux sexes réunis sur le même individu ; chez la plupart des animaux et chez les végétaux dioïques, ils sont, au contraire, répartis sur deux individus.

Alors même qu'un seul individu peut produire les deux éléments de la repro-

ction sexuelle, il faut néanmoins, dans la plupart des cas, que les éléments
différents individus soient mis en contact pour que l'espèce puisse se propa-
r d'une manière durable. C'est ainsi que l'on a remarqué que, même chez les
gétaux monoïques, il faut, au bout d'un certain temps, une fécondation *ré-
proque* pour que l'espèce ne vienne pas à dépérir. Cette fécondation réci-
oque est bien plus commune encore chez les animaux hermaphrodites, et
and ils semblent se féconder eux-mêmes, ce qui ne se produit qu'accessoi-
ment, c'est, en réalité, par reproduction asexuelle.

Gærtner a démontré que quand une plante monoïque est complétement isolée de
s semblables, la semence perd peu à peu ses propriétés de reproduction; Darwin a
ême fait voir que lorsque des variétés d'une même espèce se fécondent l'une l'autre,
les deviennent plus productives. C'est en partie par l'air, en partie par les insectes,
e le pollen d'une plante est transporté sur une autre(¹). Parmi les animaux her-
aphrodites, ce sont ceux qui se meuvent difficilement, ceux qui vivent en parasites
isolés, qui sont obligés de se féconder eux-mêmes pour propager l'espèce. Chez
s escargots, la situation même des organes sexuels rend la fécondation par eux-
êmes impossible. Chez quelques animaux les organes mâles et femelles se dévelop-
nt à des époques différentes. Pour les animaux terrestres, la fécondation réci-
oque est la règle; chez les animaux aquatiques, il semble que la fécondation par
ux-mêmes est plus fréquente; il ne faut pas perdre cependant de vue que pour eux
au au milieu de laquelle ils vivent peut servir de véhicule pour transporter les
éments de la fécondation d'un individu à l'autre.

Du moment où les organes sexuels des animaux sont séparés et répartis
ntre les individus, il est très-rare de trouver la différence entre ceux-ci bor-
e exclusivement aux organes sexuels; tantôt cette différence porte sur cer-
ines parties qui distinguent les sexes, surtout le sexe mâle; tantôt elle porte
ur tout l'organisme. Chez les mâles, les organes qui président aux fonctions
nimales sont normalement plus développées; chez les femelles, ce sont, au
ontraire, les organes de reproduction. Toutes les différences extérieures que
résentent les deux sexes de l'espèce humaine peuvent se rapporter à cette loi.

Parmi les animaux, ce sont les poissons qui présentent le moins de différences
ntre les deux sexes; elle est bornée à l'aspect des glandes sexuelles. La différence
ntre les deux sexes devient plus grande lorsque, sur le parcours des canaux excré-
urs des glandes sexuelles, il se développe des organes de copulation identiques
ans les deux sexes, mais dont le développement diffère suivant la fonction. On voit
lors aussi se former chez les mâles des organes accessoires qui ne sont que média-
ment en rapport avec les fonctions de copulation et qui servent à distinguer les
xes : l'éperon et la crête du coq, le bois du cerf, les organes cornés de certains
sectes mâles, la couleur spéciale des plumes des oiseaux mâles etc.
Si les animaux mâles ont toujours les organes de la vie animale, squelette, muscles,
lus développés que les femelles, c'est parce que toujours aussi la grosseur de leur
orps est plus considérable. Si les femelles, au contraire, ont un développement re-
ativement plus considérable des organes de reproduction, c'est, d'une part, parce

(¹) Gärtner, *Versuche und Beobachtungen über die Befruchtungsorgane der vollkomme-
en Gewächse.* Stuttgart 1844. — Darwin, *Annales des sciences naturelles. Botanique,* 4,
XIX, 1862.

que souvent le produit sexuel de la femelle est bien plus volumineux que celui du mâle, et d'autre part, parce que souvent l'embryon est porté par la mère jusqu'à un certain moment de son évolution. C'est là aussi la raison des différences qui, dans l'espèce humaine, existent entre les deux sexes. Le squelette de l'homme est partout plus considérable que celui de la femme, sauf le bassin et la longueur relative du tronc par rapport à celle des extrémités et de la tête.

Les causes de la différence des sexes ne sont connues que dans les cas de parthénogenèse chez les insectes, où cette différence dépend de la fécondation ou de la non-fécondation de l'ovule. Dans tous les autres organismes dans lesquels les mâles et les femelles proviennent tous deux d'œufs fécondés, nous ne pouvons jusqu'à présent invoquer que quelques éléments de la question. Les principaux d'entre eux sont :

1° *La nutrition de l'organisme maternel* et les causes qui l'influencent. On a remarqué que pour toutes les plantes dioïques, la chaleur, la lumière, la sécheresse favorisent le développement des mâles, tandis que l'humidité et l'engrais favorisent celui des femelles. D'après quelques auteurs, une nutrition plus complète favoriserait, en général, la production des femelles.

Knight a remarqué que les melons et les courges ne produisent que des fleurs mâles sous l'influence d'une température élevée, tandis qu'avec une température moindre ils ne produisent que des fleurs femelles. D'après Geoffroy Saint-Hilaire, les animaux des ménageries, qui sont assez médiocrement nourris, donnent naissance à plus de mâles. D'après Malaguti, les brebis qui donnent naissance à d'autres brebis ont un poids plus élevé que celles qui procréent des béliers. Ploss a cherché à prouver le même fait chez l'homme. A la campagne il naîtrait, d'après lui, plus de garçons que dans les villes, ce qui tiendrait à la moindre qualité de la nourriture des campagnards.; il rattache aussi à la même cause l'excédant de garçons que l'on trouve dans certains pays, la Russie, par exemple. Cependant Wappæus a trouvé qu'en Suède la disette n'avait aucune influence sérieuse sur le rapport entre les naissances mâles et femelles, ce qui le conduit à croire que les conditions d'alimentation sont sans effet important sur la différence des sexes [1].

2° *L'individualité du père et de la mère.* L'influence de cette cause est assez bien connue pour les animaux supérieurs, et il paraît que l'individualité du père a une importance moins grande sur la production du sexe que celle de la mère, tandis qu'au contraire, pour toutes les autres propriétés physiques, la race par exemple, c'est le père qui prédomine. Tout d'abord, c'est l'âge des parents qui joue le rôle le plus important pour la différence des sexes. On peut dire qu'en général l'influence exercée par le père et la mère sur le sexe du fœtus est telle, que plus l'un ou l'autre est âgé, plus il a de tendance à reproduire son propre sexe. Le rapport entre l'âge du père et de la mère est aussi un élément important. L'âge relativement plus élevé du père fait prédominer les garçons, tandis que celui de la mère fait prédominer les filles. Outre ces questions d'âge, il est encore d'autres conditions particulières de l'individualité

---

[1] Ploss, *Ueber die Geschlechtsverhältnisse der Kinder bedingenden Ursachen.* Berlin 1858. (Wappæus, *Allgemeine Bevölkerungsstatistik*, t. II.)

s parents qui paraissent devoir être prises en considération. C'est ainsi, par
emple, que les femmes très-fertiles, celles surtout qui donnent le jour à
s jumeaux, procréent une plus grande proportion de garçons.

Les observations très-minutieuses faites par Hofacker sur les mammifères domes-
ques et les hommes ont surtout fait voir l'influence qu'exerce l'âge relatif des pa-
nts sur la différence des sexes de leurs rejetons. Voici un tableau que Sadler a
mposé, d'après les registres de naissance de la pairie d'Angleterre; il détermine
nfluence du rapport de l'âge des parents sur la production des sexes :

Rapport des naissances mâles et femelles.

Père plus jeune que la mère	86	100
Père du même âge	94	100
Père de 1 à 6 ans plus âgé	103	100
Père de 6 à 11 ans plus âgé	126	100
Père de 11 à 16 ans plus âgé	147	100
Au-delà de 16 ans	163	100

La moyenne de l'excédant des naissances mâles sur les naissances femelles est
5 : 100. Cet excédant est probablement dû aux conditions d'âge des époux, condi-
ons déterminées par les mœurs. D'après Wappæus, on trouve à peu près le même
pport dans les pays situés en dehors de l'Europe, sauf en Australie, où, en raison
e leur rareté, les femmes se marient très-jeunes et où, par suite, la proportion des
rçons est plus considérable, 120.9 : 100. Mais la plus grande mortalité qui frappe
s garçons dans les premières années de leur vie fait qu'à l'âge de la puberté, dans
plupart des pays, le rapport entre les deux sexes tend à s'égaliser [1].
Outre l'influence de la nutrition et de l'individualité de la mère, il faut, paraît-il,
dmettre encore celle du *moment de la fécondation de l'œuf*. D'après Thury, les
aches fécondées au début de la période du rut donnent toutes naissance à des veaux
emelles, tandis que celles qui sont fécondées à la fin de cette période donnent nais-
ance à des taureaux. Ce fait ne s'est pas vérifié chez les poules et les lapins. Aussi
oit-on se demander si cette loi est générale ou si elle ne s'applique qu'à quelques
spèces particulières de mammifères.

§ 59. — Les produits sexuels.

Dans toutes les classes d'animaux, l'œuf a la même structure. Le contenu
e la cellule est le *vitellus;* la membrane cellulaire est la *membrane vitelline,*
t le noyau est la *vésicule germinative.* Cette dernière est d'ordinaire une vé-
icule renfermant un contenu liquide et présentant en un point de sa périphérie
n nucléole, la *tache germinative.* Dans beaucoup d'œufs, la membrane
itelline présente une certaine ouverture par laquelle les éléments de la semence
euvent pénétrer dans le vitellus, c'est le *micropyle.*

(1) Hofacker, *Ueber die Eigenschaften welche sich von den Eltern auf die Nachkommen
ererben.* — Quetelet, *Sur l'homme,* t. I. — Wappäus, *Allgemeine Bevölkerungsstatistik,*
. II. — Nasse, *Archiv f. wissensch. Heilkunde,* t. IX.

De toutes ces parties, le *vitellus* est la plus importante C'est à ses dépens que se forme l'embryon. Tous les œufs des animaux peuvent se diviser en *deux classes*, suivant que *tout le vitellus* fournit directement les éléments de l'embryon, ou bien qu'une partie seulement du vitellus y contribue directement, tandis qu'une autre partie sert ultérieurement à nourrir l'embryon formé aux dépens de la première. Les œufs dont le vitellus tout entier sert à former directement les tissus de l'embryon sont dits des œufs à *segmentation totale* ou *holoplastiques*; ceux, au contraire, dont le vitellus sert en partie à la formation et en partie à la nutrition du fœtus, sont dits à *segmentation partielle* ou *méroplastiques*.

L'œuf des mammifères est le type des œufs holoplastiques; celui des oiseaux est, au contraire, le type des œufs méroplastiques. Dans le premier on reconnaît facilement (Fig. 17) les parties élémentaires de la cellule; la membrane

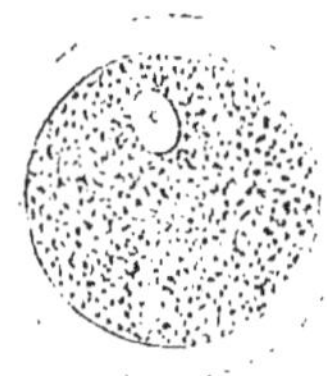

vitelline, l'enveloppe cellulaire, est assez épaisse et transparente (zone pellucide). Le vitellus, le contenu de la cellule, est un liquide sanguin renfermant de nombreuses granulations et des molécules graisseuses. Enfin, le noyau, la vésicule germinative, est une vésicule remplie d'un liquide clair renfermé dans une membrane très-fine; cette vésicule est située en dehors du centre de la cellule et présente un noyau plus opaque et dense, la tache germinative. L'œuf des oiseaux a, au contraire, une structure plus compliquée

Fig. 17.

(Fig. 18). La membrane vitelline présente sur sa face interne une couche de cellules épithéliales pavimenteuses qui disparaissent peu à peu à mesure que l'œuf mûrit. Le vitellus se décompose lui-même en *vitellus de formation* e

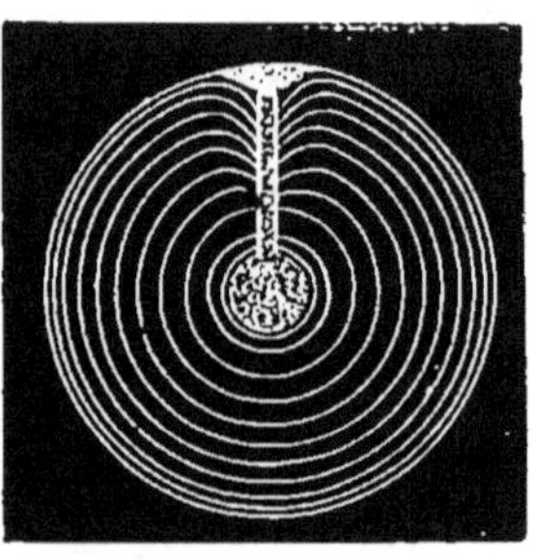

vitellus de nutrition. Le vitellus de formation est constitué par cette espèce de tache située immédiatement au-dessous de la membrane vitelline, à laquelle on donne le nom de *germe*, de *cicatricule* de *disque proligère*. De ce point part une sorte de ligne blanchâtre qui gagne le centre du vitellus, la *cavité vitelline*. Le disque proligère est constitué par des granulations et des molécules graisseuses au milieu desquelles se trouve la vésicule germinative. La cavité vitelline mise en relation avec le disque proligère par la ligne blanchâtre que nous venons d'indiquer renferme un liquide très-fluide contenant quelques petites vésicules et des gouttelettes de graisse. Toute cette partie

Fig. 18.

centrale du vitellus des oiseaux constitue le *vitellus blanc*. Il est entouré par des couches concentriques d'une masse *jaune* beaucoup plus considérable qui forme le *vitellus de nutrition*. Au début de sa formation, le jaune de l'œuf est constitué par des éléments que l'on reconnaît facilement pour des cellules, mais dont la membrane et le noyau disparaissent peu à peu, et dont le contenu se remplit toujours de granulations graisseuses. Au moment où il atteint sa maturité complète, l'œuf ne contient plus en fait de cellules que la vésicule germinative. La différence entre les œufs des mammifères et ceux des oiseaux

donc celle-ci : l'œuf des mammifères est une simple cellule qui ne se mul-
tie que sous l'influence de la fécondation, tandis que l'œuf des oiseaux est
e cellule qui, par son simple développement, s'est déjà multipliée et a formé
e quantité considérable de petites cellules. Cette multiplication qui *précède*
fécondation ne porte, à la vérité, que sur le *vitellus de nutrition*, tandis
e celle du *vitellus de formation* ne se produit jamais *qu'après* la fécon-
tion.

L'œuf des mammifères ne mesure que de 1/10 à 1/20 de ligne de diamètre,
dis que celui des oiseaux peut atteindre jusqu'à quelques pouces; cette seule dif-
ence de volume devait déjà faire penser qu'une *partie* seulement du second ré-
ndait à la *totalité* du premier. De Bær, qui découvrit le premier l'ovule des
mmifères, considéra l'œuf des oiseaux comme l'analogue du follicule de l'ovaire
llicule de Graaf), et sa vésicule germinative comme l'analogue de l'ovule des mam-
fères. L. Meckel et Allen Thomson modifièrent plus tard cette manière de voir et
visagèrent le disque proligère comme l'analogue du vitellus blanc de l'œuf des
mmifères, tandis que pour eux le jaune était une production épithéliale du
licule de Graaf. La seule base sérieuse sur laquelle s'appuyait l'opinion de ces
teurs, c'est-à-dire l'existence d'une membrane particulière séparant le vitellus
anc d'avec le vitellus jaune, ne saurait subsister en face de l'impossibilité dans
quelle se sont trouvés les expérimentateurs de retrouver cette membrane (¹).

Animaux à œufs holoplastiques.	Animaux à œufs méroplastiques.
Mammifères;	Oiseaux;
Batraciens;	Amphibies nus;
Cyclostomes;	Plagiostomes;
Crustacés inférieurs;	Crustacés supérieurs;
Arachnides inférieurs;	Arachnides supérieurs;
Annélides;	Insectes;
Mollusques inférieurs;	Céphalopodes.
Vers;	
Animaux rayonnés.	

La semence est constituée par des éléments doués de mobilité, les *corpus-*
les séminaux, les *spermatozoïdes*, nageant dans un liquide visqueux. Presque
rtout ces corpuscules séminaux affectent une forme linéaire, épaissie à son
trémité antérieure, la tête, et terminée en pointe à leur extrémité posté-
eure, la queue (Fig. 19, spermatozoïdes de l'homme).
ez beaucoup d'animaux inférieurs on trouve aussi des
rpuscules séminaux ayant la forme de noyaux ou de
llules. Les spermatozoïdes se développent aux dépens
e cellules morphologiquement analogues à la cellule
e l'œuf. Ces cellules germinatives de l'homme éprou-
nt, dans l'intérieur même de la glande séminale, des
odifications qui correspondent à la segmentation de
œuf fécondé, leur contenu se divise en cellules-filles,
e chacune desquelles provient un spermatozoïde.

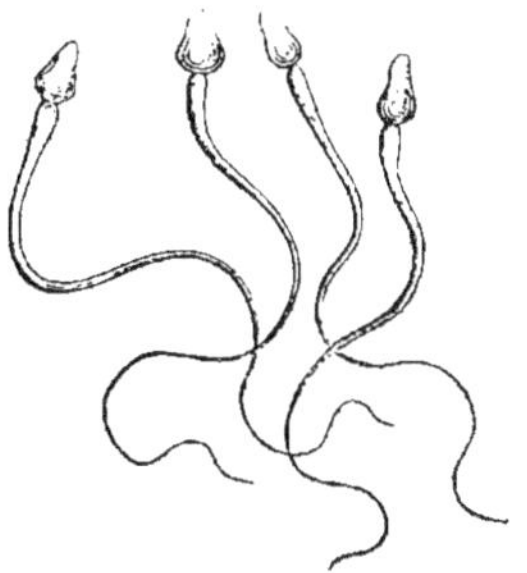

Fig. 19.

(¹) Meckel, *Zeitschrift für wissenschaftliche Zoologie*, t. III. — Thomson, article *Ovum*,
Todds' *Cyclopædia of Anatomy*. — Leuckart, article *Zeugung.*

§ 60. — Fécondation et développement.

La *fécondation* se fait par la pénétration du spermatozoïde dans l'intérieu
de l'œuf, pénétration rendue possible par l'existence probable d'ouverture
spéciales dans la membrane vitelline de tous les œufs. Aussitôt après la fécor
dation, *l'embryon commence à se développer aux dépens de l'œuf*. Ce déve
loppement débute par une *segmentation*, qui varie suivant qu'elle porte sur l
totalité de l'œuf (segmentation totale) ou sur une partie seulement (segmenta
tion partielle), mais elle se fait, en général, par *division binaire* (Fig. 15)
Cette segmentation correspond à une multiplication endogène des cellules. Tou
le vitellus, ou la partie de celui-ci qui doit participer à la segmentation, com
mence à se diviser en deux parties, puis chacune de celles-ci se divise à so
tour etc. C'est plus tard seulement que dans certains œufs on voit les diffé
rentes parties du contenu se segmenter plus rapidement les unes que le
autres : quand le phénomène de la segmentation est terminé, tout l'œuf ou so
vitellus de formation seulement est transformé en un *amas de cellules*, au
dépens desquelles et suivant les règles de toutes les métamorphoses cellulaire
(§ 15 etc.) se développent les tissus et les organes du corps de l'embryon.

Quand on vient à comparer tous les phénomènes de fécondation et de développe
ment de l'œuf des animaux avec la fécondation et le développement des *plantes*, o
voit que chez ces dernières il existe une bien plus grande variété de formes de repr
duction sexuelle. Les produits sexuels des animaux se rapprochent plus de ceux de
cryptogames foliés. Dans leurs anthéridies se développent des sortes de spermato
zoïdes mobiles ; sur leur proembryon, produit par bourgeonnement d'une spo
(individu femelle né par génération alternante asexuelle), se développe l'ovule qui,
la suite du contact avec le spermatozoïde, devient apte à la reproduction. La nouvel
plante naît alors par bourgeonnement de l'ovule fécondé. Au premier abord, la fé
condation des plantes phanérogames paraît bien plus compliquée. L'appendice ma
melonné de l'ovaire est lui-même une sorte d'ovaire dans lequel une des cellules, l
sac embryonnaire, se développe outre mesure. Dans ce sac embryonnaire naîtror
plusieurs cellules-filles, d'ordinaire trois, les *vésicules germinatives*, dont *l'un
jouera, après la fécondation, le rôle d'ovule. Le produit sexuel mâle, c'est le *grai
du pollen*, qui, lui aussi, est une cellule. Ce grain pollinique, quand il tombe su
l'ouverture du pistil, émet par en bas un prolongement allongé qui parcourt le cana
pistillaire et se met en contact avec le sac embryonnaire, que parfois il perfor
C'est alors que dans la cellule ovulaire commence le développement de la vésicu
germinative. Cette vésicule s'accroît en ce sens qu'elle se divise en un grand nomb
de cellules qui constitueront le *proembryon*. C'est seulement alors que d'une de
cellules de ce dernier naît le véritable embryon. La fécondation des végétaux phané
rogames est caractérisée par ce qu'elle débute toujours par un développement spé
cial du produit sexuel mâle du grain de pollen. On peut néanmoins y trouver ur
ressemblance avec ce qui se passe autre part, car c'est le prolongement du grai
de pollen qui seul entre en ce cas en jeu dans la fécondation, et que, d'autre par
le spermatozoïde, le filament sexuel mâle tire, lui aussi, son origine d'une cellu
sexuelle masculine. Le grain du pollen serait donc une cellule analogue, caractérisé
seulement par son développement qui, au lieu d'être endogène, serait extérieur,

r ce que l'élément fécondant se produirait, suivant la règle générale des végétaux,
r une sorte de bourgeonnement. Les mouvements des spermatozoïdes dans le
be pollinique correspondent aux mouvements du protoplasma.

C. HYPOTHÈSES SUR L'ORIGINE DES ORGANISMES.

§ 61. — La génération spontanée.

On entend par *génération spontanée* la naissance directe d'organismes par
mbinaison d'éléments inorganiques. Tandis que, jusqu'à présent, nous avons
tous les êtres organisés naître d'êtres semblables à eux-mêmes, et cela quel
ue fût le mode de reproduction, la génération spontanée devrait donner nais-
nce à des individus ne dérivant nullement d'individus similaires. Il semble
discutable qu'à une époque ancienne, au moment où les premiers orga-
ismes apparurent sur notre globe, ils se sont formés par génération spontanée.
ais cette théorie admet qu'aujourd'hui encore des végétaux et des animaux
férieurs naissent de cette manière. Les partisans de la génération spontanée
nt été amenés à soutenir leur opinion parce que souvent on voit naître des
uantités d'organismes inférieurs sans pouvoir retrouver les germes d'où ils
érivent. Des observations plus précises ont fait voir que ces germes sont
eaucoup plus nombreux qu'on ne l'avait admis jusqu'alors, et l'on a même pu
émontrer directement que, dans quelques cas, des êtres que l'on avait cru
roduits par génération spontanée se développent par germes. L'étude des
énérations alternantes a, du reste, éclairé beaucoup de faits que l'on avait
usque-là rattachés à la génération spontanée. Aussi faut-il regarder ce mode
e reproduction comme tout à fait inexact, au moins pour les êtres actuellement
xistants.

Les partisans de la génération spontanée se sont, dans ces derniers temps, bornés
soutenir leur opinion pour les champignons, les algues, les infusoires et les vers
testinaux. Pour ce qui est de ces derniers, la découverte des générations alter-
antes a complétement renversé leur théorie. C'est surtout pour les individus asexués,
s nourrices des vers intestinaux (cysticerques, échinocoques), que l'on avait admis
 génération spontanée. La facilité avec laquelle les germes de tous ces êtres peu-
nt se transmettre par l'eau ou par l'air suffit déjà à la faire repousser. Cette faci-
té est surtout des plus considérables pour les algues et les champignons. Ehrenberg
émontre que dans la poussière et l'eau de pluie se trouvent des infusoires. Les
gétaux et les animaux inférieurs, tout aussi bien que leurs germes, ont une résis-
nce vitale extraordinaire. Ils peuvent, après avoir été desséchés, renaître à la vie
us des conditions favorables. Leur fertilité est également surprenante. Ehrenberg
calculé qu'une vorticelle peut, en quatre jours, produire jusqu'à 140 billions de
jetons.
Tout récemment on a cherché, d'une part, à affirmer, et d'autre part, à infirmer
 théorie de la génération spontanée, par voie expérimentale. Schwann et Helm-
oltz soutinrent que dans une infusion soumise préalablement à l'ébullition, de
anière à ce que les germes qui pouvaient s'y trouver fussent détruits, et en contact
vec de l'air surchauffé, jamais il ne se développe d'infusoires. Pouchet, au con-

traire, prétendit que la coction de l'infusion n'y détruisait pas uniquement les germe
des organismes, mais qu'elle annihilait également la propriété de l'infusion à repro
duire des êtres. Il prit donc du foin et d'autres substances organiques, les soumit,
l'état sec, à une haute température, puis les mit en contact avec de l'eau préalabl
ment bouillie; toujours il se développa dans le liquide des champignons et infusoire
en quantité. On répliqua à ces expériences qu'elles ne prouvaient qu'une chose, c'e
la résistance vitale des germes desséchés. Il est, du reste, très-aisé de démontre
directement que des infusoires et leurs germes se conservent intacts dans un
chaleur sèche, et que si, après le refroidissement, on les soumet à l'humidité i
reviennent à la vie. Si l'on évapore une infusion et que l'on en soumette le résidu
une température qui peut aller jusqu'à 140°, et si, après cela, on fait avec ce mêm
résidu une nouvelle infusion, on voit toujours les mêmes espèces d'êtres se repro
duire.

Hoffmann a fait, pour démontrer combien les germes organiques sont répandus dan
l'atmosphère, une expérience très-simple. Il met l'une à côté de l'autre deux infu
sions qu'il vient de faire bouillir, il les ferme avec un bouchon percé d'un trou; dan
l'un de ces bouchons il fait pénétrer un tube droit, dans l'autre un tube coudé ver
le bas. La première infusion présentera des infusoires; la seconde, au contraire
n'en présentera pas. Mais ce sont surtout les expériences si précises de Pasteur qu
prouvent cette multiplicité incroyable des germes. Pasteur prit de l'air en différent
endroits, au moyen d'un appareil d'aspiration dont il avait bouché le tube avec d
coton qui retenait ainsi tous les corpuscules suspendus dans l'air recueilli; puis
fit dissoudre le coton dans un mélange d'éther et d'alcool et mélangea une parti
de cette solution avec des infusions soigneusement bouillies. Pasteur étudia d
cette manière l'air pris dans la cour et dans les caves de l'Observatoire de Paris
ainsi que celui du Montanvert, à 2000 mètres d'altitude; partout il trouva des germe
organiques, mais en plus grande proportion dans la cour de l'Observatoire que dan
les caves et sur le Montanvert [1].

Toutes ces recherches mettent donc à néant la théorie de la génération spontanée
et cependant il faut se demander si ce mode de reproduction, mais pris à un autr
point de vue, ne se vérifiera pas par des expériences ultérieures. On a toujour
considéré les substances organiques en voie de décomposition ou de putréfactio
comme donnant naissance à des organismes inférieurs. Il paraît suffisamment dé
montré maintenant que dans ce cas il ne peut se produire que des germes; mai
il est aussi hors de doute qu'au moment où les premiers êtres organisés se sont pro
duits sur la terre, ils n'ont pu se former aux dépens d'êtres préexistants en voie d
décomposition. Il faudrait donc, pour produire artificiellement une génération spon
tanée, se mettre dans les mêmes conditions dans lesquelles la première génératio
s'est faite.

§ 62. — Origine des espèces.

L'opinion d'après laquelle, au début de l'existence des êtres organisés su
notre globe, ces êtres se sont formés par génération spontanée, est d'autan
plus facile à admettre que nous supposerons que ces organismes primitifs

[1] Pouchet, *Hétérogénie* ou *Traité de la génération spontanée*. Paris 1859. — Pouchet
Nouvelles expériences sur la génération spontanée. Paris 1864. — Pasteur, *Annales des
sciences naturelles*, liv. XVI, et *Annales de chimie et de physique*, t. LXIV, — Leuckart,
article *Zeugung*, et *Archiv f. Naturgesch.*, 1859 (*Jahresbericht f. 1858*.

aient tous des *organismes très-simples*, desquels sont sortis par méta-
orphoses lentes et successives les organismes complexes. Cette hypothèse,
i pendant longtemps n'avait aucune valeur sérieuse, parce qu'elle manquait
preuve, a été établie scientifiquement par les nombreuses recherches de
arwin. Elle tend à établir que tous les organismes si variés qui existent
jourd'hui sur terre, dérivent de ces êtres simples formés par génération
ontanée. On admet, d'après cette idée, que par la reproduction des orga-
smes il se fait d'une génération à l'autre des modifications dans l'indivi-
alité des rejetons, d'où dérivent d'abord les variétés, puis les races, et enfin
s espèces. *D'une espèce* primordiale doivent ensuite naître des *espèces va-
ées.*
Cette division d'une seule espèce en plusieurs autres est basée sur ce que tous
s organismes possèdent la propriété de se *modifier* dans leurs descendants,
est-à-dire de produire des rejetons doués de caractères spéciaux qui n'exis-
ient pas chez les parents. On admet que ces caractères spéciaux des produits
rsistent et constituent ainsi les caractères de la race et de l'espèce, et cela,
rce que les individus qui, en raison de leurs propriétés particulières, sont,
r rapport au monde extérieur et aux autres êtres vivants, dans les meilleures
nditions pour la reproduction, en s'accouplant avec d'autres individus de
ême nature, ont une grande tendance à exagérer leurs caractères distinctifs
ns la personne de leurs produits. D'après cette hypothèse, la nature agirait
r les organismes de la même manière que le fait l'homme par la *sélection.*
a accouplant suivant cette méthode des individus porteurs des mêmes carac-
res spéciaux, on voit ceux-ci s'exagérer, et en variant les croisements, on
ut obtenir d'une seule et même espèce, une certaine quantité de variétés et
races. On pense que c'est de la même manière, en raison même des condi-
ns d'existence et surtout en raison de la lutte des animaux les uns avec les
tres, que dans le cours d'une longue période de temps, beaucoup d'espèces
t pu provenir d'une même souche, et cela par la disparition complète de
utes les formes intermédiaires. En raison de son analogie avec la sélection ar-
icielle, on donne à ce mode d'action de la nature le nom *d'origine des es-
ces par sélection naturelle.*
La possibilité pour un organisme de s'entretenir en bon état est nécessaire-
ent d'autant plus grande qu'il lui est plus facile de trouver ses moyens d'exis-
nce, et qu'il est plus fort, comparé aux animaux du même lieu qui ont be-
in des mêmes moyens d'existence que lui. Aussi est-ce surtout *la lutte
utenue par les êtres organisés pour garantir leur existence* qui démontre
théorie de la sélection naturelle. Cette lutte amène forcément un perfection-
ement des espèces, les plus perfectionnées ayant nécessairement toujours le
as sur celles qui le sont moins; mais elle détermine aussi la différence des
pèces, car les animaux d'espèces très-voisines luttent davantage les uns contre
s autres pour se disputer leurs moyens d'existence, que ceux d'espèces éloi-
ées ou opposées. Si l'on poursuit plus loin cette hypothèse de la sélection na-
relle, on arrive à admettre au début une création spontanée d'organismes in-
rieurs, probablement analogues les uns aux autres, qui, dans une période in-
éterminable de temps, ont produit, par modifications successives et continues,

toutes les espèces si nombreuses de plantes et d'animaux qui couvrent notre globe à l'époque présente (¹).

Les faits principaux que l'on peut invoquer pour prouver qu'en réalité il existe une sélection naturelle comparable en grand à la sélection artificielle sont les suivants :

1° Beaucoup d'espèces ont des caractères qui évidemment sont déterminés par leurs conditions extérieures d'existence.

Les insectes qui se nourrissent de feuilles sont ordinairement verts; ceux qui mangent des écorces sont gris; les oiseaux qui habitent les sommets neigeux sont blancs; le tétraotétrix est de la couleur de la tourbe etc. Ces couleurs sont évidemment celles qui permettent le plus facilement à l'animal d'échapper à ses ennemis. Il est probable que les espèces originelles étaient de couleurs variées; mais les individus colorés de la manière la plus favorable à la conservation de leur existence sont ceux qui persistèrent en plus grand nombre.

2° Les plantes qui ont une limite géographique très-étendue ont toujours une quantité considérable de variétés.

Ce fait s'explique par ce que la variété des espèces correspond à la différence des conditions d'existence.

3° Les êtres moins élevés dans l'échelle animale ont plus de variétés que ceux qui sont plus élevés.

Cette loi résulte du fait suivant : les genres et les familles des végétaux et des animaux inférieurs ont toujours une plus grande quantité d'espèces que les familles supérieures. L'hypothèse de la sélection naturelle nous l'explique aisément; en effet, ces organismes sont encore à un degré inférieur du cycle total des métamorphoses.

4° Les caractères des espèces sont plus variables que ceux des genres.

C'est des systèmes botaniques et zoologiques que dérive cette loi. Notre hypothèse nous l'explique, car évidemment les espèces ont dû se former après les genres, et par conséquent les genres ont eu un temps plus long pour fixer leurs caractères.

5° Les parties qui varient dans certaines espèces d'un genre, varient aussi dans d'autres espèces du même genre.

Ce fait, facile à vérifier, surtout chez les animaux, saute aux yeux, quand on réfléchit aux classifications zoologiques; il nous démontre que c'est précisément par les variations de ces parties susceptibles de modifications que se sont produites les diverses espèces.

(¹) Cette théorie, éblouissante au premier abord, n'est cependant basée que sur une simple hypothèse. En effet, la sélection artificielle n'est parvenue jusqu'ici à produire autre chose que des variétés d'une même espèce; jamais elle n'a pu fournir d'espèces intermédiaires durables et capables de se reproduire à leur tour. On a prétendu dans ces derniers temps avoir obtenu, par sélection, une espèce intermédiaire entre le lièvre et le lapin, espèce qui, disait-on, se reproduit. Que sont devenus ces animaux nouveaux avec lesquels on se proposait déjà de peupler nos bois et nos plaines ? (A. B.)

⅛° La variété d'une espèce présente souvent des caractères d'une espèce voi-
e, ou retourne par certains points aux caractères de l'espèce primitive.

ouvent l'âne et le cheval présentent des rayures comme le zèbre, et cela sans
leurs ascendants aient présenté ce caractère. Il nous faut admettre que l'âne, le
val et le zèbre dérivent tous d'un même type qui était zébré. Les différentes
es de pigeons nous offrent dans une même espèce des faits analogues; il n'est
rare, en effet, de trouver parmi ces oiseaux des individus qui ont tous les carac-
es du pigeon biset, d'où dérivent toutes les races de pigeons. Tout cela s'explique
ce fait d'observation que les descendants ont souvent, après quantité de généra-
s, la tendance de reprendre les caractères de leurs ancêtres, en tenant compte
tefois de l'hypothèse que nous avons faite d'une souche commune à beaucoup d'es-
es.

⁷° Dans les couches de la croûte terrestre, les organismes des animaux se
cèdent les uns aux autres suivant une série à peu près analogue à celle que
t organisme isolé parcourt durant sa vie embryonnaire.

ette loi se base sur ce que tous les organismes proviennent de germes sensible-
nt semblables. Plus tard commencent les différences pour les organismes végétaux
our les différentes classes d'animaux. Le développement reste d'autant plus long-
ps le même que les classes et les espèces sont plus voisines. Pendant ce temps,
embryons de tous les vertébrés se ressemblent; plus tard seulement les embryons
mammifères commencent à différer. Un organisme moins élevé, mais à une pé-
de de développement déjà avancé, correspond toujours à certains moments moins
ncés du développement d'un organisme supérieur. C'est ainsi que, par exemple,
mbryon des mammifères, à certaines phases de son développement, présente les
actères du poisson, de l'amphibie, de l'oiseau. C'est ainsi que dans les couches ter-
tres se succèdent les différentes classes des vertébrés. D'abord apparaissent les pois-
s, puis les amphibies, en dernier lieu les mammifères, et dans toutes ces classes,
espèces les plus imparfaites précèdent toujours celles qui sont plus perfection-
s. Cette *analogie entre le développement embryologique et le développement
éontologique* a surtout été étudié par Agassiz, l'adversaire de Darwin. Agassiz en a
clu que toute la nature organisée s'est formée par un série de créations uniques
nt toujours de l'imparfait au plus parfait, série dont chaque élément correspond à
degré du développement de l'être le plus parfait, de l'homme. Hæckel a fait récem-
nt remarquer, et à juste titre, qu'il y a là une preuve à l'appui de la théorie
Darwin, car cette analogie nous fait voir précisément que les formes organiques
ivent probablement les unes des autres, de même que les degrés du développent se succèdent les uns aux autres. Cette preuve tirée de la géologie fait perdre
e grande partie de sa valeur à l'objection que l'on avait tirée de l'impossibilité de
couvrir jusqu'à présent les *formes intermédiaires* entre les différents types du
ne animal et du règne végétal, formes intermédiaires qui néanmoins ont dû exis-
. Darwin avait déjà fait observer que ces types intermédiaires, en raison même de
divergence de leurs caractères, n'ont dû avoir qu'une durée très-limitée (¹).

¹) Sans nul doute, mais rien ne s'oppose à ce que nous admettions que ces types in-
médiaires devraient se retrouver dans les couches terrestres; il serait, en effet, ab-
de de croire que les grands cataclysmes qui, par moments, ont englouti presque tous
êtres organisés existant sur certains points du globe, ne se soient précisément pro-
its qu'au moment où les types différents étaient formés et où les formes intermé-
ires avaient disparu.   (A. B.)

L'hypothèse qui fait dériver toutes les diverses espèces de plantes et d'animaux l[es]
uns des autres avait déjà été opposée par quelques naturalistes (Lamarck, Geoffr[oy]
Saint-Hilaire) aux doctrines, alors régnantes, d'une grande quantité de créations is[o]
lées et de la constance des espèces. Darwin érigea cette hypothèse en doctrine scie[n]
tifique par l'observation de la sélection artificielle, qui crée un nombre considérabl[e]
de variétés et de races dérivant les unes des autres. Puisque les races de p[i]
geons ont toutes pour origine commune le pigeon biset, on ne comprendr[a]
pas pourquoi un phénomène analogue à la sélection n'aurait pas pu se produire n[a]
turellement et créer ainsi, après un temps très-long, des espèces et des familles. [Le]
principe de la sélection a été l'exagération des propriétés particulières à un indivi[du]
par accouplement avec un autre individu doué des mêmes propriétés. En poursuiva[nt]
ce principe, les éleveurs de pigeons font en Angleterre des choses presque incroy[a]
bles. L'homme a toujours appliqué ce principe, sans le savoir, pour l'élève des an[i]
maux domestiques, qui lui ont fourni des races et des variétés si nombreuses.

La *sélection sexuelle* constitue, surtout dans le règne animal, un cas particuli[er]
de la sélection artificielle. Partout les animaux mâles se disputent la possession d[es]
femelles, et en général ce sont les plus vigoureux, ceux qui remplissent le mieux [le]
rôle que la nature leur assigne, qui sont les plus aptes à la reproduction. Le pe[r]
fectionnement de l'espèce est donc le résultat fatal de cette sélection (1).

L'hypothèse de la sélection naturelle n'est que la généralisation de *deux lois* vér[i]
fiées pour des cas particuliers, la loi des *variations* et celle de l'*héritage*. La pr[e]
mière produit les variétés; la seconde fait que des caractères d'abord individuels [se]
généralisent et deviennent persistants. Du moment où l'on généralise ces deux loi[s]
il faut nécessairement abandonner les limites qui séparent les variétés, les races, l[es]
espèces, et ne considérer les trois facteurs que comme le résultat des modificatio[ns]
des individus. Et si l'on supprime les limites entre les espèces, on est conduit à su[p]
primer aussi celles qui séparent les divisions plus élevées du système, divisions q[ui]
déjà sont tout à fait artificielles.

L'hypothèse de la *constance des espèces*, opposée à celle de leur variabilité, [se]
base surtout sur la faculté de reproduction limitée à des individus de la *même espèc*[e]
tandis que des individus *d'espèces différentes* ne peuvent se reproduire, ou, s'[ils]
fournissent des produits, ceux-ci seront inaptes à la reproduction. Aussi tout [le]
monde admet-il que ce n'est pas par *formation de bâtards* que les espèces ont p[u]
prendre naissance. Mais on comprend aisément que le pouvoir de reproduction [ne]
saurait être une preuve irréfragable pour la non-variabilité des espèces, car une fo[is]
le principe de la variation accepté, rien ne s'oppose à admettre que, dans une long[ue]
période de temps, la même souche commune ait pu fournir des rejetons qui, grâ[ce]
à leur organisation spéciale, sont impropres à se reproduire par le croisement (2).

(1) Darwin, *Ueber die Entstehung der Arten im Thier- und Pflanzenreich*, traduit p[ar]
Bronn. Stuttgart 1860. — Darwin, *Das Variiren der Thiere und Pflanzen im Zustan*[d]
der Domestication, traduit par Carus, t. III. Stuttgart 1868. — Häckel, *Generelle M*[or]
phologie der Organismen. Berlin 1866.

(2) C'est là une pétition de principes; car l'auteur suppose précisément admis ce qu[e]
l'on disente, c'est la variation d'espèces à espèces. Oui, sans nul doute, la sélection cr[ée]
des variétés de races; mais les éleveurs de pigeons n'ont créé que des pigeons, et jama[is]
de leurs pigeons ils n'ont pu faire des perdrix. On objecte toujours la question d[u]
temps; sans aucun doute elle a sa valeur; mais personne ne songe à demander aux él[e]
veurs de faire des quantités d'espèces nouvelles. Une seule, s'il vous plaît, qui soit u[ne]
véritable espèce pouvant se reproduire, ayant tous les caractères d'une espèce, et nou[s]
nous avouerons battus.   (A. B.)

PHYSIOLOGIE SPÉCIALE.

PHYSIOLOGIE SPÉCIALE.

PREMIÈRE PARTIE.

NUTRITION.

§ 63. — Aperçu général.

On donne le nom de *nutrition* à une série d'actes par lesquels des matériaux pénètrent dans l'organisme dont ils doivent reconstituer les éléments, et s'y modifient de manière à être facilement incorporés à la masse des liquides du corps. Le second acte de la nutrition est le passage de ces matériaux modifiés dans le sang et leur transformation en éléments sanguins. Le troisième temps de la nutrition est le mouvement du sang à travers les différents tissus, mouvement qui lui permet des échanges avec eux. Par cet échange, le sang éprouve nombre de modifications chimiques, dont la plus importante, sans conteste, a sa source dans l'acte respiratoire. La respiration consiste elle-même dans l'assimilation de l'élément le plus important pour la nutrition, et dans l'élimination du principal produit excrémentitiel. On peut donc l'envisager comme l'intermédiaire entre la partie reconstitutive et la partie destructive des phénomènes de la nutrition. Comme dernier temps des actes nutritifs, nous trouvons l'élimination des matériaux non assimilables et des produits de décomposition du corps. Pour terminer, il nous reste enfin à envisager la production de la chaleur animale comme résultat de toute la série des actes nutritifs. La physiologie de la nutrition se compose donc de l'étude :

1º De la digestion ;
2º De l'absorption et de l'hématopoïèse ;
3º Du sang et de la circulation ;
4º De la respiration ;
5º De l'élimination (sécrétion) ;
6º De la production de la chaleur animale.

I. DIGESTION.

§ 64. — Division.

On entend par *digestion* l'introduction dans le canal digestif des aliments nécessaires à l'entretien de la vie et à la reconstitution des tissus, et leur transformation par voie mécanique et chimique, dans l'intérieur de ce canal, en une forme capable de pénétrer dans la masse des liquides de l'organisme.

La physiologie de la digestion comprend donc l'étude :

1° Des *aliments*;

2° De la transformation mécanique des aliments, *mécanisme de la digestion*;

3° De la transformation chimique des aliments, *chimie de la digestion*.

1re ALIMENTS.

§ 65. — Substances nutritives.

On comprend sous le nom de *substances nutritives* des substances chimiques capables d'entretenir les actes de la nutrition. Les *aliments* sont formés par l'union d'un nombre plus ou moins grand de substances nutritives, mélangées le plus souvent à des matières étrangères et non digestibles, dont l'organisme ne saurait se servir pour la nutrition.

Tous les éléments ou toutes les combinaisons d'éléments qui, soit directement soit par modifications chimiques peuvent se transformer en tissus ou en liquides nutritifs, et concourir ainsi aux fonctions nécessaires à l'entretien de la vie, peuvent être considérés comme des *substances nutritives*. Ces substances appartiennent, en général, aux trois groupes de matières organiques qui composent les tissus, les corps albuminoïdes, les corps gras et les corps hydro-carbonés, auxquels s'ajoutent toujours quelques éléments inorganiques.

Les substances nutritives sont donc en majeure partie des *combinaisons chimiques* très-compliquées : une seule exception à y faire, c'est pour l'oxygène, qui pénètre dans le corps à l'*état élémentaire*, nous ne nous occuperons de son rôle de substance nutritive qu'en étudiant la physiologie de la respiration.

1° Les *corps albuminoïdes* sont nécessaires à la nutrition de tout organisme animal, et ne sauraient être remplacés par aucun autre élément. Par contre, les différents albuminoïdes (albumine, fibrine, caséine et leurs modifications) peuvent se remplacer les uns les autres ; l'organisme peut donc emprunter ces substances alimentaires tout aussi bien au règne végétal qu'au règne animal. Les herbivores se trouvent dans le premier cas ; les carnivores dans le second ; tandis que l'homme et d'autres animaux les puisent aux deux sources, d'où pour eux une sorte d'indépendance. Parmi les dérivés directs des albuminoïdes, le *protagon*, les *tissus collagènes* et la *gélatine* sont seuls des substances alimentaires ; l'élasticine et la matière cornée sont absolument insolubles dans les liquides de la digestion.

2° Les *graisses* sont pour la plus grande partie absorbées dans la forme même sous laquelle elles se présentent dans les corps des animaux, oléine, palmitine, stéarine. A côté de ces trois formes, il en est absorbé en moindre quantité dans le lait et le beurre, butine, myristine. Les acides gras que produit toujours la décomposition de ces graisses, acide butyrique, caprique, caprylique, jouissent aussi de quelque qualité nutritive. Plus rarement encore des graisses végétales particulières comme la leucine, la coccine, peuvent servir de substances alimentaires.

3° Parmi les *corps hydro-carbonés*, l'amidon, la dextrine, le glycose et toutes les variétés de sucre peuvent seuls être réellement considérés comme subs-

nces alimentaires. Les gommes ne peuvent absolument pas servir à l'alimenta-
on, la cellulose dans certains cas des plus rares, et seulement, peut-être, chez
s herbivores. Ces hydrocarbures alimentaires passent, pour la plupart, dans
s voies digestives à l'état de sucre de raisin, il faut donc admettre que c'est
tte dernière forme qui représente le corps hydro-carboné nutritif par ex-
llence.

4° L'*eau* est de toutes les *matières inorganiques* celle dont l'organisme ani-
al éprouve le plus grand besoin; il l'absorbe de deux manières, soit sous com-
naison avec d'autres substances nutritives, soit à l'état liquide sous la
rme de boisson. Un certain nombre de sels minéraux doivent encore se ranger
armi les substances alimentaires, *chlorures alcalins*, les *phosphates alcalins
terreux*, quelques *carbonates alcalins et terreux*, quelques *composés fer-
eux*, un peu de *silice* et de *fluorure de calcium*.

Toutes ces *substances nutritives* simples se trouvent contenues dans la
lupart des aliments, sous des combinaisons extrêmement variées, quoique
ependant la quantité des corps non azotés (hydro-carbures et graisses) l'em-
orte de beaucoup dans les éléments nutritifs organiques. L'œuf seul forme
ne exception par son excès d'albuminates. La viande et les légumineuses
ennent ensuite sous le rapport de leur richesse en corps albuminoïdes,
ndis que ces corps diminuent de plus en plus dans les aliments végétaux
ches en amidon. Le lait parmi les produits animaux, les blés parmi les pro-
uits végétaux sont les moyens alimentaires qui tiennent le milieu sous le
apport de leur richesse en substances azotées et non azotées; ils se ressem-
lent donc sous ce rapport. La proportion des sels est des plus variables
ans les aliments. Dans les viandes on trouve surtout des phosphates et des
ls de potasse, dans le lait des chlorures alcalins et des phosphates de chaux.
es sels sont contenus en quantité très-minime, dans les grains, le riz, les
ommes de terre; on les trouve, au contraire, en quantité plus considérable
ans les plantes potagères si pauvres en matières nutritives; ce sont ces sels
ui surtout font le mérite de ces plantes comme éléments accessoires de l'ali-
entation.

Si les sels nécessaires à l'alimentation ne se trouvent pas en quantité suffisante
ans les aliments, les boissons peuvent y suppléer. Le rôle de l'eau prise en
oisson n'est pas seulement de remplacer la quantité de liquide éliminée, mais
ar les sels de chaux, les chlorures et les sulfates qu'elle contient, elle joue
ncore un rôle important au point de vue de l'alimentation. L'eau de sources
ui contient ces sels en plus grande quantité, sert surtout comme boisson, l'eau
es fleuves, en raison de l'appoint qui lui est fourni par les pluies se rapproche
avantage de l'eau distillée Il est bon d'observer, en outre, que l'eau des
ources, par sa filtration à travers les sables, a perdu les matières terreuses,
solubles, qui troublent les eaux fluviales.

L'homme ne se nourrit pas, en général, des aliments à l'état de crudité tels
u'il les trouve dans la nature; il les prépare et en fait des mets plus ou moins
omposés. L'avantage qu'il y trouve est de deux sortes : d'abord il rend ainsi
s matières alimentaires plus faciles à digérer, et de plus il les mélange et
et les différents éléments nutritifs dans le rapport le plus désirable au

point de vue de la digestion. Les pratiques de l'art culinaire nous fournissen
ainsi, à part quelques écarts, l'exemple le plus remarquable d'un instinct qui
conduit uniquement par le sens du goût, et par la sensation de la faim et de l
soif, a devancé les résultats fournis par les sciences modernes. Nous rendon
les viandes plus digestibles en ce que, par une température un peu inférieur
au point de coagulation de l'albumine (60 à 70°), nous obtenons la fusion de
graisses. Nous obtenons ainsi également la dissolution des parties connective
les plus délicates, et nous attendrissons la fibre musculaire elle-même à l'aid
de l'action du suc acide libre contenu dans le muscle. Le sel de cuisine qu
nous ajoutons aux viandes est précisément l'élément nutritif que celles-c
contiennent en trop faible quantité. Par le bouillon nous consommons un
partie des substances nutritives enlevées à la viande par la cuisson ; ce son
en majeure quantité des sels, l'acide lactique contenu dans les muscles, un pe
de gélatine, de graisse et d'albuminate. Par la préparation des végétaux, o
cherche surtout à ramollir ou à séparer les enveloppes que constitue la cellulose ; ce résultat s'obtient, en général, par une température élevée. Les céréales sont soumises à une préparation plus compliquée. La mouture nou
donne l'amidon et le gluten, quoique la plus grande partie de ce dernier rest
dans le son ; puis, en traitant la farine par l'eau, la chaleur et un ferment, o
obtient le pain, dans lequel l'amidon est en partie gonflé, en partie transformé e
sucre et le sucre lui-même transformé en partie en alcool et acide carbonique

Voici quelques analyses des principaux aliments à l'usage de l'homme :

Sur 100 parties.	Jaune d'œuf (Gobley).		de femme	de vache	de chien	d'ânesse
				Lait		
Eau	54,48	Eau	88,96	85,70	86,35	91,02
Matières solides	48,51	Matières solides	11,09	14,29	13,64	8,97
Albuminate (vitelline)	15,76	Albuminate (caséine)	3,92	5,39	5,65	2,02
Graisse (palmitine et oléine)	21,30	Graisses	2,66	4,30	4,35	1,25
Graisse phosphorée	8,42	Sucre de lait	4,36	4,03	4,00 }	5,70
Sels	1,32	Sels	0,14	0,54	0,62 }	

On voit par ce tableau que, par exemple, le lait de vache est bien plus riche e
caséine et en graisse que le lait de femme, mais que, par contre, il contient moin
de sucre de lait. Si l'on veut donc rétablir l'égalité de composition entre les deux
il faudra étendre le lait de vache d'une certaine quantité d'eau et y ajouter du sucre

ALIMENTS ANIMAUX (d'après Moleschott).

Sur 1000 parties.	Viande des			Foie des vertébrés	Œuf de poule	Lait.
	mammifères	oiseaux	poissons			
Eau	728,75	729,83	740 82	720,06	735,04	861,53
Albuminate	174,22	202,61	137,40	128,20	194,34	39,43
Collagène	31,59	14,00	43,88	37,33	—	—
Graisse	37,15	19,46	45,97	35,04	116,37	49,89
Hydrocarbure	—	—	—	—	—	43,23
Matières extractives	16,90	21,11	16,97	65,26	3,74	—
Sels	11,39	12,99	14,96	14,06	10,51	5,92

ALIMENTS VÉGÉTAUX.

Sur 1000 parties.	Farine de blé. (Payen.)	Pommes de terre (Liebig.)	Betterave. (Horsford et Kroker.)
u	150,00	760,00	822,50
buminoïdes	132,50	10,00	20,40
nidon	606,80	180,00	—
cre, dextrine	54,80	—	122,60
llulose	26,60	40,00	25,60
aisse	16,80	—	—
ls	12,50	10,00	8,90

CENDRES DES ALIMENTS (sur 100 parties).

	Œuf (Poleck).		Lait de femme. (Wildenstein.)	Viande de bœuf. (Stœlzel.)
	blanc.	jaune.		
ndres p. 100	0,6	1,3	0,4	4,0
lorure de potassium . .	41,29	—	26,33	10,22
— de sodium . . .	9,16	—	10,73	—
tasse	2,36	8,9	21,44	35,94
ude	23,04	5,1	—	—
aux	1,74	12,2	18,78	1,73
gnésie	1,60	2,07	0,87	3,31
yde de fer	0,44	1,45	—	0,48
ide phosphorique . . .	4,83	69,53	19,00	34,36
— carbonique . . .	11,60	—	—	8,02
— sulfurique	2,63	—	2,64	3,37
— silicique	0,49	0,55	traces	0,81

	Farine		Pois. (Way et Ogston.)	Pommes de terre. (Moser.)	Feuilles de choux. (Stammer.)
	seigle.	froment. (Bibra.)			
ndres p. 100 . . .	1,97	0,47	2,61	5,06	18,54
lorure de potassium .	—	—	4,26	2,60	5,99
— de sodium .	—	—	4,14	3,00	6,66
tasse	38,44	36,00	40,84	64,55	9,31
ude	1,75	0,93	3,18	—	—
aux	1,02	2,80	6,18	1,79	30,31
gnésie	7,99	8,23	6,63	3,96	3,62
yde de fer. . . .	2,54	1,02	0,54	1,06	5,50
ide phosphorique .	48,26	52,04	32,73	18,06	9,43
— sulfurique . .	—	—	5,58	4,24	10,63
— silicique . . .	—	—	1,26	0,79	9,57

De même que dans la préparation de nos mets notre instinct nous conduit à
ivre les règles physiologiques, de même aussi les suivons-nous dans la ma-
ère dont nous combinons nos aliments entre eux. Chacun de nos aliments
ntient les éléments fondamentaux de notre organisme, mais en quantité dif-
rente. Albuminoïdes, graisses, hydro-carbures et sels se trouvent aussi bien
ns la viande que dans les pommes de terre. Ce qui n'empêche que nous ne
urions nous nourrir exclusivement de viande ou de pommes de terre. Pour

trouver dans la première les quantités d'hydro-carbures qui nous sont nécessaires et dans les secondes les quantités d'albuminoïdes, il nous faudrait absorber des masses telles que nos organes digestifs ne sauraient suffire à les élaborer. Aussi, par le même motif qui nous conduit à préparer nos aliments, sommes-nous amenés à les *mélanger*. La période de la lactation est la seule durant laquelle l'organisme humain puisse se contenter d'un seul aliment, le lait, qui cependant n'est pas un aliment complet pour l'adulte. L'expérience a démontré qu'un certain mélange de différents aliments est indispensable à l'homme. La proportion de ce mélange et même jusqu'à un certain point celle de la quantité des éléments nutritifs sont soumises à des variations dépendant du caprice et des besoins individuels. D'après les moyennes établies par Moleschott et Voit, un adulte, ouvrier, consomme par jour :

	d'après Moleschott.	d'après Voit.
Albuminate	130gr	133gr
Graisse	84	103
Hydrocarbure	404	324
Sels	30	—
Eau	2800	—

Le rapport entre les aliments azotés et les aliments non azotés est donc, d'après ce tableau, à peu près : 1 : 3,7. Le carbone absorbé journellement est de 320 gr., et l'azote de 21,3 gr.

Le rapport de l'azote au carbone est donc dans la nutrition : 1 : 15.

Les calculs de Moleschott sont basés sur les recherches faites par différents observateurs sur les sécrétions normales, ceux de Voit sur la ration réglementaire des troupes bavaroises. Liebig avait calculé les rations des troupes hessoises à 75gr,74 d'albuminates, 447gr,86 de substances non azotées ; Playfair donne comme moyenne de la nourriture des prisonniers anglais 60 gr. d'albuminate et 430 gr. d'hydrocarbure et de graisse. — Ces chiffres, dont nous pourrions multiplier les exemples, démontrent que dans l'alimentation la quantité des albuminates peut varier beaucoup plus que celle des matériaux non azotés.

Le rapport des éléments azotés et des éléments non azotés dans la même substance alimentaire est de :

Lait de femme	1 : 3	Farine de blé	1 : 4,6
Lentilles et pois	1 : 2	Farine d'avoine	1 : 5
Viande de lièvre	1 : 2	Farine de seigle et d'orge	1 : 5,7
Viande de bœuf	1 : 1,7	Pommes de terre	1 : 10
Viande de porc	1 : 3	Riz	1 : 12
Veau	1 : 1		

Nous avons vu plus haut que le rapport normal dans l'alimentation mélangée est de 1 : 3,7 ; il faut donc, c'est ce qui résulte des chiffres qui précèdent, que les aliments de l'adulte soient variés, sous peine de consommer un excès d'albuminate par une nourriture exclusivement animale, ou des excès d'hydrocarbure par une nourriture exclusivement végétale. Dans le lait, la seule nourriture des nouveau-nés, il se trouve 1 : 3 d'albuminate ; il semble donc que ce dernier a besoin d'une quantité relativement plus considérable de matières azotées que l'adulte. Ce qui tend à con-

ier cette idée, c'est que dans le jaune de l'œuf de l'oiseau, matière nutritive de
ibryon, le rapport des éléments azotés est encore plus considérable 1 : 2. L'ex-
ation de ce fait est facile quand on se reporte à ce que nous avons dit plus haut
2) sur l'origine des forces vives dans l'organisme animal. En effet, l'adulte puise
forces dans la combustion des substances non azotées, les albuminates servant
peu à cet usage. Dans les organismes en voie de développement, les substances
lées sont au contraire indispensables à l'accroissement des différents tissus. Il est
ic facile de se rendre compte de l'erreur et du préjugé dans lesquels tombe le
gaire qui condamne la majeure partie des enfants à une nourriture riche en
idon et presque dépourvue d'azote (¹).

L'homme consomme encore, soit mélangées à ses aliments, soit séparément,
te une série de substances contenant peu ou point d'éléments nutritifs, et
jouissent cependant, soit sur la digestion, soit sur l'organisme en général,
ne action des plus favorables : ce sont les condiments. Beaucoup d'entre eux
it classés parmi les aliments ; par leur action sur le sens du goût, ou par
xcitation qu'ils produisent sur les sécrétions des glandes buccales et stoma-
es, ils favorisent régulièrement la digestion. Sans même tenir compte des
ces proprement dites, c'est ainsi qu'agit le sel de cuisine, que nous mélan-
ins aux mets en quantité bien supérieure à celle nécessaire pour l'alimenta-
1. Le vinaigre et certains produits empyreumatiques développés dans nos
nents par la cuisson agissent de la même manière. A côté de ces condiments
it se ranger toute une série d'autres substances qui sont, en général, prépa-
s et consommées isolément ; le nom de *condiments* leur revient donc plus
ticulièrement. C'est à cette série qu'il faut rattacher les alcooliques, le café,
thé, le chocolat, le tabac et autres plantes ou extraits narcotiques (opium,
schisch etc.). L'alcool contenu dans les spiritueux, outre son pouvoir de ca-
ification dû à sa combustion, possède une action plus essentielle encore sur
icéphale et le système vasculaire. L'action des autres condiments se rap-
che beaucoup de celle de l'alcool. Nous n'y insisterons cependant pas da-
itage ; en effet, l'action qu'ils exercent sur le système nerveux étant plus
portante, nous l'étudierons plus tard (²).

§ 66. — Faim et soif.

Nous donnons le nom de *faim* et de *soif* aux sensations particulières que
us fait éprouver le besoin d'alimentation.
La *sensation de la faim* a son siége dans l'estomac ; à un degré plus déve-
ipé, son siége peut, en outre, se trouver placé dans l'intestin grêle et dans le
is intestin. Elle semble devoir être attribuée à une excitation des nerfs sensitifs
ces parties du canal alimentaire. La réplétion de l'estomac apaise bien vite

¹) Comp. Rochleder, *Genussmittel u. Gewürze*. Wien 1852. — Voit, *Ueber den Einfluss*
Kochsalzes, des Kaffee's und der Muskelbewegungen auf den Stoffwechsel. München 1860.
²) Beaucoup de paysans, de montagnards surtout, de religieux de différents ordres, se
irrissent ou semblent se nourrir exclusivement de végétaux, mais ils consomment alors
s albuminates sous forme de fromages etc. (A. B.)

cette sensation. Mais dans le cas de rétrécissement du pylore, quand le passage des aliments dans l'intestin grêle se trouve gêné, la sensation de la faim peut n'être que diminuée. L'alcool, les narcotiques (opium, tabac) ou encore l'ingestion de matières complétement indigestibles apaisent la faim tout aussi bien que la réplétion de l'estomac. Un jeûne prolongé fait aussi disparaître cette sensation, probablement par suite de la fatigue des nerfs de l'estomac. Dans l'état de maladie, surtout par suite de sécrétions irrégulières de la muqueuse stomacale ou intestinale, la faim peut se trouver abolie pendant un temps assez long. De tous ces faits il résulte que c'est à l'extrémité périphérique des nerfs sensitifs de l'estomac et de l'intestin, surtout des nerfs pneumo-gastriques, que doit être attribuée la sensation de la faim. Il en résulte aussi que les altérations de l'extrémité centrale de ces nerfs peuvent, soit exciter, soit apaiser cette sensation. Les influences psychiques, de même que le fait de l'apaisement momentané mais non durable de la faim par ingestion de quantités de substances indigestibles, viennent à l'appui de cette théorie. En effet, la seule explication plausible à donner de ce dernier fait, c'est d'admettre que la nutrition imparfaite des points d'origine des nerfs de l'estomac et de l'intestin détermine une impression qui se localise à leur périphérie.

Ce n'est qu'à la condition d'admettre l'action des influences psychiques sur l'origine des nerfs vagues que l'on peut expliquer les résultats observés à la suite de la section de ces nerfs. Brachet, Sédillot etc. ont vu des chiens ingérer des aliments après la section des pneumo-gastriques. Longet a confirmé ces observations en démontrant que la section bilatérale des nerfs du goût n'influe en rien sur ce résultat. Or la section des vagues devrait abolir complétement la sensation de la faim, si on voulait rapporter celle-ci exclusivement aux filets terminaux de ces nerfs. Il semble tout aussi peu juste de considérer la sensation de la faim comme le produit d'un défaut de nutrition, perçu par tous les nerfs sensitifs de l'économie. Cette sensation se localisant toujours dans l'estomac et l'intestin, il est logique d'en conclure qu'elle est dans les attributions des nerfs sensitifs de ces organes (1).

La *soif* est une *sensation purement locale* déterminée par la dessiccation de la muqueuse de la paroi postérieure du pharynx, et surtout de la partie de cette muqueuse innervée par le nerf vague, le trijumeau et le glosso-pharyngien. Cette dessiccation peut survenir par cause locale (inflammation, introduction d'air sec) ou par cause générale (diminution de la quantité d'eau dans le sang). La soif se manifeste donc surtout à la suite d'une alimentation dans laquelle la proportion d'eau est trop faible par rapport à la quantité d'aliments solides, surtout de sels. En humectant la muqueuse du pharynx, on peut calmer *momentanément* cette sensation; mais pour la faire disparaître d'une manière durable, il est nécessaire d'introduire une quantité suffisante d'eau dans la masse du sang, que cette eau soit introduite par les voies digestives ou par injection directe dans les veines.

(1) Il faut effectivement admettre que l'impression de la faim et de la soif est originairement transmise aux centres nerveux par l'état du sang qui, trop pauvre pour la nutrition de ces organes, réagit sur eux et détermine la sensation localisée à l'estomac et à l'intestin, sans quoi chaque fois que l'estomac est en état de vacuité, alors même que la nutrition est parfaite, cette sensation viendrait à se produire.   (A. B.)

Des chiens auxquels on sectionne les glosso-pharyngiens des deux côtés et la por-
n cervicale du pneumo-gastrique, n'en continuent pas moins à boire. On ne saurait
llement conclure de cette expérience que ces nerfs n'ont aucune action sur la sen-
tion de la soif. En effet, le pneumo-gastrique donne, à peu de distance de sa sortie
 crâne, des filets au pharynx, et cet organe en reçoit en outre du trijumeau.

2° MÉCANISME DE LA DIGESTION.

§ 67. — Élaboration des aliments dans la cavité buccale.

L'élaboration mécanique des aliments se fait surtout dans la *cavité buccale*,
 constitue ainsi le travail préparatoire de la digestion. L'aliment est saisi d'a-
rd par les incisives et les canines, qui lui font subir une première division. La
ngue le porte ensuite sous les molaires d'un côté qui, par suite des mouve-
ents de la mâchoire inférieure sur la supérieure, le divisent en parties très-
nues. Cette division est favorisée par l'afflux de la salive qui vient imprégner
liment, afflux qui est déterminé par l'excitation que produit la trituration sur
s glandes salivaires et buccales.
Les *mouvements de la mâchoire inférieure et de la langue* jouent un rôle
sentiel dans l'élaboration de l'aliment à l'intérieur de la cavité buccale. Le
axillaire inférieur peut se mouvoir de haut en bas et horizontalement. Le pre-
ier mouvement écarte et rapproche les arcades dentaires ; le second les fait frot-
r l'une contre l'autre. L'abaissement du maxillaire est produit par des puis-
nces musculaires beaucoup plus faibles que son élévation, ce qui est dû à ce
e dans le premier cas il agit beaucoup plus passivement. Les mouvements en
us sens du maxillaire inférieur sont rendus possibles par la forme particu-
re de son articulation. Le condyle du maxillaire ne se meut pas, en effet,
ns une cavité articulaire, mais bien sur un second condyle (tubercule articu-
re). Ces deux condyles sont séparés l'un de l'autre par un ménisque inter-
ticulaire qui constitue pour chacun d'eux une véritable cavité, et forme
si, en réalité, deux articulations distinctes. Quand la bouche vient à s'ouvrir,
se produit un mouvement en avant autour de l'axe de l'articulation supé-
ure (disque et tubercule), et un mouvement en arrière autour de l'axe de
rticulation inférieure (disque et condyle), en ce sens que le disque subit un
ouvement de rotation en avant sur le tubercule articulaire, et le condyle un
ouvement de rotation en arrière sur le disque interarticulaire. Dans l'occlu-
n de la cavité buccale, les deux mouvements se font en sens opposé. Le mou-
ment en avant qui se passe dans l'articulation supérieure (disque et tuber-
le), chaque fois que le maxillaire s'abaisse, a pour effet d'obtenir, au moment
 la bouche se ferme, la rencontre exacte des bords tranchants des arcades
ntaires ; le tranchant des dents inférieures se trouverait sans cela sur un plan
 peu postérieur à celui des dents supérieures ; il résulte, en outre, de ce
ouvement, que les parties molles situées entre la mâchoire et la colonne ver-
brale, se trouvent protégées contre la compression. Quand les mouvements
 rotation sont égaux dans les deux articulations et qu'ils se détruisent, il

ne reste plus que le mouvement de propulsion en avant du maxillaire. Quand le maxillaire est porté en avant, ses mouvements de latéralité sont d'une amplitude plus grande.

L'abaissement du maxillaire est produit par le génio-hyoïdien, le mylo-hyoïdien et le ventre antérieur du digastrique, muscles qui s'insèrent tous à l'os hyoïde; aussi, pendant le mouvement, cet os est-il fixé vers le bas par l'omo-, le sterno- et le thyro-hyoïdien. L'élévation de la mâchoire est due à l'action du masséter, du temporal et du ptérygoïdien interne. Les deux ptérygoïdiens produisent le mouvement en avant; le mouvement d'un côté (trituration) est dû à l'action du ptérygoïdien externe correspondant. On envisagea pendant fort longtemps l'articulation temporo-maxillaire comme une charnière unique dont la cavité articulaire se trouvait en arrière du tubercule; c'est à W. Henke que nous devons la connaissance de son véritable mécanisme.

Les mouvements de la langue sont d'un secours puissant dans l'acte de la mastication. La langue, en raison des muscles qui l'attachent à l'os hyoïde, au maxillaire inférieur et au temporal, peut être portée en totalité dans toutes les directions. Les fibres propres, longitudinales et transversales qui entrent dans sa structure, lui permettent, en outre, de modifier sa forme de toute espèce de manière. Elle pousse l'aliment entre les arcades dentaires, et l'empêche par son apposition, de retomber dans la cavité buccale. Dans la mastication la langue agit encore comme organe tactile. Elle analyse, pour ainsi dire, le bol alimentaire pour lui permettre le passage dans le pharynx après une mastication suffisante. Dans l'action de sucer, la langue se place entre les deux mâchoires, et empêche *ainsi l'accès de l'air dans les cavités palatines et nasales.*

La langue est attirée en avant et en bas par le hyoglosse et le génioglosse; en haut et en arrière, par le styloglosse. Tantôt ces mouvements sont bilatéraux, tantôt ils se produisent d'un seul côté. Ce sont les linguaux longitudinaux et transverses, situés dans l'intimité même de l'organe, qui sont les agents des modifications de forme que peut présenter la langue. La contraction simultanée de ces fibres longitudinales et transversales rend la langue plus dure et l'élargit; la contraction isolée des fibres transversales l'allonge; elle se raccourcit et s'élargit, au contraire, par celle des fibres longitudinales. Quand les fibres transversales supérieures se contractent isolément, le dos de la langue se creuse; quand ce sont les inférieures, elle se voûte. Les fibres longitudinales supérieures se contractent-elles isolément, la pointe de la langue s'élève; elle s'abaisse, au contraire, par l'action des fibres longitudinales inférieures. D'après Schrœder van der Kolk, le centre nerveux qui préside aux mouvements de la mastication se trouve dans la moelle allongée, et plus particulièrement dans les olives. Les filets nerveux qui vont innerver les muscles masticateurs appartiennent à la racine motrice du trijumeau.

§ 68. — Mécanisme de la déglutition.

Les particules alimentaires triturées par les dents se réunissent sur le dos de la langue disposée en gouttière. La partie antérieure de la langue presse le bol alimentaire contre la voûte palatine, et le repousse entre les piliers du voile du

palais. Les piliers antérieurs du voile se rapprochent alors et empêchent le retour du bol vers la cavité buccale. Les piliers postérieurs se rapprochent à leur
tour, et entre leur extrémité supérieure s'interpose la luette. En même temps,
le voile est attiré en masse vers le haut par la contraction de ses muscles
élévateurs, il prend une direction horizontale qui lui fait rencontrer la paroi
postérieure du pharynx; et empêche ainsi la communication avec les fosses
nasales. Le larynx s'élève alors vers l'os hyoïde, et ces deux organes sont
attirés en haut et en avant vers la mâchoire inférieure. L'épiglotte s'abaisse
par suite de la contraction des fibres musculaires qui s'y fixent, et ferme ainsi
l'entrée du larynx. Dès que le bol alimentaire glisse sur la base de la langue,
le pharynx se soulève, les constricteurs se contractent, et les mouvements péristaltiques de l'œsophage le précipitent vers l'estomac.

Les mouvements de la déglutition sont en majeure partie soustraits à l'empire
de la volonté; ce n'est que le commencement du phénomène qui est volontaire.
Dès que le bol alimentaire a dépassé le pilier antérieur du voile du palais, et
est sorti de la cavité buccale, la volonté ne peut plus arrêter le phénomène, et
la déglutition est involontaire.

On peut diviser tout le mécanisme de la déglutition en trois *périodes*. Dans la
première, le bol alimentaire est poussé jusqu'au delà du pilier antérieur du voile du
palais; dans la *seconde*, il traverse le pharynx et arrive jusqu'au commencement de
l'œsophage; dans la *troisième*, enfin, il parcourt l'œsophage et arrive jusque dans
l'estomac. La première période correspond donc au temps pendant lequel le bol
alimentaire séjourne dans la cavité buccale; la seconde à celui pendant lequel il
séjourne dans le pharynx, et la troisième à celui pendant lequel il se trouve dans
l'œsophage. Pendant la première période, ce sont les muscles de la langue qui agissent seuls; pendant la troisième, ce sont ceux de l'œsophage; tandis que, durant la
deuxième période, les mouvements des muscles sont très-compliqués. Les muscles
glosso-staphylins produisent l'occlusion des piliers antérieurs, et les pharyngo-sta-
phylins celle des piliers postérieurs. Les deux péristaphylins élèvent et tendent le
voile du palais; alors que le maxillaire est fixé par la contraction des muscles masticateurs, et que l'os hyoïde ainsi que le larynx sont attirés en haut, le muscle thyro-
hyoïdien, en se contractant, rapproche encore le larynx de l'os hyoïde, et les fibres
thyro-épiglottiques et ary-épiglottiques ferment l'ouverture laryngienne[1]. Le stylo-
pharyngien et le pharyngo-staphylin élèvent le pharynx, et enfin les constricteurs,
par leur contraction, poussent le bol alimentaire vers l'œsophage.

Dzondi, en s'appuyant sur l'anatomie de ces parties, nous a, le premier, fourni
une étude exacte du mécanisme de la déglutition. Ses conclusions ont été en grande
partie vérifiées par Czermak, au moyen du laryngoscope. C'est ce dernier auteur qui
surtout élucida le mécanisme de l'occlusion du larynx. Il vit, dans des cas où l'épiglotte n'existait plus, l'occlusion du larynx se produire néanmoins et complétement
par rétrécissement de la glotte. Les mouvements qui se passent pendant les deux
dernières périodes de la déglutition sont des mouvements réflexes et par conséquent
soustraits à la volonté; c'est ce que Ludwig et Wild ont clairement démontré. Ils
excitèrent le voile du palais ou la paroi postérieure du pharynx sur des animaux privés de connaissance, et virent se produire des mouvements de déglutition. Le centre

---

[1] Ces fibres font partie des muscles thyro-arythénoïdien et ary-arythénoïdien.

(A. B.)

nerveux qui préside à ces mouvements, ainsi qu'aux mouvements de la mastication, a son siége dans les olives. Les nerfs qui innervent les muscles de la déglutition proviennent partie du trijumeau et partie du plexus pharyngien[1].

§ 69. — Mouvements de l'estomac.

L'estomac, quand il est vide, a sa grande courbure dirigée vers en bas; quand il est rempli, il exécute des mouvements de torsion, en vertu desquels sa grande courbure devient antérieure, tandis que la petite courbure se porte en arrière. Ce mouvement est, en réalité, indépendant de la réplétion de l'organe; car, en effet, pour se dilater, il faut nécessairement que l'estomac mette sa plus grande surface en rapport avec la paroi de l'abdomen qui lui oppose la moindre résistance, soit la paroi abdominale antérieure. La réplétion exerce encore sur l'estomac une influence réflexe, qui se traduit : 1° par ce fait que l'estomac se moule exactement sur son contenu; 2° par des mouvements réguliers qui partent du cardia et se dirigent vers le pylore, et 3° par le rétrécissement du pylore et des parties stomacales avoisinantes. Les mouvements qui se font du cardia vers le pylore paraissent être le plus intenses le long de la grande courbure. Les aliments accumulés dans le grand cul-de-sac suivent donc la grande courbure pour se diriger vers le pylore. Aussi longtemps que leur dissolution n'est pas suffisante, l'excitation que produit leur contact sur le pylore détermine, par réflexe, la contraction des fibres lisses de son sphincter, et les aliments retournent vers le cardia en cheminant le long de la petite courbure, ils exécutent donc ainsi dans l'estomac une sorte de mouvement circulaire, jusqu'à ce qu'ils puissent passer à travers le pylore, et pénétrer dans le duodénum. Plus l'estomac est rempli, plus aussi le pylore peut se paralyser et livrer encore passage à des parcelles alimentaires solides et non dissoutes. Comme pour les intestins, les mouvements de l'estomac qui se font de haut en bas, du cardia vers le pylore, ont pris le nom de mouvements *péristaltiques*, tandis que ceux qui se font en sens inverse sont dits mouvements *antipéristaltiques*. La circulation particulière que subissent les aliments dans l'intérieur de la cavité stomacale est déterminée d'une part par les mouvements péristaltiques, et d'autre part par la contraction de l'ouverture pylorique, qui se transmet à toute la moitié droite de l'estomac sous forme de mouvements antipéristaltiques. Les nerfs que reçoit l'estomac partent du pneumo-gastrique et du splanchnique, mais nous ne connaissons pas encore leur distribution exacte dans l'organe. En irritant le splanchnique ou le sympathique, on ne produit rien d'appréciable, tandis qu'en irritant le pneumo-gastrique on voit les mouvements de l'estomac se produire avec une grande intensité. D'autre part, les mouvements normaux persistent, alors même que le pneumo-gastrique et le splanchnique sont coupés tous deux. Il faut donc admettre que l'estomac possède des centres moteurs particuliers, qui sont peut-être les nombreux ganglions que l'on trouve dans la tunique connective de l'organe.

(1) Dzondi, *Die Functionen des weichen Gaumens.* Halle 1831. — Czermak, *Der Kehlkopfspiegel.* 2° édit. Leipzig 1863. — Wild, *Zeitschrift f. ration. Med.*, t. V. — Schröder v. d. Kolk, *Bau u. Functionen der med. spiralis u. oblongata.* Braunschweig 1858.

Les mouvements exécutés par les aliments dans l'estomac ont été étudiés par Beaumont sur un homme porteur d'une fistule gastrique ; ces mouvements, il en jugeait par ceux qu'éprouvait une baguette introduite dans la cavité stomacale. La manière dont ils s'exécutent ne nous est pas encore bien connue. C'est Magendie et récemment Schiff qui ont dit qu'en réalité il y a, outre le mouvement péristaltique, un mouvement antipéristaltique, qui, pour Schiff, ne s'étendrait qu'à la moitié droite de l'estomac ; c'est, au reste, la seule manière d'expliquer la circulation des aliments observée par Beaumont. Cette circulation, de même que le mouvement antipéristaltique, ont été mis en doute et on a dit que les mouvements que l'on perçoit sur l'estomac après l'ouverture de l'abdomen ne prouvent nullement que ces mêmes mouvements doivent se produire normalement pendant la vie (¹).

Le splanchnique étant le nerf d'arrêt des mouvements de l'intestin, il est permis d'admettre qu'il joue le même rôle pour l'estomac, quoique, jusqu'à présent, on n'ait pu démontrer le fait. Quand, par l'excitation du pneumo-gastrique, on a produit de violentes contractions de l'estomac, on les voit persister alors même qu'on vient à couper le splanchnique (O. Nasse). Schiff prétend qu'en excitant le tronc du sympathique on détermine des mouvements de l'estomac et des intestins ; d'après Cl. Bernard, l'excitation du premier ganglion dorsal aurait le même effet ; mais tous ces faits peuvent s'expliquer par l'influence exercée par le courant sur le nerf pneumo-gastrique situé tout auprès du tronc du sympathique (²).

§ 70. — **Mouvements de l'intestin.**

Les mouvements de l'intestin grêle consistent en contractions régulières et successives de haut en bas, contractions qui commencent aussitôt que les aliments, après leur élaboration stomacale, ont pénétré dans le duodénum, c'est-à-dire environ 4 à 6 heures après le repas. Si l'on ouvre l'abdomen, ces mouvements deviennent plus énergiques et moins réguliers, paraît-il. Il n'est pas encore prouvé qu'il se fasse en même temps des mouvements anti-péristaltiques. Le mouvement intestinal consiste en une contraction circulaire et progressive de haut en bas, qui pousse successivement le contenu de l'intestin ; mais il se produit encore un autre mouvement qui a son siége dans des segments différents du tube intestinal, et en vertu duquel ses diverses anses changent de position les unes par rapport aux autres. Ce dernier mouvement est dû à la contraction des fibres longitudinales, et le premier à celle des fibres circulaires.

Les mouvements intestinaux sont sous la dépendance du pneumo-gastrique, du sympathique et de deux plexus très-riches en ganglions nerveux. De ces deux plexus, l'un (plexus de Meissner) se trouve dans la tunique connective de l'intestin, l'autre (plexus d'Auerbach), entre les deux couches musculaires. On peut produire ou augmenter à volonté les mouvements péristaltiques en excitant, soit mécaniquement soit par l'électricité, l'intestin lui-même ; aussi est-il probable que ces mouvements dépendent des ganglions qui se trouvent

(¹) Beaumont, *Experiments and observations on the gastric juice.* Boston 1834. — Schiff, *Archiv d. Heilkunde*, t. II. — Donders, *Physiologie*, t. I.
(²) Schiff, *Moleschott's Untersuchungen*, t. VIII. — Cl. Bernard, *Leçons de physiologie expérim.*, t. II. Paris 1856. — O. Nasse, *Beiträge zur Physiologie der Darmbewegung.* Leipzig 1866.

dans ses tuniques. La réplétion des vaisseaux sanguins de l'intestin a une
grande influence sur la production de ses mouvements. Leur anémie comme
aussi leur hypérémie, surtout celle des artères, les excitent. Aussi ne serait-on
pas en droit de repousser absolument l'idée que le mouvement péristaltique
normal qui toujours suit l'arrivée des aliments dans l'intestin, ne puisse dépendre de l'hypérémie vasculaire qui existe normalement pendant la digestion. En excitant le nerf pneumo-gastrique ou le splanchnique, on peut modifier le mouvement péristaltique. Le pneumo-gastrique est le *nerf de motricité* de l'intestin grêle, en l'excitant on produit ou l'on renforce le mouvement
péristaltique. D'après les découvertes de Pflüger, le splanchnique serait, au
contraire, le *nerf modérateur;* en l'excitant, on arrête le mouvement et l'on
supprime l'action produite par le pneumo-gastrique. Il est évident que cet antagonisme entre les deux nerfs qui vont à l'intestin est d'une importance physiologique considérable. Le pneumo-gastrique met l'intestin en relation directe
avec les centres nerveux encéphaliques. Dans les affections psychiques on remarque des mouvements intestinaux très-amplifiés, dus, sans nul doute, à l'excitation du pneumo-gastrique. Mais le mouvement péristaltique qui résulte de
cette excitation peut être arrêté s'il se produit simultanément une excitation
dans le centre d'origine du splanchnique. Il résulte donc de tout cela que le
mécanisme des mouvements intestinaux dépend d'une action combinée et complexe d'organes nerveux centraux; action malheureusement peu élucidée jusqu'à présent.

Schiff a vu qu'en comprimant l'aorte abdominale et en produisant ainsi une anémie
de l'intestin, on augmente les mouvements péristaltiques. O. Nasse ajoute que si
l'on vient à injecter du sang dans l'aorte et à produire ainsi une hypérémie artérielle, ces mouvements sont bien plus considérables encore. L'hypérémie veineuse
résultant de la compression de la veine porte, augmente quelquefois, mais faiblement
le mouvement péristaltique; mais si l'hypérémie veineuse devient plus forte, cette
augmentation du mouvement disparaît et il peut même s'arrêter complétement Les
observateurs ont expliqué ce phénomène de différentes manières. Si l'hypérémie
artérielle accélère le mouvement, ce serait grâce à l'excitation produite par son oxygène sur les ganglions intestinaux, tandis que l'acide carbonique du sang veineux
serait la cause de la paralysie péristaltique produite par l'hypérémie veineuse
O. Nasse a démontré l'action paralysante de l'acide carbonique; d'autre part, à l'ouverture de l'abdomen, si les intestins se contractent avec énergie, c'est à l'oxygène
de l'air qu'il faut en attribuer la cause. Il est possible que d'autres causes puissent
encore, dans ce cas, aider à l'accélération du mouvement, l'abaissement de la température (Caliburcis) et les désordres circulatoires (Schiff). Nous savons que si l'on
vient à empêcher l'apport du sang, il se produit une excitation des ganglions tout
à fait en rapport avec les effets de l'anémie des centres nerveux (voy. Physiologie des
centres nerveux).

Autrefois on admettait qu'il y a dans l'intestin, outre le mouvement péristaltique, un mouvement antipéristaltique. On y croyait sans preuve directe en raison de
ce qui se passe dans des cas pathologiques, alors que le contenu intestinal est repoussé vers l'estomac et *vomi.* Mais il n'est nullement besoin d'admettre l'hypothèse
du mouvement antipéristaltique pour expliquer ce phénomène. Le contenu de l'intestin peut, en effet, refluer en sens inverse, s'il se trouve un obstacle quelconque à sa
progression vers en bas, si l'intestin est obstrué ou paralysé en un point. Il faut donc

nvisager la question du mouvement antipéristaltique comme indécise. L'action de lusieurs poisons du système nerveux est tout opposée à celle de l'acide carbonique ; es uns, la nicotine, le sulfocyanure de potassium, excitent directement les mouvements intestinaux, tandis que d'autres, l'opium, les acides, se bornent à augmenter son excitabilité. C'est la nicotine qui agit le plus activement, elle détermine même une sorte de tétanos du tube intestinal. Tous ces poisons agissent directement ur les ganglions de l'intestin, car alors même que le pneumo-gastrique et le planchnique sont sectionnés, ils n'en manifestent pas moins leur action. Tous ces aits font penser que la cause directe des mouvements péristaltiques normaux doit ésider dans une excitation des ganglions intestinaux. On admet généralement aujourd'hui que c'est l'excitation produite par les matières alimentaires sur la muqueuse intestinale qui, par voie réflexe, est la cause de ces mouvements ; mais cette pinion est battue en brèche et détruite par les observations de Ludwig et de chwarzenberg, qui ont vu qu'en dehors de la période digestive les excitations de muqueuse ne font naître aucun mouvement (1).

Les auteurs n'ont pas pu toujours et dans tous les cas démontrer la propriété paralysante du nerf splanchnique découverte par Pflüger. C'est ainsi que Ludwig et upffer ont vu que sur un animal mort l'excitation du splanchnique, loin d'arrêter es mouvements, les produit au contraire. D'après Lister, toute *excitation faible* des planchniques détermine des mouvements. Des expériences ultérieures nous démonteront si, comme le prétend Pflüger, l'excitation électrique ne s'est pas, dans es cas, transmise également au pneumo-gastrique, ou bien si, comme le suppose . Nasse, le splanchnique, outre les filets nerveux dont l'excitation annihile les ouvements de l'instestin, ne contiendrait pas également des filets de motricité qui rvivraient aux premiers (2).

Les mouvements du *gros intestin* diffèrent de ceux de l'intestin grêle : ° par ce qu'ils sont plus lents, et 2° par ce que le péritoine, fixant plus solidement cet intestin, ses différentes portions se déplacent moins facilement les nes par rapport aux autres. Puisque les mouvements péristaltiques du gros testin sont moins énergiques et que les bosselures de cet intestin opposent même une certaine résistance à ces mouvements, il en résulte que le ontenu intestinal y séjourne plus longtemps que dans l'intestin grêle. Le passge à travers l'intestin grêle s'effectue en 2 à 3 heures, tandis qu'il dure 12 à 4 heures à travers le gros intestin. C'est le séjour dans le cæcum qui augmente de beaucoup la durée de ce parcours, les matières qui arrivent de l'instin grêle, et qui sont encore assez fluides y séjournent, et deviennent plus lides ; leur consistance augmente encore pendant qu'elles passent à travers le lon. L'excitation du splanchnique est sans influence sur les mouvements du ros intestin, l'excitation du pneumo-gastrique les détermine au contraire (3).

(1) Si nous admettons avec l'auteur que ce sont les modifications de la circulation intestiale, l'hypérémie artérielle pendant la période digestive, qui sont les causes directes es contractions, il n'en est pas moins vrai que probablement c'est la présence des atières alimentaires sur la muqueuse qui, par réflexe, produit elle-même cette hypémie, en agissant sur les nerfs vaso-moteurs. (A. B.)

(2) Schwarzenberg, *Zeitschrift f. rat. Med.*, N. F., t. VII. — Schiff, *Lehrb. der Physiol.*, I. — Pflüger, *Ueber ein Hemmungsnervensystem für die Bewegung des Dünndarms*. Berl 1857. — Ludwig et Kupffer, *Wiener Sitzungsb.*, t. XXV. — Lister, *Proceeding of the oyal Society*, 1858. — O. Nasse, *loc. cit.* — Caliburcis, *Comptes rendus*, 1857.

(3) Budge, *Nova acta Acad. Leop. Carol.* V, t. XXVII.

La *défécation* peut se produire par la seule contraction énergique des fibres circulaires et longitudinales du gros intestin, car elle est capable de vaincre la résistance des muscles lisses ou striés qui ferment l'anus. D'ordinaire, cette contraction est aidée par celle du releveur, des muscles de l'abdomen et du diaphragme. Ces muscles produisent la pression abdominale qui comprime le gros intestin en diminuant la cavité de l'abdomen.

La partie inférieure de la muqueuse du gros intestin est douée de sensibilité qui détermine la sensation du besoin de la défécation. Le contact des fèces sur l'anus paralyse les fibres lisses et involontaires du sphincter interne, mais le sphincter externe qui est strié et volontaire, reste encore fermé. Cet obstacle peut forcer les fèces rebrousser chemin par un mouvement en sens contraire, et le besoin de la défécation peut être retardé pendant un certain temps. La pression des muscles de l'abdomen se fait dans tous les sens. En raison de la direction de ses fibres, le diaphragme presse de haut en bas et un peu en avant; le transverse presse directement d'avant en arrière; le grand oblique presse obliquement de bas en haut et en arrière, tandis que le petit oblique agit de haut en bas et en arrière.

3° CHIMIE DE LA DIGESTION.

a) *Digestion buccale.*

§ 71. — Structure de la cavité buccale.

La muqueuse de la cavité buccale est remarquable par sa richesse en vaisseaux et en nerfs, ainsi qu'en papilles contenant des anses vasculaires et des terminaisons nerveuses. Son épaisseur remarquable et son épithélium pavimenteux la rapprochent de la structure de la peau, avec laquelle, du reste, elle se continue. Les glandes situées dans la muqueuse ou au-dessous d'elle sont toutes de forme acineuse, elles se composent de vésicules réunies en grappe; leurs canalicules excréteurs se rejoignent tous, et donnent naissance à un canal plus volumineux, qui traverse la muqueuse et se déverse dans la cavité buccale (Fig. 20). Les vésicules ou alvéoles sont toutes remplies par de petites cellules arrondies contenant un protoplasma granuleux; ces cellules sont si nombreuses

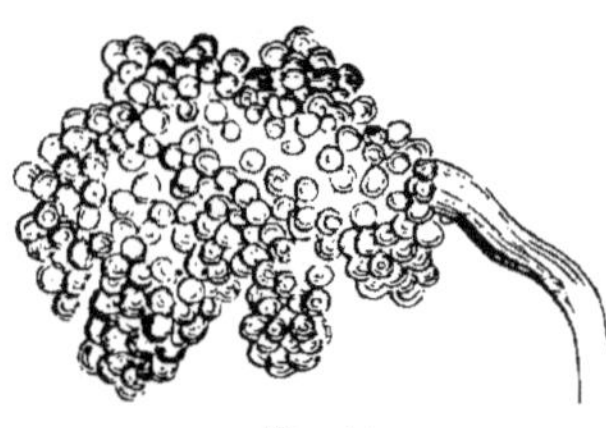

Fig. 20.

qu'elles occupent presque toute la cavité de l'alvéole, et ne sont séparées les unes des autres que par des espaces très-étroits. La membrane hyaline qui sert d'enveloppe aux vésicules est entourée par un lacis vasculaire, dans les mailles duquel naissent les lymphatiques. On donne le nom de *glandes muqueuses* aux petites glandes acineuses de la cavité buccale, et celui de *glandes salivaires* aux plus grosses d'entre elles. Les *glandes muqueuses* atteignent tout au plus deux lignes de diamètre, elles sont situées dans le tissu connectif sous-muqueux, et accumulées en des points déterminés : autour de la bouche (glandules labiales), à la joue (glandules buccales), à la voûte palatine (glandules palatines), à la racine et le long des bords de la langue (glandules linguales). *Les glandes salivaires* (parotide, sous-

xillaire, sublinguale) ne diffèrent des glandes muqueuses que par leur vo-
ne et par le diamètre de leur conduit excréteur. Ces canaux sont alors for-
s d'une enveloppe extérieure épaissie (le canal de Wharton possède même
 fibres musculaires), et par un épithélium cylindrique disposé sur une seule
che.

haque glande salivaire reçoit des fibres nerveuses de deux sortes, des fibres
pathiques et des fibres cérébro-spinales. Une partie des fibres sympathiques
vent à la glande avec les vaisseaux qu'elles enlacent, une autre partie lui arrive
 ganglions voisins (ganglion otique, ganglion sous-maxillaire et sublingual).
st probable que ces ganglions sont des organes réflecteurs périphériques
r la sécrétion salivaire. Les fibres cérébro-spinales proviennent du facial,
petite quantité du trijumeau, et arrivent aux trois glandes par la corde du
pan. Dans l'intérieur de la substance glandulaire, on voit des fibres à dou-
contour (fibres cérébro-spinales probablement), qui se rendent aux alvéoles,
minent entre les cellules glandulaires, et qui, réduites à l'état de cylin-
s-axes, perforent la membrane cellulaire pour se terminer ·dans le noyau
g. 21, 2). D'autres filets nerveux, plus
es (sympathiques), aboutissent d'abord
protoplasma des cellules étoilées, qui
ent tous les caractères des cellules ner-
ses, et c'est de ces cellules que part
prolongement qui entre en relation avec
protoplasma d'une cellule glandulaire
g. 21, 1). Les cellules cylindriques de
ithélium des canaux excréteurs sont

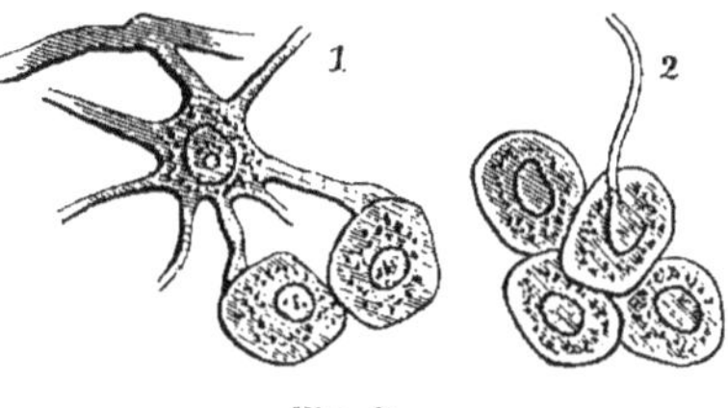

Fig. 21.

s-mêmes en relation avec des éléments nerveux. De la surface libre de cha-
e d'entre elles partent, en effet, une quantité de fibres variqueuses très-
s, en relation avec des fibres nerveuses.

ianuzi a étudié la distribution des vaisseaux sanguins et lymphatiques de ces
des, et Pflüger la distribution de leurs fibres nerveuses. Mais tous deux ont
érimenté sur la glande sous-maxillaire seule. Il est à supposer que toutes les
res glandes salivaires, ainsi que les glandes muqueuses, se comportent de la même
nière ; mais il reste encore des recherches à faire dans ce sens (1).

utre les glandes salivaires, on trouve encore dans la cavité buccale des *follicules*
, que l'on considérait autrefois comme des glandes folliculeuses. On les trouve
éminés surtout à la base de la langue; ce sont ces follicules qui, en se réunis-
t, constituent les amygdales. Il est hors de doute que ce ne sont pas là des
des, mais qu'il faut les ranger à côté des follicules de Peyer et des corpuscules
la rate et les envisager comme des glandes lymphatiques élémentaires. Ce qui
firme cette manière de voir, c'est que leur surface est entourée d'un réseau lym-
tique (voy. § 93).

) Gianuzzi, *Berichte d. kgl. süchs. Ges. d. W.*, 1865. — Pflüger, *Die Endig. der Abson-
ungsnerven in den Speicheldrüsen.* Bonn 1866.

§ 72. — Sécrétion de la cavité buccale.

La sécrétion buccale est un liquide aqueux, d'ordinaire un peu trouble. Ce défaut de limpidité est dû, en partie, à la présence de cellules épithéliales de la muqueuse ou des glandes ; en partie à ce que le liquide contient des éléments propres, les globules muqueux ou salivaires, qui sont identiques aux globules blancs du sang ou aux globules lymphatiques (Fig. 32, § 100). D'après Donders, ces éléments particuliers proviennent surtout de la glande sublinguale, quoiqu'on les rencontre dans la sécrétion de toutes les glandes muqueuses ; il faut cependant ajouter que dans la salive parotidienne et sous-maxillaire tous ces éléments figurés n'existent pas.

De toutes les différentes sécrétions qui par leur mélange constituent la sécrétion buccale, ce sont la salive parotidienne et la salive sous-maxillaire qui jusqu'ici ont été le mieux étudiées.

On obtient la *salive parotidienne* chez l'homme en introduisant une canule dans le canal de Sténon (Eckhard et Ordenstein), et chez les animaux, surtout chez les herbivores, en établissant des fistules salivaires. C'est un liquide fluide, faiblement alcalin, qui contient une petite quantité d'albumine, dont une partie se coagule par la chaleur, tandis qu'une autre partie reste en solution à l'état d'albuminate alcalin, mais elle ne contient pas de mucine (l'acide acétique n'y produit pas de précipité). Outre des chlorures alcalins, du phosphate de chaux, de très-petites quantités d'acides sulfurique et phosphorique, on y trouve, chez l'homme, des traces de sulfocyanure de potassium (dont on démontre la présence par le chlorure de fer, qui y détermine une coloration rouge sang) ; ce sel n'existe pas dans la salive parotidienne des animaux. Dans l'espèce humaine, la salive parotidienne contient encore un ferment azoté, la *ptyaline*, qui jouit de la propriété de transformer rapidement l'amidon en dextrine et en sucre. Il paraît que chez la plupart des animaux cette substance n'existe pas dans la salive.

La *salive sous-maxillaire* ne peut s'obtenir chez l'homme qu'en faible quantité, et encore est-il difficile de l'obtenir non mélangée à la salive sublinguale. Chez les animaux, surtout chez les chiens, on l'obtient en quantité plus notable, en introduisant une canule dans le canal de Wharton, et en excitant en même temps les nerfs des glandes. Mais cette sécrétion présente alors de grandes différences, suivant que l'excitation porte sur la corde du tympan ou sur le sympathique. En excitant la corde du tympan, on obtient un liquide clair, très-alcalin, qui contient de petites quantités d'albumine (globuline), de mucine, de chlorures alcalins, de phosphate de magnésie et de chaux, ainsi que du carbonate de chaux. La salive obtenue ainsi ne fermente pas et ne contient, par conséquent, pas de ptyaline. Quand on excite, au contraire, le sympathique, la salive obtenue est épaisse, assez trouble, et l'on y trouve, au microscope, des corpuscules de forme irrégulière. Elle contient de l'albumine et de la mucine en plus grande quantité, mais les mêmes sels que la précédente, et ne jouit de la propriété de transformer l'amidon en sucre qu'à un très-faible degré. On peut encore obtenir de la salive sous-maxillaire en petite quantité, si l'on sectionne

a fois les filets sympathiques qui vont à la glande, et le lingual au-dessus du
int de séparation de la corde du tympan, et que l'on excite la pointe de la
gue par un courant d'induction. Le liquide que l'on obtient alors et qui est
à l'action réflexe du ganglion sous-maxillaire n'a pu encore être étudié. Les
citations gustatives sont impuissantes à déterminer ce réflexe.

La *salive sublinguale* n'a pas été étudiée sérieusement jusqu'ici. Elle paraît
e plus épaisse et plus riche en substances solides que les autres. Mais
mme ces dernières ainsi que le mucus buccal ne possèdent pas la propriété
changer l'amidon en sucre, propriété qui existe cependant dans le mélange
signé sous le nom de *sécrétion buccale*, c'est peut-être la glande sublinguale
i produit la plus grande quantité de ce ferment.

Le *mucus buccal* sécrété par les glandes muqueuses se dépose dans la ca-
é buccale quand par des fistules on a détourné au dehors les autres espèces
salive. C'est un liquide trouble, riche en albumine et en mucine, qui tient
suspension de nombreuses cellules épithéliales ainsi que des globules mu-
eux.

Le *liquide buccal* mélangé de ces différentes sécrétions est de composition
de quantité très-variable, en raison même des conditions si nombreuses qui
uvent, ainsi que nous venons de le voir, influer sur chacune d'elles. Il con-
nt de 0,3 à 1 p. 0/0 de matières solides, dont 1/4 ou 1/2 sont des matières
inérales. La quantité totale du liquide buccal sécrété journellement paraît
rier de 300 à 1500 grammes. Ce mélange de sécrétions est normalement
ué d'un pouvoir fermentescible très-marqué sur l'amidon. Cette propriété
ut varier elle-même, chez le chien elle manque parfois, ce qui tient à ce que
n'est alors que de la salive parotidienne et sous-maxillaire (par excitation de
corde du tympan) qui est sécrétée.

COMPOSITION QUANTITATIVE DE LA SÉCRÉTION BUCCALE CHEZ LES CHIENS

(Bidder et Schmidt).

	SALIVE PAROTIDIENNE.	SALIVE SOUS-MAXILLAIRE		MUCUS BUCCAL.
		sécrétion faible.	sécrétion exagérée par excitation de la muqueuse buccale (excitation de la corde du tympan probablement).	
au	99,53	99,14	99,60	99,00
arties solides . . .	0,47	0,85	0,39	0,99
bstances organiques.	0,14	0,29	0,15	0,38
els inorganiques . .	—	—	0,24	—
K } Na }	0,21	0,45	—	0,53
hO⁵NaO	—	—	—	} 0,08
— CaO	—	} 0,116	—	
— MgO	—		—	
O²CaO	0,12			—

Une partie de l'albumine contenue dans la salive présente la réaction de la globu-
ne, elle précipite par CO^2; une autre partie se coagule par la chaleur après neu-

tralisation préalable, ou par l'acide nitrique. La mucine y est précipitée par l'alcool
l'acide acétique. Ce n'est que la salive obtenue par excitation du symphatique q
contient de certaines quantités de mucine; mais dans le mucus buccal cette sub
tance est plus abondante que l'albumine. Ce mucus, d'après Bidder et Schmidt, co
tient 0,22 p. 100 de mucine en 0,16 de substances organiques solubles dans l'alcoo
Eckhard a trouvé que la densité de la salive parotidienne est, en moyenne, ch
l'homme, de 1,0036 et que ce liquide contient à peine 0,57 à 0,61 p. 100 de substanc
solides; la densité de la même salive chez le chien est, d'après le même auteu
1,0055 avec 4,7 p. 100 de substances solides. Il trouva en outre que la salive sous-maxi
laire obtenue après excitation de la corde du tympan chez le chien a un poids sp
cifique de 1,0046 avec 1,3 p. 100 de substances solides; tandis qu'après l'excitatio
du sympathique elle est de 1,0156 avec 2,7 p. 100. On prétend que la quantité d
substances contenues dans la salive sublinguale s'élève jusqu'à 9,98 p. 100.

C'est à propos de la sécrétion buccale que nous avons pour la première fois à parl
des fistules artificielles. L'existence accidentelle et pathologique de fistules produit
par ulcération d'un canal excréteur, avec soudure aux parties voisines, fistule e
raison de laquelle le liquide sécrété par une glande se déverse au dehors, a mis l
physiologistes sur la voie de ce puissant moyen de recherches. Blondlot avait étab
des fistules stomacales; Schwann, Bidder et Schmidt, Ludwig, Cl. Bernard et
pratiquèrent à sa suite des fistules biliaires, salivaires et pancréatiques. En établi
sant une fistule, on peut se proposer trois choses : 1° l'étude d'une sécrétion sa
mélange avec quelque autre liquide; 2° la dérivation d'une sécrétion pour permett
l'étude d'une autre sécrétion (par exemple la dérivation des différentes salives pou
étudier le mucus buccal); 3° l'étude des désordres produits dans l'économie par
privation de la sécrétion. Pour atteindre ces résultats, on établit des fistules ou *pe
manentes* ou *transitoires*. Comme pour la salive on ne cherche, en général, qu
obtenir un liquide pur et sans mélange, on se sert principalement de fistules tra
sitoires (on isole le canal excréteur du liquide qu'on veut étudier et on y introduit u
canule) (1).

§ 73. — Innervation des glandes salivaires. Théorie de la sécrétion salivaire.

Nous avons fait remarquer dans le § 71 que les glandes salivaires reçoive
toutes des nerfs cérébro-spinaux et sympathiques. Mais ce n'est que pour
glande sous-maxillaire que l'influence de ces deux espèces de nerfs a été bie
étudiee, aussi nous a-t-il fallu distinguer dans sa sécrétion la salive obtenu
par excitation de la corde du tympan d'avec celle obtenue par excitation du syn
pathique. Pour la parotide, si l'on excite la corde du tympan ou le filet q
part de ce nerf pour se rendre à cette glande, le petit nerf pétreux superficie
on voit la sécrétion augmenter de quantité et devenir plus aqueuse, mais jus
qu'à présent, cette sécrétion ne paraît pas être influencée par l'excitation d
rameaux du sympathique. Par contre, la sécrétion sous-maxillaire, sans mên
tenir compte de sa composition, présente encore une série de modifications q

(1) Bidder et Schmidt, *Die Verdauungssäfte und der Stoffwechsel*. Mitau u. Leipz
1852. — Eckhardt, *Beitr.*, t. II. — Ludwig, *Lehrbuch der Physiologie*, 2e édit., t. II.
Cl. Bernard, *Leçons sur la physiologie du système nerveux*, 1858. — W. Kühne, *Physi
Chemie*, 1re livr.

pendent de l'influence nerveuse. Et d'abord, l'excitation de la corde du tym-
n de même que celle du sympathique *augmentent toutes deux la sécrétion;*
is tandis que, par suite de l'excitation de la corde, la glande se fatigue peu
eu, et reprend après quelque repos ses propriétés; l'excitation du sympa-
que modifie profondément ses cellules glandulaires, et détruit bientôt sa fa-
lté de sécrétion. D'un autre côté, si l'on *excite à la fois les deux nerfs*, il
se produit pas de sécrétion. Chacun de ces deux nerfs semble donc jouer
r rapport à l'autre le rôle de *nerf modérateur.* Le même phénomène se pro-
it par rapport à l'*action de ces deux nerfs sur les vaisseaux sanguins de la
nde.* En excitant le sympathique, on produit le *rétrécissement* de ces vais-
ux; en le sectionnant, on les voit s'élargir. Vient-on à exciter à la fois le
mpathique et la corde du tympan, le diamètre des vaisseaux reste le même.
and on excite la corde du tympan seule, les vaisseaux s'élargissent comme
l'on avait sectionné la sympathique. Le sang veineux éprouve aussi dans ce
s de grandes modifications : il devient plus foncé, contient plus d'acide carbo-
que et moins d'oxygène quand l'on excite le sympathique, tandis que, lorsque
xcitation porte sur la corde du tympan, il devient plus clair, et le rapport
tre les gaz qu'il contient se rapproche de celui du sang artériel (Cl. Bernard).
s changements dans la composition du sang ne dépendent cependant pas di-
ctement des modifications de nature et de quantité qu'éprouve la sécrétion
ès la même opération (excitation des deux nerfs); ce sont là deux phéno-
ènes concomitants, ne dépendant pas absolument d'une seule et même
use. Voici deux faits qui militent en faveur de cette manière de voir. 1° Dans
canaux excréteurs la *pression du liquide sécrété* après excitation nerveuse
ut dépasser la pression sanguine; 2° la *température de la salive sécrétée*
nd à dépasser celle du sang artériel. C'est Ludwig qui découvrit le mode d'in-
rvation des glandes, et qui signala les deux faits précédents; tout récemment
anuzzi, dans un travail fait sous l'inspiration de Ludwig lui-même, vient d'y
uter une troisième objection. Il observa, en effet, que si l'on vient à injecter
ns les vaisseaux sanguins de la glande certaines solutions, du carbonate de
ude par exemple, ou de l'acide chlorhydrique étendu, la sécrétion s'arrête
r suite d'une altération des cellules glandulaires. Si on excite alors le nerf
i se rend à la glande, les modifications vasculaires se produisent comme au-
ravant, mais la glande cesse de sécréter, et l'on voit apparaître, dans les fentes,
s interstices du tissu que nous avons envisagées comme les origines probables
s vaisseaux lymphatique (§ 71), un liquide analogue à la lymphe, en suite de
oi la glande devient œdémateuse. Tous ces faits nous obligent à conclure que
sécrétion salivaire ne se fait pas par une simple filtration du sang, mais
'elle est due à des phénomènes physico-chimiques bien plus compliqués. Le
ng ne fournit d'abord que le liquide qui remplit les lacunes lymphatiques si-
ées entre les réseaux vasculaires sanguins et les alvéoles glandulaires, et
st ce liquide qui, élaboré par les cellules de la glande, devient plus tard la
crétion. L'innervation de la glande a une influence évidente sur ces deux
énomènes; on pourrait admettre, par exemple, que l'excitation de la corde
tympan favorise la filtration du sang en même temps que la propriété sécré-
ire des cellules glandulaires; tandis que l'excitation du sympathique, tout en

favorisant l'action des cellules glandulaires, produit un rétrécissement des vaisseaux, en vertu duquel les éléments de la glande, ne recevant plus assez de matériaux d'élaboration, consomment leur propre substance. Cette hypothèse expliquerait la différence de la sécrétion dans les deux cas.

Tous ces faits d'expérimentation ne nous expliquent cependant pas encore d'une manière suffisante les conditions normales de la sécrétion salivaire. Nous savons seulement que d'ordinaire la sécrétion normale se fait sous l'influence des nerfs cérébro-spinaux. Tantôt cette influence se produit par de simples idées de saveur : un animal affamé, par exemple, se met à baver à la seule vue des aliments ; tantôt elle se produit par réflexes, c'est ainsi qu'agissent toutes les excitations de la muqueuse, en particulier les excitations gustatives. Quand le nerf cérébro-spinal qui se rend à la glande est sectionné, toutes ces excitations restent sans effet ; à l'exception toutefois de la glande sous-maxillaire, qui peut fournir alors encore une quantité minime de sécrétion due au pouvoir réflecteur du ganglion sous-maxillaire. Les différentes glandes salivaires se comportent d'une manière différente par rapport aux excitants. Les excitations gustatives produisent surtout la sécrétion sous-maxillaire et sublinguale, tandis que l'électricité, les excitants chimiques ou mécaniques agissent surtout sur la sécrétion parotidienne. Cette dernière est, du reste, favorisée par les mouvements de la mastication, peut-être se produit-il alors une excitation simultanée des nerfs de sécrétion et de motricité. L'on ignore encore en vertu de quoi se produit la petite quantité de salive excrétée, alors qu'il n'y a ni excitation cérébro-spinale, ni excitation périphérique. Si l'on admet que pour toute sécrétion il faut une action nerveuse sur les cellules glandulaires, et que pour toute sécrétion continue, il faut des excitations continues, qui ne sont possibles que dans le sympathique (voy. *Physiologie des centres cérébro-spinaux*), l'on pensera que cette sécrétion persistante est due à l'action de ce nerf. Il importe d'ajouter que les excitations continues qui agissent normalement dans les nerfs glandulaires sympathiques ne sont pas aussi intenses que celles que nous produisons dans nos expériences ; aussi la sécrétion qui se fait dans le premier cas diffère-t-elle de la sécrétion quasi-pathologique due aux excitations artificielles du sympathique. Cette considération peut encore servir à nous expliquer la double innervation de la glande. Les nerfs sympathiques agissent sur celle-ci d'une manière légère et continue, en même temps qu'ils régularisent l'apport du sang nécessaire à la sécrétion ; les nerfs cérébro-spinaux agissent, au contraire, d'une manière passagère et plus énergique, en excitant fortement les éléments glandulaires, et en leur apportant, par dilatation des vaisseaux, une quantité bien plus considérable de matériaux de sécrétion.

Ludwig a mesuré, au moyen d'un manomètre introduit dans le canal de Wharton, la pression éprouvée par la sécrétion dans la glande sous-maxillaire ; en même temps il prenait la pression sanguine dans la carotide. Pendant le repos, il ne se produisait pas de sécrétion ; après l'excitation des nerfs, le mercure donnait une pression de 190 millimètres, alors que dans la carotide la pression n'était cependant que de 108mm,5 à 112mm,3. La quantité de salive obtenue après excitation des nerfs est très-considérable. Sur un chien, Ludwig et Becker en obtinrent 55gr,2 par heure, et cela pendant trois heures ; Kölliker et Müller en obtinrent 44gr,8. Ludwig et Spiess

parèrent la température de la salive sous-maxillaire à celle du sang de la caro-
au moyen d'un thermo-multiplicateur. Ludwig répéta ces expériences plus tard
servit de thermomètres très-fins placés, l'un, au moyen d'une canule évasée,
le canal excréteur, l'autre dans la carotide, et enfin le troisième dans la plus
sse veine de la glande salivaire; il mesurait en même temps la quantité du liquide
été. Toujours la température de la salive excrétée était supérieure à celle du
de la carotide, et cette différence allait jusqu'à 1°,5. Le sang artériel ne pré-
ait rien de particulier pendant la sécrétion, tandis que la température du sang
eux s'élevait et pouvait même dépasser celle de la salive excrétée (1).
'on ne sait encore à quoi attribuer la dégénérescence qu'éprouve la glande après
xcitations énergiques du sympathique. Nous avons donné plus haut l'hypothèse
ante : en raison de la diminution de l'apport du sang, la glande surexcitée con-
e ses propres éléments; cette hypothèse nous semble avoir d'autant plus de
ur qu'elle explique à la fois et les caractères spéciaux de la salive sécrétée dans
as, et les altérations de la substance glandulaire. Quant à la transformation graisse qui survient plus tard dans la glande, on l'observe dans tous les organes riches
lbuminoïdes (nerfs, muscles), après la suspension de leurs fonctions. On pourra
cilement s'appuyer sur ces phénomènes pathologiques pour faire des objections
xplication que j'ai donnée plus haut de l'action normale du sympathique et de
rde du tympan, précisément parce que les phénomènes qui se produisent à la
e de l'excitation électrique du sympathique sont eux-mêmes pathologiques. La
tation des vaisseaux consécutive à la section du sympathique prouve l'action con-
e et mesurée exercée par ce nerf sur la glande. Comme l'innervation par la corde
tympan est toujours consécutive à des excitations dues à la digestion buccale, il
suit que l'on ne saurait attribuer au sympathique un autre mode d'action qu'une
tation continue et étrangère à l'impression produite par les aliments.

§ 74. — Action chimique de la sécrétion buccale.

Nous avons déjà signalé l'action mécanique exercée par le liquide buccal sur
aliments : il les imbibe, les gonfle et dissout leurs parties solubles (§ 67).
sécrétions possèdent, en outre, une *action chimique* qui leur est propre;
s transforment l'amidon des aliments en sucre. L'amidon ($C^{12} H^{10} O^{10}$) se
isforme d'abord en dextrine, dont la composition est la même, et la dex-
e, après avoir absorbé 2 atomes d'eau, devient la glycose ($C^{12} H^{12} O^{12}$). La
:ose peut elle-même, à la suite d'un séjour plus prolongé dans la cavité buc-
se transformer en acide lactique ($C^6 H^6 O^6$). Le mélange des différentes
rétions qui forment la sécrétion buccale, jouit de cette propriété de fermen-
on à un haut degré, mais chacun des différents liquides qui la constituent
possède pas cette propriété : le mucus buccal, la salive excrétée à la suite de
citation de la corde du tympan, la salive parotidienne de beaucoup d'ani-
ux en sont privés.
ette action chimique de la sécrétion buccale est due uniquement à la *ptya-*
:, qui est le seul ferment contenu dans la salive. La ptyaline est un corps
té, soluble dans l'eau, et précipité par l'alcool; Cohnheim a fait voir qu'elle

) Ludwig, *Zeitschrift f. ration. Mediz.* N. F., t. I; et *Lehrbuch d. Physiologie,* 2ᵉ édit.,
. — Cl. Bernard, *loc. cit.* — Eckhard, *Beit.,* t. II. — Gianuzzi, *loc. cit.*

n'a aucune des réactions caractéristiques de l'albumine, pas même la coloratio
jaune par l'acide nitrique. En solution elle jouit au plus haut degré de la pro
priété de faire fermenter l'amidon.

C'est Mialhe qui, le premier, considéra comme un ferment le corps que l'on obtie
en précipitant la salive par l'alcool; à cause de son analogie avec la diastase végétale
il l'appela *diastase salivaire*. Le corps ainsi obtenu est impur et mélangé à de l'a
bumine et à de la mucine, dont on ne parvenait pas à séparer la ptyaline. Cohnhei
paraît l'avoir obtenue à l'état de pureté. Il acidifia un mélange des différentes saliv
par PhO^5, ajouta ensuite de l'eau de chaux jusqu'à réaction alcaline, et obtint ain
du phosphate de chaux basique $(3\,CaPhO^5)$. Ce sel, en se précipitant, entraîn
mécaniquement avec lui les albuminoïdes et la ptyaline. En lavant le précipité
l'eau distillée, on dissout la ptyaline toute seule et on l'obtient enfin sous form
d'un précipité blanc en traitant la solution par l'alcool. Il existe encore bien d'autre
substances végétales ou animales qui, à la température ordinaire, peuvent transfo
mer l'amidon en dextrine et en sucre (diastase, émulsine, gélatine). A une tempéra
ture plus élevée, tout le monde sait qu'il suffit d'acidifier légèrement le liquide ave
SO^3 ou CIH, pour obtenir cette transformation. La ptyaline, toutefois, est un de
ferments du sucre les plus énergiques ; elle présente ce caractère spécial, c'est qu'
suffit d'une très-minime quantité de cette substance pour transformer des masse
considérables d'amidon en sucre, à condition cependant que la solution de ptyalin
soit assez étendue; car, quand elle est concentrée, c'est le sucre formé qui arrête lui
même le phénomène de fermentation; il suffit alors d'ajouter de l'eau pour le voi
recommencer.

On s'assure de cette action de la salive ou de la ptyaline en traitant par l'iode
quand tout l'amidon est transformée, la coloration bleue caractéristique ne se pro
duit plus; ou encore par le réactif de Trommer, qui dénote la présence du sucr
(réduction d'oxydule de cuivre dans une solution de sulfate de cuivre avec additio
de potasse) (1).

b) Digestion stomacale.

§ 75. — Structure de la muqueuse stomacale.

C'est la muqueuse de l'estomac qui, de toutes celles du corps, est *la plu
riche en glandes*. On y trouve des quantités considérables de glandes en tubes
glandes à suc gastrique, qui s'ouvrent à sa surface, entre de petites éminence

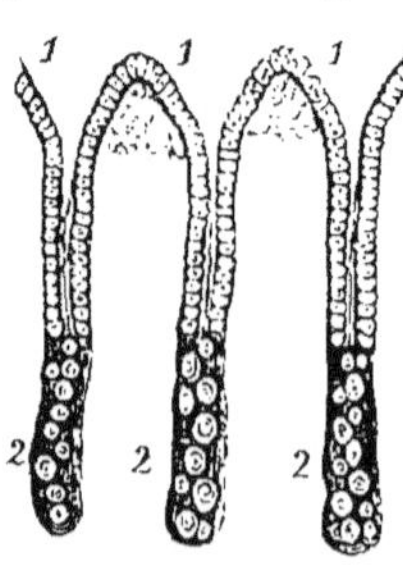

papillaires (Fig. 22, 1). La muqueuse est tapissée pa
des cellules cylindriques qui pénètrent même dans l
partie supérieure du tube glandulaire. Dans sa parti
inférieure tout le diamètre du tube est rempli par de
cellules arrondies ou angulaires, les *cellules à pepsin
(Fig. 22, 2). Beaucoup de ces cellules n'ont pas de mem
branes et sont au milieu même du liquide sécrété. L
membrane homogène qui entoure les glandes à suc gas
trique et qui emprisonne leurs cellules est garnie à s
partie inférieure de fibres lisses, mélangées à du tissu con

Fig. 22.

(1) Bidder und Schmidt, *Die Verdauungssäfte und der Stoffwechsel.* — Cohnheim, *Vir
chow's Archiv*, t. XXVIII.

ectif. Les vaisseaux sanguins entourent ces glandes d'un réseau à mailles ser-
ées, et constituent des anastomoses circulaires autour de leur ouverture. Près
u pylore, la muqueuse contient des glandes qui, par leur forme extérieure, res-
emblent aux glandes à suc gastrique, mais qui ne contiennent pas
e cellules à pepsine, elles sont tapissées dans toute leur hauteur
par un épithélium cylindrique (Fig. 23); ce sont les *glandes muqueuses de l'estomac.*

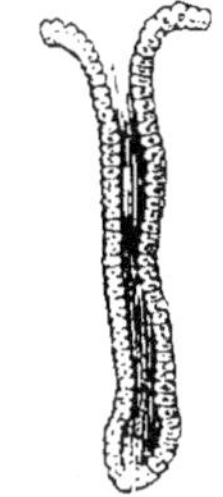

Fig. 23.

Autour du cardia l'on trouve chez l'homme des glandes à suc gastrique
dont l'extrémité inférieure, au lieu d'être simple, est divisée. Chez
beaucoup d'autres mammifères, le chien par exemple, cette forme de
glande se retrouve sur toute la muqueuse. C'est sur le porc que Was-
mann a découvert d'abord les glandes muqueuses de l'estomac. Köl-
ker les décrivit plus tard chez l'homme, au voisinage du pylore. On
trouve encore exceptionnellement des glandes en grappe au-dessous de la muqueuse, ainsi que des follicules analogues à ceux de la cavité buccale et de l'intestin.

§ 76. — Sécrétion gastrique.

La muqueuse stomacale et ses glandes fournissent deux sécrétions, dont
une, mucus stomacal, est continue ; dont l'autre, suc gastrique, est intermittente, et déterminée par la digestion ou par des excitations artificielles. Le *mucus stomacal* est produit en partie par les glandes muqueuses situées près du
pylore, et en partie par la liquéfaction des cellules épithéliales qui tapissent
toute la muqueuse. C'est un liquide épais, neutre ou faiblement alcalin, riche
en mucine, qui recouvre la muqueuse et entoure les parties alimentaires non
digérées. Il est sans action sur les albuminoïdes, mais, d'après Hoppe, il pourrait transformer de petites quantités d'amidon en sucre ('). Le *suc gastrique*
est uniquement sécrété par les glandes à suc gastrique; il est limpide, fluide,
à réaction acide. Sa propriété spéciale est de dissoudre les albuminoïdes,
et de les transformer en un état tel qu'ils puissent être assimilés.

Toute excitation de la muqueuse de l'estomac, et particulièrement les excitations mécaniques déterminent la sécrétion du suc gastrique. Aussi, dès qu'un
aliment ou même une substance non digestible pénètre dans la cavité stomacale, la sécrétion se produit, car les vaisseaux de l'organe se dilatent et ses
veines charrient du sang rouge (Cl. Bernard). L'on ignore encore si l'innervation des glandes de l'estomac est sous la dépendance du pneumo-gastrique, du
sympathique ou de ces deux nerfs à la fois, car tous deux se rendent à l'estomac; en effet, les résultats obtenus jusqu'à présent, tout aussi bien par leur
excitation que par leur section n'ont rien de concluant.

On n'est pas encore fixé sur la quantité de suc gastrique sécrété normalement. Bidder et Schmidt virent sur un chien porteur d'une fistule, que la quantité de liquide qui s'en écoulait en un jour, était à peu près de 100 grammes
pour 1 kilogr. du poids du corps; il paraît que cette quantité est plus considérable encore chez l'homme.

(¹) Hoppe, *Virchow's Archiv*, t. XVII.

Les principaux éléments du suc gastrique sont un acide libre et un ferment azoté, la *pepsine*. On y trouve de plus en solution des sels minéraux, le chlorure de sodium et le phosphate de chaux. La quantité des substances solides qu'il contient est chez certains animaux de 1 à 2 p. 100; chez l'homme, elle est seulement de 0,5 p. 100. L'acide libre du suc gastrique est l'*acide chlorhydrique* et souvent l'*acide lactique*, mais celui-ci ne semble pas être un produit de sécrétion glandulaire, il paraît provenir de la décomposition des aliments amylacés et sucrés; les acides butyrique et acétique que l'on rencontre quelquefois dans le suc gastrique, proviennent évidemment de cette transformation. D'après Schmidt, la quantité d'acide HCl libre ne dépasserait pas chez l'homme la proportion de 0,02 p. 100, chez le chien elle serait de 0,03 p. 100. La *pepsine* n'est pas précipitée par la plupart des réactifs qui précipitent les albuminoïdes (chaleur, sels minéraux, acide tannique), mais elle est précipitée par l'alcool, et le précipité ainsi obtenu se redissout dans l'eau et mieux encore dans les acides dilués. Quand la pepsine est aussi pure que possible, elle ne présente que faiblement la réaction de la xanthoprotéine. Les poudres fines, la poudre d'amidon par exemple, fixent énergiquement la pepsine, qui peut être alors conservée longtemps; c'est ainsi que l'on fait des préparations artificielles de pepsine. D'après Schmidt, le suc gastrique de l'homme contient 0,3 p. 100 de pepsine, et celui du chien 1,7 p. 100, mais ces chiffres sont encore douteux. Schiff prétend qu'immédiatement après l'ingestion des aliments, le suc gastrique n'a encore qu'une action faible, mais que cette action augmente ensuite peu à peu. Il résulterait de ce fait que le sang qui arrive en dernier lieu aux glandes à suc gastrique, et qui contient déjà par voie d'absorption des éléments de la digestion, donne à leur sécrétion une plus grande action sur les albuminoïdes. C'est, d'après Schiff, l'apport de la dextrine qui surtout aurait ce pouvoir sur le suc gastrique; quoique cependant il faille encore de nouvelles recherches pour le prouver. Mais puisque la dextrine est un corps non azoté, et qu'il suffit de petites quantités de pepsine pour transformer les albuminoïdes, on peut admettre *a priori* que des deux éléments actifs qui entrent dans la composition du suc gastrique, c'est l'acide libre qui doit peu à peu augmenter de quantité pendant le cours de la digestion.

	Suc gastrique du chien (sans mélange de salive).	Suc gastrique du chien (avec mélange de salive).	Suc gastrique de l'homme (avec mélange de salive).
Eau	973,062	971,171	994,610
Ferment	17,127	17,136	3,016
Acide chlorhydrique .	3,050	2,337	0,217
ClK	1,125	1,073	0,570
ClNa.	2,507	3,147	1,345
ClAa.	0,624	1,661	0,091
ClAz H^3.	0,468	0,573	—
PhO^{5}CaO avec PhO^{5}MgO.	2,037	2,738	0,150
Quantité totale des matières solides . . .	26,938	28,829	5,390

Les anciens physiologistes, Réaumur, Tiedemann et Gmelin, se servaient de procédés très-imparfaits pour se procurer du suc gastrique. Ils faisaient avaler à des animaux des éponges fixées à des ficelles, les retiraient, les exprimaient et obte-

ient ainsi de petites quantités de suc gastrique. Beaumont, le premier, obtint du
c gastrique humain, au moyen d'une fistule accidentelle due à un coup de feu.
ondlot eut plus tard l'idée de pratiquer des fistules stomacales sur des chiens, et
est la méthode qui sert aujourd'hui. On commence, pour cela, par nourrir forment l'animal, afin que la grande courbure de l'estomac vienne se mettre en
ntact avec la paroi abdominale, puis on fait dans l'hypochondre droit une incision
envi on 1 pouce de long, parallèle à la ligne blanche et immédiatement au-dessous
 la dernière fausse-côte. On incise les muscles parallèlement à la direction de leurs
bres, et au moyen de deux fils qu'on y a passés on accroche l'estomac, on l'ouvre et
 y introduit une canule en argent ou en métal argenté. Cette canule doit être
rnie à ses deux extrémités d'une plaque. L'un des fils est fixé sur la canule,
 avec l'autre on réunit les bords de la plaie abdominale; enfin, on ferme la cale avec un bouchon (méthode de Cl. Bernard). Pour obtenir du suc gastrique à
tat de pureté, on excite mécaniquement la muqueuse, soit avec une plume, soit en
troduisant dans l'estomac des pois secs etc. Quand on tient à l'avoir sans mé-
nge avec de la salive, il faut lier préalablement les canaux excréteurs des glandes
livaires. Récemment Bidder, Schmidt et Grünewald ont expérimenté le suc gas-
ique de l'homme, en opérant sur une femme atteinte d'une fistule stomacale acci-
entelle.

Les expériences faites pour étudier l'action du système nerveux sur la sécrétion du
c gastrique n'ont donné jusqu'à présent que des résultats négatifs. La section du
onc du pneumo-gastrique au cou ne produit souvent aucune modification dans la
gestion, non plus que dans la sécrétion ou la composition du suc gastrique. Nasse
vu chez le chien une grande hypersécrétion se produire quelquefois à la suite
 la section unilatérale de ce nerf; moi-même j'ai observé le même fait sur un
pin. D'après Adrian, l'excitation du plexus cœliaque n'a aucune action sur la sécré-
on gastrique (').

Si l'on admet que la quantité de suc gastrique sécrété journellement par le chien
st de 1{.}0 gr. pour 1 kilogr. du poids de l'animal, l'on trouve que, le poids moyen de
homme étant de 65 kilogr., la quantité de suc gastrique sécrété en un jour devra
re chez lui de 6^{kil},5. Mais d'après les recherches directes de Schmidt ce chiffre est
 -dessous de la vérité et la quantité du liquide sécrété serait chez lui, en vingt-
uatre heures, de près du quart du poids de son corps; en effet, d'après Lehmann,
 quantité de 6^{kil},5 ne serait d'abord pas suffisante pour pouvoir digérer les albumi-
oïdes nécessaires à la nutrition, et nous savons de plus que le suc gastrique de
homme est beaucoup plus aqueux que celui du chien.

Prout admit d'abord que l'acide libre du suc gastrique est de l'acide HC^l. Leh-
ann y signala ensuite la présence de quantités assez notables, mais variables,
acide lactique (0,5 à 0,9 pour 100) chez le chien. Il admet que cet acide est le
ul libre dans le suc gastrique et que l'acide ClH n'est mis en liberté que par
action de l'acide lactique sur quelques chlorures. C'est Schmidt à qui nous devons
 preuve de l'existence de ClH libre dans le suc gastrique. Il démontra d'abord
ue la quantité de chlore qui s'y trouve est trop considérable pour la quantité de
ases contenues dans ce liquide et que, de plus, la quantité d'alcali nécessaire pour
eutraliser l'acide libre correspond très-souvent (dans le suc gastrique pur des
arnivores) précisément à la quantité de chlore en excès. Ces faits démontrent que
on-seulement l'acide ClH est en liberté dans le suc gastrique, mais que souvent
est cet acide qui s'y trouve *seul* à l'état de liberté. D'après Schmidt, l'acide lactique
u suc gastrique provient toujours des aliments. Quant à l'acide chlorhydrique libre

(') Nasse, *Archiv f. wissenschaftl. Heilk.*, t. V. — Adrian, *Eckardt's Beiträge*, t. III.

il paraît dû à la décomposition des chlorures métalliques, surtout du ClK et ClMg,
les plus faciles à décomposer. Sur des animaux qui venaient d'être sacrifiés, Brücke
a vu que ce n'est que la partie terminale des glandes qui est acide, tandis que leur
cul-de-sac n'agit pas sur le papier de tournesol; il n'y aurait donc que les cellules
de la partie terminale de ces glandes qui seraient douées de la propriété de mettre,
par décomposition, de l'acide chlorhydrique en liberté. Mais cette décomposition est-
elle purement chimique? une substance organique, en se dédoublant, produirait-elle
un acide organique qui, à l'état natif, se combinerait au métal des chlorures et met-
trait ainsi l'acide ClH en liberté? ou bien serait-ce une action *électrolytique* des
cellules glandulaires qui, en raison de l'innervation, séparerait l'acide chlorhydrique
de ses combinaisons (Brücke ? Cette dernière hypothèse nous expliquerait aussi la
sécrétion de l'acide par la partie terminale libre de la glande, car nous savons que
tout phénomène d'électrolyse est toujours accompagné d'un mouvement de l'élément
décomposé (voy. *Physique médicale*, § 325).

Voici le moyen proposé par Brücke pour se procurer de la pepsine à l'état de pureté.
On fait dissoudre la muqueuse stomacale, préalablement disséquée et divisée en petits
morceaux, dans de l'acide PhO^5 dilué sous une température de 35°. Le liquide obtenu est filtré et traité par l'eau de chaux en excès. Il en résulte un précipité de
$3\ CaO\ PhO^5$ qui entraîne mécaniquement la pepsine. Le précipité obtenu est alors dissous dans de l'acide ClH étendu, et ce nouveau liquide est traité par une solution saturée de cholestérine dans quatre parties d'alcool et une partie d'éther. On agite à
plusieurs reprises, à cause de la cholestérine qui vient surnager sur la liqueur. On
filtre, et comme la pepsine adhère alors mécaniquement à la cholestérine, les deux
substances restent ensemble sur le filtre, on les lave d'abord à l'eau, puis à l'acide
acétique dilué, puis de nouveau à l'eau, jusqu'à ce qu'elles ne présentent plus de
réaction acide et ne précipitent plus par le nitrate d'argent. On dissout alors la cholestérine par l'éther rectifié et l'on décante pour séparer l'éther de la partie inférieure
du précipité qui contient la pepsine. Cette dernière partie est reprise par l'éther rectifié jusqu'à ce que ce dernier, en s'évaporant, ne dépose plus de cristaux de cholestérine. Le liquide limpide qui reste est une solution de pepsine pure. Les anciennes
méthodes de préparation de la pepsine, en précipitant le suc gastrique par l'alcool
et en redissolvant le précipité dans l'eau (Frerichs), ou encore en précipitant par le
sublimé et traitant par HS pour éliminer le mercure (Schmidt), ne donnent toutes
qu'une pepsine impure et mélangée à des albuminoïdes. La pepsine du commerce est
en outre mélangée à de l'amidon, à du mucus stomacal, à de l'acide lactique etc.

Schiff, s'appuyant sur les observations que nous avons citées plus haut, a prétendu
que, durant la digestion, la proportion de pepsine augmente peu à peu dans le suc
gastrique; mais il n'en a donné aucune preuve. Les recherches qu'il a faites, soit
en nourrissant un animal avec de la dextrine, soit en injectant de la dextrine dans le
sang, tendent plutôt à prouver que c'est l'acide libre qui augmente peu à peu de
quantité. Quant à l'alternance qui, d'après Schiff, existerait entre l'action du suc
gastrique et la sécrétion pancréatique et les fonctions de la rate, nous y reviendrons
plus loin (1).

[1] Beaumont, *Exper. and observations on the gastric juice*. Boston 1834. — Blondlot,
Traité de la digestion. Paris 1863. — Bidder und Schmidt, *Die Verdauungssäfte etc.* —
C. Schmidt, *Archiv d. Chemie u. Pharmacie*, t. XCII. — E. Brücke, *Sitzungsberichte der
Wiener Akademie*, t. XXXVII. — Schiff, *Archiv d. Heilkunde*, t. II. — Kühne, *Physiol.
Chemie*, 1re livr.

§ 77. — **Transformations des aliments dans l'estomac.**

Le suc gastrique n'agit que comme un simple moyen de dissolution sur toutes les substances solubles dans l'eau ainsi que sur le sucre, la dextrine, la gomme, les sels alcalins, les phosphates terreux. Il peut décomposer les carbonates, en éliminer CO_2, et donner naissance à des chlorures ou à des lactates. D'autre part, la salive avalée avec les aliments continue, même dans l'estomac, à transformer les amidons en dextrine et en sucre. La *seule action chimique* du suc gastrique est de transformer les *albuminoïdes* en substances très-solubles. Il dissout la gélatine et les substances à gélatine qu'il transforme en gélatine; mais son action est tout à fait nulle sur la cellulose, la substance élastique, la substance cornée, la cire, la graisse. Les matières alimentaires modifiées par la salive et le suc gastrique sont en partie déjà absorbées par l'estomac, tandis que d'autres accompagnent les matières insolubles ou qui ne sont attaquées que par les liquides intestinaux, dans leur passage à travers le pylore et gagnent le duodénum.

La bouillie produite ainsi par l'estomac en imbibant, dissolvant ou macérant les substances alimentaires est dite le *chyme*. En l'examinant on y trouve la cellulose, la chlorophylle, les fibres élastiques, ainsi que les épithéliums, tout à fait inaltérés. Le tissu connectif est en partie dissous et en partie gonflé. Très-fréquemment on y trouve des grains d'amidon non modifiés. L'albumine coagulée et la fibrine sont, en général, complétement dissoutes, à condition toutefois qu'elles aient été préalablement bien divisées. Le lait se coagule aussitôt après qu'il a pénétré dans l'estomac, et la masse ainsi formée se redissout peu à peu dans le suc gastrique. D'après Brücke, le suc gastrique neutralisé peut encore coaguler le lait; il semble qu'il doit alors se former de l'acide lactique aux dépens du sucre de lait sous l'influence de la pepsine. L'albumine liquide ne se coagule pas, elle est immédiatement transformée par le suc gastrique. Les fibres musculaires de la viande que l'on trouve dans le chyme sont les unes tout à fait inaltérées, d'autres sont divisées en long ou en travers, d'autres sont gonflées ou décomposées en granulations, et sont évidemment en voie de dissolution. La graisse des différents aliments se réunit en gouttelettes mélangées à la pâte chymeuse.

Le temps pendant lequel les aliments séjournent dans l'estomac varie suivant leur quantité et leur qualité. On a vu chez des animaux et même chez des hommes atteints de fistules duodénales que déjà au bout de 10 à 20 minutes, de petites parties alimentaires passaient à travers le pylore, que ce passage se continuait alors périodiquement, et que la masse des matières qui passaient devenait de plus en plus grande. L'estomac, après un repas assez copieux, est complétement vidé au bout de 4 à 5 heures.

Beaumont, sur son Canadien, et plus tard Bidder et Schmidt, sur la femme atteinte aussi de fistule gastrique, étudièrent le temps pendant lequel les différents aliments séjournent dans l'estomac. Beaumont a vu que le riz cuit, les pieds de porc, les œufs bouillis y restent 1 heure; la truite, le brochet, 1 1/2 heure; le lait, la morue, le

pain, la salade de choux, 2 heures; les pommes de terre, l'agneau, le bœuf, les œuf
durs, 2 1/2 à 2 3/4 heures; les huîtres, le beefsteak, le jambon, 3 heures; les sau
cisses, les haricots, le mouton, le porc, le veau, le canard sauvage, 3 1/2 à 4 heures
On avait cru trouver dans ces chiffres un moyen d'apprécier la digestibilité des diffé
rents aliments albuminoïdes. Cette appréciation est inexacte, car il passe toujour
dans l'intestin grêle une quantité plus ou moins grande de substances non digérées
Mais puisque les substances dissoutes passent, en général, plus vite que celles qu
ne le sont pas, la durée du séjour des aliments dans l'estomac permet néan
moins d'apprécier approximativement leur digestibilité. Il est évident que la diges
tibilité des aliments ne repose pas uniquement sur leur plus ou moins grande richess
en albuminoïdes, mais bien plus encore sur la variété de leur composition générale
Aussi, de toutes les viandes, les plus difficiles à digérer sont celles qui contiennen
le plus de graisse, car les parties graisseuses enveloppent les éléments musculaire
et les rendent plus difficilement attaquables par le suc gastrique. Dans les fruits e
gousse, l'albuminoïde est comme logé dans une enveloppe de cellulose, qui rend éga
lement la digestion plus difficile.

Toujours, le chyme contient encore quelques *gaz*, acide carbonique, azote et oxy
gène. Ces deux derniers proviennent évidemment de l'atmosphère et sont entraîné
dans la déglutition avec les aliments. Il paraît que cet oxygène est absorbé par le
vaisseaux de l'estomac et que dans leur sang il déplace de l'acide carbonique, d'o
aussi dans les gaz du chyme une plus grande proportion de CO^2 que de O. C'es
ainsi que Planer y a trouvé 25,20 CO^2, 68,68 Az et seulement 6,12 O pour 100 du vo
lume des gaz. Il se passe donc dans l'estomac quelque chose d'analogue à la respira
tion. Cette respiration stomacale, tout à fait insignifiante chez les animaux supérieurs
remplace, chez le cobitis fossilis, la respiration branchiale ou pulmonaire. Il ne s
produit pas, dans la digestion stomacale, des gaz comme il s'en produit dans la di
gestion intestinale, car l'acidité du chyme empêche toute décomposition gazeuse (1)

§ 78. — **Produits chimiques de la digestion stomacale.**

On donne le nom de *peptones* aux substances solubles produites par l'action
du suc gastrique sur les albuminoïdes. On ne connaît jusqu'à présent aucune
différence dans la composition des peptones et dans celle des albuminoïde
d'où ils dérivent. Mais leur solubilité et la manière dont ils se comportent vis
à-vis des réactifs suffisent pour les caractériser. Les solutions de peptones ne s
coagulent pas à la température de l'eau bouillante et, contrairement aux albu
minoïdes dont les solutions passent très-difficilement à travers les membrane
animales, les peptones diffusent très-aisément. Le tannin, le bichlorure de mer
cure, l'acétate de plomb ammoniacal précipitent les peptones, tandis que le
autres sels métalliques qui précipitent les albuminoïdes en solution, voir
même l'alun et l'azotate d'argent sont sans influence sur eux. Les peptones s
comportent différemment avec l'acide nitrique et les solutions de ferro-cyanur
de potassium; aussi Meissner a-t-il distingué trois espèces de peptones : 1° pep
tone qui précipite par l'acide nitrique et par le ferro-cyanure de potassium
2° peptone qui ne précipite que par ce dernier sel; et 3° peptone qui ne préci
pite ni par l'acide nitrique, ni par le ferro-cyanure de potassium. Dans tout

(1) Planer, *Wiener Sitzungsberichte*, t. XLII.

gestion de substance albuminoïde, ces trois espèces de peptones se produisent, ais jusqu'à présent il a été impossible de trouver des différences entre les eptones suivant qu'ils proviennent de tel ou tel albuminoïde.

Les albuminoïdes se transforment peu à peu en peptones. En premier lieu s albuminoïdes qui sont à l'état soluble ou qui sont en solution se transforment n albuminoïdes insolubles, la caséine se coagule, et si l'albumine soluble reste issoute dans le liquide acide, il n'en est pas moins vrai que dès que le liquide st neutralisé, elle se précipite sous forme de poudre insoluble. C'est seulement n second lieu que le suc gastrique convertit ces corps en peptones. On a en-re trouvé dissous dans le suc gastrique deux autres corps qui diffèrent des eptones et diffèrent entre eux, ce sont les *métapeptones* et les *parapeptones*. i vous augmentez le degré d'acidité du suc gastrique, les métapeptones se récipitent, tandis que les peptones et les parapeptones restent en solution. ette substance est un produit transitoire de la transformation des albu-inoïdes en peptones, car elle disparaît peu à peu à mesure que l'action du ıc gastrique continue. La parapeptone, au contraire, se précipite quand on eutralise le liquide de la digestion, tandis que les peptones et métapeptones estent dissoutes. On ne sait encore comment expliquer la présence de ce corps ont les réactions sont tout à fait celles de la syntonine (§ 9). D'après Meissner le ne se distingue de la syntonine que par ce que cette dernière se digère, ndis que la première ne se digère pas. Brücke n'a pas confirmé cette opinion; dit que quand l'action du suc gastrique est assez prolongée, toute l'albumine transforme en un seul corps, le peptone; pour lui, le parapeptone (synto-ine) est aussi un passage de l'albuminoïde en peptone, tandis que pour Meiss-ϵr, c'est un *produit accessoire* de cette transformation. Meissner envisage de même manière le *dyspeptone*, qui ne se produit que par digestion de la ca-ine; ce corps se précipite naturellement sous forme de petits flocons solubles ıns des acides modérément concentrés, mais insolubles dans l'eau.

En résumant ce que nous venons de dire, l'on voit que : 1° le peptone est soluble ıns l'eau et les acides, il n'y a que sa première variété qui précipite par l'acide ni-ique; 2° le métapeptone est soluble dans l'eau et les acides étendus, mais insoluble ıns les acides concentrés; 3° le parapeptone est insoluble dans l'eau, mais soluble ıns les acides étendus ou concentrés; 4° le dyspeptone ne se dissout que dans les ides de concentration moyenne. L'alcool ne précipite pas le métapeptone en solu-ın, tandis que, ainsi que l'éther, il précipite le parapeptone. Le peptone ne pré-pite que par l'alcool à 80 p. 100.

C'est à Lehmann que nous devons les premiers travaux sur les propriétés des eptones. Meissner découvrit le parapeptone, le métapeptone et le dyspeptone, et ıvisagea ces corps comme des produits accessoires et d'une importance égale aux eptones. Brücke fit voir plus tard que le métapeptone diminue de quantité pendant digestion et n'est, par conséquent, qu'un produit intermédiaire de la transforma-ın de l'albumine en peptone, opinion à laquelle Meissner lui-même s'est rattaché. uant aux para- et dyspeptones, Brücke les envisage aussi comme des états intermé-aires de la transformation des albuminoïdes et dit qu'ils disparaissent à mesure que ıcte de la digestion se prolonge; Meissner, au contraire, croit que ce sont là des oduits accessoires qui, d'après lui, loin de diminuer par les progrès de la diges-on, augmentent, au contraire, de proportion dans le chyme. Outre toutes ces différentes variétés de peptones, Meissner dit que la digestion des albuminoïdes donne encore lieu à quelques matières extractives, dont l'une présente toutes les réactions de la tyrosine [1].

§ 79. — Digestion artificielle. Théorie de la digestion stomacale.

Pour reproduire et étudier les peptones et leurs produits accessoires, on fait agir, en dehors du corps, du suc gastrique sur les albuminates, en ayant soin d'agir sous une température égale à la chaleur animale (34-38°). Au lieu de se servir de suc gastrique obtenu par une fistule, on prépare un suc gastrique *artificiel* en mélangeant de la pepsine avec son acide; rien n'est plus aisé que de varier la composition de ce suc artificiel, et de voir ainsi quelles sont celles de ses parties qui agissent le mieux sur les substances alimentaires. C'est ainsi que l'on s'assure que ce n'est que le seul mélange de pepsine et d'un acide qui ait la propriété de transformer les albuminoïdes en peptones. L'acide isolé peut, à la vérité, dissoudre quelques albuminoïdes, mais il ne modifie pas leur composition, et quand les corps albuminoïdes sont mélangés avec de la pepsine sans acide, ils se putréfient. Tous les acides peuvent, par leur mélange à de la pepsine, agir comme liquide digestif; leur action est cependant très-variable. C'est l'acide chlorhydrique et après lui l'acide lactique qui sont les plus propres à la digestion, l'acide acétique et l'acide sulfurique etc. le sont bien moins. L'on voit que les deux premiers sont précisément les acides qui naturellement se trouvent dans le suc gastrique. Il faut que les deux substances mélangées, pepsine et acide, le soient dans des proportions déterminées, car elles cessent d'agir tout aussi bien quand elles sont en trop grande qu'en trop petite quantité dans le mélange. Les différents albuminoïdes ne se comportent cependant pas de la même manière : d'après Brücke, sur 1000 parties de suc gastrique il faudrait pour la fibrine animale fraîche 0,8 à 1 d'acide, pour l'albumine coagulée 1,2 à 1,6. En général, il suffit de la présence de quantités très-minimes de pepsine.

Le temps que les albuminoïdes solides, fibrine, albumine, syntonine coagulées, mettent à se dissoudre dans ce suc gastrique artificiel, ne varie guère; l'albumine liquide met, au contraire, beaucoup plus de temps; sa digestibilité paraît donc augmentée par sa coagulation. Il est à remarquer, du reste, que tous les albuminoïdes mettent un temps plus long à se dissoudre dans le suc gastrique artificiel, si parfait qu'il soit, que dans l'estomac d'un animal vivant. Dans l'estomac, il y a, en effet, des mouvements qui viennent favoriser la digestion, et il y a surtout une disparition continuelle des parties dissoutes par la voie de l'absorption.

Puisqu'il suffit d'une très-petite quantité de pepsine pour transformer peu à peu une quantité indéterminée d'albuminoïdes sans que cette pepsine se modifie elle-même, il faut envisager la digestion stomacale comme un véritable *phénomène de fermentation*. Mais ce qui caractérise cette fermentation, c'es

---

[1] Lehmann, *loc. cit.* — Meissner, *Zeitschrift f. ration. Medicin*, 3e série, t. VII, VIII et X. — Brücke, *Sitzungsberichte der Wiener Akademie*, t. XXXVII.

u'en plus du ferment spécial, la pepsine, il faut, pour qu'elle se produise, la
résence d'un acide libre qui ne se comporte pas comme un ferment, car plus il
oit se produire de peptones, plus il faut qu'il y ait d'acide dans le liquide. Nous
ouvons donc provisoirement, et en attendant que nous possédions une théorie
lus parfaite, nous expliquer les phénomènes chimiques de la digestion de la
manière suivante. Avec C. Schmidt, nous supposons que la pepsine forme avec
acide une combinaison d'acide *chloropeptique* facilement réductible en ses
eux composants. Ce dédoublement se ferait principalement en présence des
buminoïdes, que l'acide chlorhydrique à l'état natif dissoudrait et transfor-
erait en peptones, tandis que la pepsine devenue libre se combinerait immé-
atement à une nouvelle quantité d'acide chlorhydrique pour former de l'acide
loropeptique, qui se dédoublerait de nouveau. Cette théorie expliquerait pour-
oi, outre le ferment, il faut encore, pour la digestion des albuminoïdes, la
ésence d'une quantité assez grande d'une autre substance, l'acide libre.

Eberle est le premier qui fit du suc gastrique artificiel. On le prépare généralement
jourd'hui en faisant macérer dans l'eau une muqueuse gastrique disséquée, puis
en exprime le liquide et on y ajoute un acide étendu. Les recherches d'Eberle
t déjà prouvé que ni l'acide ni le liquide obtenus par la macération de la muqueuse
omacale n'ont isolément la propriété digestible; mais cet auteur admettait que les
crétions de toutes lss muqueuses agissent de la même manière que celles de la
uqueuse de l'estomac. Schwann constata cette erreur, c'est lui qui donna au fer-
ent gastrique le nom de *pepsine*, et c'est Wassmann qui prouva que ce n'est pas du
ut le mucus de l'estomac qui contient ce ferment, mais qu'il se trouve dans la sé-
étion des glandes à suc gastrique. La pepsine du commerce est du mucus stomacal
élangé à de l'amidon. La température la plus favorable à la digestion artificielle
t de 35 à 45°. Blondlot fit voir que tous les acides ainsi que les sels acides possè-
nt indistinctement le pouvoir digestif, il crut que dans le suc gastrique naturel
est le phosphate acide de soude qui constitue le principe actif, et nia la présence
tout acide libre dans ce liquide naturel. Lehmann s'assura que les acides chlorhy-
ique et lactique possèdent une propriété de digestion beaucoup plus grande que
us les autres acides.
Brücke chercha à constater quelles sont les meilleures proportions d'acide pour
transformation des albuminoïdes en peptones, il trouva que des quantités modérées
acide favorisent la digestion, tandis que des quantités trop faibles ou trop fortes
retardent. En augmentant la proportion de pepsine, on voit d'obord la rapidité
la digestion augmenter, mais bientôt elle atte nt un maximum qu'elle ne saurait
passer, quelle que soit la quantité de pepsine que l'on puisse ajouter. Le pouvoir
ce corps est tel qu'il suffit qu'une liqueur en contienne 1/60000ᵉ pour qu'elle
isse encore transformer une grande quantité d'albumine coagulée (¹).

(¹) Eberle, *Physiologie der Verdauung*. Würzburg 1834. — Wassmann, *De digestione
nnulla*. Berol. 1839. — Lehmann-Brücke, *loc. cit.*

c) Digestion dans l'intestin grêle.

§ 80. — Structure des organes sécréteurs de l'intestin.

La muqueuse de l'intestin grêle possède *deux espèces* de glandes de sécrétion. Les *glandes en tubes* dites *de Lieberkühn* sont répandues en très-grand
abondance sur toute cette muqueuse; elles sont serrées les unes contre l
autres, et occupent l'espace qui sépare les nombreuses villosités qu'on y trouv
Les *glandes en grappes*, *glandes de Brunner*, sont limitées à la muqueu
du duodénum. Deux autres glandes très-volumineuses, le *pancréas* et le *foi*
déversent encore leur sécrétion dans la partie supérieure de l'intestin grêle.

Les *glandes de Lieberkühn* forment la masse principale de la muqueu
de l'intestin grêle. Elles s'ouvrent sur sa surface entre les villosités qu'elles e
tourent (voy. Fig. 27). Chacune de ces glandes a une enveloppe propre, et
tapissée à son intérieur par des cellules épithéliales cylindriques ou arrondi
qui, au niveau de l'ouverture de la glande, se continuent avec l'épithélium r
couvrant la muqueuse et les villosités. On voit que les glandes de Lieberkü
ressemblent tout à fait aux glandes muqueuses de l'estomac. Les cellules q
garnissent l'intérieur du tube glandulaire sont en voie de destruction con
nuelle, et sont remplacées au fur et à mesure par de nouvelles cellules; aus
la lumière de la glande est-elle remplie par une masse granuleuse qui pr
vient de la délitescence des cellules glandulaires; quelquefois tout l'intérie
de l'organe est rempli par cette masse granuleuse. Le cul-de-sac gland
laire, de même que celui des glandes en tubes de l'estomac, est entouré
tissu connectif et d'une couche très-mince de fibres lisses. Les capillaires
comportent par rapport aux glandes de Lieberkühn de la même manière q
par rapport aux glandes en tubes de l'estomac.

Les *glandes de Brunner* sont de petites glandes en grappe analogues au
glandules buccales; elles se trouvent dans la couche sous-muqueuse du du
dénum, leurs canaux excréteurs s'ouvrent aussi entre les villosités. On les re
contre surtout dans la partie supérieure du duodénum, mais elles disparaisse
au-dessous du point où les canaux biliaires viennent s'ouvrir dans cet intesti

Le *pancréas* ressemble par sa texture aux glandes salivaires. Les vésicul
glandulaires sont tapissées par un épithélium et remplies par un liquide qu
contient d'habitude de nombreuses gouttelettes graisseuses. Outre son can
principal d'excrétion, *canal de Wirsung*, le pancréas possède encore un can
plus petit, qui s'ouvre à côté du premier. Il existe de plus, dans la paroi mêm
de l'intestin, un certain nombre de glandules acineuses qui déversent dans
duodénum un liquide absolument analogue au liquide pancréatique. Cl. Be
nard a découvert ces *glandes pancréatiques accessoires* chez le chien; Kl
les a trouvées chez l'homme.

Le *foie*, la glande la plus volumineuse du canal digestif, a une structure to
à fait spéciale. Cette glande est aussi la plus riche en vaisseaux sanguins, c
elle en reçoit de trois sortes, qui constituent une partie très-importante de s
parenchyme. Le principal de ces vaisseaux c'est la *veine porte*, elle se dich
tomise dans la glande et entoure de ses ramuscules terminaux les lobules hé

ques, lobules que l'on peut percevoir à l'œil nu. Toujours deux branches
ulaires 1 et 2 (Fig. 24) arrivent à la périphérie du lobule, s'y divisent, s'a-
omosent entre elles, et émettent par leur surface interne et externe un ré-
1 de capillaires. Le réseau dirigé vers l'inté-
ur du lobule se réunit de nouveau et constitue
vaisseau central qui est une radicule des veines
atiques. Les *veines hépatiques* constituées par
différentes veinules d'origine forment des troncs
débouchent dans la veine cave inférieure. L'*ar-
: hépatique* n'a qu'une importance secondaire
s les fonctions spéciales du foie ; ses rameaux
ompagnent les branches de la veine porte et les
aux biliaires, et servent à la nutrition de ces
seaux sanguins et excréteurs ; quelques rameaux
riels se rendent au péritoine qui recouvre la
nde. Les veinules qui font suite aux artérioles
atiques se déversent dans les branches de la

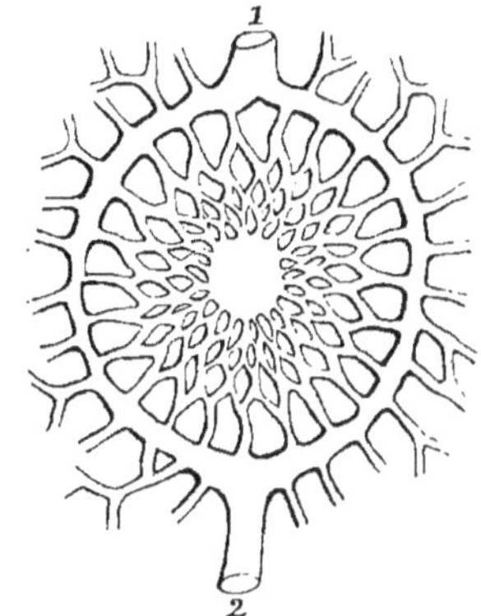

Fig. 24.

ne porte, et c'est ainsi seulement que le sang de l'artère hépatique concourt,
partie du moins, à la sécrétion glandulaire, et particulièrement à celle de la
. Les *lymphatiques* communiquent, d'après Mac Gillavry, avec un réseau
ourvu probablement de parois propres, qui entoure les vaisseaux sanguins,
telle sorte que les cellules hépatiques sont en partie entourées d'un courant
phatique.

e *parenchyme sécrétoire du foie* se compose de cellules qui, par leur
ne, ressemblent aux épithéliums pavimenteux. Ces cellules n'ont qu'une
mbrane d'enveloppe très-mince ou en sont même dépourvues. Elles con-
nent un noyau très-apparent muni de nucléoles, et un contenu mou avec
nbreuses granulations, gouttelettes graisseuses et granulations pigmentaires
nes. Les cellules remplissent tout l'espace limité par les mailles des réseaux
a veine porte (Fig. 25), il en résulte qu'elles ont pour chaque lobule une
osition régulière, puisqu'elles forment une sorte
remplissage des espaces du réseau vasculaire,
lui-même est régulièrement disposé. Les opi-
ns sont encore partagées sur la manière dont se
aportent les cellules de sécrétion avec les ori-
es des canalicules biliaires. D'après les uns, les
ules qui remplissent les mailles vasculaires sont
ourées d'une membrane, chacure de ces mailles
stituerait alors une sorte de tube glandulaire
t les cellules seraient le contenu, et tous ces
es aboutiraient aux canaux biliaires plus volu-
eux qui, avec les vaisseaux sanguins, entou-
t les lobules hépatiques. D'après Beale, ces
tes de tubes ne sont pas complétement remplis

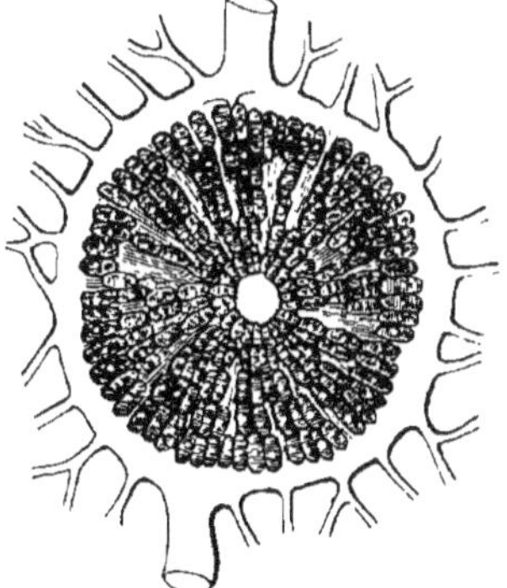

Fig. 25.

les cellules, de sorte qu'entre ces dernières se trouveraient des espaces
s lesquels peut s'écouler le liquide sécrété ; d'après Kölliker, au contraire,

la membrane est tout à fait en contact avec les cellules, de telle sorte que l
liquide, pour arriver aux canaux excréteurs, doit diffuser d'une cellule
l'autre. La deuxième opinion s'appuie sur les injections de Gerlach, Andre
jevic, Mac Gillavry etc., elle admet que des canalicules biliaires partent de
ramuscules extrèmement fins qui entourent toutes les cellules d'un résea
très-ténu.

On envisage d'habitude également comme des glandes, les follicules clos de l'i
testin grêle, *follicules isolés, follicules de Peyer*. Ce ne sont pas là des glandes, ma
bien des organes lymphoïdes élémentaires. Nous étudierons donc leur structure av
celle des organes destinés à l'absorption intestinale (épithélium, villosités, origi
des lymphatiques. § 104).

Pendant longtemps on a discuté sur la structure du foie; pour les uns, c'était u
glande acineuse; pour les autres, une glande en tube; c'est dans ces derniers tem
seulement que l'on a reconnu que c'est un organe dont les cellules sont directeme
en rapport avec les vaisseaux sanguins. D'après les recherches les plus récentes,
faut l'envisager, ainsi que l'avait déjà fait E. L. Weber, comme une glande *en tub*
dont tous les tubes forment un véritable réseau anastomosé. Le réseau que l'
obtient autour des cellules à la suite d'injections fines, ne peut servir à élucider
question de structure que nous avons indiquée plus haut: car, en effet, le rése
peut tout aussi bien être dû à des espaces intercellulaires qu'à de véritables cana
cules capillaires ([1]).

§ 81. — Le suc intestinal.

C'est le liquide des glandes tubuleuses de l'intestin qui forme le *suc intest*
nal. Thiry le recueillit dans des portions d'intestin isolées, mais laissées e
rapport avec leurs vaisseaux nourriciers; il vit que c'est un liquide fluid
très-alcalin, de couleur jaunâtre, d'une densité de 1,0115, qui fait efferve
rence avec des acides concentrés, et qui, traité par les acides faibles et par
chaleur, se coagule. Le suc intestinal contient environ 2,5 p. 100 de matiè
solides, soit 1,6 de matières organiques et 0,9 de cendres; parmi les matiè
organiques il se trouve 0,8 pour 100 d'albumine, et parmi les matières inorg
niques 0,3 pour 100 de carbonate de soude.

Autrefois on s'était efforcé d'obtenir le suc intestinal, soit en apposant une doul
ligature sur une anse de l'intestin et en y établissant une fistule (Frerichs), soit
recueillant directement le liquide après avoir préalablement lié les canaux de W
sung et cholédoque (Zander). Dans le premier mode d'opérer on obtenait nécess
rement un produit pathologique, puisqu'on avait interrompu l'arrivée du sang; da
le second, le liquide était toujours mélangé à d'autres sécrétions (suc gastrique, s
crétions des glandes de Brunner, des glandules pancréatiques accessoires). C'es
Thiry que nous devons une méthode irréprochable. Il fit sur des chiens une in
sion à la ligne blanche, attira au dehors un anse d'intestin grêle et en isola u
longueur de 10 à 15 centimètres, en ayant grand soin de ménager autant que possi

<hr>

([1]) Voy. *Gerlach's und Kölliker's Handbuch der Gewebelehre.* — Beale, *in Philosophi
Transactions*, 1856. — Mac Gillavry, *Wiener Sitzungsberichte*, t. L.

mésentère. Les bouts de l'intestin situés au-dessus et au-dessous de la partie
ctionnée furent réunis l'un à l'autre par une suture intestinale; quant à la partie
olée, une de ses extrémités fut fermée au moyen d'une suture et réintroduite dans
bdomen, tandis que l'autre, laissée ouverte, fut, par une autre suture, fixée à la
aie abdominale. Aussi longtemps que l'on n'excita pas la muqueuse par voie chi-
ique ou mécanique, la sécrétion resta presque nulle; dès que, au contraire, ces
xcitations intervinrent, la sécrétion devint assez abondante D'après les expériences
e Thiry, la plus forte sécrétion, pour une superficie de 30 centimètres carrés, fut,
our une heure, de 4 grammes. L'on ne saurait cependant en déduire des concluons pour la sécrétion normale, car, certainement, la quantité de liquide sécrété
arie beaucoup d'après la qualité et la quantité des aliments, comme aussi d'après
 temps écoulé depuis leur ingestion. En se servant de la méthode employée par
rücke pour isoler la pepsine, on peut aussi trouver un ferment azoté dans le liquide
ntestinal; ce ferment se distingue de la pepsine par ce qu'il ne digère les albumi-
oïdes (fibrine) que dans les solutions alcalines; dès qu'elles sont neutres ou acides,
e ferment devient inactif.

§ 82. — Digestion par le suc intestinal.

Le suc intestinal pur obtenu par la méthode de Thiry, ne produit que la dis-
olution de la *fibrine*, il est sans action aucune sur les autres albuminoïdes,
ur l'amidon et sur les graisses. Ces faits ne s'accordent pas avec ce que l'on
bserve quand on examine le contenu du canal intestinal après avoir empêché
 mélange d'autres liquides de sécrétion; soit que l'on ait lié l'intestin grêle
u-dessus du point que l'on étudie (Zander), soit que l'on ait fait écouler au
ehors par une fistule tous les liquides de la partie supérieure du canal in-
estinal (Busch). L'on a toujours vu que dans ces cas, malgré l'obstacle op-
osé à l'arrivée des sécrétions stomacale, hépatique ou pancréatique, non-
eulement une petite quantité d'albuminoïdes était transformée en peptones,
ais que des masses assez considérables d'amidon se transformaient en sucre.
l est impossible d'expliquer cette contradiction; nous ferons remarquer toute-
ois que le liquide obtenu par des fistules intestinales est toujours trouble, et
ontient jusqu'à 5 p. 100 de substances solides, tandis que le liquide recueilli
ar la méthode de Thiry est tout autre. Ce dernier peut être considéré comme
e produit exclusif des glandes, tandis que le premier est troublé par la pré-
ence de cellules glandulaires ou épithéliales, détruites ou en suspension; aussi
'acide acétique y détermine-t-il un précipité abondant de mucine. Ces impu-
etés, en se décomposant, donnent peut-être naissance à des ferments, et
eux-ci font disparaître, sans doute, l'albuminoïde du liquide intestinal pur.
Nous pouvons donc admettre hypothétiquement que le suc intestinal peut di-
érer une petite quantité d'albumine, parce que dans la sécrétion, même très-
ure, il se trouve un ferment, tandis que sa propriété de transformer l'amidon
n sucre et ultérieurement en acides lactique, butyrique, propionique etc., tient
 des ferments qui ne se produisent que par la décomposition d'un liquide in-
estinal impur.

Déjà Frerichs avait constaté par ses recherches cette propriété de transformer
'amidon en sucre; Busch l'avait démontrée aussi chez l'homme; il a vu 63,5 p. 100

d'amidon sec passer en très-peu de temps à l'état de sucre. Jamais le sucre de canne n'est transformé par le suc intestinal en sucre de raisin. Zander, le premier, sous la direction de Bidder et Schmidt, signala chez les carnivores la propriété de ce liquide de dissoudre les albuminoïdes ; il avait, pour faire ces expériences, bouché l'intestin au-dessous du pylore, et avait introduit dans son intérieur des quantités déterminées d'albumine renfermées dans de petits sacs de tulle. Au bout de cinq à six heures, il constatait la disparition de 93 à 95 p. 100 des substances solides de l'albumine. Les recherches de Busch semblent démontrer que la propriété digestive de l'intestin pour les albuminoïdes est bien plus faible chez l'homme. Quant à la nature des peptones formés ainsi dans l'intestin, elle manque encore d'expériences sérieuses [1].

§ 83. — Le pancréas.

Le liquide pancréatique varie d'après la méthode employée pour le recueillir. Si l'on se sert d'une fistule pratiquée sur un animal en pleine digestion, on obtient un liquide clair, incolore, visqueux, très-alcalin, contenant 10 p. 100 de substances solides. Si l'on refroidit ce liquide jusqu'à 0°, on le voit déposer un albuminoïde qui est moins alcalin que le liquide qui surnage. Cette sécrétion contient trois espèces de ferments : 1° un ferment qui transforme l'amidon en sucre ; 2° un ferment qui transforme les graisses en acides gras et en glycérine ; et 3° un ferment qui transforme les albuminoïdes en peptones. Quand on recueille le suc pancréatique au moyen d'une fistule permanente du canal de Wirsung, ce liquide est fluide, alcalin, ne contenant que 1,5 à 5 p. 100 de matières solides, et est plus abondant que dans le cas précédent. Cette sécrétion contient aussi un albuminoïde, mais qui n'est pas le même que celui qui se précipite au-dessous de 0° ; on n'y trouve aussi que deux ferments, celui qui agit sur l'amidon et celui qui agit sur les graisses. Les deux variétés du liquide pancréatique comme aussi la substance de la glande elle-même contiennent, en outre, de la leucine, des matières extractives solubles dans l'alcool, ainsi que de petites quantités de graisses. Quand la glande ou ses sécrétions se décomposent, on y trouve de la tyrosine, de l'acide lactique et des acides gras volatils.

On n'a pu, jusqu'à présent, isoler dans le suc pancréatique que les ferments qui agissent sur l'amidon et sur les albuminoïdes. Cohnheim s'est servi pour isoler le premier du procédé indiqué plus haut pour la ptyaline, à laquelle il paraît, du reste, être tout à fait identique. Danilewsky a isolé le second en le précipitant mécaniquement par le collodion. Ces deux ferments sont azotés mais ne donnent aucune des réactions de l'albumine. Le ferment pancréatique qui agit sur les albuminoïdes ne paraît se développer que pendant la digestion.

La quantité du liquide pancréatique excrétée dans un même laps de temps varie suivant que les fistules, au moyen desquelles on l'obtient, sont permanentes ou temporaires. Bidder et Schmidt, par des fistules temporaires, obtinrent sur un chien, pendant 8 heures, une quantité de suc pancréatique qui,

<hr>

[1] Frerich's, article *Verdauung*. — Zander, *De succo exterico* (dissert.). Dorpat 1850. — Bidder et Schmidt, *loc. cit.* — Busch, *Virchow's Archiv*, t. XIV (*Beobachtungen an einer Frau mit Dünndarmfistel*). — Thiry, *Wiener Sitzungsberichte*, t. L, 1864.

ulée pour 24 heures, n'était que de 2 à 3 grammes par kilogr. du poids total
l'animal. D'après Ludwig et Weinmann, la quantité qui s'écoule par une
ule permanente est journellement de 35 grammes par kilogr. Ces chiffres
ent cependant peu de certitude, car, en effet, dans les deux cas, il se produit
variations considérables dans la sécrétion. Elle augmente après l'ingestion
aliments; après l'ingestion d'eau, elle atteint, en peu de minutes, un maxi-
m auquel elle n'arrive, après ingestion d'aliments solides, qu'au bout de 1/4
/2 heure. Sur un chien porteur d'une fistule permanente, Weinmann
int en une heure, à la suite d'une nourriture abondante, 97^{gr},8 de suc pan-
atique, tandis qu'après une abstinence de 45 heures, il n'en obtint dans le
me temps que 0^{gr},48.

ous ignorons complétement d'où vient la différence dans la quantité du liquide
enu par les deux espèces de fistules; nous ne savons même pas au juste lequel
deux est le suc pancréatique normal. Bidder et Schmidt, Cl. Bernard, qui ont
érimenté sur des fistules temporaires, sont disposés à admettre que le liquide
s'écoule constamment par les fistules permanentes est altéré. Ludwig, qui se
vit de fistules permanentes, croit, au contraire, que le liquide visqueux obtenu
les fistules temporaires est anormal en raison du désordre de l'innervation pro-
par l'ouverture de l'abdomen. Il est à remarquer cependant que le suc pan-
atique dissout toujours normalement des albuminoïdes dans l'intestin, tandis que
e propriété fait défaut au liquide fluide. Il serait possible aussi qu'aucune des
x méthodes ne fournisse de liquide pancréatique normal; il est évident, en effet,
raison de la grande quantité de filets nerveux que le pancréas reçoit du pneumo-
trique et du sympathique, que toujours l'opération de la fistule produit des troubles
s l'innervation de la glande. Peut-être le liquide fourni par les fistules perma-
tes serait-il comparable à la salive obtenue par l'excitation de la corde du tympan,
dis que celui fourni par les fistules temporaires correspondrait à la salive obtenue
excitation du sympathique; mais l'influence de l'innervation sur la sécrétion n'a
encore été étudiée directement. D'après Schmidt, le liquide obtenu contient
1000 :

	Fistule temporaire.	Fistule permanente.
Eau	980,45	900,76
Matières solides	11,55	99,24
Albuminoïdes et ferments. . . .	12,71	90,44
Sels	6,84	8.80

es sels sont des sels de soude, de chaux, de magnésie, du chlorure de sodium,
potassium, du phosphate de chaux et de magnésie, du phosphate tribasique de
de. Danilewsky obtint le ferment des substances albuminoïdes en étendant la sé-
tion fraîche avec de l'eau et en y ajoutant du collodion. Ce dernier se précipite en
ée dans la solution aqueuse et entraîne mécaniquement le ferment. On lave le
cipité avec de l'eau pour le débarrasser de l'albumine, et on reprend par un mé-
ge d'alcool et d'éther pour enlever le collodion. Le corps incolore qui reste digère
s-rapidement les albuminoïdes en solution aqueuse (1).

) Bidder et Schmidt, loc. cit. — Schmidt, Annalen der Chem. u. Pharm., t. XCII. —
inmann, Zeitschrift f. ration. Medicin, nouv. série, t. III. — Cl. Bernard, Leçons de
siologie, 1856. — Corvisart, Collection de mémoires sur une fonction du pancréas. Paris
7-1863. — Ludwig, Lehrbuch der Physiologie, t. II — Danilewsky, Archiv f. patholo-
he Anatomie, t. 1862.

§ 84. — **Digestion par le liquide pancréatique.**

Le liquide pancréatique possède trois modes d'action digestive : 1° il transforme l'amidon en sucre ; 2° il émulsionne et transforme en partie les graisses et 3° il transforme les albuminoïdes en peptones.

Le liquide pancréatique possède la propriété de *transformer l'amidon e* *sucre* à un plus haut degré que la salive, et ne le perd pas par son mélang avec du suc gastrique ou de la bile.

Son action sur les *graisses* est tout autant *mécanique que chimique*. Quand o l'agite avec une graisse liquide, il l'émulsionne, et cette émulsion ne disparaît pa par le repos. Le suc pancréatique décompose, en outre, une partie des graisse en acides gras et en glycérine : si dans le liquide se trouvent des alcalis, le acides se combinent avec eux pour former un savon. On n'est pas encore fix sur la question de savoir si la sécrétion pancréatique agit de la même manièr dans l'intérieur du corps, et si ce liquide est ainsi un véritable moyen de di gestion des graisses. Cl. Bernard prétend qu'après la ligature du canal pancréa tique, on ne voit plus de graisse passer par les chylifères ; au contraire, Shift Colin et Bérard ont vu que la digestion de la graisse n'est pas diminuée pa l'extirpation du pancréas. Dans des cas pathologiques, alors que chez l'homm le pancréas était dégénéré, on a vu, tantôt survenir de l'amaigrissement et un impossibilité de digérer les graisses, tantôt, au contraire, on n'a rien remarqu de particulier. Il résulte de tous ces faits contradictoires, qu'en tout cas, c n'est pas le liquide pancréatique qui est le seul agent de la digestion de graisses. Mais il est hors de doute qu'il a une certaine action sur cette diges tion, puisqu'il peut, indépendamment des autres sécrétions, de la bile, du su intestinal, émulsionner les graisses, ce qui les rend plus aptes à être absorbée et qu'il peut, en partie, les décomposer en acides gras et en glycérine. Cett dernière décomposition se produit alors même que le suc pancréatique es neutralisé ou acidifié ; mais à 100° elle cesse d'avoir lieu ; ce qui prouve qu'ell n'est pas due à la présence d'un alcali libre, mais bien à celle d'un fermen C'est probablement l'albuminoïde en solution dans le liquide qui émulsionn la graisse.

Frerichs, Bidder et Schmidt, Lenz etc. ont contredit les résultats obtenus pa Cl. Bernard en liant le canal pancréatique. Ce dernier leur objecta que, dans leur expériences, ils n'avaient pas tenu compte d'un second canal pancréatique plus pet et de glandules pancréatiques accessoires situées dans la paroi intestinale. L'extirpa tion du pancréas met à l'abri du premier de ces reproches ; il en est de même de expériences de Colin et Bérard, qui lièrent les deux canaux chez des chiens et n lièrent le canal de Wirsung chez des bœufs qu'après s'être assurés qu'il n'existait pa de canal accessoire, et néanmoins ces auteurs virent toujours la graisse apparaître dan le chyle du canal thoracique. Quant aux glandules accessoires, elles sont trop petite pour expliquer comment il se fait qu'après la ligature des canaux pancréatiques l digestion des graisses soit si peu troublée. Ceux qui nient complétement l'action di gestive exercée par le pancréas sur les matières grasses n'ajoutent guère d'impor tance à l'action chimique et mécanique que l'on obtient sur la graisse, en dehors d l'organisme, par le suc pancréatique, car ils disent que dans les portions de l'intes

où se fait la digestion des graisses il n'existe déjà plus ou très-peu de liquide pan-
atique, et ils se demandent si même l'émulsion de ces substances s'opère au de-
1s du tube digestif, puisque, pour l'obtenir, il faut agiter les liquides. Quant à la
composition chimique en acides et en alcalis gras que l'on obtient toujours avec le
 pancréatique, ce n'est pas là, comme on l'a cru, une saponification, c'est-à-dire
e combinaison immédiate avec un alcali libre, car il se produit d'abord des
des gras, ce que l'on démontre en faisant réagir du suc pancréatique sur du
1rre; l'odeur spéciale et la coloration rouge du papier de tournesol prouvent la pré-
1ce d'acide butyrique.

Les *albuminoïdes* sont transformés par le suc pancréatique en peptones so-
bles, et ces derniers sont identiquement les mêmes que ceux produits par
ction du suc gastrique. D'après Meissner cependant il ne se produirait jamais
parapeptone, et le parapeptone produit dans l'estomac serait transformé par
suc pancréatique en peptone. L'acide libre que l'on trouve encore dans le
odénum des carnivores semble favoriser la digestion en empêchant la putré-
tion des albuminoïdes, qui se produit toujours en même temps que leur
nsformation en peptone quand le suc pancréatique agit sur un liquide alcalin.
tte décomposition putride a lieu sans doute toujours aussi dans l'organisme,
1s les portions inférieures de l'intestin grêle. Ce n'est que *pendant la diges-*
n stomacale et intestinale que le suc pancréatique jouit de la propriété de
nsformer les albuminoïdes. Au moment où le pancréas sérète ce liquide
écial, on le voit se gonfler et se gorger de sang.

Il. Bernard, le premier, soutint que le pancréas jouit de la propriété de digérer
 albuminoïdes. D'après lui, il fallait, pour cela, que ce liquide fût mélangé à de
bile, car alors les albuminoïdes dissous par le suc gastrique étaient précipités par
bile et redissous par le suc pancréatique, tandis que les albuminoïdes que le suc
trique n'avait pas transformés étaient dissous directement par le mélange de bile
le suc pancréatique. Corvisart prouva, par des expériences faites avec des infusions
pancréas ou avec du liquide pancréatique obtenu directement de fistules, que
st ce liquide seul qui jouit de la propriété de transformer les albuminoïdes en
tones solubles. Il démontra, de plus, que la présence de la pepsine trouble
te action; ce dernier fait n'empêche nullement que le suc pancréatique ne trans-
me les albuminoïdes dans l'intérieur de l'organisme, car nous savons que la pré-
ce de la bile fait perdre à la pepsine sa propriété. Meissner fit voir que ce n'est
 le liquide pancréatique des animaux, en voie de digestion, qui peut dissoudre les
uminoïdes, et que cette dissolution se fait sans putréfaction aussi longtemps que
iquide reste acide. Ces faits ont été confirmés par Schiff et par Corvisart, ils nous
liquent les opinions de Keferstein, de Hallwachs et d'autres, qui nièrent com-
tement l'action du liquide pancréatique sur les albuminoïdes. Schiff a fait l'hypo-
se suivante en s'appuyant sur ce que le pancréas ne jouit de la propriété de
omposer les albuminoïdes que pendant la période de digestion. Il dit que le pan-
as se charge, par voie de résorption, d'une manière égale, des produits de la dition stomacale et intestinale. Ce chargement de la glande dépendrait de modifica-
1s que les substances absorbées auraient préalablement subies dans la rate, car, en
t, l'extirpation de cet organe détruit la propriété de digérer les albuminoïdes que
sède le pancréas. D'après Schiff, ce chargement du pancréas est dû surtout à
sorption des peptones et de la dextrine par les lymphatiques de l'estomac; les

mêmes matières absorbées dans l'intestin ne chargent le pancréas et n'y produisent les ferments que lorsque l'estomac n'absorbe que des substances qui, pour leur digestion, n'ont pas besoin de ces ferments dont se charge la glande pancréatique [1].

§ 85. — La bile.

La *bile*, quand elle est fraîche et pure, est un liquide jaune foncé ou vert, d'une saveur amère, d'une odeur spéciale. Son poids spécifique est en moyenne de 1,03, sa réaction neutre. Les principaux corps que l'on y trouve sont les acides biliaires composés, les matières colorantes de la bile, la cholestérine, des graisses (palmitine et oléine), des savons (palmitates et oléates alcalins), des substances inorganiques comme des alcalis, la soude principalement, combinée à des acides biliaires ou gras, ou des sels, du chlorure de sodium en grande quantité, du phosphate ou du carbonate de soude en petite proportion, des phosphates de chaux et de magnésie, des traces de fer et de manganèse. Dans la bile de la vésicule biliaire se trouve toujours du mucus qui lui donne une consistance moins fluide et une réaction alcaline.

De toutes ces substances que nous venons de trouver dans la bile, les *acides biliaires composés* sont les plus importantes, leur quantité forme les 70/100 de la masse totale des matières solides. Ces acides y sont toujours combinés à de la soude. La bile humaine contient surtout du taurocholate et fort peu de glycocholate de soude. En général, chez les carnivores c'est l'acide taurocholique qui paraît dominer, et l'acide glycocholique chez les herbivores. Les *matières colorantes* de la bile sont la *bilirubine* (bilifulvine, cholépyrrhine) et la *biliverdine*. D'après Brücke, la bilirubine pure est en cristaux rouges ressemblant tout à fait à l'hématoïdine ; après un contact assez court avec l'air, elle se transforme en biliverdine. Après la mort, elle se décompose en un corps brun jaunâtre, la *biliprasine*. La *cholestérine* ne se trouve qu'en assez petite quantité dans la bile normale et y est dissoute à la faveur de l'acide taurocholique ; quand la cholestérine est trop abondante elle produit surtout les concrétions des calculs biliaires, elle s'y trouve d'ordinaire mélangée à du phosphate de chaux et à des matières colorantes unies à la chaux.

La quantité totale des matières solides de la bile est assez variable. Bidder et Schmidt, au moyen de fistules biliaires, étudièrent la bile fraîche des chiens, des chats, des moutons, et n'y trouvèrent en moyenne que 5 p. 100 de substances solides. Après un séjour plus prolongé dans la vésicule, cette quantité monta de 8 à 20 p. 100. D'après les recherches faites par Frerichs et Gorup-Besanez sur des décapités, il faut admettre que chez l'homme cette quantité est un peu moindre : ils trouvèrent de 9 à 14 p. 100 pour la bile venue directement du foie. Il est évident que pendant le séjour de la bile dans la vésicule il se fait toujours une absorption d'eau par les vaisseaux.

[1] Bernard, *Mémoire sur le pancréas et sur le rôle du suc pancréatique.* Paris 1856. — Frerichs, article *Verdauung.* — Bidder et Schmidt, *Die Verdauungssäfte und der Stoffwechsel.* — Weinmann, *Zeitschrift f. ration. Medicin,* N. F., t. III. — Corvisart, *ibid.* 3e série, t. VII. — Meissner, *ibid.* — Schiff, *Moleschott's Untersuchungen zur Naturlehre,* t. II.

Voici, d'après Gorup-Besanez, une analyse de la bile contenue dans la vésicule d'un décapité, âgé de 49 ans :

Eau.	822,7
Substances solides .	177,3
Alcalis combinés à des acides biliaires .	107,9
Graisse et cholestérine	47,3
Mucus et substances colorantes.	22,1
Sels	10,8
	1000,0

Dans les cendres, on trouve surtout de la soude, 36 p. 100, et du sel marin, 27 p. 100.

D'après Pflüger, une solution de bile desséchée dans de l'acide sulfurique concentré devient fluorescente, quand les rayons lumineux la traversent; elle paraît rouge sombre et verte par la lumière directe. Quand à de la bile on vient à ajouter du sucre et de l'acide sulfurique concentré, on voit apparaître une coloration rouge sombre (réaction de Pettenkofer); elle est due aux acides biliaires, car elle se produit quand on agit directement sur ceux-ci. Quand on ajoute goutte à goutte à de la bile de l'acide AzO^5 qui contient de l'acide azoteux, on voit apparaître une coloration passant successivement du vert au bleu, au violet, au rouge et au jaune; cette coloration tient à la présence de la bilirubine.

La bilirubine et la biliverdine ont été séparées l'une de l'autre par Brücke au moyen du chloroforme. La bilirubine se dissout dans le chloroforme, quand on évapore et que l'on reprend par l'alcool, la matière colorante qui se sépare est sous forme de cristaux. La biliverdine cristallise en petites plaques rhomboïdales irrégulières; la biliprasine est amorphe.

Voyez § 12 pour la composition et les propriétés optiques des acides biliaires et de la cholestérine. La formule suivante rend compte du passage des matières colorantes de la bile les unes dans les autres.

Bilirubine (hématoïdine).	Biliverdine.	Biliphrasine.

$$C^{32}H^{18}Az^2O^6 + 2\,HO + O^2 = C^{32}H^{20}Az^2O^{10} + 2\,HO = C^{32}H^{22}Az^2O^{12}$$

Pour ce qui est de la manière dont la bile se produit aux dépens du sang, voy. 126 : la *Physiologie du sang* [1].

La *sécrétion de la bile* se fait d'une manière constante, mais elle varie de quantité et de qualité suivant les différents moments de la digestion. Bidder et Schmidt évaluent la quantité de bile sécrétée journellement par le chat à 14^{gr},5, pour le chien à 20 grammes par kilogr. du poids de l'animal. Kölliker et Müller trouvèrent une quantité plus élevée chez le chien, soit 26 à 53 grammes par kilogr. et par jour. Prenons une moyenne de 30 grammes pour le chien, et si nous conservons ce rapport pour l'homme, nous trouverons pour ce dernier, dont le poids moyen est de 60 kilogr. environ, 1800 grammes de bile sécrétée.

La sécrétion augmente lentement après le repas, mais n'atteint son maximum que 4 à 8 heures plus tard. Elle diminue alors peu à peu et très-lente-

[1] Pour la chimie de la bile, voy. Gorup-Besanez, *Physiologische Chemie.* — Pflüger, *Allgem. med. Centralzeitung*, 1860. — Hoppe, *Archiv f. pathol. Anatomie*, t. XII. — Brücke, *Wiener Sitzungsberichte*, t. XXXV. — Kühne, *Physiol. Chemie*, 1re livr.

ment, de telle sorte, que l'influence du repas sur la sécrétion biliaire ne disparaît tout à fait que 16 heures après un repas copieux. Des boissons abondantes influent aussi sur cette sécrétion : elle augmente pendant 1 heure pour diminuer après ; mais dans ce cas la bile est tellement diluée que la quantité des substances solides sécrétées ne paraît pas augmentée. On a remarqué, au point de vue de l'influence exercée par la qualité des aliments, qu'une alimentation riche en viandes augmente beaucoup la quantité de bile, tandis qu'une alimentation riche en graisses et en matières amylacées, en pain par exemple, mais pauvre en viande, diminue cette sécrétion.

Depuis Schwann, on fait, pour étudier la sécrétion biliaire, des fistules de la vésicule. On ouvre l'abdomen sur la ligne blanche ; on lie le canal cholédoque près de l'intestin et près de la vésicule, puis on attire dans la plaie le fond de celle-ci ; on l'ouvre, on y introduit une canule, et on fixe contre la paroi abdominale.

C'est à Bidder et Schmidt, à Nasse, Arnold, Kölliker et Müller, à Voit, que la science doit les recherches précises sur la sécrétion biliaire et sur l'influence que l'alimentation exerce sur cette sécrétion. Les auteurs diffèrent un peu sur le temps qu'elle met à atteindre son maximum après le repas. Tandis que Bidder et Schmidt trouvaient chez le chien ce maximum après 13 $\frac{1}{2}$ ou 15 $\frac{1}{2}$ heures, d'après Kölliker et Müller il serait déjà atteint au bout de 8 heures. Le tableau suivant, emprunté à Bidder et Schmidt, nous fait voir la marche progressive que suit cette augmentation chez le chat après le repas.

Temps après le repas.	Quantité de bile pour 1 kilogr. de l'animal.
2 heures	0.492
4 »	0.629
6 »	0.750
8 »	0.825
10 »	0.850

On voit que dans ce cas la quantité de bile augmente assez régulièrement de 0,045 par heure ; après la 10ᵉ heure, elle diminue assez régulièrement aussi de 0,028 par heure jusqu'à 24 heures ; on a trouvé qu'après ce laps de temps il en était encore sécrété 0,410 grammes par heure. Après un jeûne de plusieurs jours, cette quantité n'était plus que de 0,094. On ne sait rien encore de l'influence directe des nerfs sur la sécrétion biliaire. D'après Heidenhain, la section, de même que l'excitation du pneumo-gastrique, seraient sans influence aucune (1).

§ 86. — Digestion par la bile.

La bile est un des *principaux agents de la digestion des graisses*. Cette action est démontrée par les propriétés inhérentes au liquide lui-même et par les effets physiologiques qu'entraîne son exclusion de l'intestin. La bile

(1) Bidder et Schmidt, *Verdauungssäfte u. Stoffwechsel*. — Nasse, *De bilis quotidie a cane secreta copia*. Marburg 1851. — Arnold, *Zur Physiologie der Galle*. Mannheim 1854. — Kölliker et Müller, *Würzburger Verhandlungen*, t. V. — Voit, *Physiologisch-chemische Untersuchungen*. Augsburg 1852. — Heidenhain, *Studien des physiolog. Instituts in Breslau*, 2ᵉ livr.

)eut dissoudre que de petites quantités de graisse, mais elle dissout des quan-
; plus considérables d'acides gras, qui forment des savons avec les alcalis
ıbinés aux acides biliaires, et mettent ainsi ces derniers en liberté. Les
les gras produits par l'action du suc pancréatique sur les graisses sont donc
onifiés aussitôt dans l'intestin par la bile. Mais ces phénomènes peu importants
dissolution de la graisse et de saponification des acides gras mis en liberté
sont nullement en rapport avec le désordre si considérable qui se produit
s la digestion quand on empêche la bile d'affluer dans l'intestin. Lorsque,
un animal, on lie le canal cholédoque et qu'on pratique en même temps
: fistule de la vésicule biliaire, de manière à faire écouler au dehors toute la
: sécrétée, on voit que l'absorption des graisses diminue considérablement.
chyle devient pauvre en graisse, tandis que les excréments en sont chargés,
animaux maigrissent et meurent de faim, si la quantité d'aliments qu'on
r donne n'atteint pas presque le double de la quantité normale. La bile doit
ac posséder, outre son action directe de dissolution des graisses, une in-
ence autre et très-importante sur la digestion des corps gras. Cette action
ıt être divisée en deux temps · 1° *propriété que possède la bile de se mé-*
·ger en même temps à de l'eau et à de la graisse, d'où il résulte qu'une
ison poreuse, mouillée par de la bile, devient endosmotique pour les
isses ; 2° *propriété qu'elle possède, comme le liquide pancréatique, d'é-*
:lsionner les graisses. Il est à remarquer que la bile pure ne jouit de
te propriété qu'à un faible degré, tandis que la bile qui contient des sa-
ıs, ce qui se produit forcément dans l'intestin en présence des acides gras
·es, en jouit à un haut degré. Il est probable que la faculté d'émulsionner les
isses qui appartient à la bile et au suc pancréatique n'acquiert d'importance
: lorsque la bile a rendu les membranes intestinales propres à endosmoser
graisses liquéfiées.

.a bile ne dissout nullement les albuminoïdes ; au contraire, les peptones, les
apeptones et même la pepsine en solution acide, sont précipités par ce li-
de, mais ces précipités se redissolvent dans les alcalis étendus. On peut
iclure de ce fait que dès que la bile vient à se mélanger dans l'intestin avec
:hyme, l'action digestive de la pepsine est arrêtée, et les produits de la dition stomacale sont redissous par le mélange des sécrétions alcalines du pan-
as et de l'intestin. L'action de la pepsine sur les albuminoïdes, qui ne peut
produire qu'en présence d'un acide libre, est remplacée par celle du ferment
ıtenu dans le liquide pancréatique.

:hez quelques animaux, le porc, le bœuf, la bile possède, d'après Nasse,
si que les acides biliaires purs, la propriété de transformer l'amidon en sucre ;
is cette action n'a évidemment que peu d'importance pour la digestion in-
tinale.

3rodie, Tiedemann et Gmelin furent les premiers qui signalèrent l'influence de la
: sur la digestion des graisses ; ils firent voir que lorsque le canal cholédoque est
, le chyle n'est plus lactescent, mais parfaitement transparent, c'est-à-dire privé
graisse. Les opinions se partagèrent alors sur la question de la nécessité de la
: pour la digestion des corps gras. Lenz analysa le chyle d'un animal dont le ca-
l cholédoque était lié, et vit que les graisses pouvaient néanmoins encore être

absorbées, ce qui prouve que la bile n'est pas le seul agent de la digestion de
corps gras. Mais Bidder et Schmidt, ainsi que Cl. Bernard, ont prouvé qu'elle es
très-importante pour cette digestion. Les premiers constatèrent que quand la bil
est détournée au dehors, le chyle qui, normalement, contient 3,2 p. 100 d
graisse, n'en contient plus que 0,2 p. 100, tandis que simultanément les excrémen
en contiennent beaucoup plus. Quant à la nécessité d'augmenter l'alimentation aprè
l'établissement d'une fistule biliaire, elle a été étudiée par Bidder et Schmidt, pa
Arnold et par Kölliker et Müller. D'après Arnold, un chien porteur d'une fistul
biliaire a besoin journellement d'un excédant de 5,8 de viande et de 3/5 de pain pa
kilogr. de son poids. Tous ces faits si importants ne pouvant s'expliquer par les pro
priétés de la bile, beaucoup d'auteurs, Frerichs par exemple, étaient disposés à dou
ter de l'action de ce liquide sur la digestion des graisses. C'est alors que, sous la di
rection de Bidder et Schmidt, Wistinghausen eut l'idée de faire des recherche
sur l'endosmose de la bile avec les graisses, et fit voir que ce sont les sels biliaire
alcalins qui déterminent le pouvoir endosmotique des graisses à travers les mem
branes animales (1).

d) *Digestion dans le gros intestin.*

§ 87. — Le liquide du gros intestin et son action.

Le gros intestin ne reçoit qu'une seule sécrétion, celle des glandes en tube
de Lieberkühn, situées dans sa muqueuse comme celles de l'intestin grêle, don
elles ne diffèrent que par des dimensions un peu plus grandes. En raison d
l'analogie de structure de ces glandes, il est permis de présumer que le liquid
du gros intestin doit avoir, en général, la même composition et les mêmes pro
priétés que le liquide de l'intestin grêle. On ne peut en obtenir que de très-petite
quantités et tout ce que nous savons, c'est que c'est un mucus assez épais
alcalin, qui jouit de la *propriété de transformer l'amidon en sucre.* Si l'on e
juge d'après son analogie avec le liquide de l'intestin grêle, il est probabl
qu'il peut aussi dissoudre les albuminoïdes. Le liquide du gros intesti
pourra donc, d'une part, transformer en sucre les grains d'amidon non en
core modifiés, et transformer en peptones les petites quantités d'albuminoïde
non encore dissoutes. L'on ne saurait douter cependant que ce ne soit là un
fonction accessoire des glandes du gros intestin, car leur sécrétion a pou
principal rôle de favoriser la progression du contenu intestinal épaissi pa
l'absorption de l'eau; ce qui le prouve, c'est qu'il existe de ces glandes dans l
rectum, où l'action chimique de leur sécrétion ne saurait plus avoir aucune im
portance.

On a cru autrefois que la sécrétion des glandules du gros intestin est acide
parce que, chez les herbivores surtout, le contenu de cet intestin est acide. Cett
réaction est due à la production d'acides organiques aux dépens de l'amidon et d

(1) Tiedemann und Gmelin, *Die Verdauung nach Versuchen.* Heidelberg et Leipzig 182C
— Frerichs, article *Verdauung.* — Bidder et Schmidt, *loc. cit.* — Lenz, *De adipis con
coctione et absorptione.* Dorpat 1850. — Nasse, *Archiv f. wissenschaftl. Heilkunde*, t. IV.
Wistinghausen, *Experimenta quædam endosmotica de bilis in absorptione adipum partibus*
Dorpat 1851.

re contenus dans la nourriture végétale. Le mucus qui recouvre la muqueuse
alcalin; Frerichs en a obtenu d'assez grandes quantités dans des portions du
s intestin préalablement vidées, sur lesquelles il avait apposé des ligatures.
nke s'est, pour le même objet, adressé à l'appendice vermiculaire. Il est évident
tefois que le liquide ainsi obtenu n'était pas tout à fait normal (1).

§ 89. — Les excréments.

Les *fèces* ou *excréments* s'accumulent dans le rectum et sont ensuite rejetés
dehors par le mécanisme que nous avons décrit au § 70; ils contiennent
rs toutes les parties non digestibles des aliments, ainsi que celles qui,
oique digestibles, n'ont pas été absorbées. Parmi les premières, nous si-
alerons, d'abord, la cellulose et le tissu élastique; quant aux dernières,
es sont d'autant plus abondantes qu'il y a eu un plus grand excès de subs-
ces digestibles dans l'alimentation. C'est ainsi que très-souvent on rencontre
ns les fèces de la viande non digérée, de la graisse, de l'amidon, plus rare-
nt de l'albumine, de la caséine, du sucre. Les sels qu'on y trouve sont ceux
i sont difficiles à dissoudre et difficiles à absorber, les sels de magnésie et
chaux, et de l'acide silicique libre. Aux excréments sont toujours mélangées
sécrétions intestinales décomposées, les matières constituantes de la bile,
xquelles les fèces doivent leur coloration. Toujours les excréments sont plus
moins en voie de putréfaction; aussi y rencontre-t-on tous les produits
bituels, solides ou gazeux, de la putréfaction des corps organisés (acide
tyrique, acide acétique), (CO^2, H, Az, HS, C^7H^4). L'ammoniaque s'y trouve
mbinée à la magnésie et à l'acide Ph O^5 et forme un sel double difficilement
uble et cristallisé, le phosphate ammoniaco-magnésien. Les fèces ont d'ha-
ude une réaction acide. Leur quantité est ordinairement de 120 à 180
ammes par jour et elles contiennent 75 p. 100 d'eau.
La quantité et la composition des fèces dépendent, d'après les recherches de
schoff et Voit, en grande partie du mode d'alimentation. Un chien nourri
clusivement avec de la viande et en consommant de 500 à 2500 grammes
ndait tous les jours de 27 à 40 grammes de fèces noires ressemblant à de la
ix. Ces fèces contenaient 12 grammes de substances solides, qui différaient
s-notablement des substances solides de la viande consommée et qui évidem-
ent provenaient en grande partie de la décomposition des sécrétions. Quand
nourrissait l'animal avec du pain, il rendait une quantité bien plus considé-
ble d'excréments secs, colorés en jaune brun; la quantité rendue était tou-
urs en rapport avec la quantité des aliments (les éléments solides y formaient
1/8 à 1/6 de ceux des aliments). Ces fèces se composaient en grande partie
matières nutritives non modifiées; leur composition se rapprochait donc
aucoup de celle des aliments. Quand à une alimentation par la viande on ajoute
s corps gras en grande quantité, on voit les fèces augmenter de quantité et
richesse en graisse; le sucre agit de même, il est absorbé en très-grande
rtie, mais il augmente la proportion d'eau dans les excréments. Quand on

(1) Frerichs, article *Verdauung*. — Funke, *Lehrbuch der Physiologie*, t. I.

mélange de l'amidon à la viande, la quantité des fèces augmente beaucoup, car une partie de l'amidon n'est pas digérée.

Voici les résultats d'une analyse des excréments faite par Berzelius :

Eau . . . . 75,3 p. 100.
Parties solubles dans l'eau (bile, albumine, extractifs, sels) . . 5,7 »
Résidu insoluble . . . . 7,0 »
Substances insolubles provenant du canal intestinal (mucus, ré- »
sine biliaire, graisse etc.) . . . . 14,0 »

Sur 100 parties de cendres des fèces, Fleitmann trouve 21.36 de chaux, 10,67 de magnésie et seulement de 1.5-4 parties de chlorures alcalins. La quantité de magnésie est énorme par rapport à celle qui est absorbée et même par rapport à celle de chaux, qui, cependant, est en plus grande proportion dans les aliments. Les acides biliaires se retrouvent quelquefois non décomposés dans les excréments; d'ordinaire ils se décomposent en acide cholalique et en dyslysine; jamais on n'y trouve de glycocolle, mais parfois de petits cristaux de taurine. On y rencontre encore de la cholestérine, des matières colorantes de la bile et un corps spécial cristallisable trouvé par Marfet dans les fèces de l'homme : l'excrétine ($C^{78} H^{78} SO^2$). Planer trouva dans le gros intestin de l'homme les gaz libres dans la proportion suivante : CO^2 34.19 — $C^2 H^4$ 12.88 — Az 50.20, HS des traces. La qualité de l'alimentation influe beaucoup, d'après les recherches de Ruge et de Planer, sur la composition des gaz intestinaux. L'alimentation végétale augmente en général la proportion de H et de CO^2; l'alimentation animale celle de C et de $C^2 H^4$.

Bischoff et Voit ont donné le tableau suivant de la composition des fèces d'un chien en rapport avec l'alimentation ([1]) :

	Viande.	Fèces (nourriture par la viande).	Pain.	Fèces (nourriture par le pain).
C . . .	51.95	43.44	45.44	47,39
H . . .	7.18	6.47	6.45	6.59
Az . . .	14.11	6,50	2.39	2.92
O . . .	21.37	13.58	41.63	36.08
Sels . . .	5.39	30.01	4.12	7,02

§ 90. — Résumé de la digestion des substances nutritives.

Les modifications les plus essentielles que subissent les substances nutritives dans le canal intestinal sont les suivantes :

1° Parmi les *hydrocarbures*, le sucre de raisin et le sucre de lait sont en majeure partie absorbés sans modifications; le sucre de canne paraît devoir être transformé d'abord en glycose. Dans les dernières portions de l'intestin grêle et dans le gros intestin, une partie du sucre se transforme, par fermentation, en acide lactique d'abord, puis en acide butyrique. Tous ces change-

---

([1]) Bischoff und Voit, *Die Gesetze der Ernährung des Fleischfressers.* Leipzig et Heidelberg 1860. — Planer, *Wiener Sitzungsberichte*, t. XLII. — Ruge, *ibid.*, t. XLIV.

nents se produisent probablement sans intervention des liquides de la diges-
ion, et uniquement par suite de la décomposition du contenu intestinal. Dans
'intestin des herbivores, de petites quantités de cellulose nouvellement formée
e changent en sucre (Henneberg et Stohmann), mais l'on ignore encore si ce
hénomène est dû à l'action de quelques liquides de la digestion (suc intes-
inal, suc pancréatique), ou s'il n'est dû qu'à des ferments nés par suite de
a décomposition du contenu de l'intestin. L'*amidon* est transformé en dex-
rine et en sucre par la salive, par le suc pancréatique et par le suc in-
estinal.

2º Les *graisses* sont émulsionnées par le liquide pancréatique, et accessoire-
nent par le suc intestinal et par la bile, et leur absorption est rendue possible
ar le contact de la bile avec les surfaces absorbantes. Une partie des graisses
st décomposée, par le suc pancréatique, en acides gras et en bases de même
ature; les acides gras se combinent avec les alcalis en sels biliaires, forment
n savon et sont absorbés sous cette forme.

3º Les *albuminoïdes* sont en grande partie transformés dans l'estomac, par
e suc gastrique, en peptones. Une fois dans l'intestin, l'arrivée de la bile
étruit l'action du suc gastrique; les sucs pancréatique et intestinal inter-
iennent alors pour transformer en peptones de nouvelles quantités d'albumi-
oïdes, ainsi que le parapeptone qui a pris naissance dans l'estomac. La *gé-
atine* et les *substances à gélatine* sont également dissoutes par le suc gas-
rique, mais sans que leurs propriétés chimiques soient modifiées; les sub-
tances à gélatine sont transformées en gélatine.

4º Nous devons encore ajouter quelques mots sur la digestion des *sels*. Les
hangements que les sels éprouvent pendant la digestion sont insignifiants. Les
els solubles dans l'eau ou les acides étendus sont dissous dans l'estomac, mais
a plus grande partie des sels nécessaires à la nutrition se trouvent déjà dis-
ous dans les aliments. Les carbonates seuls sont décomposés, leur acide est
nis en liberté dans l'estomac, tandis que leur base se combine à l'acide chlor-
ydrique ou à l'acide lactique.

II. ABSORPTION ET HÉMATOPOÏÈSE.

§ 91. — Coup d'œil général et division.

L'*absorption* consiste : 1º dans le passage des substances nutritives modifiées
par la digestion dans l'intérieur de vaisseaux spéciaux qui proviennent de l'in-
estin, vaisseaux chylifères; 2º dans le passage des matériaux sortis du sang et
nfiltrant les mailles des tissus de tous les organes, dans l'intérieur d'un sys-
ème de vaisseaux, vaisseaux lymphatiques dont l'origine est dans ces mêmes
mailles. L'hématopoïèse consiste dans la transformation en sang des liquides,
hyle et lymphe, qui se meuvent dans les vaisseaux chylifères et lymphatiques,
t qui se mélangent par suite de la réunion de ces vaisseaux; transformation
qui s'accomplit surtout dans des glandes d'une structure spéciale, les glandes
chylifères et lymphatiques.

Nous aurons donc à traiter :

1° De l'*absorption* ;

2° Des liquides nourriciers, *chyle et lymphe*, qui proviennent de l'absorption et de leur *mouvement* ;

3° De la transformation de ces liquides en sang ou *hématopoïèse*.

Nous commencerons par étudier la *structure des organes absorbants et des systèmes chylifère et lymphatique*.

§ 92. — Structure des organes absorbants du canal intestinal.

Les matières alimentaires transformées en substances capables de se mélanger à la masse des liquides de l'organisme peuvent être absorbées dans toute l'étendue du tube digestif. C'est l'intestin grêle qui est principalement destiné à cet usage, la surface de sa muqueuse, déjà très-considérable, est encore augmentée par ses replis, valvules conniventes, et par ses villosités. Les villosités ne sont pas simplement destinées à augmenter la surface absorbante, car elles possèdent une structure spéciale qui les rend plus aptes à permettre aux substances nutritives de passer de l'intestin dans le chyle. Ce passage des substances nutritives dans le chyle, mode de nutrition le plus important, se fait donc presque exclusivement dans l'intestin grêle, car l'estomac et le gros intestin ne permettent que le passage direct dans les capillaires qui rampent à la surface de leur muqueuse.

La distribution des vaisseaux sanguins est la même dans toute l'étendue du tube intestinal (Fig. 26). On voit une artériole sortir du tissu connectif sous muqueux, se diriger vers un groupe de glandes de Lieberkühn ou de glandes à suc gastrique se capillariser au niveau du cul-de-sac de ces glandes, les embrasser, émettre des ramuscules transversaux, et former à la surface de la muqueuse un réseau (2) qui enlace les ouvertures glandulaires, réseau duquel part enfin une veine (3) Les capillaires qui entourent ainsi les glandes favorisent la sécrétion des sucs digestifs tandis que le réseau qu'ils forment à la surface de la muqueuse permet l'absorption des produits solubles de la digestion et leur passage direct dans le sang veineux. Dans l'intestin grêle cette distribution présente quelques différences en raison de l'existence des villosités ; on voit, en effet, outre le réseau capillaire que nous avons décrit, un second réseau, qui pénètre dans l'intérieur de chaque villosité (Fig. 28).

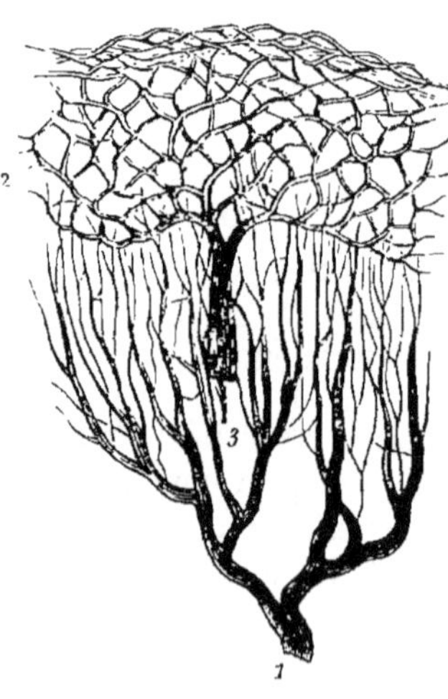
Fig. 26.

Les *villosités* de l'intestin grêle occupent l'intervalle qui existe entre les glandes de Lieberkühn. Ce sont des appendices coniques de la muqueuse, qui

ntiennent tous à leur centre l'origine d'un chylifère (Fig. 27. Coupe de la muqueuse de l'intestin grêle; 1 glandes de Lieberkühn; 2 fibres lisses qui entourent les culs-de-sac glandulaires; 3 villosités).

Le plus habituellement le chylifère présente un
cul-de-sac central unique (Fig. 28, villosité intestinale, figure demi-schématique d'après Leydig; 5 chylifère central); dans les villosités les
plus grandes, on voit ce chylifère se diviser.

Ce cul-de-sac, entouré par une couche de fibres
lisses (4) et par le tissu muqueux habituel (3)
(tissu connectif mou), n'est, en réalité, qu'une
cavité creusée dans la villosité, cavité autour de
laquelle le tissu connectif s'est condensé et a
formé une sorte de membrane homogène, l'enveloppe propre du chylifère. Le surplus du
tissu connectif de la villosité contient un certain
nombre de cellules plasmatiques munies de leurs
prolongements; on y trouve, en outre, des anses
vasculaires ascendantes (2) qui se capillarisent.
Toute la superficie de la villosité est recouverte
par une couche de cellules épithéliales cylindriques pressées les unes contre les autres (1).

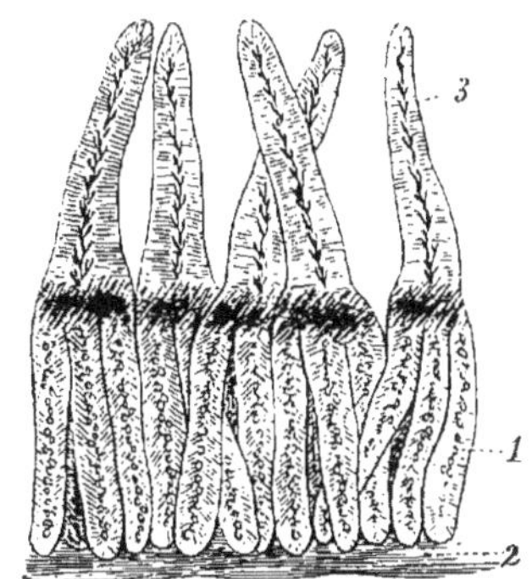

Fig. 27.

Ces cellules épithéliales ont des caractères
spéciaux; leur surface libre est recouverte par
un bourrelet transparent dans lequel on remarque des stries verticales. On pense que ces
stries sont dues à des canalicules poreux verticaux, qui traversent ce bourrelet transparent
et s'ouvrent librement dans la cavité de la cellule.
Toute cette couche limitante ne paraît pas être
solidement fixée sur les cellules, car il suffit
d'ajouter de l'eau pour l'en détacher assez facilement, et l'on voit alors le contenu cellulaire
s'écouler au dehors. L'extrémité adhérente de
ces cellules se continue par des prolongements
filiformes qui pénètrent dans le tissu connectif
de la villosité, et communiquent directement
avec les cellules plasmatiques; il en résulte donc
un système de canalicules très-fins, qui font
communiquer les cellules épithéliales avec les
cellules plasmatiques (voy. Fig. 29, schématique). Les prolongements de ces dernières se
dirigent vers l'intérieur, et communiquent probablement avec le chylifère central, ce que cependant l'observation directe n'a pu encore démontrer.

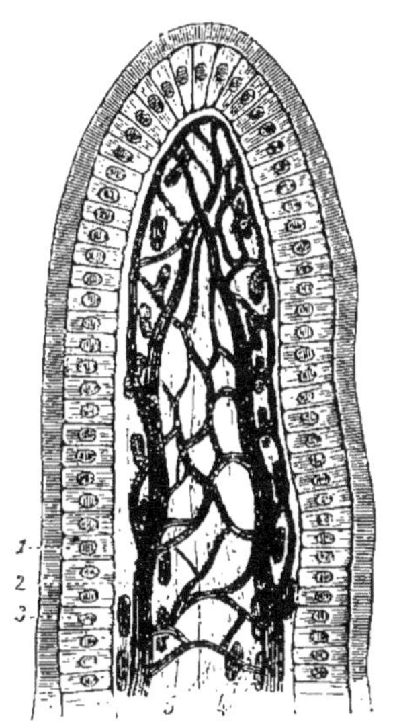

Fig. 28.

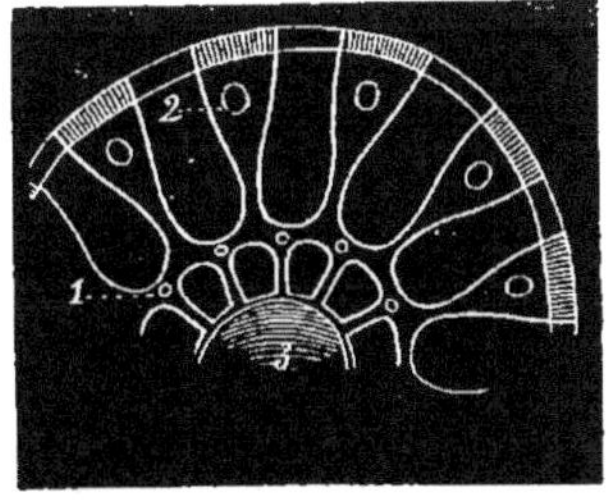

Fig. 29.

Les anatomistes ne sont pas encore d'accord sur la structure du chylifère central de la villosité : la plupart d'entre eux lui assignent une enveloppe amorphe; Brücke, Ludwig, Leydig etc. le considèrent, au contraire, comme dépourvu d'enveloppe et comme une simple lacune située au milieu de la villosité. Il nous paraît préférable de nous rattacher à une opinion mixte. Jamais, en effet, on n'a pu constater une membrane réelle, analogue à celle d'un capillaire, on n'y trouve jamais les noyaux qui prouveraient son origine cellulaire; mais d'autre part on ne saurait nier qu'il part du tissu connectif sous-muqueux quelque chose qui ressemble beaucoup à une membrane d'enveloppe du chylifère central. Cette membrane spéciale est une véritable membrane limitante, analogue à celles qu'on rencontre en bien d'autres endroits, parfaitement amorphe, mais dérivée du tissu connectif. Leydig avait déjà constaté que les cellules plasmatiques de la muqueuse qui recouvre les villosités, possèdent des prolongements anastomosés, analogues à ceux des cellules osseuses; c'est Heidenhain qui démontra que l'extrémité inférieure des cellules épithéliales est, elle aussi, munie de prolongements. On n'est pas encore fixé sur la manière dont les cellules épithéliales sont ouvertes du côté de la cavité de l'intestin; pour Brücke elles s'ouvrent librement et constituent de véritables entonnoirs, dont la partie élargie regarde l'intestin, tandis que le goulot est dirigé vers le parenchyme de la villosité. Dès que Funke et Kölliker eurent constaté l'existence de stries verticales dans leur bourrelet muqueux, ils les envisagèrent comme des canalicules poreux. Tout récemment Letzerich a décrit des cellules caliciformes qu'il envisage comme des organes d'absorption; mais ces cellules qui se rencontrent partout où il se trouve des épithéliums cylindriques, ne sont probablement que des cellules épithéliales modifiées. C'est à Brücke que nous devons la connaissance des fibres lisses de la muqueuse, auxquelles les villosités doivent leur contractilité [1].

§ 93. — Structure du système chylifère et lymphatique.

Les radicules chylifères émanées de l'intérieur des villosités se réunissent et forment les petits rameaux du *système chylifère*. La structure de ces vaisseaux ressemble tout à fait à celle des petites veinules. Ils se composent d'une tunique interne élastique, d'une tunique moyenne connective avec cellules contractiles, et d'une tunique externe de tissu connectif lâche. La tunique interne y forme des valvules nombreuses qui ne permettent au liquide que de se mouvoir des rameaux vers les troncs. Dans le mésentère se trouvent de nombreux ganglions lymphatiques, que traversent les vaisseaux chylifères. Leurs troncs se réunissent derrière le pancréas, au devant de la partie supérieure de l'aorte abdominale et, en s'entremêlant aux nombreux ganglions lymphatiques, forment un plexus d'où part un tronc plus volumineux qui aboutit au canal thoracique. Ce canal est formé par la réunion du tronc commun des chylifères avec les *troncs lymphatiques* qui ramènent la lymphe de la plus grande partie du corps; il va déverser le mélange de lymphe et de chyle dans la veine sous-clavière gauche [2]. Une partie seulement des lymphatiques, ceux du côté droit du

[1] Leydig, *Traité d'histologie de l'homme et des animaux*, traduit par Lahillonne. — Brücke, *Denkschriften der Wiener Akademie*, t. VI. — Kölliker, *Gewebelehre*, 3º édit. — Heidenhain, *Moleschott's Untersuchungen zur Naturlehre*, t. IV. — Pour ce qui est des cellules caliciformes, voy. *Virchow's Archiv*, t. XXXVII etc.

[2] Plus exactement, au confluent des veines jugulaires interne et sous-clavière gauche

(A. B.)

la tête et du cou, du bras droit, de la moitié droite du thorax et du poumon droit, se rendent à la veine sous-clavière droite, d'habitude par un tronc commun, la grande veine lymphatique droite. L'on voit donc que les chylifères ne forment qu'une section du *système lymphatique*. Chylifères et lymphatiques ont la même structure, et probablement leur mode d'origine est le même aussi. Puisque les chylifères tirent leur origine des lacunes du tissu connectif des villosités, il est probable que dans tous les tissus il existe de semblables lacunes d'où partent les lymphatiques, et que, de plus, ces lacunes sont en relation avec les prolongements des cellules plasmatiques ou osseuses, de telle sorte que là encore c'est le système canaliculé du tissu connectif qui doit être envisagé comme l'origine du système absorbant.

Les opinions sont encore bien plus partagées sur l'origine des lymphatiques que sur celle des chylifères. Kölliker observa sur la queue des têtards des vaisseaux capillaires de forme spéciale, mais dont la structure était identique à celle des capillaires sanguins; il les considéra comme des capillaires lymphatiques. Hormis ce fait encore assez douteux, on n'a jamais observé jusqu'ici de véritables capillaires lymphatiques. Brücke, le premier, émit l'idée que les radicules des lymphatiques se trouvent dans des lacunes du parenchyme. Virchow admit que les cellules plasmatiques forment l'extrémité périphérique des vaisseaux lymphatiques. Les travaux de Leydig et de Heidenhain sur la structure des villosités intestinales, ainsi que ceux de Recklinghausen sur l'origine des lymphatiques, tendent à appuyer cette théorie de Virchow. D'après Recklinghausen, les origines des lymphatiques se trouvent dans des lacunes de tissus, lacunes tapissées par un épithélium avec lesquelles communiquent les canalicules plasmatiques. Heidenhain pense que les origines des lymphatiques pourraient peut-être communiquer directement avec les capillaires sanguins, par l'intermédiaire des cellules plasmatiques et de leurs prolongements canaliculés. Jusqu'à présent on a pu seulement démontrer directement la communication des cellules plasmatiques avec les lymphatiques. Ce fait a été prouvé par Recklinghausen au moyen de sa méthode d'argentation, qui fait voir nettement les canalicules plasmatiques et les lymphatiques, ou encore en injectant directement les cellules plasmatiques par les lymphatiques (¹).

Les *ganglions* que l'on trouve partout en rapport avec les vaisseaux lymphatiques et les chylifères sont formés par un enroulement de vaisseaux sanguins et lymphatiques mélangés à des organes glandulaires spéciaux, dans lesquels, par l'action réciproque du sang et de la lymphe ou du chyle, se forment les éléments figurés, les globules lymphatiques. Dans tout ganglion on trouve une substance intérieure, médullaire, spongieuse et riche en vaisseaux sanguins, et une substance extérieure, corticale, granuleuse, pauvre en vaisseaux sanguins (Fig. 30). Les vaisseaux afférents pénètrent dans le ganglion par le bord convexe, et se répandent dans la substance corticale; les vaisseaux efférents en sortent par le bord concave, le hile, au niveau duquel la substance médullaire arrive jusqu'à la périphérie. C'est dans la substance corticale que se trouvent

<hr>

(¹) Kölliker, *Mikroscopische Anatomie*, t. II, p. 2. — Brücke, *Sitzungsberichte der Wiener Akademie*, t. IX et X. — Heidenhain, *Moleschott's Untersuchungen*, t. IV. — Teichmann, *Das Saugadersystem*. Leipzig 1861. — Von Recklinghausen, *Die Lymphgefässe und ihre Beziehung zum Bindegewebe*. Berlin 1862.

les éléments glandulaires spéciaux; elle est constituée par des alvéoles communiquant entre eux, qui sont dépourvus d'enveloppe et situés dans le stroma connectif de la substance corticale. Tout l'intérieur est garni de cellules plasmatiques étoilées et ramifiées qui lui donnent un aspect spongieux; les trabécules de ces alvéoles servent de soutien au réseau capillaire, tandis que les espaces libres sont remplis de liquides et de nombreux globules lymphatiques. Entre les alvéoles se voient des lacunes dépourvues d'enveloppe, traversées aussi par un réseau de cellules plasmatiques, analogue à celui de l'intérieur des alvéoles, réseau dans lequel chemine la lymphe des vaisseaux afférents; ces lacunes communiquent d'une part avec les alvéoles et d'autre part avec la substance médullaire. La structure de la substance médullaire est tout à fait

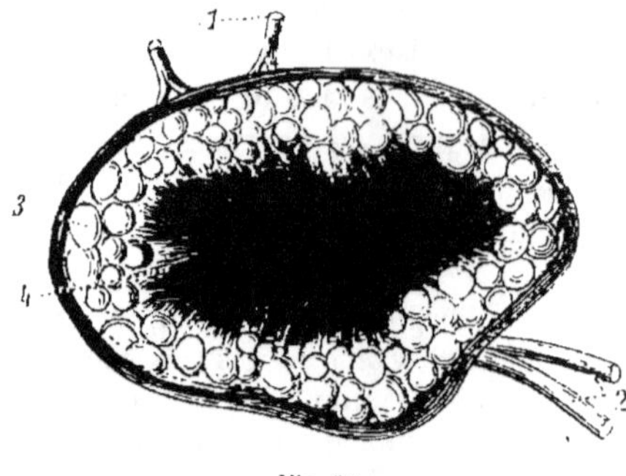

Fig. 30.

particulière. Elle est formée surtout, d'après Frey, par un pelotonnement de vaisseaux lymphatiques anastomosés et contenant chacun, dans son centre, un vaisseau sanguin. Ces lymphatiques naissent dans des alvéoles et se rendent à d'autres alvéoles; ils forment donc un système canaliculé, qui fait communiquer entre eux les divers alvéoles de la substance corticale, tandis que par les capillaires sanguins qui existent dans leur intérieur s'établit une autre communication entre les réseaux capillaires des différents alvéoles. Entre les canaux lymphatiques de la substance médullaire se trouvent aussi des lacunes analogues à celles que l'on rencontre dans les alvéoles, et traversées comme celles-ci par un réseau de cellules étoilées, qui communiquent directement avec les lymphatiques afférents. D'après cette structure, voici comment doit donc se faire la circulation de la lymphe à travers le ganglion : le vaisseau afférent se rend d'abord dans la substance corticale, et perd sa paroi propre, puis la lymphe circule dans les lacunes des alvéoles, lacunes dépourvues de parois, se rend alors directement soit dans les lacunes de la substance médullaire, et gagne ainsi un vaisseau efférent; ou bien elle pénètre dans les réseaux des alvéoles, puis dans les canaux lymphatiques de la substance médullaire, d'où elle repasse dans d'autres alvéoles, gagne les lacunes qui enveloppent ceux-ci, puis celles qui se trouvent dans la substance médullaire et arrive enfin dans le vaisseau efférent. Dans ce trajet les éléments figurés qui se trouvent dans les alvéoles, les globules lymphatiques, se mélangent à la lymphe ou au chyle.

La question de la structure des ganglions lymphatiques est une des plus compliquées de l'anatomie, sur laquelle les auteurs ne sont pas encore tout à fait d'accord. On envisageait autrefois les ganglions comme un simple enroulement de vaisseaux lymphatiques et sanguins. Malpighi découvrit les alvéoles et admit aussitôt que les vaisseaux afférents doivent communiquer entre eux par ces espaces élargis. Ludwig et Holl démontrèrent par leurs injections la communication qui existe entre les alvéoles et les vaisseaux afférents; néanmoins Brücke et Donders crurent encore que les lymphatiques se bornent à enlacer les alvéoles. Kölliker découvrit les lacunes inter-alvéolaires, et démontra que les vaisseaux efférents émergent de la substance médullaire. C'est à Frey que nous devons la description des canaux lymphatiques de cette substance, c'est à lui que nous avons emprunté la description que nous venons de donner (¹).

Les *follicules clos* de la muqueuse intestinale, qui tantôt sont rassemblés en masse, et forment les plaques de Peyer de la portion inférieure du jéjunum et de l'iléon, qui tantôt sont solitaires dans les autres portions de l'intestin grêle et dans le gros intestin, sont de véritables petits ganglions lymphatiques. On les trouve dans le tissu sous-muqueux, à des endroits où les villosités font défaut. Chaque follicule est constitué par une capsule de tissu connectif, de laquelle partent des cellules plasmatiques munies de prolongements, qui forment un réseau en se dirigeant vers le centre. Un capillaire pénètre aussi dans l'intérieur du follicule et s'y irradie (Fig. 31, capillaire d'un follicule clos). Le contenu de ce réseau est formé par des globules lymphatiques et des granulations graisseuses. On ne connaît pas encore bien exactement la manière dont les chylifères pénètrent dans les follicules et en sortent. Leur structure anatomique, identique à celle des alvéoles lymphatiques, et la nature de leur contenu, globules lymphatiques et granulations graisseuses, ne permettent pas de douter que leur fonction ne soit la même que celle des ganglions lymphatiques. A ces follicules clos de l'intestin il faut aussi rattacher ceux de la cavité buccale et les amygdales.

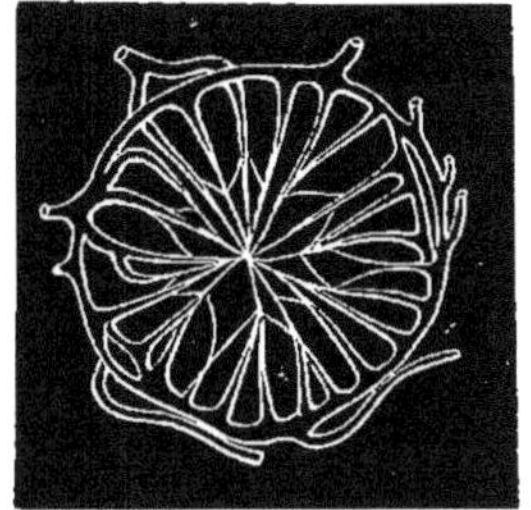

Fig. 31.

On considérait autrefois les follicules clos comme des glandes qui de temps en temps s'ouvrent par déhiscence, pour laisser ainsi s'écouler au dehors leur produit de sécrétion; c'est Brücke qui démontra l'erreur dans laquelle on était tombé. Il fit voir d'abord que le contenu des follicules est, pendant la digestion, tout à fait analogue à celui du canal central des villosités; Frey décrivit plus tard la disposition des vaisseaux dans l'intérieur des follicules, et plus récemment Heidenhain découvrit leur trame plasmatique. Teichmann qui, le plus récemment, s'occupa de la structure du système lymphatique, n'a pu cependant réussir à injecter les follicules par les vaisseaux lymphatiques (²).

(¹) Ludwig et Noll, *Zeitschrift f. ration. Medizin*, t. IX. — Kölliker, *Gewebelehre*, 3ᵉ édit. — Frey, *Untersuchungen über die Lymphdrüsen*. Leipzig 1861. — Voy. aussi Beaunis, *Du système lymphatique*. Strasbourg 1863. — Bouchard, *Du tissu connectif*. Paris 1866. — Beaunis et Bouchard, *Nouveaux éléments d'anatomie descriptive*. Paris 1868.

(²) Brücke, *Denkschriften der Wiener Akademie*, t. II, et *Sitzungsberichte der Akademie*, t. XV. — Ernst (et Frey), *Ueber die Anordnung der Blutgefässe in den Darmhäuten*. Zürich 1851.

§ 94. — **Absorption intestinale.**

Les aliments transformés par les liquides de la digestion sont absorbés par les *deux espèces de vaisseaux de l'intestin*, les vaisseaux sanguins et les vaisseaux lymphatiques. L'absorption par les vaisseaux sanguins se fait à peu près également dans toute la longueur du canal intestinal, y compris l'estomac, par les réseaux capillaires qui entourent les glandes de Lieberkühn, et qui pénètrent dans l'intérieur des villosités (Fig. 26 et 28). L'absorption par les lymphatiques se fait surtout dans l'intestin grêle. La quantité absolue de matière absorbées par la voie des lymphatiques est cependant bien plus grande que celle absorbée par les capillaires sanguins; car, en effet, les radicules des lymphatiques sont munies de pores plus larges que la membrane des capillaires sanguins. On voit donc, d'après cela, que la proportion entre les matières absorbées par les deux ordres de vaisseaux doit être en rapport avec les propriétés de diffusion de ces matières. Il est hors de doute que les substances qui sont facilement absorbables, passent à la fois dans les deux systèmes, mais des substances, comme les graisses, qui passent difficilement au travers des membranes animales, ne sont absorbées que par les chylifères; celles au contraire, comme les sucres, la plupart des sels, les acides organiques, qui diffusent facilement passent principalement dans les vaisseaux sanguins. Les peptones tiennent le milieu entre ces substances; une partie d'entre eux est déjà absorbée par les capillaires de l'estomac, tandis qu'une autre partie passe dans l'intestin, s'y mélange à de la graisse et pénètre ainsi surtout dans les chylifères.

On a cru que certains poisons, le venin des serpents, le curare, ne peuvent être absorbés par l'intestin; cette opinion était basée sur le fait que de petites quantités de ces substances, déposées dans une plaie, déterminent la mort, tandis que, prises à l'intérieur, même en grande quantité, elles ne produisent aucun accident. Mais cela tient probablement à ce que ces substances ne sont que très-difficilement absorbées; car Kölliker, en introduisant dans l'estomac de très-grandes quantités de curare, a vu la mort survenir; l'obstacle qu'elles opposent à l'absorption est précisément dû à ce qu'elles diffusent très-faiblement à travers des membranes animales (1).

Dans l'intestin grêle les villosités sont la partie la plus importante pour l'absorption des substances nutritives. Par leurs vaisseaux sanguins et chylifères ainsi que par leurs canalicules poreux, ils constituent les organes absorbants les plus essentiels, et déterminent le mouvement initial du chyle. Les villosités contiennent, en effet, comme nous l'avons dit au § 92, une couche de fibres lisses, qui leur donnent leur *contractilité*. Cette propriété se manifeste dans les villosités par un raccourcissement dans le sens de la longueur, en vertu duquel elles présentent une série d'étranglements successifs. On les voit pendant la digestion se rétrécir et se dilater alternativement, ce qui les fait se vider vers

(1) Cl. Bernard, *Leçons de physiologie.* Paris 1855. — Kölliker, *Archiv f. pathologische Anatomie.* t. X.

es vaisseaux efférents, et se remplir du côté de l'intestin. A chaque contraction
e sang et le chyle contenus dans leur tissu sont repoussés vers les vaisseaux
correspondants; à chaque dilatation, elles se chargent des liquides intestinaux.
On voit donc que ces mouvements des villosités favorisent tout aussi bien la
progression des liquides absorbés que l'absorption elle-même.

Gruby et Delafond avaient déjà observé le phénomène de la contractilité des villosités, mais c'est Brücke qui démontra l'importance de ces mouvements pour l'absorption, et qui prouva qu'ils sont dus à leurs fibres lisses. Après la mort, les
villosités sont toujours dans un certain degré de contraction, et présentent des
étranglements transversaux. Ce même auteur étudia l'influence des excitants sur ces
mouvements, et toujours il vit dans ce cas les villosités diminuer de longueur. Puisque, durant la vie et spécialement pendant la digestion, les villosités se contractent et
s'allongent alternativement, leur action doit être celle que nous leur avons assignée
plus haut, c'est-à-dire qu'elles doivent alternativement absorber et faire progresser
le liquide absorbé (1).

Nous allons résumer dans les paragraphes suivants tout ce que l'on sait sur l'absorption des différentes matières nutritives.

§ 95. — Absorption du sucre.

Le *sucre* est très-rapidement absorbé, tant par les vaisseaux sanguins que
par les chylifères. La quantité de sucre absorbée dans un temps donné est en
rapport direct avec le degré de concentration de la solution, et est jusqu'à un
certain point indépendante de la grandeur de la surface absorbante. Quand le
sucre reste longtemps en contact avec la surface intestinale, son absorption diminue peu à peu. On retrouve le sucre absorbé dans le chyle tout aussi bien
que dans le sang. Quand on en introduit de grandes masses dans l'intestin, le
sang peut arriver à en contenir des quantités telles que du sucre non transformé est éliminé par les reins.

Les conditions d'absorption du sucre ont surtout été étudiées par Lehmann et par
Becker. Lehmann démontra que d'ordinaire le sang de la veine porte, comme
aussi le chyle, ne contiennent que de petites quantités de sucre, que ces quantités
augmentent, quoique cependant d'une manière peu notable, dans les deux liquides
après une nourriture très-amylacée ou sucrée; or ce fait ne peut s'expliquer que par
une décomposition très-rapide du sucre dans le sang et dans le chyle, ou par une
facilité d'absorption moins grande qu'on ne l'avait admis jusqu'alors. La réaction
acide que l'on trouve dans les parties inférieures de l'intestin prouve qu'une grande
partie du sucre se change en acide lactique et est absorbée sous cette forme.
Becker élucida la question de l'absorption du sucre : il introduisit des solutions de
glycose de concentration variée dans des anses intestinales ligaturées, et trouva dans
le sang une augmentation de sucre qui pouvait atteindre jusqu'à 0,6 p. 100. La quantité de sucre absorbée ne dépendait nullement de la longueur de l'anse intestinale ou, en d'autres termes, de la superficie de la muqueuse absorbante, mais elle
était en rapport direct avec le degré de concentration de la solution, de sorte que
pour une solution quatre fois plus concentrée il y avait quatre fois plus de sucre ab-

(1) Brücke, *Sitzungsberichte der Wiener Akademie*, 1851.

sorbé. Quant au temps, l'auteur vit que l'absorption pouvait durer 4 heures dans u
anse intestinale liée, mais que dans les premiers temps il y avait plus de sucre a
sorbé que plus tard (1).

On n'a fait encore aucune recherche sur l'absorption de l'acide lactique produit pa
la transformation d'une grande partie du sucre dans le canal intestinal. On conna
sa grande capacité de diffusion, ce qui permet de penser que cet acide passe trè
rapidement dans le sang et dans le chyle, plus rapidement que le sucre peut-être.

§ 96. — Absorption des graisses.

La majeure partie des *graisses* est absorbée par les villosités et passe dan
les chylifères. Après un repas qui contient des aliments gras, on voit d'abor
les cellules épithéliales qui recouvrent les villosités, remplies, ainsi que le chy
lifère central, de gouttelettes graisseuses. En raison de la structure des villo
sités, le chemin que parcourt la graisse est très-probablement le suivant. El
passe d'abord à travers les canalicules poreux qui existent dans le boucho
muqueux de la cellule épithéliale, et pénètre ainsi dans la cavité de cette der
nière, pour de là passer par ses prolongements jusque dans le système de
cellules plasmatiques qui se trouvent dans la muqueuse des villosités, et ga
gner ainsi le chylifère central. Les canalicules à travers lesquels passent le
gouttelettes graisseuses pour pénétrer dans les chylifères, sont plus gros qu
les pores habituels des membranes animales, à travers lesquelles se fait l'en
dosmose, puisqu'on les voit au microscope ; mais cependant ils sont asse
étroits pour que l'absorption des graisses ne puisse se faire que par voie d'en
dosmose. L'émulsion produite par le liquide pancréatique et le suc intestina
n'est pas suffisante pour obtenir ce résultat, il faut encore que la surface abso
bante soit imprégnée par la bile, ce qui la rend capable d'absorber les graisse
(§ 98). Cette action de la bile fait qu'une petite partie de la graisse peut en
core passer par les pores bien plus étroits des capillaires sanguins et péné
trer directement dans le sang, ce qui explique comment, après qu'on a mang
des aliments gras, il existe plus de graisse dans le sang de la veine porte.

Pour expliquer le passage des graisses dans le chyle, Brücke avait admis que le
épithéliums des villosités s'ouvrent librement comme des entonnoirs dans la cavité d
l'intestin, communiquent, d'autre part, avec les lacunes du parenchyme de la villosit
et par celles-ci avec le canal lymphatique central. Moleschott et Marfels cherchèrent
démontrer expérimentalement cette hypothèse, en mettant du pigment de la choroïd
dans l'intestin d'animaux vivants, ou en le faisant pénétrer par pression dans de
anses intestinales d'animaux sacrifiés ; ils trouvèrent des granulations pigmentaire
dans les cellules épithéliales, dans le parenchyme des villosités et dans les vaisseau
chylifères. Donders ne put arriver aux mêmes résultats. D'un autre côté, Funke
démontré que l'émulsion ne suffit pas seule pour rendre la graisse capable d'êt
absorbée, il injecta dans l'intestin de lapins des émulsions de cire et de stéarine, ma
jamais il ne put en voir une gouttelette pénétrer dans l'épithélium ou dans les villosités

(1) Lehmann, *Physiologische Chemie*, t. III. — Von Becker, *Zeitschrift f. wissenschaft
Zoologie*, t. V.

Les travaux de Wistinghausen sont venus éclairer cette difficulté (§ 86), car ils prouvèrent l'importance du rôle que joue, pour l'absorption des graisses, la bile mise en contact avec la surface intestinale. Lehmann et Schmidt ont fait voir, qu'outre les lymphatiques, les vaisseaux sanguins peuvent aussi absorber directement de petites quantités de graisse, puisque le sang de la veine porte, après une alimentation grasse, contient, au bout de quelques heures, plus de graisse que normalement. Bruch a vu dans beaucoup de cas, et surtout chez de jeunes animaux, les capillaires sanguins des villosités charrier pendant la digestion, outre les globules sanguins, des gouttelettes de graisse ([1]).

§ 97. — Absorption des albuminoïdes.

Les *albuminoïdes* ne sont absorbés dans l'estomac et l'intestin que sous la forme de peptones, car les peptones seuls diffusent facilement à travers les membranes animales. Leur absorption se fait dans toute l'étendue du canal intestinal, y compris l'estomac, mais surtout dans l'intestin grêle et dans l'estomac, car dans le gros intestin elle est très-faible. Les peptones passent presque exclusivement dans les chylifères, car le sang de la veine porte n'est pas, après la digestion, plus riche en albuminoïdes. Ils se rapprochent du sucre sous le rapport de la quantité absorbée ; une anse intestinale absorbe d'autant plus de peptones que la solution est plus concentrée, et la quantité des peptones absorbée est indépendante de la longueur et de la superficie de la surface absorbante. Après leur absorption, les peptones retournent peu à peu à la forme habituelle des albuminoïdes.

On trouve encore dans le chyle, outre une grande quantité de peptones, d'autres albuminoïdes, albumine, fibrine, albuminate de potasse, qui certes n'ont pas été absorbés sous cette forme, ce qui démontre le dernier fait que nous venons d'énoncer. L'expérience suivante démontre les changements qu'éprouvent les albuminoïdes pendant l'absorption. Introduisez de l'émulsine, albuminoïde des amandes amères, et de l'amygdaline dans l'intestin d'un animal, à peu d'intervalle l'une de l'autre, la mort surviendra rapidement par empoisonnement d'acide prussique; la même chose a lieu si vous injectez de la même manière les deux substances dans le sang, ou si vous introduisez de l'amygdaline dans l'intestin et de l'émulsine dans le sang; dans tous ces cas, l'action de l'émulsine sur l'amygdaline donne naissance à de l'acide cyanhydrique. Mais si l'on met de l'émulsine dans l'intestin et de l'amygdaline dans le sang, il ne se produit pas d'empoisonnement et cependant l'émulsine est absorbée. Il faut en conclure que l'émulsine n'est pas absorbée sous cette forme, mais qu'elle est d'abord modifiée et ne peut plus agir sur l'amygdaline ([2]).

Funke a fait sur l'absorption des peptones par l'intestin les mêmes recherches que Becker sur l'absorption du sucre. Il introduisit dans des anses intestinales ligaturées des solutions de peptone combiné à de la chaux, sacrifia les animaux au bout de quelques heures, et détermina la quantité de peptone qui restait dans

([1]) Brücke, *loc. cit.* — Moleschott, *Untersuchungen zur Naturlehre*, t. II. — Funke, *Zeitschrift f. wissenschaftl. Zoologie*, t. VII. — Donders, *Physiologie*, t. I. — Lehmann, *Physiologische Chemie*, t. II et III. — Bruch, *Zeitschrift f. wissenschaftl. Zoologie*, t. IV.
([2]) Cl. Bernard, *Leçons de physiologie.* Paris 1855.

l'intestin. La proportion des peptones absorbés était le plus grande au début, elle diminuait ensuite; Funke trouva de plus que, comme pour le sucre, la quantité de peptones absorbés est en rapport avec le degré de concentration de la solution, et non avec la superficie de la muqueuse absorbante (1).

§ 98. — Absorption des matières nutritives inorganiques.

Les *matières nutritives inorganiques*, surtout l'eau et les sels qui y sont dissous, sont absorbées dans toute l'étendue du canal intestinal. Leur absorption se fait par simple voie d'endosmose, et a lieu surtout par les vaisseaux sanguins; en effet, la masse de peptones et de graisses qui pénètrent par les chylifères se mélange difficilement à l'eau et aux solutions aqueuses. De toutes les matières nutritives, c'est l'eau qui est absorbée le plus rapidement et en plus grande quantité. Les vaissaux sanguins absorbent très-rapidement l'eau introduite dans le canal intestinal, et l'amènent très-vite dans les organes excréteurs, surtout dans le rein. Les sels sont généralement dissous dans l'eau en si grande quantité, qu'ils passent presque complétement avec elle dans les vaisseaux sanguins; on voit aussi leur excédant qui n'est pas nécessaire au sang être rapidement éliminé par les reins. La propriété d'être rapidement absorbée que possèdent l'eau et les sels solubles s'explique par ce que le sang contient un liquide riche en albuminoïde, dont l'équivalent endosmotique est très-élevé, et qui, par conséquent, attire une grande quantité d'eau, mais ne lui rend qu'une très-minime partie d'albumine. Ce n'est que lorsque des sels solubles possédant un équivalent endosmotique très-élevé (sel de cuisine, sulfate de soude, sulfate de magnésie) sont introduits dans l'intestin, qu'il y a une exception à cette règle; la diffusion se fait alors en sens inverse, il passe plus d'eau du sang vers l'intestin que de l'intestin vers le sang; c'est de cette manière que ces sels sont purgatifs.

C'est Liebig qui, le premier, expliqua par la diffusion la propriété purgative de ces sels. Buchheim a confirmé cette théorie, en démontrant qu'en injectant du sel de Glauber dans le sang, on enlève de l'eau au contenu intestinal et on produit de la constipation (2).

§ 99. — Absorption par les lymphatiques.

Nous avons vu (§ 91) que les chylifères ne sont qu'une section du système lymphatique général. De même que les chylifères absorbent les liquides nutritifs de l'intestin, de même aussi les autres lymphatiques reprennent l'excès des liquides nutritifs amenés par le sang à tous les organes, et déposés dans les lacunes de leurs tissus. La différence qui existe entre la fonction de ces deux espèces de vaisseaux, c'est que les chylifères absorbent dans l'intestin des matériaux de nutrition *nouveaux*, tandis que les lymphatiques ramènent au

(1) Funke, *Archiv f. pathol. Anatomie*, t. XIII.
(2) Buchheim, *Archiv f. physikal. Heilkunde*, t. XIII.

au sang le reste des matériaux de nutrition que le sang avait amenés aux organes et que ceux-ci n'avaient pas utilisés. Mais hors le moment de la digestion, quand l'intestin est vide, chylifères et lymphatiques ont la même fonction.

Il est probable que dans les lacunes des tissus, desquelles naissent les radicules lymphatiques, les capillaires sanguins s'abouchent directement avec le système de cellules et de prolongements plasmatiques que l'on trouve partout. Les substances nécessaires à la nutrition des tissus transsudent alors hors des capillaires et du système plasmatique canaliculé qui les continue, tandis que l'excédant passe directement dans les lacunes des tissus et les origines lymphatiques. Mais dans ce trajet le sang reçoit, par l'intermédiaire des capillaires, les produits de décomposition des tissus; il faut donc admettre que les lymphatiques en reçoivent également une partie. Ces vaisseaux sont donc à ranger à côté du système veineux. Une partie des produits du déchet des tissus et une partie de l'excédant des liquides nourriciers passent directement dans les veines par les capillaires, une autre partie pénètre dans les lymphatiques, devient la lymphe et rentre plus tard dans le système veineux. Les lymphatiques reçoivent donc les substances après qu'elles ont traversé le système canaliculé des cellules et des lacunes plasmatiques qui se continue avec leurs capillaires; les veines, au contraire, se continuent directement avec les capillaires; il est donc aisé de comprendre que la lymphe se rapproche beaucoup moins du sang artériel que le sang veineux.

Virchow, le premier, démontra que les cellules plasmatiques et leurs prolongements constituent un système de canalicules très-fins, rattachés aux vaisseaux sanguins. Wittich a démontré que dans certains endroits, les tendons, la cornée par exemple, ces cellules peuvent être injectées. Par l'étude des villosités intestinales et de leurs cellules plasmatiques on est arrivé à admettre la communication des prolongements plasmatiques avec les lacunes du tissu qui sont les extrémités périphériques des lymphatiques. Quoique cette opinion ne soit pas encore tout à fait et directement démontrée, elle n'en est pas moins probable. Nous verrons, au § 102, que la production de la lymphe dépend de la pression du sang, ce qui démontre que le système lymphatique dépend jusqu'à un certain point du système sanguin. Quant à l'origine des lymphatiques dans les lacunes des tissus, elle est démontrée par l'existence de ces lacunes et par la nature du liquide qu'on y trouve souvent, liquide de l'œdème, tout à fait analogue à la lymphe. Ainsi que l'a dit Ludwig, ce liquide ne peut être considéré que comme un amas de lymphe. Cet amas est dû, soit à une gêne dans la circulation veineuse de retour, soit à une gêne dans la circulation lymphatique. Les mêmes lacunes de tissu dans lesquelles on trouve ce liquide, peuvent être injectées directement par les troncules lymphatiques (¹).

Les lymphatiques ne ramènent pas seulement au sang l'excès des liquides nourriciers et une partie des produits de décomposition des tissus, mais ils lui amènent encore les substances dissoutes ou solubles qui ont pénétré dans leurs lacunes d'origine. C'est ainsi que des poisons déposés dans des plaies sont ab-

---

(¹) Virchow, *Verhandlungen der Würzburger physikalisch-medicinischen Gesellschaft*, t. II. — Von Wittich, *Archiv f. pathol. Anatomie*, t. IX. — Ludwig, *Œsterr. medicinische Jahrbücher*, 1863.

sorbés par les lymphatiques, et déterminent les phénomènes d'empoisonnement ; mais en raison de la lenteur de la circulation lymphatique, les accidents surviennent beaucoup plus tardivement que quand les poisons ont pénétré dans les vaisseaux sanguins, et ont été absorbés par les veines.

Magendie fit voir qu'en sectionnant tous les lymphatiques d'un membre, et en déposant du poison sous la peau au-dessous de la section, on voit la mort survenir, et survenir aussi rapidement que si les lymphatiques n'avaient pas été sectionnés ; il en avait conclu que ce ne sont que les vaisseaux sanguins qui peuvent absorber. Son opinion sembla se confirmer par les expériences d'Emmert, de Henle, de Dusch etc., qui virent qu'en liant les vaisseaux sanguins, on empêchait les accidents de se produire quand on avait déposé des poisons sous la peau, au-dessous de la ligature. Mais on n'avait pas remarqué qu'en liant les vaisseaux sanguins, on empêchait le passage de la lymphe dans les lacunes des tissus, et que l'on annihilait ainsi une des principales forces auxiliaires de la circulation lymphatique. Tiedemann et Gmelin, Stannius etc. virent l'absorption se faire malgré la ligature [1].

Absorption par la surface cutanée intacte. La peau intacte peut-elle absorber des substances dissoutes? c'est là une question très-controversée et non encore résolue. Il est certain que si cette absorption a lieu, elle est très-minime, et ne peut se produire que par une action longtemps continuée du liquide sur la peau ou par la vaporisation du liquide. L'épiderme, en effet, ne laisse filtrer aucune solution aqueuse et ne se gonfle même qu'après un assez long séjour dans l'eau. Un grand nombre des faits cités à l'appui de l'absorption cutanée doivent se ranger dans ce que nous décrirons sous le nom de *respiration cutanée*; d'autres s'expliquent par des lésions mécaniques de la peau, comme par exemple l'absorption de mercure, d'iodure de potassium après des frictions. On ne saurait admettre, pour étudier cette question, que des expériences faites dans des *bains* dans lesquels les substances sont en solution. Différents auteurs, Lehmann, Kletzinsky etc., ne purent démontrer l'absorption de ferro-cyanure de potassium ou d'iodure de potassium en solutions aqueuses ; tandis que Rosenthal vit l'iodure de potassium être absorbé de cette manière. D'après Parisot, l'alcool, l'éther, le chloroforme et les substances dissoutes dans ces liquides sont assez rapidement absorbés par la surface cutanée [2].

2° CHYLE ET LYMPHE. — LEUR MOUVEMENT.

§ 100. — Chyle et lymphe.

Le *chyle* et la *lymphe* sont deux liquides dont la composition est presque la même. Ils ne diffèrent que par ce que la lymphe contient bien moins d'éléments figurés et d'éléments solides que le chyle. Ils contiennent tous deux en suspension dans un liquide plus ou moins clair, *le plasma*, des cellules nombreuses, les globules lymphatiques (globules du chyle, globules cystoïdes). Ces globules sont des cellules de $0^{mm},01$ de diamètre, de forme ronde, avec un contenu granuleux, contenant quelquefois des molécules graisseuses ou des granulations pigmentaires ; ils ont un noyau, qui d'habitude ne devient visible

[1] *Deutsche Zeitschrift f. ration. Medicin*, t. IV. — Stannius, *Archiv f. physiol. Heilkunde*, t. XI.

[2] Parisot, Deschamps, *Comptes rendus*, 1863.

u'après addition d'eau ou d'acide acétique, et qui tantôt est déjà segmenté ou
ui se segmente dès qu'on ajoute des réactifs (Fig. 32, globules lymphatiques
e différentes formes et dimensions). Beaucoup de ces globules ont une véritable
membrane cellulaire, qui, par l'addition d'acide
acétique, s'en détache d'abord et se dissout ensuite; il en est d'autres, au contraire, chez lesquels il n'existe aucune différence entre le contenu et la membrane. On trouve encore dans
es liquides, outre les globules lymphatiques,
quelques globulés rouges du sang, ils sont plus

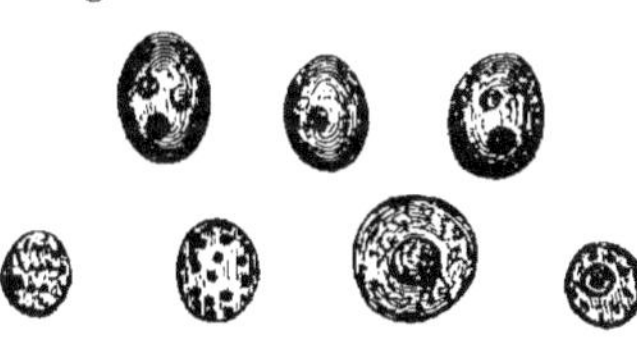

Fig. 32.

nombreux dans la lymphe de la rate, et très-rares, au contraire, dans le chyle.
La lymphe, abstraction faite de ses globules, ne contient que fort peu de granulations moléculaires, aussi est-elle claire, quelquefois légèrement opaline.
Le chyle, au contraire, contient beaucoup de ces granulations et de nombreuses
gouttelettes graisseuses qui lui donnent un aspect laiteux ou au moins très-opa-
n. Les granulations qu'il contient sont animées d'un mouvement moléculaire très-prononcé.

Au point de vue *chimique*, les principaux éléments du chyle et de la lymphe
ont des albuminoïdes, des graisses, des matières extractives et des sels ; parmi
es matières extractives il faut signaler le sucre et l'urée ; parmi les sels, les
lactates alcalins. Les *globules lymphatiques* sont surtout composés d'albuminoïdes et de granulations graisseuses. Les *granulations moléculaires* sont de
petites gouttelettes graisseuses enveloppées d'une sorte de membrane hyaline.
Le *plasma* contient toute une série d'albuminoïdes, parmi lesquels il en est
deux, les substances fibrinogène et fibrinoplastique, qui, peu de temps après
que la lymphe est sortie de ses vaisseaux, deviennent solides et font prendre
toute la masse du liquide en un caillot fibrineux d'aspect gélatineux. Ce caillot
se rétracte ensuite et exprime de sa masse un liquide aqueux, le *sérum de la
lymphe*. Les globules lymphatiques restent emprisonnés dans le caillot; le sérum de la lymphe contient encore, outre de la graisse, des matières extractives
et des sels, une petite quantité de substance fibrinogène ; aussi, quand on vient
y ajouter du sérum sanguin, comme celui-ci renferme de la substance fibrino-
plastique, on voit se former un nouveau caillot. Quand on traite par l'acide
carbonique ou qu'on étend le sérum de la lymphe de beaucoup d'eau, on
voit se précipiter de la globuline, qui très-probablement est identique à la
substance fibrinogène. Le sérum privé de ses éléments fibrinogène et fibrino-
plastique contient encore *trois* albuminoïdes : 1° un albuminate de potasse,
qui se précipite par les acides; 2° de l'albumine, qui se coagule par la cha-
eur ; et 3° dans le chyle et peut-être aussi dans la lymphe, un peptone
caractérisé par des réactions spéciales (§ 78).

Pour ce qui est des phénomènes chimiques de la coagulation de la lymphe, voyez
le § 110 qui traite de la coagulation du sang. Mais la coagulation de la lymphe et du
chyle est toujours plus tardive que celle du sang ; on ne peut expliquer cette différence que par une moindre proportion de substance fibrino-plastique dans la lymphe,
puisque après la coagulation, son sérum contient encore de la substance fibrinogène.

La substance fibrino-plastique paraît se détruire peu à peu par les phénomènes ca
davériques, car le chyle et la lymphe recueillis sur des animaux vivants se coagulen
plus vite et mieux qu'après la mort.

Quoique le chyle et la lymphe se ressemblent par leurs caractères morpho
logiques et chimiques, ils n'en présentent pas moins de grandes différences
La composition du chyle varie d'après la nature et la quantité de l'alimentation
celle de la lymphe varie d'après les parties du corps dont elle provient.

Le *chyle* que l'on trouve, pendant la digestion, dans les radicules chylifère
des villosités ne contient encore pas de globules lymphatiques, mais seulemen
quelques granulations moléculaires. Après un repas composé de graisses, c
liquide est formé presque en entier de gouttelettes graisseuses, entourées d'un
mince couche albuminoïde, mesurant de $^1/_{1000}$ à $^1/_{1500}$ de millimètre. Quan
le chyle a traversé les tuniques de l'intestin, on y voit apparaître quelques glo
bules, les gouttelettes graisseuses diminuent de quantité, et disparaissent bien
tôt pour faire place à une sorte de poussière de granulations moléculaires qu'
est impossible de mesurer. Ce n'est que lorsque le chyle a traversé les gan
glions mésentériques qu'on y trouve les globules lymphatiques et la fibrine. L
chyle qui arrive au canal thoracique et qui s'y mêle à la lymphe est un liquid
alcalin, qui peu de temps après être sorti des vaisseaux, se prend en un caillé
mou, et qui à l'air se colore souvent en rouge. La composition du chyle tiré d
canal thoracique est assez variable. La proportion des substances solides qu'
contient varie chez les différents animaux de 2 à 10 p. 100; son poids spécifiqu
varie de 1,012 à 1,022.

On ne peut donner une analyse exacte du chyle que pour celui qui est tiré du can
thoracique; mais ce liquide est alors déjà mélangé à de la lymphe, et a déjà traver
tous les ganglions du mésentère. On ne connaît que trois analyses anciennes fait
par Tiedemann et Gmelin, l'une sur le chyle pris avant son entrée dans les ganglion
l'autre après qu'il en est sorti, et la troisième sur le chyle du canal thoracique. D'
près les analyses comparatives, la quantité des substances solides diminue lors d
passage du chyle à travers les ganglions, et plus encore, lors de son entrée dans
canal thoracique, en raison de son mélange à la lymphe. La graisse diminue égal
ment, une partie se saponifie, une autre partie plus considérable paraît être employ
par les ganglions pour fabriquer les globules. D'après Tiedemann et Gmelin,
fibrine n'apparaîtrait qu'au delà des ganglions mésentériques, mais le fait a été n
par d'autres auteurs. Quoi qu'il en soit, c'est dans les ganglions que se créent la pl
grande partie des substances fibrinogène et fibrino-plastique, et il en est sans dou
de ces corps comme des globules de la lymphe, dont une petite quantité est ég
lement formée par les follicules clos de l'intestin. Le chyle ne pouvant être obten
en grande quantité que par des vivisections, on comprend que nous n'ayons enco
pas d'analyses quantitatives du chyle *humain*. Les grandes différences que présente
les analyses du chyle s'expliquent par la diversité des animaux en expérience, et p
la diversité de leur alimentation antérieure. Pour ce qui est de l'influence de la nou
riture sur la composition du chyle, nous savons seulement qu'une alimentation abo
dante augmente la proportion des matières solides du chyle, et surtout des graiss
et des albuminoïdes. Une nourriture grasse augmente nécessairement la quanti
des graisses dans le chyle, tandis que, d'après Lehmann, celles-ci n'augmentent p
par une alimentation hydro-carbonée. D'après Grohe, le chyle aurait la propriété

ransformer très-rapidement l'amidon en sucre, et cela au moyen d'un ferment qui paraît provenir de l'intestin.

Voici des moyennes que C. Schmidt a obtenues à la suite de nombreuses analyses le chyle tiré du canal thoracique du cheval :

Eau. . . . . 95,8 p. 100
Albuminoïdes 3,05
Sucre, urée, matières extractives etc. . . . 0,40
Substances minérales 0,75

L'albumine est toujours en plus grande quantité que la fibrine, qui n'atteint que e chiffre de 0,1 à 0,2 p. 100. Le chlorure de sodium forme les 2/3 de la totalité des ubstances minérales, soit plus de 0,50 p. 100; on retrouve dans les cendres environ ,12 p. 100 de soude et de potasse libres (dans le chyle ces bases sont combinées à 'albumine) et des phosphates alcalins et terreux. Les proportions de graisses et d'a-ides gras varient énormément avec la nourriture : chez le cheval elles varient de ,05 à 0,5 p. 100; chez le chat, le chien, l'âne, elles atteignent jusqu'à 3 p. 100.

La *lymphe* qui est contenue dans les lacunes du tissu et dans les radicules ymphatiques, s'y trouve normalement en si minime quantité, qu'on ne saurait déterminer ses propriétés. S'il est exact de considérer l'œdème comme une ac-umulation anormale de lymphe, on peut admettre que la lymphe périphérique st un liquide tout à fait clair, ne contenant aucune trace d'éléments figurés. On trouve, en solution, de petites quantités de substances fibrinogène et fibrino-lastique, de l'albumine, des traces d'urée et des sels minéraux, surtout de hlorure sodique. Au contraire, la lymphe tirée des gros troncs lymphatiques u du canal thoracique chez des animaux affamés, renferme les mêmes élé-nents figurés que le chyle après son passage à travers les ganglions, c'est-à-ire des globules lymphatiques, des gouttelettes de graisse, des granulations lémentaires, et parfois des globules sanguins. La composition chimique de la ymphe se modifie donc dans les ganglions, puisque ce liquide est alors plus iche en albuminoïdes et en graisses. Après le repas la lymphe s'écoule en bien lus grande abondance qu'à jeun, et est plus riche en substances solides, surtout n albumine et en corps gras. L'absorption agit donc sur la lymphe comme sur e chyle, ce qui nous explique comment C. Schmidt trouva chez des chevaux, près le repas, que la composition de la lymphe recueillie par la grande veine ymphatique droite était à peu de chose près la même que celle du chyle re-ueilli dans le canal thoracique.

Le tableau suivant donné par Gmelin permettra de comparer la différence de com-osition du chyle et de la lymphe :

	Lymphe.	Chyle.
Eau	96,43	94,31 p. 100
Albuminoïde.	2,11	3,13
Fibrine	0,19	0,48
Matières extractives et sels . .	1,06	1,20
Graisses	Traces	0,82

Ce n'est que si l'on comparait la lymphe d'animaux à jeun avec le chyle d'ani-aux bien nourris que l'on pourrait trouver des différences plus grandes que n'en

accusent ces analyses. Si l'on prend les deux liquides sur des animaux qui se trou
vent dans des conditions identiques, on peut voir, comme l'a prouvé C. Schmidt
que la lymphe est quelquefois plus riche en substances solides que le chyle. En gé
néral, la composition du chyle et de la lymphe est à peu près la même, sauf que cett
dernière contient un excédant de fer, qui tire son origine de l'hématine de quelque
globules rouges. Il faut donc abandonner la distinction faite par les anciens entr
les chylifères et les lymphatiques. Tout le système lymphatique (vaisseaux chylifère
et vaisseaux lymphatiques) contient, pendant que l'animal est à jeun, un liquid
pauvre en éléments solides, mais qui en charrie beaucoup plus pendant la digestion

Pour bien étudier la composition chimique de la lymphe et du chyle, il faut ana
lyser séparément les corpuscules lymphatiques et le sérum. Cette analyse est facili
tée par la coagulation, car la fibrine emprisonne la plus grande partie des globules
ce qui permet d'analyser d'une part le caillot lymphatique, et d'autre part le sé
rum. Cette méthode, qui appartient à C. Schmidt, fait constater que le sérum priv
de sa fibrine possède une composition constante, tandis que celle du caillot es
assez variable, probablement en raison de la différence de quantité de fibrine qu'i
contient. En moyenne le sérum renferme 3,8 p. 100 de matières solides, parmi les
quelles environ 3 p. 100 d'albumine et 1 de graisse. Le caillot contient en moyenn
10,2 p. 100 de substances solides, parmi lesquelles 3,5 p. 100 d'albumine, de graiss
et de matières extractives, et 5 p. 100 de fibrine. Tandis que le sérum contient sur
tout de la soude, ce sont la potasse et l'acide phosphorique qui dominent dans le
globules. Les analyses séparées, faites suivant cette méthode par C. Schmidt sur le
chevaux, démontrent qu'après l'alimentation, le sérum du chyle et de la lymphe, e
les globules du chyle et de la lymphe ont une composition assez constante. Dan
quatre analyses faites les unes sur le liquide de la grande veine lymphatique droite
les autres sur le liquide du canal thoracique, la quantité de substances solides dan
le sérum ne varie que de 3,5 à 4,2 p. 100; la même valeur dans le caillot ne vari
que de 9,2 à 11,2 p. 100, et la quantité des matières solides contenues dans la lymph
(sérum et caillot réunis) flotte entre 3,6 et 4.4 p. 100. Les substances minérale
qu'on y trouve se répartissent ainsi :

	Sérum.	Caillot.
Quantité totale des substances minérales	0,736	0,966 p. 100
Chlorure de sodium	0,565	0,607
Soude	0,130	0,060
Potasse	0,011	0,107
Acide sulfurique	0,008	0,018
Acide phosphorique combiné à des alcalis	0,002	0,015
Phosphates terreux	0,020	0,159 (1)

§ 101. — Quantité du chyle et de la lymphe.

On n'a pu jusqu'ici apprécier d'une manière bien exacte la *quantité total*
de chyle et de lymphe qui, dans une période de temps déterminée, se trouv
dans le système lymphatique et repasse de celui-ci dans le sang. On a cherch
à y arriver d'une manière approximative en récoltant, pendant un temps dé

(1) Nasse, *Handwörterbuch d. Physiologie*, t. I et II. — Tiedemann und Gmelin, *Die Ve
dauung.* — C. Schmidt, *Verdauungssäfte u. Stoffwechsel, und Charakteristik der Choler.
— Lehmann, *Physiologische Chemie*, t. II. — Colin, *Traité de physiologie comparée.* Par
1856. — Grohe, *Greifswalder medic. Beiträge*, t. III.

terminé, sur des animaux, le chyle contenu dans le canal thoracique et la lymphe par un des plus gros vaisseaux lymphatiques; d'après cette donnée on calcula la masse totale de ces deux liquides qui devait s'écouler pendant tout un jour. Mais la somme de ces deux liquides varie d'après le temps qui s'est écoulé depuis le repas, et, d'autre part, la quantité de lymphe contenue dans une partie du corps ne donne aucune certitude sur celle qui se trouve dans tout le corps. On ne saurait donc accorder aux chiffres ainsi obtenus qu'une valeur approximative. D'après C. Schmidt, il entrerait en vingt-quatre heures dans le sang une quantité de chyle et de lymphe égale à la masse même du sang. Des chevaux bien fourragés ont donné par le canal thoracique une quantité de chyle et de lymphe égale environ à 6,6 p. 100 du poids total de leur corps, et par la grande veine lymphatique droite environ 14 p. 100. En additionnant les deux chiffres, on trouve que la quantité totale de chyle et de lymphe serait par jour = à 1/12 du poids du corps, chiffre qui, comme nous le verrons plus loin, est à peu près celui de la masse totale du sang. La moitié de cette quantité appartient au chyle, l'autre moitié à la lymphe. Il n'y a donc que la moitié de la masse totale du chyle et de la lymphe qui provient de l'alimentation; l'autre moitié provient du sang, passe dans les tissus et pénètre dans les origines lymphatiques.

La méthode employée par C. Schmidt pour déterminer le rapport de quantité entre le chyle et la lymphe est très-judicieuse, quoiqu'elle ne soit pas tout à fait sûre. Il chercha d'abord, en recueillant pendant un temps déterminé le chyle par le canal thoracique et la lymphe par la grande veine lymphatique, à évaluer la masse totale des deux liquides pour 24 heures, il obtint ainsi les chiffres que nous venons d'indiquer. Il détermina alors, par des analyses comparatives entre les aliments et les excréments, la masse des substances absorbées. Cette quantité s'élève, d'après ses calculs, à 3,4 kil. par jour et par kilogr. du poids de l'animal, et cependant chez les mêmes animaux la masse du chyle et de la lymphe mélangés qui passait par le canal thoracique était de 6,13 kil.; on ne pouvait en assigner que 3,4 kil. aux aliments, et 2,73 kil. devaient évidemment provenir du passage de la lymphe issue du sang. Schmidt trouva ensuite par des analyses comparatives que le chyle du canal thoracique contient à peu près la même proportion d'albuminates et de substances minérales que les aliments, tandis que ceux-ci renferment beaucoup plus de matières organiques que le chyle et seulement la moitié d'eau. 100 kilogr. d'animal consomment journellement en aliments :

	Eau.	Albuminates.	Autres substances organiques.	Sels.
	1602,9	103,7	1117,7	28,8
3 à 4 kilogr. de chyle contiennent.	3257,2	103,7	13,6	28,8
Différence.	1654,3	»	1104,3	»

Les 100 kil. d'animal doivent donc avoir pris à une autre source que l'alimentation les 1654,3 gr. d'eau que l'on trouve en excès dans le chyle. Cette source est toujours le sang, soit qu'il fournisse directement de l'eau au chyle dans les ganglions lymphatiques, ou bien qu'il le déverse dans l'intestin d'où il repasse dans le chyle. Les 1104,3 gr. de substances organiques (graisses et hydrocarbures) doivent, au contraire, être absorbés directement par le sang ou y passer dans les parties initiales du système chylifère, dans les ganglions surtout. Bidder avait déjà antérieurement à Schmidt tenté de calculer la quantité de chyle et de lymphe qui passe chez les chiens et les chats à travers le canal thoracique. Chez les chats il trouva cette quantité égale au poids de la masse sanguine, chez les chiens il la trouva les 2/3 de celle-ci : mais ces évaluations sont basées sur des expériences de trop courte durée. Krause, sur des chiens, et Weiss, sur des chevaux, firent des recherches pour évaluer la quantité de la lymphe à l'exclusion du chyle. Le premier trouva que la tête et le cou des chiens fournissent en moyenne 34,8 p. 100 de lymphe par rapport au poids de ces parties (le maximum était de 40,7 et le minimum de 34,6 p. 100). Weiss pour les mêmes parties du cheval ne trouva que 20 p. 100 (maximum 21,1, minimum 14,8 [1]).

§ 102. — Formation du chyle et de la lymphe.

Dans les origines des systèmes chylifère et lymphatique, ces deux liquides sont tout à fait *inorganisés ;* leurs *éléments figurés*, les globules lymphatiques, n'apparaissent que dans les ganglions, et pour le chyle en petite quantité dans les follicules clos de l'intestin. La composition des deux liquides varie également dans les ganglions, en raison des échanges qui s'y opèrent avec le sang ; ce fait est surtout remarquable pour le chyle ; en passant à travers les ganglions mésentériques, il perd de la graisse et du sucre, et reçoit de l'eau, tandis que la proportion des albuminates et des sels qu'il contient ne paraît pas varier. Les métamorphoses que les ganglions font subir à la lymphe sont beaucoup moins importantes, ce qui se conçoit aisément quand on envisage la lymphe qui s'écoule par les gros troncs lymphatiques comme du sang qui a filtré à travers une membrane poreuse. Les globules sont nécessairement restés et n'ont pas passé à travers la membrane ; l'albumine du sérum a passé en petite quantité, tandis que les autres parties constituantes du sérum pénètrent directement et sans modification dans le système lymphatique. La composition de la lymphe s'accorde assez exactement avec cette manière d'envisager les choses ; ses parties solides contiennent moins d'albuminates et de graisses et presque autant de sels que le sérum du sang ; mais, par contre, la lymphe contient un peu plus de matières extractives qui, évidemment, proviennent de la décomposition des tissus. On peut donc, d'après C. Schmidt, envisager la lymphe comme le sérum du sang transsudé, dont un tiers de la fibrine, une moitié de l'albumine ont passé par filtration, tandis que l'eau, le sucre, les sels se retrouvent en entier dans la lymphe. Ludwig et Tomsa ont, de plus, démontré expérimentalement que si, chez des animaux morts, on fait artificiellement passer un courant sanguin à travers les vaisseaux du testicule, il s'écoule par les lymphatiques un liquide qui, comme la lymphe, est moins riche en parties solides que le sérum du sang.

On n'a pu encore savoir d'une manière directe comment les globules lymphatiques naissent dans les follicules clos et les ganglions. Il paraît toutefois probable que c'est dans les alvéoles qu'ils se produisent, et les follicules clos

<hr>

[1] C. Schmidt, *Bulletin de Saint-Pétersbourg*, t. III, 1861. — Bidder, *Müller's Archiv* 1845. — Krause, *Zeitschrift f. ration. Medizin*, nouv. série, t. VII. — Weiss, *Archiv f. patholog. Anatomie*, t. XXII.

e l'intestin ne sont, on le sait, que des alvéoles lymphatiques. Les cellules
landulaires qu'on trouve dans ces alvéoles sont, sans aucun doute, les cellules-
nères des globules lymphatiques, qui eux-mêmes se multiplient dans le chyle
t la lymphe par segmentation.

D'après C. Schmidt, comme nous l'avons vu au précédent paragraphe, la moitié à
eu près du chyle qui passe dans le canal thoracique doit être considérée comme de
a lymphe provenant du sang. Puisque les 6,13 kil. pour un kilogr. du poids du corps
ue donne le contenu du canal thoracique chez le cheval doivent se décomposer en
out au plus 3,4 de chyle et 2,73 de lymphe, et que d'autre part nous admettons que
es substances minérales du sérum passent sans modification par la transsudation,
 est très-aisé de calculer la quantité de sang nécessaire pour fournir les 2,73 de
ymphe. Il en faut 5,67 kil., qui eux-mêmes se divisent en 2,73 kil. de lymphe filtrée
t 2,94 kil. de globules sanguins qui restent dans le sang avec l'excédant du sérum [1].
 ce fait se rattache la question de savoir si les substances qui formeront la fibrine
iltrent directement du sang, ou si elles se forment dans les ganglions aux dépens
es autres albuminoïdes. Toujours est-il que ce n'est qu'après son passage à travers
es ganglions que le chyle contient une certaine quantité de fibrine. Ludwig et
omsa expérimentèrent sur le sérum défibriné, et virent qu'il s'écoule hors des
aisseaux lymphatiques d'un animal mort à peu près avec la même vitesse que la
ymphe sous une même pression. Le sérum employé contenait 6,77 à 6,26 p. 100
e matières solides, le liquide qui filtrait contenait de 6.12 à 4,36 p. 100. Ces chiffres
ont en général un peu supérieurs à ceux que l'on obtient en moyenne pour la lymphe
lont les matières solides varient environ de 3 à 6 p. 100 [2].
D'après les idées de Müller et de Kölliker, on admit autrefois que les globules de
a lymphe naissent par formation cellulaire libre. Brücke, le premier, envisagea
es ganglions lymphatiques comme les seuls lieux d'origine de ces globules, en s'ap-
uyant sur leur nombre beaucoup plus grand dans le chyle après son passage à tra-
ers les ganglions mésentériques. Les globules que l'on trouve en deçà de ces gan-
lions, il les attribue aux follicules de Peyer. Brücke observa que dans les cas d'ali-
nentation dépouillée de substances grasses, le chyle qui était tout à fait translucide,
evenait, au contraire, opaque, en raison des globules qui s'y étaient accumulés.
Maintenant que tout le monde a abandonné l'idée de la formation libre de ces glo-
ules, personne ne doute plus qu'ils ne dérivent de cellules-mères situées dans
es ganglions. Kölliker observa leur multiplication par segmentation [3].

§ 103. — Mouvement du chyle et de la lymphe.

Le chyle et la lymphe sont soumis dans leurs vaisseaux à un mouvement
continu qui se fait des radicules vers les troncs, mouvement en vertu duquel
ces liquides se déversent dans le système veineux. La vitesse de ce mouvement est très-faible; d'après Weiss elle n'atteint, chez de jeunes chevaux,
dans la grande veine lymphatique que 230 à 237 millimètres à la minute; ce
qui prouve que la pression en vertu de laquelle s'opère ce mouvement est

[1] C. Schmidt, *loc. cit.*
[2] Ludwig et Tomsa, *Sitzungsberichte der Wiener Akademie*, t. XLVI.
[3] H. Müller, *Zeitschrift f. ration. Medizin*, t. III. — Kölliker, *ibid.*, t. IV; et *Mikroscopische Anatomie*, t. II, p. 2. — Brücke, *Sitzungsberichte d. Wiener Akademie*, t. IX.

elle-même peu considérable. Weiss trouva dans la veine lymphatique du cheval
que la pression latérale fait équilibre à une colonne de solution de carbonate
de soude de 10 à 20 millimètres de haut et de 1,08 de densité. Les expériences
de Holl et de Weiss concordent et donnent une pression latérale dans la veine
lymphatique du chien égale à 5-20 millimètres de la même solution. Chez le
cheval, d'après les mêmes expérimentateurs, la pression dans le canal thoracique = 12 millimètres de mercure, en moyenne.

La force en vertu de laquelle le chyle et la lymphe se meuvent réside
dans les origines périphériques des systèmes chylifère et lymphatique. Si l'on
vient à comprimer un vaisseau de cette espèce, il se videra vers les troncs
tandis que son extrémité périphérique se dilatera. La cause de la force motrice
n'est pas la même pour le chyle et pour la lymphe. Pour le premier, ce n'est
que la *contraction des villosités* qui peut produire la force motrice. La villosité, en se contractant, force le contenu de son chylifère central à passer dans
le vaisseau qui y fait suite, d'où il résulte une pression sur le chyle que renferme ce dernier, et un mouvement de ce liquide vers les vaisseaux plus centraux. Quand la contraction de la villosité vient à cesser, le chyle ne saurait
retourner vers le chylifère situé au centre de celle-ci, en raison des valvules qui
se trouvent dans l'intérieur des vaisseaux chylifères, et la villosité ne peut se
remplir que par l'intestin.

Quant à la lymphe, c'est d'après le même mode qu'elle pénètre dans les
lacunes des tissus, origine des vaisseaux lymphatiques ; c'est la pression exercée par le sang pour sa filtration qui est la cause première du mouvement.
Dès que la pression sanguine augmente, à la suite de ligatures veineuses par
exemple, on voit augmenter le courant lymphatique. La pression sanguine
peut, à la vérité, faire transsuder la lymphe, mais une fois le liquide transsudé elle ne saurait plus agir sur lui au travers des pores si fins qui servent
à cette filtration. La pression en vertu de laquelle la lymphe se meut ne
saurait donc dépendre que des parois des lacunes de tissu dans lesquelles
elle s'accumule. L'élasticité de ces parois détermine une pression d'autant
plus grande que la distension par la lymphe est plus forte. Une pression
extérieure agissant sur ces parois peut aussi vider ces espaces lacunaires
périphériques. Or c'est ce qui arrive quand les muscles se contractent : ils
compriment les radicules lymphatiques, et le liquide ne peut rétrograder à
cause des valvules. Les contractions musculaires énergiques déterminent une
augmentation du courant lymphatique de la partie mise en mouvement par
ces muscles. Il est clair que la quantité totale de la pression diminue constamment à mesure qu'on se rapproche du canal thoracique ; mais dans
chaque vaisseau pris en particulier la pression augmente, puisqu'un grand
nombre de petits vaisseaux se réunissent pour n'en former qu'un ; aussi est-ce
dans le canal thoracique que la pression, tout aussi bien que la vitesse de la
lymphe, sont les plus considérables. Les mouvements respiratoires activent encore le cours du liquide dans le canal thoracique. Dans l'inspiration, la pression
diminue dans ce canal et ses parois s'affaissent, car le chyle se déverse dans
la veine cave ; dans l'expiration, la pression augmente au contraire, les parois
du canal se distendent, la compression de la cage thoracique tend, en effet, à

aire refluer le chyle au dehors de cette cavité ; mais les valvules s'opposent à ce reflux et le canal thoracique ne peut se vider. En général, les mouvements de la respiration produisent une aspiration du chyle et de la lymphe vers les veines ; aussi l'accélération des mouvements respiratoires augmente-t-elle la pression moyenne dans le canal thoracique.

Ludwig, Krause et Tomsa ont signalé l'influence que les variations de la pression sanguine exercent sur le cours de la lymphe. Pour augmenter la pression artérielle, ils eurent recours aux ligatures veineuses et à la section du sympathique au cou. Par le premier moyen, ils virent toujours le cours de la lymphe s'accélérer ; par la section du sympathique, au contraire, ils n'obtinrent ce résultat que dans quelques cas. Ils lièrent les deux carotides au cou pour diminuer la pression sanguine, mais le courant lymphatique ne diminua pas sensiblement. Cette expérience, à la vérité, n'était pas à l'abri de toute critique, en raison de la circulation collatérale qui pouvait s'établir. Dans des recherches plus récentes, entreprises en commun avec Einbrodt et Tomsa, Ludwig fit pénétrer un cathéter dans la jugulaire d'un chien, et porta à l'aide de ce cathéter une vessie dans l'oreillette droite ; cette vessie fut gonflée, et, comme elle remplissait complétement l'oreillette ; elle empêchait l'entrée du sang dans le ventricule droit. Le sang s'accumulait donc ainsi dans les grosses veines, tandis que les artères n'en recevaient plus. La pression dans les carotides baissa aussitôt, et en même temps le courant lymphatique s'arrêta ou diminua considérablement. L'expérience de Tomsa, citée au § 102, prouve au reste l'influence qu'exerce la pression sanguine sur la circulation lymphatique ; on sait qu'il injecta des liquides dans les vaisseaux sanguins d'un cadavre et qu'il vit un écoulement se produire par les lymphatiques. Déjà Ludwig et Holl avaient constaté l'influence des mouvements musculaires et d'une pression extérieure sur les lacunes lymphatiques périphériques. Krause démontra plus tard qu'en excitant la muqueuse buccale par le trijumeau, ou en excitant le facial mis à découvert et en continuant l'excitation jusqu'à production de crampes dans les muscles de la face, on obtient une accélération dans le cours de la lymphe. Ce fait fit penser à Donders que le système nerveux avait peut-être une action directe sur la production de la lymphe, analogue à celle qui agit dans la sécrétion salivaire. Ludwig fit remarquer alors que jamais on ne pouvait par une excitation nerveuse rappeler un écoulement de lymphe lorsqu'il était suspendu, mais que toujours, par ce moyen, on pouvait activer l'écoulement déjà existant. On peut expliquer facilement ce fait en admettant que l'excitation du nerf ne produit pas directement l'écoulement de lymphe, mais que les contractions musculaires agissent en forçant les espaces où elle s'accumule à se vider. Dans les organes où n'existent pas de muscles striés, comme le testicule par exemple, l'excitation des nerfs n'est pas suivie d'aucune augmentation dans l'écoulement de la lymphe. Il est probable qu'indépendamment des causes que nous venons de signaler, il en est d'autres plus locales qui peuvent agir sur le cours de la lymphe. C'est ainsi que, d'après Dybkowsky, dans les extrémités des lymphatiques de la plèvre, chaque mouvement du thorax détermine une aspiration ; d'après Ludwig et Schweigger-Seidel, le même phénomène se produirait pour les lymphatiques du feuillet péritonéal qui tapisse la face inférieure du diaphragme (¹).

C'est Weiss qui étudia, sous les auspices de Bidder, les modifications qu'éprouve la pression dans le canal thoracique sous l'influence des mouvements respiratoires.

(¹) Krause, *Zeitschrift f. ration. Medicin*, nouvelle série, t. VII. — Tomsa, *Sitzungsberichte der Wiener Akademie*, t. XLVI. — Ludwig, *OEsterr. med. Jahrbücher*, 1863. — Dybkowsky, et Schweigger-Seidel, *Berichte d. med. sächs. Gesells.*, 1866.

Il vit la pression moyenne monter de 12 à 15 millimètres de mercure à la suite d'une
respiration accélérée. A l'inspiration, la pression tomba souvent au-dessous de zéro
et son maximum ne dépassa jamais 5.78 millimètres. Les différences que présente
cette pression pendant l'inspiration et l'expiration sont donc assez grandes. Quant à
la régularisation du cours de la lymphe dans l'intérieur du canal thoracique par les
mouvements respiratoires, elle est produite par le même mécanisme que celle du
cours du sang dans les grosses veines, et ce mécanisme, nous l'expliquerons en
détail en nous occupant de la circulation sanguine.

3º HÉMATOPOÏÈSE.

§ 104. — Formation du sang aux dépens du chyle et de la lymphe.

A mesure qu'ils se rapprochent du système veineux, le chyle et la lymphe
se transforment peu à peu et leur composition tend de plus en plus à devenir
celle du sang. Cette transformation consiste en une augmentation de leurs matières solides en général, principalement de leurs albuminoïdes, tandis que leurs
corps gras et leur sucre diminuent. L'augmentation des albuminoïdes porte
soit sur la fibrine qui augmente de proportion dans le sérum, soit sur une
substance semi-fluide qui constitue les globules lymphatiques. C'est dans les
ganglions que s'opèrent ces changements. Dans leur intérieur, le chyle et la
lymphe se transforment en un liquide dont le plasma est déjà presque identique
à celui du sang, tandis que leurs globules se métamorphosent en globules sanguins. Cette métamorphose se fait en partie déjà dans les vaisseaux lymphatiques, mais surtout dans le sang lui-même. Les globules rouges que l'on
trouve dans les gros vaisseaux chylifères et lymphatiques sont probablement
des résultats de cette métamorphose. Mais tous les globules lymphatiques ne
semblent pas atteindre ce degré de développement; il en est beaucoup que l'on
voit se charger de granulations graisseuses; il est à supposer qu'ils se dissolvent dans le plasma.

La transformation des globules lymphatiques en globules sanguins n'a pu encore
être mise directement hors de doute. On trouve toujours, à la vérité, dans le sang
des globules pâles et aussi des globules lymphatiques jaunâtres; mais sont-ce là en
réalité des formes de transition ? Nous pouvons admettre cette hypothèse; car, chez
l'adulte, on ne connaît aucun autre mode d'où pourraient naître les globules sanguins. Dans le chapitre suivant nous verrons que les autres organes qui, comme la
rate, ont une action hématopoïétique, se distinguent également par une très-grande
production de globules lymphatiques (1).

(1) Nasse, article *Blut*, in *Handwörterb. d. Physiol.*, t. I. — Kœlliker, *Zeitschrift für
ration. Medicin*, t. IV, et *Mikroskop. Anatomie*, t. II, p. 2.

III. SANG ET CIRCULATION.

§ 105. — Coup d'œil d'ensemble et division.

Le sang est un liquide contenant des éléments organisés qui constitue le centre commun de tous les éléments de la nutrition. Il reçoit, en effet, par le chyle les éléments de l'alimentation, et par la lymphe l'excédant de ses propres éléments ; il transporte à tous les tissus les matériaux destinés à leur nutrition ; il reçoit les produits de la décomposition des tissus, et les élimine par les différentes sécrétions. Nous aurons donc à traiter dans ce chapitre :

1º *Du sang*, sa structure, sa composition, sa quantité ;

2º *De la circulation du sang ;*

3º *Des modifications qu'il éprouve dans son trajet* en raison de la nutrition des tissus.

1º DU SANG.

§ 106. — Propriétés physiques et morphologiques du sang.

Le *sang humain* est un liquide opaque, de couleur rouge cerise, claire ou foncée, et qui souvent à la lumière directe est légèrement verdâtre. Son goût est fade, son odeur *sui generis*, sa densité moyenne 1,06 (variant de 1,045 à 1,075). La température du sang varie, suivant les régions, de 34º,02 à 41º,3. Quand il est sorti des vaisseaux depuis un certain temps, il se *coagule*. Ce phénomène s'opère par la séparation du sang en une masse rouge, le *caillot ;* et en un liquide jaunâtre qui surnage et qui est le *sérum*. Souvent le caillot n'est pas rouge dans toute son épaisseur, mais prend dans sa couche superficielle en contact direct avec le sérum une couleur jaune clair. Cette couche est la *couenne*, la *couenne inflammatoire*, car on la trouve d'ordinaire dans le sang des individus atteints de maladies aiguës ; elle se forme d'habitude dans les cas où la coagulation est lente à se produire.

La coagulation du sang peut être arrêtée ou retardée : par une température à 0º, par l'addition de petites quantités d'acide, d'alcalis, de carbonates alcalins, d'ammoniaque, ou encore par celle d'acide carbonique ou de sels neutres (chlorure de sodium, de potassium, salpêtre etc.). Le sang se divise alors en un précipité rouge foncé et en un liquide transparent ou opalin, le *plasma*. Le plasma se prend, aussitôt que les causes qui empêchaient la coagulation cessent d'agir, en une masse gélatineuse qui se contracte peu à peu et se divise à son tour en une substance albuminoïde solide très-élastique, la *fibrine*, et en un liquide fluide, le *sérum sanguin*. On obtient la même fibrine en lavant le caillot sanguin, ou en battant le sang frais avec une baguette, à laquelle la fibrine reste alors adhérente sous forme de longs filaments.

L'examen microscopique du sang fait voir que ce liquide n'est pas homogène, mais qu'il tient en suspension un très-grand nombre de petits corpuscules. Ces corpuscules sont les *globules sanguins* et les *globules lymphatiques*, auxquels on donne encore le nom de *globules rouges* et de *globules blancs*.

Les *globules rouges*, *cellules sanguines* (Fig. 33) sont discoïdes, concaves sur leurs faces avec des bords légèrement renflés. Ils mesurent en moyenne 0ᵐᵐ,0077 de diamètre et 0ᵐᵐ,0019 d'épaisseur. À la lumière directe

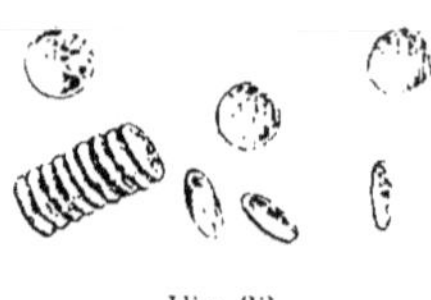

Fig. 33.

un globule isolé est jaunâtre ou verdâtre; en masse ils ont, au contraire, une couleur rougeâtre. La masse qui forme le globule est homogène; on ne peut y découvrir ni membrane d'enveloppe, ni noyau. Le poids spécifique des globules est plus grand que celui du plasma ils gagnent donc le fond de celui-ci, et ce sont eux qui forment le précipité rouge que l'on observe quand la coagulation a été entravée. Dans le caillot normal au contraire, on les trouve emprisonnés en grand nombre dans les mailles de la fibrine. L'eau les fait gonfler et leur donne une forme sphéroïdale. Quand on prolonge l'action de l'eau, les globules perdent leur matière colorante ainsi que d'autres éléments solubles, et il reste une masse insoluble qui conserve la forme primitive. L'éther et le chloroforme agissent de la même manière que l'eau, mais plus rapidement qu'elle. Les solutions étendues des acides faibles, comme l'acide acétique, l'acide oxalique la privation de sang de ses gaz, de l'oxygène en particulier, mènent au même résultat. Les globules disparaissent complétement, sans résidu, quand on fait congeler le sang ou qu'on y fait passer des décharges électriques fortes, ou par l'addition d'alcalis et d'acides concentrés; il est à remarquer toutefois que l'acide azotique, l'acide chromique, l'acide tannique font exception à cette règle ils font coaguler et ratatiner instantanément les globules. Certains sels métalliques, l'alcool, la créosote et, en général, toutes les substances qui coagulent l'albumine ont une action analogue. On voit toujours alors les globules sanguins se remplir de granulations. Les sels alcalins neutres et le sucre agissent au contraire, par simple voie d'endosmose. Quand ils sont concentrés, ils soutirent de l'eau aux globules sanguins et les ratatinent; quand ils sont en concentration correspondante à celle du sérum, ils ne modifient pas la forme globulaire; quand, au contraire, ils sont plus concentrés, ils agissent sur ces corpuscules comme l'eau pure.

Les analyses microscopiques, non plus que les agents chimiques, ne démontrent dans les globules sanguins les caractères essentiels des cellules, et cependant il faut, en raison de leur mode de développement, les envisager comme de véritables cellules. Sur l'embryon ils possèdent, en effet, tous les caractères de ces organes élémentaires, et chaque globule sanguin à son origine, au moment où il était globule chylifère ou lymphatique, était une véritable cellule. Chez beaucoup d'animaux, une des parties les plus importantes de la cellule, le *noyau*, persiste dans le globule sanguin complétement développé.

Beaucoup d'auteurs croient trouver dans la manière dont les globules se comportent par rapport aux réactifs, surtout dans leurs propriétés endosmotiques avec l'eau et les solutions aqueuses, une preuve de l'existence de leur membrane d'enveloppe. D'après eux, l'eau soutire le contenu cellulaire, et il ne reste que la membrane vide; l'on n'a pu cependant démontrer que ces lamelles pâles qui représentent alors le restant des globules sanguins, et qui ne deviennent bien visibles qu'après l'addition d'une solution iodique, sont en réalité les membranes cellulaires. Il semblerait plutôt que c'est là une sorte de trame incolore dans laquelle était imbibée la matière colorante du sang ; c'est ce que tendrait à démontrer la manière dont les globules se comportent vis-à-vis des influences mécaniques. Rollett mélangea du sang avec une solution de gélatine se coagulant lentement ; les globules se déformèrent en raison de la pression exercée sur eux par la masse de gélatine, mais jamais on ne vit se rompre une membrane d'enveloppe. Tous les globules se comportent en ce cas comme une masse molle élastique et d'une compositon homogène. Les changements de forme qu'éprouvent les corpuscules sanguins biconcaves chez les mammifères, en se gonflant dans l'eau, font également repousser l'idée d'une membrane ; ce sont d'abord les bords du disque qui se gonflent, et ce n'est qu'en dernier lieu que la dépression centrale disparaît.

D'après Rollett, une *température basse* et des *décharges électriques* suffisamment prolongées font dissoudre complétement les globules sanguins. Le sang prend alors une couleur de laque foncée, et devient transparent : ce qui démontre que c'est aux globules qu'est dû son défaut de transparence normale. Quand l'action du froid et de l'électricité sont moins énergiques, ce n'est que la matière colorante qui se dissout ; le stroma incolore des cellules tombe au fond. D'après M. Schultze, une *température élevée* fait éprouver aux globules sanguins des modifications analogues à celles d'une substance qui se fond ; à 60°, ils se détruisent et donnent aussi lieu à un liquide couleur de laque. Quand on fait passer un *courant continu* à travers une couche de liquide sanguin, on la voit s'éclaircir petit à petit, et ce phénomène est en rapport avec la manière dont se répartit le courant électrique. Si l'on soutire les gaz du sang, les globules ne se dissolvent pas entièrement, mais ils se décomposent en un liquide coloré et en une masse solide incolore ; le sang devient alors rouge, brun et même noir et reste opaque. Preyer a tout récemment prouvé, ou à peu près, que c'est à la privation d'oxygène qu'est due cette décomposition des globules. Déjà à plusieurs reprises des auteurs, Harless surtout, ont prétendu que les gaz de la respiration modifient la forme des globules, que l'acide carbonique les fait gonfler, que l'oxygène les ratatine ; mais cette opinion n'a pu encore jusqu'à présent être bien prouvée (¹).

Chez les *embryons de tous les animaux*, les *globules sanguins* sont des cellules munies d'un noyau et renfermant un contenu granuleux ; ces cellules sont les analogues des autres cellules formatrices et se multiplient par segmentation. Peu à peu ces cellules s'aplatissent, le noyau diminue de volume et tend à disparaître ; en même temps apparaît la dépression centrale et la coloration jaunâtre, et alors le globule sanguin se trouve achevé. Il est probable que chez l'adulte aussi les globules sanguins, pendant leur première période de développement, sont de véritables cellules. En effet, ainsi que nous l'avons vu § 104, ce sont les globules chylifères et lymphatiques qui deviennent les globules sanguins ; or les globules chylifères et lymphatiques sont les analogues des cellules formatrices de tous les organes élémentaires, ainsi que des corpuscules sanguins de l'embryon. Chez tous les vertébrés, sauf les mammifères, ainsi que chez les invertébrés, les globules sanguins conservent leur noyau. Souvent, chez les grenouilles par exemple, ce noyau est directement entouré par une masse finement granulée, protoplasmatique peut-être. Les globules sanguins de la plus grande partie des mammifères ressemblent tout à fait à ceux de l'homme et n'en diffèrent que par leurs dimensions ; les autres vertébrés,

---

(¹) Harless, *Ueber den Einfluss der Gase auf die Form der Blutkörperchen.* Erlangen 1846. — Rollett, *Wiener Sitzungsberichte*, t. XLVI et XLVII. — Preyer, *ibid.*, 1863. — M. Schultze, *Archiv f. mikroskop. Anatomie*, t. I.

au contraire, ont presque tous des globules elliptiques munis d'un noyau arrondi ou ellipsoïdal. Les globules des oiseaux sont les plus petits; ceux des amphibies les plus volumineux. Parmi les mammifères, il n'y a que quelques ruminants (chameau, lama, alpaca) dont ces éléments présentent une forme ovalaire. Quant aux invertébrés, leurs globules sont presque toujours incolores et ressemblent aux globules lymphatiques des vertébrés (1).

§ 107. — Composition chimique du plasma sanguin.

1° La *fibrine*, que nous obtenons par la coagulation du plasma sanguin privé de globules ou par le lavage du caillot, ou encore par le battage du sang, est un albuminoïde très-élastique qui se présente à nous sous la forme de plaques, de réseaux ou de fibres. On voit, en général, des corps gras du sérum, des sels ou des globules blancs y adhérer mécaniquement. La fibrine possède au plus haut degré le pouvoir de réduire l'eau oxygénée en transformant probablement le deuxième atome d'oxygène en ozone, qui alors se combine à un nouvel atome d'antozone et devient de l'oxygène neutre (Schönbein). ·

La fibrine se dissout dans l'acide acétique et dans les alcalis, devient de l'acide-albumine ou un albuminate alcalin, comme le font au reste d'autres albuminoïdes coagulés; mais elle se distingue de ceux-ci par sa solubilité dans des solutions aqueuses de salpêtre, de sel marin et de sulfate de soude. Si alors on précipite l'albuminoïde dans ces solutions, ce n'est plus de la fibrine que l'on obtient, mais de l'albumine coagulée. Traitée par l'acide chlorhydrique étendu, la fibrine devient de la syntonine soluble, qui se précipite quand on neutralise le liquide, et cette syntonine ne peut plus être transformée en fibrine.

La fibrine n'est pas soluble et ne le devient que par sa transformation en un autre albuminoïde soluble; aussi n'est-ce pas sous cette forme qu'elle se trouve dans le plasma. Ainsi que A. Schmidt l'a démontré, le liquide contient *deux* substances dont l'action réciproque donne naissance à un précipité, qui est la fibrine. Ces substances sont la *substance fibrino-plastique* et la *substance fibrinogène*.

La *substance fibrino-plastique* (*globuline* ou *paraglobuline*) a la propriété d'être précipitée de ses solutions très-étendues par l'acide carbonique; cette propriété se retrouve dans l'albumine qu'on retire des globules et du cristallin. On l'extrait du plasma en étendant celui-ci avec dix fois son volume d'eau glacée et en faisant passer alors un courant d'acide carbonique. Le précipité que l'on obtient ainsi est soluble dans les acides et les alcalis étendus, comme aussi dans de l'eau mélangée d'air ou d'oxygène. La substance fibrino-plastique est de nouveau précipitée en neutralisant exactement la solution ou en traitant par l'acide carbonique; mais la chaleur ne la précipite pas, ce qui la distingue de la *globuline*, avec laquelle elle serait sans cela identique. Si l'on vient à dé-

<hr>

(1) Sur l'histologie du sang et le développement des globules sanguins; comp. : Böttcher, *Archiv f. path. Anat.*, t. XXXVI. — Erb, *ibid.*, t. III. — Klebs, *ibid.*, t. XXXVIII. — Von Recklinghausen, *Archiv f. mikroskop. Anatomie*, t. II.

passer, en la chauffant, une température de 60 degrés, elle perd ses qualités propres et n'est plus que de l'albumine coagulée.

La *substance fibrinogène* peut être tirée du plasma dépouillé de substance fibrino-plastique en le soumettant au vide pour en extraire l'acide carbonique qui y avait été introduit, et en ajoutant ensuite de petites quantités d'alcool absolu, ou un mélange d'alcool et d'éther. Le précipité que l'on obtient ainsi ressemble tout à fait par ses réactions à la substance fibrino-plastique; comme cette dernière, il est soluble dans de l'eau oxygénée, et est précipité par l'acide carbonique; seulement alors la précipitation est moins rapide. Aussi, après avoir préparé la substance fibrino-plastique, peut-on obtenir la substance fibrinogène en étendant d'eau le plasma qui reste et en y faisant passer un courant d'acide carbonique.

2° Le *sérum* est le liquide aqueux qui reste alors que l'on a enlevé la fibrine du plasma, ou qui, par la coagulation du sang, se sépare du caillot. Le sérum contient toujours une petite quantité de substance fibrino-plastique que l'on peut précipiter par l'acide carbonique; mais toute la substance fibrinogène, au contraire, reste dans la fibrine. Le sérum contient encore un albuminate (caséine du sérum) qui se précipite sous forme d'albumine coagulée quand on neutralise le liquide. Cet albuminate, en raison de ce que le sérum contient surtout de la soude, est probablement un *albuminate de soude*. Après avoir ainsi débarrassé le sérum de la substance fibrino-plastique au moyen de CO², et de son albuminate de soude en neutralisant, si l'on acidifie légèrement et que l'on chauffe, on obtient un précipité d'*albumine* ordinaire (albumine du sérum). Le sérum ne contient habituellement que peu de *graisses* (stéarine, palmitine et oléine); elles y augmentent après une alimentation riche en corps gras et peuvent donner alors au sérum une apparence lactescente. On y trouve aussi des traces de *graisses saponifiées*, de *cholestérine*. Le *glycose* se trouve dans le sang de tout le corps, sauf dans celui de la veine porte. Les acides lactique, butyrique etc. ont été jusqu'à présent trouvés seulement dans le sang contenant encore tous ses éléments; il est probable qu'ils appartiennent tout aussi bien au sérum qu'aux globules. Quant aux produits azotés de décomposition, *urée*, *créatine*, *créatinine*, *acide urique*, *acide hippurique*, que l'on rencontre dans la masse du sang, il est probable qu'ils appartiennent surtout au sérum. Lorsque l'on a enlevé toutes ces substances au sang, il reste encore ce que l'on appelle les *matières extractives*, c'est-à-dire des corps solubles dans l'eau qu'il a été impossible jusqu'ici d'isoler et d'obtenir à l'état de pureté. Parmi les *substances minérales*, c'est la potasse, la soude, la chaux, la magnésie, le chlore, l'acide phosphorique, l'acide sulfurique, que l'on trouve en plus grande quantité, et parmi celles-ci ce sont la soude et le chlore qui l'emportent. Le sérum contient aussi des *gaz*, CO², Az et O; ces deux derniers y sont en petite quantité, et ne sont que mécaniquement retenus. L'*acide carbonique*, au contraire, y est en quantité bien plus considérable et y est, soit simplement dissous, soit en combinaison chimique. (Pour plus de détails sur les gaz du sérum, voy. § 109.)

Dans 100 parties de sérum du cheval, Hoppe trouva :

Eau	90,84
Matières solides	9,16
Fibrine	1,01
Albumine	7,76
Graisses	0,12
Extraits	0,40
Sels solubles	0,64
Sels insolubles	0,17

C. Schmidt analysa les cendres du sérum humain, et trouva :

100 parties de sérum contiennent :

Cl	0,533	CaO	0,016
SO³	0,013	MgO	0,010
PhO⁵	0,032	K	0,031
O combiné à K et à Na	0,045	Na	0,341

On voit donc que le sérum incinéré contient surtout du ClNa et NaO libre, tandis qu'il renferme très-peu de ClK et de sels de PhO⁵.

Il est très-difficile d'obtenir le plasma, car le sang se coagule très-rapidement à sa sortie de la veine. D'après J. Hoppe, c'est le sang du cheval qui convient le mieux pour cela ; quand on le refroidit à 0 degré, il reste longtemps fluide, les globules se précipitent et on peut décanter le plasma incolore. Pour en retirer la fibrine et le sérum bien purs, il est bon de se servir du plasma ainsi obtenu.

Ce n'est que depuis ces derniers temps que l'on connaît exactement les albuminoïdes du plasma. Autrefois on n'y connaissait que la fibrine et l'albumine, et l'on croyait que la première, pendant la coagulation, ne fait que passer de l'état soluble à l'état insoluble. Panum commença par obtenir la caséine du sérum, l'albuminoïde qui se précipite en neutralisant le sérum, et A. Schmidt prouva ensuite que le plasma contient deux substances : fibrinogène et fibrino-plastique, et que le sérum contient encore une quantité assez notable de substances fibrino-plastiques, mais plus aucune substance fibrinogène (1).

§ 108. — Composition chimique des globules sanguins.

Les *globules blancs* sont formés principalement, comme le démontrent les recherches de chimie microscopiques, par une masse de ces mêmes substances albuminoïdes qui partout constituent le protoplasma ; dans cette masse se voient des granulations graisseuses très-nombreuses. Les noyaux de ces globules sont, eux aussi, formés par un albuminoïde, qui diffère de ceux du protoplasma par ce qu'il se ratatine et précipite par l'acide acétique, tandis que ceux-ci s'y dissolvent.

Les *globules rouges*, ainsi que nous l'avons vu au § 106, peuvent être divisés par différents agents physico-chimiques en une masse incolore, insoluble, le *stroma*, et un liquide rouge qui contient la matière colorante du sang, l'hé-

<hr>

(1) Hoppe, *Archiv f. pathol. Anatomie*, t. IX. — Panum, *ibid.*, t. III. — A. Schmidt, *Archiv f. Anat. u. Physiol.*, 1861-1862.

noglobine. Quand il existe des *noyaux* dans ces globules, on les retrouve compris dans le stroma. Les globules rouges contiennent, en outre, des *subsances minérales*, dont les unes se dissolvent avec l'hémoglobine et dont les autres restent dans le stroma ; enfin, on y trouve des *gaz* liés surtout à l'hémoglobine.

1º Le *stroma des globules* est, à la température ordinaire, insoluble dans l'eau et les solutions salines étendues. A 60º, il se divise et finit par se dissoudre. Quand on traite le sérum dans lequel ces stromas sont suspendus, par l'éther, l'alcool et le chloroforme, ils se dissolvent même à froid et plus vite encore à chaud ; les alcalis étendus, l'ammoniaque et la plupart des acides étendus les dissolvent aussi très-rapidement. Par l'action répétée du froid ou par des décharges électriques, ces petites masses de stroma, qui d'abord conservaient la forme des globules sanguins, se divisent en petits fragments, puis on les voit disparaître, soit qu'ils se dissolvent, soit qu'en raison de leur petitesse ils cessent d'être visibles.

On peut retirer des globules sanguins *deux* substances qui par leur union intime constituent sans doute le stroma : la *substance fibrino-plastique* et le *protagon*. On obtient la première en traitant les globules privés de sérum autant que possible, d'abord par l'eau pour en retirer l'hémoglobine, en reprenant ensuite le résidu insoluble par de l'eau oxygénée, et en précipitant encore par CO^2. De la masse qui reste insoluble dans l'eau oxygénée, on peut, en traitant par l'éther, retirer le protagon mélangé à de la cholestérine. Les globules munis de noyaux des oiseaux, des amphibies, laissent, après toutes ces expériences, encore un résidu assez grand auquel semble être mélangée la substance du noyau. Cette substance paraît être constituée par un albuminoïde insoluble dans les solutions salines et l'acide chlorhydrique étendu ; albuminoïde qui semble être identique à la fibrine.

2º L'*hémoglobine* (*hématoglobuline*, *hématocristalline*) se trouve, à l'état liquide, imbibée dans le stroma et peut en être isolée par les agents physicochimiques que nous venons d'indiquer. On peut obtenir l'hémoglobine à l'état cristallisé. Pour cela, on tâche d'obtenir une solution d'hémoglobine aussi concentrée et aussi pure que possible, en séparant le plasma d'avec les globules, en faisant dissoudre ces derniers (par une basse température ou par l'électricité) et en retirant ensuite les débris du stroma. Quand alors on ramène le liquide obtenu à 0º, l'hémoglobine s'en sépare sous forme de cristaux rouges qui appartiennent d'ordinaire au système rhomboïdal. L'hémoglobine est difficilement soluble dans l'eau froide et l'alcool étendu ; elle se dissout beaucoup mieux dans l'eau chaude. Elle est très-soluble dans les alcalis étendus et, par conséquent, dans le sérum du sang. En chauffant de 70 à 80º, ou en traitant par l'alcool concentré, par les sels métalliques, les acides, les alcalis caustiques concentrés, les solutions d'hémoglobine se décomposent en un albuminoïde et une matière colorante rouge, l'*hématine*. Parmi ces agents, il en est, tels que la température élevée, l'alcool, les sels métalliques, les acides minéraux, qui coagulent et précipitent cet albuminoïde, tandis que la matière colorante reste en solution ; d'autres, au contraire, les alcalis et les acides organiques, conservent les deux substances à l'état de dissolution. Si l'on vient à ajouter du sel de cuisine à une solution de l'hémoglobine dans l'acide acétique, on voit au bout de peu de temps se produire des cristaux de *chlorhydrate d'hématine* (hémine).

L'hématine, non plus que l'albuminoïde obtenu par la décomposition de l'hémoglobine, ne se trouvent sous cette forme dans cette dernière substance. En effet, l'hémoglobine a des propriétés optiques tout autres qu'une solution d'hématine, et l'albuminoïde ainsi obtenu ne présente aucune différence avec l'albumine ordinaire coagulée ou dissoute; tandis que l'albuminoïde, combiné à l'hémoglobine, la globuline, est identique ou presque identique à la substance fibrino-plastique; en effet, en traitant une solution d'hémoglobine par CO^2, on voit se précipiter de l'albumine. D'après A. Schmidt, ce précipité serait soluble dans l'eau oxygénée, et à son tour il produirait un précipité de fibrine dans les liquides qui contiennent de la substance fibrinogène; d'après Kühne, au contraire, ce précipité, s'il a été obtenu au moyen d'une solution d'hémoglobine pure, serait insoluble dans de l'eau oxygénée et ne produirait aucun précipité de fibrine en présence de la substance fibrinogène, caractères qui le différencieraient de la substance fibrino-plastique. Mais puisque dans toutes ses réactions la globuline ressemble tout à fait à la substance fibrino-plastique, surtout par sa propriété de précipiter avec CO^2, on peut admettre comme probable que la substance fibrino-plastique provient de l'hémoglobine, à condition de supposer toutefois que l'albuminoïde qui est préformé dans l'hémoglobine subit par la décomposition de celle-ci une modification en vertu de laquelle c'est alors seulement que ce corps devient de la substance fibrino-plastique. On ignore si par cette division naturelle de l'hémoglobine, il naît d'autres produits encore ou si l'élément qui persiste redevient de l'hémoglobine en assimilant aussitôt de nouveaux albuminoïdes (l'albumine du sérum par exemple); les deux phénomènes se produisent peut-être à la fois. En décomposant artificiellement l'hémoglobine en hématine et en albumine, il se produit toujours des acides volatils (acides butyrique, formique) qui donnent au liquide une réaction acide.

L'hémoglobine contenu dans les globules sanguins, tout aussi bien que celle que l'on obtient artificiellement, contient toujours de l'oxygène qui n'est pas simplement absorbé par voie mécanique, mais qui s'y trouve à l'état de combinaison chimique instable (voy. § 109), bien que l'on puisse l'en séparer par la simple action de la pompe à gaz. On désigne quelquefois cette combinaison de l'hémoglobine avec l'oxygène sous le nom d'*oxyhémoglobine*; ce n'est pas là une combinaison bien définie. Dissoute dans de l'eau, 1 gramme d'hémoglobine, à une température de 0 à 20°, dissout 1,3cc d'O. à 760 millimètres de pression (Preyer); à l'état sec, l'hémoglobine dissout un peu moins d'oxygène qu'à l'état de cristaux humides ou de solution (Hoppe). L'oxygène combiné ainsi à l'hémoglobine est polarisé et à l'état d'ozone. Aussi l'hémoglobine a-t-elle la propriété d'ozoniser les corps facilement oxydables, et de transformer en ozone l'antozone des antozonides, de l'eau oxygénée par exemple, de les réduire en d'autres termes. Mis en contact avec des substances qui contiennent de l'ozone, elle absorbe de l'ozone et le transporte facilement à d'autres corps; elle joue alors, comme l'éponge de platine, un rôle de *porte-ozone*. L'hématine se com-

porte, par rapport à l'oxygène et à l'ozone, comme l'hémoglobine et les globules sanguins ; elle possède au plus haut degré le pouvoir de polariser l'oxygène ; mais elle ne se borne pas simplement, comme l'hémoglobine, à décomposer
l'eau oxygénée en eau et en oxygène, car elle se décompose alors elle-même
en absorbant de l'oxygène. L'ozone libre modifie les solutions d'hémoglobine
et d'hématine, en leur faisant prendre d'abord une couleur foncée et en les
dissolvant ensuite peu à peu.

En faisant évaporer une solution d'hémoglobine dans le vide ou en la traitant par des agents de réduction, elle perd tout son oxygène ; c'est alors de
l'*hémoglobine réduite* qui, évaporée à l'abri de l'air, forme des cristaux rouges
bleuâtres, et qui, par l'accès de l'air, redevient de l'oxyhémoglobine. Les solutions d'hémoglobine peuvent aussi être débarrassées de tout leur oxygène par
le gaz oxyde de carbone ; il en résulte une combinaison de CO avec l'hémoglobine, le *carboxyhémoglobine*, qui donne des cristaux rouge clair. Ce corps ne
fournit, dans une atmosphère non oxygénée, aucune réaction ozonisante ; mis
en contact avec l'oxygène atmosphérique, il le transforme en ozone et décompose l'eau oxygénée, mais sans absorber lui-même de l'oxygène. Outre CO,
il est d'autres gaz ($Az O^2$, Az, H) qui enlèvent O à l'hémoglobine sans la décomposer. Mais comme déjà nous l'avons dit, CO^2, au contraire, précipite la globu-
ine et laisse l'hématine dans la solution.

Toutes les modifications de l'hémoglobine sont faciles à reconnaître au spec-
roscope, comme l'ont démontré Hoppe et Stokes. L'hémoglobine ordinaire donne
deux raies dans le jaune, entre les lignes C et D de Frauenhofer ; l'hémoglobine réduite, au contraire, ne les donne plus, et entre la place qu'elles occu-
paient on voit apparaître une raie unique. L'hémoglobine traitée par les acides
ou les alcalis donne de l'hématine, qui, en solution acide, fournit une raie au
niveau de la ligne C, entre le rouge et l'orangé, et en solution alcaline, au
contraire, en fournit une dans l'orangé, entre les lignes C et D. Quand on agit
sur l'hématine avec des agents de réduction, on voit cette raie se diviser en
deux autres plus larges et situées dans le jaune. Les raies que donne le
carboxyde-hémoglobine sont presque identiques à ces dernières. Il semble
en être de même pour l'hémoglobine privée d'oxygène au moyen d'autres gaz
§ 25, et *Physique médicale*, § 169).

3° *Les éléments minéraux des globules sanguins* n'ont pu jusqu'à présent
être bien isolés de ceux du plasma. En comparant les cendres du caillot à celles
fournies par le sérum, on voit cependant que les premières se distinguent surtout par leur richesse en acide phosphorique et en potasse, tandis qu'elles
contiennent beaucoup moins de chaux et de magnésie. Quelques-uns de ces
éléments ont une origine organique : ainsi le fer provient de l'hémoglobine.
Une partie du phosphore, du protagon et les traces d'acide sulfurique dérivent
des différents albuminoïdes.

On considérait autrefois le *stroma des globules sanguins* comme fourni par les enveloppes de ceux-ci, et l'on croyait que c'étaient là des albuminoïdes insolubles dans
l'eau. Lorsque plus tard on fut obligé de renoncer à cette idée de membrane des globules, l'on dut abandonner aussi la pensée de faire concorder leurs propriétés physico-

chimiques avec celles des albuminoïdes. En les voyant se fondre et se dissoudre dans l'eau chaude, on dut penser à une analogie avec les substances grasses. La découverte du protagon, faite par L. Hermann, et celle de la cholestérine, qui, ainsi que l'a démontré Hoppe, accompagne toujours celui-ci en quantités assez considérables servit à éclairer ce phénomène de fusion; il est à remarquer, de plus, que de graisses saponifiables se trouvent aussi, mais en petite quantité, dans le stroma.

Alors aussi l'on envisageait, d'après les idées de Berzélius, le contenu de la membrane d'enveloppe des globules, comme un mélange de la matière colorante rouge, de l'hématine, avec un albuminoïde, la globuline. Lorsque, plus tard, Reichert d'abord, Kœlliker ensuite, eurent observé des cristaux d'hémoglobine produits accidentellement; que Funke eut représenté des cristaux microscopiques de la même substance, et que Lehmann les eut fait voir plus volumineux encore, on fut disposé à admettre qu'il existait une combinaison chimique entre ces deux substances, l'hémocristalline et l'hématoglobuline. Lehmann ébranla de fond en comble cette idée en démontrant qu'on peut décolorer complétement les cristaux du sang, qui ne doivent donc être que de la globuline cristallisée, à laquelle l'hématine n'est que mécaniquement unie. Ce furent les travaux de Hoppe, Stokes, A. Schmidt etc., qui démontrèrent que ni l'hématine ni l'albuminoïde obtenu par la décomposition de l'hémoglobuline ne se trouvent sous cette forme dans cette dernière substance fait que prouvèrent les propriétés optiques de l'hématine et les propriétés chimiques de l'albuminoïde. La globuline de Berzélius ne diffère, en effet, que fort peu de l'albumine ordinaire, tandis que, comme nous l'avons vu plus haut, l'albuminoïde contenu dans l'hémoglobine, la vraie globuline, se rapproche beaucoup de la substance fibrino-plastique, en laquelle elle se transforme probablement.

Schœnbein et His sont les premiers qui démontrèrent que les globules sanguins possèdent, comme l'éponge de platine, la propriété de transformer l'oxygène en ozone et de décomposer l'eau oxygénée. A. Schmidt fit voir ensuite que l'ozone contenu dans les globules est en raison même de leur hémoglobine; il constata que la réaction du papier iodé n'est pas assez sensible, parce que l'hémoglobine retient trop énergiquement l'ozone; mais que la teinture de gayac colore en bleu par l'hémoglobine et l'hématine, et que l'indigo se décolore au bout de quelques jours par ces mêmes substances. La propriété d'oxydation par transformation d'ozone et celle de transport d'ozone par les globules sanguins sont, sans nul doute, d'une importance capitale [1].

§ 109. — Les gaz du sang.

Dans 100 volumes de sang, il se trouve en moyenne environ 45 volumes de gaz (à 0° et 1 mètre de pression mercurielle), soit 30 volumes de CO_2, 14 volumes O et 1 à 2 volumes d'Az. Les gaz du plasma étant plus particulièrement unis aux éléments du sérum, il nous suffira, pour décrire la manière dont ils se comportent avec le plasma et avec les globules, de les rechercher dans le sérum et dans ces derniers. Il est vrai que nous ne possédons aucun moyen

(1) Funke, *Zeitschrift f. ration. Medicin*, nouv. série, t. I et II. — Lehmann, *Physiol. Chemie*, t. I. — His, *Archiv f. pathol. Anatomie*, t. X. — Hoppe, *ibid.*, t. XXIX, et *Medicin.-chem. Untersuchungen*, t. I. — A. Schmidt, *Ueber Ozon im Blute*. Dorpat 1862; *Hämatolog. Studien*, *ibid.*, 1865, et *Archiv f. pathol. Anatomie*, t. XXIX et XLII. — Comp. aussi Sokrowsky, *ibid.*, t. XXXVI. — Preyer, *Ann. d. Chem. u. Pharm.*, t. CXL. — Kühne, *Physiol. Chemie*.

pour isoler les globules; nous devrons donc nous servir d'un moyen indirect, comparer les gaz du sérum à ceux du sang pris en totalité, et déduire ainsi les gaz des globules.

1° *Gaz du sérum.* L'oxygène et l'azote sont absorbés en si petite quantité par le sérum (1 à 1,8 p. 100 en volume), que c'est à peine si l'eau qu'il contient en est saturée. L'acide carbonique s'y trouve, au contraire (à 1 mètre de pression et 0°), en moyenne à 35 p. 100 du volume. Sous la machine pneumatique, le sérum n'abandonne que son O et son Az, et une partie seulement de son CO^2, 30 volumes sur 100 volumes de sérum, d'après Pflüger. Les 3,7 volumes de CO^2 restants ne peuvent être dégagés que par l'addition d'un acide.

De l'acide carbonique qui se dégage dans le vide, une partie est à l'état de simple dissolution dans l'eau du sérum; la majeure partie est à l'*état de combinaison chimique instable*, c'est-à-dire qu'elle ne se dégage pas seulement par l'addition des acides, mais encore par simple évaporation dans le vide. Il existe dans le sérum deux combinaisons instables de CO^2. L'une est avec la soude; il paraît certain que la partie de CO^2 qui ne peut être extraite du sang que par les acides est à l'état de CO^2 Na O; mais ce corps, s'il vient à rencontrer dans un liquide de l'acide carbonique libre, absorbe un nouvel atome de ce gaz et forme un bicarbonate de soude ($2CO^2$ Na O); c'est le deuxième atome de CO^2 qui se dégage dans le vide. On trouve encore dans le sérum un phosphate de soude bibasique (PhO^5 2Na O.HO) qui, d'après Fernet, peut, lui aussi, absorber de l'acide CO^2 libre, et cela jusqu'au point où il se trouve dans le composé 2 atomes de CO^2 pour 1 atome de PhO^5. Le sérum contient donc de l'acide carbonique sous les différentes formes suivantes :

a) *En simple dissolution;* il se dégage dans le vide.

b) *En combinaison chimique instable* (sous forme de CO^2 Na O double et de PhO^5 2Na O.HO), qui se dégage aussi dans le vide, mais plus lentement.

c) *En combinaison chimique stable* (CO^2 Na O), qui se dégage par les acides (acide tartrique, PhO^5).

2° *Gaz du sang pris en totalité.* L'azote est simplement en solution dans le sang considéré en masse, de même que nous avons vu qu'il l'est dans le sérum; mais, par contre, le sang contient, outre de l'acide carbonique libre et combiné, une grande quantité d'oxygène combiné.

a) *Acide carbonique.* Schöffer a démontré que par le vide on parvient à extraire du sang une quantité de CO^2 relativement plus grande que celle que l'on retire du sérum, et Pflüger est même arrivé à extraire, en évaporant, sous le vide, tout l'acide carbonique que le sang contenait, de telle sorte que les acides n'y démontraient plus aucune trace de CO^2. Preyer a fait voir de plus que si, après avoir laissé reposer du sérum provenant du sang défibriné et privé, autant que possible, par le vide de tout son acide carbonique, on vient à le reprendre par la machine pneumatique, il se dégage encore de ce gaz. Ces faits tendent à faire supposer que les globules agissent sur le sérum comme un acide faible; mais nous ignorons encore quel est celui de leurs éléments auquel ils doivent cette propriété. Il est probable que c'est l'hémoglobine, et que son action peut être aidée par celle des acides gras qui, ainsi que nous l'avons vu, se développent pendant la décomposition du stroma; il semble, en effet, à peu près certain que l'acide spécial des globules n'existe pas dès le début en quantité assez considérable pour chasser tout l'acide CO^2, mais qu'il se forme petit à petit en raison de la décomposition qui survient dans le vide. C'est l'analyse spectrale du sang dépouillé de ses gaz qui démontre que c'est le stroma et non l'hémoglobine qui se décompose; on ne trouve, en effet, par cette analyse que de l'hémoglobine réduite et non pas de l'hématine. La décomposition est accélérée sous l'influence d'une température de 40° environ; sur le sang à 0°, on ne peut, malgré une action très-prolongée, retirer au moyen de la pompe à gaz tout l'acide carbonique (Pflüger). L'oxygène du sang hâte également la décomposition; aussi Schöffer et Preyer ont-ils vu le sang artériel ou le sang veineux préalablement agité avec de l'air rendre leur CO^2 beaucoup plus vite que le sang veineux normal. Il faut remarquer cependant que, lorsque le sang est totalement privé de son oxygène, l'acide carbonique continue à se dégager sous le vide; ce n'est donc pas l'oxygène qui agit directement dans l'élimination de l'acide carbonique; il est probable que son action se borne à former des produits de décomposition qui deviendront des acides globulaires.

La plus grande partie de l'acide carbonique du sang est combinée au sérum; mais il ne faudrait pas croire, comme autrefois, que le sérum contient tout l'acide carbonique ou du moins toute la partie de ce gaz chimiquement combinée dans le sang. A. Schmidt, après avoir comparé la quantité de CO^2 contenue dans le sérum et celle contenue dans le sang pris en totalité, a vu que nécessairement une partie de ce gaz est contenue dans les globules et que même cette quantité peut, en certains cas, devenir assez considérable. On trouve, en outre, que le sérum ne contient p. 100 que quelques parties en volume de CO^2 de plus que le sang. Mais, comme, dans le sang, les globules forment une partie notable du volume total, il est évident que les globules doivent contenir une certaine quantité de CO^2, moins à la vérité que le sérum. Les observations que nous mentionnerons plus bas sur l'absorption de CO^2 par le sérum et le sang confirment aussi ce fait. Il est impossible de donner des chiffres exacts sur la quantité absolue de CO^2 contenue dans les globules; la différence entre le sérum et le sang, au point de vue de ce contenu gazeux, a varié, suivant les expériences, entre 1,5 et 8 volumes p. 100. Les sels auxquels l'acide carbonique est combiné dans les globules sont probablement les mêmes que ceux auxquels il est uni dans le sérum; puisque cependant les globules sont plus riches en PhO^5, il est probable que c'est le PhO^5 2Na O.HO qui y domine.

b) Oxygène. En général, le sang artériel contient environ 16,5 volumes d'oxygène p. 100; il en contient donc plus que le sérum. Or, comme le sérum en contient à peine autant que son eau peut en absorber en raison de son coëfficient d'absorption, il nous faut admettre que *l'oxygène combiné chimiquement* dans le sang appartient aux globules. Nous avons vu au § 108 que l'hémoglobine possède une grande attraction pour l'oxygène, et existe dans le sang à l'état de combinaison avec l'oxygène (d'oxyhémoglobine). De même que nous avons vu la plus grande partie de CO^2 du sang être à l'état de combinaison chimique instable, de même aussi l'oxygène est faiblement combiné à l'hémoglobine et peut en être retiré par le vide. On n'a pu toutefois l'obtenir en entier jusqu'ici, parce que, au moment même où il devient libre, il possède une grande tendance à se combiner à des corps oxydables qu'il trouve dans le sang, et cela d'autant plus que la température est élevée, chose indispensable pour faire dégager l'oxygène. Le sang artériel, aussitôt après sa sortie des vaisseaux, donne toujours plus d'oxygène que celui que l'on soumet au vide quelque temps après l'avoir tiré (Pflüger). Une température de 38 à 40° favorise ces combinaisons de l'oxygène mis en liberté. Dans le sang des animaux asphyxiés, même aussitôt après sa sortie des vaisseaux, il n'existe plus d'oxygène que l'on puisse retirer par la pompe; et si on vient à le mélanger avec de l'oxygène libre, on voit ce dernier entrer très-rapidement en combinaisons énergiques. Il en est de même du sang avec lequel on entretient une circulation artificielle à travers des organes, le rein par exemple. Dans tous ces cas, en place de l'oxygène combiné, on trouve dans les gaz du sang une proportion plus considérable de CO_2 (A. Schmidt). On voit, d'après tout cela, qu'il existe dans le sang des substances qui réduisent constamment l'oxyhémoglobine; mais quelles sont ces substances? c'est ce que nous ignorons. Il est évident qu'elles sont de plusieurs sortes : les unes qui ne réduisent que lentement et à une température élevée (sang artériel retiré du vaisseau); les autres qui agissent très-vite et très-énergiquement (sang d'asphyxie). D'après Schmidt, il existe normalement dans le sang de la veine sus-hépatique de petites quantités de ces substances rapidement réductrices; elles disparaissent aussitôt après la ligature de l'artère hépatique.

3° *Absorption gazeuse par le sang.* La plus grande partie de O et de CO_2 est dans le sang à l'état de combinaison chimique; il en résulte que leur absorption ne se fait pas dans le sang d'après la loi de Dalton ; en d'autres termes, que les quantités de ces gaz absorbées par le sang ne sont pas en raison directe de la pression extérieure, mais que ces gaz sont presque en totalité absorbés sous une faible pression. D'autre part, le sang absorbe des quantités plus considérables de ces gaz que n'en comporte le coëfficient d'absorption de l'eau qu'il contient. Ce coëfficient est pour l'oxygène (à 15° et à 760 millimètres de pression) $= 0{,}0298$ en volume, tandis que le sang en absorbe jusqu'à 0,2 (y compris l'oxygène qui, avant l'expérience, était déjà en combinaison avec l'hémoglobine). Une unité d'eau absorbe juste 1 volume de CO_2, tandis que le sang peut en absorber jusqu'à 1,5 à 1,6 en volume.

L'oxygène n'étant combiné chimiquement qu'à des éléments globulaires, le sérum se comporte, par rapport à lui, comme un simple liquide absorbant; tandis que pour l'acide carbonique la loi de Dalton ne se vérifie ni dans les globules ni dans le sérum. L'acide carbonique qui se forme aux dépens de l'oxygène, quand on laisse reposer le sang, est d'abord absorbé par les globules, et il peut même se faire que les globules en contiennent presque autant que le sérum. Si alors on fait passer à travers le sang un courant de CO_2, la quantité de ce gaz combinée aux globules, *loin d'augmenter*, *diminue*, car le sérum, tout en absorbant du gaz venu du dehors, en soutire encore aux globules. Ce n'est que lorsque le sérum est devenu si riche en CO_2 que le rapport entre celui qu'il contient et celui que contient le sang tombe à 0,77 ou 0,87, que l'on voit la proportion de ce gaz augmenter de nouveau dans les globules, et ce rapport s'élever aussi (A. Schmidt). La chimie n'a pu encore expliquer ces faits ; mais il est aisé de comprendre que dans le sang vivant les globules perdent toujours une partie de l'acide carbonique qui s'y produit, en faveur du sérum, et que leur richesse en CO_2 ne peut dépasser une certaine limite.

La manière dont se comportent les gaz oxyde de carbone et acide azoteux avec le sang se comprend aisément d'après ce que nous avons dit de l'hémoglobine. Ces deux gaz détruisent la combinaison instable de l'oxygène avec le sang. Le gaz AzO_2 s'oxyde et devient AzO^4. Le gaz CO, en déplaçant l'oxygène, rend le sang impropre à en absorber de nouveau ; de petites quantités de ce gaz peuvent par l'oxygène du sang passer à l'état de CO_2 (Pokrowsky). Le protoxyde d'azote AzO est absorbé en grande quantité par le sang, mais ce n'est là qu'une absorption purement mécanique. On n'a pas encore étudié suffisamment l'absorption d'autres gaz par le sang.

Magnus fut le premier qui observa que CO_2 et O ne se comportent pas, à l'égard du sang, d'après la loi de Dalton, et il en conclut qu'une partie au moins de ces deux gaz n'est pas absorbée mécaniquement par le sang, mais y est chimiquement combinée. Lothar Meyer chercha à déterminer le rapport qui existe entre CO_2 absorbé et combiné, en faisant évaporer sous la machine pneumatique et en chassant l'excédant de CO_2 par l'acide tartrique. Il étudia alors l'absorption sous différentes pressions, et en admettant que l'acide carbonique chimiquement combiné est indépendant de la pression, il calcula le coëfficient d'absorption du sang pour CO_2. Les expériences faites plus tard, sous la direction de Ludwig, par Setschenow, Schœffer etc. firent voir que cependant l'acide carbonique chimiquement combiné dans le sang dépend jusqu'à un certain point de la pression, et qu'une quantité importante de ce gaz était éliminée du sang quand on réitérait l'action de la machine pneumatique. On distingue donc aujourd'hui l'acide carbonique *en combinaison chimique instable* dans le sang d'avec celui qui est *plus solidement combiné* et qui ne peut en être éliminé que par les acides. En voyant que le carbonate double de soude et le phosphate de soude n'abandonnent que difficilement leur oxygène instable dans le vide, Schœffer pense que toute la quantité de CO_2 obtenue par L. Meyer, au moyen de l'évaporation, est simplement absorbée. Des 30 volumes de CO_2 contenus dans 100 volumes de sang, il y en aurait 4 volumes d'absorbés, 3 en combinaison chimique fixe (CO_2 NaO) et les 23 autres en combinaison instable. Les expériences ultérieures démontrèrent qu'en suivant cette voie il était impossible d'arriver à préciser exactement le rapport de quantité de CO_2 sous ses trois formes. Setschenow et Schœffer trouvèrent que les acides ne déplaçaient que 1/10 du CO_2 contenu dans le sang, et que le sérum contient *environ la moitié* de son acide carbonique sous forme de combinaison fixe. Pflüger, enfin, trouva deux fois dans le sérum du sang artériel du chien 33,9 et 26,8 p. 100 de CO_2 éliminés par le vide, et seulement 3,7 à 7,1 p. 100 de ce gaz éliminés par un acide (PhO^5) ; mais dans ces expériences, le sang perdait peu à peu *tout* son CO_2 sous le vide. Tous ces faits confirment que la plus grande partie de l'acide des globules ne se produit que par une décomposition qui s'opère pendant l'élimination des gaz, et que cette décomposition se rapproche de celle qui normalement a lieu dans le sang. Nous sommes, en outre, obligés d'admettre que les substances aux dépens desquelles se fait cet acide des globules existent aussi, bien qu'en petite quantité, dans le sérum.

Le tableau suivant résume les recherches faites sur ces différents points. Ces chiffres donnent les volumes de gaz contenus dans 100 volumes de liquide, sous une pression de 1 mètre à 0 degré.

ESPÈCES DE SANG.	Masse totale des gaz.	Oxygène	Azote.	ACIDE CARBONIQUE		Total de la quantité d'acide carboniq.	OBSERVATIONS.
				par évaporation.	par réaction chimique		
De la carotide du chien.	49,49	12,43	2,83	5,62	28,61	34,23	L. Meyer.
Sang de veau défibriné.	35,16	11,55	4,40	1,09	18,12	19,21	id.
De la carotide du chien.	49,44	15,05	1,19	30,66	2,54	33,20	Setschenow.
Sang veineux humain .	48,20	16,41	1,20	28,27	2,32	30,59	id.
Sang artériel de chien .	48,32	11,39	4,18	30,08	1,90	31,98	Schœffer.
Sang veineux de chien .	40,01	4,15	3,05	29,32	5,49	34,81	id.
Sang de chien. . . .	43,07	»	»	24,62	1,59	26,41	id.
Sérum de ce sang. . .	35,05	»	»	10,20	23,77	33,97	id.
Sang artériel de chien .	45,55	16,29	0,93	27,22	1,11	28,33	Sczelkow.
Sang veineux de chien .	43,43	8,22	0,95	32,16	2,10	34,26	id.
Sang veineux de mouton	40,54	3,78	0,99	27,04	8,71	35,75	Preyer.
Sang artériel de mouton	42,19	11,31	2,01	24,19	4,68	28,87	id.
Sérum de chien . . .	»	»	»	8,02	15,68	»	id.
Sang artériel de chien .	39,5	7,9	2,6	29,0	»	29,0	Pflüger.
Sérum	»	»	»	33,9	3,7	37,5	id.
Sérum	»	»	»	26,8	7,1	33,9	id.

Le tableau suivant, tiré des expériences de A. Schmidt, détermine le rapport entre la quantité de CO^2 du sang et celle du sérum. Dans ce tableau $\dfrac{B}{S}$ indique le quotient de CO^2 du sérum à CO^2 du sang.

	CO^2		$\dfrac{B}{S}$
	en 100 vol. sang.	en 100 vol. sérum.	
1	30,50	31,95	0,95
2	37,66	40,21	0,94
3	23,69	28,07	0,84
4	33,88	42,33	0,83

Il est clair que si $\dfrac{B}{S}$ était $=$ à 1, les globules contiendraient autant de CO^2 en volume que le sérum ; c'est ce qui arrive à peu de chose près dans les expériences 1 et 2 ; dans les expériences 3 et 4, il faut reconnaître que là aussi les globules contiennent une quantité considérable de CO^2.

Les différences que présente la quantité de CO^2 des globules, comparée à celle

du sérum, après avoir fait passer CO_2 dans le sang, se déduisent du tableau q
voici :

	Sang normal.	$\frac{B}{S}$	Après avoir traité 1 fois par CO_2.	$\frac{B}{S}$	Après avoir traité 2 fois par CO_2.	$\frac{B}{S}$	Après saturation par CO_2.	
CO_2 du sang .	37.16	0.86	45,68	0,85	52,41	0,88	103,4	0,
CO_2 du sérum .	43,42		53,87		59,42		109,9	

On voit que la quantité $\frac{B}{S}$ diminue d'abord par l'addition de CO_2; qu'elle au
mente ensuite, pour se rapprocher de plus en plus de l'unité.

L'oxydation qu'éprouve le sang, après sa sortie des vaisseaux, ressort des
cherches suivantes de A. Schmidt faites sur du sang d'asphyxiés.

	Addition.	Gaz en 100 p.		O disparu	CO_2 gagn
Sang de la veine crurale. . . .	nulle	CO_2	34.91		1,40
		O	0.81	1.34	
		Az	1.47		
	11,7 p. 100 d'O	CO_2	36.31		
		O	11.18		
		Az	1,69		
Sang de la carotide	nulle	CO_2	33,38		2,28
		O	0,00	2,44	
		Az	1,26		
	12,18 p. 100 d'O	CO_2	35.66		
		O	9,74		
		Az	1,21		

Enfin, pour terminer, voici un tableau qui fait voir la désoxydation de l'hémog
bine, soit qu'elle se fasse lentement par elle-même, soit qu'elle soit due au pass
à travers les organes :

Contenu gazeux des 100 volumes.	Sang normal.	Le même sang après 1 h. 5 de passage à travers les reins.	Sang normal conservé pendant 3 heures à 38°	Sang normal conservé d'abord p dant 1 h. 5 à la cha et que l'on a fai passer ensuite pen 1 h. 5 à travers l rein.
CO_2 . . .	16,07	26.80	16,90	25,19
O . . .	14,84	0,00	13,13	2,28
Az . . .	1,14	1,62	1,05	1,68

On voit par ces chiffres que toujours, quand il disparaît de l'O, il apparaît un s
croît de CO_2. Mais le rapport entre cette disparition et cette augmentation n'est
constant : tantôt la quantité de CO_2 en excès est plus petite, tantôt plus grande
celle de O disparu. Dans le premier cas, il nous faut admettre qu'une partie de
oxydé des éléments du sang sans arriver jusqu'à former de l'acide carbonique. D
le second cas, outre l'oxygène amené du dehors et celui qui était uni à l'hémog
bine, il a dû être consumé de l'oxygène en combinaison fixe, que le vide n'avait

miné. Toutes ces recherches prouvent que dans les globules il se produit un échange
zeux très-actif ; il en résulte, en second lieu , que dans la cellule animale il se fait ,
mme nous l'avons vu au § 35, des *phénomènes d'oxydation et de réduction*, bien
e les premiers l'emportent sur les seconds. D'abord l'hémoglobine du sang s'oxyde
r l'apport de l'oxygène, et l'oxyhémoglobine qui en résulte est, à son tour, réduite
partie par d'autres substances. Comme ces phénomènes sont toujours compliqués
r d'autres transformations, on s'explique pourquoi le globule sanguin, en se décom-
sant, donne naissance à la fois à des produits d'oxydation et à des produits de ré-
ction. Le produit ultime de l'oxydation est CO_2 ; les produits de réduction sont le
otagon, la cholestérine, les acides gras volatils, peut-être les acides de l'hémo-
obine ; tous ces produits, en absorbant ultérieurement de l'O , passent à leur tour
a combustion.

Méthodes d'investigation. Meyer fit écouler le sang pris directement à la veine
ns dix à vingt fois son volume d'eau , mit le vase qui contenait ce mélange dans
vide et laissa évaporer ; il considéra tout le gaz obtenu ainsi comme du gaz
re ; tout le reste fut pour lui du gaz combiné, qu'il élimina par les acides. Mais
sang traité par cette méthode contient toujours encore des quantités assez re-
arquables de gaz , que l'on peut extraire par de nouvelles évaporations dans le vide.
tschenow, Schœffer, Sczelkow et Preyer travaillèrent avec une pompe à mercure
ientée par Ludwig. Cette pompe, simplifiée et modifiée par Helmholtz, est repré-
atée dans la Fig. 34. Elle se compose principalement d'un tube en verre 5 , aminci

ses extrémités et ajusté sur un
se en caoutchouc. Le tube de
outchouc 7 est long et communi-
e avec un vase 1 qui contient du
ercure ; le caoutchouc de l'extré-
té supérieure est muni d'une
ice ou d'une virole 6 et ajusté
r un tube de verre qui s'ouvre
ns un vase plein de mercure et
mmunique avec un eudiomètre 4,
ès de l'extrémité inférieure du
se 5 se trouve un ajutage en caout-
ouc 3 communiquant avec un bal-
2, qui contient le sang dont on
it analyser les gaz. On commence
r remplir tout l'appareil avec du
ercure ; le sang est directement

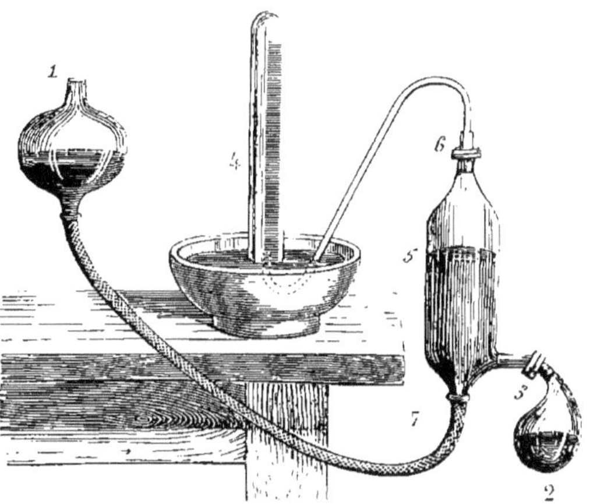

Fig. 34.

u de la veine sous le mercure dans le vase 2. On abaisse alors le vase 1, de
anière à permettre au mercure qui est en 5 de descendre ; une fois le niveau
-dessous de 3 , on ouvre la virole qui se trouve en ce point, et l'on chauffe le sang
0 ou 50 degrés. Après avoir ainsi évaporé pendant quelque temps, on ferme la
ole 3 et on relève le vase 1. Dès que par l'ascension du mercure dans le tube 5 on
ce que la pression y est à peu près égale à la pression barométrique, on ouvre la
ole 6, et en faisant monter de plus en plus en plus le mercure en 5, on chasse
it le gaz dans l'eudiomètre. On ferme de nouveau la virole 6, on vide encore une
s le tube 5 en abaissant le vase 1, on fait à nouveau chauffer le sang etc. On ar-
e ainsi à faire évaporer dans le vide jusqu'à ce que ce sang ne contienne plus de
z du tout. Pflüger a perfectionné cet appareil en interposant entre 5 et le réser-

voir du sang 2 des tubes de verre remplis de pierre ponce imbibée d'acide sulf[u]
rique, destinée à absorber la vapeur d'eau. L'analyse des gaz est faite d'après [la]
méthode de Bunsen (1).

§ 110. — Phénomènes chimiques de la coagulation du sang.

La coagulation du sang se fait, comme nous l'avons vu § 107, par l'action ré[-]
ciproque de deux albuminoïdes, les substances fibrinogène et fibrino-plastiqu[e.]
En se combinant, elles donnent naissance à un nouvel albuminoïde, insolub[le]
dans l'eau, la fibrine. Les deux substances fibrinogène et fibrino-plastique s[e]
trouvant déjà dans le sang en circulation, on doit se demander : 1° pourquoi [le]
sang ne se coagule pas dans les vaisseaux, et 2° quels sont les agents q[ui]
déterminent la combinaison des deux substances dans le sang sorti de la vein[e,]
ainsi que les modifications qu'éprouvent ces substances en formant la fibrin[e.]

Brücke a démontré que *si le sang en circulation ne se coagule pas, c'e[st]
à l'influence de la paroi vivante* qu'il le doit. Toutes les autres conditio[ns]
qui se trouvent dans le sang vivant, mouvement, frottement, température[,]
favorisent au contraire la coagulation. La paroi vasculaire perd sa proprié[té]
peu de temps après la mort; aussi, dans les vaisseaux du cadavre, le san[g]
est-il coagulé. Quand l'on vient à introduire un corps étranger dans un vaissea[u]
sanguin vivant, sa surface se recouvre d'une couche de fibrine. La surface in[-]
terne des lymphatiques et des membranes séreuses agit de la même manièr[e;]
elle entrave la coagulation de la fibrine dans les liquides qui contiennent de l[a]
substance fibrinogène (Lister).

On ne sait pas encore quelle est au juste la nature de cette propriété qu[e]
possède la surface interne des vaisseaux. Un seul fait peut nous aider à l'ex[-]
pliquer, c'est que la paroi vasculaire vivante peut tout à la fois favoriser la pr[o-]
duction de la *substance fibrinogène* et la détruire. Si dans un cœur de tort[ue]
animé encore de ses battements l'on fait pénétrer du sang *défibriné*, e[t]
qu'on l'y laisse séjourner un temps assez court, on voit ce sang se coagule[r]
très-lentement: mais cette coagulation est, au contraire, bien moins rapi[de]
quand le sang a séjourné plus longtemps dans le cœur (Bernard, A. Schmidt[).]
C'est probablement aux éléments contractiles que l'on doit attribuer cette doubl[e]
influence de production et de destruction de la substance fibrinogène. Il faut s[e]
rappeler (voy. §§ 160 et 161) que la myosine qui se coagule dans le plasma mus[-]
culaire est analogue à la fibrine. La coagulation de la myosine est activée[,]
comme nous le verrons, par la contraction du muscle, et il n'est même pas im[-]
possible qu'à chaque contraction il se produise des coagulations de petites quan[-]
tités de myosine dans le muscle vivant. Si donc, comme il paraît, la substan[ce]
d'où dérive la myosine est identique à la substance fibrinogène, on peut c[om-]

(1) Magnus, *Poggendorf's Annalen*, t. XLIV et LXVI. — L. Meyer, *Zeitschrift f. ra[tion.]*
Medic., nouv. série, t. VIII. — Setschenow, *Sitzungsb. der Wiener Akademie*, t. XXXV[I]
et *Zeitschrift f. ration. Medic.*, 3e série, t. X et XXIII. — Schöffer, *Sitzungsb. der Wien[er]*
Akademie, t. XLI. — Preyer, *ibid.* — Sezelkow, *Archiv f. Anat. und Physiol.*, 186[4. —]
Pflüger, *Medicinisches Centralblatt*, 1866. — Schmidt, *Sitzungsb. der sächsischen Gesellsc[h.]*
der Wissensch., 1867.

prendre comment dans l'expérience sur la tortue il se produit tout d'abord de la substance fibrinogène qui passe du plasma musculaire dans le plasma sanguin, et comment ensuite une partie de cette dernière substance repasse, à la suite de contractions répétées, de nouveau dans le plasma musculaire et est brûlée pendant le travail. On pourrait s'expliquer de la même manière ce qui se passe normalement dans l'intérieur des vaisseaux, et admettre que la substance fibrinogène est consommée par les éléments contractiles des parois vasculaires; d'où il résulterait que jamais cette substance ne s'accumulerait dans le sang en quantité assez considérable pour donner naissance à la coagulation de la fibrine ([1]).

Tandis que la substance fibrinogène tire son origine des parois vasculaires auxquelles elle doit aussi sa disparition, la substance fibrino-plastique provient des corpuscules sanguins. Déjà nous avons vu au § 108 que très-probablement elle se forme aux dépens de l'albuminoïde qui est un des produits du dédoublement de l'hémoglobine. La substance fibrino-plastique peut s'accumuler dans le sang sans y produire de coagulation, à condition toutefois que la substance fibrinogène s'y détruise en partie. Il existe toujours, en effet, dans le sang, un excès de substance fibrino-plastique, car après la coagulation, on peut encore en retirer, tandis que toute la substance fibrinogène a disparu. Et néanmoins il semble que dans le sang vivant il y ait des conditions qui empêchent la trop grande accumulation de la substance fibrino-plastique; ces conditions ne tiennent pas à la paroi, mais bien aux globules. A. Schmidt a démontré qu'en *ozonisant le plasma* on empêche la coagulation de la fibrine, l'ozone décomposant sans cesse la substance fibrino-plastique; comme aussi l'ozone décompose la substance fibrinogène et la rend inapte à la coagulation. Les globules sont chargés d'ozone, ils en produisent et en éliminent sans cesse dans le sang vivant ce qui permet donc d'admettre que leur action est analogue à celle de l'ozonisation artificielle. Dans cette hypothèse, il nous faut admettre que sur le vivant la globuline, avant de diffuser dans le plasma, se transforme en un autre albuminoïde qui n'est plus capable d'agir comme substance fibrino-plastique (un albuminate de soude peut-être), tandis que dans le sang mort, qui perd très-vite ses propriétés ozonisantes, la substance fibrino-plastique passe non modifiée et en grande quantité dans le plasma sanguin.

A. Cooper avait déjà soupçonné que la coagulation du sang dans les vaisseaux était empêchée pendant la vie par la paroi; mais c'est Brücke qui démontra le fait. Il mit du sang à 0 degré, pendant 15 minutes, à l'abri de l'air, puis il en emplit le cœur ou un vaisseau d'un animal sacrifié à l'instant même et suspendit le tout dans un espace saturé de vapeur d'eau. Le sang conservait ainsi sa fluidité pendant plusieurs heures quand il était pris à un animal à sang chaud; pendant plusieurs jours quand il provenait d'un animal à sang froid. Si pendant ce temps on retirait une goutte de ce sang en expérience, on le voyait se coaguler aussitôt. Quand on introduisait un corps étranger (mercure, air etc.) dans le vaisseau, le sang se coagulait

([1]) Cette hypothèse basée sur l'action des éléments musculaires de la tunique moyenne ne saurait se soutenir devant le fait bien connu de la coagulation dans les ligatures; toujours alors le sang se coagule à partir du point où la tunique interne est rompue, c'est donc cette dernière et non pas la tunique moyenne qui empêche le sang de se coaguler.   (A. B.)

également autour de ce corps. Le sang tiré de la veine commence toujours aussi à se coaguler dans les couches qui sont en contact avec la paroi du vase dans lequel on le reçoit. Un fait qui prouve que ce n'est que la tunique *interne* du vaisseau qui empêche la coagulation, c'est que sur le vivant, dans une ligature, la tunique interne est sectionnée, et que c'est à partir de ce point que commence la coagulation.

Au moment même où Brücke faisait ses expériences, Richardson émit une hypothèse toute contraire sur les causes de la coagulation de la fibrine. Il remarqua que le sang normal contient de l'ammoniaque, qui en est chassé par le contact de l'air. En présence de ce fait et de la non-coagulabilité du sang additionné d'un alcali, il crut que c'était l'élimination de l'ammoniaque qui s'opposait à la coagulation. Mais Richardson lui-même a fait remarquer que la quantité de l'ammoniaque est si petite qu'elle ne saurait suffire pour empêcher le phénomène de la coagulation. Lister combattit l'hypothèse de Richardson et confirma directement l'opinion de Brücke. Il découvrit une veine et la laissa plusieurs heures en contact avec l'air ; le sang qu'elle contenait se colora en rouge, mais ne se coagula pas ; il mouilla alors, avec une solution d'ammoniaque, une veine dans laquelle la circulation avait été arrêtée, et le sang s'y coagula. D'après ses recherches, le sang reste plus longtemps fluide dans les petits vaisseaux que dans les gros, ce qui ne saurait être dû qu'à la paroi vasculaire. Enfin Thiry étudia dans quel état l'ammoniaque se trouve dans le sang, et démontra l'erreur de Richardson. Il trouva que l'ammoniaque du sang ne se dégage qu'à une température d'environ 50°, et peut alors être retrouvé dans l'air au moyen de réactifs très-sensibles. L'ammoniaque n'y est donc plus libre, ni sous forme de sels facilement volatisables (carbonate ou acétate d'ammoniaque) ; ce sont les solutions d'acétate d'ammoniaque qui présentent seules des réactions analogues à celles du sang, et Thiry supposa que c'est sous cette forme que l'ammoniaque se trouve dans ce liquide ([1]).

On admettait autrefois que la fibrine n'était qu'une modification d'un albuminoïde préexistant dans le plasma ; à l'époque où Brücke démontrait que c'était la paroi vivante qui empêchait le sang de se coaguler, on avait déjà émis des doutes sur l'exactitude de cette manière d'envisager la coagulation. Virchow distingua d'abord la substance fibrinogène qui existe dans le sang d'avec la fibrine, et démontra que la substance fibrinogène n'était pas d'une composition constante, puisque 1° des liquides différents, mais contenant tous de la fibrine, ne se coagulent pas au même moment, et que 2° un même liquide peut éprouver des coagulations successives. Quand A. Schmidt découvrit les deux substances génératrices de la fibrine, la question entra dans une nouvelle voie. Sans même tenir compte de la différence de composition chimique de ces deux substances (§ 107), A. Schmidt se rendit compte de la part qu'elles prennent à la formation de la fibrine par les faits suivants : 1° Quand à du plasma on ajoute du sang défibriné, la fibrine se produit plus rapidement, et l'on peut même, par ce moyen, faire coaguler les sérosités qui normalement ne coagulent pas ; le même effet se produit, mais à un moindre degré, quand on ajoute du sérum privé de globules ; 2° si l'on vient à dissoudre dans de l'eau oxygénée les deux substances génératrices de la fibrine précédemment précipitées par CO^2, et que l'on ajoute à la solution de fibrinogène une solution de substance fibrino-plastique, on voit aussitôt la coagulation se produire ; il en est de même si l'on ajoute cette dernière à du plasma non coagulé ou à un exsudat qui contient de la substance fibrinogène ; tandis qu'avec le sérum du sang la fibrine se précipite quand l'on ajoute de la substance fibrinogène. Il résulte

([1]) Brücke, *Archiv f. patholog. Anatomie*, t. XII. — Richardson, *Journal de physiologie*, t. I. — Lister, *Proceedings of the royal Society*, 1863, et *Archiv f. wissenschaftl. Heilkunde*, t. IV. — Thiry, *Zeitschrift f. ration. Medic.*, 3e série, t. XVII.

de ces faits que : 1° la substance fibrino-plastique se trouve surtout dans les globules et en moindre quantité dans le plasma ; 2° que la substance fibrinogène appartient au plasma, et qu'après la coagulation elle est complétement éliminée de ce liquide; mais que, au contraire, le sérum contient encore alors un excès de substance fibrino-plastique. Comme, de toute évidence, cette dernière n'a passé dans le plasma que par voie de diffusion, il nous est permis d'admettre qu'elle tire son origine de la globuline. Schmidt crut d'abord que la substance fibrinogène provenait, elle aussi, de la globuline et était un produit de métamorphose ultérieure de la substance fibrino-plastique. L'analogie chimique, qui seule peut faire supposer cette hypothèse de Schmidt, ne suffit pas pour la faire admettre. Tous ces faits permettent de considérer la production de la fibrine et de ses composants comme assez bien élucidée; mais il n'en est pas de même de l'opinion que nous avons donnée plus haut pour expliquer la non-coagulation du sang qui circule dans les vaisseaux (') (*).

§ 111. — Le sang (plasma et globules réunis).

La composition du sang dépend : 1° de la proportion relative des globules et du plasma, et 2° de la composition qualitative et quantitative de chacun de ces deux éléments principaux du sang.

1° Il est très-difficile de déterminer le *rapport du poids des globules à celui du plasma*, d'abord parce que dans le caillot la fibrine du plasma se trouve mêlée aux globules, et qu'en outre les principaux éléments du plasma, le sérum, par exemple, imbibent également le caillot. On se contenta pendant long-temps d'évaluer les *éléments solides* des globules, et on négligea complétement l'eau qu'ils contiennent (Becquerel et Rodier, Scherer). C. Schmidt chercha, au contraire, à déterminer le poids des *globules humides* dans une quantité donnée de sang; c'est F. Hoppe qui trouva une méthode tout à fait précise pour y arriver. Elle consiste à retarder la coagulation de la fibrine, et à permettre ainsi aux globules de se précipiter. On retire alors une certaine quantité de plasma bien transparent, et on détermine la richesse en fibrine, on en fait autant pour le caillot. Mais la fibrine appartient tout entière au plasma, et par l'analyse on connaît la quantité de fibrine qui correspond à une masse donnée de plasma; il devient donc très-aisé de déterminer la quantité de plasma qui est unie au caillot. En retranchant alors du poids du caillot le poids du plasma qu'il contient, on trouve le poids des globules. La seule difficulté que présente cette méthode, c'est que nous ne possédons encore aucun moyen exact de retarder la coagulation de la fibrine pendant un temps assez long. Aussi n'a-t-on pu l'appliquer jusqu'ici qu'à l'analyse du sang du cheval, qui coagule très-lentement.

(¹) Virchow, *Gesamm. Abhandl.* — A. Schmidt, *Archiv f. Anat. u. Physiol.*, 1861 et 1862, et *Hämatologische Studien.* Dorpat 1865. — Kühne, *Physiolog. Chemie*, t. II.

(*) Il est évident que cette question si obscure encore de la non-coagulation du sang dans les vaisseaux vivants est cependant entrée dans une voie plus scientifique depuis que les auteurs, au lieu de rattacher, comme le font encore quelques-uns, ce phénomène à une espèce de force mystérieuse de la paroi, cherchent à l'expliquer par une action chimique de nutrition des tissus. Nous avons dit plus haut que nous ne saurions attacher d'importance à l'opinion qui attribue aux éléments musculaires le pouvoir de produire et de décomposer la substance fibrinogène, mais il n'en est pas de même de l'opinion de A. Schmidt, qui soutient que les globules, en ozonisant le plasma, décomposent la substance fibrino-plastique et empêchent ainsi la coagulation. (A. B.

Sur 100 parties en poids de sang de cheval, les moyennes de six expériences ont donné 35,4 de globules, et 64,6 de plasma [1].

En raison de la difficulté que présentent ces recherches *chimiques*, on s'est adressé aux moyens *physiques*. Vierordt, le premier, chercha à savoir, en les comptant, combien il se trouve de globules dans un volume de sang déterminé; cette méthode de numération fut perfectionnée plus tard par Welcker. On trouve ainsi que, chez l'homme, 1 millimètre cube de sang veineux contient en moyenne 5,000,000 de globules, et chez la femme 4,500,000. Welcker, pour arriver plus rapidement au même résultat, inventa la méthode de la décoloration du sang. Pour cela il prend du sang dont les globules ont été comptés comme échantillon type, et en étend une certaine quantité avec un liquide incolore; il prend ensuite une quantité égale du sang qu'il veut étudier, et y ajoute de ce même liquide incolore jusqu'à ce que les deux mélanges soient de même coloration; il est clair qu'alors les globules des deux sangs se trouvent dans les mêmes rapports que les quantités de liquide incolore qu'il a fallu ajouter.

Pour les *globules blancs du sang* il n'y a que la méthode de la numération qui puisse donner un résultat. On évalue le rapport du nombre de ces globules à celui des globules rouges. En moyenne, pour 300 de ces derniers, il y a un globule blanc ; mais ce rapport varie beaucoup suivant les individus et suivant leur alimentation.

Pour les *méthodes d'analyse du sang*, nous devons renvoyer aux traités de chimie. C. Schmidt se servit des procédés ordinaires et détermina le poids des *globules secs*, pui il chercha à évaluer quel était le rapport de ce poids à celui des *globules humides*. A cet effet, il mesura les globules et chercha quelle diminution de volume leur fait éprouver la dessiccation ; il compara encore la richesse en éléments minéraux du caillot et du sérum, mais en tenant compte de ce que certains sels (le chlorure de sodium par exemple) appartiennent, les uns au plasma et d'autres aux globules. Cette dernière méthode est basée sur un principe analogue à celle de Hoppe ; mais leur valeur n'est pas la même, car on peut dire avec certitude que la fibrine est un élément exclusif du plasma, tandis que l'on ne peut en dire autant du chlorure de sodium ; tout ce que l'on peut en effet affirmer, c'est que le sérum contient une plus forte proportion de ce sel que les globules. D'après C. Schmidt, pour trouver approximativement le poids des globules humides, il suffit de multiplier par 4 les chiffres fournis par Becquerel et Rodier et par Scherer ; les résultats obtenus ainsi sont trop élevés : 39 à 51 p. 100 chez l'homme, d'après Schmidt, et 33 à 75 p. 100 chez le cheval, d'après Lehmann. J. Müller appliqua, le premier, sur la grenouille, une méthode directe d'évaluation du poids des globules humides. Figuier et Dumas s'en servirent sur d'autres animaux. Müller filtra le sang débarrassé de sa fibrine par le battage et additionné d'eau sucrée. Figuier et Dumas employaient, dans le même but, un excès de solution concentrée de sel de Glauber; les globules restaient sur le filtre et le sérum pur filtrait. Cette méthode n'est pas précise; car, en effet, la proportion d'eau que contiennent les globules n'est plus la même, en raison de l'endosmose qui se fait entre eux et les solutions sucrée ou saline [2].

<hr>

(1) Hoppe, *Virchow's Archiv*, t. XII. — Sacharjin, *ibid.*, t. XVIII.

(2) C. Schmidt, *Characteristik der Cholera*. Mitau 1850. — Lehmann, *Physiologische Chemie*, t. II. — Gorup-Besanez, *Phisiolog. Chemie*.

La *méthode de dénombrement* de Vierordt et de Welcker consiste à prendre un petit volume de sang bien exactement mesuré, à le mélanger avec une quantité bien déterminée aussi d'un autre liquide qui n'altère pas les globules (solution de gomme); on introduit alors une petite quantité de ce mélange dans un tube capillaire, on l'étale sur l'objectif du microscope et l'on compte. La *méthode par la coloration* est, en réalité, basée sur la richesse en matières colorantes, et il est permis de croire que chez le même animal la matière colorante est dans un rapport constant avec la richesse en globules. Dans ces derniers temps, Welcker vient de donner des preuves directes à l'appui de cette opinion; il a trouvé, en effet, que, chez des animaux très-différents, des volumes égaux de globules possèdent des propriétés colorantes égales. Les petits globules des mammifères et des oiseaux possèdent, à la vérité, un pouvoir colorant bien plus grand que les globules beaucoup plus gros des vertébrés inférieurs. Welcker, pour faciliter cette étude, construisit une échelle de coloration du sang : il prit pour cela du sang dont par le dénombrement il connaissait la richesse en globules, il l'étendit de diverses quantités d'eau bien exactement mesurées, et en reporta des quantités égales sur différents papiers de surface égale aussi. Veut-on examiner alors du sang, on l'étend d'un mince volume d'eau (2 HO pour 1 de sang), et l'on voit à quelle partie de l'échelle correspond la coloration obtenue. Welcker se servit encore de sa méthode pour évaluer le *volume absolu* et le *poids* des globules sanguins, ce que déjà Vierordt et Harting avaient tenté. Il compta d'abord le nombre des globules, et par des mensurations exactes détermina le volume d'un globule isolé. En multipliant, on obtient évidemment le volume total des globules, et en multipliant encore par le poids spécifique, on obtient leur poids total. Welcker considéra d'abord le globule comme un segment du cylindre et chercha ensuite à corriger l'erreur due à la dépression centrale; il construisit pour cela un modèle de globule grossi 5000 fois, détermina d'abord son poids comme segment de cylindre régulier et le compara à celui qu'il obtenait après y avoir pratiqué une dépression centrale analogue à celle du globule sanguin. Il trouva ainsi que le volume d'un globule $= 0,0000000732$ millimètres cubes, que sa surface $= 0,0001294$ millimètres carrés. Or 1 millimètre cube de sang contient 5 millions de globules; leur volume sera de 0,36 millimètres cubes. D'après Welcker, le poids spécifique des globules $= 1,105$; celui du sang étant en moyenne $= 0,375$, il en résulte que, dans 100 parties en poids de sang, il y en a 33,9 de globules; ce chiffre se rapproche beaucoup des moyennes trouvées par Hoppe et Sacharjin sur le sang de cheval. Et cependant cette méthode doit être abandonnée; car les fautes, si petites qu'elles soient, que l'on commet dans l'évaluation du volume d'un globule isolé, fautes qu'on ne saurait éviter, deviennent énormes quand on les reporte au résultat total [1].

Moleschott évalue, d'après de nombreuses expériences, la moyenne du rapport des globules blancs aux globules rouges $= 1 : 335$; d'autres auteurs donnent des chiffres variant entre $1 : 157$ et $1 : 1761$. Chez les jeunes sujets, le nombre des globules blancs paraît être le plus élevé; ils semblent diminuer avec l'âge. Chez les hommes, ils paraissent être plus nombreux que chez les femmes; mais pendant la grossesse et la menstruation ce chiffre semble augmenter. A jeun, il y a moins de globules blancs dans le sang qu'après le repas, surtout après un repas riche en albuminoïdes. Mais quand le jeûne est prolongé, c'est l'inverse qui se produit. Pury vit chez un individu soumis pendant trois semaines à la *cura famis* le nombre des globules blancs augmenté. Dans une maladie qui doit son nom à ce symptôme, la leucémie, les globules

____

[1] Vierordt, *Archiv f. physiol. Heilkunde*, t. II. — Welcker, *Archiv der Vers. f. gem. Arb.*, t. I, et *Prager Vierteljahrsschrift*, t. IV; *Zeitschrift f. ration. Medic.*, t. XX.

blancs, comme Virchow l'a le premier démontré, sont en proportion énorme, et peuvent même, dans quelques cas extrêmes, atteindre la proportion : : 1 : 3 (1).

2° Les différentes analyses que nous avons données plus haut (§§ 107 et 108) indiquent la *manière dont les éléments chimiques sont répartis dans le sang, entre les globules et le plasma*. La seule substance qui, à coup sûr, appartient en propre aux globules est donc l'hémoglobine. Les éléments du stroma (substance fibrino-plastique, protagon, cholestérine) existent aussi en petite quantité dans le plasma. Dans ce dernier, on trouve, comme éléments qui lui appartiennent exclusivement, la substance fibrinogène, l'albuminate de soude et l'albumine dissoute; il est de plus probable que c'est seulement dans le plasma que se trouvent toutes les matières extractives, y compris le sucre, l'urée, la créatine etc. Pour les autres éléments, tout ce que nous pouvons affirmer, c'est que les uns sont en plus grande proportion dans le plasma, les autres dans les globules. Toutes les deux parties contiennent des corps gras qui, à la vérité, sont en si minime quantité dans le sang qu'il n'est pas possible de déterminer leur rapport relatif. Quant aux gaz, nous avons déjà vu, au § 109, que le plasma contient surtout du CO^2, tandis que l'oxygène est principalement lié aux globules. Ces derniers contiennent tout l'oxygène combiné chimiquement, de même que presque tout l'acide carbonique en dissolution se trouve dans le plasma. Les substances minérales sont réparties de telle sorte que les phosphates alcalins et les sels de potasse sont en majorité dans les globules, tandis que les sulfates, les chlorures alcalins et les sels de soude se trouvent en proportion plus grande dans le plasma; mais les analyses quantitatives de ces substances ne sont pas encore complètes et décisives.

Voici une analyse faite par la méthode de Hoppe :
Dans 100 parties de sang se trouvent 32,62 de globules; 67,38 de plasma.

Dans 100 parties de globules :		Dans 100 parties de plasma :	
Eau	56,50	Eau	90.84
Éléments solides	43,50	Éléments solides	9,16
		Fibrine	1.01
		Albumine	7,76
		Corps gras	0,12
		Matières extractives	0.40
		Sels solubles	0,64
		Sels insolubles	0.17

Les analyses de C. Schmidt donnent plus de détails; mais sa méthode est moins sûre. Dans le sang d'une femme de 30 ans, il trouva pour 100 parties :

39,62 globules.		60,37 plasma.	
Eau	27.52	Eau	55,19
Éléments solides	12,36	Éléments solides	5,17
Hématine	0.69	Fibrine	0,19
Globuline	11,31	Albumine	4,47
Sels	0.35	Sels	0,50

(1) Moleschott, *Wiener medic. Wochenschrift*, 1854. — Moleschott u. Marfels, *Untersuchungen zur Naturlehre des Menschen*, t. 1. — Hirt, *Müller's Archiv*, 1856. — De Pury, *Archiv f. patholog. Anat.*, t. VIII. — Welcker, *loc. cit.*

39,62 globules.		60,37 plasma.	
SO³KO	0,006	SO³KO	0,013
ClK.	0,135	ClK	0,027
PhO⁵KO	0,083	ClNa	0,341
KO	0,034	PhO⁵ NaO	0,026
NaO	0,087	NaO	0,064
PhO⁵CaO. . . . } 0,008		PhO⁵ CaO . . . . } 0.033	
PhO⁵MgO . . .		PhO⁵ MgO . . .	

Les résultats fournis par cette analyse ne doivent pas être considérés comme très-exacts pour la répartition des substances minérales. Sacharjin a soutenu, en effet, que chez le cheval toute la soude du sang appartient au plasma [1].

Quant à la proportion de CO² contenue dans le plasma, comparée à celle des globules, outre les expériences de A. Schmidt, rapportées au § 109, nous possédons encore des expériences antérieures dues à Schœffer. Il en résulte qu'en moyenne, sur 26 p. 100 en volume d'acide carbonique contenu dans le sang, il en est 20 qui appartiennent au plasma et 6 aux globules. D'après Schmidt, au contraire, la quantité de CO² contenue dans les globules est bien plus grande, mais très-variable, de telle sorte que dans certains cas ils contiennent presque autant de ce gaz que le plasma, tandis que d'autres fois ils en renferment beaucoup moins.

C. Schmidt, en comparant ses analyses du plasma et des globules, arrive à la conclusion suivante : les globules se rapprochent des tissus par leur composition, tandis que le plasma se rapproche des excrétions. Cette conclusion si importante se rapporte particulièrement à la manière dont les substances minérales sont réparties dans le sang ; elle s'appuie encore sur ce fait que les globules contiennent (§ 109) un acide faible, tandis que le plasma est alcalin. Or toutes les excrétions, qui peuvent être envisagées comme étant de véritables transsudations du plasma, sont alcalines, tandis que le suc de tous les organes qui, comme les muscles, consomment en grande quantité les éléments des globules sanguins, ont une réaction acide, sinon toujours, au moins quand leur fonction s'exagère.

§ 112. — Quantité du sang.

On a eu recours à différentes méthodes pour déterminer la quantité totale du sang contenu dans le corps. Ed. Weber et Lehmann agirent sur des suppliciés, ils commencèrent par mesurer la quantité de sang écoulé, puis ils injectèrent de l'eau dans les vaisseaux, recueillirent le liquide obtenu, et cherchèrent à déterminer quelle était la proportion du sang qu'il contenait. Ils évaluèrent ainsi le poids du sang à 1/8 du poids total du corps. Valentin tira du sang à un animal et détermina la proportion p. 100 de substances solides qu'il contient, puis il injecta une quantité connue d'eau dans une veine, attendit quelques minutes jusqu'à ce que cette eau fût bien mélangée à toute la masse du sang, fit une nouvelle saignée, et vérifia la proportion p. 100 de substances solides contenues dans ce second liquide. En comparant la différence des deux analyses à la quantité d'eau injectée, il arriva à connaître la masse du sang qu'il évalua à 1/5 du poids du corps. Welcker se sert pour arriver au même résultat de sa méthode de coloration du sang. Il tire une quantité déterminée de sang et l'étend avec de l'eau. Puis il injecte de l'eau dans les vaisseaux, la recueille

<hr>

[1] C. Schmidt, *Charakteristik der Cholera.* — Sacharjin, *Virchow's Archiv*, t. XXI.

ainsi que le liquide qu'il exprime des tissus préalablement hachés, et obtient une solution de la masse du sang qu'il étend d'eau jusqu'à ce qu'elle présente la même coloration que la première. Il compare alors le volume de ces liquides. La masse totale du sang est à la quantité de sang tiré de la veine comme le volume d'eau ajoutée à la première est au volume d'eau ajoutée à la seconde pour obtenir la même coloration. Par cette méthode, Welcker et Bischoff trouvèrent que le poids de la masse de sang contenue dans le corps d'un homme adulte est 1/13 à 1/14 du poids de son corps.

D'après Weber et Lehmann, on ne parvient jamais à extraire complétement des vaisseaux toute la quantité de sang qu'ils contiennent; on devrait donc trouver par leur méthode une quantité de sang moindre que par celle de Welcker; et cependant leur chiffre est beaucoup plus élevé que celui de Welcker; il est donc à supposer que l'eau injectée entraîne aussi une partie des liquides qui imbibent les tissus. La méthode de Valentin est sujette à différentes causes d'erreur, en raison desquelles le chiffre donné par cet auteur est probablement trop élevé. Et d'abord, parmi ces causes, il faut signaler le passage rapide de l'eau à travers les tissus et les organes sécréteurs, et ensuite l'impossibilité du mélange parfait de l'eau avec le sang. Il est hors de doute que les résultats obtenus par la méthode de Welcker, quoique incertains, sont cependant les plus précis. On peut leur reprocher que le sang des différents vaisseaux n'a pas la même coloration, et qu'en exprimant les tissus on entraîne en même temps une partie de leurs matières colorantes propres, ce qui probablement donne un chiffre trop élevé pour la masse totale du sang. Heidenhain arrive à éviter la première cause d'erreur; pour le sang qui lui servira de terme de comparaison, il prend un mélange de sang artériel et de sang veineux : ces deux espèces de sang sont en effet celles qui diffèrent le plus, le dernier possédant une propriété colorante bien plus énergique que le premier. Les résultats obtenus ainsi par Welcker et Heidenhain sur différents animaux sont les suivants : Le poids de la masse du sang est au poids du corps, chez la souris 1/12 à 1/13, chez le chien 1/13, chez le chat 1/15, chez le lapin 1/18, chez les oiseaux 1/11 à 1/12, chez la grenouille 1/17, chez les poissons osseux 1/63. Chez les nouveau-nés, la quantité du sang est plus petite que chez les adultes ; elle diminue de nouveau dans la vieillesse. Chez les animaux mâles, elle paraît être plus grande que chez les femelles. Chez les animaux engraissés, la quantité de sang est relativement plus petite, tandis qu'elle est plus grande chez les animaux affamés; il semble, en effet, que chez ces derniers la quantité absolue du sang n'a pas diminué par l'abstinence (Panum) [1].

2° MOUVEMENT DU SANG.

§ 113. — Aperçu général sur la circulation sanguine.

Le sang est, dans le corps de l'animal vivant, animé d'un mouvement régulier et continu; il se meut dans un système de canaux clos de toute part. Le centre de ce système est le *cœur*, organe musculaire et contractile. De ce centre

---

[1] Lehmann, *Physiologische Chemie*, t. II. — Valentin, *Repertorium f. Anat. u. Physiol.*, t. III. — Welcker, *Prager Vierteljahrsschrift*, t. IV, et *Zeitschrift f. ration. Medicin*, t. IV. — Bischoff, *Zeitschrift f. wissenschaftl. Zoologie*, t. VII et IX. — Heidenhain, *Disquisitiones criticæ de sanguinis quantitate*. Halis 1858. — Panum, *Archiv f. pathol. Anatomie*, t. XXIX.

partent des vaisseaux dont les uns sont parcourus par le sang qui se rend aux organes du corps, ce sont les *artères*, et dont les autres servent à ramener le sang qui des organes revient vers le cœur, ce sont les *veines*. Dans les organes mêmes, les artères et les veines sont reliées par un système particulier, les *vaisseaux capillaires*.

La circulation du sang met ce liquide en rapport avec les organes auxquels il abandonne ses principes nutritifs aussi bien qu'avec ceux qui lui en fournissent. Les poumons sont, parmi les organes qui servent à la régénération du sang, d'une importance tellement prépondérante, qu'à eux seuls ils nécessitent un appareil spécial, et que la circulation générale se trouve ainsi divisée en deux circulations, dont le cœur est le centre. La *circulation pulmonaire* ou *petite circulation* porte le sang du cœur droit aux poumons, et de ceux-ci au cœur gauche; la *circulation du corps* ou *grande circulation* porte le sang du cœur gauche à tout le restant de l'organisme, et de là le ramène au cœur droit.

Le cœur peut donc être assimilé à une pompe à double courant. Les oreillettes reçoivent le sang veineux, celle de droite le sang qui revient des organes, celle de gauche le sang des veines pulmonaires, et les deux ventricules chassent le sang artériel, à droite dans les poumons par la voie de l'artère pulmonaire, et à gauche dans les autres organes au moyen de l'artère aorte. Le sang veineux qui afflue dans l'oreillette droite fournit, en passant dans le ventricule du même côté, le sang à l'artère pulmonaire ; le sang de l'oreillette gauche qui passe dans le ventricule correspondant est le sang artériel qui, par l'aorte, doit se rendre aux différentes parties du corps.

Si nous prenons comme point de départ le cœur gauche, la circulation du sang est la suivante (voy. Fig. 35). Le ventricule gauche *vg* chasse le sang dans l'aorte A, qui se divise en aorte ascendante et aorte descendante, 2 et 3, pour fournir aux parties supérieures et inférieures du corps. Ce sang, sorti des capillaires *cap*, se réunit en deux troncs veineux, la veine cave supérieure et la veine cave inférieure *vcs* et *vci*, qui le versent dans l'oreillette droite OD. De cette oreillette le sang passe dans le ventricule du même côté VD, qui le chasse dans l'artère pulmonaire AP. Après avoir parcouru le système capillaire du poumon *capp*, il revient par les veines pulmonaires VP dans l'oreillette gauche OG, et ce n'est que lorsqu'il a repassé de cette oreillette dans le ventricule gauche que le sang a parcouru un cercle circulatoire complet. Le courant sanguin varie de diamètre dans les différents endroits du système vasculaire; ce diamètre est au minimum à l'origine des vaisseaux qui émanent du cœur ou qui y aboutissent; il s'élargit graduellement et est au maximum dans les capillaires, pour diminuer de nouveau jusqu'au cœur.

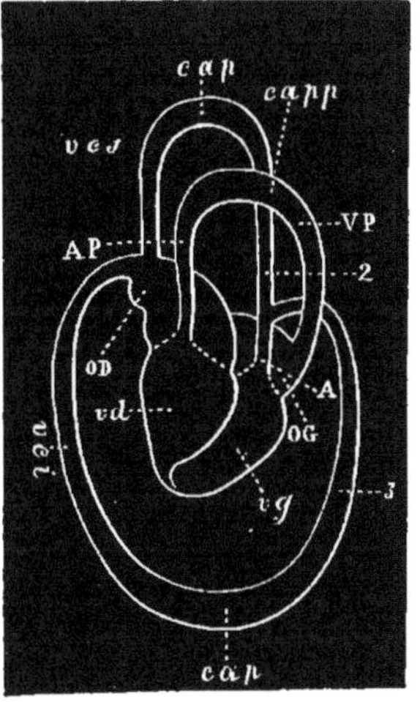

Fig. 35.

a) *Le cœur et ses mouvements.*

§ 114. — Structure et position du cœur.

Le *cœur* est un muscle creux, dont la surface extérieure est entourée d'une membrane séreuse, le péricarde, et dont la paroi interne est tapissée par une autre membrane, l'endocarde. Il est logé dans la moitié gauche de la poitrine, et affecte une position quelque peu oblique et inclinée, qui fait que la pointe du cœur est située un peu plus en avant et à gauche que la base de l'organe. Les poumons l'entourent de tous les côtés, excepté par devant, où le poumon gauche ne le recouvre qu'incomplétement. La base du cœur correspond aux corps des sixième, septième, huitième et neuvième vertèbres dorsales ; sa pointe est située derrière le cartilage costal de la sixième côte gauche.

Le cœur lui-même est divisé par une paroi musculaire en deux moitiés, la moitié droite et la moitié gauche. La première de ces moitiés est connue sous les noms de *cœur droit*, *cœur veineux* ou *cœur pulmonaire* ; la seconde sous ceux de *cœur gauche* ou *cœur aortique*. Chacune de ces moitiés est subdivisée en deux cavités superposées et séparées l'une de l'autre par des valvules formées aux dépens de l'endocarde épaissi et appendues à deux anneaux tendineux. Ces dédoublements des deux cœurs prennent le nom d'*oreillettes* et de *ventricules*.

Les valvules qui se trouvent à l'origine des grosses artères sont également formées par des adossements de l'endocarde.

Le tissu musculaire du cœur est formé de fibres striées, très-ténues, parfois bifides et anastomosées entre elles. Presque tous les faisceaux musculaires primitifs s'insèrent sur les anneaux fibreux qui se trouvent entre les ventricules et les oreillettes. Ces anneaux servent aussi de point de départ à des faisceaux de fibres longitudinales qui remontent verticalement pour former la paroi musculaire interne des oreillettes. Dans l'oreillette droite, quelques-uns de ces faisceaux musculaires font relief et les plus volumineux se dirigent de l'auricule vers l'orifice auriculo-ventriculaire. Les fibres longitudinales sont recouvertes par une couche de fibres circulaires dont la partie la plus interne appartient en propre à chaque oreillette, tandis que la couche extérieure sert d'enveloppe commune à ces deux réservoirs. Le ventricule gauche possède également des fibres musculaires longitudinales qui naissent, les unes de l'anneau fibreux auriculo-ventriculaire, les autres du pourtour de l'orifice aortique. La direction de ces fibres est oblique, et ce sont leurs anses qui, en s'entrecroisant au sommet de l'organe, forment ce que Gerdy a appelé le tourbillon de la pointe du cœur. Les fibres longitudinales du ventricule droit naissent, comme les précédentes, de l'anneau fibreux correspondant, affectent une direction analogue et, arrivées à la pointe du cœur, ne s'anastomosent pas avec celles du côté gauche, mais remontent le long de la cloison interventriculaire, pour s'insérer à la zone fibreuse gauche.

Par-dessus ces fibres longitudinales se trouve encore une couche de muscles à direction plus circulaire. Elles naissent de la zone fibreuse gauche et forment, les unes un huit de chiffre autour du ventricule gauche, tandis que les autres forment des anses qui, après avoir embrassé le ventricule droit, viennent se terminer à leur point de départ. La zone fibreuse droite donne, elle aussi, naissance à quelques anses qui embrassent le ventricule gauche.

Nous voyons par ce qui précède que toutes les fibres musculaires du cœur prennent leur origine sur les anneaux fibreux de cet organe, et que presque toutes vont y aboutir. Quelques faisceaux musculaires seuls, les *muscles papillaires*, font exception, car leurs extrémités tendineuses vont s'insérer aux valvules auriculo-ventriculaires.

Les *valvules* du cœur résultent de l'accolement des feuillets de l'endocarde, renforcés par du tissu fibreux. A l'abouchement des oreillettes avec les ventricules se trouvent des *valvules à franges ;* à droite la *valvule tricuspide*, à gauche la *valvule mitrale* ou *bicuspide*. A la naissance de l'aorte et de l'artère pulmonaire se placent les *valvules semi-lunaires* ou *sigmoïdes*. Les premières de ces valvules 5 et 5′ (Fig. 36) sont des soupapes en forme de voiles qui s'ouvrent dans la cavité du ventricule; elles sont fermées et retenues par la contraction des muscles papillaires 3′ et 3″.

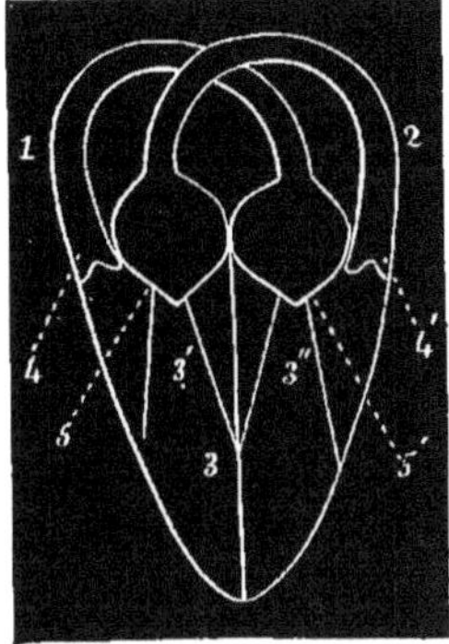

Fig. 36.

Les valvules sigmoïdes 4 et 4′ sont, au contraire, des soupapes en forme de poches qui s'appliquent contre les parois de ces vaisseaux quand le courant sanguin passe du cœur dans les artères, et qui, lors du reflux de ce liquide, se remplissent de sang, s'adossent les unes aux autres, et empêchent ainsi le retour de ce liquide dans le ventricule.

La structure histologique du péricarde est la même que celle de toutes les séreuses ; il se compose d'un feuillet pariétal épais, en rapport avec le médiastin antérieur, et d'un feuillet viscéral plus mince, qui est en contact intime avec le muscle cardiaque. L'endocarde n'est qu'un prolongement de la membrane interne des vaisseaux. Il est constitué par une trame fibreuse élastique, dont la surface interne est tapissée d'une mince couche d'épithélium polygonal. Les zones fibreuses des ouvertures auriculo-ventriculaires sont formées par une lame tendineuse qui se prolonge entre les deux feuillets adossés de l'endocarde jusque sur les pointes des valvules. La même structure se retrouve dans les valvules sigmoïdes. La valvule mitrale se compose de deux franges triangulaires, dont l'une part de l'anneau fibreux postérieur ou auriculaire, et l'autre de la paroi de l'aorte. A chacune de ces franges s'insère un des muscles papillaires du ventricule gauche. La valvule tricuspide se compose de trois franges plus petites que les précédentes, et toutes les trois sont implantées sur l'anneau fibreux auriculaire ; à chacune de ces franges va s'attacher un muscle papillaire plus grêle que les muscles correspondants de la cavité ventriculaire gauche. Chaque valvule auriculo-ventriculaire peut, du reste, présenter des franges secondaires sur lesquelles s'implantent aussi de petits muscles papillaires. Les valvules sigmoïdes prennent leurs insertions sur les cercles fibreux des orifices artériels ; dans chaque artère elles sont au nombre de trois ; leurs concavités sont tournées vers le haut ; leurs bords libres sont légèrement épaissis dans le milieu par de petits noyaux qui ont été désignés à gauche sous le nom de *nodules d'Arantius*, à droite sous celui de *nodules de Morgagni*. La description que nous venons de donner est empruntée à Ludwig[1]. Le cœur est *innervé* par les filets du pneumogastrique et du grand sympathique qui forment le plexus cardiaque. On trouve, en outre, dans le sillon transversal et la paroi interventriculaire de nombreux ganglions nerveux. La plupart des nerfs vont se terminer dans les muscles; quelques-uns seulement dans l'endocarde [2].

La *forme des quatre cavités du cœur* est très-variable. Les cavités des oreillettes représentent, abstraction faite de quelques saillies musculaires, assez fidèlement leur forme extérieure. La cavité de l'oreillette droite est à peu près cubique; celle de l'oreillette gauche est un peu aplatie dans le sens transversal. Les cavités ventriculaires diffèrent davantage. La coupe transversale de la cavité gauche représente une ellipse dont le grand diamètre irait de droite à gauche, tandis qu'une coupe analogue de la cavité ventriculaire droite forme un croissant dont les extrémités sont dirigées l'une en avant, l'autre en arrière. La *capacité* des deux ventricules est évaluée de 180 à 200 centimètres cubes. Le ventricule droit paraît contenir davantage que le ventricule gauche.

Gluge estime que le poids du cœur d'un homme sain est en moyenne de 288 grammes. Krause donne pour les dimensions du cœur les mesures suivantes : Diamètre longitudinal, 5 1/2 pouces ; diamètre transversal pris immédiatement au-dessous des oreillettes, 4 pouces; et diamètre antéro-postérieur pris à la même hauteur, 3 1/2 pouces.

La capacité du cœur a été déterminée par Valentin et Krause, qui en ont jugé d'après la quantité de liquide qu'ils pouvaient y introduire; tandis que Volkmann et Vierordt, estimant cette capacité d'après la quantité de liquide que chaque contraction en fait sortir, ont trouvé des chiffres bien plus forts, et donnent pour chaque ventricule une contenance de 200 centimètres cubes environ [3].

§ 115. — Mouvements du cœur.

Le muscle cardiaque est animé, pendant la vie, de contractions *rhythmiques*. Ces contractions n'étant pas isochrones dans les différentes parties de l'organe, il en résulte des *changements* de forme et de *position*, qui s'accompagnent de bruits particuliers.

1° *Rhythme des mouvements du cœur*. Si nous prenons le cœur pendant son temps de repos, nous voyons que le mouvement commence par la contraction des oreillettes, et qu'aussitôt après le ventricule entre en action. Avec le commencement de la contraction ventriculaire coïncide le relâchement des oreillettes, et lorsque les ventricules sont de nouveau inactifs, les oreillettes restent encore en repos pendant un temps très-court, puis le mouvement recommence par leur contraction. La contraction de chacune de ces parties prend le nom de *systole*; leur relâchement celui de *diastole*. Le cycle des mouvements du cœur peut, d'après ce qui précède, se subdiviser en trois temps : 1° systole des oreillettes et diastole ventriculaire; 2° systole des ventricules et diastole auriculaire ; 3° diastole des oreillettes et des ventricules (repos du cœur). Au commencement du second temps, pendant un instant très-court, il y a systole simultanée des oreillettes et des ventricules.

[1] Ludwig, *Zeitschrift f. ration. Medic.*, t. VII; et *Lehrbuch d. Physiologie*, t. II.
[2] Beaunis et Bouchard, *Nouveaux éléments d'anatomie humaine.*
[3] Krause, *Handbuch der menschlichen Anatomie*, t. I. — Donders, *Physiologie*, t. I.

Le cycle d'une révolution du cœur peut être figuré par le tracé suivant. La longueur de l'abscisse correspond à une contraction du cœur, la ligne 1 2 représente les mouvements de l'oreillette; la ligne 3 4 ceux des ventricules. La systole de chacune de ces cavités est figurée par la ligne élevée au-dessus de l'abscisse; leur diastole par cette ligne revenue sur l'abscisse elle-même (fig. 37). La systole des ventricules équivaut généralement à la moitié de la durée d'une contraction totale du cœur, tandis que celle des oreillettes n'en représente que le tiers (par contraction totale ou révolution du cœur nous entendons le temps qui s'écoule du commencement d'une contrac-tion ventriculaire à l'autre). Ce rapport de la durée des contractions partielles à la durée de la contraction totale n'est pas constant, et Don-ers a trouvé que lorsque le pouls augmentait ou diminuait de fréquence, la longueur de la sys-tole ventriculaire ne suivait pas ces oscillations, ou que du moins elle était peu modifiée.

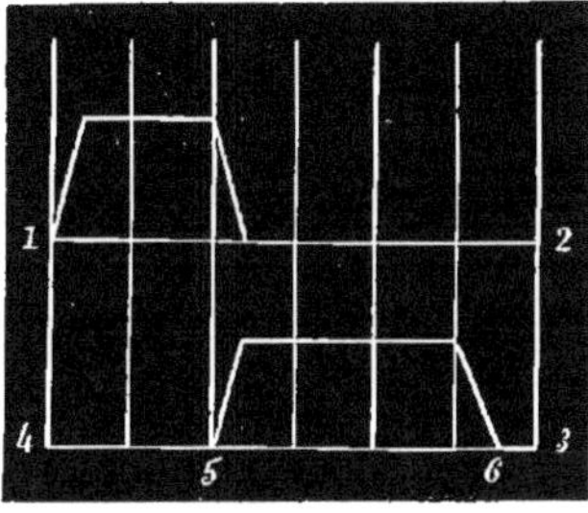

Fig. 37.

Landois, à qui l'on doit des études très-précises sur la durée des divers temps qu composent une révolution cardiaque, a trouvé que pour le cas où le pouls battait 55 ois par minute, ce qui donne une durée de $1^{sec},133$ pour la pulsation cardiaque, cette dernière se décomposait comme suit :

a) Durée du silence du cœur . . . . 0,393-0,407.
b) Durée de la contraction auriculaire allant jusqu'au commencement de la systole ventriculaire . . . . 0,170-0,177.
c) Durée de la systole des ventricules . . . . 0,155-0,192.
d) Persistance de l'état systolique . . . . 0,088-0,082.
e) Temps allant du commencement de la systole jusqu'à la fermeture des valvules sigmoïdes . . . . 0,066-0,072.
f) Durée de la diastole à partir de la fermeture des valvules sigmoïdes jusqu'au commencement du silence . . . . 0,259-0,200.

Les chiffres donnés par les lettres *c*, *d*, *e* représentent la systole des ventricules, leur total 0,309-0,346 donne un chiffre exactement pareil à celui que Donders a trouvé de son côté ([1]).

2° Changements de forme et de position du cœur. Les changements de forme du cœur en travail sont la conséquence des modifications de forme que lui impriment alternativement la systole et la diastole. Dans un cœur en dia-stole, le diamètre transversal est plus grand que l'antéro-postérieur, tandis que, pendant la systole, le cœur devient globuleux par suite de la diminution de son diamètre transverse et de l'augmentation du diamètre antéro-postérieur, en même temps que par une légère diminution de son diamètre longitudinal. Pen-dant le retour de la systole à la diastole, le cœur subit des *changements dans la position*, il pivote autour de deux de ses axes. Le mouvement de rotation autour de son axe transversal relève la pointe du cœur et la projette en avant; le mouvement autour de son axe longitudinal fait passer dans le plan antérieur

---

([1]) Donders, *Medic. Archiv*, 1865. — Landois, *Medic. Centralblatt*, 1866.

le ventricule gauche qui était situé en arrière pendant la diastole. Par suite d[e]
ces changements de forme et de position du cœur, la paroi thoracique gauche re[-]
çoit une commotion sensible au toucher et quelquefois visible dans l'interval[le]
qui sépare la cinquième côte de la sixième. C'est ce que l'on a nommé le *cho[c]*
du cœur, ou mieux la *pulsation cardiaque*. Il est isochrone avec la systole ven[-]
triculaire, et le point précis où l'on perçoit ce choc est situé un peu au-dess[us]
de la pointe du cœur, ce qui permet de conclure que cette percussion résult[e]
d'un mouvement du cœur autour d'un axe transversal, voire même du conta[ct]
de la pointe avec l'espace intercostal. Lorsque les diamètres antéro-postérieur[s]
du cœur viennent à augmenter, on observe quelquefois l'ébranlement d'un[e]
plus grande partie de la paroi thoracique.

Ludwig a démontré que la contraction du cœur ne borne pas son effet à raccourci[r]
les diamètres transverse et longitudinal de l'organe, mais qu'il y a en même temp[s]
augmentation du diamètre antéro-postérieur, ce qui lui donne la forme d'un côn[e]
à base arrondie. Kürchner a, le premier, insisté sur le mouvement autour de l'ax[e]
longitudinal ; mais son opinion n'est pas encore adoptée par tous les observateurs.

Ludwig explique le choc de la pointe par un redressement du diamètre longitu[-]
dinal du cœur, qui, selon lui, se trouve former, pendant la diastole, avec la base de l'o[r-]
gane, un angle ouvert en arrière, angle qui s'efface pendant la contraction, puisqu[e]
alors le diamètre longitudinal devient perpendiculaire à la base arrondie. Or la point[e]
du cœur étant située immédiatement derrière les côtes, elle doit nécessairement l[es]
soulever lorsqu'elle est portée en avant. Kiwisch et Arnold ne voient, au contrair[e]
dans la pulsation cardiaque, qu'un effet de l'agrandissement du diamètre antéro-pos[-]
térieur, et nient complétement le choc de la pointe. Le choc de la pointe et la vous[-]
sure de la base sont deux phénomènes connexes résultant de la pulsation cardiaque[.]

3° *Bruits du cœur*. L'oreille appliquée sur la poitrine perçoit à chaque révo[-]
lution du cœur deux bruits qui constituent les *bruits du cœur*. Le premier d[e]
ces bruits coïncide avec le choc du cœur et la systole des ventricules ; il es[t]
sourd et on le perçoit jusqu'au moment où se produit le deuxième bruit. C[e]
deuxième bruit est plus sec et moins prolongé que le précédent ; il coïncid[e]
avec le commencement de la diastole.

Après ce second bruit vient un silence qui dure un peu moins que les deu[x]
bruits réunis.

La cause du *premier* bruit n'est pas encore bien déterminée ; il est vrai[-]
semblable cependant qu'il résulte de la contraction du muscle ventriculaire, e[t]
que peut-être l'ébranlement dû à la projection des valvules auriculo-ventricu[-]
laires y contribue.

La cause du *second* bruit réside dans le remplissage des valvules sigmoïdes[,]
fait rendu évident par la destruction de ces valvules, qui entraîne avec elle l[a]
disparition du second bruit.

Magendie croyait que le premier bruit du cœur est dû à un choc du cœur cont[re]
la paroi thoracique ; mais cette théorie ne peut se soutenir devant le fait expériment[al]
de la persistance de ce bruit lorsqu'on enlève cette paroi. Kiwisch veut que les va[l-]
vules auriculo-ventriculaires jouent un rôle dans la production de ce bruit, ce q[ui]
est probable si l'on tient compte des modifications que peuvent imprimer à ce bru[it]
les altérations valvulaires. Mais de ce que les valvules anormales produisent de[s]

ruits anormaux qui s'ajoutent aux bruits musculaires, il ne s'ensuit pas que le jeu normal de ces valvules doive entrer pour quelque chose dans le bruit normal que nous entendons au premier temps. Une probabilité assez sérieuse qui permet de rattacher en grande partie ce bruit à une origine musculaire est que toute contraction un peu énergique d'un muscle donne lieu à des bruits semblables.

C'est Williams[1] qui, le premier, a donné cette signification à ce bruit.

§ 116. — Force du cœur. — Progression du sang dans le cœur.

Chacune des parties du cœur exerce, pendant qu'elle est en systole, une certaine pression sur le liquide qu'elle contient, pression dont la force est en raison de l'épaisseur de sa paroi musculaire. Nous verrons, par conséquent, la force de compression du ventricule gauche être plus forte que celle du ventricule droit, et celle-ci, à son tour, être de beaucoup supérieure à celle des oreillettes.

Nous ne possédons pas encore à l'heure qu'il est des moyens capables de mesurer directement la force de contraction des quatre cavités du cœur, mais nous pouvons nous rendre compte de celle que développent les ventricules droit et gauche par les pressions latérales que supportent l'aorte et l'artère pulmonaire, pressions qui ne doivent pas sensiblement différer de celles que subit le sang dans le cœur lui-même. Dans les oreillettes, au contraire, les variations de pression ne doivent pas être considérables, puisque les contractions de l'oreillette ne déterminent pas des pulsations dans les veines, comme la systole ventriculaire en détermine dans les artères. Mais, à tout prendre, cette raison n'est pas concluante, car il faut savoir que la systole des oreillettes est une contraction qui part des orifices veineux et fixés aux orifices ventriculaires. Il en résulte que cette systole a pour effet de maintenir dans sa direction et de faire progresser jusque dans le ventricule le courant veineux qui arrive dans l'oreillette. Les variations de pression qui résultent des alternances de contraction et de relâchement des quatre cavités du cœur déterminent, en s'aidant du jeu des valvules, la *progression du sang dans le cœur.*

Pendant le repos du cœur, le sang est à peu près également réparti dans l'organe. La systole des oreillettes, en chassant le sang par les orifices auriculo-ventriculaires, remplit les ventricules.

Ceux-ci, en se contractant, relèvent et appliquent les unes contre les autres les extrémités des valvules auriculo-ventriculaires qui ainsi se trouvent fermées, tandis que le courant sanguin refoule le long des parois artérielles les valvules sigmoïdes, et produit ainsi l'ouverture de ces vaisseaux. Lorsque tout le sang est sorti des ventricules, les valvules sigmoïdes se referment, parce que la pression ventriculaire est nulle, et que, par contre, la tension du sang dans les artères est très-grande. En attendant, les oreillettes s'étant de nouveau remplies de sang, les valvules auriculo-ventriculaires s'ouvrent devant la pression du liquide qu'elles contiennent, et aussi parce que l'action du muscle papillaire n'est plus entravée par le liquide du ventricule. Brücke fait remarquer que les

[1] Kiwisch, *Würtzburg. Verhandl.*, t. I. — Williams, *Transactions of the british scientic. Assoc.*, vol. VI, 1837.

artères coronaires ne peuvent pas recevoir de sang dans la systole, en raison de leur insertion qui est recouverte par les valvules sigmoïdes lors de la contraction du ventricule. Cette particularité a probablement sa raison d'être dans le mécanisme cardiaque, car si cette artère était remplie au moment de la systole, elle gênerait par son développement la contraction du cœur; tandis qu'en recevant son liquide pendant la diastole, elle ne nuit pas au jeu de l'organe.

Marey et Chauveau ont essayé de se rendre compte des quantités de pression développées par chacune des cavités du cœur; pour arriver à ce résultat, ils introduisirent dans les cavités droites et le ventricule gauche des sondes creuses munies d'ampoules compressibles qui leur donnaient un tracé cardiographique. Cette première partie de l'opération faite, ils introduisirent les sondes initiales dans un flacon dont elles traversaient le bouchon, flacon qui portait en outre un manomètre à mercure et un tube à insufflation, et mesurèrent expérimentalement la pression manométrique à laquelle correspondait chaque degré d'élévation de la courbe du tracé cardiographique. Ils ont trouvé, par ce moyen, que le maximum de force développé par le ventricule gauche du cheval équivaut à une colonne mercurielle de 128 millimètres, celle du ventricule droit à 25 millimètres, et celle de l'oreillette droite à 2^{mm},5.

L'évaluation des maxima de la pression passive dans les cavités droites a donné à ces observateurs des écarts très-grands. C'est ainsi qu'ils ont trouvé que pour le ventricule droit elles vont de — 16 millimètres à + 20 millimètres, et dans l'oreillette du même côté de — 7 millimètres à — 16 millimètres.

Ces résultats sont peut-être entachés d'erreurs à cause de la grande perturbation que doit produire dans le mécanisme de la pompe cardiaque l'introduction des sondes, et Jacobson fait remarquer avec raison que des alternatives de pression aussi considérables que celles qui ont été constatées dans l'oreillette droite doivent nécessairement entraîner des fluctuations proportionnelles dans les grosses veines, ce qui n'est cependant pas le cas.

L'hypothèse que Brücke a émise sur l'oblitération des artères coronaires par les valvules sigmoïdes a été combattue par Hyrtl; mais cet observateur a répondu victorieusement à la plus grande partie des objections qui lui ont été faites. Il a surtout fait remarquer que, sur le cadavre, l'aorte doit être fréquemment étirée, de façon à ce que les valvules sigmoïdes n'arrivent plus à recouvrir la naissance des coronaires, puisque l'on remarque souvent sur la paroi artérielle l'empreinte du nodule d'Arantius au-dessus de l'origine de ces artères.

Wittich prétend prouver l'hypothèse de Brücke par ce fait expérimental qu'une injection intermittente poussée par les veines pulmonaires va tantôt dans l'artère aorte, tantôt dans les artères coronaires.

§ 117. — Innervation du cœur.

Le cœur des animaux à sang froid continue à se contracter quelque temps encore après avoir été séparé du corps, ce qui porte à croire qu'une partie au moins des centres nerveux qui président à ces mouvements ont leur siége dans le cœur lui-même. Et, dans le fait, on trouve dans la cloison interventriculaire et sur la limite des oreillettes et des ventricules des amas de cellules ganglionnaires, qui ne peuvent être envisagées que comme des organes centraux automoteurs. En dehors de ces ganglions, le cœur reçoit encore des fibres du pneumogastrique et du grand sympathique. Pour nous rendre compte des conditions l'innervation du muscle cardiaque, nous aurons à examiner : 1° les diverses influences qui, appliquées directement sur le cœur et ses ganglions, agissent sur ses mouvements, et 2° nous aurons à voir l'influence qu'exercent sur eux l'excitation ou la paralysie des nerfs extérieurs au cœur et celle des organes dont ils émanent.

1° *Innervation ganglionnaire.* Les contractions rhythmiques du cœur séparé du corps sont entretenues, comme le prouve la dissection, par des *groupes de cellules ganglionnaires,* dont les uns sont *excitateurs* du cœur, les autres *modérateurs.* Les ganglions dont l'irritation entraîne l'excitation de l'organe sont situés, sur les cœurs de grenouille, partie aux orifices veineux, partie dans le sillon auriculo-ventriculaire; ceux, au contraire, qui modèrent son action se trouvent dans la cloison inter-auriculaire.

En effet, si l'on vient à faire une section ou placer une ligature au-dessous de la fosse ovale, le cœur cesse de se contracter, sans doute parce que l'action des ganglions modérateurs l'emporte pour le moment sur celle des ganglions excitateurs.

Si, profitant de ce repos du cœur, on fait porter la ligature ou la section sur le sillon auriculo-ventriculaire, le ventricule recommence à se contracter. Et si, enfin, on sectionne au-dessous de ce sillon, la portion inférieure du ventricule reste au repos, tandis que l'oreillette et la partie du ventricule qui est restée adhérente reprennent leurs pulsations rhythmiques (Stannius).

A mesure *qu'on élève la température* du cœur de la grenouille dans une limite qui varie de 4 degrés au-dessous de zéro à 36 au-dessus, on produit une accélération de mouvements en rapport avec l'augmentation de chaleur. Au delà de ces limites on observe du ralentissement et, si l'on insiste, l'arrêt du cœur (Cyon). Parmi les excitants chimiques de cet organe, le sang tient la première place. Tout le monde sait qu'un cœur de grenouille qui se trouve en contact avec du sang bat incomparablement plus longtemps que si on le prive de ce liquide. On sait, de plus, que le sérum du sang n'active pas les mouvements du cœur, et il était dès lors très-naturel d'attribuer cet effet aux globules sanguins, ou mieux encore à l'*oxyhémoglobine.* Il paraît qu'en réalité c'est l'oxygène de ce corps qui détermine les mouvements cardiaques, car les contractions d'un cœur de grenouille se prolongent en moyenne pendant 12 heures lorsqu'il est exposé à l'action de l'oxygène pur, tandis qu'elles ne se continuent que pendant 3 heures dans l'air atmosphérique, et 1 heure au plus quand on le plonge dans de l'azote ou de l'hydrogène. Un cœur qu'on cherche à faire battre dans le vide cesse de se contracter au bout de 30 minutes. On peut encore conclure de ces expériences que l'effet de l'azote et de l'hydrogène n'est pas dû à une action directement *tonique* de ces deux gaz, mais seulement au déplacement du stimulant habituel du cœur, l'oxygène.

L'action des gaz CO^2, Hcl, AzO, Cl, SO^2 est, au contraire, directement funeste au cœur, qui, soumis à leurs influences, cesse de battre après quelques temps (Castell).

Les sels à base de potasse introduits en petite quantité dans le sang déterminent l'arrêt du cœur, tandis que les sels à base de soude et de rubidium ne manifestent point de propriétés toxiques (Grandeau et Bernard).

Les sels acides de la bile diminuent la fréquence des battements cardiaques par la raison sans doute que ces sels favorisent la dissolution des globules sanguins (Röhrig).

Les acides tartrique, acétique, citrique (Bobrick) et l'acide phosphorique (Leyden et Munck) produisent des effets analogues. Il est infiniment probable que l'action des corps que nous venons de citer doit tenir aux modifications qu'ils impriment à l'innervation ganglionnaire, car on peut s'assurer que leur influence se continue sur le cœur séparé du restant de l'organisme, après la section des nerfs du cœur (grand sympathique et nerf pneumogastrique).

Les *irritations mécaniques* produisent sur les cœurs dont les contractions sont préalablement arrêtées, plusieurs contractions isolées ou successives. Nous en dirons autant de l'irritation par l'électricité, dont l'effet est le même soit qu'on emploie le courant constant ou des courants induits. Ces derniers en particulier, ne déterminent pas, comme ils le font pour d'autres muscles, des contractions toniques de quelque durée ; ils ne font qu'activer les mouvements du cœur (¹).

2º *Innervation du cœur par les organes centraux.* Les nerfs qui arrivent au cœur sont susceptibles d'accélérer ou d'enrayer les mouvements de cet organe. L'origine de ces nerfs paraît être dans la *moelle allongée*. La presque totalité des nerfs qui se rendent au cœur viennent du pneumogastrique et de la portion cervicale du grand sympathique ; quelques fibres excito-motrices seulement émanent directement de la moelle épinière et se rendent de là au plexus cardiaque du grand sympathique. Les *irritations légères du nerf pneumogastrique* ralentissent les battements du cœur, en augmentant l'intervalle qui existe entre deux contractions, tandis qu'à la suite d'irritations plus fortes cet organe cesse complétement de battre et *s'arrête en diastole*. La section du nerf vague entraîne, au contraire, une accélération des mouvements. On est moins bien renseigné sur les effets que produisent l'irritation et la section des fibres de la portion cervicale du grand sympathique. Le plus souvent on voit l'irritation de ces nerfs déterminer au bout de quelques minutes une accélération des battements, mais cette perturbation ne peut dépasser une certaine mesure qui, sur le cœur du lapin, ne va pas au delà de 300 pulsations par minute. L'effet de l'irritation des nerfs sympathiques est, par conséquent, d'autant moindre que l'activité de l'organe est plus élevée, et si le nombre de pulsations atteint un certain chiffre, l'action de ce nerf peut même devenir tout à fait nulle.

La section du sympathique entraîne habituellement une diminution durable de la fréquence des battements ; mais il est arrivé aussi que cette section n'était suivie d'aucun effet. Dans des cas isolés on a même vu l'irritation du grand sympathique déterminer une diminution, et sa section une augmentation de fréquence dans les mouvements du cœur, de façon que ce nerf, au lieu

(¹) Stannius, *Zwei Reihen physiol. Versuche*. Rostock 1851. — Schelske, *Ueber die Erregbarkeit der Nerven durch die Wärme*. Heidelberg 1860. — Cyon, *Berichte d. königl. sächs. Gesellsch.*, 1866. — Castell, *Müller's Archiv*, 1855. — Grandeau, *Journal d'anat. et phys.* t. I. — Röhrig, *Archiv f. Heilkunde*, 1863. — Bobrick, *Königsb. medic. Jahrb.*, t. IV. — Leyden et Munck, *Die acute Phosphorvergiftung*. Berlin 1865.

d'être l'antagoniste du pneumogastrique, exerçait une action identique à celle de ce dernier.

On ne peut s'expliquer cette anomalie qu'en admettant que la partie des filets qui habituellement sont accolés au nerf vague le sont par exception au grand sympathique (v. Bezold). A l'exclusion de quelques exceptions, on peut donc admettre que le nerf pneumogastrique est un nerf modérateur des mouvements cardiaques, dont le grand sympathique est excito-moteur.

A côté de ces deux sources d'innervation, il faut encore ranger un certain nombre de filets excito-moteurs qui appartiennent au système du grand sympathique, mais qui s'accolent à la moelle avant de gagner le cœur.

En effet, si l'on vient à sectionner le nerf vague et le cordon cervical du grand sympathique, et qu'on isole de plus les nerfs vaso-moteurs, dont l'innervation pourrait retentir sur le cœur, on observe, après excitation de la moelle allongée ou de la moelle épinière, une accélération des mouvements du cœur. *L'excitation directe de la moelle allongée* entraîne celle du cœur, lors même que le pneumogastrique est intact, et dans aucune condition on n'a pu encore obtenir le ralentissement des mouvements de cet organe, alors qu'on excitait le centre médullaire. Mais si, au contraire, on irrite le bout central du pneumogastrique divisé, on voit survenir le ralentissement du cœur quand on a eu la précaution de séparer au préalable le cerveau de la moelle allongée (v. Bezold).

Il faut en conclure qu'il y a dans la moelle allongée une communication du pneumogastrique avec des centres nerveux modérateurs, analogue à celle qui existe dans le cœur même. Donc le ralentissement du cœur qui résulte de l'excitation du nerf vague non sectionné est la conséquence d'un courant modérateur biréflexe, dont les entrecroisements sont situés dans la moelle allongée et les ganglions interauriculaires du cœur.

Il y a probablement, dans la moelle comme dans le cœur, des éléments excito-moteurs et des éléments modérateurs très-rapprochés les uns des autres, et lorsque la moelle entière est excitée, ce sont les éléments excitateurs dont l'action domine. Mais l'effet de ralentissement du cœur qu'on obtient en irritant le bout central du nerf vague est sans doute sous la dépendance de la portion cervicale du grand sympathique.

Nous verrons dans la seconde partie de ce chapitre que, les sources d'innervation étant sensiblement les mêmes dans tous ces nerfs, on ne peut expliquer leurs différentes fonctions excito-motrice ou modératrice qu'en en cherchant la raison dans leur mode de terminaison dans le cœur lui-même. Or nous savons que dans cet organe on trouve des ganglions de deux espèces; aussi nous est-il permis de conclure que la plus grande partie des fibres du pneumogastrique vont aboutir aux ganglions modérateurs, tandis que les fibres du sympathique se rendent de préférence dans les ganglions excito-moteurs, ce qui n'exclut pas la possibilité de voir quelques fibres du grand sympathique aller aboutir aux ganglions modérateurs, et, inversement, quelques fibres du pneumogastrique se terminer dans des ganglions excito-moteurs. La première de ces suppositions paraît justifiée par le résultat que donne l'excitation du bout central du nerf vague, et la seconde nous explique l'arrêt complet du cœur de grenouille soumis à des températures élevées. Dans ces cas, le muscle cardiaque de la grenouille réagit sous l'influence de l'excitation du pneumogastrique, comme un muscle de la locomotion sous l'influence du nerf dont il reçoit l'innervation, c'est-à-dire qu'une excitation isolée, mécanique ou électrique, ne détermine qu'une contraction isolée, tandis qu'une série d'excitations très-rapprochées produisent une convulsion tonique (Schelske).

Les fibres modératrices du pneumogastrique lui arrivent de l'*accessoire de Willis*. Schiff a démontré que la section de ce nerf dans la cavité crânienne annihile l'effet des excitations du pneumogastrique sur le cœur. Mais cependant, dans ces conditions, la section du pneumogastrique serait, d'après le même observateur, suivie d'accélération des mouvements du cœur. Bien que les recherches de Heidenhain ne confirment pas les faits avancés par Schiff, on peut néanmoins se rendre compte de ces phénomènes en admettant que le nerf vague ne reçoit pas seulement ses influences modératrices du cœur, mais qu'il en reçoit aussi de la moelle allongée, et croire que les nerfs modérateurs excités par les irritations périphériques ne se trouvent pas dans le nerf accessoire de Willis, mais bien dans le pneumogastrique lui-même.

Des influences d'un autre ordre encore exercent dans la moelle allongée une action incontestable sur l'innervation de ces mêmes centres nerveux dont nous venons de nous entretenir. Ainsi, les impressions psychiques produisent tantôt une accélération des mouvements cardiaques, tantôt un arrêt momentané de ces mêmes mouvements; et c'est généralement dans les émotions morales les plus grandes que domine l'effet des éléments modérateurs.

On a encore vu des irritations très-intenses des nerfs sensibles déterminer, par voie réflexe, un ralentissement ou un arrêt des mouvements du cœur (Schiff). En effet, Goltz a observé que l'irritation mécanique provoquée par la percussion même assez faible de la paroi abdominale arrête les battements; les voies par lesquelles arrive l'impression sensible sont en ce cas, selon Bernstein, quelques rameaux du grand sympathique qui vont rejoindre les cinquième et sixième paires spinales.

Certaines modifications dans l'état du sang exercent une influence directe sur l'organe central de la circulation. La *suppression de la respiration* vicie le sang et le cœur bat plus lentement et peut même s'arrêter. Ce phénomène ne se produit pas lorsque les pneumogastriques sont coupés, preuve certaine que le sang désoxygéné exerce une irritation sur les fibres d'origine du pneumogastrique, irritation qui est peut-être à la fois directe et réflexe, et qui provient de la moelle allongée aussi bien que du cœur (Traube, Thiry). La section de la moelle épinière n'empêche pas la production de ces symptômes, mais la destruction de la moelle allongée les supprime; de là la conclusion que toutes les fibres modératrices du nerf accessoire de Willis proviennent de la moelle allongée.

En somme, il paraît résulter de toutes les observations précédentes que l'acide carbonique du sang est le stimulant normal des centres modérateurs qui se trouvent dans la moelle allongée (Traube). Landois a remarqué de plus que la compression des carotides et l'anémie subite du cerveau qui en est le résultat entraînent à leur suite, lors même qu'on pratique la respiration artificielle, une diminution de fréquence de pouls, et plus tard une augmentation de cette fréquence.

Certains poisons agissent d'une façon analogue, et la digitaline, selon Traube, le chloroforme, d'après Broondgeest, ralentissent d'abord la circulation par irritation du pneumogastrique, et augmentent plus tard la fréquence des pulsations, en déterminant la paralysie de ce nerf. D'autres poisons, l'*atropine* par exemple, provoquent immédiatement la paralysie du nerf vague (v. Bezold).

Les frères Weber ont été les premiers à appeler l'attention des observateurs sur les phénomènes de ralentissement ou d'arrêt complet du cœur à la suite de l'irritation du nerf vague; ce sont eux qui, avec Volckmann, ont formulé la théorie que nous avons émise plus haut. Budge, qui expérimentait à peu près à la même époque, mais qui ne s'inspirait pas des travaux de ces observateurs, a émis l'hypothèse que le pneumogastrique doit être un nerf dont l'innervation facilement épuisable ne détermine l'arrêt du cœur que lorsqu'il est surmené. Moleschott et Schiff, qui se sont fait les défenseurs de cette idée, ont institué une série d'expériences destinées à la corroborer, expériences qui se résument en ce fait, savoir qu'une stimulation légère du pneumogastrique n'amenait pas le ralentissement des mouvements du cœur, mais bien leur accélération. J'ai cherché à confirmer ces observations; mais, de même qu'à Pflüger et v. Bezold, il m'a été impossible de reproduire les faits annoncés. Par contre, j'ai vu que, sur les animaux empoisonés avec du curare, il arrivait parfois un moment pendant lequel l'irritation des pneumogastriques déterminait l'accélération plutôt que le ralentissement des pulsations. Mais, d'après notre théorie, ce phénomène, de même que ceux qu'on observe à la suite de l'élévation de température du cœur de la grenouille, peut s'expliquer par la mort non simultanée, mais successive, des ganglions modérateurs et excito-moteurs du cœur. Du reste, le poison en question ne modifie pas sensiblement les mouvements cardiaques, et ces mouvements persistent quand déjà la paralysie des nerfs moteurs existe, par la raison sans doute que ce corps n'agit que plus tard sur les ganglions du cœur. Quand, à la suite d'irritation du bout central du pneumogastrique coupé, on voyait survenir une accélération des mouvements du cœur, on croyait autrefois que ce nerf agit comme modérateur lorsque l'innervation est portée directement sur les ganglions du cœur, et qu'au contraire il détermine des mouvements réflexes excito-moteurs lorsqu'il innerve ces ganglions par la voie de la moelle épuisée; mais Bezold a démontré qu'il n'en est pas ainsi. Cet observateur avait vu, comme nous l'avons déjà signalé, que lorsqu'on irritait le bout central du pneumogastrique coupé, et qu'on avait en même temps la précaution d'enlever le cerveau, on n'obtenait jamais l'accélération, mais bien le ralentissement des mouvements du cœur, ce qui lui permit d'attribuer dans ces cas le phénomène d'accélération à une action psychique. Quant à l'influence du *grand sympathique*, nous avons vu que les résultats sont très-contradictoires. En effet, Henle, Cl. Bernard et d'autres observateurs ont vu l'irritation de ce nerf amener des contractions plus fréquentes. Ludwig, au contraire, affirme qu'il est sans influence aucune, et R. Wagner dit avoir observé du ralentissement cardiaque après l'irritation de sa portion cervicale. Bezold, le premier, a trouvé la raison de ces contradictions apparentes, en démontrant que l'irritation de la moelle allongée et celle du cordon sympathique du cou provoquent toutes deux l'accélération des mouvements du cœur.

Cet observateur a vu que l'excitation de la moelle allongée accélère les battements du cœur, de même que l'excitation du sympathique cervical, et que cette action persiste lors même que les cordons sympathiques sont coupés des deux côtés au cou. Enfin, d'après Bezold, l'excitation de points déterminés de la moelle, qui cependant ne descendent pas au-dessous de la 3e ou la 4e vertèbre lombaire, de même que l'irritation directe de la portion thoracique ou lombaire du grand sympathique, produisent le même effet. Il en a conclu que le cordon sympathique du cou ne représente qu'une partie des nerfs excito-moteurs du cœur, et que l'autre partie de ces nerfs chemine dans la moelle, et ne se rend au cœur que par les portions thoracique et lombaire de ce nerf. Goltz, au contraire, pense que les phénomènes dont il s'agit reconnaissent comme point de départ une irritation des nerfs vaso-moteurs, irritation qui entraîne après elle des modifications dans la quantité de sang dont sont remplis les gros vaisseaux. Ludwig et Thiry pensent comme Goltz, et appuient cette théorie de démonstrations péremptoires, comme nous le verrons à propos de l'innervation des vaisseaux. Tout récemment Bezold a concédé l'action des nerfs vaso-moteurs, mais il a refait de nouvelles expériences qui tendent à prouver l'existence de nerfs cérébro-spinaux destinés au cœur. Dans ces expériences il séparait (les pneumogastriques et le grand sympathique étant préalablement coupés) la moelle entre la 1re et la 2e vertèbre cervicale, ainsi que toutes les anastomoses qui vont aux trois premiers ganglions thoraciques, de façon à intercepter toute communication entre les vaso-moteurs et l'encéphale, et cependant il voyait encore, lorsqu'il irritait la moelle, le pouls devenir plus fréquent, et la pression sanguine centrale légèrement augmenter. Ce n'est qu'en détruisant tous les nerfs qui entourent le cœur qu'il parvenait à soustraire cet organe à l'action de la moelle. Nous verrons du reste, au § 120, les modifications de la pression sanguine amenées par les changements dans l'innervation du cœur (1).

3° *Fréquence du pouls.* La fréquence des pulsations cardiaques dans un temps donné dépend en grande partie des conditions d'innervation que nous venons d'examiner, mais elle est aussi sous l'influence du degré plus ou moins grand de réplétion des gros vaisseaux, réplétion qui tient, comme nous le verrons bientôt, à l'innervation des parois contractiles de ces organes. Pour ce qui est de cette dernière condition que nous aurons à examiner avec plus de détails au § 123, disons seulement d'une manière générale que le rétrécissement des gros vaisseaux émanant du cœur augmente la fréquence du pouls; que leur dilatation la diminue et peut même, dans de certaines circonstances, complétement les arrêter.

Il est difficile de savoir, dans un cas donné, quelle est dans des circonstances normales la part de ces différents facteurs, et quelle est leur part d'influence individuelle lorsqu'une circonstance étrangère vient à modifier la fréquence du pouls, car nous savons que bien souvent un seul et même phénomène dépend fréquemment de causes très-diverses. Ainsi, le ralentissement de la pulsation cardiaque peut tenir, soit à l'excitation des centres modérateurs, soit à la paralysie

(1) Ed. Weber, article *Muskelbewreg.* (*Handwörterb. der Physiol.*, t. III). — Budgé, *Archiv für physiol. Heilkunde*, 1846. — Schiff, *Moleschott's Untersuchungen*, t. VI et IX. — Moleschott, *ibid.*, t. VII. — Pflüger, *Untersuchungen aus dem Bonner Laborator.*, 1865. — Bezold, *Innerv. d. Herzens.* Leipzig 1863 (*Ienaische Zeitschrift*, t. 1; *Verhandl. der Würtzburger Gesellschaft*, 1867. — Wundt, *Verhandl. des natur. histor. Vereins in Heidelberg*, 1859. — Traube, *Annal. d. Charité*, 1851-1852. — *Allg. med. Centralblatt*, 1863-1864. — Landois, *Berliner klin. Wochenschrift*, 1864.

des centres excito-moteurs situés dans le cœur ou dans le cerveau, soit encore à la trop grande réplétion des vaisseaux. Ces différentes causes peuvent agir simultanément, et chacune d'entre elles peut dépendre de circonstances fort variables.

Nous pouvons maintenant nous expliquer l'impossibilité dans laquelle nous sommes encore aujourd'hui de rapporter à leurs causes véritables les oscillations que déterminent dans la fréquence du pouls le sexe, l'âge, l'époque du jour, l'alimentation etc., et pourquoi nous sommes réduits à nous payer d'hypothèses dans tous les cas d'irrégularités pathologiques.

Selon Rameau, la fréquence du pouls diminue à mesure que le corps s'accroît en longueur. Le pouls de la femme est plus fréquent que celui de l'homme. Il va en diminuant de fréquence depuis la naissance jusqu'à la 20e année. Volkmann a trouvé les chiffres moyens suivants : pour la 1re année, 134 pulsations; pour la 22e année, 70 pulsations; et pour la 80e année, 79 pulsations.

Après une saignée on voit le nombre des pulsations s'accroître, et d'après Lichtenfeld et Frœhlich, la fatigue qui résulte d'efforts musculaires produit le même effet. Ces observateurs ont encore cherché à se rendre compte de l'influence produite sur la rapidité de la circulation par les différentes heures du jour, et par l'alimentation.

Pour dégager les influences horaires de celles de l'alimentation, on prenait l'état du pouls à chaque heure dans les jours de diète, on trouva par ce moyen que la fréquence allait en diminuant rapidement depuis le matin (c'est-à-dire dix heures après le dernier repas) jusque vers midi, et qu'elle augmentait ensuite, mais de quelques pulsations seulement. Il n'en est plus de même lorsque l'on alimente. On observe alors que bientôt après le déjeuner (8 heures du matin) la fréquence du pouls monte et arrive rapidement au maximum de la journée, et qu'elle diminue ensuite jusque vers midi. Après le dîner (midi), nouvelle reprise, mais plus lente et moins forte que celle du matin, puis de nouveau diminution progressive allant jusqu'au souper, après lequel s'observe une troisième ascension de la fréquence. Inutile d'ajouter qu'en changeant l'heure des repas on obtiendrait des résultats autres que ceux fournis par les précédentes observations. La composition de l'alimentation joue un très-grand rôle sur la rapidité et la fréquence de ces variations. Pour les corrélations entre la fréquence du pouls et le nombre des respirations, nous renvoyons au § 129.

Les *poisons* qui modifient la fréquence du pouls semblent agir les uns directement sur les ganglions du cœur; d'autres, au contraire, paraissent concentrer leur influence sur les origines du pneumogastrique. Aux §§ 1 et 2 nous avons déjà laissé entrevoir l'action des principaux poisons et nous avons également mentionné en passant l'action du curare. La *nicotine* paraît exciter d'abord et paralyser ensuite les appareils excito-moteurs du cœur lui-même; car si l'on vient à couper les pneumogastriques, on n'en voit pas moins la fréquence du pouls et la pression du sang augmenter d'abord pour diminuer ensuite (Traube, Rosenthal). L'*upas Antiar* (Alfermann, Neufeld) et la *vératrine* (v. Bezold) ont une action excito-motrice encore beaucoup plus énergique, et déterminent à dose suffisante une véritable contraction tétanique des ventricules. L'*extrait de fève du Calabar* produit des effets pareils à ceux de l'excitation du pneumogastrique, c'est-à-dire le ralentissement du pouls et la diminution de la pression centrale; mais puisque ces phénomènes se produisent même après la section de ces nerfs, il faut bien admettre qu'ils sont la conséquence d'une excitation des ganglions modérateurs du cœur (1).

Théorie de l'innervation du cœur. Bien qu'il ne nous soit pas encore possible d'établir d'une manière définitive une théorie exacte des mouvements rhythmiques du cœur, il nous semble cependant indispensable de grouper tous les faits connus de manière à donner une idée du phénomène. Voici ce qu'il nous est possible d'établir aujourd'hui : 1° Les centres qui président aux mouvements cardiaques sont situés dans le cœur lui-même; l'innervation extérieure réagit à son tour sur ces centres d'une manière régulière sous certaines conditions de l'organisme. 2° Ces centres nerveux sont paralysateurs et excitateurs. 3° Le sang chargé d'O agit comme stimulant de ces centres. Les expériences de Stannius tendent à prouver que ces appareils nerveux, paralysateurs et excitateurs, sont dans le cœur à un état permanent de stimulation. Mais cette stimulation peut varier d'intensité, de telle sorte que tantôt elle est plus forte pour les uns et tantôt pour les autres. L'hypothèse la plus simple consisterait à admettre que la contraction produit elle-même la stimulation du centre paralysateur, et que la réplétion du cœur pendant le repos de l'organe détermine à son tour une stimulation du centre excitateur. Cette idée est plausible, car, en effet, 1° l'on voit sur un cœur qui a cessé de battre une seule contraction artificielle entraîner un certain nombre de battements à sa suite, et 2° le tissu du cœur se gorge de sang quand les artères coronaires se remplissent pendant la diastole (§ 116) ; l'oblitération de ces artères produit une très-grande diminution dans l'action du cœur. Nous admettrons donc que c'est la contraction systolique du muscle cardiaque qui stimule les centres nerveux paralysateurs de cet organe, tandis que la dilatation diastolique du cœur, augmentée de sa réplétion sanguine, joue le même rôle pour les centres excitateurs. L'on peut se rendre compte de la manière dont les contractions de l'oreillette et celles du ventricule se succèdent, en songeant à la durée moins longue de la systole auriculaire, durée qui dépend probablement de la structure de l'oreillette, car si toutes les conditions étaient les mêmes pour les deux parties du cœur, l'oreillette qui entre plus tôt en repos devrait aussi commencer sa contraction avant le ventricule.

La théorie que nous venons de donner explique clairement comment l'excitation ou la paralysie des nerfs en relation avec les centres propres de l'organe n'agissent qu'en modifiant le rhythme des mouvements cardiaques. Nous pouvons donc admettre que la stimulation des centres excitateurs ou paralysateurs est due à une action constante et à une action variable. Supposons, par exemple, que l'innervation constante du centre paralysateur soit augmentée dans un certain degré par une stimulation venue du nerf vague, l'action du centre excitateur aura besoin d'être plus forte et par suite de plus longue durée pour l'emporter sur celle du centre paralysateur; en d'autres termes, les pulsations seront ralenties, et enfin si l'action du nerf vague surajoutée à la stimulation constante dépasse certaines limites, le cœur s'arrête en diastole. Le sympathique agit de la même manière sur les centres excitateurs, mais il est à remarquer que l'on n'arrive pas par la seule stimulation du sympathique à arrêter le cœur en systole; il faut, pour y arriver, se servir d'autres agents, comme la chaleur ou certains poisons qui semblent agir en diminuant ou en supprimant l'innervation constante des centres paralysateurs.

Les nerfs accessoires du cœur peuvent être soumis à une excitation prolongée sans autre effet que de modifier la fréquence et la force des pulsations; on comprend

<hr>

(1) Traube, *Med. Centralzeit.*, 1863. — Rosenthal, *Archiv f. Anat. u. Physiol.*, 1865. — V. Bezold, *Studien des Würzb Instituts*, 1867. — Neufeld, *Studien des Breslauer Instituts*, 1865. — Lenz, *Ueber die Calabarbohne.* Dissert. Zürich 1864.

donc que pendant la vie il puisse se produire également une excitation prolongée de ces mêmes nerfs. Ce fait est prouvé pour les filets du nerf vague; quand on le sectionne, les battements s'accélèrent; il en serait probablement de même pour les nerfs excitateurs du cœur. Le centre paralysateur de la moelle allongée est stimulé par CO^2 du sang; le centre excitateur de la moelle l'est peut-être comme celui du cœur par l'oxygène du sang. Nous pouvons donc admettre que l'innervation constante des centres excitateurs et paralysateurs situés dans le cœur est augmentée par l'innervation des centres de même nature du système nerveux général. Cette augmentation accessoire peut varier d'une manière permanente ou momentanée suivant l'état de ces derniers centres, ce qui rend compte de la plus grande partie des variations du pouls que nous avons signalées plus haut. On avait jusqu'à présent admis que l'innervation propre constante du cœur est elle-même rhythmique, mais cette hypothèse s'accordait fort peu avec les résultats fournis par l'excitation et la section des nerfs cardiaques; elle devient inutile avec notre manière d'envisager les choses.

b) *Mouvement du sang dans les vaisseaux.*

§ 118. — **Structure et propriétés des vaisseaux.**

Nous avons traité de la structure des vaisseaux au § 19; dans ce paragraphe nous ne nous en occuperons qu'autant que cette structure ainsi que les propriétés de ces organes déterminent le mouvement du sang.

Le système vasculaire dans son entier représente un système de tubes élastiques fermés de toutes parts et se bifurquant un très-grand nombre de fois. Quand les artères se divisent, la somme des diamètres des différentes divisions est toujours supérieure au diamètre de la branche d'origine. Il en résulte que la lumière de tout le système vasculaire s'élargit de plus en plus en se dirigeant vers les capillaires qui présentent son plus grand élargissement. Ce diamètre total se rétrécit de nouveau au point où les capillaires se transforment en veines, et ainsi de suite dans tout le système veineux, mais cependant le diamètre des veines qui entrent dans le cœur est toujours supérieur à celui des artères qui en sortent. Cette disposition générale se rapporte tout aussi bien à la grande qu'à la petite circulation; mais dans cette dernière l'élargissement du diamètre du courant sanguin dans les capillaires est beaucoup moins considérable.

Des trois tissus qui entrent dans la structure des parois vasculaires, le tissu connectif, les fibres musculaires lisses et le tissu élastique, c'est ce dernier seul qui forme les capillaires. Dans les artères et les veines l'on trouve les trois tissus, mais inégalement répartis. Dans les parois des artères, c'est surtout les couches musculaires que l'on rencontre; dans les veines, au contraire, ce sont les membranes élastiques et le tissu connectif. Les tissus des parois veineuses sont en général plus minces et moins denses que ceux des parois artérielles.

Grâce à leurs membranes élastiques et musculaires, les parois vasculaires possèdent une élasticité très-grande. Les membranes élastiques sont moins extensibles que les membranes musculaires. Le coefficient d'élasticité des artères est donc, en raison de leur richesse en éléments musculaires, moins élevé que celui des veines, et probablement ce sont les capillaires qui possèdent le coefficient d'élasticité le plus élevé. Néanmoins, les parois veineuses étant moins épaisses que celles des artères de même diamètre, les veines sont plus facilement extensibles que les artères.

J'ai trouvé le coefficient d'élasticité des artères = 72^{gr},6, celui des veines = 94^{gr},9; une couche élastique des parois de l'aorte m'a donné — 161^{gr},0. D'après nos recherches, l'élasticité des artères comme des veines est plus grande dans le sens longitudinal que dans le sens transversal. C'est ainsi que dans une série d'observations j'ai trouvé en moyenne le coefficient d'élasticité de l'aorte = 60,1 en longueur et = 38,1 transversalement; celui de la jugulaire = 97,4 en longueur et = 47,0 en travers. D'après Werthheim, la cohésion des veines est aussi plus grande que celle des artères. Volkmann a constaté que la carotide résiste à une pression mercurielle plus forte que la jugulaire; cette observation n'est nullement en contradiction avec ce que nous venons de dire, car nous n'avons pas tenu compte de l'épaisseur des parois ([1]).

§ 119. — Lois générales du mouvement des liquides dans les tubes.

Pour comprendre le mouvement du sang dans le système vasculaire, il faut avant tout se rendre compte des lois qui régissent le mouvement des liquides dans les tubes. Le cas le plus simple qui doit nous servir de point de départ est celui d'un liquide qui se meut sous une pression constante dans un *tube rigide non élastique*. A ce cas se rattache alors celui beaucoup plus compliqué d'un liquide qui, comme le sang, se meut sous des pressions variables dans un *tube élastique.*

1° *Mouvement d'un liquide dans un tube rigide.* A la partie inférieure d'un vase (Fig. 38) se trouve un tube d'écoulement latéral. Dans le vase le liquide est maintenu à une hauteur constante, pour que la pression du liquide y soit toujours égale. Dans ce cas la vitesse avec laquelle se meut le liquide *est la même dans tous les points du tube.* Si, la longueur restant la même, le diamètre du tube ne dépasse pas une certaine limite, cette vitesse est proportionnelle à la pression initiale à l'entrée du tube, au diamètre de celui-ci, et inversement proportionnelle à sa longueur; elle dépend, en outre, encore de la nature du liquide. Au contraire, la pression réciproque que les molécules liquides exercent les unes sur les autres, et qui représente la pression latérale sur la paroi du tube, diminue proportionnellement à la distance de l'origine du tube. Si sur le tube d'écoulement on adapte en 8 9 des tubes verticaux, la hauteur qu'atteindra le liquide dans ces derniers diminuera

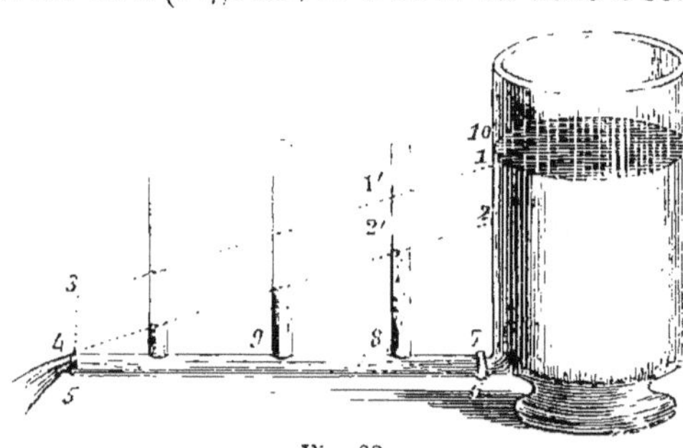

Fig. 38.

([1]) Werthheim, *Ann. de chimie et de physique*, 3° série, t. XXI. — Volkmann, *Hämodynamik.* — Wundt, *Lehre von der Muskelbewegung.*

avec la distance du vase. La diminution de la pression latérale sera alors représentée par une droite 2 4 qui réunit les hauteurs atteintes par le liquide dans les différents tubes verticaux. Si l'on veut connaître la somme totale des forces qui entrent en jeu pour une section quelconque du tube d'écoulement, il faut ajouter à la pression représentée par la hauteur 7 2 la force vive qui détermine la vitesse.

Cette dernière est partout constante dans le tube, et peut donc être représentée par des hauteurs égales 2 1, ajoutées aux hauteurs 7 2 etc. Nous supposons alors la force vive de la vitesse transformée en force de pression, et la pression en 8 pouvant être représentée par une colonne de liquide de 8 2' de hauteur, la vitesse en ce point, comme au reste dans toute la longueur du tube, sera représentée par une colonne liquide d'une hauteur 1' 2'. La diminution progressive de la somme totale des forces est représentée par la droite 1 3 qui est parallèle à 2 4. Cette diminution ne peut avoir pour cause que la résistance due au frottement des molécules liquides les unes contre les autres. Mais cette diminution des forces ne peut porter que sur la force de pression, la force vive de la vitesse restant constante ; ce n'est donc que la force de pression seule qui peut vaincre les résistances. La perte de force de pression dans le tube est par conséquent en chaque point de la longueur égale à la somme des résistances au même point. La somme des forces de pression et de vitesse à l'entrée du tube représentée par 7 1 n'est au reste pas tout à fait égale, mais un peu inférieure à la pression totale exercée par le liquide dans le récipient ; ce qui tient à une certaine résistance qu'éprouve le liquide à son entrée dans le tube. La ligne 1 3 rencontre donc le vase en un point situé au-dessous du niveau réel du liquide. On désigne la hauteur 7 2 sous le nom de *hauteur de pression*, 2 1 *hauteur de vitesse* et 1 10 *hauteur des résistances au point d'écoulement*.

Ces lois ne sont plus les mêmes quand les tubes dans lesquels se meut le liquide ne *conservent pas un même diamètre* ou quand *ils se bifurquent*. Quand un tube présente des *élargissements et des rétrécissements successifs de son diamètre*, la vitesse reste constante dans toutes les sections du tube dont le diamètre est constant, et dans chacune de ces sections la pression diminue suivant une droite. Mais comme dans les différentes sections du tube pris en totalité la même quantité de liquide doit passer dans la même unité de temps, et comme d'autre part une plus grande quantité de molécules liquides peuvent se loger dans une section plus large que dans une petite, les vitesses sont dans les différentes sections du tube en rapport inverse avec les diamètres. De plus, chaque fois qu'une portion plus étroite s'abouche dans une portion plus large du même tube, la vitesse diminuant, il s'y produit une augmentation équivalente de pression, et inversement, quand une portion plus large se continue avec une portion plus rétrécie, la vitesse augmente et la pression diminue. Si entre 7 et 4 de la Fig. 38 se trouvent des élargissements du tube, la hauteur de la pression 7 2 à l'origine du tube est plus petite que si le tube reste de même calibre, parce que, la vitesse diminuant, le frottement réciproque des molécules liquides diminue aussi et que par conséquent les résistances qui mesurent la hauteur de la pression sont moindres dans les sections élargies. Mais, d'un autre côté, la hauteur de pression 7 2 étant plus petite, la hauteur de vitesse 2 1 est nécessairement plus grande ; aussi dans une même unité de temps s'écoule-t-il plus de liquide à travers un tube qui présente des élargissements qu'au travers d'un tube qui conserve son même calibre. Lorsque le diamètre du tube, au lieu de présenter des rétrécissements et des élargissements, s'élargit *peu à peu d'une manière régulière*, il est évident que la pression et la vitesse varient également peu à peu et régulièrement. Quand un tube *se divise* et que le diamètre total des branches va en s'agrandissant, le résultat obtenu est complexe. La bifurcation du tube détermine une résistance, parce que le courant du liquide se heurte contre le point de la division ; mais, le diamètre du courant venant à augmenter, la somme des résistances diminue. Il est évident que ces deux conditions peuvent plus ou moins se compenser. L'expérience nous apprend néanmoins que lorsque le diamètre du lit du courant s'élargit, l'accélération qui en résulte l'emporte, de telle sorte que l'angle sous lequel la branche de division s'éloigne du tronc d'origine est sans grande influence sur cette accélération du courant (Jacobson).

On mesure la *pression* qu'éprouve un liquide qui se meut dans un tube au moyen de tubes verticaux ajustés sur le premier comme dans la Fig. 38. En prolongeant jusqu'au récipient la ligne droite qui réunit les sommets du liquide dans ces tubes verticaux, l'on obtient la hauteur de pression ou hauteur de résistance (7 2). Ludwig et Stephan ont prétendu que la tension du courant n'est pas égale dans tous les sens, car d'après eux la pression latérale diminue beaucoup lorsque l'on fait pénétrer les tubes verticaux jusqu'à l'axe même du courant. Jacobson explique cette diminution de la pression par la gêne qu'éprouve le courant lorsque l'on fait pénétrer le tube manométrique jusque dans son milieu. Pour déterminer la *hauteur de vitesse*, il faut connaître la vitesse du courant. La vitesse en une seconde est égale au volume du liquide écoulé en une seconde divisé par le diamètre du tube. Une molécule liquide mise en mouvement par la pression d'une colonne liquide 2 1 est animée d'une vitesse qui est égale à celle qu'éprouverait cette molécule si elle tombait verticalement d'une hauteur 7 2. D'après les lois de la chute des corps, si l'on désigne par $o\,p$ la hauteur, par r la vitesse finale et par g l'accélération due à la pesanteur, on obtient $o\,p = \dfrac{r^2}{4\,g}$. Il est facile alors de tirer de la hauteur la vitesse elle-même et réciproquement.

Poiseuille, le premier, détermina le rapport qui existe dans les tubes capillaires entre la vitesse, la pression dans le récipient et le diamètre des tubes ; Jacobson étendit ces recherches à des tubes beaucoup plus larges, mais jusqu'à une certaine limite cependant. Quand le diamètre du tube dépasse cette limite, l'écoulement, au lieu d'être continu, devient saccadé (Hagen). Il en résulte que si l'on désigne par p la pression, par r le rayon du tube, par l sa longueur et par R une quantité constante qui dépend de la nature du liquide, on obtient $v = \dfrac{p}{R} \cdot \dfrac{r^2}{l}$. Cette équation peut se démontrer théoriquement si l'on admet que les molécules liquides en mouvement n'éprouvent qu'un frottement réciproque les unes contre les autres, mais n'en éprouvent pas contre la paroi, et que par conséquent il y a le long de celle-ci une couche liquide inerte. Les recherches de Poiseuille ont démontré l'existence de cette couche pour des tubes de verre (il en est sans doute de même aussi pour les parois des vaisseaux du corps, parois qui se laissent si facilement mouiller) ; Helm

z et Piotrowsky prétendent que dans les tubes métalliques il y a, au contraire,
rottement contre les parois, auquel cas la formule ci-dessus devrait être rem-
ée par une formule plus compliquée. Dans tout ce que nous venons de dire, il
toujours admettre que la température reste constante, car la vitesse augmente
la température (1).

o *Mouvements des liquides dans les tubes élastiques.* Quand un liquide
neut, sous une pression *constante*, dans un tube dont les parois sont exten-
es et élastiques, dès que le tube atteint une limite d'extensibilité à la-
lle sa force élastique fait équilibre à la pression, le liquide obéit aux mêmes
que s'il se mouvait dans un tube rigide et non élastique. Mais il en est
autrement quand la pression qui détermine le mouvement, au lieu d'être
tinue, agit *par saccades.* Dans ce cas, sous l'influence de la saccade, la
ion du tube la plus rapprochée du récipient s'élargit, puis, aussitôt que la
cade cesse, cette section du tube revient sur elle-même et pousse le liquide
s la section voisine, qui s'élargit à son tour. Il y a donc une *onde positive*
se transmet dans la paroi du tube. Cette onde se transmet d'autant plus
que la paroi possède une élasticité plus grande, en d'autres termes que la
oi est moins extensible. Pendant que l'onde se transmet le long du tube, la
cade pousse en même temps le liquide dans la même direction. Le mouve-
it ondulatoire du tube se transmettant au liquide, le mouvement dont cha-
molécule est animée est donc composé du mouvement primitif dû à la pres-
saccadée et du mouvement dû à l'onde transmise par la paroi. On peut
si décomposer le mouvement de tout le liquide en *mouvement direct du*
rant et en *mouvement ondulatoire* qui, additionnés, donnent le mouve-
it total.

ans un tube non élastique, dont le diamètre est le même dans toute son
due, le mouvement du courant présente, comme nous l'avons dit plus
t, une vitesse constante et une pression qui diminue proportionnellement
longueur du tube. Mais si le mouvement est produit par une saccade qui
mente progressivement jusqu'à son maximum et diminue ensuite pour re-
ber à zéro, la pression et la vitesse augmenteront aussi peu à peu pour di-
uer ensuite; si au début le tube a été rempli sous une certaine pression, la
ssion liquide augmentera à partir d'un certain degré correspondant, tandis
la vitesse augmentera à partir de zéro. Les saccades se succédant périodi-
ment, l'augmentation et la diminution de la pression, de même que l'appa-
on et la disparition de la vitesse, se succèderont aussi périodiquement. Si, au
traire, le tube est élastique, son diamètre présentera des modifications suc-
sives, à mesure que l'onde se transmettra par ses parois. En raison des lois
érales qui régissent l'écoulement des liquides dans des tubes à diamètre
iable, dans chaque section élargie (à chaque sommet de l'onde), il y aura
augmentation de la pression et une diminution de la vitesse; dans chaque

Volkmann, *Hæmodynamik.* — Ludwig et Stefan, *Wiener Sitzungsber.*, t. XXXII. —
seuille, *Mémoires des savants étrangers*, t. IX. — Jacobson, *Archiv f. Anat. u. Physiol.*,
) et 1861. — Helmholtz et Piotrowsky, *Wiener Sitzungsber.*, t. XL. — Wundt, *Med.*
sik, § 77 et suiv.

section rétrécie, au contraire (à chaque base de l'onde), il y aura diminution de
la pression et augmentation de la vitesse. L'onde se mouvant, les modifications
de la pression et de la vitesse doivent se reproduire périodiquement pour chaque section du tube, et cette périodicité correspondra à celle des ondes elles-
mêmes. Les variations de la pression et de la vitesse déterminées par les changements de diamètre du tube s'ajoutent, en outre, aux variations que produit
à elle seule la pression saccadée; il est à remarquer toutefois que l'effet produit
par cette dernière force est toujours inférieur à celui qui serait produit dans un
tube rigide, parce qu'une partie de la pression qui dans ce dernier cas se
transmet sous forme de mouvement est dans le tube élastique employée à
vaincre la force élastique de la paroi.

Si nous faisons ainsi la somme de la vitesse déterminée directement par la
saccade et de celle due à l'onde de la paroi élastique, il est évident que ce n'est
qu'à l'entrée du tube que, sous l'influence du choc saccadé initial, le mouvement
est *intermittent*, c'est-à-dire que ce n'est que là qu'il s'arrête complétement
avec le choc pour recommencer avec lui. Dans le restant du tube le liquide ne se
ment jamais d'une manière tout à fait intermittente; en effet, quand le mouvement
produit directement par la saccade vient à cesser, celui qui est dû à la réaction
de la paroi élastique se prolonge encore un certain temps et alors, à partir de
ce point, le mouvement du liquide n'est plus intermittent, mais bien *rémittent*
car une nouvelle saccade intervient avant que l'action produite par le mouvement ondulatoire de la paroi soit totalement arrêtée. Le point où le mouvement cesse d'être intermittent est d'autant plus rapproché du point d'application de la force saccadée que les saccades se succèdent plus rapidement. Mais
la pression déterminée par les parois élastiques provient elle-même de la force
intermittente de la saccade; aussi *l'élasticité de la paroi n'agit-elle qu'en prolongeant la durée de la force initiale, qui sans cela est très-courte.* Il est
évident que cette répartition du mouvement est d'autant plus égale que l'on
s'éloigne davantage du point d'application de la force saccadée; aussi à partir
d'un certain point le courant n'est-il plus rémittent mais *continu*. Ce point
lui aussi, se rapproche d'autant plus du point d'application de la saccade que
les chocs se succèdent plus rapidement. Le courant devient continu quand les
ondulations de la paroi du tube élastique sont imperceptibles, car, en effet
un courant continu ne saurait exister dans un tube que lorsque le diamètre de
celui-ci reste constant. Les variations de la pression diminuent peu à peu dans
la longueur du tube comme celles de la vitesse, jusqu'à ce qu'enfin, les ondulations de la paroi ayant disparu, la pression subit les mêmes diminutions successives que dans un tube rigide.

Pour mieux comprendre ce que nous venons de dire, supposons un tube élastique
en relation avec un récipient, et supposons que le liquide ne puisse y pénétrer que
par saccades. A chaque saccade il doit s'écouler par l'extrémité du tube une quantité
de liquide égale à celle introduite, de sorte que la quantité de liquide qui remplit le
tube reste encore la même après le passage de l'onde. Si le courant du liquide était
continu, la droite 1 2 (Fig. 39) exprimerait les modifications de la pression du liquide,
et la droite 3 4 qui lui est parallèle représenterait la vitesse constante. En raison de

la saccade et des mouvements ondulatoires du tube l'on a, au lieu de la droite 1 2, la ligne onduleuse correspondante qui exprime les valeurs de la pression; cette ligne onduleuse varie successivement de forme parce que presque aussitôt l'onde qui était à son sommet retombe au même point à sa base. Cette ligne onduleuse tend de plus en plus à se rapprocher de la droite 1 2. Les oscillations de la vitesse sont exprimées par la ligne onduleuse qui correspond à 3 4 et qui, elle aussi, se rapproche de plus en plus de la droite 3 4. La ligne droite 1 2 représente les modifications de la *pression moyenne;* la ligne droite 3 4 qui lui est parallèle représente la *vitesse moyenne constante.* Pour un point 7 du tube, 7 6 représentera donc la pression moyenne, et 6 5 la vitesse moyenne.

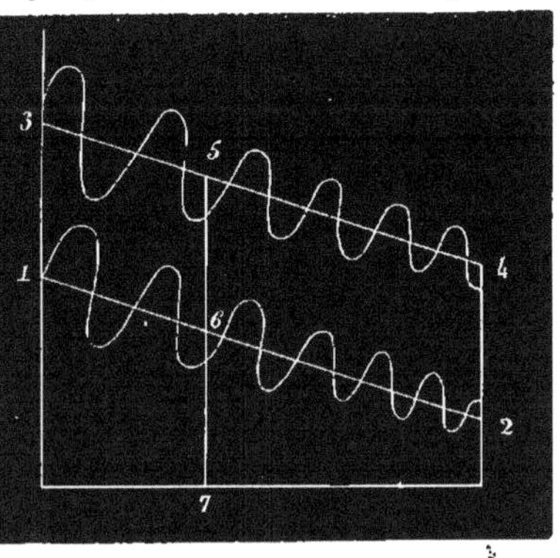

Fig. 39.

On peut démontrer expérimentalement que, ainsi que nous venons de le dire, le mouvement d'un liquide dans un tube élastique peut se décomposer en mouvement direct et en mouvement ondulatoire. Si l'on adapte à un récipient un tube élastique rempli de liquide, et si les deux extrémités, d'entrée et de sortie, du tube sont toutes deux munies d'un robinet, en ouvrant celui de l'extrémité de sortie et en fermant celui d'entrée on n'obtient que le mouvement direct du courant, car l'élasticité du tube chasse le liquide qui s'y trouve. Si, au contraire, l'on ferme le robinet de sortie et si l'on ouvre momentanément celui d'entrée, on n'a plus que le mouvement ondulatoire, qui s'étend jusqu'à l'extrémité fermée du tube et rétrograde ensuite en sens opposé et ainsi de suite. Si enfin on ouvre le robinet de sortie et momentanément celui d'entrée, l'on obtient à la fois des mouvements directs et ondulatoires.

De la combinaison de ces deux mouvements nous pouvons aussi déduire le chemin parcouru par chaque molécule liquide dans un tube élastique. Quand le mouvement direct du courant se produit seul, la molécule est entraînée vers la sortie suivant une ligne droite; quand, au contraire, il n'y a que le mouvement ondulatoire, elle suit une ligne elliptique repliée sur elle-même. Quand l'onde monte vers son som-

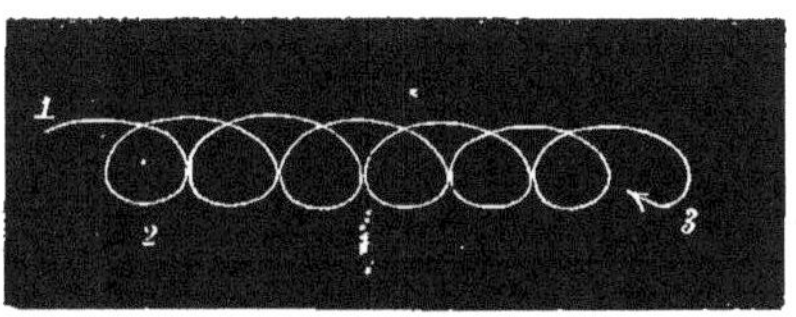

Fig. 40.

met, elle entraîne la molécule en avant et en haut; quand elle redescend vers sa base, elle l'entraîne en bas et en arrière d'une quantité égale à la précédente. Quand les deux mouvements sont combinés, le chemin parcouru par chaque molécule est aussi une combinaison d'une ligne droite et d'une ellipse. Ce chemin pourra être représenté à peu près par la courbe 1 3 (Fig. 40). La totalité de la courbe représente le chemin parcouru pendant sept ondes successives, et 1 2 celui qui correspond à une seule ondulation (¹).

(¹) E. et W. Weber, *Wellenlehre.* — Volkmann, *Hæmodynamik.* — Wundt, *Med. Physik,* § 85 et suiv.

§ 120. — Mouvement du sang sous l'influence de la force développée par le cœur.

Nous venons d'étudier les lois générales qui président au mouvement du sang ; étudions maintenant les conditions particulières qu'il rencontre dans l'organisme. La plus importante de ces conditions est le *mouvement rhythmique du cœur.*

Chaque ventricule pendant sa systole lance une quantité de sang dans les artères, et chaque oreillette reçoit pendant une contraction du cœur une quantité égale de sang par les veines. Mais tandis que par la contraction ventriculaire une onde positive se transmet dans les artères jusqu'aux limites du système capillaire, la systole et la diastole des oreillettes ne déterminent normalement que des oscillations assez faibles de la pression, oscillations qui ne sont même déjà plus perceptibles dans les gros troncs veineux. Il y a, au contraire, à l'entrée des veines dans le cœur une pression négative constante déterminée peut-être par l'élargissement subit du diamètre du courant à cet endroit, en vertu duquel il se produit une aspiration du sang veineux. Aussi la pompe cardiaque ne possède-t-elle des soupapes qu'aux deux ouvertures de chaque ventricule. Les valvules sigmoïdes empêchent le retour du sang artériel vers le cœur pendant la diastole ; l'occlusion des valvules auriculo-ventriculaires empêche le passage du sang du ventricule dans les grosses veines lors de la systole. Il s'ensuit que l'onde artérielle possède une direction constante, et que le sang reste dans les artères sous une pression positive considérable, tandis que l'entrée continue du sang veineux dans le cœur n'éprouve aucun empêchement. Déjà au § 116 nous avons vu qu'en raison de la direction dans laquelle se font les contractions des oreillettes, de l'abouchement des veines vers la base du ventricule, ces contractions ne peuvent que fort peu gêner l'entrée du sang veineux. En raison de la manière dont la pompe cardiaque se rattache aux vaisseaux, il faut évidemment, d'après les lois du mouvement des liquides dans les tubes élastiques, qu'à sa sortie du ventricule, dans les grosses artères le courant sanguin soit *intermittent*, qu'il soit *rémittent* dans les autres artères et qu'il tende de plus en plus à devenir *continu* jusqu'à ce qu'il le soit en réalité dans les capillaires. Le courant est toujours continu dans les veines jusqu'à leur entrée dans le cœur, et les petites variations de la pression et de la vitesse à ce niveau sont en tout cas sans grande importance pour la mécanique de la circulation. Lorsque dans un système de tubes il y a des différences de pression en deux points, il se produit, comme nous l'avons vu, un courant de liquide du point où la pression est la plus grande vers celui où elle est la plus petite jusqu'à ce que l'équilibre de pression soit établi. Dans les deux systèmes circulatoires il y a des différences de pression de ce genre, puisque dans les artères le sang est soumis à une pression positive considérable, tandis qu'à l'embouchure des veines dans le cœur il est soumis à une faible pression négative ; il doit donc se produire un courant des artères vers les veines jusqu'à égalisation des pressions. Supposons qu'après une contraction ventriculaire le cœur s'arrête, au bout de quelque temps les pressions se seront égalisées et le sang sera en repos. Mais les contractions cardiaques se répètent régulièrement, de telle sorte que d'un côté l'écoulement du sang veineux est continu et que la pression négative, à peu près constante en ce point, n'éprouve point de variations, tandis que d'un autre côté il se produit à chaque instant dans les artères des modifications positives dont les oscillations sont d'une puissance telle que l'onde qui en résulte s'étend jusque dans les petites artères. Ce qui, au point de vue mécanique, caractérise l'appareil circulatoire, c'est que le cœur représente une pompe foulante déterminant un courant qui y revient en raison des différences de pression produites par son travail. Le cœur des animaux supérieurs constitue une pompe *double*, qui remplit de liquide deux systèmes de tubes communiquants par leurs extrémités, la grande et la petite circulation; mais cette disposition perfectionnée au point de vue physiologique ne peut en rien influer sur le mécanisme de la circulation.

Pour déterminer d'une manière plus exacte les forces mécaniques qui font mouvoir le sang, il est nécessaire de connaître la valeur numérique de la pression en différents points des deux systèmes vasculaires, surtout à leurs extrémités initiales et terminales. Le sang étant dans les artères soumis à un mouvement ondulatoire, nous devons y trouver une pression variable qui s'accroît par l'arrivée de chaque ondée et qui diminue ensuite. Il est important de connaître, non-seulement la *manière dont la pression oscille* dans ces vaisseaux, mais encore la *pression moyenne*, puisqu'en comparant celle-ci avec la pression constante qui existe à l'extrémité du système veineux on obtient la différence moyenne des pressions, différence qui entretient le mouvement du courant sanguin.

En mesurant, au moyen de manomètres introduits à travers les parois des vaisseaux, on trouve (observations sur des amputés) que la *pression moyenne du sang* est dans les grosses artères, chez l'homme de 120 à 110 millimètres de mercure (Faivre); chez le cheval elle varie entre 320 et 110, chez le chien entre 190 et 170, chez le lapin entre 90 et 50 millimètres de mercure (Ludwig); chez le mouton, dans le tronc veineux brachio-céphalique gauche et dans ses principales branches (jugulaire, sous-clavière), Jacobson trouva une pression négative moyenne = 0,1 à 0,6 ; dans les grosses veines voisines elle devenait cependant déjà positive ; dans la veine brachiale elle était de 4,1, dans la veine crurale de 11,4 et la jugulaire droite, par exemple, donnait, elle aussi, une pression positive de + 0,2. Ludwig et Beutner trouvèrent chez le lapin la pression moyenne dans les artères pulmonaires = 22, chez le chat = 17, chez le chien = 19 millimètres de mercure. On n'a pu jusqu'à présent déterminer la pression dans les petites artères, ni dans les petites veines non plus que dans les capillaires. Mais en tenant compte du rapport qui existe, comme nous l'avons dit au § 19, entre la vitesse et la pression, on peut admettre que la pression ne varie depuis le cœur jusqu'aux petites artères que dans le rapport 1,2 : 1, tandis que depuis ce point jusqu'aux grosses veines elle varie : : 20 : 1.

Les *intermittences des oscillations* de la pression sanguine dans les artères dépendent surtout de la *fréquence et de l'intensité des contractions cardiaques*. Quand les mouvements du cœur sont énergiques et se succèdent lentement, les maximum et minimum de la pression s'écartent beaucoup de la pression moyenne. Les tensions dans une grosse artère suivent alors la courbe de la Fig. 41, dans laquelle l'ordonnée 1 2 représente la pression moyenne, l'ordonnée 1 2' le minimum et 1 2'' le maximum de la pression. En même temps, plus les battements du cœur se ralentissent, plus le point où la pression variable fait place à une pression constante tend à s'éloigner; aussi, quand les contractions cardiaques sont excessivement lentes, le sang est-il animé de pulsations même dans les capillaires et dans les veines. Le phénomène inverse se produit quand les battements sont très-fréquents, et alors les oscillations de la tension suivent dans une grosse artère le cours indiqué par la ligne ponctuée de la Fig. 41, où l'on voit les maximum et minimum de la pression ne s'écarter que très-peu de la pression moyenne 1 2. Dans ce cas cette pression

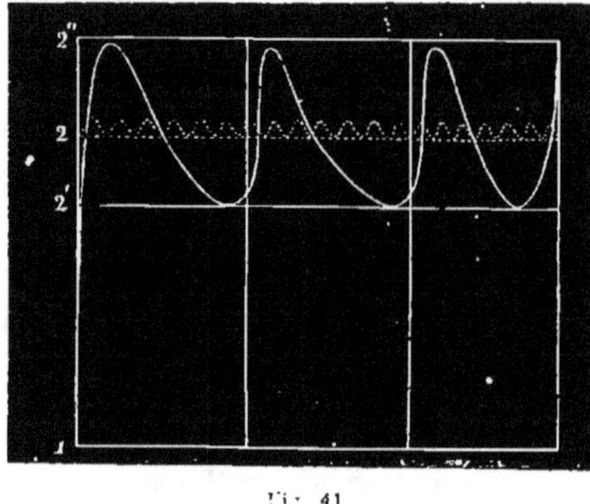

Fig. 41

moyenne est, même avec des contractions peu énergiques, supérieure à celle qui se produit quand les battements du cœur sont ralentis, et dans ce cas encore le point où la tension devient constante se rapproche davantage du cœur. L'*innervation du pneumo-gastrique* nous fournit un moyen facile de produire expérimentalement ces deux variations extrêmes de la pression sanguine. En effet, par l'excitation de ce nerf on obtient les contractions lentes et énergiques avec abaissement de la pression moyenne, et la section du pneumo-gastrique amène au contraire des contractions fréquentes et faibles, qui coïncident avec une élévation de cette pression moyenne. Lorsque cette dernière quantité (la pression moyenne) s'élève dans le système artériel, elle doit nécessairement s'abaisser dans le système veineux et réciproquement, puisque la *pression totale* à laquelle le sang est soumis dans l'ensemble du système vasculaire ne peut varier aussi longtemps que la masse de ce liquide reste constante, la quantité de sang veineux qui revient au cœur devant, dans un temps donné, être la même que celle du sang artériel qui en sort. Brunner trouva par suite, après la section des deux nerfs vagues, la pression moyenne dans la carotide = 122^{mm},4 de mercure, et dans la jugulaire = 1 à 1^{mm},9; quand, au contraire, les nerfs étaient excités, la pression artérielle tombait à 13^{mm},3 et la pression veineuse montait à 3^{mm},8.

On croyait autrefois que c'est la force développée par les battements du cœur qui joue le rôle le plus important pour le mouvement du sang dans les artères et les veines; E. H. Weber démontra le premier que ce rôle doit être attribué à l'*inégalité de pression* déterminée par la contraction cardiaque, inégalité qui d'après les lois hydrostatiques tend constamment à s'égaliser. Les deux systèmes artériel et veineux se comportent donc comme deux vases communiquants. L'augmentation de pression déterminée par la systole dans les artères est en rapport avec l'entrée d'une nouvelle quantité de liquide dans le premier de ces deux vases, suivie d'un passage équivalent dans le second. Supposons que le deuxième de ces vases reverse le liquide qui lui arrive dans le premier, nous aurons un appareil qui répondra au moins quant aux points essentiels à l'appareil de la circulation. Weber a expliqué la fonction des valvules du cœur au moyen de son schéma (Fig. 42). Il prend deux

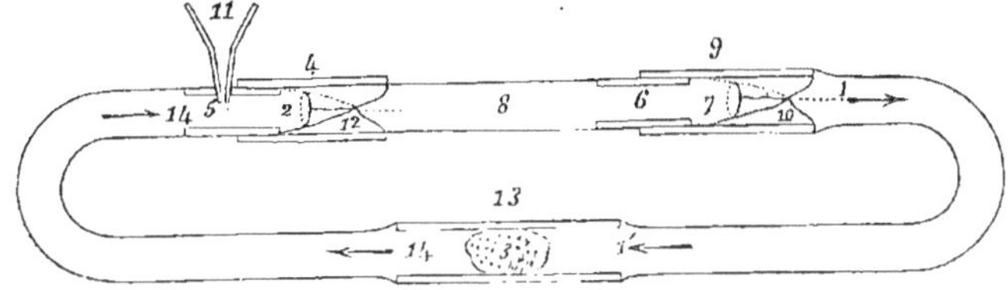

Fig. 42.

morceaux d'intestin 1 1′, 14 14′ de même grandeur, dont une extrémité est fixée en 1′ et en 14′ sur un tube de verre 13, et dont l'autre extrémité est fixée en 1 et en 14 sur des morceaux de tube de verre ou de bois 5 et 9; le tube 5 entre dans un autre tube 4 et le tube 9 reçoit un autre tube 6; ces deux derniers tubes 5 et 6 sont mis en continuité par un nouveau morceau d'intestin grêle 8. Dans les tubes 4 et 9 se trouvent des soupapes faites avec des lambeaux de paroi intestinale (2 7) fixées de telle sorte qu'elles ne peuvent se fermer que dans une direction déterminée, la soupape 2 par exemple vers 14 et la soupape 7 vers 8. Dans le tube 5 est encastré un entonnoir 11 qui permet d'introduire le liquide. La portion 8 de l'appareil représente un ventricule, la portion 1 1′ le système artériel et la portion 14′ 14 le système veineux. Il se trouve de plus en 13 une éponge 3 qui joue le rôle des capillaires. La valvule 2 joue le rôle des valvules auriculo-ventriculaires, et la valvule 7 celui des valvules sigmoïdes. Toute pression exercée en 8 ouvre la valvule 7 et ferme la valvule 2, elle détermine une onde positive qui se transmet de 1 jusqu'en 14. La pression vient-elle à cesser en 8, la valvule 7 se ferme, tandis qu'en raison de la diminution de la quantité de liquide en 8 la valvule 2 s'ouvre, ce qui détermine une onde négative qui de 14 se transmet jusqu'en 1. Cet appareil peut servir également à l'étude des ondes positives et négatives, mais son fonctionnement ne représente pas tout à fait celui du système circulatoire, car, en effet, dans la circulation il ne se produit pas, comme on le croyait autrefois et comme aujourd'hui encore on l'entend dire parfois, des ondes négatives à l'embouchure des veines dans le cœur par aspiration de l'oreillette en diastole. Si cette aspiration se produisait, l'onde négative se propagerait dans les veines comme l'onde positive se propage dans les artères. C'est ce que l'on observe dans le schéma de Weber, mais c'est ce qui n'a pas lieu dans l'économie, puisque, comme nous l'avons vu plus haut, la pression reste constante dans les grosses veines elles-mêmes. Comme le pense Jacobson, la pression devient négative à cause de l'élargissement subit du diamètre du système veineux à son entrée dans

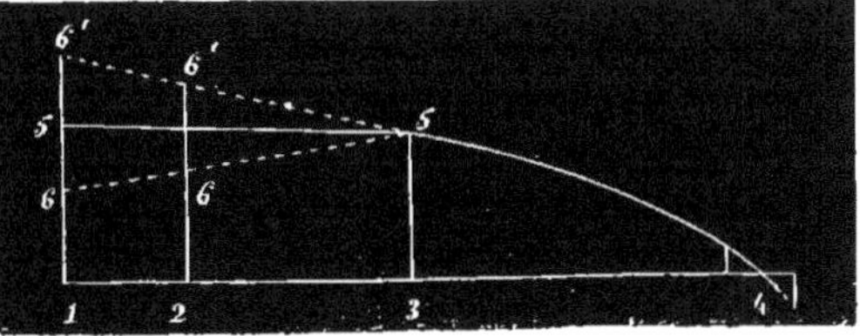

Fig. 43.

l'oreillette, de la même manière qu'elle le devient quand on adapte à un récipient un tube d'écoulement conique. Nous pouvons donc représenter graphiquement les différences de la pression sanguine par la Fig. 43. Au point 1 du système artériel situé dans le voisinage du cœur, la pression varie entre le maximum 1 6′ et le minimum 1 6; au point 2, situé plus loin, la différence des pressions est moins grande 2 6′ et 2 6, et au point 3, situé à la limite des capillaires, la pression est constante. La ligne 5 5′ qui représente la pression moyenne reste presque parallèle à la ligne des abscisses jusqu'en ce point, mais à partir de là (à partir des capillaires) elle s'abaisse vers la ligne des abscisses, et enfin en 4, qui représente l'extrémité terminale du système veineux, elle passe au-dessous de cette ligne, la pression étant devenue une quantité négative (¹).

Hales avait déjà tenté de mesurer la pression sanguine dans les gros vaisseaux au moyen de tubes de verre perpendiculaires à leur axe. Poiseuille inventa une méthode plus exacte et plus généralement applicable. Aujourd'hui encore on se sert de l'*hémodynamomètre de Poiseuille* pour mesurer la pression artérielle et veineuse. Cet appareil consiste en un manomètre 4 (Fig. 44) rempli de mercure, dont une branche 5 est adaptée à un tube métallique à l'extrémité duquel se trouve un ajutage perfectionné par Ludwig. Cet ajutage consiste en deux plaques métalliques (perpendiculaires à l'axe du tube) qui peuvent être rapprochées l'une de l'autre au moyen d'une virole. Le vaisseau artériel est ouvert longitudinalement, la plaque la plus éloignée du tube est introduite dans l'artère à travers cette incision, la seconde plaque qui est restée en dehors est serrée sur la première (la paroi vasculaire est alors comprimée entre les deux plaques) et l'ouverture de l'artère se trouve fermée (²). Tout le tube est rempli (pour éviter la coagulation du sang) d'une solution faible de carbonate de soude. Les chiffres que nous avons donnés plus haut pour la pression correspondent à la hauteur moyenne dont le mercure monte dans la branche 4 au-dessus du niveau de celui de la branche 5. Mais comme en 4 l'atmosphère presse de tout son poids sur le mercure, il faudrait, pour obtenir la hauteur exacte de la pression tenir compte de cette valeur, ce qu'on ne fait pas, car, en effet, au point de vue des forces qui agissent dans la circulation, le rapport des tensions dans les différentes parties du système vasculaire est beaucoup plus important à connaître que le chiffre de la tension absolue.

Pour étudier plus facilement les modifications successives de la pression, on se sert du kymographe de Ludwig. Cet appareil consiste en un cylindre métallique 1 (Fig. 44 qui, au moyen d'un mouvement d'horlogerie muni d'un pendule 6 destiné à régulariser son mouvement, se meut autour de son axe. Un hémodynamomètre est solidement fixé à l'appareil; dans sa longue branche 4 se trouve un flotteur appendu à une tige en ivoire 3, à l'extrémité de laquelle est adapté un pinceau, qui trace lui-même sur un papier dont le cylindre est recouvert toutes les variations qu'éprouve la pression. C'est par ce moyen que l'on obtient directement les courbes représentées dans la Fig. 41. Il est bon de faire observer cependant que le manomètre à mercure ne saurait fournir des indications tout à fait précises sur les

---

(¹) E. H. Weber, *Verhandl. der sächsich. Ges. d. Wissensch. zu Leipzig.* 1850.

(²) L'explication donnée ci-dessus par l'auteur ne nous paraît pas facilement intelligible malgré les parenthèses que nous y avons introduites. Supposons un tube métallique à l'extrémité duquel se trouvent des plaques parallèles. Ces deux plaques sont traversées à leur centre de figure par le tube et peuvent être rapprochées par une virole. L'une des plaques est introduite dans le vaisseau à travers la boutonnière verticale, l'autre restant en dehors. Si alors on vient à les rapprocher l'une de l'autre au moyen de la virole, les deux plaques seront en rapport l'une, avec la face interne, et l'autre, avec la face externe de la paroi artérielle, et cette paroi sera fortement serrée entre elles deux. Le sang ne pourra donc s'échapper au-dehors que par le tube métallique lui-même, qui le conduira dans la branche manométrique.   (A. B.)

ondées sanguines, parceque le mercure une fois mis en mouvement continue à osciller à l'instar d'un pendule, et ne peut donc suivre d'une manière bien exacte les
oscillations de la pression. On peut obvier en partie à cet inconvénient en mettant

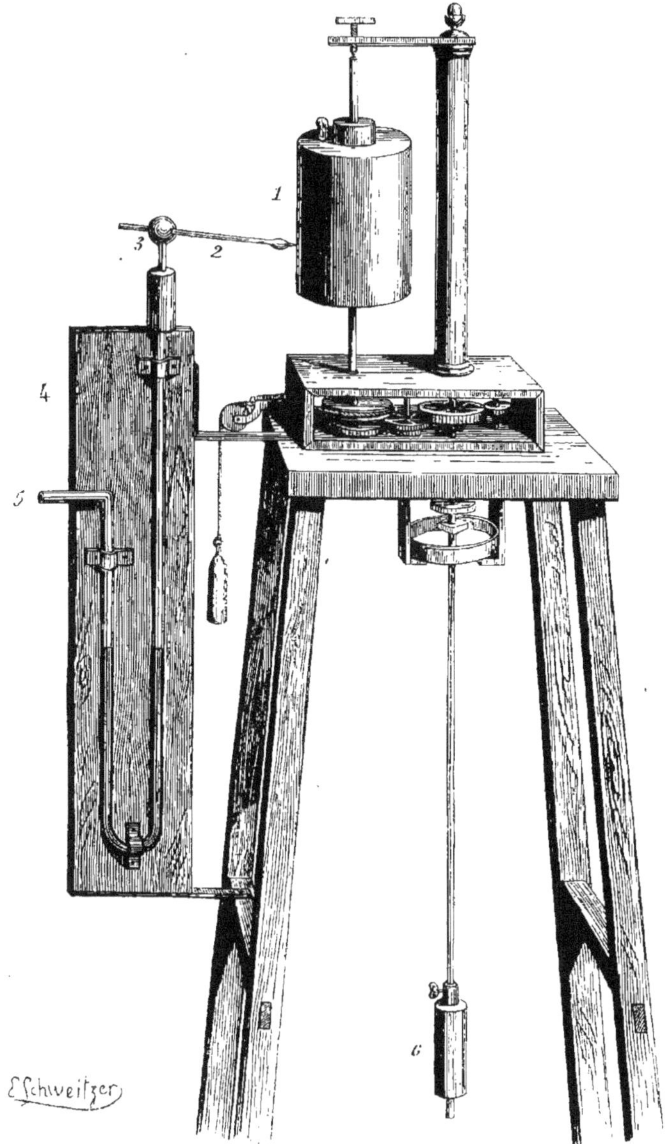

Fig. 44.

aussi peu de mercure que possible dans le manomètre, en se servant d'un tube d'a-
joutage métallique bien rigide et surtout en ralentissant la transmission de la pression
du vaisseau au mercure, en gênant le passage du sang par une ouverture incomplète
du robinet d'entrée par exemple. Ce dernier moyen empêche à la vérité d'obtenir la

valeur absolue des pressions extérieures, mais l'on obtient ainsi la pression moyenne absolue et l'on arrive à faire coïncider exactement les oscillations manométriques avec les oscillations de la pression sanguine. Le *manomètre à ressort de Bourdon* dont se servit Fick donne plus fidèlement les variations de la pression que le manomètre à mercure. Cet instrument se compose d'un ressort métallique creux recourbé en forme de segment de cercle; on le remplit de liquide; par l'une de ses extrémités il est en continuité avec le tube introduit dans le vaisseau, et par l'autre avec un système de leviers très-légers destinés à reproduire sur le cylindre du kymographe les mouvements du ressort. Dès que la pression s'élève, le ressort tend à se redresser; on comprend donc que cet instrument puisse enregistrer les oscillations de la pression comme le manomètre à mercure, tout en ayant l'avantage sur ce dernier d'être bien moins soumis à des oscillations propres.

Le défaut des évaluations manométriques se manifeste surtout lorsqu'il s'agit de mesurer de faibles pressions. Aussi les différentes évaluations de la pression artérielle coïncident-elles assez bien, tandis que celles de la pression veineuse présentent des écarts considérables. Les chiffres que nous avons donnés plus haut sont ceux de Jacobson, ce sont ceux qui nous paraissent mériter le plus de confiance. Les auteurs indiquaient autrefois les uns des pressions négatives trop fortes, et les autres des pressions positives tout à fait singulières. C'est ainsi que Ludwig et Mogk trouvèrent pour la jugulaire chez le chien une pression moyenne variant entre — 2 jusqu'à — 15 millimètres de mercure, tandis que Volkmann fixait la pression moyenne dans la veine faciale de la chèvre à + 41 et dans la jugulaire à + 18 millimètres de mercure [1].

Pour étudier les variations de la pression sanguine *chez l'homme*, on s'est adressé à la tension extérieure des parois artérielles. Le moyen le plus élémentaire c'est *d'étudier le pouls*. Le doigt nous fait percevoir l'accélération plus ou moins grande du pouls (pouls accéléré ou ralenti), le degré de réplétion de l'artère (pouls plein ou pouls vide), le degré de tension du vaisseau (pouls mou ou pouls dur). En général, plus l'artère est remplie, plus la tension de ses parois est grande, mais comme la tension dépend de l'élasticité de la paroi vasculaire et de l'innervation de sa couche musculeuse, il peut se faire que dans certaines conditions un pouls plein soit mou, tandis qu'un pouls vide peut être dur. L'appareil enregistreur nous fournit des notions exactes sur l'état du pouls accéléré ou retardé, sur le pouls mou ou dur, mais il ne saurait nous en fournir sur le pouls plein ou vide; aussi un doigt expérimenté vaut-il mieux pour ce cas qu'un instrument. Dans le but de remplacer l'appareil ordinaire pour l'étude du pouls de l'homme, en même temps que pour remplacer l'examen tactile du pouls par un instrument qui permit d'en faire une étude approfondie, Vierordt inventa un système de leviers auquel il donna le nom de *sphygmographe*. Cet instrument est formé d'un levier à deux bras; à l'extrémité du bras de levier le plus court est fixée une plaquette que l'on applique sur une artère d'un abord facile. Le bras du levier le plus long est destiné à enregistrer le pouls sur le kymographe. Cet instrument est difficile à maintenir appliqué d'une manière bien uniforme; aussi n'a-t-il pu que rarement être appliqué pour évaluer la pression dans les différents cas, mais il nous fait connaître exactement l'état momentané du pouls dans des conditions normales ou anomales. C'est ainsi que Vierordt a démontré qu'à fréquence égale des battements une pulsation unique peut être très-

[1] Ludwig, *Müller's Archiv*, 1847. — E. H. Weber, *Verhandl. der sächs. Ges.*, 1850. — Volkmann, *Hæmodynamik*. — Brunner, *Die mittlere Spannung im Gefässsystem*, Zurich, 1854. — Mogk, *Zeitschrift f. rat. Med.*, N. F., t. III. — Faivre, *Gaz. méd.*, 1856. — Fick, *Med. Physik*, 2e édit., p. 127. — Jacobson, *Virchow's Archiv*, t. XXXVI.

ariable, et qu'à durée égale de la pulsation le temps que la pression met à s'abaisser
peut également varier beaucoup. Le sphygmographe de Marey est une modification
ingénieuse de l'instrument de Vierordt; aussi à raison de son petit volume a-t-il
trouvé beaucoup de faveur dans la pratique médicale.

Le *pouls dicrote* (à double battement) est une forme particulière du pouls. A chaque battement du cœur correspondent *deux* pulsations, mais dont l'une est plus
faible et de moindre durée. Ce phénomène peut dépendre soit d'une oscillation
propre de la paroi vasculaire elle-même faisant suite à une contraction cardiaque
très-énergique mais de peu de durée, soit d'une réflexion de l'onde liquide en raison d'une résistance, soit enfin de contractions irrégulières du cœur lui-même. Marey
a trouvé dans ces derniers temps, au moyen de son sphygmographe, que le phénomène du pouls dicrote est normal et constant. Mais il ne nous est pas encore bien
prouvé que cet observateur ne s'est pas laissé induire en erreur par des oscillations
inhérentes à son appareil lui-même. Il résulte cependant des recherches de Mach
que l'instrument de Marey est de beaucoup supérieur aux anciens instruments pour
enregistrer les courbes du pouls (¹).

§ 121. — Conditions extérieures qui favorisent ou qui gênent le mouvement du sang.

Les *mouvements respiratoires* sont un puissant accessoire pour la circulation.
Quand la cage thoracique est en repos, dans l'intervalle qui existe entre l'expiration et l'inspiration, *deux* forces agissent sur le cœur et sur les gros troncs vasculaires intra-thoraciques : la *pression atmosphérique* transmise à travers les bronches, les vésicules pulmonaires et le tissu si fin du poumon, et la *force élastique
de la substance pulmonaire*, qui agit en sens inverse de la précédente. Le cœur
et les gros vaisseaux sont donc soumis à une pression égale à la différence
entre ces deux forces, tandis que la pression atmosphérique agit seule sur les
vaisseaux extra-thoraciques. La pression atmosphérique est en moyenne de
760 millimètres de mercure, la force élastique du poumon, fait, après une expiration ordinaire, équilibre à une colonne de mercure de 7ᵐᵐ,5 (Donders). Il
se produit donc, alors même que le thorax est en repos, une aspiration vers
les vaisseaux intra-thoraciques, en vertu de laquelle ces vaisseaux se dilatent
jusqu'à ce que l'élasticité de leurs parois fasse équilibre à cette force d'aspiration. Mais les artères sont munies de parois beaucoup plus épaisses et bien
moins extensibles par conséquent que les veines, et d'autre part le calibre de
ces dernières est beaucoup plus grand que celui des artères ; il faut donc que
la force d'aspiration agisse plus énergiquement sur les veines que sur le système artériel. Il résulte de tout cela que par leur situation et par leur structure
les gros vaisseaux présentent une différence de pression dont l'action agit dans
le même sens que la force développée par le cœur lui-même.

L'aspiration qui se fait dans le thorax sur les veines se modifie pendant l'*inspiration*. Pendant que le poumon, en raison de l'élargissement du thorax, se
dilate à son tour, sa force élastique s'accroît aussi, dans une inspiration nor-

<hr>

(¹) Vierordt, *Die Lehre vom Arterienpuls.* Braunschweig 1855. — Marey, *Physiologie de
la circulation du sang*, 1863. — Mach, *Wiener Sitzungsberichte*, t. XLVI.

male elle devient de 8 à 9 millimètres de mercure, dans une inspiration pr[o]
fonde de 30 à 40 millimètres, et par conséquent l'action déterminée par cet[te]
force sur les gros vaisseaux s'accroît également. Cette action de l'inspirati[on]
retentit principalement sur les veines de l'abdomen, car le diaphragme s'abais[se]
pendant l'inspiration et augmente ainsi la pression dans la cavité abdomina[le].
L'*expiration* agit en sens contraire : pendant le temps de la respiration l[es]
vaisseaux intra-thoraciques sont soumis à une augmentation de pression q[ui]
tend à chasser hors de la cavité du thorax le sang contenu dans les vaisseau[x].
Pour la circulation artérielle cette pression est avantageuse, mais pour l[es]
veines elle détermine une gêne à l'entrée du sang dans le thorax. — Les vein[es]
sont toutefois moins remplies et plus flasques que les artères, leurs valvul[es]
empêchent le mouvement rétrograde du sang qui y est contenu, d'où il suit q[ue]
l'accélération produite dans les artères l'emporte sur le retard apporté à la ci[r]-
culation veineuse. Ce n'est que lorsque les mouvements expiratoires so[nt]
très-puissants que l'entrée du sang veineux dans la cavité thoracique est tot[a]-
lement interrompue.

L'influence de la respiration sur la circulation se déduit facilement des var[ia]-
tions que l'on observe même dans la pression vasculaire extra-thoracique. [La]
pression augmente dans les *veines* pendant l'expiration et s'abaisse penda[nt]
l'inspiration. Ce sont là, du reste, les seules variations de pression que l'[on]
observe dans ces vaisseaux. Dans [les]
artères, au contraire, on obtient [des]
courbes compliquées qui exprim[ent]
à la fois les variations de pression [du]
pouls et celles que lui impriment [les]
mouvements respiratoires. Dans [ces]
courbes (Fig. 45), la partie asce[n]-
dante 1 2 répond à l'inspiration [et]
la partie descendante 2 3 à l'expi[ra]-
tion. Nous avons représenté ces de[ux]
temps de la respiration par la cou[rbe]
5 6 et 6 7. La ligne 4 4' nous do[nne]
la pression moyenne. La partie [as]-

Fig. 45

cendante 1 2 renferme pour une même unité de temps plus de variations [de]
pulsations que la partie descendante 2 3, différence qui disparaît par l'exci[ta]-
tion du nerf vague; alors aussi le nombre [des]
battements du cœur correspondants à chac[ue]
mouvement respiratoire est augmenté (Fig. 4[6]).
L'élévation de la pression artérielle pend[ant]
l'inspiration s'explique par la réplétion du cœ[ur]
qui lui permet de chasser plus de sang dans [les]
artères que pendant l'expiration, durant laqu[elle]
le cœur reçoit moins de sang par les veines. M[ais]

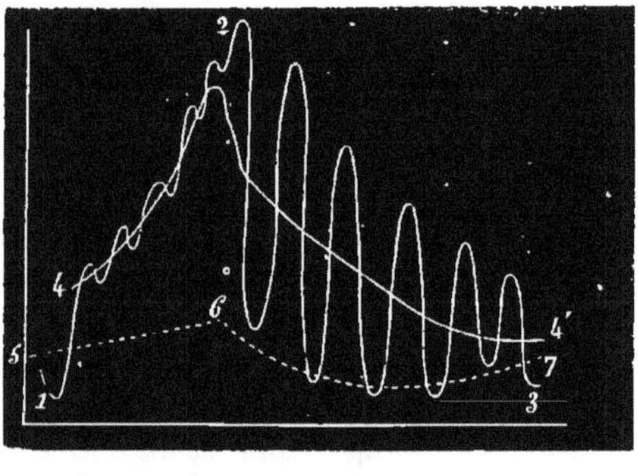

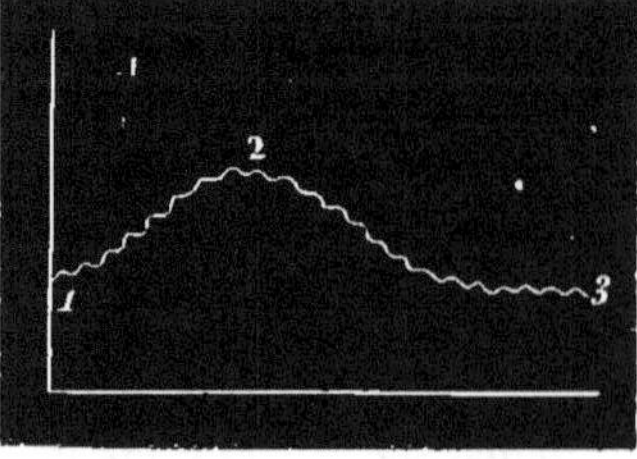

Fig. 46.

la réplétion du cœur ne se produit pas évide[m]-
ment au moment même où l'inspiration commence, de même que la déplét[ion]
vasculaire ne se fait pas sentir aussitôt que l'expiration commence. D'autre p[art]

diminution de pression produite dans la cage thoracique détermine jusqu'à
certain degré une aspiration sur le contenu des artères, tandis que l'augmen-
ion de cette pression tend à chasser le sang dans ces vaisseaux. De tous ces
ts il résulte que, ainsi que l'indique la courbe 5 6 7 de la Fig. 45, les diffé-
nts temps de la respiration ne coïncident pas parfaitement avec les variations
la pression, puisqu'au moment où commence l'inspiration la pression est
core diminuée dans les artères, tandis qu'elle y est encore augmentée au dé-
t de l'expiration.

Outre les mouvements de la respiration, toutes les causes qui en dedans ou
dehors du thorax élargissent ou rétrécissent le calibre des vaisseaux
luent sur le courant sanguin. La plus importante de ces causes, l'innervation
s muscles des vaisseaux, nous occupera plus loin au § 122; nous ne nous
cuperons maintenant que des causes *extérieures* qui peuvent agir sur les
rois vasculaires. Quand l'air est *condensé*, le pouls devient moins rapide et
s faible; quand, au contraire, la pression atmosphérique s'abaisse, le pouls
lève et devient plus rapide (v. Vivenot). L'*oblitération d'une grosse artère*
ve la pression dans la partie du système vasculaire située en arrière du
int oblitéré et accélère le pouls; mais quand par l'oblitération de l'artère
lmonaire ou par une congestion artificielle on vient à augmenter la pression
ineuse, on n'observe d'ordinaire pas de modification dans les battements
rdiaques. Quand on fait périr un animal par hémorrhagie et que pour se
barrasser de l'influence nerveuse qu'entraîne toujours la perte de sang
a eu soin de sectionner préalablement la moelle au cou, l'on observe en
ême temps que la diminution de pression une diminution dans la fréquence
pouls (v. Bezold). De tous ces faits il résulte que toutes les influences qui mo-
ient la circulation agissent sur la pression artérielle et sur la fréquence du
uls de la même manière que les mouvements respiratoires, à condition toute-
s que ces influences n'aient pas d'action sur les centres nerveux extérieurs au
ur. Toujours, *quand la pression s'élève, les mouvements cardiaques s'ac-*
lèrent, et quand la pression s'abaisse, ces mouvements se ralentissent.
s phénomènes doivent sans doute être attribués à la stimulation plus grande
terminée dans les ganglions cardiaques par la réplétion exagérée du cœur
des artères coronaires.

Depuis longtemps déjà l'on savait que les veines du cou se dilatent et se vident
ndant les profondes expirations et inspirations, mais c'est Donders qui le premier,
mesurant l'élasticité du tissu pulmonaire (voy. § 130), démontra l'influence favo-
le de la respiration sur la circulation. C'est lui aussi qui rattacha les alternatives
réplétion et de déplétion des veines du cerveau aux modifications imprimées par
respiration au courant veineux. Ludwig étudia l'influence des mouvements respi-
oires sur la pression sanguine, mais il est vrai de dire que les chiffres donnés par
différents auteurs qui le suivirent ne concordent guère. Jacobson ne constata sur
mouton, dans les veines éloignées du cœur, aucune variation due à la respiration,
dis que dans la jugulaire et dans la sous-clavière ces variations étaient de $0^{mm},9$
mercure. Faivre les vit dans les grosses artères de l'homme atteindre de 10 à
millimètres, tandis que les variations du cœur étaient au même moment de 2 à
millimètres. Il est probable que ces derniers chiffres sont trop élevés en raison

des oscillations propres de la colonne mercurielle. Ludwig et Einbrodt, pour trouve
la relation entre les mouvements respiratoires et les variations de la pression, se ser
virent du kymographe qui enregistrait en même temps les deux phénomènes. Ein
brodt confirma par une autre méthode les résultats obtenus. Il mit la traché
d'un chien en relation avec un récipient dans lequel on pouvait à volonté condense
ou raréfier l'air contenu. L'air condensé augmentait nécessairement la pression dan
la cage thoracique, et toujours alors la pression augmentait dans le système arté
riel, mais diminuait dans le système veineux; quand, au contraire, l'air était raréfié
la pression dans le thorax diminuant, la pression artérielle diminuait également
tandis qu'elle augmentait dans les veines. Les modifications imprimées à la circula
tion dans les vaisseaux périphériques par des *influences locales* sont beaucou
moins importantes. Les *mouvements musculaires* peuvent comprimer les parois vei
neuses, mais en raison de leurs valvules et de leurs nombreuses anastomoses la cir
culation s'y régularise bien vite. On croyait généralement qu'en raison de la *pesan
teur* le sang devait s'accumuler dans les veines des parties inférieures du corps, e
y déterminer ainsi les varices qui sont si fréquentes. Mais dans un système de ca
naux fermé de toutes parts, l'effet produit par la pesanteur est rapidement contre
balancé par la tension élastique des parois, qui augmente avec la dilatation du canal
aussi faut-il admettre que lorsque la dilatation d'une veine devient anomale, c'es
à une altération de ses parois qu'il faut l'attribuer ([1]).

§ 122. — Innervation des vaisseaux.

Les couches musculaires des artères et des veines reçoivent des filets ner
veux cérébro-spinaux et sympathiques, qui par leur action sur les fibres lisse
peuvent modifier la lumière de ces vaisseaux. Ces modifications sont surtou
remarquables dans les artères; comme toutes les contractions des fibres lis
ses, elles se produisent lentement. Durant la vie elles se manifestent par de
variations dans la quantité de sang qui circule dans les organes (pâleur, rou
geur pudique); on peut quelquefois observer directement une contraction o
une dilatation alternative des troncs vasculaires sur les artères auriculaires d
lapin par exemple. On peut déterminer expérimentalement ces phénomènes e
sectionnant ou en excitant les nerfs vaso-moteurs. Quand on les sectionne, o
voit d'ordinaire survenir une dilatation des vaisseaux. C'est ainsi qu'après l
section du trijumeau, les vaisseaux de l'œil se dilatent; il en est de mêm
pour les vaisseaux de l'œil et de l'oreille après la section du sympathique a
cou. On en conclut que les nerfs vaso-moteurs sont toujours pendant la vi
dans un état d'excitation faible, de *tonicité*. La stimulation des muscles de
vaisseaux produit, elle aussi, un rétrécissement souvent assez rapide de ce
canaux. Quand la stimulation est plus prolongée, les vaisseaux qui d'abord s'é
taient contractés finissent par se dilater.

Les variations du calibre des vaisseaux s'observent surtout dans les petit
artérioles les plus voisines des capillaires, car ce sont, en effet, elles qui rela
tivement possèdent les couches musculaires les plus épaisses. L'influenc

([1]) Donders, *Zeitschrift f. ration. Med.*, N. F., t. III et IV. — Ludwig, *Müller's Arch*
1847. — Jacobson u. Faivre, *'loc. cit.* — Weyrich, *De cordis adspiratione.* Dorpat 1853. ·
Einbrodt, *Wiener Sitzungsberichte*, t. XL. — V. Vivenot, *Virchow's Archiv*, t. XXXIV.

de l'innervation est donc beaucoup plus sensible dans ces petits vaisseaux. Quand les artères se dilatent, la vitesse du sang qui y est contenu se ralentit; souvent même il survient alors une stase du courant dans les artérioles, dans les capillaires et les origines veineuses. Il en est de même dans les vaisseaux voisins un peu plus gros, en raison de l'obstacle dû à cette stase, mais là il se produit toujours un mouvement intermittent de va-et-vient, qui concorde avec la systole et la diastole du cœur. La production de la stase sanguine est favorisée par les éléments figurés que le sang entraîne; ces éléments peuvent, en effet, quand le courant se ralentit, s'accumuler en un point, adhérer les uns aux autres en même temps qu'aux parois, tandis que le plasma s'écoule. La stase persistant et l'action d'éléments avoisinants venant à s'y ajouter (Virchow), il se produit des exsudats; alors le processus est devenu pathologique et la stase sanguine est devenue de l'inflammation.

Il est probable que la plupart des nerfs vaso-moteurs tirent leur origine du système cérébro-spinal. Quand on irrite la moelle épinière d'une grenouille par des courants électriques, l'on voit au microscope les petites artérioles de la membrane interdigitale se contracter (Pflüger). Chez les mammifères on peut observer ce phénomène dans des artères plus volumineuses; d'après Ludwig et Thiry, il survient encore lorsque tous les nerfs cardiaques sont sectionnés. Dans ce dernier cas ce n'est pas la modification produite dans l'innervation du cœur qui détermine la contraction des artérioles, mais bien au contraire la fréquence des pulsations, l'élévation de la pression dans les grosses artères; en un mot, tous les phénomènes cardiaques sont sous la dépendance du rétrécissement des voies artérielles dû à leur contraction. Enfin Bezold lia tous les gros vaisseaux pour exclure le cœur de la circulation, il irrita ensuite la moelle cervicale et vit les artères se contracter encore, l'équilibre de pression entre les artères et les veines s'établissait plus vite quand la moelle cervicale était stimulée que quand elle ne l'était pas. L'arrêt de la respiration, d'après Traube et Thiry, agit sur les artères de la même manière que l'excitation de la moelle cervicale; il est probable que dans ce cas le sang asphyxique détermine une stimulation de l'origine des nerfs vaso-moteurs dans l'encéphale; dans ce cas cependant les origines du nerf vague étant excitées simultanément, le phénomène se complique du ralentissement des battements produit par ce nerf. Il est probable que lors de la mort, les artères se vident en raison d'une stimulation de même nature. Tous ces phénomènes, de contraction des vaisseaux, d'élévation de la pression dans les artères, peuvent se produire par réflexes et succéder à des excitations de nerfs sensitifs, mais alors on voit bientôt une dilatation prolongée remplacer la contraction de ces vaisseaux. La moelle allongée est le centre des nerfs vaso-moteurs; ce qui le prouve c'est que, après la section de la moelle allongée, ni l'arrêt de la respiration ni les excitations réflexes ne déterminent plus de contraction vasculaire. Les nerfs vaso-moteurs cheminent avec les cordons du sympathique; le splanchnique en contient beaucoup, le sympathique de la tête en renferme moins. Bezold tira cette conclusion des expériences suivantes : après avoir sectionné les deux sympathiques au cou, il excita leur bout supérieur et vit la pression augmenter de 1/10; l'excitation des splanchniques, au contraire, élevait la pression de 1/4 à 1/3. D'après Ludwig et Cyon, la section du splanchnique amène toujours un abaissement remarquable de la pression artérielle, ce qui concorde avec les faits précédents.

Il est probable qu'il existe un système de nerfs paralysateurs des vaisseaux en opposition avec les nerfs excitateurs dont nous venons de parler. Mais jusqu'à présent on n'a pu démontrer ni les centres nerveux, ni les filets de ces nerfs qui par leur stimulation devraient produire directement la dilatation des vaisseaux. Quoi qu'il en soit, ce n'est qu'en admettant l'existence de ce système spécial qu'il est possible d'expliquer les faits suivants : 1° lorsque l'on excite directement les vaisseaux eux-mêmes on les voit se rétrécir d'abord et se dilater brusquement ensuite ; souvent même, d'après Cl. Bernard, ce dernier phénomène se produit immédiatement sans rétrécissement préalable ; cette dilatation dure trop longtemps pour qu'on puisse simplement l'attribuer à la fatigue des nerfs excitateurs. 2° Dans différentes circonstances on peut voir par action réflexe les vaisseaux se dilater directement sans contraction préalable. D'après Goltz, un ébranlement mécanique des parois abdominales, des viscères de l'abdomen ou de la colonne vertébrale produit, outre l'arrêt du cœur (signalé au § 117), la dilatation réflexe des vaisseaux. Ludwig et Cyon ont vu le même phénomène joint à une diminution de pression dans les vaisseaux, succéder à une stimulation du bout central d'un rameau du nerf laryngé supérieur, rameau auquel ils ont donné le nom de *nerf dépresseur*. Il faut avoir soin, avant de commencer l'expérience, de sectionner tous les nerfs qui se rendent au cœur pour que l'innervation propre à cet organe ne puisse masquer le phénomène. Loven vit l'irritation d'autres nerfs sensitifs, tels que l'auriculaire, le dorsal du pied, produire une dilatation des vaisseaux soit immédiate, soit consécutive à une courte contraction. Le centre réflecteur qui intervient dans toutes ces expériences semble, lui aussi, avoir son siége dans la moelle allongée, car aucun de ces phénomènes ne se produit lorsque la moelle cervicale est préalablement sectionnée. Les filets nerveux qui par leur stimulation produisent ces phénomènes de paralysie se rendent à la périphérie par la même voie que les filets d'excitation ou de contraction, c'est dire qu'ils accompagnent le sympathique. Aussi, après la section des principales branches de ce tronc nerveux, tous les mouvements réflexes de paralysie cessent-ils de se produire tout aussi bien que les mouvements de contraction. Pour expliquer comment il se fait qu'en stimulant directement les nerfs sympathiques, on voit toujours apparaître au début des mouvements de contraction, il nous faut admettre que ces nerfs contiennent une plus grande quantité de filets excitateurs, ce que du reste nous avons déjà admis pour expliquer l'action du sympathique cervical sur le cœur (voy. § 117). Le mécanisme d'après lequel se produit cette paralysie des vaisseaux nous sera assez facile à comprendre si tout d'abord nous le rapportons à ce que nous avons dit du même phénomène pour le cœur. Par analogie avec l'innervation cardiaque, nous pouvons admettre que les ganglions situés sur le trajet des nerfs vaso-moteurs sont à la fois des centres excitateurs et paralysateurs. Ainsi que toutes les cellules ganglionnaires, ces centres possèdent la propriété de prolonger pendant un certain temps la stimulation qui leur est transmise. Comme pour le cœur, cette pro-

igation de la stimulation paraît être moins énergique mais plus durable
ns les centres paralysateurs que dans les centres excitateurs, ce qui ex-
ique la paralysie vasculaire qui suit toujours l'excitation directe ou réflexe.
n comprend aussi de cette manière que dans certains cas, comme quand par
emple on stimule directement un vaisseau, l'action peut se porter sur un
ntre paralysateur, ou encore que par l'irritation de certains nerfs sensitifs,
mme ceux des intestins par exemple, ce soient les centres réflexes des nerfs
ralysateurs qui sont excités; il est clair que dans ces conditions la dilatation
s vaisseaux se produit directement (sans contraction préalable).

On a l'habitude d'expliquer par l'épuisement des nerfs vaso-moteurs la dilata-
n des vaisseaux qui succède à une contraction de courte durée après des excita-
ns électriques, mécaniques ou chimiques. Cette hypothèse n'est pas plus satisfai-
nte dans ce cas qu'elle ne l'est pour le cœur. Il faudrait, en tout cas, tenir compte
 l'élasticité des couches musculaires des vaisseaux; cette élasticité diminue, en effet,
rès la contraction, la pression restant la même; la paroi se prête plus facilement à
xtension et la dilatation du vaisseau est plus grande que s'il ne venait pas de se con-
acter. Mais la dilatation du vaisseau est souvent si grande dès le début, qu'il nous
mble que l'on ne saurait invoquer alors autre chose que l'effet direct d'un nerf pa-
lysateur. C'est là encore ce que de toute nécessité il faut admettre dans les cas où la
latation du vaisseau suit immédiatement la stimulation du nerf sans contraction préa-
ble. Peut-être faut-il invoquer quelque chose d'analogue pour expliquer la dilatation
sculaire qui se produit après la section des nerfs, et ne doit-on pas se contenter
 l'hypothèse d'une interruption de la tonicité nerveuse (degré d'innervation conti-
ne) des vaisseaux. Il est impossible de poursuivre les nerfs vaso-moteurs au delà de
 moelle allongée. Budge a prétendu que la stimulation des pédoncules cérébraux
oduit la contraction des vaisseaux, mais cette opinion n'est pas encore prouvée par
 bonnes expériences. D'autre part, Goltz soutient que la dilatation réflexe pro-
uite par la commotion des viscères abdominaux s'observe également après la des-
uction de la moelle allongée. Il semble donc qu'au moins chez la grenouille une
artie des centres réflexes dont il est question se trouvent dans la moelle épinière [1].
Quel est le rôle que joue cette double innervation des vaisseaux dans le méca-
isme de la circulation ? Il est évident d'abord que les mouvements du cœur com-
inés à l'élasticité des parois vasculaires suffisent amplement pour entretenir la circu-
tion, mais il est évident aussi que l'innervation des vaisseaux n'est pas sans action
r le mécanisme circulatoire. Un système de tubes élastiques, non contractiles,
tant suffisant pour que le phénomène puisse s'accomplir, il faut donc chercher
influence de l'innervation dans certaines conditions de *compensation* des forces
otrices et de *régularisation* de la circulation. Il est besoin de compensation pour
quilibrer les désordres qui peuvent se produire dans l'action du cœur ou dans la
rculation périphérique. Cette compensation agit de la manière suivante : 1° quand
 se produit une contraction des vaisseaux, la force du cœur restant la même, la
ression s'y élève, tandis que lorsque, l'action du cœur étant plus faible, les vais-
eaux se rétrécissent par le fait de leur élasticité, la pression y diminue ; 2° quand

---

[1] Cl. Bernard, *Recherches sur le grand sympathique*, 1854, et *Gaz. méd.*, 1858. — Schiff,
Untersuchungen zur Physiologie d. Nervensystems. Francfort 1855. — Pflüger, *Allgem. med.
Zentralzeitung*, 1855 et 1856. — Goltz, *Archiv f. patholog. Anatomie*, t. XXVIII et XXIX.
— Thiry, *Med. Centralblatt*, 1864. — Traube, *ibid.*, 1865. — von Bezold, *Verhandl. der
Würzburger Ges.*, 1867. — Cyon u. Ludwig, *Bericht der sächs. Ges.*, 1866. — Loven, *ibid.*

les vaisseaux se dilatent par suite de l'influence des nerfs paralysateurs, la force cardiaque restant la même, la pression y diminue, tandis que, lorsque cette dilatation passive est due à l'action directe plus forte du cœur, la pression y augmente. L'influence des phénomènes de compensation est surtout aisée à comprendre par les variations de l'innervation centrale. Il est à ce propos important de remarquer que les organes nerveux centraux qui président aux mouvements du cœur sont en connexion intime avec ceux qui président aux mouvements des vaisseaux, de telle sorte que l'excitation du cœur concorde avec celle des vaisseaux, et qu'il en est de même pour leur paralysie. Mais l'excitation du cœur détermine une dilatation élastique des vaisseaux avec augmentation de la pression; l'excitation des vaisseaux, au contraire, produit une contraction musculaire des parois avec diminution de la pression artérielle; l'action des nerfs paralysateurs du cœur détermine un rétrécissement élastique des artères avec diminution de la pression, tandis que par leur action sur les vaisseaux ces derniers se distendent et la pression y augmente. Lorsque l'action nerveuse paralysatrice est telle que le cœur s'arrête en diastole, la dilatation vasculaire permet à une partie du sang contenu dans le cœur de passer encore par aspiration dans les artères dilatées et de s'écouler plus tard dans les veines par suite de la contraction des parois artérielles.

On n'accordait autrefois aux nerfs vaso-moteurs aucun rôle dans le mécanisme de la circulation; aujourd'hui, au contraire, quelques physiologistes tendent à exagérer ce rôle. Bezold, par exemple, admet une force hémodynamique due à une sorte de mouvement péristaltique des parois vasculaires, et Goltz pense que la tonicité nerveuse des vaisseaux est une condition indispensable dans le mouvement du sang. La théorie que nous venons d'exposer plus haut est sans doute encore très hypothétique en plus d'un point; elle nous paraît cependant répondre beaucoup mieux à tous les faits connus jusqu'ici que toute théorie qui admet une nouvelle espèce de force hémodynamique, dont la nécessité n'est pas démontrée pour expliquer les phénomènes circulatoires. Il est très-possible que l'innervation des vaso-moteurs ait également pour objet de compenser et d'équilibrer les *circulations locales;* mais pour admettre ce rôle il nous manque encore des faits concluants. Nous ignorons encore si, par exemple, la stase sanguine locale agit comme stimulant sur les centres excitateurs ou paralysateurs des parois vasculaires etc.

§ 123. — Vitesse du courant sanguin.

La *vitesse du courant sanguin* dépend en général, comme nous l'avons vu au § 119, qui traite des lois générales de l'hydraulique : 1° des différences de pression aux deux extrémités du système canaliculé, et 2° des résistances que le courant doit surmonter dans son parcours. Nous venons de voir aux §§ 121 et 122 que ces résistances sont multiples et que surtout, en raison des différences dans l'innervation vasculaire, elles sont soumises à des *variations permanentes.* On ne peut donc comparer tout à fait l'appareil circulatoire à un système de tubes élastiques, car dans le premier la vitesse n'est pas toujours comme dans le second en rapport mathématique fixe avec la pression. Il y aura toujours, en effet, à se demander si au-dessous du point où la pression s'est élevée il n'y a pas une augmentation de résistance qui puisse compenser et même au delà la surélévation de la pression. Dans la plupart des cas, lorsque la pression artérielle s'élève, c'est en raison de l'exagération des résistances; supposons un instant que cette dernière quantité ne soit pas tout à fait compensée par la première, contrairement aux lois de l'hydraulique, l'augmentation de pression pourra coïncider avec une diminution de la vitesse et de l'écoulement. Indépendamment de ces conditions, la vitesse du courant varie : 1° avec la partie du corps où se trouvent les vaisseaux, 2° avec la section du vaisseau, et 3° pour les artères et les grosses veines avec les mouvements du cœur et des poumons. D'ordinaire l'on se contente, pour déterminer la vitesse du sang, de préciser la vitesse moyenne de ce liquide au niveau d'une section transversale d'un vaisseau, ou même la vitesse moyenne entre deux sections dont la distance est bien connue. Pour les artères et les grosses veines on se contente également d'obtenir les moyennes fournies pendant une série de mouvements cardiaques ou respiratoires.

La vitesse du sang diminue depuis le cœur jusqu'aux capillaires, en raison de l'élargissement progressif du diamètre général du système vasculaire ; dans les capillaires la vitesse est la moindre, elle augmente de nouveau dans les veines, mais les troncs veineux ayant un diamètre supérieur à celui des troncs artériels, elle ne saurait y revenir tout à fait à sa vitesse initiale. La vitesse du sang est indépendante de la quantité absolue de la pression, mais elle augmente quand les *variations de la pression* deviennent plus fortes. Dans chaque partie du système vasculaire, la vitesse du courant dépend donc de la différence de la pression à deux endroits voisins. Ce fait explique l'observation de Lenz, qui constata que l'accélération des battements du cœur à la suite de la section du pneumo-gastrique, loin d'augmenter la vitesse du sang, la diminue ; en effet, l'accélération des battements cardiaques ne fait en général qu'élever la pression moyenne, mais n'augmente pas la différence des pressions.

Dans le courant sanguin, comme au reste dans tous les liquides qui se meuvent à travers des tubes, au niveau de chaque section transversale la vitesse est d'autant plus petite que l'on se rapproche de la paroi ; en d'autres termes, le courant est bien plus rapide au centre de la lumière du vaisseau, tandis que le long de la paroi se trouve une couche liquide adhérente et immobile.

La vitesse du sang ne varie que d'une quantité insignifiante chez les différents mammifères ; aussi les résultats obtenus sur les animaux se rapprochent-ils sans doute beaucoup de ceux que l'on pourrait obtenir sur l'homme. Volkmann trouva sur un chien la vitesse dans la carotide en moyenne de = 300 millimètres par seconde, il l'évalue dans l'aorte à = 400 millimètres. Dans la crurale elle n'était plus que de 160 millimètres, et dans les artères du métatarse du cheval elle tombait à 56 millimètres. Nous ne possédons que peu de recherches sur la vitesse dans les veines. Sur le chien, Volkmann la trouva dans la jugulaire = 225 millimètres en moyenne. D'après Vierordt, dans les capillaires de la rétine de l'homme elle n'est que de $0^{mm},75$, et dans la queue du têtard elle n'est, d'après E. H. Weber, que de $0^{mm},57$ à la seconde.

La vitesse du sang est dans les artères à son maximum au moment de la *systole*, et à son minimum au moment de la *diastole*. D'après Vierordt, dans les gros troncs artériels elle augmente pendant la systole d'environ 1/4 ou 1/2 de ce qu'elle est pendant la diastole. D'après ce que nous savons des variations de la pression dans les grosses veines pendant les mouvements respiratoires, la vitesse du courant ne doit également y subir que des variations très-faibles, mais sur ce point les données expérimentales nous font défaut.

La *durée d'un mouvement circulatoire total*, c'est-à-dire le temps que met le sang depuis sa sortie d'un ventricule jusqu'à son retour dans le même ventricule, dépend, non-seulement de la vitesse du courant, mais encore de la longueur du système vasculaire. Cette durée est donc en général plus longue chez les individus et les animaux de grande taille. La durée d'un mouvement circulatoire total est aussi, chez les animaux de grande taille, plus longue *relativement* au poids de leur corps. C'est ainsi que, d'après Vierordt, cette durée est chez le cheval de 31,5 secondes, chez l'homme de 23,1, chez le chien de 16,7, chez le lapin de 7,4 secondes, et que 1 kilogr. de poids du corps reçoit environ chez le cheval 152 grammes de sang par seconde, chez l'homme 207, chez le chien 282, chez le lapin 592. Ce fait s'explique par ce que le pouls est beaucoup plus fréquent chez les petits animaux que chez les grands, et que la durée d'un mouvement circulatoire est en rapport avec la fréquence du pouls. Chez tous les mammifères on peut évaluer cette durée moyenne à celle qui correspond à environ 26 ou 28 battements cardiaques. D'après Hering, contrairement aux résultats obtenus par Lenz, quand sur un même animal le pouls s'accélère, la durée d'un mouvement circulatoire, au lieu de diminuer, s'allongerait ordinairement.

Les méthodes dont on s'est servi pour déterminer la vitesse du sang peuvent se résumer en trois catégories : 1° Volkmann, au moyen de son *hémodromomètre*, mesura la *vitesse moyenne en un point déterminé* des gros vaisseaux. Son appareil consiste surtout en un tube de verre recourbé en U et muni d'une échelle graduée; ce tube est rempli d'eau et ses deux extrémités, garnies chacune d'un robinet, sont mises en continuité avec les deux bouts d'une artère sectionnée; on détermine la vitesse du courant par la marche que suit dans le tube la ligne de séparation entre le sang et l'eau. Les chiffres que l'on obtient par ce moyen sont un peu trop faibles, car le fait seul d'ajouter ce tube à l'ensemble du système artériel doit augmenter la somme des résistances. Ludwig a employé récemment un autre appareil destiné au même but. C'est une sorte de siphon de verre, dont les deux branches sont dilatées en ampoule près de leurs extrémités; on en introduit les deux bouts dans les bouts d'une artère sectionnée ; la branche du siphon la plus rapprochée du cœur contient de l'huile d'olives, l'autre branche contient du sang défibriné. Lorsque le courant sanguin pénètre dans l'appareil, il chasse l'huile d'olives dans la seconde branche du siphon, et par suite le sang défibriné dans les capillaires. La capacité des ampoules étant connue, on peut déduire du temps que met l'huile à être chassée la masse de sang qui traverse l'artère dans un temps donné. La résistance due à l'introduction de l'instrument dans le système artériel ne produisait pas plus de 2 % de différence de pression en deçà et au delà des ampoules. E. H. Weber détermina la vitesse du sang dans les capillaires en examinant au microscope le temps qu'un globule sanguin met à parcourir une division micrométrique connue. Mais un globule ne saurait être suivi longtemps et seulement dans une étendue dans laquelle d'ordinaire sa vitesse ne peut guère varier. Cette méthode ne peut donner de résultats satisfaisants que sur des parties transparentes d'animaux à sang froid (la membrane interdigitale ou le mésentère des grenouilles, la queue des têtards), car pour mettre à découvert des parties transparentes il faut produire chez les animaux à sang chaud des désordres qui retentissent sur la circulation. Pour mesurer la vitesse du sang dans les capillaires de la rétine, Vierordt reçoit sur un écran en verre dépoli l'image des vaisseaux rétiniens de son propre œil (voy. physiologie de la vision).

En étudiant la circulation au microscope, l'on peut s'assurer en même temps de la différence que présente la vitesse dans les différents points de la section (vitesse très-grande dans l'axe du vaisseau, immobilité le long de la paroi). Cette différence paraît être beaucoup plus grande pour le sang que pour tout autre liquide qui ne contient pas d'éléments figurés. Ces éléments, en effet, adhèrent aux parois et sont eux-mêmes une cause de résistance au mouvement. Dans les petites artères, les globules rouges circulent toujours dans l'axe du courant, tandis que le long des parois se meut très-lentement une couche de plasma et de globules blancs. Ce n'est que lorsque le courant se ralentit que la partie rouge qui occupe l'axe du courant s'élargit, et que des globules rouges se mélangent enfin aux couches pariétales ; dans les veines, où la vitesse du courant est toujours moindre que dans les artères de même diamètre, la partie rouge centrale est constamment aussi plus large que dans ces dernières. Dans les capillaires, les globules rouges et blancs occupent le milieu du courant et le long de la paroi se meut une couche incolore de plasma. La cause de ces phénomènes tient sans doute à ce que d'une part les globules blancs sont de tous les éléments figurés du sang ceux qui sont les plus difficiles à mettre en mouvement, et que d'autre part le plasma a une force d'adhésion plus grande pour la paroi que les globules. La plus grande difficulté de mettre les globules blancs en mouvement s'explique d'abord par leur volume plus considérable, et ensuite par leur forme arrondie, comparée à la forme discoïde des globules rouges.

2° Vierordt étudia *les modifications qu'éprouve la vitesse moyenne*, par suite des mouvemements cardiaques, au moyen de son tachomètre, instrument que Lortet vient de perfectionner. Ce tachomètre consiste en une petite caisse de forme cubique munie de deux tubes de hauteur inégale destinés à être mis en communication avec les bouts d'une artère sectionnée. Dans la caisse se trouve un pendule, que le courant sanguin met en mouvement, et dont les mouvements sont indiqués au dehors sur un cadran. La force qui agit sur le pendule dépendant de la vitesse du courant, il est aisé de déterminer cette dernière valeur par le mouvement du pendule sur le cadran. C'est par ce procédé que l'on peut encore se rendre facilement compte des variations qu'éprouve la vitesse pendant la systole ou la diastole.

3° Hering détermina *la vitesse moyenne entre deux sections éloignées l'une de l'autre* en injectant dans un vaisseau une solution d'un sel facile à reconnaître et qui jamais n'existe dans le sang, et en recherchant ensuite le moment où ce sel se retrouve dans un autre vaisseau éloigné. Cette méthode ne peut que nous donner une idée approximative de la longueur du chemin parcouru, mais par contre elle est excellente pour étudier la *durée d'une circulation totale (la rotation du sang)*. C'est dans ce but que Vierordt l'a perfectionnée. Les chiffres que nous avons donnés plus haut se rapportent au temps que met le sang pour aller de la veine jugulaire d'un côté à la jugulaire du côté opposé. Vierordt a confirmé ainsi les résultats obtenus par Hering et Lenz, savoir que sur un même animal la durée de la rotation du sang ainsi que la vitesse du courant tendent à diminuer quand les battements du cœur sont devenus plus rapides soit par suite d'un exercice corporel exagéré, soit par suite de la section du nerf vague. D'après les recherches tachométriques de Vierordt, après la section du nerf vague l'augmentation de la vitesse due à la systole est bien diminuée. Hering et Vierordt nous ont encore fourni des séries d'expériences sur l'influence qu'exerce l'âge, le sexe, la taille etc., sur la durée de la rotation du sang.

Il en résulte que chez les jeunes animaux cette durée est de 1/4 plus courte que chez les animaux âgés, chez les femelles que chez les mâles. Chez les animaux de même race, elle augmente avec la longueur et le poids du corps (¹).

3° MODIFICATIONS QU'ÉPROUVE LE SANG DANS SON PARCOURS.

§ 124. — Sang artériel et sang veineux.

Le *sang artériel* qui revient du poumon où il a subi l'influence de l'oxygène atmosphérique et qui est envoyé ensuite par le cœur gauche dans tous les organes, est un liquide de composition constante. Le *sang veineux* qui revient de tous les organes (le poumon excepté) est au contraire un liquide très-variable et dont la composition dépend de l'organe d'où il provient. Pour faire des analyses comparatives de ces deux sangs il faut ou bien 1° comparer le *mélange* de tout le sang veineux qui se trouve dans le cœur droit avec le sang artériel, ou encore 2° comparer le sang artériel et le sang veineux de chaque organe. En analysant comparativement le sang artériel avec le sang du cœur droit, on voit quels sont les changements produits sur ce liquide par son passage à travers le poumon ; en analysant de la même manière le sang artériel qui entre et le sang veineux qui sort d'un organe, on peut savoir quelles sont les modifications que cet organe lui fait subir. Le foie seul fait exception, car en effet, le sang qui pénètre dans cet organe est presque en entier du sang veineux ; il se produit donc dans ce cas une transformation du sang dans le système veineux lui-même. Nous n'allons d'abord nous occuper que des différences qui existent entre le sang artériel et le sang veineux mélangé, et dans les paragraphes suivants nous étudierons les changements que ce liquide éprouve dans certains organes principalement destinés à l'hématopoïèse (glandes vasculaires sanguines, foie). Quant aux modifications que d'autres organes, le rein, les muscles etc., lui font éprouver, nous les décrirons en traitant des fonctions de ces mêmes organes.

Le *sang artériel* se distingue facilement du *sang veineux* par sa couleur plus claire ; le sang veineux possède un dichroïsme très-prononcé. D'après Cl. Bernard, le sang artériel est en moyenne de 0,2 centigrades moins chaud que le sang veineux. Au point de vue chimique, ils diffèrent surtout l'un de l'autre par *leur richesse en gaz* et par le *temps plus ou moins long que leur fibrine met à se coaguler*.

D'après Schöffer (comparez les tableaux du § 109), le sang artériel du chien contient en 100 volumes :

+ que le sang veineux		— que le sang veineux	
Gaz pris en totalité	3.33	CO² en totalité	4,4
Gaz que l'on peut déplacer par la pompe à air.	4,15	CO² en combinaison instable	2,9
		CO² en combinaison stable	1,8
Az	0,52		
O	5,55		

(¹) Hering, *Zeitschrift f. Physiologie*, von Tiedemann u. Treviranus, t. III. — E. H. Weber, *Müller's Archiv*, 1838. — Volkmann, *Hämodynamik*. — Vierordt, *Die Erscheinungen und Gesetze der Stromgeschwindigkeit des Blutes*. Francfort 1858. — Lortet, *Recherches sur la rotation du sang*. Paris 1867. — Dogiel (Ludwig), *Bericht d. sächsis. Ges. d. Wiss.*, 186

La fibrine du sang artériel se coagule bien plus rapidement que celle du sang veineux. Cette différence dépend surtout de la richesse en O du sang artériel, car le sang veineux auquel on ajoute de l'oxygène se coagule très-vite, tandis que le sang artériel asphyxique se coagule lentement. Il semble que O favorise la solubilité de la substance fibrino-plastique dans le plasma. D'après quelques analyses, le sang artériel serait en outre plus riche en fibrine que le sang veineux; par contre, il contiendrait plus d'eau, de matières extractives, de sucre et de sels, mais moins de globules sanguins et d'urée. Les globules du sang artériel seraient plus riches en eau, en hématine, en sels, mais plus pauvres en globuline et en corps gras. Toutes ces données ne présentent cependant pas encore une sûreté absolue.

Voici quelques chiffres tirés des analyses de Lehmann, qui permettent de comparer la composition des deux sangs :

	Sang artériel.	Sang veineux (de la jugulaire).
Eau	89.3	86,8 p. 100 du sang en totalité.
Fibrine	0,57	0,49 »
Albumine	9,22	11,42 » du sérum.
Matières extractives.	0,91	0,71 »
Graisse	0,39	0,26 »
Sels	0,86	0,83 »

La proportion d'albumine est plus faible dans le sérum du sang artériel parce que le sang artériel est plus riche en sérum, ou en d'autres termes plus pauvre en globules. Heidenhain s'appuie sur ce que le sang artériel est moins colorant que le sang veineux pour admettre, lui aussi, qu'il est moins riche en globules[1].

§ 125. — Changements du sang dans les glandes vasculaires sanguines.

On comprend sous le nom de *glandes vasculaires sanguines* la rate, la glande thyroïde, le thymus, les capsules surrénales et la glande pituitaire.

La *rate* est entourée par une enveloppe fibreuse rigide, dont partent des prolongements nombreux, *trabécules de la rate*, qui pénètrent dans l'intérieur de l'organe et qui circonscrivent une substance molle colorée en rouge, *la pulpe splénique*. Les ramifications de l'artère splénique (Fig. 47 *a*) se disent sur les trabécules de la rate constituées, ainsi que l'enveloppe extérieure, par un tissu connectif entremêlé de quelques fibres élastiques et de fibres musculaires lisses. Les ramifications artérielles se divisent à angle aigu sans jamais s'anastomoser entre elles et se terminent par des *pinceaux d'arérioles* d'où partent les capillaires. Les parois des capillaires sont, comme les branches artérielles plus volumineuses, enveloppées par les trabécules; les capillaires s'ouvrent dans des lacunes intermédiaires d'où naissent les veinules, qui dans leur parcours ultérieur se comportent comme les artères. Les parois ar-

[1] Lehmann, *Physiolog. Chemie*, t. II. — Wiss, *Archiv f. pathol. Anat.*, t. I. — Picard, *De la présence de l'urée dans le sang.* Strasbourg 1856. — Heidenhain, *Disquisitiones cricæ.* Halæ 1857. — Schöffer, *loc. cit.*

térielles blanchâtres portent en une foule d'endroits, surtout au niveau de
points où ces vaisseaux se divisent, des sortes de corps arrondis, *corpuscule
de Malpighi* (Fig. 47 2). Chacun de ces corpuscules répond par sa structure

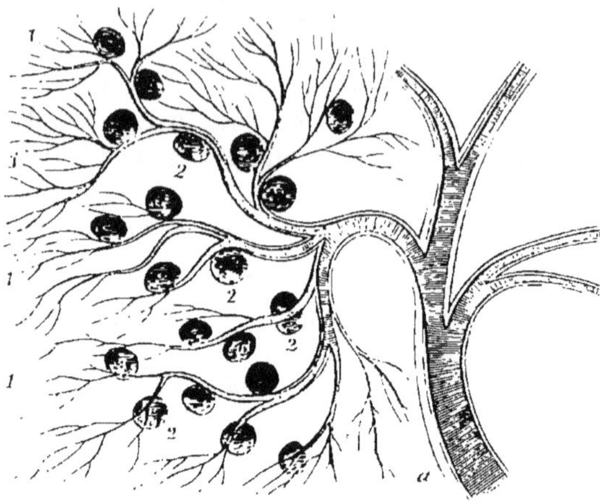

Fig. 47.

un follicule de ganglion lymphatique (Kölliker, Gerlach)
Comme ceux-ci, le corpuscul
de Malpighi contient dans so
intérieur un grand nombre d
globules blancs, il est travers
par un réseau de capillaire
très-fins qui proviennent d
l'artériole sur laquelle le cor
puscule repose; ces capillaire
traversent son enveloppe pou
se répandre dans le paren
chyme avoisinant (Fig. 31
p. 193). La *pulpe spléniqu*
forme un système de lacune
qui communiquent entre elle
ces lacunes sont constituées par des branches très-fines du réseau fibreux de
trabécules, et traversées par les plus fines ramifications vasculaires. La pulp
contient des globules lymphatiques, dont les uns sont en voie de division, et d'au
tres en voie de transformation graisseuse et de destruction. On y trouve encor
des noyaux libres, des globules sanguins, de grosses cellules qui renferment de
globules sanguins, et des éléments qui sont évidemment des [formes intermé
diaires entre les globules lymphatiques et les globules sanguins. Un très-pet
nombre de *vaisseaux lymphatiques efférents* sortent par le hile de la rate, ma
on n'y trouve pas de *vaisseaux afférents* qui pénètrent dans l'organe. A ce poi
de vue la rate diffère donc des ganglions lymphatiques, auxquels elle ressembl
par sa structure; le courant lymphatique y est remplacé par un courant sanguin
l'artère splénique y remplace les vaisseaux lymphatiques afférents, et la vein
splénique les vaisseaux efférents; quant aux lymphatiques de la rate ils n'o
qu'une importance secondaire (W. Müller). L'*origine des lymphatiques* n'e
pas encore connue; on peut admettre par analogie avec les ganglions lymph
tiques que c'est dans les corpuscules de Malpighi qu'il faut rechercher cet
origine.

Kölliker a trouvé des *fibres musculaires lisses* dans la rate de beaucoup d'animau
(le porc, le chien, le chat etc.); Ecker et d'autres auteurs les avaient signalées aus
chez l'homme, mais Kölliker ne put jamais les constater. Henle ne put faire co
tracter la rate sur des suppliciés en y faisant passer un courant électrique, tand
que la rate de beaucoup d'animaux se contracte d'une manière bien évidente par d
excitations mécaniques ou électriques. Les changements de volume de la rate q
surviennent brusquement pendant la vie sont dus probablement à des variatio
dans l'afflux sanguin et au gonflement plus ou moins considérable des corpuscul
de Malpighi (1).

(1) Eckert, art. *Blutgefässdrüsen*, dans le *Dictionnaire de physiologie*, t. IV. — Köllike

Les *fonctions de la rate* peuvent se déduire : 1° des produits morphologiques et chimiques que l'on y trouve ; 2° des modifications que le sang éprouve dans l'intérieur de l'organe ; et 3° des désordres que produit l'extirpation de la rate.

Les *éléments morphologiques* des corpuscules de Malpighi et de la pulpe splénique sont en partie des produits de nouvelle formation, tels que les corpuscules lymphatiques et sanguins, et en partie des produits de transformation : tels que les corpuscules lymphatiques et sanguins en voie de décomposition, les cellules qui renferment des globules sanguins, les noyaux libres. L'*analyse chimique* démontre que dans la pulpe splénique il se trouve surtout des produits de décomposition : l'acide urique, les acides butyrique, acétique, formique, l'acide succinique, la cholestérine, la xanthine, l'hypoxanthine, la leucine, l'acide inosique. Mais, d'autre part, Scherer a trouvé dans la pulpe splénique un albuminoïde qui contient beaucoup de fer, et comme cette même pulpe est riche en phosphates et en oxyde de fer et qu'elle ne contient que peu de chlore, on peut admettre qu'elle est parfaitement disposée pour la formation des globules sanguins.

Les analyses comparatives entre le sang de l'artère splénique et le sang de la veine splénique nous donnent les *modifications que le sang éprouve pendant son passage à travers la rate*. Il en résulte : 1° que le sang qui entre dans la rate est moins riche en *globules blancs* que celui qui en sort ; dans le premier, le rapport des globules blancs aux globules rouges est de 1:2000 ; il se trouve dans le second :: 1:70 ; d'après Hirt, il peut même augmenter encore lorsque la rate est gonflée d'une manière anomale ; 2° que le sang de la veine splénique contient plus de fibrine et plus d'eau que le sang de l'artère ; sur le cheval, Gray trouva dans le sang aortique 0,22 de fibrine et 78,9 p. 100 d'eau, tandis que dans le sang de la veine splénique il y avait 0,65 p. 100 de fibrine et 83,0 d'eau. La composition du sérum restant la même, cette augmentation de la proportion d'eau doit sans doute être attribuée à une diminution des globules sanguins. Outre ces différences entre les deux espèces de sang, *la structure des globules sanguins* éprouve, elle aussi, des modifications dans la rate. Les globules du sang de la veine splénique sont plus petits, plus clairs, que ceux du sang artériel, et leur contenu se prend très-facilement en cristaux. Les actions chimiques qui produisent toutes ces modifications du sang sont elles-mêmes sous l'influence de l'action des glandes de la digestion. Cette proposition n'est à la vérité bien démontrée aujourd'hui que pour la richesse en oxygène du sang veineux ; Estor et Saintpierre ont trouvé en effet que, à jeun, le sang de la veine splénique contient de 11,9 à 15 vol. d'oxygène, tandis que pendant la digestion il n'en contient que de 4,7 à 6,6 p. 100. Les variations qu'éprouve le *volume de la rate* indiquent au reste qu'il doit se produire des modifications de cette nature dans le sang ; c'est ainsi que par la percussion

Mikroskop. Anat., t. II, p. 2. — Gerlach, *Gewebelehre* u. *Zeitschrift f. ration. Med.*, t. VII. — Gray, On *the structure and the use of the spleen*. London 1854. — Billroth, *Müller's Archiv*, 1857, et *Virchow's Archiv*, t. XX. — W. Müller, *Ueber den feineren Bau d. Milz*. Leipzig u. Heidelberg 1865. — Henle, *Zeitschr. f. ration. Med.*, N. F., t. II. — R. Wagner, *Göttinger Nachrichten*, 1849.

il est facile de s'assurer que quelques heures *après la digestion* le volume de la rate augmente, peut-être parce que les glandes de la digestion sont dilatées à la fin de leur sécrétion.

L'extirpation de la rate peut, comme on le savait depuis longtemps, être pratiquée sur un animal sans qu'il en résulte de grands désordres. Il surviendrait, en pareil cas, un gonflement des glandes lymphatiques dûe à une modification de leur fonction, et, d'après Schiff, le pancréas perdrait sa propriété de digérer les albuminoïdes, tandis que celle de l'estomac serait augmentée. Il semble donc que la fonction de la rate est en rapport avec la formation du ferment pancréatique (voy. § 84). (¹)

La composition chimique de la boue splénique, la plus grande proportion de globules blancs, d'eau et de fibrine dans le sang de la veine splénique, de même que la proportion plus faible des globules sanguins qu'il contient, ainsi que les modifications que ces globules présentent dans leur structure, tendent à prouver *que si dans la rate les globules se forment, ils s'y détruisent aussi.* Ces deux actions semblent au reste être corollaires, en ce sens que les produits de décomposition des globules servent peut-être à en former de nouveaux. Nous ne savons encore si la fonction principale de la rate consiste à former des globules blancs et rouges aux dépens des produits de décomposition des éléments du sang de l'artère splénique, ou s'il faut la chercher dans le rôle quelque peu obscur encore qu'elle joue pendant la digestion. Nous ne savons pas davantage quel est le rapport qui existe entre la fonction de cet organe et sa structure ; il est toutefois probable qu'à ce point de vue les changements brusques de la vitesse et même les stases du courant sanguin qui se produisent nécessairement par suite de sa dilatation considérable dans les lacunes de la pulpe jouent un rôle des plus importants.

Deux opinions diamétralement opposées étaient autrefois professées sur la fonction de la rate. Les uns, avec Kölliker et Ecker, considéraient cet organe comme le lieu où se transforment et se décomposent les globules sanguins ; les autres, avec Gerlach et Funke, y voyaient au contraire l'organe de formation des globules blancs et rouges. Les premiers s'appuyaient sur l'existence des *cellules renfermant des globules sanguins.* Ces éléments découverts par Kölliker et par Hasse dans la pulpe splénique contiennent des globules qui évidemment sont en voie rétrograde ; aussi Kölliker et Ecker les considèrent-ils comme des productions secondaires déterminant la rétrocession des globules. Gerlach, au contraire, considéra ces cellules comme des cellules-mères dans l'intérieur desquelles les globules sanguins se développent par voie endogène, et c'est de la même manière qu'il envisagea la production des globules blancs dans la rate, ainsi que toutes les formes intermédiaires entre les globules blancs et les globules rouges que l'on trouve dans la pulpe splénique et dans le sang

(¹) Dans le numéro de février 1871 du *Recueil de médecine et de chirurgie militaire,* se trouve une observation remarquable d'extirpation de la rate chez l'homme à la suite d'une lésion traumatique ayant amené la hernie et la gangrène de l'organe. Le malade guérit, et l'auteur, M. le docteur Bazille, n'a pas remarqué de gonflement consécutif des ganglions lymphatiques. Mais l'attention de ce praticien ne s'est pas portée sur les phénomènes digestifs, et il ne nous apprend rien sur la manière dont s'opérait la nutrition Le pancréas s'était-il altéré ou non ?   (A. B.)

de la veine splénique. Aujourd'hui dans l'état actuel de nos connaissances il semble que l'on doive admettre une opinion mixte entre ces deux extrêmes : la rate est à la fois un organe de décomposition et de reproduction des globules. C'est-là ce que (sans tenir compte des recherches microscopiques et des analyses de la pulpe splénique) les différences trouvées par Béclard, Funke, Gray entre le sang artériel et veineux de la rate tendent à nous faire admettre. L'existence des grandes cellules contenant des globules rouges ne semble pouvoir être invoquée en faveur d'aucune de ces théories ; il paraît en effet que les vues de Virchow sont à cet égard de beaucoup les plus justes. Virchow croit que dans certains cas les globules sanguins peuvent pénétrer dans des cellules complétement développées ; cette pénétration serait due, d'après lui, à la stase du sang dans la pulpe splénique, d'autant plus que dans des extravasations pathologiques on retrouve des productions tout à fait identiques (¹).

Les fonctions des *autres glandes vasculaires sanguines*, telles que le thymus, la glande thyroïde, les capsules surrénales et le corps pituitaire, sont bien moins connues encore que celle de la rate. Peut-être faut-il les envisager comme des organes dans lesquels les éléments usés du sang doivent se rajeunir, dans lesquels il se forme en d'autres termes des globules lymphoïdes. Ce n'est jusqu'à présent que leur structure qui permet de les envisager ainsi. Toutes ces glandes sont des *agrégats de follicules*, mais les follicules ne sont pas disposés de la même manière dans tous ces organes. Le *corps thyroïde* est constitué par des groupes de vésicules parfaitement closes, encastrées dans un stroma de tissu connectif, tapissées à l'intérieur par un épithélium et remplies d'un liquide clair et mucilagineux. Cet épithélium intérieur tombe quelquefois et remplit en partie la cavité de la vésicule ; souvent aussi ces vésicules se dilatent considérablement en se remplissant d'une substance dite colloïde. — Les *follicules du thymus* ont beaucoup de ressemblance avec les follicules de Peyer, mais diffèrent de ces derniers organes par ce qu'ils sont disposés comme les acini des glandes en grappe ; ces follicules s'ouvrent tous dans un canal central, qui est à la vérité clos de toute part. Comme ceux de l'intestin, les follicules du thymus contiennent dans leur intérieur des ramuscules capillaires très-fins, des noyaux libres, des cellules, des cellules en voie de transformation graisseuse ; c'est surtout dans les vestiges du thymus, chez l'adulte, que l'on rencontre ces derniers éléments. Très-souvent beaucoup de ces cellules sont enveloppées de couches concentriques et constituent alors des éléments spéciaux assez volumineux. — Quant aux *capsules surrénales*, Henle ne considère comme glande vasculaire sanguine que leur substance corticale composée de follicules clos, tandis qu'il envisage leur substance médullaire comme un organe nerveux, en raison de sa richesse en fibres nerveuses. J. Arnold s'inscrit en faux contre cette manière de voir. Ce n'est, d'après lui, que grâce au tissu connectif interstitiel que l'organe peut être divisé en plusieurs couches. La structure de la *glande pituitaire* ressemble beaucoup à celle des capsules surrénales.

(¹) Scherer, *Verhandl. der Würzburg. Ges.*, t. II. — Funke, *Zeitschrift f. ration. Medizin*, N. F., t. I. — Schiff, *Schweizerische Zeitschr. f. Heilkunde*, t. I. — Pour ce qui concerne l'extirpation de la rate, voy. Führer et Ludwig, *Archiv f. phys. Heilkunde*, 1855, ainsi que Eberhard, *Beitr. zur Morphol. u. Function d. Milz*. Erlangen 1855.

Toutes les hypothèses que l'on peut faire sur la fonction de ces organes sont basées sur leur structure. Il a été jusqu'à présent impossible d'analyser les liquides nourriciers qui y pénètrent ou qui en sortent ; l'existence de lymphatiques n'est pas démontrée pour la plupart d'entre eux. Leur extirpation elle-même n'a donné jusqu'ici que peu de résultats, puisque le désordre produit par l'opération elle-même est toujours plus grand que celui dû à la privation de la glande. C'est à une erreur de cette nature qu'est due, sans doute, l'opinion émise par Brown-Séquard, qui prétend que l'extirpation des capsules surrénales est mortelle ; ni Harley ni Schiff ne purent obtenir le même résultat. D'après Friedleben, quand on extirpe en même temps la rate et le thymus, la mort survient par épuisement, tandis que l'extirpation isolée d'un seul de ces organes n'amène pas de désordres graves. Quand on enlève le thymus tout seul, il se produirait un besoin plus grand d'alimentation et une diminution dans l'acide CO^2 éliminé. Les analogies de composition chimique que présentent les sucs tirés de ces glandes avec celui de la rate militent en faveur de leur analogie fonctionnelle. On y a trouvé, comme dans la pulpe splénique, de la leucine, de la xanthine, de l'acide lactique, des acides gras volatils etc. Arnold retira de la capsule surrénale du bœuf, en la traitant par l'alcool, un corps qui se colore en rouge sous l'influence de l'air et de la lumière [1].

§ 126. — Échange de matériaux dans le foie.

Le foie, comme nous l'avons vu au § 80, outre le sang artériel qui lui vient par l'artère hépatique, reçoit encore, par l'intermédiaire de la veine porte, tout le sang veineux de l'intestin et de ses glandes, à l'exception du rectum. Toute cette masse de sang se meut très-lentement à travers l'organe, parce que d'une part la différence de tension est très-petite entre le sang de la veine porte et celui des veines sus-hépatiques, et que d'autre part le sang de l'artère hépatique rencontre beaucoup d'obstacles à sa progression en raison de la tension des branches de la veine porte qui l'accompagnent. Il en résulte que le sang est mis en contact avec les cellules hépatiques, qui probablement doivent être envisagées comme les parties dans lesquelles s'élaborent les substances auxquelles le foie donne naissance. Les plus importantes parmi ces substances sont : 1° les *acides biliaires et les matières colorantes de la bile*, qui avec de l'eau, des sels et quelques autres éléments du sang passent dans les voies biliaires. 2° La *substance glycogène* ou *amidon hépatique*. C'est un hydrocarbure qui se produit dans le foie, qui peut se transformer en sucre et être entraîné plus loin par le courant sanguin, mais dont nous ignorons encore les transformations ultérieures. Il est évident encore que le foie soutire au sang les substances nécessaires à son tissu ; une assez grande quantité de graisse tend à se déposer dans ses cellules. 3° Le *sang lui-même se modifie* en passant à travers le foie : cette modification est due aux excrétions que nous venons de signaler et peut-être à une action spéciale de l'organe ; les analyses démontrent en effet de grandes différences dans la composition du sang des veines sus-hépatiques comparé à celui de la veine porte et de l'artère hépatique.

(1) Ecker, *loc. cit.* — Friedleben, *Die Physiologie d. Thymusdrüse.* Francfort 1858. — V. Gorup-Besanez, *Annalen der Chemie*, t. LXXXIX et XCVIII. — Frerichs u. Städeler, *ibid.*, t. LXXXIX. — Scherer, *ibid.*, t. CVII. — J. Arnold, *Archiv f. pathol. Anatomie*, t. XXXV.

1° *Formation des éléments de la bile.* Parmi les éléments de la bile que nous avons signalés au § 85, il en est, comme les acides biliaires et les matières colorantes, la bilirubine, qui ne préexistent pas dans le sang; on ne les y retrouve pas même chez les grenouilles quand on extirpe le foie (Kunde, Moleschott). Il est donc évident que ces substances doivent se former dans le foie, tandis que d'autres éléments de la bile qui préexistent dans le sang normal passent par simple diffusion dans les voies biliaires. Lorsque la composition du sang est modifiée, et alors même que cette modification ne porte que sur la quantité plus ou moins grande d'un de ses éléments normaux, les conditions de la diffusion étant modifiées, la sécrétion est altérée. C'est ainsi que d'après H. Nasse la sécrétion diminue lorsque l'on injecte du CO^2 NaO dans le sang, tandis qu'elle augmente quand on y injecte de l'eau. Sans nul doute la *bilirubine* peut tirer son origine des matières colorantes du sang, grâce au ralentissement de la circulation. Ce qui le prouve, c'est que le sang des veines sus-hépatiques contient moins d'hématine que le sang de la veine porte (voy. plus bas) et que d'autre part la bilirubine ou l'hématoïdine se produit très-facilement dans le sang en stagnation. Le mode de production des *acides biliaires* est bien plus obscur. Nous ne savons pas s'ils se forment immédiatement à l'état d'acides conjugués, ou si au contraire chacun des deux corps qui se conjuguent pour les former naît isolément. Il est vrai que l'on a trouvé la taurine dans d'autres organes, tels que le poumon et les muscles, mais on ne saurait en conclure que ce corps peut aussi se former isolément dans le foie. L'on a pu tout aussi peu expliquer comment le second de ces corps, la glycocole, peut dans le foie se combiner à l'acide benzoïque (voy. § 145). Dans les conditions ordinaires, en effet, l'acide benzoïque ne déplace pas l'acide glycocholique et ne se combine pas à la glycochole libre; il faut donc que l'acide benzoïque trouve dans le parenchyme hépatique des conditions que l'on n'a pu jusqu'ici reproduire en dehors de l'organisme. Il a été impossible de découvrir dans la bile normale ni taurine, ni glycochole, ni acide cholalique, ce qui tendrait à faire supposer que les acides conjugués de la bile prennent directement naissance sous la forme conjuguée; mais nous ne savons pas comment ils se produisent. Si l'on admet que chacun des deux corps composants se forme isoment, l'on doit supposer que la glycochole et la taurine se produisent aux dépens des albuminoïdes, tandis que l'acide cholalique provient des acides gras. Si au contraire l'on suppose que les acides gras se forment directement à l'état de corps conjugués, il faut les considérer comme des produits de décompotion des substances albuminoïdes. Ceux-ci peuvent aussi très-souvent se dédoubler en un corps azoté et en un corps non azoté (acide gras); aussi la dernière hypothèse se justifie-t-elle assez bien. Les acides biliaires conjugués doivent donc en ce cas être envisagés comme des stades intermédiaires de la décomposition des albuminoïdes dans l'organisme.

La formule suivante nous fait voir la parenté qui existe entre l'acide cholalique et les acides gras :

$$C^{48}H^{39}O^9 \text{ (acide cholalique)} = C^{36}H^{33}O^3 \text{ (acide oléique)} + C^{12}H^6O^6 \text{ (hydrocarbure)}.$$

Aussi pourrait-on envisager l'acide cholalique comme de l'acide oléique conjugué à un hydrocarbure (Lehmann) Les albuminates pouvant se séparer en acides gras et probablement en hydrocarbures. l'hypothèse que nous avons émise est donc possible.

2° *Formation de la substance glycogène.* Elle se trouve dans le foie sous la forme d'une substance soluble dans l'eau, mais très-peu diffusible; il semble qu'il y en ait aussi une petite quantité sous forme insoluble. Après la mort, la substance glycogène du foie se transforme lentement en glycose quand on élève la température, probablement sous l'influence d'un ferment contenu dans le sang. Tous les agents qui transforment l'amidon en sucre (les acides minéraux, la salive, le liquide pancréatique) produisent le même résultat que la chaleur. Dans le foie normal et dans le sang des veines sus-hépatiques d'un animal vivant l'on ne trouve au contraire que des traces de sucre. La quantité totale de substance glycogène que l'on trouve dans le foie varie normalement entre 1/2 et 2 1/2 p. 0/0 du poids total de l'organe. Cette quantité est en rapport avec l'alimentation; quand l'alimentation est riche en substances amylacées ou sucrées, elle est très-élevée; aussi chez les poules peut-elle atteindre jusqu'à 12 p. 0/0 du poids du foie (Tscherinoff et Brücke); quand l'alimentation ne consiste qu'en graisses et en corps gras, ou pendant l'abstinence, elle est très-petite; dans ce dernier cas elle peut même se réduire à 0. Aussitôt après le repas la quantité de glycogène augmente; elle atteint son maximum au bout de quelques heures pour diminuer ensuite. Il est très-important de remarquer ici que le maximum de la formation glycogénique s'abaisse plus tôt que le maximum de la sécrétion biliaire (§ 85), et que par conséquent les deux phénomènes ne marchent pas parallèlement.

La substance glycogène ne se transforme-t-elle en sucre dans le foie normal qu'après la mort, ou bien pendant la vie y a-t-il de petites quantités de cette substance qui se transforment? c'est là une question non encore résolue quoique la plupart des faits militent en faveur de la première opinion. Si l'on prend le foie d'un animal qui vient d'être sacrifié et si on le met d'abord dans un mélange réfrigérant, puis dans l'eau bouillante; ou bien encore si l'on injecte aussitôt après la mort une solution de potasse dans les vaisseaux hépatiques pour empêcher la transformation de la substance glycogène, on ne peut trouver du sucre dans le foie. On n'en découvre que des traces dans le sang veineux retiré du cœur droit au moyen d'un cathéter, ainsi que dans le sang artériel (Pavy). Mais Cl. Bernard a signalé des quantités remarquables de sucre dans le sang des veines sus-hépatiques sur les animaux en vie. La méthode qu'il a suivie et qui consiste à conduire par la jugulaire droite un cathéter jusqu'au niveau de l'embouchure des veines sus-hépatiques dans la veine cave inférieure et à recueillir ainsi le sang de ces veines du foie est sujette à des objections sérieuses, car elle cause des désordres circulatoires qui, comme nous le verrons plus bas, facilitent la production du ferment dans le sang. Alors même que de petites quantités de substance glycogène se transformeraient normalement en sucre, elles ne seraient pas en rapport avec les grandes quantités de substance glycogène qui se produisent dans le foie

uelles sont, indépendamment de sa transformation en sucre, les modifications
u'éprouve cette substance glycogène, et de quelle importance est-elle dans
 nutrition ? c'est là une question qui reste à vider. On ne saurait, en raison
e sa faible diffusibilité, admettre qu'elle passe directement dans le sang ; on
'en trouve pas au reste dans ce liquide. Pavy admet que cette substance est
estinée à la production de graisse et est éliminée par la bile ; mais cette opinion
st tout au moins des plus hypothétiques. Si nous admettons que les corps
ui par leur conjugaison donnent naissance aux acides biliaires naissent isolé-
ent, l'acide cholalique pourrait provenir de la substance glycogène (voy.
lus haut). Les découvertes de Cl. Bernard ont fait voir que les divers organes
es embryons contiennent de la substance glycogène ; ce fait pourrait servir de
oint de départ pour des recherches ultérieures.

Si dans les conditions normales l'amidon hépatique ne fournit en se transfor-
ant que peu ou pas de sucre, il n'en est pas de même dans d'autres conditions.
e très-grandes quantités de sucre passent alors dans le sang et sont éliminées
ar les urines ; c'est ce que l'on observe par exemple dans le diabète sucré,
ont cependant la cause nous est encore peu connue. L'on voit le sucre être
liminé chez les animaux soit d'une manière durable, soit passagèrement : 1º à
 suite *d'une action sur certaines parties du système nerveux.* Signalons
i avant tout la piqûre d'un point situé sur la ligne médiane du quatrième
entricule entre les orignes du nerf vague et du nerf acoustique (piqûre de
l. Bernard qui entraîne le diabète). On a observé un diabète momentané à
 suite de l'excitation du bout central du nerf vague sectionné (Cl. Bernard),
près une stimulation de la moelle épinière, (Schiff, Moos) et après la sec-
on des splanchniques (Græfe, Hensen). 2º A la suite de *désordres respira-
ires.* C'est ainsi que dans une asphyxie déterminée par le chloroforme,
éther ou la morphine, l'on trouve du sucre dans l'urine (Pavy, Schiff).
l. Bernard vit quelquefois le diabète survenir dans l'empoisonnement par le
urare, mais il faut alors encore l'attribuer à la paralysie des muscles de la
espiration, car Schiff ne l'a jamais observé quand il entretenait une respira-
on artificielle. 3º A la suite de *désordres circulatoires généraux ou locaux.*
chiff trouva du sucre dans l'urine et dans le foie, chaque fois que la circu-
tion était arrêtée ou gênée dans une partie du système vasculaire, par
xemple à la suite de ligature ou de compression des gros vaisseaux, des vais-
aux cruraux par exemple. Il est très-probable que toutes ces différentes
nditions de production du sucre aux dépens de la substance glycogène peu-
ent et doivent se rattacher à une seule et même cause. Dans tous les cas que
ous avons cités, il y a une gêne ou un arrêt de la circulation, et les actions
erveuses elles-mêmes (voy. plus haut) peuvent se rapporter aux nerfs vaso-
oteurs. Aussi Schiff a-t-il supposé que lorsque le sang stagne, il s'y produit
n ferment qui en traversant le foie transforme la matière glycogène en sucre.
ette hypothèse manque encore de confirmation ; elle a toutefois l'avantage de
rouper tous ces faits isolés sous un même point du vue.

Cl. Bernard, après avoir découvert le sucre dans le foie, piqua le plancher du
uatrième ventricule pour voir quelle est l'action de l'origine des pneumo-gastri-

ques sur la production du sucre. Il supposait que la section de ces nerfs devait arrêter la production de sucre, et voulait ensuite rechercher ce qui se passerait quand on excite l'origine de ces nerfs. Mais bientôt Schrader lui fit observer que le point de la piqûre sur le plancher du quatrième ventricule ne correspond pas à l'origine des nerfs vagues, que cette piqûre produit son effet alors même que ces nerfs sont sectionnés, et qu'en excitant leur bout périphérique on n'obtient pas la production du sucre. Tous ces faits furent confirmés par Cl. Bernard lui-même. Cl. Bernard découvrit plus tard la matière glycogène dans le foie et Hensen le suivit de près. On admit alors que toutes les causes qui produisent le diabète n'agissent qu'en augmentant la transformation normale de la substance glycogène. Schiff et Moos ayant produit un diabète artificiel en faisant passer un courant d'induction à travers la moelle épinière, ou en administrant de la strychnine, attribuèrent l'effet produit à une excitation des vaso-moteurs du foie. Graefe et Hensen, en raison de leurs expériences sur les nerfs splanchniques, l'attribuèrent au contraire à une paralysie vaso-motrice. Schiff accorda plus tard les deux opinions, en admettant un diabète d'excitation et un diabète de paralysie. Tout récemment, Schiff abandonna de nouveau cette opinion, lorsque ses recherches sur l'influence des désordres de la circulation locale l'eurent conduit à l'hypothèse que nous avons exposée plus haut. Schiff se rattache maintenant à l'opinion que soutient Savy; d'après eux, le ferment pour la transformation en sucre ne se forme pas dans le foie, mais bien dans le sang. D'après Savy, quand l'on injecte de la substance glycogène dans le sang, elle s'y transforme en sucre, et, d'après Schiff, il en est de même avec l'empois d'amidon. Savy soutient encore que la formation du sucre dans le foie est, en réalité, un phénomène cadavérique. Cette opinion a été adoptée par Schiff, par Ritter et par Meissner. Cette théorie laisse encore beaucoup d'obscurité sur le mode de transformation de la substance glycogène comme aussi sur son mode d'origine. Sa composition chimique, ainsi que sa production abondante après une alimentation amylacée et sucrée, militent en faveur d'une formation directe aux dépens des hydrocarbures des aliments; mais il est, en ce cas, difficile de supposer que le sucre deviendrait de la substance glycogène par voie rétrograde. Il nous faut donc admettre que les hydrocarbures de la nourriture agissent d'une *manière indirecte* sur la formation de la substance glycogène, en rendant plus facile sa production aux dépens d'autres matériaux (par dédoublement des albuminoïdes peut-être) [1].

3° *Modifications du sang dans le foie.* La quantité de sang qui pénètre dans le foie par la veine porte étant de beaucoup supérieure à celle qui lui arrive par l'artère hépatique, et celui-ci étant d'autre part identique au sang artériel en général, nous devons surtout nous occuper des différences que présentent *le sang de la veine porte et celui des veines sus-hépatiques.* D'après les analyses de Lehmann et de C. Schmidt, le sang de la veine porte est plus riche en eau, en hématine, en albumine, en sels, en graisse et probablement aussi en fibrine que le sang des veines sus-hépatiques, mais il contient relativement moins de globules blancs, de matières extractives et de sucre. Le sucre, dont on ne trouve que des traces dans la veine porte, est beaucoup plus

[1] Bernard, *Leçons de physiologie.* Paris 1855. — Hensen, *Verhandl. d. phys.-med. Ges. in Würzburg*, t. VII. — Moos, *Archiv f. wissensch. Heilk.*, t. IV. — Schiff, *Untersuch. über die Zuckerbildung in der Leber.* Würzburg 1859, et *Journal de l'anat. et de la physiologie*, 1866. — Savy, *Researches on the nature and treatment of diabetes.* London 1862, et *Med. Times*, 1865. — Ritter, *Zeitschrift f. ration. Medicin*, t. XXIV.

dondant dans le sang des veines sus-hépatiques ; mais, comme nous l'avons dit
plus haut, cette dernière différence est bien moins grande quand on examine
le sang du foie normal sur un animal *vivant*. Lehmann trouva peu ou pas de
fibrine dans le sang des veines sus-hépatiques, qui en effet ne coagule pas
ou très-imparfaitement. D'après David, cette particularité s'explique par ce que
le sang des veines sus-hépatiques est très-pauvre en substance fibrino-plastique
(globuline) dissoute, tandis qu'il contient beaucoup de CO_2, qu'il est beaucoup plus concentré, qu'il ne s'y trouve que peu d'alcalis, et que pour tous
ces motifs la substance fibrino-plastique est éliminée avant de se mettre en
contact avec la substance fibrinogène. Le sang sus-hépatique contient cette
dernière substance en quantité suffisante, car si l'on vient à y ajouter du sérum renfermant de la globuline, l'on voit aussitôt survenir une coagulation, qui
est même plus abondante que dans le sang de la veine porte. C'est à la sécrétion biliaire qu'est due la diminution de la quantité d'eau, de sels et d'alcalis dans
le sang sus-hépatique ; c'est à elle aussi qu'il faut attribuer la diminution de
l'hématine, qui s'est en partie transformée en matières colorantes de la bile.
Mais d'un autre côté il se forme dans le foie non-seulement de nouveaux globules lymphatiques, mais encore, d'après Lehmann, de nouveaux globules sanguins moins riches en hématine. Les globules rouges du sang des veines sus-
hépatiques seraient en outre plus petits, plus arrondis et moins aptes à se
laisser imbiber par l'eau que ceux du sang de la veine porte. On en a conclu
que, comme la rate, le foie détruit des masses de globules sanguins et en forme
de nouveaux. Mais les résultats des analyses comparatives du sang qui entre
dans le foie et qui en ressort, sont encore trop peu précis pour que l'on puisse
affirmer cette opinion ; il faudrait pour cela que nous sachions d'abord si la
sécrétion biliaire ne suffit pas à expliquer les différences que présentent ces
deux espèces de sang, ou si, pour nous en rendre compte, il faut que nous
admettions encore une nouvelle fonction hématopoïétique du foie.

En se servant de la méthode de C. Schmidt, Lehmann trouva dans le sang de la
veine porte d'un chien nourri avec de la viande 44 à 45 p. 100 de globules sanguins
humides, tandis que le sang des veines sus-hépatiques en contenait de 64 à 74 p. 100.
Le même observateur en trouva dans le sang de la veine porte du cheval de 25 à 60,
et dans celui des veines sus-hépatiques de 57 à 77 p. 100.

100 parties de sérum contenaient chez le cheval :

	Veine porte.	Veines sus-hépatiques.
Albumine	8,19	7,13
Graisse.	0,36	0,26
Matières extractives. Sels.	1,45	2,59

Ce dernier chiffre est plus élevé dans le sang des veines sus-hépatiques parce que
le sucre est compté avec les matières extractives ; d'après Lehmann, la quantité de
sucre varie dans ce même sang entre 0,5 et 0,9 p. 100. Chez le cheval, le sang de
la veine porte contenait 92 p. 100 d'eau et 7,8 p. 100 de sels, tandis que celui des
veines sus-hépatiques renfermait 89 p. 100 d'eau et 7 p. 100 de sels.
Dans toutes ces recherches, ce sont surtout les résultats qui ont trait à la quantité

de globules sanguins qui sont les moins certains. David a prouvé que, dans ses calculs
Lehmann avait ajouté aux globules sanguins la substance fibrino-plastique qui s
produit peu de temps après la mort par suite de l'oxygénation cadavérique, erreu
qui lui avait fait trouver le sang des veines sus-hépatiques plus riche en globule.

Quand David empêchait cette production, le sang sus-hépatique contenait *plus d*
fibrine que celui de la veine porte (6 à 8 — 2 à 4, 5), quantité qui augmentait en
core lorsque le sang stagnait quelque temps dans le foie (10 à 12,6). Les deux subs
tances qui en se combinant forment la fibrine, loin de diminuer dans le foie, y aug
mentent donc au contraire. Il est évident que si l'on s'est trompé sur la quantité de
globules rouges, les opinions que l'on a professées sur l'augmentation du chiffre de
globules blancs perdent aussi toute leur valeur. Si, en effet, les globules rouges, a
lieu d'être plus nombreux, avaient diminué, la proportion *relative* des globules blanc
semblerait augmentée, alors même que pas un seul de ces globules ne se sera
formé. Et cependant si les dires de Hirt (qui prétend que dans le sang de la vein
porte le rapport des globules blancs est à celui des globules rouges :: 1 : 524,
dans les veines sus-hépatiques :: 1 : 136) venaient à être confirmés par de nombreuse
expériences, il faudrait admettre une augmentation absolue des globules lympha
tiques.

L'on ne saurait encore affirmer d'une manière absolue que la bile sécrétée par l
foie ne passe que dans les voies biliaires, et que le sucre formé aux dépens de la ma
tière glycogène ne passe que dans le sang. D'après les lois de la diffusion, le sucr
devrait passer à la fois dans la bile et dans le sang. Les recherches de Mosler ten
dent à établir que la bile ne contient pas de sucre alors même qu'on en inject
de grandes quantités dans le sang. Si donc l'on suppose que les cellules hépa
tiques sécrètent à la fois de la bile et les éléments qui passent dans le sang, il faud
admettre une attraction chimique toute spéciale. Henle, pour couper court à ce
difficultés, a supposé que la bile est sécrétée par des glandes en tubes découverte
par lui dans les parois des canalicules biliaires, tandis que les cellules hépatiqu
seraient exclusivement destinées à la sécrétion de la substance glycogène. Dans cet
hypothèse, les canalicules recevant leur sang de l'artère hépatique et les cellules d
la veine porte, la bile se formerait aux dépens du sang artériel et la substance gly
cogène aux dépens du sang de la veine porte. Mais d'abord les deux systèmes s'anas
tomosent, et, par conséquent, les deux fonctions ne sauraient être complétemen
séparées. D'un autre côté, les recherches de Schiff contredisent complétement l
formation de la bile aux dépens du sang de l'artère hépatique; il vit, en effe
qu'après la ligature de ce vaisseau la quantité de bile sécrétée ne diminuait pas
tandis qu'après la ligature de la veine porte, cette sécrétion s'arrêtait instantanémen
et la mort survenait bientôt. Moos n'avait observé qu'une diminution de sécrétio
biliaire à la suite de la ligature de la veine porte, mais Schiff objecta que les résul
tats obtenus par Moos ne signifient rien pour la participation de l'artère hépatiqu
dans la sécrétion biliaire, puisqu'en effet les quelques gouttes de bile que cet auteu
trouva dans la vésicule après la ligature de la veine porte pouvaient y exister déjà a
début de l'expérience (1). Si l'opinion d'après laquelle la substance glycogène, au lie
de se transformer en sucre dans l'état normal, fournit d'autres produits de décom

(1) L'on sait aujourd'hui qu'un certain nombre de *veines portes accessoires* pénètren
dans le foie et s'y comportent comme la veine porte. Sans préjuger en rien la composi
tion du sang de ces veinules, qui nous est encore tout à fait inconnue, et sans savoir s
elle est la même que celle du sang de la veine porte, il est permis de se demander si l
quantité minime de bile trouvée par Moos dans la vésicule ne provenait pas de ce
veinules accessoires.   (A. B.)

osition éliminés avec la bile, vient à se confirmer, il est évident que toutes les dis-
ussions sur l'origine isolée de la bile, et de la substance glycogène n'auront plus au-
une valeur ([1]).

IV. RESPIRATION.

§ 127. — Vue d'ensemble et division.

La *respiration* est cette partie des phénomènes de la nutrition qui com-
rend l'absorption et l'élimination des *substances gazeuses*. Cet échange ga-
eux *s*'opère en partie par des organes respiratoires spéciaux, les *poumons* (les
ranchies chez les animaux aquatiques), et en partie par la *surface cutanée*.
ous distinguerons donc la *respiration pulmonaire* et la *perspiration cu-
anée*, et nous terminerons par l'*ensemble des échanges gazeux*.

1º RESPIRATION PULMONAIRE.

§ 128. — Structure des organes respiratoires.

Le poumon peut être envisagé comme une *glande en grappe* (Fig. 20, § 71);
ais il diffère des autres glandes du même genre par ce que ses vésicules
rminales, *vésicules pulmonaires*, sont moins nettement isolées les unes des
utres et représentent au contraire des dilatations, des ramifications termi-
ales des conduits excréteurs (les bronches), dilatations qui communiquent
tre elles. Il en résulte que le poumon ne présente pas à sa superficie et sur
s coupes l'aspect granuleux des glandes acineuses et que ce ne sont que les
etits vaisseaux enveloppants qui permettent de distinguer la limite des dif-
rentes vésicules, de même que les lobules pulmonaires constitués par la
union d'un certain nombre de vésicules ne sont séparés les uns des autres
ue par des divisions vasculaires plus volumineuses. Les parois des vésicules
ulmonaires de $0^{mm},2$ de diamètre sont constituées par un tissu connectif ho-
ogène. On discute encore pour savoir si ces vésicules terminales sont tapissées
leur intérieur par un épithélium lamelleux et arrondi, ou si l'on n'y trouve
s de cellules épithéliales. La surface externe des vésicules est enlacée par
 réseau capillaire très-dense. Les lobules pulmonaires sont entourés par un
su connectif qui contient de nombreuses fibres élastiques.
Les dernières divisions bronchiques auxquelles sont appendues les vésicules
ulmonaires sont munies d'une paroi amorphe semblable à celle de ces der-
ères; plus loin elle s'épaissit, on voit s'y ajouter d'abord une couche fibreuse,
 bientôt entre ces deux couches s'interpose une couche musculeuse cir-
laire. Déjà dans des bronches de 1/10 de ligne de diamètre l'on trouve de
tites plaques cartilagineuses déposées sous la couche fibreuse. Dans les
osses bronches et la trachée, ces plaques cartilagineuses deviennent des an-
aux incomplets, et la couche musculaire se borne à remplir l'espace laissé

[1] Lehmann, *Physiol. Chemie*, t. II. — Mosler, *Archiv f. patholog. Anat.*, t. XIII. —
avid, *Ueber die Gerinnung d. Leberveneublutes.* Dorpat 1866.

libre en arrière, entre les extrémités postérieures des cerceaux cartilagineu
L'épithélium pavimenteux des dernières ramifications bronchiques se trans
forme, lui aussi, peu à peu en épithélium vibratil; en effet, les cellules pa
vimenteuses passent d'abord à la forme cylindrique, pour se garnir plus loin d
cils vibratils. Quant à la membrane que cet épithélium tapisse, elle a pris tou
les caractères d'une muqueuse.

Le poumon, comme le foie, possède deux espèces de *vaisseaux sanguin
afférents*, les *artères bronchiques* et l'*artère pulmonaire*; mais, contrairemer
au foie, il possède aussi deux espèces de *vaisseaux sanguins efférents*, le
veines bronchiques et les *veines pulmonaires*. Les artères bronchiques so
destinées à la nutrition du tissu pulmonaire, elles vont aux bronches, aux gar
glions bronchiques, et fournissent aux vaisseaux (*vasa vasorum*), elles passer
en partie dans des veines spéciales, veines bronchiques, et en partie par leu
capillaires, dans les capillaires de l'artère pulmonaire. L'artère pulmonai
fournit ses divisions aux vésicules pulmonaires. Le tissu du poumon est d
plus très-riche en ganglions et en vaisseaux lymphatiques. Il reçoit ses ner
du pneumo-gastrique et du sympathique, qui forment les plexus pulmonair
antérieur et postérieur et qui se rendent à de nombreux petits ganglions si
tués dans le tissu pulmonaire lui-même.

Le tissu pulmonaire, considéré au point de vue chimique, contient, outre le
éléments ordinaires qui le constituent, les différents produits de la décompo
sition des tissus, tels que l'acide urique, la leucine, la taurine, l'acide inosiqu
Verdeil y a signalé en outre un acide azoté spécial, l'acide pneumique, q
semble, en partie du moins, être un produit de décomposition *post mortem
auquel ce tissu doit sa réaction acide sur le cadavre. Comme sels on y trouv
surtout des phosphates et des composés sodiques.

C'est Moleschott qui, le premier, élucida la structure des vésicules pulmonaires
et qui prouva que ces vésicules, loin d'être nettement séparées les unes des autr
comme les acini d'autres glandes, communiquent au contraire largement entre elle
Quant à l'épithélium des vésicules, il est encore très-discuté. D'après Remak, Ebertl
J. Arnold etc., la vésicule est tapissée par un épithélium pavimenteux, mais q
n'est pas continu, de manière que la surface des vaisseaux n'en est pas recouvert
D'après Henle, Zenker, Luschka etc., l'épithélium n'apparaît que dans les bronche
Henle dit que l'on a pris pour un épithélium les noyaux de la paroi des vésicule
Personne ne nie que chez l'embryon les vésicules ne soient tapissées par un épithé
lium, et Luschka considère les cellules épithéliales que lui-même a constatées dan
les vésicules pulmonaires d'animaux adultes comme les restes de cet épithéliu
embryonnaire ([1]).

([1]) Moleschott, *De Malpighianis pulmonum resiculis.* Heidelberg 1845. — Eberth, *Arch.
f. pathol. Anat.*, t. XXIV. — J. Arnold, *ibid.*, t. XXVII et XXVIII. — Colberg, *Archiv.
klin. Med.*, t. II.

§ 129. — **Mouvements de la respiration.**

Les *mouvements respiratoires* consistent en changements rhythmiques du volume de la cage thoracique, produits par des contractions et des relâchements alternatifs de certains muscles. Le poumon étant appliqué d'une manière immédiate contre la paroi thoracique, en suit nécessairement tous les mouvements, ce qui fait qu'aux changements de dimensions de la cage thoracique correspondent des changements égaux dans le volume du poumon. Mais le poumon se dilatant, l'air qui y est contenu diminue nécessairement de tension. Pour rétablir l'équilibre entre l'air atmosphérique et l'air du poumon, il faut donc qu'une certaine quantité d'air extérieur pénètre par le nez et la bouche jusqu'à l'organe de la respiration. Quand, au contraire, par le rétrécissement de la cage thoracique, le poumon vient à diminuer lui-même de volume, l'air qui s'y trouve augmente de tension, et pour rétablir l'équilibre, il faut de toute évidence en faire sortir du poumon et le rejeter dans l'atmosphère. La dilatation de la cage thoracique, accompagnée d'entrée de l'air, prend le nom d'*inspiration;* le rétrécissement du thorax, accompagné d'expulsion de l'air, se nomme *expiration;* les deux mouvements réunis se succédant forment un *mouvement respiratoire.*

Le *nombre des mouvements respiratoires* dans une unité de temps varie suivant les individus. D'après Hutchinson, elle est chez l'adulte de 16 à 24, mais ses limites extrêmes peuvent, chez le même adulte, varier de 9 à 40; d'après Quetelet, elle est en moyenne de 44 chez le nouveau-né et peut varier de 23 à 70. Il résulte de ces chiffres que la fréquence de la respiration diminue avec l'âge, condition qui la rapproche de la fréquence du pouls; en moyenne, en effet, pour quatre battements cardiaques, il y a un mouvement respiratoire. Toutes les causes qui accélèrent le pouls augmentent également le nombre des mouvements respiratoires.

Le *rhythme des mouvements respiratoires* est très-régulier. Toujours l'*inspiration* est moins longue que l'*expiration* :: 10 : 14 et même :: 10 : 24 d'après Vierordt. L'expiration succède immédiatement à l'inspiration, mais après chaque expiration survient un repos, qui peut être évalué de 1/5 à 1/3 de la durée totale du mouvement respiratoire. L'inspiration et l'expiration commencent toutes deux lentement, augmentent successivement de vitesse et diminuent ensuite peu à peu.

Voici des tableaux fournis par Quetelet sur les variations de la fréquence de la respiration en rapport avec l'âge :

	Maximum.	Minimum.	Moyenne.
Nouveau-né	70	23	44
5 ans	32	—	26
15 à 20 ans	24	16	20
20 à 25 ans	24	14	18,7
25 à 30 ans	21	15	16
30 à 50 ans	23	11	18,1

Sur lui-même Vierordt n'a trouvé en moyenne que 11,9 mouvements respiratoires. Le chiffre donné par Hutchinson est une moyenne tirée de 1897 observations faites sur des hommes. La loi que nous avons énoncée que pour chaque mouvement respiratoire il y a quatre pulsations cardiaques, n'est qu'approximative; elle perd sa valeur quand la respiration est très-lente, car alors les pulsations sont bien au delà de quatre fois plus nombreuses. Vierordt et G. Ludwig cherchèrent à analyser le rhythme des mouvements respiratoires, en mettant le levier d'un kymographe en rapport avec les parois abdominales pendant la respiration et en faisant inscrire ainsi sur le cylindre tournant de l'instrument les mouvements de ces parois. C'est par ce moyen qu'ils obtinrent les chiffres que nous avons donnés plus haut[1].

Les *changements de forme de la cage thoracique* dans l'inspiration consistent dans un agrandissement de tous les diamètres de cette cage; dans l'expiration elle reprend sa position de repos. Les diamètres transversal et antéro-postérieur de la poitrine s'élargissent par suite du mouvement des côtes; le diamètre vertical, par l'abaissement du diaphragme; dans les inspirations profondes le diamètre vertical s'accroît en outre par l'ascension de la clavicule et par un certain degré d'extension de la colonne vertébrale. Les côtes sont articulées en arrière avec les corps vertébraux, et en avant avec le sternum. L'articulation sternale est située sur un plan inférieur à celui de l'articulation vertébrale; cette différence s'accuse de plus en plus pour les dernières côtes. Toutes les côtes sont donc animées d'un mouvement complexe. Leurs extrémités antérieures s'élèvent et entraînent le sternum. Ce mouvement est beaucoup plus marqué pour les dernières côtes que pour les premières, en raison de leur obliquité. Toute côte est en outre animée d'un second mouvement qui se produit autour d'un axe antéro-postérieur passant par ses deux extrémités. L'élévation des côtes augmente le diamètre antéro-postérieur; leur torsion autour de l'axe passant par leurs deux extrémités augmente le diamètre transversal de la cage thoracique. L'augmentation du diamètre vertical s'opère dans la respiration normale, aux dépens de la cavité abdominale par abaissement du diaphragme; quand la respiration devient très-profonde, il s'y joint une élévation de la clavicule et de l'épaule. Dans l'inspiration tranquille et normale, la pression exercée par le diaphragme abaissé fait saillir la partie supérieure de l'abdomen; dans l'inspiration très-profonde, au contraire, le diaphragme étant obligé de suivre l'ascension des côtes, la même partie de l'abdomen rentre légèrement.

Les changements de forme du thorax pendant la respiration présentent des différences remarquables dans les deux sexes. Chez l'homme, c'est l'abaissement du diaphragme qui prédomine; chez la femme, c'est au contraire le mouvement des côtes; aussi chez le premier le mouvement abdominal est-il plus marqué (respiration abdominale), et chez la seconde le mouvement thoracique (respiration costale).

[1] Hutchinson, article *Thorax*, in *Todd's Cyclop. of Anat. a. Physiol.* — Quetelet, *Sur l'homme.* — Vierordt, article *Respiration*, im *Handwörterb. d. Physiol.* — Vierordt und Ludwig, *Archiv f. physiol. Heilkunde*, t. XIV.

Sibson a recherché au moyen d'un instrument spécial, le thoracomètre, les modifications du diamètre antéro-postérieur à différentes hauteurs de la poitrine et de l'abdomen. Il trouva ainsi, pendant la respiration normale, à la partie supérieure du thorax 0,03 à 0,07 pouces anglais, dans les environs de la 10e côte 0,09 à 0,10, au milieu de l'abdomen 0,25 à 0,30 et plus bas 0,08 à 0,09. Ces variations peuvent être de 10 à 30 fois plus fortes dans les inspirations très-profondes, mais en ce cas l'augmentation est bien plus marquée dans la partie supérieure du thorax que dans sa partie inférieure et dans l'abdomen. Quand l'inspiration était aussi profonde que possible, l'augmentation de la partie supérieure du thorax atteignait 1 pouce anglais; depuis l'appendice xyphoïde jusque vers la 10e côte elle diminuait progressivement jusqu'à 0,6, pour revenir à l'abdomen au chiffre de 1 pouce anglais.

On ne connaît pas encore d'une manière bien précise les causes qui font varier les mouvements respiratoires suivant le sexe. Elles seraient congénitales, d'après Hutchinson, ce qui ne permet pas de les attribuer au vêtement [1]. On peut du reste trouver des hommes dont la respiration se rapproche du type féminin, comme aussi des femmes dont la respiration se rapproche du type masculin [2].

L'action musculaire qui produit les modifications de forme que nous venons de décrire est presque entièrement bornée, dans la respiration tranquille, au diaphragme et aux muscles intercostaux, tandis que dans les mouvements respiratoires considérables les extenseurs de la colonne vertébrale et les muscles qui partent du thorax pour s'insérer au crâne et aux extrémités supérieures entrent également en jeu. Le contenu de l'abdomen est toujours soumis à une pression due en partie à la pression atmosphérique et en partie à celle des muscles de la paroi abdominale, tandis que la cavité thoracique, fermée par des cercles osseux, est garantie contre la pression atmosphérique et contre la pression musculaire. Cette circonstance fait que pendant le repos de la respiration le diaphragme est repoussé dans la cavité thoracique sous forme de voûte. Au moment de la contraction du muscle, cette voussure tend à s'aplatir, parce que les parties latérales charnues de la voûte diaphragmatique s'abaissent en se raccourcissant; ce mouvement doit donc agrandir le diamètre vertical de la poitrine. Parmi les muscles intercostaux ce sont surtout les *intercostaux externes* qui agissent dans l'inspiration. Ces muscles partent du bord inférieur d'une côte, se dirigent obliquement en bas et en avant pour s'insérer au bord supérieur de la côte située au-dessous. Leur action est augmentée par celle de tous les muscles élévateurs des côtes de même direction. Les *intercostaux internes*, au contraire, se dirigent obliquement en bas et en arrière, du bord inférieur d'une côte vers le bord supérieur de la côte située au-dessous. D'après leur direction, les intercostaux externes, en se contrac-

---

[1] L'opinion de Hutchinson ne me satisfait pas complétement Il est, en effet, impossible que l'usage même modéré du corset n'exerce pas une influence sur la respiration. Ceux qui ont longtemps fréquenté les amphithéâtres ont tous pu constater les déformations qu'entraîne dans la forme du thorax l'abus de ce vêtement. Les côtes inférieures sont déjetées vers l'intérieur, la base du thorax est étranglée, le jeu du diaphragme est nécessairement gêné, tandis que la partie supérieure de la poitrine qui n'est pas emprisonnée dans le corset et qui est libre peut se dilater tout à son aise.   (A. B.)

[2] Sibson, *Lond. med. chir. Transactions*, t. XXXI. — Hutchinson, *loc. cit.*

tant, doivent tirer les côtes en haut et élargir les espaces intercostaux; les
muscles intercostaux internes ont, sans conteste, une action analogue par
leurs fibres antérieures situées entre les cartilages costaux, tandis que leurs
faisceaux plus postérieurs compris entre les portions osseuses des côtes peuvent
paraître, à cause de la direction de leurs fibres, tirer les côtes vers en bas et
rétrécir les espaces intercostaux. L'action expiratrice attribuée par beaucoup
d'auteurs à cette portion postérieure des muscles intercostaux internes a été
niée. Budge a fait observer que, d'après la théorie des leviers, une côte peut
d'autant plus facilement être mise en mouvement que le point d'application de la
force est plus éloigné des deux points fixes (sternum et colonne vertébrale), et
que par conséquent les intercostaux internes de même que les externes élèvent
les côtes, l'insertion à la côte supérieure étant pour tous les deux le point relativement fixe. Alors même que les faisceaux postérieurs des intercostaux internes seraient réellement expirateurs, leur action serait néanmoins très-faible
en comparaison de celle des intercostaux externes et des faisceaux antérieurs
des intercostaux internes eux-mêmes. Cette disposition a peut-être pour unique
objet de faire jusqu'à un certain point équilibre à l'action des intercostaux externes, qui, en raison de leur direction, tendent en outre à ramener les côtes en
arrière. Les observations faites sur le squelette semblent aussi militer en faveur de l'action inspiratrice de tous les muscles intercostaux.

Dans la respiration normale, ce n'est que pendant l'inspiration qu'il se produit une action musculaire active, la contraction du diaphragme et des intercostaux; dans l'expiration, au contraire, l'excès de pression abdominale
suffit pour repousser le diaphragme vers le haut, et le thorax dilaté reprend
par son élasticité sa forme primitive. Dans la respiration profonde, toute une
catégorie d'autres muscles entrent en jeu, tant dans l'inspiration que dans l'expiration. Outre les extenseurs de la colonne vertébrale, qui peuvent, comme on
le comprend aisément, augmenter en même temps le diamètre vertical de la
poitrine, on voit entrer en jeu des muscles qui naissent soit de la colonne, soit
de la tête, de l'omoplate ou du bras, pour s'insérer sur le thorax. Ces muscles
agissent alors en sens opposé de leur action normale, car au lieu de prendre
leur point d'appui comme d'ordinaire sur la poitrine, c'est sur les autres os
(tête, épaule, bras) qu'ils le prennent, de sorte qu'ils agissent sur le thorax au
lieu de mouvoir la tête ou l'extrémité supérieure. Ils peuvent agir encore de la
même manière quand leurs insertions mobiles se trouvent fixées par d'autres
muscles ou par des moyens artificiels. L'expiration profonde est due à la pression abdominale, qui repousse énergiquement le diaphragme dans la poitrine.

Depuis les discussions de Haller et de Hamberger sur l'action des intercostaux
la question n'est pas encore résolue. Haller, s'appuyant sur ses vivisections, considérait les intercostaux internes et externes comme inspirateurs. Hamberger prétendit que les intercostaux externes et les faisceaux intercartilagineux des intercostaux
internes sont seuls inspirateurs, tandis que leurs faisceaux postérieurs doivent être
expirateurs. Il appuya son opinion du schéma suivant : soit (Fig. 48) 1 2 et 3 4 la direction des portions osseuses de deux côtes; dans l'inspiration elles deviennent 1 2
et 3 4'; en même temps qu'un muscle intercostal externe 9 10 devient 9' 10'; or 9' 10

est plus court que 9 10, donc le muscle s'est raccourci et est inspirateur. Un muscle intercostal interne dont la direction est 2 8 devient au contraire 2′ 8′ et s'allonge; en d'autres termes, il est expirateur. Mais les faisceaux des intercostaux internes situés entre les cartilages se comportent tout autrement. La direction des cartilages est 2 5, 4 5; s'ils s'élèvent, elle devient 2′ 5′ et 4′ 5′ et un faisceau musculaire situé entre eux passe de la direction 6 7 à la direction 6′ 7′, il se raccourcit par conséquent. Dans ces derniers temps, Donders, Ludwig, Traube etc. se sont rattachés en grande partie à cette théorie, à laquelle on peut objecter que le schéma de Hamberger ne représente pas le phénomène tel qu'il se passe en réalité. Les côtes ne se meuvent pas toutes d'une même quantité : les côtes supérieures restent en effet presque fixes pendant les mouvements respiratoires. Il n'y a donc pas, au moins dans la partie supérieure de la poitrine, un élargissement des espaces intercostaux comme ce-

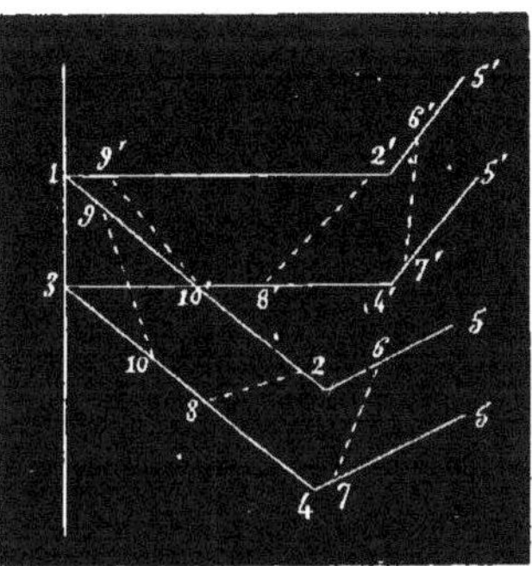

Fig. 48.

lui que donne le schéma. Dans les parties où ces espaces s'élargissent (ce qui d'après Sibson se produit pour les quatre dernières côtes), il faut de toute évidence que les faisceaux postérieurs des intercostaux internes s'étendent durant l'inspiration, et se raccourcissent dans l'expiration. Ce fait prouve que ces faisceaux ne sont pas inspirateurs; mais il ne veut pas dire du tout qu'ils sont expirateurs; rien en effet ne nous démontre qu'ils se raccourcissent dans l'expiration. Il paraît bien plus probable que ces muscles participent à l'inspiration, bien que d'une manière indirecte; en effet, s'ils ne prennent aucune part à l'agrandissement de la cavité thoracique, ils servent, comme nous l'avons dit plus haut, à rectifier le facteur de la force des intercostaux externes qui tend à porter les côtes en arrière.

Les muscles qui agissent dans les inspirations profondes sont les scalènes, les dentelés postérieurs, les sterno-mastoïdiens, les extenseurs de la colonne vertébrale, les muscles qui vont du tronc à l'omoplate et au bras; mais ce n'est que lorsque la respiration devient difficile que ces derniers muscles, qui ont besoin, pour agir sur le thorax, que l'épaule et le bras soient fixés, entrent en jeu. Dans les profondes expirations, ce sont les muscles de la paroi abdominale qui agissent, peut-être une partie des intercostaux internes, le triangulaire du sternum qui ramène le cartilage costal dans sa position d'expiration, et enfin les fléchisseurs de la colonne vertébrale (1).

§ 130. — Ampleur de la respiration et pression respiratoire.

La quantité d'air que contient le poumon varie beaucoup, même à l'état normal, d'après le volume du poumon et d'après l'élargissement ou le rétrécissement du thorax dépendant de l'inspiration et de l'expiration. Il est impossible de déterminer pendant la vie la quantité totale d'air que le poumon peut contenir. On se borne à évaluer approximativement la *quantité relative* d'air qu'il contient, en mesurant le volume de ce mélange gazeux qui en sort par une ex-

(1) Hutchinson, *Med. chir. transactions*, vol. XXIX. — Sibson, *ibid.*, vol. XXXI. — Ludwig, *Lehrb. d. Physiol.*, t. II. — Budge, *Archiv für physiol. Heilkunde*, t. I. — Bäumler, *Ueber die Wirkung der Zwischenrippenmuskeln*. Dissertation. Erlangen 1860.

piration aussi profonde que possible, précédée d'une inspiration aussi profonde
également que possible. C'est cette quantité que l'on désigne sous les noms
d'*ampleur de la respiration* ou de *capacité vitale du poumon*.

La capacité vitale varie chez l'adulte à l'état normal entre 2000 et 4500 centimètres cubes ; d'après Hutchinson, elle est chez l'homme vigoureux en moyenne
de 3770 centimètres cubes. Elle est plus grande chez l'homme que chez la
femme ; elle va en augmentant depuis la naissance jusqu'à 35 ans et diminue
ensuite progressivement. On la voit varier suivant de nombreuses causes individuelles, qui toutes se rapportent plus ou moins au volume de la cage thoracique. Ce volume dépendant lui-même de la taille de l'individu et de la circonférence de la poitrine, on a cherché à trouver un rapport entre ces deux facteurs et la capacité vitale. D'après Hutchinson, il suffit de tenir compte de la
taille ; d'après Arnold, il est important de ne pas négliger la circonférence pec-
torale et la facilité avec laquelle la cage thoracique peut se mouvoir. Quand on
trouve la capacité vitale du poumon très-petite comparativement à la taille et à

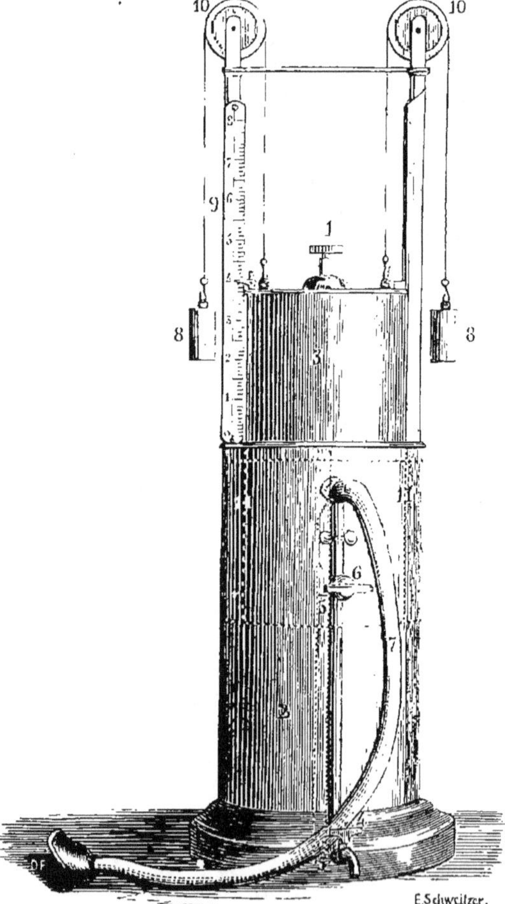

la circonférence du thorax,
on est en droit de supposer
une altération du tissu pulmonaire ; aussi recherche-t-
on la capacité vitale dans le
diagnostic des affections du
poumon.

La quantité qui constitue
la capacité vitale ne donne
pas la quantité absolue d'air
qui peut entrer dans l'organe,
car après les expirations les
plus complètes *il en reste
toujours dans le poumon*. Ce
n'est que sur le cadavre après
l'ouverture du thorax qu'on
peut l'en chasser ; on a trouvé
qu'il en reste de 1400 à 2000
centimètres cubes. Il en résulte que la quantité absolue
d'air que le poumon peut contenir après les inspirations les
plus profondes est de 3400 à
6500 centimètres cubes.

Les recherches sur la capacité
se font au moyen du *spiromètre*
imaginé par Hutchinson (Fig.
49). Il consiste en un grand réservoir en fer-blanc rempli d'eau
2. Dans ce réservoir se trouve
un cylindre 3, ouvert à sa partie

Fig. 49.

férieure et muni sur sa base supérieure d'une petite ouverture 1 que l'on peut fer-
er. Le cylindre 3 est relié à deux poids 8 8 par des cordes qui passent sur des pou-
s 10 ; ces poids pèsent exactement autant que le cylindre, qui par conséquent reste
à équilibre dans toutes les positions. De la partie inférieure du réservoir 2 part un
yau 5 qui monte dans son intérieur suivant l'axe même du réservoir et vient s'ouvrir
-dessus du niveau de l'eau 11. En 6 se trouve un robinet extérieur qui permet de
rmer le tuyau 11 auquel s'adapte un tuyau de caoutchouc 7 muni d'une embouchure.
tuyau 11 possède à sa partie inférieure un robinet 4 qui permet de le vider si par
sard un peu d'eau s'y était introduit. Enfin le réservoir 2 possède, lui aussi, un
binet pour le vider en totalité ou en partie. Pour mesurer la capacité vitale d'un
dividu, on ouvre 1 et l'on fait descendre 3 dans le réservoir ; on ferme alors 1 et
n ouvre le robinet 6, au moment où l'individu fait une profonde expiration par
tube de caoutchouc 7. L'on voit aussitôt le cylindre 3 monter, et l'échelle 9 permet
lire directement la quantité d'air expiré qui y a pénétré.
D'après Hutchinson, pour chaque pouce anglais d'augmentation dans la taille
trouve une augmentation de 130 centimètres dans la capacité vitale. D'après
rnold, cette capacité est dans un rapport tel avec la taille et la circonférence tho-
cique qu'à partir d'une taille de 1^m,50 et d'une circonférence thoracique de
,65 chaque accroissement de taille de 0^m,25 et chaque augmentation de cir-
nférence thoracique de 0^m,25 augmentent la capacité vitale de 150 centimètres,
telle sorte que lorsque par exemple la taille s'accroît de 0^m,25 et que la circon-
rence du thorax croît aussi de 0^m,25, il y a 300 centimètres d'augmentation dans
capacité vitale. Chez les femmes, la même loi s'observe, avec la restriction que pour
,25 d'accroissement dans la taille la capacité vitale ne s'accroît que de 130 centi-
ètres. Tous ces chiffres ne sont cependant que des moyennes, et dans des cas par-
uliers ils perdent souvent leur valeur. Fabius et Buys-Ballot ont cherché à faire
tervenir dans l'estimation de la capacité vitale un troisième facteur, l'évaluation
mérique de la mobilité du thorax. Plus on cherchera à compliquer le problème,
oins le but principal que l'on cherche à obtenir, le diagnostic des affections pulmo-
ires, sera facile à atteindre ; il est évident, en effet, que dans les cas pathologiques
circonférence thoracique et la mobilité du thorax sont elles-mêmes modifiées par
ite de l'affection (1).

Le *volume d'une respiration moyenne* varie considérablement suivant les
dividus. Vierordt a trouvé sur lui-même en moyenne 500 centimètres cubes
le variait de 170 à 700). La quantité d'air expiré dans un mouvement respi-
toire moyen diminue par la fréquence de ces mouvements, mais cette dimi-
tion est loin d'être dans un rapport direct ; aussi, quand la respiration est
écipitée, entre-t-il dans un temps donné plus d'air et en sort-il davantage que
and la respiration est lente. Il est en outre évident que la capacité vitale du
umon étant plus grande, la quantité d'air expiré dans une expiration
oyenne est elle-même plus grande.

Si l'on admet comme moyenne 19 mouvements respiratoires à la minute, le vo-
me d'air expiré est par minute de 19 × 500 = 9500 centimètres. Le volume d'air
piré par une expiration ordinaire est, d'après Vierordt, à la capacité vitale :: 1 : 4,75.

(1) Hutchinson, *On the capacity of the lungs. Medico-chirurg. Transactions*, vol. XXIX. —
rnold, *Die Athmungsgrösse des Menschen.* Heidelberg 1855. — Fabius, *Zeitschrift f.*
tion. Medic., t. IV. — Donders, *ibid.*

Le poumon contenant toujours, même après une expiration profonde, une certaine quantité d'air, l'élasticité du tissu pulmonaire exerce une pression sur cet air, et il s'ensuit que par sa surface interne la paroi du thorax est soumise à la pression atmosphérique diminuée de la quantité de pression exercée par l'élasticité pulmonaire, tandis que sur sa surface externe presse toute la colonne atmosphérique. A la fin du mouvement expiratoire, la force déterminée par l'élasticité du poumon fait encore équilibre à une colonne de mercure d'environ 7^{mm},5; pendant une respiration normale, cette force atteint 8 à 9 millimètres; après les plus profondes inspirations, elle peut atteindre de 30 à 40 millimètres. Les muscles inspirateurs doivent donc vaincre, outre les résistances dues au thorax lui-même, toute la force élastique du poumon; aussi leur effort varie-t-il avec la profondeur de la respiration; dans l'expiration, au contraire, l'élasticité du poumon et du thorax diminue la quantité du travail à produire. Il en résulte que, bien que les muscles inspirateurs puissent développer une force supérieure à celle des muscles expirateurs, la pression négative de l'inspiration est inférieure à la pression positive de l'expiration. Dans la respiration calme, la première fait équilibre à une colonne mercurielle de 0^m,001; la seconde, au contraire, à une colonne de 0^m,002 à 0^m,003. Quand la respiration est très-profonde, la pression négative de l'inspiration monte à — 0^m,057, tandis que la pression positive de l'expiration atteint + 0^m,087 de mercure (Donders).

Pour étudier l'élasticité du poumon, Donders fixa dans la trachée d'un cadavre un manomètre à mercure, puis il ouvrit le thorax. Le poumon s'affaissa et la colonne mercurielle monta aussitôt. La pression obtenue était de 6 à 8 millimètres; elle représentait la pression intérieure à laquelle le poumon était resté soumis après le dernier mouvement d'expiration au moment de la mort, pression qui faisait équilibre à l'élasticité de l'organe. Quand l'on venait à mettre le poumon en état d'inspiration par insufflation d'air, la pression augmentait dans le manomètre, elle répondait encore à la force élastique du tissu pulmonaire. Valentin, le premier, mesura la pression de l'inspiration et celle de l'expiration, il inspirait et expirait dans un manomètre; les chiffres qu'il obtint étaient beaucoup trop forts, car il n'avait pas tenu compte de la force de succion déterminée par les muscles de la bouche. Donders évita cette erreur en reliant le manomètre à l'ouverture nasale [1]. En admettant, avec Donders, que la résistance opposée par le poumon dans une inspiration profonde = 15 millimètres de mercure, la force musculaire développée à chaque inspiration = 57 + 15 = 72 millimètres. Dans l'expiration il faut au contraire défalquer environ 20 millimètres pour la force élastique du poumon, et la force musculaire pour l'expiration la plus profonde possible est de 87 — 20 = 67 millimètres.

§ 131. — Influence du système nerveux sur les mouvements respiratoires.

C'est une petite portion de la moelle allongée, située autour des origines des nerfs pneumo-gastrique et spinal, qui constitue le centre nerveux des mouvements respiratoires. La destruction de cette partie désignée par Flourens sous le nom de *nœud vital* arrête instantanément la respiration. Les mouvements

[1] Valentin, *Lehrb. d. Physiol.*, t. I. — Donders, *Zeitschrift f. ration. Medic.*, N. F., t. III.

respiratoires sont déterminés en partie par une *excitation directe* et en partie par une *excitation réflexe* de ce centre nerveux. L'excitation réflexe lui arrive par l'intermédiaire des nerfs sensitifs des organes respiratoires. C'est le sang devenu plus riche en acide carbonique et plus pauvre en oxygène qui, dans le premier cas, excite directement les cellules nerveuses ganglionnaires et qui, dans le second, agit sur l'extrémité périphérique des nerfs sensitifs, action qui se transmet ensuite à l'origine des nerfs respirateurs dans la moelle allongée. On prouve l'excitation directe du centre respiratoire par ce que quand tous les nerfs sensitifs de la moelle allongée sont sectionnés les mouvements respiratoires continuent néanmoins à se produire. Quant à l'influence des excitations réflexes sur ces mouvements, on la prouve par l'effet que produit l'irritation ou la section du tronc du pneumogastrique ou encore du nerf laryngé supérieur qui s'en détache.

L'excitation des filets venus du poumon qui se trouvent dans le tronc du pneumo-gastrique *accélère* les mouvements respiratoires et *augmente* la profondeur de la respiration; l'excitation du nerf laryngé supérieur, nerf qui donne des filets sensitifs à la muqueuse du larynx, *ralentit* au contraire les mouvements respiratoires et *diminue* la profondeur de la respiration. Ces deux résultats sont dus à une excitation centripète qui se transmet au centre nerveux, car après la section des deux nerfs l'on obtient les mêmes résultats en excitant leur bout central, tandis que l'excitation du bout périphérique reste sans effet. Quand on augmente progressivement l'excitation du bout central du pneumo-gastrique, les muscles inspirateurs entrent en action dans le même ordre que pour les inspirations profondes (d'abord le diaphragme, puis les intercostaux, les élévateurs des côtes, les scalènes etc.). Si l'excitation est portée à l'excès, les mouvements de la respiration s'arrêtent en contraction permanente et tétanique des muscles inspirateurs. Il faut donc admettre que la partie pulmonaire du pneumo-gastrique est reliée par réflexe aux *muscles inspirateurs*. L'effet produit par l'excitation du nerf laryngé supérieur varie avec le degré d'excitation : est-elle faible, on ne voit apparaître que la paralysie du diaphragme; devient-elle forte, les muscles expirateurs se contractent. Nous pouvons en conclure que le nerf laryngé supérieur agit par *réflexe paralysateur* (action réflexe paralysatrice) sur les muscles inspirateurs, et par *réflexe excitateur* (action réflexe excitatrice ordinaire) sur les muscles expirateurs. La section du tronc du pneumo-gastrique au cou détermine un *ralentissement* remarquable des *mouvements respiratoires*, qui s'explique par ce que les filets excitateurs de la portion thoracique du pneumo-gastrique sont alors séparés de leur centre réflecteur, tandis que les fibres paralysatrices du laryngé supérieur restent en communication avec le leur; ce nerf se détache en effet du tronc du nerf vague au-dessus du lieu où l'on pratique la section. Les inspirations deviennent en même temps plus profondes, de telle sorte que la grandeur de la respiration, c'est-à-dire la quantité d'air entrée dans le poumon dans un temps donné, reste à peu près la même. Ce qui complique encore le phénomène, c'est que dans la section du vague au cou on coupe en même temps les filets du laryngé inférieur ou récurrent; cette branche étant le nerf moteur du larynx, les muscles de l'organe vocal sont paralysés et la glotte se trouve fermée. Il faut donc que la glotte s'ouvre pour chaque inspiration à l'instar d'une soupape, par l'effort des muscles extérieurs et par aspiration de la cavité thoracique. La section isolée du laryngé inférieur amène donc déjà, sur le lapin par exemple, un ralentissement de la respiration ; on évite cette complication dans les expériences de section du vague au cou, en introduisant une canule dans la trachée, ce qui rend le passage de l'air à travers le larnyx tout à fait inutile.

Les excitations directes sont transmises au centre respiratoire par le sang, dont l'acide carbonique excite les origines des nerfs inspirateurs. Quand le sang contient de grandes quantités de ce gaz, il détermine de violents mouvements d'inspiration (dyspnée); quand, au contraire, on en débarrasse artificiellement le sang et qu'on remplace l'acide carbonique par de l'oxygène, les mouvements respiratoires s'arrêtent (apnée). Si l'on entretient la respiration avec de l'hydrogène pur au lieu d'air atmosphérique, et si en même temps on enlève l'acide carbonique du sang, l'hydrogène absorbe l'oxygène de ce liquide, mais la dyspnée ne survient pas (Traube). Elle ne survient pas non plus quand par la compression des carotides on arrête la circulation cérébrale. Les convulsions générales que l'on observe en ce cas ne portent pas spécialement sur les muscles respiratoires ; mais si, en même temps que l'on pratique la compression des carotides, la respiration a été arrêtée, on remarque qu'au moment même où le cours du sang est rétabli il survient une augmentation énorme du besoin de respirer (Thiry). De tous ces faits il résulte que l'accumulation de CO_2 dans le sang agit directement comme excitant du centre respiratoire, tandis que le manque d'oxygène n'a pas la même action, bien que beaucoup d'auteurs aient voulu l'envisager soit comme excitant unique, soit comme excitant accessoire du centre nerveux de la respiration. Il est probable que l'acide carbonique du sang agit dans le tissu pulmonaire sur les extrémités nerveuses de la même manière qu'il agit sur les cellules du centre spécial, et que l'excitation de ces filets périphériques ne fait que venir en aide à celle de ce centre automoteur lui-même. D'autres nerfs sensitifs semblent encore pouvoir agir par réflexe sur les mouvements respiratoires. Il est enfin des poisons qui excitent le centre nerveux respiratoire tout comme CO_2 ; l'on voit par exemple dans l'empoisonnement par la nicotine survenir une accélération considérable de la respiration, voire même des convulsions dans les muscles inspirateurs; la section du pneumo-gastrique est sans la moindre influence en pareil cas (Rosenthal).

Tandis que le centre nerveux respiratoire et probablement aussi les extrémités terminales de la portion pulmonaire du pneumo-gastrique sont excités par le sang, les phénomènes de paralysie et d'excitation déterminés par le laryngé supérieur ne sont développés que par des irritations de la muqueuse laryngienne. Nous avons vu plus haut que les excitations de toute nature, même les gaz non respirables, agissent sur la muqueuse des voies respiratoires, en paralysant d'abord l'inspiration et en produisant ensuite par voie réflexe des mouvements spasmodiques d'expiration ; il semble donc que le nerf laryngé supérieur est d'une grande importance comme protecteur des organes respiratoires. Ce nerf exerce en outre, ainsi que le prouve la section du pneumo-gastrique, un pouvoir régulateur sur les mouvements d'inspiration.

Les anciens observateurs, tels que Brachet, Arnold, Romberg, ne connaissaient que le ralentissement de la respiration produit par la section du nerf vague; ils admettaient que les filets sensitifs de ce nerf excitent les mouvements respiratoires par la sensation du besoin de respirer perçu par le poumon ou par voie réflexe. Mais cette hypothèse ne pouvait expliquer la persistance des mouvements respiratoires après la section des pneumo-gastriques; aussi Volkmann, le premier, considéra-t-il la moelle allongée comme le centre qui préside à la respiration. Dans ces derniers temps, Rach prétendit au contraire que d'autres nerfs sensibles encore (voyez plus bas) provoquent par voie réflexe les mouvements respiratoires, il vit en effet qu'après la section des racines postérieures des nerfs cervicaux, les racines antérieures étant conservées, la respiration s'arrêtait complétement. Rach et Wittich se crurent donc en droit d'admettre que les mouvements respiratoires sont exclusivement des mouvements réflexes. Mais, d'après Rosenthal, les résultats obtenus par ces auteurs ne s'observent jamais quand, pendant la vivisection, on évite les hémorrhagies.

Rosenthal découvrit l'antagonisme qui existe entre l'action du laryngé supérieur et celle du pneumo-gastrique. Budge, Eckhard, Traube avaient vu antérieurement que par une excitation légère du bout central du nerf vague le diaphragme pouvait s'arrêter en contraction, et qu'une excitation plus forte du même bout pouvait arrêter le même muscle, mais en expiration, c'est-à-dire en relâchement. Rosenthal explique ce phénomène, en opposition avec sa théorie, en disant que pendant une excitation électrique très-forte du tronc du nerf vague, il peut se produire des aberrations du courant sur le laryngé supérieur qui naît du pneumo-gastrique au-dessus du point sectionné. Budge nie cette explication, il soutient au contraire que dans les expériences de Rosenthal certaines aberrations du courant avaient pu porter sur le phrénique. D'après Budge, le nerf pneumo-gastrique serait le nerf excitateur du *centre d'expiration;* et cependant il est obligé d'avouer que les excitations légères de ce nerf ne se bornent pas seulement à augmenter l'inspiration, mais qu'elles affaiblissent encore l'expiration. D'autre part, Schiff a appuyé la théorie de Rosenthal et l'a élargie en constatant que des réflexes de ce genre (réflexes paralysateurs) existent, bien qu'à un plus faible degré, entre les nerfs inspirateurs et beaucoup d'autres nerfs sensitifs; on voit, en effet, chez les lapins et les cabiais un ralentissement de la respiration survenir à la suite d'excitations de presque tous les nerfs cutanés. Schiff explique ces phénomènes par son hypothèse des actions nerveuses paralysatrices (comp. § 117).

Volkmann avait déjà soupçonné que c'est CO_2 du sang qui excite les mouvements d'inspiration. Traube fut le premier qui chercha à démontrer ce fait par des expériences; nous avons donné plus haut les résultats qu'il obtint. W. Müller observa, contrairement à ce qu'avait publié Traube, que par la respiration du CO_2 pur la dyspnée ne survenait pas. Rosenthal conclut de ce fait, ainsi que de l'apparition de l'apnée à la suite de la saturation du sang par l'oxygène, que ce n'est pas l'excès de CO_2 dans le sang, mais bien le manque d'O qui excite le centre respiratoire. Thiry ne parvint pas à confirmer les observations de Müller. Enfin Dohmen, sous la direction de Pflüger, arriva, par ses expériences, à une opinion qui tient le milieu entre ces deux extrêmes. Il trouva :

	Rapport de		
	la grandeur de la respiration.	la fréquence de la respiration.	capacité de l'inspiration.
Respiration avec O et Az ou H.	:: 1 : 1,872	:: 1 : 1,086	1,719
Respiration avec O et CO_2 .	:: 1 : 1,992	:: 1 : 1,065	1,874

Il résulterait de ce tableau que le gaz CO² serait un excitant plus puissant de la respiration que le manque d'O. Mais si l'on se souvient que d'après ce que nous avons dit au § 109, quand dans le sang on fait passer de l'oxygène il s'y produit néanmoins du CO² et que ce dernier gaz en est expulsé avec plus d'intensité par un courant d'O que par un courant de H ou d'Az, il nous semble facile d'admettre que l'excitation du centre nerveux par CO² suffit pour expliquer tous les phénomènes sans qu'il soit nécessaire d'y ajouter l'excitation que pourrait produire le manque d'O [1].

Théorie de l'innervation dans la respiration. Les résultats fournis par la section des nerfs vague et laryngé supérieur nous permettent d'admettre que ces nerfs sont innervés d'une manière constante de même que le centre nerveux respiratoire lui-même. Dans ce centre interviennent simultanément, pour produire l'inspiration, les différentes excitations suivantes : 1° une excitation propre et automotrice; 2° une excitation par la partie thoracique du pneumo-gastrique; 3° une stimulation paralysatrice ou modératrice par le laryngé supérieur, action qui dans certains cas peut devenir une excitation expiratrice. Il nous faut admettre encore 4° des stimulations modératrices propres inhérentes au centre automoteur lui-même qui agissent dans le même sens que le laryngé supérieur. Quand les deux premières forces l'emportent quelque temps sur les deux dernières, il survient un tétanos des muscles inspirateurs; quand au contraire l'action des deux dernières l'emporte sur celle des deux premières, il y a d'abord de l'apnée, puis un tétanos des muscles expirateurs. Les différents degrés de respiration normale et de dyspnée doivent donc être le résultat de l'action alternative des stimulants excitateurs et paralysateurs. Faisons un moment abstraction du nerf vague et supposons le cas dans lequel l'action paralysatrice du nerf laryngé et celle propre au centre nerveux lui-même sont en équilibre, il est évident que l'accumulation progressive de CO² dans le sang produira bientôt une excitation qui l'emportera sur l'action paralysatrice restée constante. Il se produira alors une inspiration qui aura pour effet de faire retomber l'excitation à ce qu'elle était primitivement, et de la remettre en équilibre avec l'action paralysatrice, ce qui donnera lieu à une expiration sans intervention musculaire; une nouvelle accumulation d'acide carbonique produira une nouvelle excitation etc. Si maintenant nous faisons intervenir l'action du nerf vague, il nous fournira une nouvelle source d'excitation, qui jointe à la première pourra plus rapidement vaincre l'obstacle apporté par les stimulations paralysatrices; en d'autres termes, les mouvements respiratoires deviendront plus fréquents. Les phénomènes que nous avons signalés plus haut, ralentissement et plus grande profondeur des mouvements respiratoires par suite de l'excitation du laryngé, accélération par suite de l'excitation du pneumo-gastrique etc., s'expliquent aisément par cette théorie.

Mouvements respiratoires anomaux. Un certain nombre de mouvements respiratoires anomaux mais physiologiques, la toux, l'éternuement, le rire, le pleurer, s'expliquent par une rupture de l'équilibre entre l'innervation excitatrice et l'innervation paralysatrice, condition à laquelle s'en ajoutent d'autres encore qui viennent la compliquer. Dans *la toux*, qui est un réflexe dû à une irritation des voies respiratoires, l'action paralysatrice du laryngé s'accroît, il survient une inspiration profonde, à

(1) Rosenthal, *Die Athembewegungen u. ihre Beziehung zum nervus vagus.* Berlin 1862, et *Archiv f. Anat. u. Physiol.*, 1864 et 1865. — Schiff, *Moleschott's Untersuchungen zur Naturlehre*, t. VIII et X. — Budge, *Zeitschrift f. ration. Medic.*, t. XXI. — Traube, *Allg. med. Centralzeit.*, 1862. — Heidenhain, *Studien d. physiol. Instituts zu Breslau*, 1863. — Rach, *Königsberg. med. Jahrb.*, 1864. — Dohmen, *Arbeiten des Bonner physiol. Instituts*, 1865. — Thiry, *Travaux de la Société méd. allemande de Paris*, 1865.

quelle succède une expiration brusque par suite de la transformation subite de l'innervation paralysatrice en excitation. Dans cette expiration l'air est expulsé par accades à travers la glotte contractée par voie réflexe. Le phénomène de *l'éternuement* est analogue à celui de la toux, il se produit par un réflexe dû à une irritation de la muqueuse des fosses nasales. Dans les autres mouvements respiratoires anormaux, le rire, le pleurer, le sanglot, le bâillement, le soupir, qui dépendent de conditions psychiques, ce sont surtout les mouvements du diaphragme qui entrent en jeu. Tantôt, comme dans le rire, à une inspiration courte ou même au repos de la respiration succède une série de mouvements expiratoires; tantôt, comme dans le pleurer et le sanglot, ce sont des expirations prolongées qui succèdent à une courte inspiration; tantôt encore, dans le bâillement et le soupir, une inspiration profonde est suivie d'une expiration profonde. Un chacun peut étudier ces mouvements sur lui-même.

Altérations pathologiques du poumon après la section du pneumo-gastrique. La section des deux nerfs vagues amène dans le tissu pulmonaire des altérations pathologiques qui sont probablement toujours mortelles. Ces altérations sont de deux sortes : la première consiste en une atélectasie qui frappe certaines parties limitées du parenchyme, ces parties sont réparties dans tout l'organe; cette altération est toujours reliée à une congestion sanguine des parties atteintes ; aussi Schiff lui a-t-il donné le nom *d'hypérémie névroparalytique*. La deuxième forme d'altération pathologique est une inflammation avec exsudation qui n'atteint d'ordinaire que les lobes supérieurs près de l'entrée des bronches. La cause de la première forme d'altération est encore inconnue; la seconde est due à des corps étrangers (liquides buccaux ou matières alimentaires) qui peuvent s'introduire dans les voies respiratoires paralysées. Quand un seul *nerf vague* est sectionné, les altérations fonctionnelles sont bien moins importantes et les animaux peuvent rester en vie (¹).

§ 132. — Air inspiré et expiré.

L'air atmosphérique inspiré, de même que l'air que nous expirons, sont composés tous deux d'O, d'Az, de CO_2 et de vapeur d'HO. Les modifications que la respiration fait éprouver à l'air atmosphérique ne portent que sur des *différences de rapport dans la quantité* de ces gaz. CO_2 augmente à peu près de 100 fois en volume, et O diminue de 1/5 de son volume. La quantité d'azote ne varie pas par la respiration. Le volume de l'air expiré est plus considérable en raison de sa température, qui est en moyenne de 36°,35 centigrades d'après Weyrich (un peu moindre que celle du sang). C'est la température de l'air expiré qui fait aussi que ce gaz est presque saturé de vapeur d'eau. Mais si l'on amène l'air expiré jusqu'à la température de l'air inspiré, et si en même temps on lui enlève la vapeur d'eau qui par sa tension augmente son volume, l'on voit que le volume de l'air expiré est de 1/40 à 1/50 plus petit que celui de l'air inspiré. Il y a donc en somme moins de gaz expiré que d'inspiré, ce qui tient à ce qu'il disparaît plus d'O dans le poumon qu'il n'y a de CO_2 mis en liberté. En effet, le volume de CO_2 éliminé est en moyenne de 1/4 à 1/5 plus petit que celui d'O absorbé. Mais le poids spécifique de CO_2 étant

____

(¹) Schiff, *Archiv f. physiol. Heilkunde,* 6ᵉ année. — Wundt, *Müller's Archiv,* 1855. — Arnsperger, *Archiv f. patholog. Anatomie,* t. IX.

plus grand que celui de O (1,519 : 1,103, celui de l'air étant 1), il y a néanmoins en poids plus de CO_2 éliminé que d'O absorbé. Mais le poids de l'O contenu dans le CO_2 expiré n'est pas égal à celui de l'O inspiré; il y en a donc une
partie, environ 1/6 de son poids, qui doit servir à l'oxydation de produits qui
seront éliminés par d'autres organes de sécrétion. D'autre part, l'absorption
d'O et l'élimination de CO_2 ne sont pas toujours dans un rapport égal, de telle
sorte qu'en un temps donné il peut tantôt y avoir plus d'O inspiré et tantôt
plus de CO_2 expiré que ne le comportent les moyennes (voy. ci-dessous).

Les *quantités absolues de l'oxygène absorbé et de l'acide carbonique éliminé* sont assez considérables. La quantité d'oxygène absorbé en moyenne en
une heure par un adulte peut être évaluée, d'après Vierordt, à 23,000 centimètres cubes ou environ 34 grammes; la quantité d'acide carbonique éliminée
dans le même temps à 20,000 centimètres cubes ou 40 grammes. La quantité
de la vapeur d'eau expirée est environ de 20 grammes en une heure.

Sur 100 parties *en volume* il y a :

	O	Az	CO_2
dans l'air atmosphérique.	20,81	79,15	0,04
dans l'air expiré (moyenne).	16,03	79,55	4.38 (Brunner et Valentin).

Sur 100 parties *en poids* il y a :

	O	Az	CO_2
dans l'air expiré	17,37	76,08	6,54

L'air atmosphérique renferme très-peu de *vapeur d'eau*, mais cette quantité est
très-variable. La tension de la vapeur d'eau dans l'air expiré, ramenée à 8° C et à
une pression de 760 millimètres, est, d'après Weyrich, en moyenne de 4^{mm},36 de mercure, tension qui est presque égale à celle d'un volume d'air saturé de vapeur d'eau
sous la même température (4^{mm},5). On ne trouve que des traces d'*ammoniaque* tant
dans l'air atmosphérique que dans l'air expiré. Il est à remarquer cependant que la
quantité d'ammoniaque contenu dans l'air expiré est indépendante de celle de l'air
atmosphérique, car en faisant inspirer au travers d'un tuyau rempli de HCl qui absorbe l'ammoniaque, on n'en constate pas moins la présence de ce dernier gaz dans
l'air expiré au moyen du papier d'hématoxyline [1] (Thiry, Lossen).

Avant de décrire les principales variations physiologiques qu'éprouve l'échange
gazeux dans la respiration, il est essentiel de faire observer que l'on s'est con-
tenté très-souvent de rechercher l'augmentation ou la diminution de l'acide
carbonique, en supposant qu'entre l'oxygène absorbé et l'acide carbonique éliminé il existe un rapport toujours constant; nous verrons, au contraire, qu'il
n'en est pas toujours ainsi. Les conditions les plus essentielles qui peuvent
faire varier l'échange gazeux dans la respiration sont les suivantes :

1° LES MOUVEMENTS RESPIRATOIRES : a) *La fréquence de la respiration.* Pendant la durée d'un mouvement respiratoire normal la diffusion ne peut produire
un mélange parfait et égal des gaz; il s'ensuit que l'air expiré au début d'une

---

[1] Valentin, *Lehrb. der Physiol.*, t. 1. — Vierordt, *Physiol. des Athmens.* Carlsruhe 1845.
— Weyrich, *Ueber die unmerkliche Wasserausscheidung.* Dorpat 1865. — Thiry, *Zeitschrift
f. ration. Medicin*, t. XVII. — Lossen, *Zeitschrift f. Biologie*, t. I.

expiration est moins riche en CO^2 que celui qui est expulsé à la fin de ce mouvement respiratoire. Cette différence disparaît d'autant mieux qu'il se passe un temps plus long entre l'inspiration et l'expiration, en d'autres termes, d'autant que l'air séjourne plus longtemps dans les voies respiratoires; car, d'après Vierordt, après 40 secondes cette différence n'existe déjà plus. Or, quand la respiration est ralentie, chaque mouvement respiratoire a une durée plus longue et la proportion pour 100 de CO^2 dans l'air expiré doit diminuer lorsque la respiration s'accélère. Mais d'un autre côté la fréquence des mouvements respiratoires augmentant l'échange gazeux et par suite l'élimination de CO^2 hors du sang, quand la respiration s'accélère et que sa profondeur reste néanmoins la même, la *quantité totale de l'acide carbonique éliminé dans un temps donné se trouve augmentée;* en d'autres termes, l'accélération des mouvements respiratoires fait diminuer la quantité *relative* de CO^2 éliminé, mais fait augmenter sa quantité *absolue*. Becher a vu que plus l'air est retenu longtemps dans les voies respiratoires, moins rapidement la concentration de CO^2 s'accroît, fait qui s'accorde tout à fait avec ce que nous venons de dire. Ce rapport est au contraire entièrement renversé quand on augmente volontairement la fréquence des inspirations sans maintenir leur profondeur invariable, car nous voyons alors même la quantité absolue de CO^2 diminuer dans l'air expiré (Lossen).

Vierordt partagea une expiration normale en deux parties aussi égales que possible ; l trouva dans la première moitié une moyenne de 3.72 p. 100 de CO^2 et 5,44 dans la deuxième. La proportion d'acide carbonique était de 4,48 p. 100 pour l'expiration totale. Dans d'autres expériences, Vierordt varia volontairement la fréquence de ses mouvements respiratoires, tout en s'efforçant de conserver à chacun d'eux son mode normal. Le tableau suivant indique, d'après ses expériences, les variations que peut éprouver l'élimination de CO².

Fréquence de la respiration par minute.	CO^2 expiré en 1 minute.	CO^2 expiré dans un mouvement d'expiration.
6	171 cm c	28,5 cm c
12	246	20,5
24	396	16,5
48	696	14,5
96	1296	13,5

b) *Profondeur de la respiration*. L'acide carbonique pouvant plus facilement diffuser dans un grand volume d'air que dans un petit, mais un plus grand volume se saturant moins vite de ce gaz qu'un petit, il est clair que, les autres conditions restant les mêmes, la quantité absolue de CO^2 expiré doit augmenter avec la profondeur de la respiration, tandis que la quantité relative de ce gaz doit diminuer dans l'air expiré.

C'est encore Vierordt qui découvrit cette loi. Elle est basée sur les expériences suivantes, dans lesquelles, le nombre des mouvements respiratoires étant fixe (12 par minute), le volume de l'air inspiré et expiré varie.

CO_2 sur 100 vol. d'air expiré.	Air expiré en 1 minute.	CO_2 expiré en 1 minute.
5,4	3000 cmc	162 cmc
4,5	6000	270
4,0	12000	480
3,4	24000	816

c) *Respiration gênée.* La respiration gênée ou la dyspnée consiste dans des inspirations profondes ou très-prolongées auxquelles font suite des expirations brusques. Il doit donc y avoir dans certains cas une augmentation du nombre des mouvements respiratoires, et dans d'autres cas, quand l'obstacle à vaincre pour l'inspiration est considérable, une diminution de ces mouvements. L'effet produit sera donc alors dû aux modifications de la fréquence et de la profondeur de la respiration. Valentin imita artificiellement la respiration dyspnéique et trouva l'acide carbonique diminué dans l'air expiré par rapport à l'oxygène absorbé. La section des nerfs vagues produisit le même effet chez des lapins : il en était de même aussi, quoique à un moindre degré, quand on sectionnait les nerfs récurrents (laryngés inférieurs).

D'après Valentin, le rapport moyen normal du volume de CO_2 à celui d'O $= 1 : 1,18$; la respiration étant gênée $= 1 : 1.31$. A la suite de la section des nerfs vagues, l'absorption d'O monta de 1/6 à 1/7, tandis que l'élimination de CO_2 diminuait d'une quantité presque égale. D'après Valentin, la quantité d'Az et d'eau éliminée doit augmenter considérablement en ce cas, mais il est bon de faire remarquer que la méthode de cet auteur ne fournit pas des résultats d'une certitude suffisante. Il s'agirait d'abord de savoir exactement si après la section des pneumo-gastriques d'autres conditions que la gêne respiratoire ne peuvent encore influer sur la composition de l'air expiré (1).

2° LA COMPOSITION DE L'AIR INSPIRÉ. — L'influence de la *composition de l'air* sur l'échange gazeux peut se déduire en général de ce que nous avons dit au § 109 sur les gaz du sang. Les variations de la quantité d'O contenu dans l'atmosphère, aussi longtemps qu'il en existe une quantité suffisante, n'exercent pas une influence sérieuse sur l'échange gazeux, l'absorption d'O n'étant en grande partie qu'une affinité chimique en vertu de laquelle il se combine avec des éléments oxydables. Aussi n'est-ce que la fréquence et la profondeur des mouvements respiratoires qui sont modifiées en pareil cas, la diminution de l'oxygène atmosphérique étant compensée par la fréquence de la respiration. L'élimination de CO_2 du sang est au contraire d'autant moindre que l'air inspiré en contient davantage ; elle peut même s'arrêter complétement. Quand la tension de CO_2 atmosphérique devient supérieure à celle de l'air du poumon, l'échange peut même se faire en sens inverse ; il peut, en d'autres termes, y avoir absorption d'acide carbonique.

La *température* est, parmi *les propriétés physiques de l'air inspiré*, celle qui agit le plus efficacement sur l'échange gazeux. Quand elle s'abaisse, l'élimination de CO_2 augmente. Quand la pression atmosphérique augmente, l'échange gazeux augmente aussi (Vivenot).

(1) Vierordt, *loc. cit.* — Lossen, *Zeitschrift f. Biologie*, t. II. — Valentin, *Die Einflüsse der Vaguslähmung etc.* Francfort 1857.

Les gaz *toxiques* modifient évidemment l'échange gazeux. On les divise en gaz *positivement toxiques* et en gaz *négativement toxiques*. Les gaz *positivement toxiques* agissent directement sur la respiration et amènent la mort par leurs propriétés spéciales et non pas parceque l'air ne contient plus d'oxygène ; ce sont : l'hydrogène sulfuré, l'hydrogène arsénié et le protoxyde d'azote. Davy avait cru que ce dernier gaz pouvait jusqu'à un certain point remplacer l'O de l'air atmosphérique ; mais Hermann constata que Az O n'était supporté pendant un certain temps qu'à la condition d'être mélangé à l'oxygène. L'acide carbonique peut aussi être rattaché aux gaz positivement toxiques ; il agit en effet comme narcotique et arrête les mouvements respiratoires. Le gaz oxyde de carbone tue en déplaçant l'oxygène du sang, ce qui empêche que de nouvelles quantités d'O atmosphérique puissent y rentrer (voy. § 109). Les gaz *négativement toxiques* sont Az et H. Ils semblent être sans influence sur l'élimination de CO^2 ; en tout cas il n'est pas prouvé que l'excès d'Az dans l'air puisse, comme on le croyait autrefois, amener une diminution dans l'élimination de CO^2. D'après Regnault et Reiset, dans un mélange de H et d'O la respiration continue à se faire comme dans l'air atmosphérique. Une augmentation de la proportion d'O dans l'air inspiré ne modifie pas non plus la respiration. D'après Regnault et Reiset, ainsi que d'après W. Müller, dans l'oxygène pur il n'y a ni plus ni moins de CO^2 éliminé que lorsque la respiration se fait dans l'air ordinaire. Valentin observa au contraire que la quantité de CO^2 éliminé et celle de O absorbé diminuait toujours dans un espace clos et non ventilé. W. Müller constata que dans une atmosphère surchargée de CO^2 le courant gazeux se faisait en sens inverse et qu'il y avait de l'acide carbonique *inspiré* [1].

3° L'ALIMENTATION. — La quantité de CO^2 expiré croît en général avec la quantité de carbone contenu dans les aliments. Les hydrocarbures plus riches en oxygène déterminent une élimination plus considérable de CO^2 que les graisses et les albuminates, qui en contiennent moins. Ce fait s'explique par ce que l'O contenu dans les hydrocarbures suffit pour transformer leur H en eau et qu'alors tout l'O de l'air inspiré peut servir à l'oxydation du carbone et en faire de l'acide carbonique, tandis que les albuminates et les graisses donnent tout d'abord naissance à des produits d'oxydation moins avancés que CO^2, qui sont éliminés par d'autres excrétions.

L'alimentation donne en général lieu à une augmentation de la quantité de CO^2 éliminée, augmentation qui se manifeste très-peu de temps après le repas, atteint son maximum deux ou trois heures plus tard, pour diminuer de nouveau. Certains aliments ou condiments peuvent, au contraire, déterminer une diminution de CO^2, comme par exemple, d'après Smith, les graisses et quelques espèces d'alcool. La *privation d'aliments* entraîne immédiatement une diminution dans l'échange gazeux ; quand cette privation va jusqu'à la mort par inanition, on voit l'élimination de CO^2 diminuer très-rapidement dans les derniers moments de la vie.

Les hydrocarbures contiennent O et H en proportion nécessaire pour produire de l'eau, et tout l'O inspiré peut donc être employé à oxyder leur carbone ; il

[1] Valentin, *Zeitschrift f. ration. Medicin*, t. X. — W. Müller, *Wiener Sitzungsb.*, t. XLIII. — Hermann, *Archiv f. Anat. und Physiol.*, 1864. — v. Vivenot, *Archiv f. pathol. Anat.*, t. XXXIII.

s'ensuit que quand l'alimentation se fait exclusivement par des hydrocarbures tout l'oxygène inspiré se retrouve dans CO_2 expiré, tandis qu'avec les autres aliments il y a une certaine quantité d'oxygène qui disparaît. Il y a cependant, d'après les recherches récentes de E. Smith, des différences dans la manière dont se comportent les différents hydrocarbures. Cet auteur a vu en effet que toujours après l'alimentation par le sucre et les amylacés (farine de céréales, pommes de terre) la quantité de CO_2 éliminée augmentait, tandis qu'avec l'amidon pur elle restait invariable. Ce fait est encore des plus obscurs; il en est de même de la plupart des autres observations de Smith. Tandis que les auteurs précédents (Prout, Vierordt) avaient vu l'élimination de CO_2 diminuer après l'ingestion de spiritueux, de thé et d'huiles éthérées, Smith prétend que le thé, le café, la chicorée, le cacao, l'alcool, le rhum, l'ale augmentent la proportion de CO_2 expiré, et que certains alcooliques seulement, le brandy, le genièvre, la diminuent. Contrairement aux graisses, la caséine, l'albumine, la fibrine, la gélatine augmentent un peu cette élimination, ce qui s'explique par ce que les atomes d'H et d'Az de ces corps albuminoïdes ne sont oxydés qu'en partie et n'exigent donc pas la même quantité d'O que les graisses. J. Ranke trouva sur lui-même la quantité de carbone éliminée en une heure après une alimentation non azotée = 8,3, après une alimentation mélangée = 9,0, par la faim = 7,5, et après un repas aussi copieux que possible = 10,5. Il faut remarquer que dans ces chiffres se trouve compris aussi le carbone éliminé par la surface cutanée.

Les repas se faisant d'ordinaire à époques fixes, il est évident que chez l'homme *l'échange gazeux doit éprouver des variations journalières régulières.* La courbe de la Fig. 50 représente les moyennes de CO_2 éliminé trouvées par Vierordt à différents moments de la journée. La ligne des abscisses donne les heures. La courbe commence en 1, et sa valeur est de 264 centimètres; elle monte en 2 à 281 centimètres retombe en 3 à 241 centimètres, atteint son maximum en 4 à 291 centimètres, et s'abaisse enfin en 5 à 226 centimètres. Ces chiffres se rapportent à une alimentation par deux repas journaliers, un déjeuner à 9 heures et un dîner à 1 1/2 heure. La courbe qui exprime les volumes d'air expiré est presque identique à celle-ci. Becher obtint pour la richesse relative du sang en CO_2 aux différents moments de la journée un tracé analogue, qui ne diffère de la courbe de l'acide carbonique expiré que par ce que dans ce tracé le maximum de la production de CO_2 dans le sang est en retard d'à peu près une heure après le repas, sur le moment du maximum de CO_2 expiré[1].

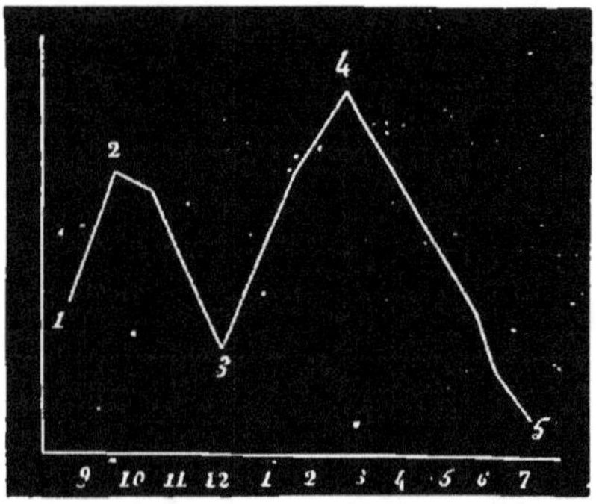

Fig. 50.

4º TRAVAIL MUSCULAIRE. — Les mouvements musculaires augmentent l'élimination de l'acide carbonique d'une quantité telle que, d'après Smith, elle peut être *triplée.* D'après Vierordt, des mouvements plus prolongés entretiennent pendant des heures un accroissement de l'activité respiratoire. Conjointement à cette augmentation dans l'échange gazeux, le nombre et la pro-

[1] Vierordt, *loc. cit.* — Smith, *Philosophical transactions*, 1859, et *Philos. Magazine* 4º série, vol. XVIII. — Becher, *Mittheil. der Züricher naturf. Ges.* 1855.

fondeur des mouvements respiratoires s'accroissent également. Le travail musculaire modifie en outre le rapport de l'acide carbonique éliminé à l'oxygène inspiré. En effet, pendant le repos musculaire complet il y a souvent une quantité beaucoup trop faible de CO_2 exhalé en proportion de O inspiré; des produits d'oxydation incomplète s'accumulent alors dans l'économie. Au contraire, par le travail musculaire, la quantité de CO_2 éliminée s'accroît tellement qu'il s'y trouve plus d'O que l'inspiration n'en a introduit (Ludwig et Sczelkow). Pettenkofer et Voit ont signalé un rapport analogue entre la respiration diurne et la respiration nocturne; ils trouvèrent que sur la masse totale de CO_2 expiré en 24 heures il y en a 58 pour 100 dans le jour et seulement 42 p. 100 dans la nuit, tandis que pour l'oxygène, en 24 heures, il y en a 33 p. 100 dans le jour et 67 p. 100 dans la nuit. Il est bien possible que ces résultats dépendent surtout du repos musculaire presque complet pendant le sommeil.

Scharling, Vierordt et surtout Smith démontrèrent que l'élimination de CO_2 augmente avec le travail musculaire. Les recherches de Smith firent voir que la quantité d'air inspiré étant 1, quand l'individu est couché, elle devient 1,33 quand il est debout, et que par la marche elle s'accroît de la manière suivante :

1 mille à l'heure.	. . . .	1,90
2 »	. . . .	2,76
4 »	. . . .	4,00
7 »	. . . .	7,00

La quantité de CO_2 expiré devint dans une marche de 1 mille à l'heure la 1 1/5 de ce qu'elle était au repos, et, dans une marche de 2 milles à l'heure, elle atteignit le 2 1/5 de cette dernière quantité. Sczelkow détermina le rapport de CO_2 expiré à O inspiré en expérimentant sur des chiens; pour ce faire il mesura successivement les quantités d'air inspiré et expiré pendant le repos et pendant le tétanos artificiellement produit par un courant d'induction sur les extrémités inférieures de l'animal. Il trouva ainsi :

En 1 minute :				En 1 minute :		
	CO_2	O	$\dfrac{CO_2}{O}$		CO_2	O	$\dfrac{CO_2}{O}$
1 Repos .	$4,97^{cmc}$	12,29	0,404	1 Repos .	$10,58^{cmc}$	14,13	0,749
2 Tétanos .	13,69	12,11	1,130	2 Tétanos .	19,25	18,80	1,024
1 Repos .	7,85	12,76	0,615	1 Repos .	6,99	17,47	0,400
2 Tétanos .	17,62	19,02	0,927	2 Tétanos .	19,61	30,35	0,646

Comme déjà l'avaient annoncé Pettenkofer et Voit, Henneberg, par ses recherches sur des bœufs, démontra que dans les heures de la journée il est exhalé plus d'oxygène sous forme de CO_2 qu'il n'en est inspiré. Valentin vit que chez des marmottes en sommeil hivernal il n'y a pas seulement diminution dans la quantité absolue de CO_2 exhalé et d'O inspiré, mais que l'absorption d'oxygène est d'autant plus forte, comparée à l'élimination de CO_2, que le sommeil est plus profond. Il y aurait donc accumulation d'oxygène dans l'économie pendant le sommeil; mais cependant les expériences de Pettenkofer et Voit ne prouvent pas ce résultat, car ces auteurs virent les échanges gazeux s'opérer d'une manière sensiblement égale; ils virent même une fois le phénomène se faire en sens inverse, c'est-à-dire avec diminution d'oxygène.

Quoi qu'il en soit, outre les conditions de repos et de travail musculaire l'on peut encore invoquer, pour expliquer l'augmentation de la quantité relative d'O absorbé pendant le sommeil, la gêne de la respiration qui existe toujours à ce moment, et cette gêne, nous l'avons vu ci-dessus l. c, amène toujours une augmentation dans la quantité d'oxygène absorbé. Mais comme cette gêne respiratoire pendant le sommeil varie suivant les individus, il n'y a rien d'étonnant à ce que les résultats des expériences soient souvent contradictoires [1].

5° L'AGE. — D'après Andral et Gavarret, l'exhalation de CO_2 par le poumon varie avec l'âge : elle augmenterait jusque vers l'âge de 30 ans pour diminuer ensuite lentement. Ces résultats ont encore besoin de confirmation, car dans leurs expériences, ces auteurs n'ont tenu compte ni de l'influence de l'alimentation ni du travail musculaire etc.

Voici un extrait des tableaux donnés par Valentin d'après Andral et Gavarret.

Age.	Poids du corps en kilogr.	CO_2 exhalé en une heure.	O absorbé en une heure.
8	22.26	18gr.3	15,6
15	46.41	31gr.9	27,16
16	53.39	39gr.6	33.7
18 - 20	61.26 - 60.5	41gr.8	35,5
20 - 24	60, 5 - 68.8	44.gr7	38,0
40 - 60	68, 8 - 65.5	37gr.0	31.5
60 - 80	65, 5 - 61,2	33gr.7	28,7 [2]

Méthodes d'expérimentation. Les observateurs se bornaient autrefois à inspirer librement l'air atmosphérique et recueillaient l'air expiré dans un ballon rempli d'eau salée (Vierordt) ou dans un gazomètre sur le mercure (Becher). On se servait encore d'un masque de caoutchouc appliqué devant le nez et la bouche, masque par lequel on faisait passer un courant aérien au moyen d'un aspirateur (Scharling) ou d'une pompe à air (Andral et Gavarret). Dans les méthodes de Vierordt, d'Andral et Gavarret on analysait ensuite l'air expiré ; le premier de ces auteurs se bornait à doser l'acide carbonique. Scharling et Becher firent passer toute la masse d'air expiré à travers un système de tubes dans lesquels la vapeur d'eau était absorbée par SO_3 et l'acide CO_2 par de la potasse. On se sert maintenant pour ces re-

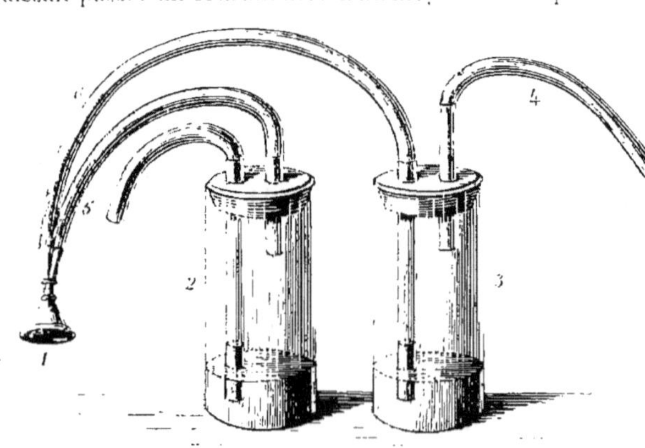

Fig. 52.

[1] Scharling, *Liebig's Annalen*, t. XLV. — Vierordt, Smith, *loc. cit.* — Seelkow, *Wiene Sitzungsberichte*, t. XLV. — Pettenkofer u. Voit, *Müncher Akademieber.*, 1866 et 1867. — Valentin, *Moleschott's Untersuchungen*, t. II.
[2] Valentin, *Lehrb. der Physiologie*, t. I.

cherches des appareils inventés par Ludwig (Fig. 51). Le nez est fermé, et par la bouche on aspire à travers une embouchure spéciale qui communique avec un double tuyau élastique. Une des branches de ce tuyau 5 conduit dans un vase 2, dans lequel, à chaque mouvement inspiratoire, pénètre une certaine quantité d'air atmosphérique ou d'un mélange aériforme quelconque à la volonté de l'expérimentateur (suivant que le petit tube qui dans ce flacon plonge dans le liquide est en rapport avec l'air ou avec un mélange gazeux); la deuxième branche 6 qui part de l'embouchure conduit dans un second vase 3, au travers duquel passe tout l'air expiré pour se rendre dans le petit tube 4 qui le conduit dans un compteur quand l'on veut évaluer le volume des gaz de la respiration, et qui permet d'en soutirer une partie quand on veut procéder à son analyse. On comprend que cet appareil est indispensable dans les deux cas. Chez les animaux, il est possible d'introduire directement les tuyaux dans la trachée après la trachéotomie. On peut par cette méthode étudier les modifications du volume de la respiration et de l'élimination de CO_2 après la section des pneumo-gastriques. E. Smith se servit d'un appareil portatif muni d'un masque, qui lui permettait d'étudier d'une part le volume des gaz de la respiration au moyen d'un compteur, et, d'autre part, la quantité de CO_2 expiré, en faisant absorber cet acide par Ko ou par une solution de BaO.

§ 133. — L'air expiré et les gaz du sang. Théorie de la respiration.

Le mécanisme de la respiration constitue un appareil de ventilation au moyen duquel les gaz dégagés du sang dans le poumon sont entraînés au dehors et le même sang mis en contact avec l'air atmosphérique. L'échange gazeux respiratoire est indépendant de la manière dont ces gaz sont unis au sang, ainsi que des modifications que le sang éprouve par suite de son contact avec l'air inspiré. Nous avons vu, au § 109, que l'*oxygène* est chimiquement combiné dans le sang, de façon que non-seulement ce gaz peut être déplacé par le vide, mais qu'il peut encore être chassé par d'autres gaz. Nous savons de plus que le sang artériel n'est pas saturé d'oxygène, et que le sang veineux qui arrive au poumon par l'artère pulmonaire peut encore en contenir des quantités notables qui lui sont chimiquement combinées. L'*acide carbonique* est pour la plus grande partie simplement dissous dans le sang ou en combinaison instable. Il ne s'élimine pas par la seule action du vide, mais encore par la mise en contact avec d'autres gaz, et plus immédiatement par l'action des acides qui se produisent dans les globules sanguins. Ce dernier phénomène a surtout lieu quand le sang absorbe en même temps de l'oxygène.

Supposons un instant que le sang du poumon, au lieu d'être entraîné par un courant rapide en contact permanent avec un appareil de ventilation, soit un liquide en repos, et que l'air inspiré soit représenté par une colonne d'air atmosphérique immobile, et représentons-nous ainsi un moment isolé de l'inspiration. Si les gaz étaient simplement retenus dans le sang par voie mécanique, il se produirait, en raison des lois de la diffusion des gaz et des liquides, lois que nous avons exposées au § 34, un échange gazeux, qui se ferait dans le même sens et dans la même direction que celui de la respiration. Une partie de l'oxygène de l'air serait absorbée par le sang et une partie de CO_2 du sang passerait dans la colonne d'air. L'intensité de cet échange gazeux serait déterminée par la pression à laquelle sont soumis les deux gaz, dans le sang et dans l'air, et l'équilibre serait produit quand la tension de l'oxygène et de l'acide carbonique se serait égalisée. Mais nous avons vu que l'échange gazeux n'est pas simplement un phénomène mécanique, puisque l'oxygène est chimiquement combiné à l'hémoglobine, et que CO_2 est chassé par les acides des globules sanguins. Il peut donc se faire que, dans certaines circonstances, une quantité d'O supérieure à celle qui correspond à l'équilibre de tension se combine au sang et qu'une quantité de CO_2, supérieure aussi, en soit exhalée. Mais d'une part l'O est combiné au sang d'une manière assez instable pour que dans le vide ce gaz en soit éliminé, et d'autre part l'acide des globules sanguins est tellement faible qu'il ne déplace le CO_2 en quantité notable que lorsque le sang se trouve en rapport avec un milieu dans lequel l'acide carbonique n'est pas soumis à une forte pression. Il est donc évident que le rapport de la tension des gaz dans l'air inspiré et dans le sang possède une influence réelle sur l'intensité de l'échange gazeux. D'après Holmgren, la tension de CO_2 dans le sang artériel à 40° est de $22^{mm},3$ et de $30^{mm},6$ dans le sang veineux; elle monte jusqu'à $38^{mm},1$ dans le sang veineux quand il y a asphyxie. La tension de l'oxygène à la même température est dans le sang artériel $17^{mm},61$, dans le sang veineux $9^{mm},26$ et dans le sang asphyxique $1^{mm},94$. — La tension de CO_2 dans l'air expiré, quand cet air en contient de 2,9 à 4,3 p. 100, peut être évaluée comme pression partielle de la pression atmosphérique totale = $22^{mm},1$ à $28^{mm},2$. Dans l'air inspiré, la tension de CO_2 peut être considérée comme nulle, tandis que la tension de l'oxygène (l'air ayant sa composition normale O 21, Az 79) atteint $159^{mm},6$. Il résulte de ces chiffres que le sang des capillaires pulmonaires, pauvre en oxygène, doit absorber d'abord des quantités considérables de ce gaz. Cette absorption d'O continuerait même à se produire dans un milieu beaucoup moins riche en oxygène que l'air atmosphérique normal, en raison de la faible tension de l'oxygène dans le sang veineux. L'acide carbonique se comporte un peu différemment. Ce gaz est dans le sang à une tension considérable, et cette tension y augmente encore par suite de l'absorption d'O ; l'acide CO_2 se dégagera donc immédiatement. La tension de CO_2 dans l'air expiré se rapprochera donc bien vite de celle de CO_2 dans le sang. Les observations sur l'influence que la composition de l'air respiré exerce sur les gaz de l'expiration (voy. § 132, 2°) concordent de tout point avec cette théorie. On comprend très-facilement de cette manière comment il se fait que dans une atmosphère très-pauvre en O la respiration lui enlève presque jusqu'aux dernières traces de ce gaz, tandis que quand CO_2 vient à augmenter dans l'air inspiré, le courant de CO_2 peut arriver à se faire en sens inverse de sa direction normale. En raison de tous ces faits et de la faiblesse de l'acide des globules sanguins, qui ne parvient à déplacer CO_2 du sang que lorsque ce liquide est dans un milieu contenant moins de ce gaz que le sang lui-même, le phénomène de l'échange de l'acide carbonique est tout à fait analogue à la diffusion ordinaire entre un gaz dissous et un espace aérien ambiant. Jusqu'à présent nous avons envisagé le sang comme un liquide en repos, mis en contact avec une colonne d'air en repos. Il n'en est rien cependant, car le sang est poussé sans cesse avec une grande rapidité à travers les capillaires du poumon; et oujours aussi le phénomène de la ventilation respiratoire entraîne au deors l'air expiré et le remplace par de l'air nouveau. L'on peut dire, *a priori*, ue plus le *courant sanguin est rapide*, plus l'élimination de CO_2 doit augnenter, puisque dans un temps donné il y a plus d'éléments sanguins mis en ontact avec l'air atmosphérique. Il en est de même quand *la pression sanuine vient à augmenter*, parce que dans ce cas la pression à laquelle est oumis CO_2 dans le sang augmente, et qu'en même temps, les vaisseaux se ditant, les surfaces de contact entre le sang et l'air atmosphérique augmentent galement. L'intensité de là ventilation respiratoire agit de la même manière ur l'élimination de CO_2; quand la profondeur de la respiration reste la même, fréquence augmente en raison de l'échange gazeux plus rapide qui se prouit, et quand au contraire la fréquence reste la même, la profondeur de la espiration devient plus grande en raison de l'augmentation des surfaces de ontact entre l'air et le sang; dans ces deux cas la quantité absolue de CO_2 oit augmenter, ce que nous avons vu en effet. Il faut ajouter encore que l'acélération de la respiration n'agit pas seulement en enlevant plus rapidement O_2 exhalé, mais encore par l'apport plus considérable d'O, qui favorise la prouction de l'acide des globules.

Ce sont les observations de W. Müller sur le renversement du sens du courant de acide carbonique dans une atmosphère surchargée de ce gaz (§ 132), et surtout les avaux de Becher sur la détermination de CO_2 de l'air expiré dans une respiration olontairement arrêtée mais dont la capacité reste la même, qui ont prouvé que élimination de CO_2 dans le poumon est réellement un échange par diffusion. Stefan, dmettant théoriquement cette opinion, est arrivé par le calcul à des chiffres à peu ès identiques à ceux que Becher a trouvés expérimentalement, comme le montre tableau suivant :

Temps pendant lequel la respiration est retenue (le volume de la respiration étant de 4560ᶜᵐᶜ).	Acide carbonique p. 100 d'air expiré :	
	trouvé par l'analyse (Becher).	trouvé par le calcul (Stefan).
0 seconde	3,6	3,0
20 »	5,6	»
40 »	6,3	6,7
60 »	7,2	»
80 »	7,3	7,4
100 »	7,5	»

Le maximum que peut atteindre la proportion de CO_2 dans l'air du poumon est, après Stefan, de 7,57 p. 100 en volume ; ce maximum est donc atteint après enron 100 secondes. Il s'ensuit que ce n'est qu'après un arrêt respiratoire de 100 condes que le mélange de l'air des voies respiratoires peut arriver à être parfait et gal. Nous avons vu (§ 132) que Vierordt avait trouvé 40 secondes au lieu de 100 sendes, ce qui peut s'expliquer soit parce que le volume d'air inspiré était plus tit, soit parce que, à partir d'un moment donné, les différences dans le mélange azeux sont minimes (1).

(1) Becher, *Mittheilungen der Züricher naturf. Ges.*, 1855. — Stefan, *Wiener Sitzungsb.*, XXVII.

Holmgren détermina la tension des gaz du sang; il fit pour cela passer le sang dans un milieu vide de gaz, mais saturé de vapeur d'eau, et mesura la pression déterminée par les gaz exhalés. Il chercha ensuite la composition du mélange gazeux et trouva facilement la quantité de la pression totale de l'acide CO_2 et de l'oxygène. Cet auteur détermina encore la quantité dont augmente la tension de CO_2 par suite de l'apport d'O; il prit pour cela deux quantités égales de sang et les fit évaporer dans deux vases de même dimension, dont l'un était vide de gaz et l'autre rempli d'O plus ou moins condensé. Il trouva ainsi que par exemple 153 centimètres cubes de sang à 22° dans un vase vide de 150 centimètres cubes donnèrent 0,418 à 0,583 de CO_2 (à 0° et à 1 mètre de pression); quand, au contraire, ce vase contenait 8,99 à 20cme,46 d'oxygène, la même quantité de sang donnait 1,375 à 1cme,997 de CO_2, soit 3 ou 4 fois davantage [1].

2° LA RESPIRATION CUTANÉE ET L'ENSEMBLE DES ÉCHANGES GAZEUX.

§ 134. — Respiration cutanée (perspiration).

Par sa structure anatomique la peau est plus apte à éliminer qu'à absorber les gaz. Son système vasculaire est réparti dans les couches supérieures du derme; il faudrait donc que les gaz absorbés traversassent toute l'épaisseur de l'épiderme, tandis que des corps gazeux, surtout la vapeur d'eau, peuvent le traverser pour s'exhaler au dehors. Cette élimination de vapeur d'eau est encore favorisée par l'existence de glandes spéciales, les glandes sudoripares (voy., pour leur structure, le chapitre des excrétions). Au point de vue qualitatif, l'échange gazeux qui se fait par la peau et que l'on nomme plus particulièrement *perspiration*, est tout à fait identique à celui qui s'opère par les poumons; on y trouve aussi de l'oxygène, de l'acide carbonique et de la vapeur d'eau. La différence considérable que l'on observe entre les produits excrétés et les produits absorbés par la peau doit surtout être attribuée à la vapeur d'eau, qui, en 24 heures, peut atteindre jusqu'à 500 et 800 grammes d'eau éliminée. En comparaison de ce chiffre, l'absorption et l'excrétion cutanée des autres gaz O, Az et CO_2 est des plus minimes. D'après Regnault et Reiset, un chien en 24 heures n'élimine pas plus de 1 à 2 grammes d'acide carbonique par la peau. La composition de l'air de la perspiration permet d'admettre qu'il se fait probablement une absorption d'O par la peau. Mais il est encore fort douteux que l'Az atmosphérique participe à cet échange gazeux et que la peau puisse, comme le poumon, éliminer de faibles quantités d'ammoniaque.

L'on ne connaît encore que d'une manière très-incomplète les modifications que l'échange gazeux par la surface cutanée peut éprouver sous certaines conditions. Dès que la température s'accroît, l'élimination de la vapeur d'eau augmente immédiatement, quand surtout il a été ingéré de grandes quantités de liquides aqueux. D'après Weyrich, après chaque repas, la quantité d'eau éliminée s'accroît également. Gerlach prétend que la température et le travail musculaire font aussi augmenter l'élimination de CO_2 par la peau.

[1] Holmgren, *Sitzungsb. der Wiener Akademie*, t. XLVIII.

Les tableaux comparatifs suivants, fournis par Regnault et Reiset, donnent une idée de l'effet produit sur l'air atmosphérique par la perspiration chez un chien. L'analyse a porté sur les gaz recueillis après 8 heures d'expérimentation.

	O	Az	CO²
Air atmosphérique	20,81	79,15	0,04
Air de la perspiration . . .	20,76	78,97	0,27

Voici le rapport de CO² éliminé par la peau et de CO² éliminé par le poumon, cette dernière quantité étant $= 1$.

Poule.	0,0047	0,018	Regnault et Reiset
Lapin.	0,0102	0,0173	id.
Chien. . . .	0,0035	0,0044	id.
Homme	0,0089	0,0102	Scharling.

Les méthodes suivantes ont été proposées pour *étudier la perspiration cutanée*. 1° On introduit le corps d'un animal ou d'un homme dans un espace hermétiquement clos, en n'y comprenant, bien entendu, pas la tête, et on y fait passer un courant d'air qui, pour en sortir, passe à travers des tubes destinés à absorber les gaz de la perspiration (Scharling, Regnault et Reiset). 2° On introduit tout le corps, hormis la tête, dans un espace hermétiquement fermé (Lavoisier et Séguin, Gerlach) ou seulement une partie du corps sous un gazomètre (Weyrich), et au bout d'un certain temps on analyse les gaz recueillis. Ces deux méthodes offrent pour inconvénient de produire au bout de quelque temps une accumulation des gaz perspiratoires dans le récipient, accumulation qui peut réagir probablement sur la perspiration elle-même. Quant à la sécrétion cutanée elle-même, voy. § 140. Quand l'on vient à supprimer la perspiration, en appliquant sur toute la surface cutanée ou même sur la plus grande partie de cette surface un enduit imperméable, tel que de la gélatine, du goudron etc., on amène au bout d'un certain temps la mort des animaux, car il survient des hyperémies et des hémorrhagies dans les différents organes (Valentin, Edenhuizen). D'après Regnault et Reiset l'ensemble des échanges gazeux n'est nullement modifié par la suppression de la perspiration cutanée; c'est donc alors une activité pulmonaire plus grande qui compense cette perte. Edenhuizen trouva fréquemment des cristaux de phosphate ammoniaco-magnésien dans les organes des animaux vernissés; il en conclut à une excrétion cutanée d'ammoniaque ou d'une autre combinaison d'Az; mais ce fait n'a pu jusqu'ici être démontré directement [1].

§ 135. — Ensemble des échanges gazeux.

L'ensemble des échanges gazeux est le produit de la respiration pulmonaire et de la perspiration cutanée, auquel s'ajoutent parfois de petites quantités de gaz intestinaux (H, hydrogènes carbonés et HS). Pour étudier l'ensemble des échanges gazeux, l'on se sert de méthodes générales qui déterminent la masse totale des gaz absorbés et éliminés, sans avoir souci de savoir si c'est par le poumon ou par la peau que se fait cet échange. Ce ne sera donc que

[1] Gerlach, *Müller's Archiv*, 1851. — Regnault et Reiset, *Annales de chimie et de physique*, t. XXVI. — Scharling, *Journal f. prakt. Chemie*, t. XXXVI. — Edenhuizen, *Zeitschrift f. ration. Medic.*, t. XVII.

dans les §§ 149 et suivants que nous nous occuperons des modifications que
certaines conditions physiologiques peuvent faire éprouver à l'ensemble des
échanges gazeux. Pettenkofer et Voit trouvèrent qu'un homme adulte du poids
de 60 kilogrammes consomme en moyenne 780^{gr},9 d'oxygène, et rend 911^{gr},5
de CO_2. On trouve, d'après ces chiffres, 11^{gr},81 d'O et 15^{gr},19 de CO_2 par
kilogr. du poids, moyennes qui se rapprochent de celles obtenues par d'autres
observateurs sur différents mammifères. Chez les oiseaux l'échange gazeux
semble être en moyenne bien plus elevé.

Voici des tableaux qui donnent l'ensemble des échanges gazeux dans différents
organismes :

	O absorbé.	CO_2 éliminé.	Pour 1 kil. du poids du corps		
			O	CO_2	
Homme de 60 kil. .	708,9	911,5	11.81	15,19	Pettenkofer et Voit.
Mouton de 66 kil.	777,6	1062,9	11,78	16,10	Reiset.
Brebis de 70 kil. .	629,3	861.8	8,97	12,31	id.
Porc de 77 kil. .	866.6	1254,5	11,25	16,29	id.
Oie de 18^{kil},4	289,9	389,8	16,24	20,64	id.
Deux dindes de 12^{kil},25 .	206,4	232.0	16,84	18,93	id.

Reiset est amené par ses expériences à admettre une exhalation normale d'azote
qu'il serait impossible de négliger. Pettenkofer et Voit, de même que Henneberg, ne
purent arriver au même résultat. Aussi Pettenkofer suppose-t-il que l'oxygène dont
se servait Reiset dans ses expériences devait être impur et contenir de l'Az. ·
Pour *déterminer l'ensemble des échanges gazeux*, Berthollet et Legallois introduisirent des animaux dans des espaces clos et les y laissèrent respirer jusqu'à l'ap-

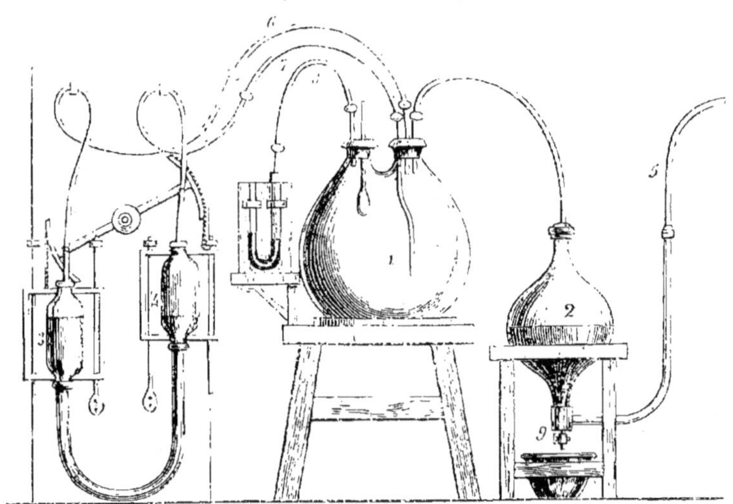

Fig. 52.

parition de signes d'asphyxie, ils étudièrent ensuite les modifications éprouvées par
l'air dans le milieu où les animaux avaient été renfermés. Cette méthode est nécessairement insuffisante, la composition de l'air n'étant pas restée la même et ayant

été progressivement altérée. Dans les *appareils* de Marchand, de Scharling, de Regnault et Reiset, de Pettenkofer, on évite cette cause d'erreur en renouvelant constamment l'air. Dans *celui de Regnault et Reiset* l'on ne se borne pas seulement à déterminer la quantité de CO^2 éliminée, mais encore celle de l'oxygène absorbé; cet appareil a l'inconvénient de n'être applicable qu'à des animaux. Il se compose d'un récipient 1 dans lequel on enferme l'animal en expérience, d'un ballon 2 rempli d'O et de deux vases 3 et 4 qui tous deux contiennent de la potasse destinée à absorber CO^2. L'oxygène qui se trouve en 2 est entretenu à la pression d'une atmosphère au moyen d'un tube 5 qui s'abouche dans une cloche à eau. Cette disposition est destinée à maintenir la pression en 1 quand une partie de ce gaz est absorbée par la respiration de l'animal et diminue ainsi la pression dans le récipient 1; en effet une partie du gaz renfermé en 2 passe alors, par suite de l'inégalité de pression, en 1. Les pipettes 3 et 4 sont des vases communiquants qui au moyen d'un mouvement d'horlogerie montent et descendent alternativement. Quand 3 monte, le niveau du liquide s'y abaisse et il y a appel des couches supérieures de l'air contenu en 1 vers 3 au travers du tube 6. Quand au contraire c'est 4 qui monte, il y a appel des couches inférieures de l'air contenu en 1 vers 4 au travers du tube 7. On arrive par ce moyen à renouveler sans cesse l'air contenu dans la cloche 1. En 8 se trouvent un thermomètre et un manomètre fixés à la cloche 1; on régularise la pression dans cette cloche soit en ouvrant le robinet 9, soit en ajoutant de l'eau dans le réservoir avec lequel communique le tube 5, jusqu'à ce que le niveau du mercure soit égal dans les deux branches du manomètre. Quand l'expérience est terminée, on mesure la quantité d'oxygène disparue du ballon 2, et en pesant les deux pipettes 3 et 4 on détermine la quantité de CO^2 exhalée. — L'*appareil de Pettenkofer* consiste en une chambrette de fer-blanc; deux pompes aspirantes, mises en mouvement par une machine à vapeur, en extraient tout l'acide CO^2 exhalé. L'air y pénètre par la porte mal jointe ou par des soupapes situées en face des tubes de sortie. La masse totale de l'air soutiré est déterminée par un compteur à gaz. Pour déterminer l'eau et l'acide CO^2 contenus dans l'air inspiré et dans l'air expiré, on en fait passer des parties égales au moyen d'aspirateurs à travers de l'acide sulfurique et une solution de baryte. Pettenkoffer et Voit ont surtout utilisé cet appareil pour leurs recherches sur l'échange complet des éléments dans la nutrition en général (¹) (voy. § 149).

V. LES SÉCRÉTIONS.

§ 136. — Coup d'œil d'ensemble et division.

Nous donnons le nom de *sécrétions* aux matières soutirées du sang par des membranes ou des organes spéciaux de sécrétions (glandes). On désigne les sécrétions des membranes libres sous le nom de *transsudations*, pour les distinguer des *sécrétions glandulaires*. Les sécrétions sont divisées elles-mêmes d'après leurs fonctions en 1° *sécrétions proprement dites*, dont les produits sont destinés à remplir d'autres usages dans l'économie, et 2° en *excrétions*, destinées à éliminer du corps les produits de la décomposition des tissus. Aux premières se rattachent les transsudations séreuses, les sucs parenchymateux, la lymphe, les sécrétions qui se déversent dans le tube digestif; aux se-

(¹) Regnault et Reiset, *loc. cit.* — Pettenkofer, *Annalen der Chemie u. Pharm.*, 1862, 2° supplément.

condes se rapportent l'élimination par les poumons et par les reins, ainsi que la sécrétion du lait. Déjà nous avons étudié un grand nombre de ces sécrétions. Toutes celles qui jouent encore un autre rôle dans l'économie (sécrétions de la digestion, lymphe) ont été décrites avec ces fonctions; l'élimination des gaz, qui est intimement liée à leur absorption, a été étudiée dans le chapitre précédent, et les sécrétions des organes de la reproduction nous occuperont dans le chapitre de la génération.

1° TRANSSUDATIONS.

§ 137. — Transsudations séreuses.

Sous le nom de *transsudations séreuses* nous désignons les sérosités qui sont sécrétées par les membranes séreuses. Elles ont toutes une composition qui, au point de vue qualitatif, se rapproche beaucoup de celle du plasma sanguin, mais qui en diffère au point de vue quantitatif. En général, les transsudations sont plus riches en eau et plus pauvres en albuminates que le plasma, tandis que les deux liquides contiennent à peu près la même quantité de sels. Les albuminoïdes des transsudations sont les mêmes que ceux du plasma : les substances fibrinogène et fibrino-plastique, des albuminates de potasse et de soude, et de l'albumine dissoute. Les deux premières de ces substances forment, quand la transsudation est fraîche, un coagulum de fibrine assez compacte, mais dont la quantité est très-variable. Quand, au contraire, les transsudations séjournent plus longtemps dans le cadavre, elles perdent leur propriété de coagulation; probablement la substance fibrino-plastique disparaît peu à peu par suite de son contact avec la séreuse (voy. § 110). Lorsqu'une transsudation a perdu sa fibrine et qu'on y ajoute du sérum, du sang ou de la substance fibrino-plastique, on la voit reprendre sa propriété de coagulation (A. Schmidt). Les lois générales de la filtration expliquent parfaitement la différence de composition des transsudations et du plasma sanguin (voy. § 26). Les différences que présentent ces transsudations sont déterminées sans doute soit par la structure de la membrane sécrétante, soit par les différences dans la pression sanguine.

Le tableau suivant donne un aperçu de la composition des principales transsudations comparées à celles du plasma sanguin :

	Plasma sanguin (d'après C. Schmidt).	Liquide céphalo-rachidien (F. Hoppe).	Liquide du péricarde (Gorup-Besanez).	Liquide du péritoine : ascite (Vogel).	Eau de l'amnios. (Scherer).
Eau	90,15	98,74	95,51	94,60	99,14
Matières solides . .	9,84	1,25	4,48	5,40	0,86
Fibrine	0,80	—	0,08	—	—
Albumine	} 8,19	0,16	2,46	3,30	0,08
Matières extractives }		} 1,05	1,26	1,30	0,06
Sels inorganiques. . . . . . }			0,66	0,08	0,71

Parmi les liquides de ce tableau, il en est, le liquide péritonéal par exemple, qui ne sont pas des sécrétions normales, car on ne peut les obtenir en quantité assez

nsidérable pour en faire l'analyse que lorsque la sécrétion est très-exagérée. La
novie, les liquides de l'hydrocèle et du kyste ovarique, l'humeur aqueuse etc.
t une composition qui, par ses points essentiels, est identique à celle des liquides
nt nous venons de donner l'analyse.

2° SÉCRÉTIONS GLANDULAIRES.

a) *Sécrétion du lait.*

§ 138. — **Propriétés physiques et chimiques du lait.**

Le *lait* est sécrété par les *glandes mammaires*. Ces glandes sont atrophiées
ns le sexe masculin; aussi le lait n'est-il sécrété que par les glandes mam-
aires de la femme, et cela seulement pendant le temps de la grossesse et
rès l'accouchement. La glande mammaire est formée par des glandes en
appe agrégées. Leurs vésicules terminales sont tapissées par un épithélium
lygonal qui devient cylindrique dans leurs canaux d'excrétion. Chaque glande
lée s'abouche dans un canal qui s'ouvre sur le mamelon, après s'être d'a-
rd dilaté en petite ampoule. Le mamelon lui-même est doué d'une con-
ctilité qu'il doit à des fibres musculaires lisses. Comme le sang, le lait est
e *émulsion;* en d'autres termes, ce sont des liquides qui tiennent une
antité de corpuscules en suspension; aussi, de même que le sang, le lait
t-il opaque. Mais les éléments qu'il tient en suspension n'étant pas colorés,
lait nous apparaît comme un liquide blanc semblable à une huile émulsion-
e. Le poids spécifique du lait est un peu supérieur à celui de l'eau : il varie
1,018 à 1,045.

Les *éléments figurés* que l'on trouve dans le lait sont les *globules du lait* et
s *globules du colostrum.* Les *premiers* (Fig. 53 2) sont de dimensions très-
riables; ils ont en moyenne de 0^{mm},005 de diamètre; on en trouve dans le
t qui sont de véritables granulations moléculaires qu'il est impossible de
esurer, et dont la constitution ne diffère pas de celles des véritables globules
lait (Fig. 53). Les uns et les autres sont formés par
e enveloppe de caséine et un contenu riche en graisse.
s *globules du colostrum* (Fig. 53 1) sont au contraire
aucoup plus gros et peuvent atteindre 0^{mm},03 de dia-
ètre. Tantôt ils apparaissent comme de simples conglo-
rats de gouttelettes graisseuses, tantôt on peut y dis-
guer une enveloppe et un noyau. On les trouve très-
ondamment dans le sang pendant les trois ou quatre

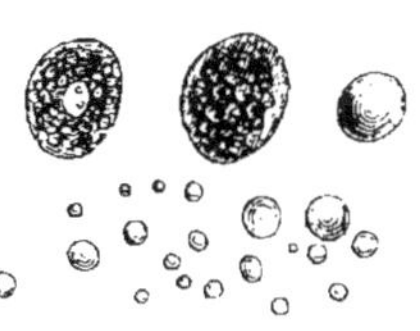

Fig. 53.

emiers jours qui suivent les couches, après quoi ils disparaissent. Les glo-
les du colostrum ne sont que les cellules épithéliales caduques des vésicules
ndulaires en voie de transformation graisseuse et de disparition. Quant aux
obules du lait, ce ne sont pas non plus des cellules, mais bien des goutte-
tes graisseuses provenant des globules de colostrum, autour desquelles s'est
t une sorte d'enveloppe constituée par de la caséine coagulée.

Le lait est tantôt alcalin, tantôt neutre et tantôt légèrement acide. C'est sur-
ut le lait des carnivores qui est acide, et il doit sans doute cette réaction à de

l'acide lactique libre. Les substances que l'on trouve d'une manière constant
dans le lait sont : l'eau, l'albuminate de potasse (caséine), l'albumine, le sucr
de lait, la graisse, des substances extractives et des sels; il contient toujour
aussi en dissolution des quantités minimes d'acide carbonique, ainsi que d
l'azote et de l'oxygène en proportion plus faible encore. De toutes ces subs
tances, l'eau, les sels, les substances extractives et le sucre de lait constituen
surtout le liquide dans lequel nagent les globules; l'albumine y est aussi dis
soute, tandis que l'albuminate de potasse et les graisses forment à peu près ex
clusivement ces globules. Il va sans dire toutefois que ces mêmes globules con
tiennent de l'eau et des sels, de même que dans le liquide on trouve auss
de la graisse et de petites quantités de caséine. On ne sait encore au juste s'
faut considérer l'acide lactique comme une des parties constituantes du lait
dans tous les cas, ce n'est que par la fermentation du sucre de lait que d
grandes quantités de cet acide prennent naissance. Les graisses du lait sont le
graisses ordinaires, stéarine, palmitine et oléine, ainsi que les dérivés de
acides caprique, caprylique, caproïque et butyrique.

La composition du lait est assez variable. Le lait qui est sécrété pendant l
grossesse, le colostrum, contient plus d'eau et moins de substances solide
surtout de sucre de lait, peu ou point de caséine; mais on y trouve de l'albu
mine; quant aux graisses, elles semblent aussi augmenter plus tard. Quand l
caséine apparaît dans le lait, l'albumine y disparaît presque complétement
Hoppe dit cependant qu'on peut toujours en découvrir des traces.

Vernois et Becquerel ont donné pour la composition du lait de femme les moyenne
suivantes basées sur 80 observations :

Eau.	88,90 p. 100.
Substances solides	16.31
Caséine	3,92
Beurre	2,66
Sucre de lait.	2,36
Sels	0,13

Hoppe trouva les gaz du lait répartis de la manière suivante : sur 100 volume
55,15 de CO^2, 40,56 d'Az et 4,29 d'O. Mis en contact avec l'air, le lait dégage a
bout de quelque temps du CO^2 et absorbe de l'oxygène. Hoppe croit qu'en raison d
cette absorption d'oxygène une partie de la caséine se transforme en graisses. Parm
les sels, c'est le ClK qui domine, et en général les sels de potasse l'emportent su
les sels de soude. On trouve aussi dans les cendres du lait d'assez grandes quantité
d'acide phosphorique et de chaux. La composition des cendres du lait se rapproch
beaucoup de celle des cendres des globules sanguins.

Il a été impossible jusqu'ici d'analyser isolément la liqueur et les globules du lai
car la séparation de ces deux facteurs est des plus difficiles. Pour obtenir ce résul
tat, Hoppe filtra du lait à travers des membranes animales; il obtint ainsi un liquid
faiblement opalin contenant de l'albumine et un peu de caséine.

Les *modifications* qu'éprouve la sécrétion lactée *pendant la grossesse et la lacta
tion* consistent surtout, d'après Vernois et Becquerel, dans l'augmentation de la pr
portion de caséine et de graisses jusque vers le deuxième mois après l'accouchement
tandis qu'en même temps le sucre diminue. A partir de ce moment, la caséine rest

en quantité constante jusqu'au dixième mois, la graisse jusqu'au cinquième et le sucre jusqu'au huitième. La caséine diminue alors à partir du dixième mois, la graisse à partir du cinquième, tandis que le sucre augmente du huitième au dixième mois. Pour étudier l'influence des moments de la journée sur cette sécrétion, on expérimente sur des animaux, surtout sur des vaches et des chèvres. Chez ces animaux la quantité de beurre contenue dans le lait du soir est, à peu de chose près, le double de celle que contient le lait du matin, tandis que la proportion d'albumine ne varie presque pas. Quand on se borne à traire l'animal une seule fois dans la journée, les différentes parties de la traite ne semblent pas identiques, car les dernières portions obtenues sont plus riches en beurre (1).

§ 139 — Sécrétion du lait.

La *quantité de la sécrétion lactée* est si variable que l'on ne saurait même en donner des moyennes. Elle dépend du moment de la grossesse et de la lactation, du nombre de fois dont les seins sont vidés, de la quantité de lait prise chaque fois par l'enfant et enfin de l'alimentation. Chez tous les mammifères, cette sécrétion va en augmentant jusqu'à un certain moment (1 mois chez les vaches) après la parturition, puis elle diminue. La sécrétion diminue quand le lait n'est plus extrait; elle augmente au contraire quand il est fréquemment attiré. Une nourriture abondante fait augmenter la quantité journalière de lait sécrété. Certaines huiles éthérées (huile essentielle de l'ail, de l'anis) contenues dans les aliments se retrouvent très-vite dans le lait; les substances minérales (iode, bismuth, arsenic etc.) n'y apparaissent que plus lentement. Eckhardt a trouvé que la quantité de lait sécrétée augmente après l'injection d'eau dans le sang et que dans ce cas le lait est plus riche en albumine. Quelques-unes des parties les plus essentielles qui entrent dans la composition du lait, le sucre de lait, la caséine, les graisses, ne prennent naissance que dans les glandes mammaires et proviennent des éléments du sang, le sucre de lait aux dépens du glycose, la caséine et les corps gras aux dépens des albuminates.

Le sucre de lait ne se trouvant jamais dans le sang, et la caséine ne s'y trouvant qu'en quantités très-minimes, il est évident que ces corps se forment dans les glandes mammaires. Ce qui démontre que, sinon en totalité, au moins en majeure partie, la caséine se forme aux dépens de l'albumine du sérum, c'est la diminution de l'albumine dans le lait à mesure que la caséine y augmente. Les recherches de Ssubotin et de Kemmerich ont prouvé que très-probablement les corps gras du lait proviennent de l'albumine des aliments; ils observèrent, en effet, que les quantités absolue et relative des corps gras du lait étaient au maximum chez une chienne à la suite d'une alimentation exclusive par la viande, et au minimum à la suite d'une alimentation presque exclusive par des graisses; ils remarquèrent en outre que dans le premier cas le lait contenait plus de corps gras que l'alimentation n'en pouvait

(1) Donné, *Du lait.* Paris 1836. — Scherer, article *Milch,* dans *Wagner's Handwörterb.,* t. II. — Vernois et Becquerel, *Du lait chez la femme.* Paris 1853. — Hoppe, *Archiv f. patholog. Anat.,* t. XVII.

avoir fourni. Il semble, en outre, que c'est la caséine qui est l'albuminoïde aux dépens duquel se forment les corps gras du lait (comp. § 35) (1).

On ignore encore d'une manière certaine quelle est l'action du système nerveux sur la sécrétion lactée; d'après Eckhard, la section des nerfs intercostaux est sans influence. Aubert, au contraire, prétend que l'électricité appliquée directement sur les glandes mammaires active la sécrétion lactée (2).

b) *Sécrétions de la peau.*

§ 140. — Sécrétion de la sueur.

Les *glandes sudoripares* sont des masses glandulaires pelotonnées et enroulées sur elles-mêmes; elles se trouvent soit dans les couches profondes du derme, soit dans le tissu connectif sous-cutané. Un lacis capillaire très-serré les entoure (Fig. 54, 1, glande, 2 son canal excréteur, 3 son lacis capillaire d'après Todd et Bowman) Leur canal excréteur gagne la surface de la peau en décrivant des flexuosités. L'enveloppe amorphe de ces glandes est doublée par un tissu connectif d'ordinaire assez dense. Dans les canaux excréteurs on rencontre souvent en outre une couche musculeuse; leur surface interne est recouverte par un épithélium pavimenteux arrondi.

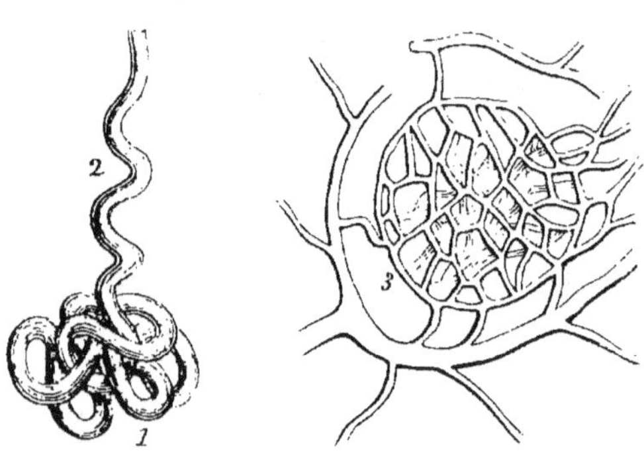
Fig. 51.

La *sueur* est un liquide incolore, légèrement trouble, d'un goût salé, d'une réaction acide, d'une odeur particulière, qu'elle doit surtout à des acides gras (acides butyrique, caproïque, caprique etc.). Le microscope y fait voir quelques corpuscules muqueux (provenant de l'intérieur des glandes sudoripares), des cellules épidermiques, des gouttelettes de graisse et des granulations moléculaires. Les éléments ordinaires de la sueur sont : de l'eau, de petites quantités de graisses, de l'urée, de la cholestérine, d'après Favre de l'acide lactique et quelques acides azotés particuliers (acide sudorique, $C^{10}Az\ H^8\ O^{13}\ HO$), des sulfates et phosphates alcalins, des phosphates terreux et de l'oxyde de fer. On y rencontre aussi parfois des sels ammoniacaux, quelques acides volatils (acétique, formique) et un corps albuminoïde.

La composition quantitative de la sueur ne paraît varier que d'une manière insignifiante. D'après Funke, quand la quantité de sueur augmente, la proportion des sels et de l'urée s'accroît également un peu, tandis qu'au contraire les autres éléments organiques vont en diminuant. Au commencement de la sécrétion la sueur contient plus d'acide lactique et d'acides gras volatils;

---

(1) Ssubotin, *Archiv f. pathol. Anat.*, t. XXXVI. — Kemmerich, *Medicinisches Central-blatt*, 1866.

(2) Eckhardt, *Beiträge zur Anat. u. Physiol.*, t. I. — Aubert, *Gaz. des hôpitaux*, 1856.

très-souvent aussi la sueur, acide au début, devient successivement neutre et même alcaline à mesure que la sécrétion continue.

La *quantité totale* de la sueur sécrétée normalement en un jour est évaluée environ à 500 grammes. Cette quantité peut varier considérablement ; dans certains cas elle peut être réduite presque à zéro ; d'autres fois elle atteint un chiffre de beaucoup supérieur à celui que nous venons d'indiquer. Favre, dans un cas de sueur exagérée, trouva 2560 grammes en 1 1/2 heure. Les conditions principales dont dépend la sécrétion sont : la température extérieure, la quantité de boisson absorbée et l'afflux plus considérable du sang vers les organes sudoripares. Ce sont surtout un milieu d'une température élevée, un air saturé d'humidité et l'absorption de boissons chaudes qui font augmenter la sécrétion de la sueur.

Favre a trouvé pour 1000 parties de sueur :

Eau	995,573	Urée	0,044
Substances solides	4,427	Chlorure de sodium	2,230
Graisses	0,013	Chlorure de potassium	0,024
Lactates	0,317	Phosphate de sodium	traces
Sudorates	1,562	Sulfates alcalins	0,011
Matières extractives	0,005	Phosphates terreux	traces

Les procédés dont on s'est servi pour recueillir la sueur sont assez insuffisants, car toujours ils donnent une sécrétion exagérée d'une manière anomale. Tantôt on étendait un homme dans une cuve métallique au milieu d'une étuve, ou encore on enfermait une partie du corps dans un sac hermétiquement clos, et on recueillait la sueur produite. Les différences que l'on remarque dans les analyses de la sueur paraissent dépendre surtout des quantités variables de sueur analysées par les différents expérimentateurs. C'est ainsi que Funke n'y constata pas d'acides lactique ou sudorique. Favre, qui opéra sur des quantités bien plus considérables de sueur, prétend, de son côté, que les acides volatils signalés antérieurement par Anselmino et par Schottin ne sont pas des éléments constants de la sueur. Cette opinion s'explique par les quantités énormes de liquide sur lesquelles opéra Favre, car les acides volatils appartiennent à la sueur sécrétée au début et disparaissent à mesure que la sécrétion continue ([1]).

§ 141. — Sécrétion sébacée de la peau.

La sécrétion sébacée de la peau est produite en partie par les glandes sébacées proprement dites, par les glandes de Meibomius, par les glandes cérumineuses et peut-être aussi par les glandes sudoripares. Les *glandules sébacées* tiennent le milieu entre les glandes en grappe et les glandes en tube. Tantôt, en effet, l'extrémité de leur canal excréteur se termine par plusieurs culs-de-sac renflés en vésicule, tantôt par un seul. Ces glandes se trouvent dans le derme et s'ouvrent dans les follicules pileux. Leur paroi est constituée par un tissu connectif très-mince ; à leur surface interne se voient des couches nom-

---

([1]) Favre, *Comptes rendus*, t. XXXV. — Schottin, *Archiv f. physiol. Heilkunde*, t. XI. — Funke, *Moleschott's Untersuch.*, t. III.

breuses de cellules envahies déjà en partie par la graisse, et leur cavité est remplie par de nombreuses gouttelettes et par des granulations graisseuses. Les *glandes de Meibomius* constituent une variété spéciale des glandes sébacées. Elles sont logées dans les cartilages tarses des paupières, et sont formées par des tubes sur les côtés desquels sont appendues des vésicules glandulaires arrondies ; leur contenu est identique à celui des glandes sébacées ordinaires. Quant aux *glandes cérumineuses* que l'on trouve dans le conduit auditif externe, elles ont ce caractère particulier : par leur disposition anatomique elles ressemblent aux glandes sudoripares, et par leur contenu et leur sécrétion elles sont de véritables glandes sébacées d'une nature particulière. Les glandes sudoripares elles-mêmes semblent pouvoir participer à la sécrétion du sébum par la transformation graisseuse de leurs cellules épithéliales.

Le sébum cutané est un liquide gras qui à la surface de la peau et même dans les canaux excréteurs des glandes se perd en masses blanches. Au microscope on y découvre des granulations, des gouttelettes, des cellules graisseuses et quelquefois des cristaux de cholestérine. Au point de vue chimique son élément essentiel est de la graisse, surtout de l'oléine, un peu de cholestérine, de la graisse saponifiée et un corps albuminoïde ; parmi les éléments minéraux que l'on y trouve, signalons surtout les phosphates terreux. Le sébum sert surtout à enduire l'épiderme et les cheveux d'un corps gras, fonction purement mécanique, en raison de laquelle l'épiderme ne saurait se durcir au point de se gercer et de se crevasser (¹).

c) *Sécrétion urinaire.*

§ 142. — **Structure du rein.**

Les *éléments glandulaires des reins* sont des canalicules très-allongés, tantôt bifurqués, tantôt enroulés, tantôt droits : ce sont les *canalicules uriniferes*. Ils sont constitués par une membrane homogène, élastique, doublée à son intérieur par une couche de cellules épithéliales rondes ou polyédriques munies d'un noyau très-saillant, et garnie à son extérieur d'une couche de tissu connectif. Au niveau de la papille la membrane homogène disparaît et la paroi des canalicules, qui à cet endroit s'abouchent les uns dans les autres, n'est plus formée que par une couche de tissu connectif dense. Sur chaque papille se trouvent plusieurs centaines de petites ouvertures qui constituent chacune l'orifice d'un canalicule urinifère. A ce niveau chaque canalicule mesure de 1/10 à 1/30 de ligne de diamètre. Presque aussitôt il se divise à angle aigu en plusieurs canalicules de 1/40 à 1/100 de ligne de diamètre. Ces derniers, qu'avec Ludwig nous appellerons *canaux de réunion*, se dirigent tout droit et sans segmentation jusqu'au voisinage de la superficie du rein (Fig. 55). Ils envoient alors dans toutes les directions des canalicules contournés, qui après un certain nombre de tours sur eux-mêmes se dirigent à nouveau vers le bas, se rétrécissent, redeviennent droits et rétrogradent vers l'intérieur du rein. Bientôt ils

(2) Kölliker, *Mikroskop. Anatomie*, t. II. — Lehmann, *Physiol. Chemie*, t. II.

s'infléchissent à nouveau et forment une anse, remontent vers la superficie, s'élargissent à nouveau, se contournent sur eux-mêmes et se terminent enfin, après de nombreuses flexuosités, dans une capsule. La partie du rein qui ne contient que des canaux rectilignes (les canaux de réunion et les anses rétrogrades) est désignée sous le nom de *substance médullaire;* celle au contraire qui, outre les canaux de réunion rectilignes, contient les canalicules contournés et les capsules terminales, prend le nom de *substance corticale.* L'élargissement en éventail que présente le parenchyme rénal du hile à la périphérie tient à ce que le diamètre des canalicules réunis est de beaucoup supérieur à celui du canal de réunion dont ils tirent leur origine commune. La substance médullaire a une apparence striée et rayonnée à partir du hile, ce qui répond à la direction rectiligne qu'affectent les canaux de réunion et les canaux en anse; la substance corticale est plus granuleuse en raison des canalicules contournés et des capsules qui y forment la majeure partie du parenchyme.

Les vaisseaux artériels cheminent entre les canaux de réunion du rein. A la limite des deux substances corticale et médullaire, ils

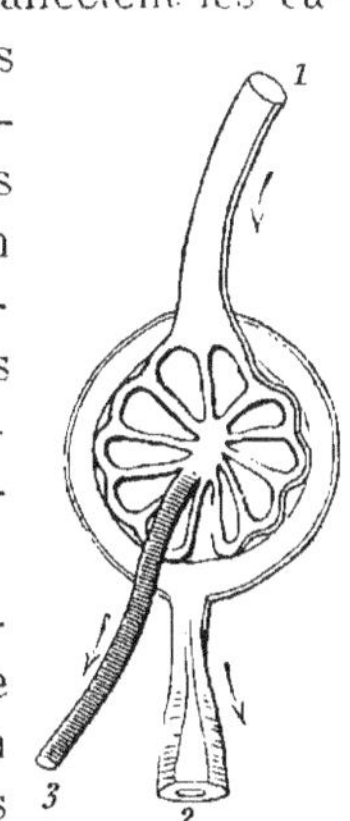

Fig. 56.

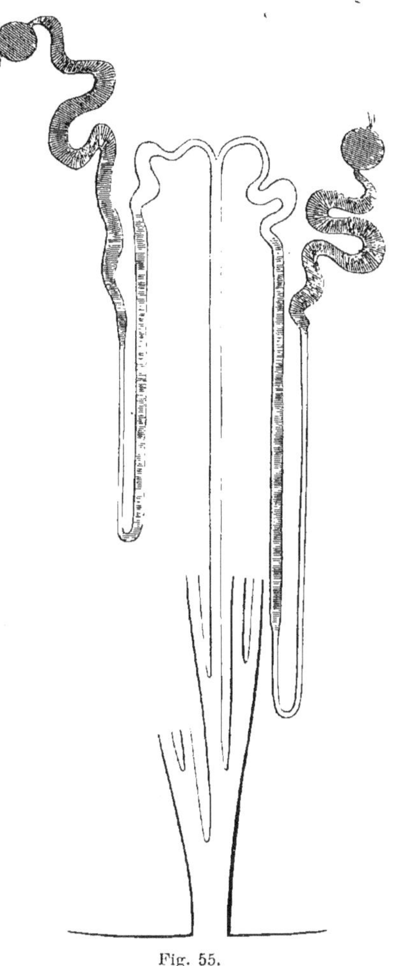

Fig. 55.

se divisent en rameaux dont une petite partie seulement gagne la superficie du rein et y forme un réseau capillaire, tandis que la majeure partie reste dans la substance corticale; chacun de ces derniers rameaux perfore une capsule terminale des canalicules urinifères, se ramifie à l'intérieur de cette capsule, se capillarise et y donne naissance par son point central à un rameau veineux qui sort de la capsule non loin du point d'entrée du rameau artériel. La Fig. 56 représente un schéma donné par Ludwig, qui rend facilement compte de la disposition des vaisseaux dans la capsule terminale. A peine sorties, ces veinules se divisent à leur tour; celles qui sont éloignées de la substance médullaire forment un réseau qui enlace les canalicules contournés; celles, au contraire, qui naissent au voisinage de la substance médullaire rentrent dans cette substance et forment un réseau qui enlace les canaux droits. Tous ces réseaux se réunissent, forment à leur tour des troncules veineux fréquemment anastomosés, à direction rectiligne comme les canalicules de réunion qu'ils accompagnent, et se rassemblent au niveau du hile pour constituer les veines rénales.

Les canalicules urinifères et les capsules sont entourés d'un tissu propre muni de lacunes, qui, comme les lacunes du tissu connectif d'autres organes, représentent les *origines des vaisseaux lymphatiques*. Quand ces lacunes sont remplies de liquides, elles compriment excentriquement les capsules, les canalicules urinifères et leurs capillaires et peuvent ainsi distendre tout le rein. Les prolongements de ces lacunes se dirigent vers la périphérie de l'organe, la recouvrent et gagnent par là le hile, où ils constituent quelques gros troncs lymphatiques. Ce sont ces derniers seulement qui possèdent une paroi propre.

Le glomérule vasculaire spécial du rein fut découvert par Malpighi, qui lui donna son nom (glomérule de Malpighi). J. Müller constata l'existence d'une membrane capsulaire autour de ce glomérule, et Bowman montra que cette membrane se continue directement avec la paroi du canalicule urinifère. On admit alors que les canalicules une fois formés et sortis de la capsule s'enroulent dans la substance corticale, et que ces canaux contournés se continuent directement avec les canaux droits jusqu'au hile. Récemment Henle découvrit les anses rétrécies et rétrogrades des canalicules, et enfin Ludwig et Zawarykin décrivirent la structure intime du rein comme nous venons de l'exposer (1).

§. 143. — **Propriétés, composition et quantité de l'urine.**

L'urine normale de l'homme est un liquide clair, transparent, coloré en jaune, d'une odeur spéciale, d'un goût salé et amer, d'une réaction acide. Sa densité est en moyenne de 1,02 ; elle varie de 1,005 à 1,03.

Les éléments essentiels de l'urine sont les produits azotés de la nutrition, tels que l'urée, l'acide urique, l'acide hippurique, la créatine, les substances extractives, les matières colorantes. Parmi les substances inorganiques de l'urine, c'est l'eau qui joue le plus grand rôle. On y trouve en solution de la potasse, de la soude, de l'ammoniaque, de la chaux, de la magnésie, des traces de fer, en combinaisons avec le chlore, l'acide sulfurique, l'acide phosphorique ; des gaz y sont dissous, l'acide carbonique, l'azote, l'oxygène. D'une manière plus inconstante, ou en proportion très-minime, l'urine contient encore de la glycose, de l'acide lactique, de l'acide oxalique, de la graisse, de l'indican, de la leucine, de la tyrosine, de la matière colorante du sang, de l'albumine, du carbonate d'ammoniaque, du phosphate ammoniaco-magnésien, de l'hydrogène sulfuré.

Les propriétés physiques de l'urine varient suivant le moment où elle est rendue. L'urine rendue le matin ou après une alimentation très-riche est trouble, d'une densité plus élevée et plus acide. L'urine des carnassiers est plus

(1) Bowman, *Philos. transact.*, 1842. — Henle, *Zur Anat. der Niere*. Göttingen 1862. — Ludwig et Zawarykin, *Wiener Sitzungsb.*, t. XLVIII.

pâle que celle de l'homme, d'un poids spécifique élevé et très-acide. Celle des herbivores est alcaline; elle se trouble par les carbonates terreux, qui s'y précipitent, et se décompose rapidement en exhalant une odeur infecte. L'urine ne contient que très-rarement des éléments morphologiques; quand on les y trouve, ce n'est qu'accidentellement ou comme éléments anomaux. Ce sont alors surtout des épithéliums pavimenteux provenant des voies urinaires, des spermatozoïdes, des corpuscules muqueux, plus rarement et dans des cas pathologiques seulement, des cellules épithéliales, des produits d'exsudation, des canalicules rénaux, des corpuscules sanguins, des masses fibrineuses. On y trouve souvent des précipités formés par les sels dissous normalement dans l'urine, surtout de l'urate de soude; quand l'urine se décompose, c'est de l'urate d'ammoniaque, du phosphate ammoniaco-magnésien; dans ce cas on y voit aussi des infusoires et quelquefois des champignons. Enfin, dans certains cas pathologiques, il s'y forme des cristaux microscopiques d'oxalate de chaux.

La proportion des éléments qui constituent l'urine peut varier extrêmement. Non-seulement sa richesse en eau est des plus variables, mais encore la proportion des différentes substances solides que l'on y trouve en solution. Nous reviendrons dans les paragraphes suivants sur les conditions principales qui amènent ces variations. Nous nous bornons à donner ici un aperçu de la composition normale de l'urine. Ces chiffres sont des moyennes obtenues par M. Vogel, après de nombreuses analyses d'urine.

L'urine contient sur 100 parties:

Eau.	96,00
Matières solides	4,00
Urée	2,33
Acide urique.	0,05
Chlorure de sodium	1,10
Acide phosphorique	0,23
Acide sulfurique	0,13
Phosphates terreux	0,08
Ammoniaque	0,04

La *quantité d'urine sécrétée* est des plus variables et dépend surtout de sa richesse en eau. La quantité moyenne d'urine sécrétée en un jour varie de 1000 à 2000 grammes. La quantité sécrétée *en une heure* varie avec les différents moments de la journée; elle augmente lentement depuis le matin jusqu'à l'après-midi, où elle atteint son maximum, pour baisser de nouveau vers le soir. D'après Scherer, la quantité moyenne d'urine sécrétée journellement par un enfant d'environ 3 ans est de 47 grammes pour 1 kilogr. du poids du corps, et de 29^{gr},5 pour 1 kilogr. du poids du corps d'un adulte.

Nous aurons à nous étendre longuement sur l'élimination des principaux matériaux de l'urine; mais ici nous allons dire quelques mots de substances moins importantes et même en partie inconstantes que l'on y trouve, substances qui, en raison de leur minime proportion, ne sont pas signalées dans l'analyse ci-dessus.

La *créatine* et la *créatinine* sont, comme l'a démontré Liebig, des substances que l'on rencontre normalement dans l'urine. Toutes deux proviennent sans nul doute, soit des muscles, seules parties du corps qui en dehors de l'urine en contiennent une certaine quantité, soit de l'alimentation. Après une nourriture animale, la quantité de ces substances est plus considérable dans l'urine qu'après une nourriture végétale (Meissner et Jolly).

Matières colorantes de l'urine. L'urine normale ne contient, d'après Thudichum, qu'une seule matière colorante jaune, l'*urochrome*. Les autres matières colorantes décrites par les observateurs (matière colorante de l'urine de Scherer, urobématine de Harley etc.), ne sont probablement que des produits de décomposition de l'urochrome. En s'oxydant, il paraît donner naissance à la matière colorante rouge de certains sédiments urinaires (uroérythrine). On trouve, en outre, dans l'urine normale de très-faibles quantités d'*indican* (Schunck, Hoppe ; *uroxanthine* de Heller); ce corps se retrouve en proportion plus considérable dans les urines pathologiques. En s'oxydant, l'indican peut donner naissance au rouge d'indigo et au bleu d'indigo (appelés jadis *uroïdine* et *uroglaucine*).

La *glycose* (sucre de l'urine) se trouve, d'après Brücke, d'une manière constante, en très-faible quantité à la vérité (elle peut atteindre 0,1 p. 100), dans l'urine d'individus bien portants. Dans le diabète sucré, de grandes quantités de sucre, qui peuvent dépasser 200 grammes par jour, sont rendues dans des masses énormes d'urine.

L'*inosite* n'a été trouvée que dans l'urine de malades atteints de diabète ou d'albuminurie.

L'*acide succinique* existe très-souvent dans l'urine, d'après Meissner. Cet acide provient, soit des matériaux de l'alimentation qui peuvent lui donner naissance par réduction, acide malique, acide tartrique, asparagine, soit des matériaux de l'alimentation ou même des tissus du corps qui lui donnent naissance par oxydation, comme les graisses. Sur des chiens, Meissner observa que l'excrétion la plus considérable d'acide succinique succédait à une alimentation par la viande et les graisses. Il vit aussi apparaître l'acide succinique dans les urines après l'ingestion d'acide benzoïque. Voici des exemples qui feront voir comment l'acide succinique peut naître, soit par réduction, soit par oxydation.

$$C^8 H^6 O^{10} - 2 O = C^8 H^6 O^8 \qquad C^8 H^8 O^4 - 2 H + 4 O = C^8 H^6 O^8$$
$$\text{(acide malique)} \quad \text{(acide succinique)} \qquad \text{(acide butyrique)} \qquad \text{(acide succinique)}$$

L'*oxalate de chaux* s'y rencontre très-souvent en petites quantités dissoutes au moyen du phosphate acide de soude ; on retrouve plus rarement ce sel dans l'urine en proportion assez considérable pour y produire des précipités.

L'urine fraîche contient, paraît-il, toujours des traces d'*ammoniaque*. Neubauer et Genth ont trouvé de 0gr,3 à 1gr,2 d'ammoniaque dans l'urine excrétée en un jour. Probablement il est à l'état de chlorure ammonique et de carbonate d'ammoniaque. Ce dernier sel se produit, en effet, à côté du phosphate ammoniaco-magnésien en quantité considérable, par décomposition de l'urée, pendant la fermentation alcaline de l'urine.

La fermentation acide de l'urine donne au contraire naissance à de l'*acide lactique*, à des *lactates*, à de l'*acide acétique*, à de l'*acide butyrique*. Lehmann soutient que dans certains cas on retrouve de l'acide lactique même dans les urines fraîches. Le ferment qui détermine la fermentation alcaline de l'urine est toujours organisé : ce sont des champignons venus du dehors. Quand l'urine fraîche présente une réaction alcaline, ces ferments doivent donc exister déjà dans les voies urinaires. La fermentation acide de l'urine, au contraire, est peut-être déterminée par des traces de ferments qui préexistent dans le liquide. C'est ainsi que Brücke a constaté des traces de pepsine dans l'urine ; d'après Béchamp, il s'y trouve en outre un ferment capable de former du sucre, qui paraît être identique au ferment de la salive.

L'*albumine* peut, dans une foule de circonstances, se rencontrer dans l'urine ; mais est toujours là un produit pathologique. Les causes principales qui déterminent la présence de l'albumine dans l'urine sont : 1° des désordres circulatoires ; on en trouve, en effet, surtout dans les maladies du cœur ou des poumons, comme encore chez les animaux chez lesquels on a produit artificiellement une augmentation ou une diminution dans la pression sanguine (Overbeck) ; 2° des altérations rénales ; toujours l'urine est chargée d'albumine quand l'organe est atteint (maladie de Bright). Kieulf constata de l'albumine dans l'urine après une abondante injection d'eau dans le sang ; Kühne en trouva après une injection d'acides biliaires ; pour ma part, j'ai vu l'albumine apparaître dans l'urine à la suite d'une alimentation dépourvue de sel, continuée pendant plusieurs jours ; l'albumine disparut aussitôt après l'addition du sel de cuisine aux aliments. E. Rosenthal vit le même fait se produire chez un chien. Il est à remarquer que le blanc d'œuf injecté dans le sang passe intact dans l'urine (Stockvis).

Gaz de l'urine. Planer trouva, dans différents cas, pour 100 parties d'urine 0,8 à p. 100 d'azote, 0,02 à 0,08 p. 100 d'oxygène, 4 à 12 p. 100 d'acide carbonique libre, et 1 à 5 p. 100 d'acide carbonique combiné. Il en résulte que l'urine contient moins d'acide carbonique libre que le sang, ce que l'on doit attribuer à ce que l'urine contient peu de sels alcalins qui, dans le sang, sont combinés à l'acide carbonique, et à ce que l'urine ne renferme pas non plus de globules sanguins. L'oxygène se trouve en quantité très-minime dans l'urine, parce que, dans le sang, ce gaz est en majeure partie chimiquement combiné et ne saurait ainsi passer par diffusion. La faible quantité d'acide carbonique combiné que l'on trouve dans l'urine s'explique par la réaction acide de ce liquide. Planer a observé que la proportion d'acide carbonique augmente sensiblement pendant la digestion ([1]).

§ 144. — Élimination de l'urée.

L'homme produit normalement par les reins de 22 à 36 grammes d'urée par jour. Les variations dans cette production dépendent surtout de la nature et de la quantité des aliments. L'urée diminue par la diète, mais persiste néanmoins jusqu'au moment de la mort par inanition. Une alimentation azotée composée surtout d'albuminates, de gélatine ou de tissus à gélatine, porte la production d'urée au maximum ; elle se maintient alors à peu près constante. En additionnant cette alimentation d'hydrocarbures, ou d'un mélange de graisses et d'hydrocarbures, on observe une diminution dans la production d'urée ; mais la graisse seule n'amène pas ce résultat. Une alimentation composée exclusivement de graisses et d'hydrocarbures, alors même qu'une faible quantité d'albuminoïdes s'y trouve mélangée, diminue beaucoup plus la production d'urée qu'une diète absolue. Des boissons abondantes diminuent la proportion d'urée dans l'urine, mais la quantité d'urines rendues augmentant bien plus notable-

([1]) Neubauer et Vogel, *Analyse des Harns*, 5ᵉ édit. — v. Gorup-Besanez, *Physiolog. Chemie*, 3ᵉ édit. — Hoppe-Seyler, *Physiol. u. pathologisch-chemische Analyse*, 2ᵉ édit. — Brücke, *Wiener Sitzungsber.*, t. XXVIII et XXIX. — Meissner et Shepard, *Untersuch. über das Entstehen der Hippursäure*. Hanovre 1866. — Meissner, *Zeitschrift für ration. Medic.*, t. XXIV. — Kieulf, *ibid.*, t. III. — Kühne, *Physiolog. Chemie*, 3ᵉ liv., et *Archiv f. pathol. Anatomie*, t. XIV. — Wundt, *Journal f. prakt. Chemie*, 1852. — Overbeck, *Wiener Sitzungsber.*, t. XLVII. — Planer, *Zeitschrift der Wiener Ærzte*, 1859.

ment, il en résulte que la quantité absolue d'urée éliminée se trouve exagérée. L'addition de sel marin aux aliments fait accroître la production d'urée ; le salpêtre agit de la même manière.

Une alimentation variée amène en très-peu de temps une augmentation dans la quantité d'urée éliminée, cette quantité atteint son maximum au bout de quelques heures pour diminuer ensuite. Il résulte de ce fait que *l'élimination de l'urée varie avec les heures de la journée.* Ces variations correspondent aux variations de la quantité absolue des urines rendues, en ce sens que les maxima et minima de l'une de ces quantités répondent à peu près à ceux de la seconde. Il est bon de remarquer cependant que l'élimination de l'urine présente des variations indépendantes de l'alimentation, car même chez des individus inanitiés on voit cette élimination augmenter dans les dernières heures de l'après-midi.

Les *mouvements musculaires* ont, d'après Voit, une influence marquée sur la sécrétion. Elle augmente d'ordinaire ; mais cependant d'autres conditions accessoires semblent surtout intervenir dans ce cas (changement dans l'alimentation ou augmentation dans la quantité d'eau absorbée). Toutes choses restant égales d'ailleurs, il semble que les mouvements musculaires n'agissent pas ou n'agissent que très-faiblement sur la quantité d'urée éliminée.

Ce sont les observations de Lassaigne, Vogel, Frerichs, Scherer, Lehmann, Becher, C. Schmidt, Bischoff et Voit qui ont élucidé la question de l'influence de l'alimentation sur la production d'urée. Scherer, chez un aliéné qui avait souffert de la faim pendant plusieurs semaines, constata que l'excrétion journalière d'urée était encore de 9^{gr},5. Bidder et Schmidt virent qu'un chat, nourri avec 44 grammes de viande par jour, éliminait 2^{gr},9 d'urée pour 1 kilogr. de son poids ; avec 70 grammes de viande, il en éliminait 5^{gr},2, et avec 108^{gr},8, 7^{g},7. Bischoff et Voit déterminèrent l'effet produit par un mélange de graisse et de substances amylacées ajoutées à la viande. L'influence exercée par l'addition de sel marin à l'alimentation (Kaupp) n'est due qu'aux modifications que cette addition fait éprouver aux conditions de diffusion dans l'intérieur du rein. Wöhler, Frerichs et Neubauer observèrent plus récemment une augmentation de l'urée à la suite de l'absorption d'acide urique (voy. § 145). D'après Horsford, de même que d'après Küthe et Heynsius, la glycocolle et la taurine se transforment dans le sang en urée et en sucre, d'où augmentation dans la quantité d'urée. Les variations journalières de la production d'urée ont été étudiées par Becher, Voit et Draper. Le premier de ces auteurs démontra que ces variations s'observent, à un plus faible degré il est vrai, même chez les inanitiés. C'est pendant la nuit que la quantité d'urée éliminée est la plus faible. Le maximum de cette élimination s'observe de 3 à 5 heures après le principal repas.

C. G. Lehmann, Simon etc. ont soutenu autrefois que le travail musculaire augmente l'élimination de l'urée. Mais ce ne sont que les recherches de Voit qui sont à l'abri des objections tirées de l'influence d'autres conditions accessoires. Il prit un chien que tantôt il faisait courir dans une roue et que tantôt il laissait reposer ; le travail produit dans la roue pouvait être évalué par jour à 150,000 kilogrammètres. Durant les deux premières expériences, le chien était nourri de viande ; pendant le repos, il excrétait de 109 à 110 grammes d'urée ; pendant le travail, de 114 à 117 grammes. Deux autres expériences furent faites, le chien restant à jeun : au repos il excrétait de 10^{gr},8 à 14^{gr},3, et pendant le travail de 12^{gr},3 à 16^{gr},6 d'urée. L'aug-

entation de la production d'urée est donc en ce cas des plus minimes, comparée
rtout à l'augmentation si considérable de l'élimination de CO^2 par la respira-
n ([1]).

Les composés azotés qui entrent dans la constitution des tissus, avant d'en
river au produit excrémentitiel ultime de l'économie animale, l'urée, passent,
non tous, au moins la plupart, par toute une série d'oxydation progressive. La
ycocolle, la taurine, la leucine, la créatine, l'acide urique etc. sont des termes
 cette série. Mais l'urée elle-même peut être considérée, quoique en quantité
ès-minime, comme une des substances constitutives de beaucoup de tissus et
 liquides animaux. Aussi a-t-on admis que l'urée née en différents endroits
 l'oxydation des substances azotées est simplement ramassée et éliminée par
s reins. Les résultats fournis par beaucoup, d'expériences d'extirpations des
ins viennent à l'appui de cette hypothèse, car l'on voit en effet alors l'urée
assembler dans le sang ou être éliminée par d'autres sécrétions (estomac, in-
stins, sueur), ou par les poumons à l'état de carbonate d'ammoniaque. Des
cherches plus récentes ont fait voir cependant que tout l'appareil symptoma-
que connu sous le nom d'*urémie* (empoisonnement du sang par l'urée), qui
compagne chez l'homme les cas de dégénérescences rénales, ne se pré-
nte pas toujours à la suite de néphrotomie ou de ligature des artères rénales,
 qu'en tout cas il ne se présente pas avec le degré d'intensité auquel on de-
ait s'attendre par suite de la rétention totale de l'urée dans le sang. Tandis
'après la ligature des *uretères* des quantités remarquables d'urée s'accumu-
at dans le sang, rien de pareil ne se produit à la suite de l'extirpation des
ins, mais la proportion de créatine augmente dans les muscles (Oppler, Za-
sky). Meissner objecta à ces expériences que les chiens, après la néphroto-
ie, rendent par le vomissement une certaine quantité d'urée. De tout cela
us pouvons conclure qu'une partie de l'urée excrétée se trouve déjà dans le
ng et est simplement éliminée par le rein; mais des expériences ultérieures
vront nous apprendre si *toute l'urée* est amenée préformée au rein; si les
ins ne sont que des organes éliminatoires ou s'ils possèdent la propriété de
ansformer en urée les produits d'oxydation incomplète, créatine, acide uri-
e ([2]).

On considérait autrefois les reins comme les organes dans lesquels se forme
rée; après les néphrotomies opérées pour la première fois par Prévost et Dumas,
 1823, tout le monde se rangea à l'opinion contraire, et alors les reins ne furent
nsidérés que comme des appareils de filtration. Ce n'est que récemment que
pler et Zalesky, sous l'impulsion de Hoppe, examinèrent de nouveau les résultats

([1]) Lehmann, *Physiol. Chemie*, t. II. — Bischoff, *Der Harnstoff als Maas des Stoffwech-
s*. Giessen 1853. — Becher, *Studien über Respiration*. Zürich 1855. — Kaupp, *Archiv f.
ysiol. Heilkunde*, t. XIV. — Wöhler u. Frerichs, *Annalen d. Chemie u. Pharm.*, t. LXV.
 Neubauer, *ibid.*, t. XCIX. — Voit, *Physiol. chem. Untersuchungen*. Munich 1857. —
schoff u. Voit, *Die Gesetze der Ernährung des Fleischfressers*. Leipzig 1860. — Küthe
Heynsius, *Studien d. physiol. Instituts zu Amsterdam*. Leipzig 1861. — Draper, *Schmidt's
hrbücher der ges. Med.*, t. XCXII.
([2]) Zalesky, *Unters. über den urämischen Process*. Tübingen 1865. — Meissner, *Zeit-
rift f. ration. Medicin*, t. XXVI et XXXI.

des extirpations rénales, et les expériences de Zalesky le conduisirent à considére
le rein comme l'organe dans lequel se forme l'urée. Avant même que cette discus
sion s'élevât, les physiologistes recherchaient si l'urée se forme de toutes pièce
dans les différents tissus, ou bien si elle ne se forme que dans le sang. Comm
preuves de cette dernière opinion, on invoquait : 1° que cette substance ne s
trouve qu'à l'état de traces dans les sucs des tissus, tandis que ces mêmes suc
contiennent des quantités considérables de substances capables de se transformer e
urée (acide urique, glycocolle, taurine); 2° que l'urée augmente dans l'urine quan
l'alimentation est trop riche en substances azotées, et l'on ne voit aucune raison d
supposer qu'une activité plus grande dans l'échange entre le sang et les tissus puiss
être en relation avec un rapport plus grand de substances azotées (C. Schmidt, Leh
mann). Ceux qui soutenaient la formation exclusive de l'urée dans les tissus eux
mêmes faisaient observer que l'urine contient de l'urée jusqu'à la mort par inani
tion, et qu'un organisme insuffisamment nourri élimine cependant plus d'urée qu
la proportion d'azote contenue dans son alimentation ne devrait le faire penso
(Bischoff et Voit). Mais aucune des raisons invoquées ne prouve d'une manière abso
lue ni l'une ni l'autre des deux opinions; car celles invoquées en faveur de la forma
tion exclusive de l'urée dans les tissus ne prouvent que ceci, c'est qu'une partie d
l'urée *provient* des tissus, mais nullement que cette substance s'y forme de toute
pièces, soit en partie, soit en totalité. On peut se demander si, en réalité, il exist
entre le sang et les autres tissus ou sucs des tissus une opposition fonctionnelle pa
reille à celle qui fait le fond de ce débat.

§ 145. — Elimination de l'acide urique et de l'acide hippurique.

La quantité d'*acide urique* éliminée journellement est en moyenne de 1gr,18
L'alimentation animale la porte à son maximum, tandis que par l'alimentatio
végétale elle diminue (Meissner et Jolly). Genth dit qu'elle diminue égaleme
par l'absorption d'une grande quantité de boissons aqueuses. D'après Ranke
le travail musculaire la fait augmenter. L'urine des individus à la mamelle e
très-riche en acide urique, et les canalicules droits des reins de ces individu
sont très-souvent remplis de sels uriques. Les *variations journalières* de cet
élimination sont, d'après Ranke, indépendantes de la digestion; la quanti
d'acide urique éliminée est en effet au minimum le matin; elle croît rapideme
aussitôt après le repas, pour diminuer de nouveau quelques heures plus tar

L'acide urique se trouve dans l'urine humaine à l'état de sels acides, sur
tout d'urate acide de soude avec un peu d'urates acides de potasse et d'ammo
niaque. Ce sont ces sels qui, outre le phosphate acide de soude, donnen
d'après Liebig, l'acidité normale de l'urine. Ils sont peu solubles à froid, auss
par suite du refroidissement de l'urine excrétée, forment-ils un sédiment q
tombe au fond du vase. Ces sédiments prennent surtout naissance quand dan
des états fébriles une quantité énorme de ces urates se forme dans l'organism
(urine fébrile). D'après Bartel, cette augmentation dans l'acide urique, corr
lative à une diminution proportionnelle de l'urée, ne se produit toutefois qu
lorsque l'état fébrile s'accompagne de troubles respiratoires.

L'acide urique est, avec l'urée, le produit d'oxydation le plus important de
éléments azotés du corps. L'acide urique est moins oxygéné que l'urée; il s
transforme normalement en urée avant son élimination hors de l'économie, comm

déjà on devait le prévoir en raison de l'augmentation de la proportion d'urée après l'absorption d'acide urique. L'acide urique qui se trouve dans l'urine n'est donc en réalité que le reliquat incomplétement oxydé d'un corps intermédiaire qui dans l'organisme des mammifères doit passer en général à un degré d'oxydation plus avancé. Chez les oiseaux et les serpents, au contraire, la transformation des substances albuminoïdes s'arrête en majeure partie au degré d'acide urique, qui apparaît alors en quantités énormes dans l'urine, surtout sous forme d'urates d'ammoniaque, de chaux et de magnésie. La présence de l'acide urique ayant été constatée dans beaucoup d'organes et dans le sang, on admet qu'il ne se forme pas dans les reins, mais que ces organes se bornent à l'éliminer; il reste cependant des doutes sur ce point, au moins pour la totalité de cet acide. Zalesky vit en effet, après l'extirpation des reins sur des serpents, naître des dépôts anomaux d'acide urique sur différentes parties du corps, mais ces dépôts étaient bien moins considérables que ceux que l'on observe après la ligature des uretères. Ces observations de Zalesky ne prouvent toutefois pas d'une manière absolue la formation de l'acide urique dans les reins, parce que d'une part les animaux survivent plus longtemps à la ligature des uretères qu'à l'extirpation des reins, et que d'autre part, après la ligature des uretères, l'acide urique qui se trouve déjà dans les canalicules urinifères est réabsorbé et déposé autre part.

L'acide urique artificiellement oxydé dans les laboratoires donne de l'urée, de l'acide oxalique, de l'allantoïne et CO^2; on comprend dès lors facilement comment dans l'organisme ces différents corps peuvent se former. Voici les formules de cette production :

$$C^{10} H^4 Az^4 O^6 + 4 O = 2 (C^2 H^4 Az^2 O^4) + 2 C^2 O^3 + 2 HO + 2 CO^2$$
(acide urique)   (urée)   (acide oxalique)

$$C^{10} H^4 Az^4 O^6 + 2 HO + 2 O = C^8 H^4 Az^4 O^6 + 2 CO^2$$
(acide urique)   (allantoïne)

A l'appui de la première de ces formules, Wöhler trouva, après absorption d'acide urique, de l'acide oxalique dans l'urine en même temps que l'urée augmentait. L'*allantoïne* se retrouve dans l'urine fœtale et dans l'urine des veaux conjointement à l'acide urique. Meissner et Jolly constatèrent également sa présence dans l'urine d'un chien soumis à une diète végétale rigoureuse. L'allantoïne est un produit d'oxydation intermédiaire entre l'acide urique et l'urée : par fermentation elle se transforme en urée et en hydantoïne ($C^6 H^4 Az^2 O^4$); par coction avec des alcalis, elle se décompose en acide oxalique et en $Az H^3$. Le mode de production de l'acide urique dans l'organisme est encore des plus obscurs. On a prétendu qu'en dehors des mouvements fébriles les gonflements de la rate peuvent produire une augmentation dans la proportion d'acide urique. Ranke, considérant que la rate se gonfle toujours pendant la digestion, et que l'acide urique augmente également pendant cette période, envisagea la rate comme l'organe formateur de l'acide urique. Mais Bartels ne put trouver dans différents cas de leucémie et de gonflement splénique aucune augmentation d'acide urique (¹).

(¹) Frerichs u. Wöhler, *Annalen der Chemie u. Pharm.*, t. LXV. — H. Ranke, *Ueber Ausscheidung der Harnsäure*. Munich 1858. — Zalesky, *loc. cit.* — Bartels, *Deutsches Archiv f. klin. Med.*, t. I. — Meissner, *Zeitschrift f. ration. Medicin*, t. XXXI.

L'acide hippurique n'existe qu'en quantité minime dans l'urine de l'homme et des carnivores; elle augmente légèrement chez eux par une alimentation végétale, beaucoup plus après l'absorption d'acide benzoïque ou de corps appartenant à cette série ou s'en rapprochant (acide cinnamique, acide quinique). L'urine des herbivores est beaucoup plus riche en acide hippurique. D'après Meissner et Shepard, ce sont les *substances cuticulaires* des aliments végétaux aux dépens desquelles se forme cet acide. L'acide urique étant formé par conjugaison de glycocolle et d'acide benzoïque (§ 12), on comprend aisément sa formation à la suite de l'absorption de corps de la série benzoïque. Si, d'autre part, comme le suppose Meissner, la substance cuticulaire des plantes appartient à un groupe voisin de l'acide quinique ($C^{14} H^{12} O^{10}$?), l'acide hippurique se formerait d'une manière analogue dans le corps des herbivoires, par réduction des substances cuticulaires en acide benzoïque et par conjugaison de cet acide avec la glycocolle provenant de la transformation des tissus azotés. La glycocolle prenant surtout naissance dans le foie (§ 126), on est tenté de considérer cet organe comme le lieu de production de l'acide hippurique. En effet, Kühne et Hallwachs ont trouvé qu'après l'absorption d'acide benzoïque les animaux auxquels on a extirpé le foie n'excrètent dans l'urine que de l'acide benzoïque non conjugué. D'autre part, Meissner et Shepard n'ont jamais pu trouver d'acide hippurique ni dans le sang normal ni dans le sang d'herbivores néphrotomisés, ce qui fait que ces auteurs sont portés à admettre les reins comme le lieu de production de cet acide. Mais, comme ils trouvèrent de l'acide hippurique dans le sang des mêmes animaux néphrotomisés, après absorption d'acide benzoïque, on doit supposer que cet acide peut se conjuguer à la glycocolle en dehors des reins, alors même que l'existence de l'acide hippurique dans le sang contestée jusqu'à présent serait bien réelle; de nouvelles expériences sont encore nécessaires sur ce point.

La formation de l'acide hippurique après l'absorption de corps de la série benzoïque par les animaux découle de trois sortes de phénomènes chimiques : 1° après absorption d'acide benzoïque, il se fait une simple conjugaison de cet acide et de glycocolle avec élimination de deux atomes HO ; 2° après absorption d'acide cinnamique ($C^{18} H^7 O^3$) une *oxydation* s'ajoute à cette conjugaison ; 3° après absorption d'acide quinique ($C^{14} H^{12} O^{12}$) et de substances cuticulaires, c'est une *réduction* qui s'opère. Les deux premiers modes de formation peuvent s'observer chez tous les animaux indistinctement ; le troisième (réduction) ne peut avoir lieu que chez les herbivores et les omnivores. Chez les herbivores nourris avec des plantes vertes, il ne se trouve pas toujours de l'acide hippurique dans l'urine, car dans certains cas on y trouve de l'acide succinique et beaucoup d'urée. Cette production d'acide succinique doit dépendre d'une *oxydation*. D'après les observations de Meissner et Shepard, le repos musculaire paraît favoriser cette oxydation chez les herbivores. Kühne avait dit que l'absorption d'acide succinique fait apparaître de l'acide hippurique dans les urines; mais Meissner et Shepard n'ont jamais pu constater ce fait. La minime quantité d'acide hippurique qui existe normalement dans l'urine de l'homme et des carnassiers ne se forme pas en tout cas aux dépens des corps de la série benzoïque. Les éléments immédiats qui pourraient donner naissance à ces corps ne se trouvent pas dans la nourriture de ces animaux; aussi chez eux l'acide hippurique doit-il être considéré comme un produit de décomposition des éléments azotés des

ssus. Ce qui vient à l'appui de cette opinion, c'est que la série benzoïque se prouit aussi dans les oxydations artificielles des albuminoïdes (¹).

Liebig a trouvé dans l'urine des chiens un acide qui, par sa composition, se rap-
roche beaucoup de l'acide hippurique, c'est l'*acide cynurique* ($C^{16} H^7 Az O^5$?); Voit
t Riederer le considèrent comme un corps constant dans cette urine (²).

§. 146. -— Élimination de l'eau et des sels.

L'élimination de l'eau par les reins dépend : 1º de la quantité d'eau qui
xiste dans les boissons ; 2º des conditions générales de l'organisme ; 3º des
onditions de sécrétions spéciales aux reins eux-mêmes. L'absorption de quan-
tés considérables d'eau dans les boissons ne fait augmenter l'élimination
queuse qu'au bout de quelques heures. Il en est de même quand on injecte de
eau par les veines, preuve que ce n'est pas dans l'absorption stomacale ou in-
stinale qu'il faut chercher la cause du retard dans l'excrétion. Malgré la quan-
té de boissons absorbées, il peut se faire que la proportion de l'eau éliminée
ar les urines ne soit pas augmentée, quand par exemple l'excrétion aqueuse
exagère par les surfaces cutanées ou pulmonaires ou encore par l'intestin. Il
emble que les conditions hygroscopiques des organes, surtout des muscles,
enant à varier, la sécrétion urinaire puisse tantôt s'exagérer aux dépens de l'eau
e composition de ces organes, et tantôt diminuer relativement, parce que les
êmes organes absorbent de l'eau. On voit l'élimination aqueuse augmenter
ans l'urine quand l'on passe d'une alimentation pauvre en albuminoïdes à une
imentation qui en contient beaucoup (Voit), par l'augmentation du sel de cui-
ne (Kaupp) ou de carbonates (Thompson). La quantité d'eau éliminée par les
rines varie, en outre, par suite d'influences nerveuses encore assez obscures ;
travail corporel ou intellectuel l'augmente par exemple ; on la voit aussi at-
indre de notables proportions sans que l'on y retrouve du sucre quand on
ent à piquer le plancher du quatrième ventricule *au-dessus* du point où l'on prouit le diabète : il se fait en ce cas un diabète insipide. Le diabète sucré s'accom-
gne lui-même d'une grande augmentation dans la quantité d'eau excrétée. —
uant à l'action des reins eux-mêmes sur l'élimination de l'eau, ce qui la dé-
ontre c'est que si l'on vient à recueillir isolément l'urine qui suinte de chaque
retère, on voit que non-seulement la quantité, mais encore la concentration
 l'urine n'est pas la même pour chaque rein (M. Hermann). L'urine, une
is arrivée dans la vessie, peut encore varier de concentration, car lorsqu'elle
t retenue volontairement pendant un certain temps, et que surtout la trans-
ration cutanée vient à augmenter en même temps, l'eau se résorbe en partie
ec un peu de chlorures, de phosphates et d'urée (Kaupp, Wundt).

La quantité de *sels* éliminés varie surtout d'après la quantité qui en est ab-
rbée ; c'est en effet surtout par l'urine que l'excédant des sels doit s'éliminer,
rtout le chlorure de sodium, les sulfates et phosphates alcalins et les phos-
ates terreux.

(¹) Kühne u. Hallwachs, *Archiv f. pathol. Anat.*, t. XII. — Meissner u. Shepard, *Unters*
er *das Entstehen der Hippursäure*. Hanovre 1866.
(²) Voit u. Riederer, *Zeitschrift f. Biologie*, t. I.

L'élimination du *chlorure de sodium* n'est pas tout à fait en rapport avec la quantité absorbée par l'alimentation. Si l'on vient à le supprimer complétement dans les aliments, l'économie n'en élimine pas moins des quantités assez considérables de ce sel, ce qui prouve que dans ce cas c'est aux dépens des tissus eux-mêmes que se fait cette élimination par l'urine. Quand le chlorure de sodium dépasse la normale dans les aliments, la quantité éliminée par l'urine n'est pas en proportion avec cet excès absorbé, car alors le sang et les tissus en retiennent une proportion plus considérable dans leur composition. Ce n'est que lorsque l'usage de cet excédant de sel de cuisine s'est continué pendant un certain temps, que le rapport constant entre l'absorption et l'élimination s'établit. Il en est de même pour l'élimination de l'*acide phosphorique :* une faible partie de cet acide provient du phosphore des albuminoïdes ; la plus grande partie, au contraire, tire son origine des phosphates alcalins et terreux de l'alimentation. Mais, au contraire, l'acide sulfurique de l'urine provient principalement de l'oxydation du soufre contenu dans les albuminates et leurs dérivés. En raison de la minime proportion d'acide sulfurique dans les aliments, l'élimination de cet acide par les urines marche en parallélisme parfait avec celle de l'urée, c'est-à-dire que toutes les influences qui font augmenter ou diminuer cette dernière agissent de même sur celle de l'acide sulfurique.

Après l'absorption dans les aliments d'acides organiques (acétique, malique, citrique) en quantité assez considérable, l'urine devient alcaline et fait effervescence par addition d'acides énergiques, parce que les acides organiques ont formé CO^2 qui s'est combiné aux alcalis (Wöhler). Dans l'urine normale, acide, la proportion de bases alcalines et terreuses est à peu près constante. L'absorption exagérée de l'une de ces bases fait nécessairement augmenter leur proportion relative dans l'urine. L'élimination de la potasse et de la soude est néanmoins dans des conditions réciproques telles que l'augmentation dans l'absorption alimentaire de l'une fait en même temps augmenter la seconde de ces bases dans l'urine (Böcker). Ajoutons enfin que la quantité absolue de toutes ces bases est indépendante de la quantité des acides.

Citons quelques chiffres pris dans des analyses d'urine normale ; ils nous feront voir les variations dans l'élimination des sels les plus importants. La quantité journalière peut varier pour :

le chlorure de sodium, de 8^{gr},6 à 24^{gr},8
l'acide sulfurique,   de 2^{gr}
l'acide phosphorique,   de 2^{gr}   à   5^{gr},9
les phosphates terreux, de 0^{gr}.8 à   1^{gr}

Kaupp a trouvé sur lui-même, après absorption de 33^{gr},6 de Cl Na 27,3 de ce sel, après absorption de 14,2-13.5 ; et, enfin, après absorption de 1^{gr},5, il en a retrouvé 3,5. Moi-même, après une privation absolue de sel de cuisine pendant cinq jours, j'ai trouvé encore 1^{gr},09 de ce sel éliminé. D'après Reinsen, l'urine contient en moyenne 65 p. 100 de la potasse et 50 p. 100 de la soude absorbée [1].

(1) Wöhler, Kaupp, Bischoff, Voit, *loc. cit.* — Genth, *Archiv für gem. Arb.*, t. III. — Wundt, *ibid.* — Reinsen, *Dissert.* Dorpat 1864. — Comparez en outre les dissertations inaugurales soutenues à Giessen en 1852-1853, par Mosler, Gruner, Hegar, Winter.

§ 147. — Élimination dans le rein.

Le sang qui pénètre dans le rein s'y divise en trois liquides qui doivent sortir de la glande : l'urine, la lymphe et le sang veineux. De ces liquides, la *lymphe* qui filtre directement du plasma sanguin peut probablement se modifier par diffusion entre les canalicules urinifères et les lacunes lymphatiques ; *l'urine* se forme par filtration et par diffusion sous l'influence d'attractions chimiques : *le sang veineux* enfin est le reliquat, après élimination de l'urine et de la lymphe, du sang artériel modifié par les produits de la nutrition propre du rein et de la décomposition opérée dans ces organes.

La structure du rein permet à elle seule de présumer que la sécrétion urinaire est une *filtration du sang ;* cette opinion est corroborée par ce fait que la sécrétion urinaire augmente avec la pression sanguine (Ludwig et Goll). Il est à remarquer que la sécrétion urinaire s'arrête au moment où la diminution de pression est telle que la circulation veineuse rénale devient très-lente. L'influence exercée sur la sécrétion par le ralentissement de la circulation veineuse semble prouver que les glomérules du rein sont les organes où s'opère la filtration. La ligature des veines produit en effet un arrêt immédiat de la sécrétion. Si la filtration, au lieu de se faire dans le glomérule, se produisait dans le réseau vasculaire des canalicules urinifères, l'arrêt de la circulation veineuse, qui de toute nécessité fait hausser la pression dans ce réseau, augmenterait au contraire la sécrétion. L'engorgement veineux des capillaires du glomérule doit amener au contraire une diminution dans la filtration à travers ce réseau ; en effet, comme le démontre le schéma de la Fig. 56, la veinule du glomérule est centrale ; si donc elle se dilate, elle comprime excentriquement les artérioles qui se trouvent dans l'intérieur du glomérule, et leur calibre est ainsi diminué. Le trop plein des canalicules urinifères agit de la même manière, il exerce une pression sur les vaisseaux du glomérule et entrave la sécrétion. Dans les conditions normales, un engorgement veineux ne s'observe guère, tandis que la pression artérielle qui détermine la sécrétion peut varier, aussi bien que la pression inverse due à la réplétion des canalicules urinifères. L'action produite par ces variations de pressions doit être très-limitée, car elles agissent réciproquement l'une sur l'autre ; en effet, la pression sanguine, venant à s'exagérer, augmente la sécrétion et par suite la pression dans l'intérieur des canalicules, laquelle, à son tour, réagit sur la pression artérielle et la fait baisser. Ce n'est pas seulement la quantité d'urine sécrétée, mais encore la composition de ce liquide, qui dépend du rapport régulier entre la pression sanguine dans les vaisseaux et la pression de l'urine dans les canalicules. Quand la pression sanguine n'est que très-peu supérieure à la seconde, le liquide urinaire ne progresse que lentement dans les canalicules ; quand, au contraire, ces derniers sont distendus fortement par l'urine sécrétée et que la pression dans leur intérieur dépasse la pression sanguine, le liquide diffuse bien plus facilement dans les lacunes lymphatiques environnantes. Il en résulte nécessairement alors une diminution dans la quantité d'urine, en même temps qu'une différence de composition, car la surface interne des canalicules ne laisse pas passer avec la même facilité tous les éléments de l'urine. Ce que nous connaissons de *l'influence de la vitesse de la sécrétion* sur la composition de l'urine confirme pleinement ce dernier fait. Hermann et Ludwig, en recueillant l'urine qui suinte directement des uretères, constatèrent que celui des deux reins d'un même animal qui dans le même temps sécrète le plus d'eau, fournit également le plus de chlorure de sodium et le plus d'urée; il est à remarquer toutefois que tant que la diminution de la sécrétion se maintient dans des limites modérées, la quantité d'eau diminue plus rapidement que celle de l'urée et du chlorure de sodium, ce qui fait que la proportion de ces matières est alors plus grande dans l'urine. Quand la gêne de la sécrétion est poussée plus loin (par occlusion momentanée des uretères par exemple), la proportion de l'urée et du chlorure de sodium diminue considérablement, et il peut se faire qu'on n'en trouve que des traces. Il en résulte que l'eau, le chlorure de sodium et l'urée peuvent, dans leur passage à travers les reins, passer des canalicules urinifères dans les lacunes lymphatiques, et que ce passage se fait avec une vitesse inégale pour ces différents corps; l'eau, par exemple, traverse les parois des canalicules très-rapidement, et l'urée beaucoup plus lentement. La composition de l'urée qui sort des papilles rénales peut donc varier, alors même que celle du liquide sécrété par les glomérules était originairement la même. Il est très-probable cependant que des variations importantes dans la pression exercent aussi une influence réelle sur la filtration de l'urine dans les glomérules eux-mêmes; les lois de la filtration (§ 26) nous font voir en effet que, la pression sanguine venant à augmenter, il doit passer dans les canalicules urinifères une proportion relativement plus considérable de matières solides. La démonstration directe de ce fait est impossible; nous savons cependant que l'albumine du sang passe dans l'urine quand la pression sanguine est exagérée, tandis que normalement ce corps n'y passe pas.

Ainsi que nous l'avons vu, quelques faits principaux de la sécrétion urinaire peuvent s'expliquer par les lois de la diffusion. Mais il n'en est pas ainsi de tout le phénomène. S'il était vrai, comme à plusieurs reprises on l'a soutenu, que quelques-uns des produits de la sécrétion urinaire, urée, acide urique, acide hippurique, se forment, sinon en totalité, au moins en partie, dans les reins, il faudrait évidemment que les cellules glandulaires de ces organes fussent douées d'une action chimique assez complexe. D'autre part, si l'on abandonne cette opinion et si l'on admet que les reins ne font que soutirer au sang des substances qui s'y trouvent toutes formées, il est à remarquer que ces mêmes substances sont dans l'urine dans des proportions toutes différentes de celles dans lesquelles elles existent quand on fait filtrer le plasma sanguin à travers une membrane indifférente et qu'on le fait ensuite diffuser avec un liquide presque analogue au plasma (la lymphe). Il faut en conclure que la membrane des canalicules urinifères n'est pas du tout *une membrane indifférente*, mais qu'elle *agit chimiquement en attirant* certaines substances et en *en repoussant* d'autres, l'albumine par exemple. On peut donc dire que la sécrétion urinaire est un *phénomène de filtration et de diffusion, dans lequel la nature de la membrane modifie, par ses propriétés chimiques, le produit de la diffusion*. C'est ce qui explique comment il se fait que lorsque la pression

n sens inverse augmente considérablement dans les canalicules urinifères, la
proportion des éléments propres à l'urine diminue également. Quand, par exemple, en raison de cette pression en sens inverse, le mouvement de la sécrétion
est tellement ralenti que ce liquide reste longtemps en contact avec la paroi des
canalicules urinifères, et qu'en même temps la pression dans les canalicules favorise sa transsudation dans les lacunes lymphatiques, il se produit, pour ainsi
dire, une *sécrétion urinaire en sens inverse ;* en d'autres termes, il passe dans
les lacunes lymphatiques un liquide riche en substances propres à l'urine, tandis qu'il reste un liquide très-pauvre en substances de cette sorte. On comprend ainsi comment, lorsque la pression de l'urine augmente, le chlorure de
sodium de l'urine, qui y est normalement en quantité plus considérable que
dans le sang, peut diminuer et tomber au-dessous de ce dernier chiffre lui-même.

Ludwig et Goll ont démontré que l'augmentation de la pression sanguine dans les
glomérules augmente la sécrétion urinaire; pour cela ils diminuèrent la pression
artérielle, soit en excitant les pneumo-gastriques, soit en soutirant du sang ; dans
d'autres expériences ils exagérèrent au contraire la pression, en injectant du sang
défibriné dans les vaisseaux ou en liant l'aorte au-dessous de l'origine des artères
rénales. Hermann confirma cette opinion en comparant la sécrétion des deux reins
en activité. Jamais il ne les trouva tout à fait identiques; toujours il s'écoulait plus
d'urine par l'un des uretères que par l'autre, et toujours aussi les liquides sécrétés
présentaient des différences tout à fait analogues à celles que les modifications de
la pression devaient faire supposer. Löbell, le premier, fit voir que ce n'est pas seulement la pression sanguine dans les glomérules qui intervient pour la sécrétion
urinaire, mais qu'il faut encore tenir compte de la pression inverse exercée sur les
canalicules urinifères par le liquide sécrété. Cet auteur trouva que lorsque la pression du liquide accumulé dans l'uretère atteint de 7 à 10 millimètres de mercure, la
sécrétion s'arrête, car si l'on introduit un manomètre dans ce canal, la colonne mercurielle monte très-vite jusqu'à ce niveau, où elle se maintient ensuite. Hermann remarqua toutefois que lorsque le manomètre reste longtemps (deux heures et plus)
dans l'uretère, la pression augmente lentement dans ce canal et peut atteindre 40
millimètres.

Le liquide qui, dans ce dernier cas, est accumulé dans l'uretère, n'est plus de l'urine, mais un produit qui ne contient presque plus d'urée et de chlorure de sodium,
tandis qu'on y trouve beaucoup de créatine. Les substances essentielles de l'urine
ont donc, déjà sous cette faible pression, diffusé par voie rétrograde, tandis que
l'eau et d'autres substances, dont les unes appartiennent à l'urine et les autres,
comme la créatine, sont des produits de décomposition des reins, sont éliminées.

Les recherches faites en commun par Ludwig et Zawarykin, sur les lymphatiques du
rein, nous expliquent comment le liquide qui a passé dans les canalicules urinifères
peut diffuser par voie rétrograde dans les lacunes lymphatiques. Comme preuve de
ce fait, Ludwig dit que lorsque les uretères sont liés et que l'urine ne peut s'écouler, les reins deviennent œdémateux, ce qui veut dire que leurs espaces lymphatiques sont gorgés de liquide. Cette preuve, invoquée par Ludwig, n'est pas tout à
fait satisfaisante, car une fois le passage de l'urine par filtration du sang arrêté, les
lymphatiques peuvent aussi se remplir directement aux dépens des vaisseaux sanguins. Il est évident que c'est là un élément du phénomène qui explique la modifi-

cation spéciale de composition que la diffusion avec le liquide des lacunes lymphatiques fait éprouver à l'urine arrêtée dans les canalicules (¹).

On a retiré des reins de la leucine, de la xanthine, de l'hypoxanthine, de la créatine, de la taurine, de la cystine, de l'acide inosique. La plupart de ces substances ne passent pas ou au moins en très-faibles quantités dans l'urine. Leur présence prouve évidemment qu'il se fait un échange moléculaire assez actif dans le tissu rénal lui-même. Cl. Bernard a découvert que le sang de la veine rénale reste rouge quand la glande est en activité; ce fait nous prouve que l'échange moléculaire dont nous venons de parler est en connexion avec l'activité sécrétoire de l'organe, et que des phénomènes chimiques semblent intervenir dans la sécrétion urinaire. Nous ne possédons qu'une seule hypothèse plausible sur ces phénomènes chimiques, et cette hypothèse est basée sur la manière dont les albuminoïdes sont retenus dans le sang. L'albumine diffuse très-difficilement avec des liquides acides, et l'acide libre de l'urine prend naissance dans le rein; on voit donc que le phénomène chimique qui produit cet acide empêche également l'albumine de sortir du sang. On peut donc penser qu'en général l'échange moléculaire du tissu rénal donne naissance à des substances qui ne passent pas dans l'urine, mais qui rentrent dans le rein; que néanmoins, en imbibant le parenchyme rénal, elles laissent plus facilement diffuser certains corps que d'autres. Après la mort, les propriétés endosmotiques des canalicules sont complétement modifiées, car si l'on fait passer un courant sanguin à travers les vaisseaux du rein d'un cadavre, ce n'est pas de l'urine qui se produira, mais un liquide tout à fait analogue à celui qui passerait par diffusion à travers toute membrane humide.

Nous ne connaissons pas encore d'une manière précise l'influence exercée par le système nerveux sur la sécrétion urinaire. L'effet produit par certaines conditions psychiques tend cependant à faire admettre cette influence; mais les nerfs agissent-ils alors seulement en régularisant le courant sanguin par l'intermédiaire des muscles lisses des vaisseaux, ou bien agissent-ils, comme dans les glandes salivaires, directement sur les sécrétions ? (²)

Théories de la sécrétion urinaire. On peut distinguer trois théories principales : théorie mécanique, théorie chimique et théorie mixte. La *théorie mécanique* est due à Ludwig. Il admet que, d'abord, il se produit dans le glomérule une simple transsudation du plasma sanguin, moins l'albumine, la fibrine et les graisses. Le liquide transsudé passe dans les canalicules, qui sont enlacés par des capillaires sanguins, et il se produit alors un échange par voie d'endosmose entre ce liquide et le sang. Or ce sang est plus concentré à cause de sa filtration dans le glomérule et cède au liquide des canalicules de grandes quantités des substances qui y sont en solution : urée, acide urique etc., tandis qu'il lui reprend de l'eau. Dans ces derniers temps, Ludwig a modifié son hypothèse; il n'attribue plus cette propriété endosmotique aux capillaires qui entourent les canalicules, mais bien aux lacunes lymphatiques que l'on trouve entre eux. Il accorde toutefois que beaucoup de faits ne peuvent s'expliquer que par une propriété spéciale des canalicules, et se rapproche ainsi de la théorie mixte.

La *théorie chimique* fut inventée par Bowman. Il admet que dans le glomérule il ne passe que de l'eau du sang, et que cette eau, en cheminant dans les canalicules urinifères, dissout les substances solides de l'urine extraites du sang par les cellules épithéliales de ces mêmes canalicules. Donders et Wittich ont un peu modifié cette hypothèse. D'après ces deux auteurs, les cellules épithéliales des canali-

---

(¹) Goll, *Zeitschrift f. ration. Med.*, 2ᵉ série, t. III. — M. Hermann, *Sitzungsber. der Wiener Akademie*, t. XXXVI. — Ludwig, *ibid.*, t. XLVIII.

(²) Heynsius, *Archiv f. holländ. Beitr.*, t. I.

cules ne peuvent extraire du sang que l'urée et l'acide urique, et ce n'est pas de
l'eau pure, mais bien un liquide salin, qui passe dans les glomérules. Wittich ajoute
que dans le glomérule la sécrétion est une simple filtration, qui entraîne même l'albumine du plasma, mais que les cellules épithéliales, douées d'une grande affinité
pour l'albumine, la reprennent et la rendent au sang. Wittich, pour appuyer la propriété sécrétoire qu'il attribue aux cellules épithéliales des canalicules urinifères,
fait remarquer que chez les oiseaux on trouve des dépôts d'acide urique dans ces
cellules. De tous ces faits il résulte que ni la théorie mécanique ni la théorie chimique ne peuvent expliquer tous les phénomènes, et qu'il faut accepter une *théorie
mixte*, qui considère la sécrétion urinaire comme étant à la fois une filtration et une
diffusion modifiées par l'échange moléculaire du tissu rénal lui-même, dernière condition qui donne aux membranes par lesquelles se font la filtration et la diffusion
une propriété telle que certaines substances peuvent passer en grande quantité dans
la sécrétion, tandis que d'autres n'y passent pas (¹).

§ 148. — Expulsion de l'urine.

L'expulsion de l'urine à travers les canaux excréteurs, les uretères et la
vessie, se fait par la pression de l'urine elle-même et par la contraction des parois musculeuses de ces organes. Le liquide ne peut progresser que vers l'extérieur, car la structure des papilles du rein ne permet pas à l'urine de remonter des uretères dans les canalicules, de même que l'obliquité des uretères, au
moment où ils perforent la vessie, ne permet pas à ce liquide de rétrograder.
L'ouverture de la vessie dans le canal de l'urèthre est fermée par un repli de la
muqueuse qui tapisse la paroi antérieure de ce réservoir, et cet obstacle n'est
vaincu que lorsque la pression intra-vésicale augmente, soit par la réaction
de l'élasticité du réservoir contre sa trop grande distension, soit par la contraction des fibres lisses qui entrent dans la structure de sa paroi. L'action musculaire n'entre en jeu que pour ouvrir l'orifice vésical ; c'est aux faisceaux longitudinaux de la vessie, aidés par la pression des muscles de l'abdomen, qu'il
faut attribuer cette action. Ce n'est que lorsque la vessie est très-distendue que
les fibres circulaires du col vésical entrent en contraction pour lutter contre la
pression qui tend à chasser l'urine dans le canal de l'urèthre.

On croit, en général, que c'est grâce à la tonicité du sphincter vésical que l'urine
ne peut s'écouler hors de la vessie ; mais cette opinion ne saurait se soutenir, car la
vessie du cadavre ne permet pas l'écoulement de l'urine. Heidenhain et Colberg prétendent que sur l'animal vivant il faut une pression bien plus énergique du liquide
pour ouvrir la vessie que sur le cadavre. Il est aisé de se rendre compte de cette
particularité, sans faire intervenir une action tonique permanente du sphincter, en
admettant que ce n'est que lorsque la pression devient forte que ce muscle entre en
contraction, ce qu'il est facile du reste de constater sur l'homme lui-même. Wittich,
qui expérimenta sur lui-même, contredit de tout point les observations de Heidenhain et de Colberg (¹).

(¹) Ludwig, *Wagner's Handwörterb. der Physiol.*, t. II; *Lehrb. der Physiologie*, t. II;
Wiener med. Wochenschrift, 1864. — Bowman, *Philos. transact.*, 1842. — Donders, *Physiologie*, t. I. — v. Wittich, *Archiv f. pathol. Anatomie*, t. X.
(²) Heidenhain u. Colberg, *Müller's Archiv*, 1854. — v. Wittich, *Königsberger med.
Jahrbücher*, t. III.

3° RAPPORT ENTRE LES SÉCRÉTIONS ET LES ALIMENTS ABSORBÉS.

§. 149. — Égalité entre les ingesta et les excreta.

On doit considérer comme le rapport normal entre les sécrétions et les aliments absorbés, chez un animal adulte, l'état dans lequel l'économie tout entière reste invariable dans sa composition qualitative et quantitative, et dans lequel par conséquent il y a *égalité entre les ingesta et les excreta* tant dans l'organisme tout entier que dans les différents tissus qui le constituent. Cet équilibre est rompu lorsque les *excreta* l'emportent sur les *ingesta*, cas auquel il y a *consommation des tissus*, ou que les *ingesta* l'emportent sur les *excreta*, il se produit alors un *excès de formation de tissus*. Pour prouver cet équilibre, on invoque : 1° la constance du poids total du corps, et 2° l'identité, dans un même espace de temps, entre les éléments qui constituent les sécrétions et ceux qui composent les aliments.

Il faudrait, pour donner une preuve absolue de cette identité, pouvoir suivre dans leur trajet à travers l'organisme tous les différents éléments chimiques que nous avons décrits au § 4. Ce résultat étant impossible à atteindre, on s'est borné à l'obtenir pour les éléments les plus importants des combinaisons *organiques*, pour le carbone et l'azote. Ces deux corps simples forment la base des deux grands groupes de substances qui composent les aliments et les tissus, les corps non azotés et les corps azotés, et en connaissant leur quantité excrétée et ingérée, l'on peut en déduire la consommation totale. Et cependant ce n'est que pour *l'azote* que l'on est arrivé à obtenir des chiffres précis. Dans un grand nombre de cas, presque tout l'azote consommé dans le corps est éliminé par l'urine; il suffit alors de comparer la quantité d'azote ingéré par l'alimentation à celle de l'azote contenu dans l'urée, et en ajoutant à cette dernière quantité l'azote qui est rendu sans modification dans les excréments, on arrive à la solution du problème. Quant à la balance du *carbone*, elle n'est pas encore bien établie, car dans la plupart des observations on s'est borné à comparer le carbone de l'alimentation à celui que contient l'acide carbonique de l'air expiré.

L'analyse des différentes excrétions avait déjà permis de supposer que l'urée doit contenir presque tout l'azote des aliments et de la décomposition des tissus. Les minimes quantités d'ammoniaque exhalé par la respiration, l'urée de la sueur, les pertes éprouvées par la desquamation épidermique sont tellement faibles qu'on peut presque n'en pas tenir compte. L'élimination de l'azote par les autres substances azotées contenues dans l'urine (acide urique, créatine) ne comprend guère que 2 p. 100 de la totalité de l'azote. La méthode de Liebig pour la détermination de l'urée, par une solution titrée d'azotate de bioxyde de mercure, donne toujours un excédant d'urée qui est dû précisément à ces dernières substances azotées de l'urine, et, d'après Voit, la proportion d'azote représenté par cet excédant d'urée est à peu de chose près celle qui incombe à ces substances. D'autres observateurs, Barral, Boussingault, Bischoff, trouvèrent au contraire, en comparant l'azote des fèces et de l'urée à l'azote des aliments, un déficit assez important, ce qui les amena à chercher une nouvelle source d'élimination de l'azote; c'est l'expiration et la perspiration auxquelles ils attribuèrent ce rôle. Mais Voit constata par de nombreuses recherches qu'au moins dans un grand nombre de cas ce déficit n'existe pas, et que, lorsqu'il existe, on peut l'attribuer à une consommation plus grande d'azote dans l'économie, ce qui peut parfaitement se produire alors même que le poids du corps reste constant, mais que d'autres substances, comme l'acide carbonique et l'eau, sont éliminées en quantités plus considérables qu'elles ne sont introduites par la nutrition. Il est facile de comprendre qu'il peut se produire des inexactitudes quand on recueille les fèces et l'urine, que d'autres fois encore les fèces et l'urine peuvent être retenues plus long-temps que d'habitude, ce qui trouble nécessairement les observations qui ne sont pas assez prolongées; l'urée elle-même peut quelquefois dans la vessie se transformer en carbonate d'ammoniaque. Toutes ces causes peuvent expliquer le déficit dont nous parlons sans que l'on soit obligé de faire intervenir une nouvelle voie d'élimination pour l'azote. En effet, Voit, par des expériences prolongées sur des chiens et des pigeons, a constaté l'égalité complète de l'azote ingéré et de l'azote excrété par les fèces et l'urine; Henneberg et Wohmann, ainsi que Grouver, sont arrivés au même résultat sur les ruminants, et Ranke confirme ces faits sur l'homme lui-même. Mais même dans les séries d'expériences de ces auteurs l'on trouve d'incroyables variations dans le rapport de l'azote excrété et ingéré, et dans les recherches de J. Seegen ce déficit est encore plus considérable. Comme néanmoins dans la majorité des cas on trouve que tout l'azote est éliminé par l'urine et les fèces, il est évident que l'on ne saurait admettre, au moins dans les cas normaux, une autre voie d'excrétion. Il est à remarquer que la quantité totale de l'azote se retrouve dans l'urine et les fèces dans toutes les expériences qui présentent une égalité parfaite entre tous les *ingesta* et tous les *excreta*. Il semble donc que les cas dans lesquels on observe un déficit appréciable dans la proportion d'azote éliminée sont ceux dans lesquels la nutrition éprouve des variations et dans lesquels pendant un temps donné la quantité des matières excrétées varie elle-même. Nous croyons donc avec Voit que tout l'azote éliminé se trouve dans l'urine et les fèces, bien que les faits contradictoires rapportés par différents observateurs ne soient pas suffisamment expliqués.

On détermine le poids du corps dans les recherches sur la nutrition pour compléter les résultats que l'on obtient en pesant directement les *ingesta* et les *excreta*; en effet, c'est du poids du corps que l'on déduit la quantité des *excreta* que l'on ne peut obtenir par la mensuration directe. Autrefois et même dans beaucoup d'expériences récentes on a calculé de cette manière les produits de la respiration et de la perspiration, qu'il est fort difficile d'obtenir par voie directe. On fait la preuve du calcul en pesant simultanément les aliments et toutes les excrétions liquides ou solides. Si l'on accepte l'opinion de Voit, on obtient ainsi l'emploi de l'azote; mais la balance du carbone ne saurait s'en déduire. Regnault et Reiset, et après eux Pettenkofer et Voit, instituèrent de nombreuses expériences dans lesquelles ils cherchèrent directement la quantité d'acide carbonique éliminée. Alors que l'on parviendrait à établir d'une manière précise et directe une balance exacte entre les éléments des *ingesta* et des *excreta*, il resterait encore à savoir sur quels tissus se portent les éléments des *ingesta* et de quels tissus proviennent les éléments excrétés; question tellement complexe qu'il serait fort difficile de l'élucider d'une manière rigoureuse.

Le bilan de l'économie animale que l'on obtient en comparant les *ingesta* et les *excreta* peut se représenter *par une équation* dans laquelle on oppose les substances ingérées aux éléments excrétés, en ajoutant à ces derniers les éléments que l'économie retient ou qu'elle élimine de sa propre substance. Quand il y a égalité entre les *ingesta* et les *excreta* l'équation devient $= 0$; quand il y a plus d'éléments absorbés, elle devient $= + n$; quand au contraire il y a consommation par l'économie de sa propre substance, elle devient $- n$. Voici par exemple une équation de nutrition fournie par Pettenkofer et Voit sur le chien ; elle est au reste presque un exemple unique d'une égalité complète entre les *ingesta* et les *excreta*. Le chien mangea en 24 heures 1500 grammes de viande; il absorba 477gr.2 d'oxygène; les *excreta* et les *injecta* se comportèrent :

	C	H	Az	O	Sels		Total
Ingesta	187,8	152,5	51,0	1566,4	19,5	=	1977,2
Excreta	184,0	157,3	51,1	1599,7	19,7	=	2011,8
Excédant des *excreta*.	—3,8	+4,8	+0,1	+33,3	+0,2	=	+34,6

L'équation de la nutrition devient donc. en comprenant dans le signe () l'excédant de consommation des tissus :

187,8 C + 152,5 H + 51,0 Az + 1566,4 O + 19,5 sels = 184,0 C + 157,3 H + 51,1 Az + 1599,7 O + 19,7 sels + (3,8 C — 4,8 H — 0,1 Az — 33,3 O — 0,2 sels).

Dans ce cas l'égalité entre Az ingéré et Az excrété est presque complète ; une faible quantité de C a disparu, tandis que H et O ont été excrétés en quantité plus grande qu'ils n'ont été ingérés; aussi l'économie doit-elle avoir formé de la graisse et éliminé un excès d'eau (1).

Pour obtenir l'équilibre entre les *ingesta* et les *excreta*, il n'est pas nécessaire que l'alimentation soit d'une espèce spéciale ; tous les aliments peuvent amener à ce résultat, pourvu qu'ils contiennent en quantité suffisante les différents éléments dont l'économie a besoin. Des trois groupes d'aliments organisés, hydrocarbures, corps gras et albuminoïdes, ce ne sont que ces derniers qui, abstraction faite des substances minérales, contiennent tous les éléments qui entrent dans la composition des tissus. Ce n'est donc que l'albumine qui dans certains cas peut à elle seule donner lieu à l'équilibre de la nutrition. Les hydrocarbures et les corps gras ne peuvent arriver à ce résultat que lorsqu'ils sont combinés à des albuminoïdes. La gélatine ne saurait remplacer l'albumine, bien qu'elle possède un certain pouvoir nutritif (voy. plus bas, 1°). Les corps gras, quand ils forment à eux seuls toute l'alimentation, activent la décomposition des substances azotées de l'économie, car en effet la quantité d'Az qui se trouve dans les excrétions est supérieure à celle que l'on y trouve quand l'animal est à jeun. L'équilibre de nutrition peut donc être atteint avec une alimentation qui contient : 1° de l'albumine, 2° de l'albumine et de la graisse, 3° de l'albumine et des hydrocarbures, et 4° de l'albumine, des hydrocarbures et des corps gras; l'alimentation habituelle rentre dans ce dernier cas.

1° *Alimentation par les albuminoïdes purs*, *albumine*, *gélatine*. On arrive à peu près à ce mode d'alimentation en donnant de la viande dépouillée de toute sa graisse. Les herbivores ne sauraient vivre longtemps avec une nourriture purement animale, parce que sans nul doute leurs organes digestifs ne sont pas aptes à transformer la quantité d'albumine nécessaire pour entretenir l'équilibre ; l'homme semble aussi avoir toujours besoin d'une alimentation mixte.

D'après Voit, le carnassier lui-même peut, dans certains cas seulement, arriver à entretenir l'équilibre entre ses *ingesta* et ses *excreta* par une nourri-

(1) Pettenkofer u. Voit, *Münchener Sitzungsber.*, 1863.

ture purement composée de viande (dépouillée de graisse); ce ne peut être que lorsque, par une nourriture antérieure très-riche, il a accumulé à l'avance dans ses organes beaucoup d'albumine et de corps gras. Même alors, pour maintenir cet équilibre, l'organisme du carnivore a besoin de quantités considérables d'albumine. Il en résulte qu'un animal médiocrement alimenté ne saurait entretenir sa vie d'une manière durable avec de la viande pure. Un animal nourri de cette sorte aurait besoin, pour entretenir son équilibre de nutrition, de quantités tellement considérables de viande que bientôt ses organes ne seraient plus capables de les élaborer. La *gélatine* peut jusqu'à un certain point venir en aide à l'alimentation par l'albumine, en ce sens que chez des animaux capables d'entretenir leur équilibre de nutrition avec des aliments purement azotés cet équilibre est atteint plus vite quand on mélange de la gélatine à l'albumine

, Un chien bien nourri du poids de 30 à 35 kil. avait besoin de consommer 1500 gr. de viande par jour pour entretenir pendant 49 jours son équilibre de nutrition. Ce même chien, nourri pendant 42 jours avec 500 gr. de viande seulement, avait perdu au bout de ce temps 3000 grammes de sa chair; en d'autres termes, ses excrétions lui avaient fait perdre une quantité d'Az équivalente à ce chiffre de viande. On lui rendit alors pendant 20 jours 1500 grammes de viande, , il augmenta de 600 grammes de chair; puis pendant 8 jours il fut nourri à 2000 grammes, mais il n'augmenta plus; on ramena l'alimentation à 1500 grammes et les *excreta* l'emportèrent sur les *ingesta*. Dans une nouvelle série d'expériences, le même chien reçut, après qu'on l'eut fait jeûner, une nourriture par la viande qui fut successivement poussée jusqu'à 1500 gr. Il maintint son équilibre de nutrition pendant 23 jours, au bout desquels il maigrit de nouveau, et ce n'est que lorsque l'alimentation atteignit 2000 gr. que l'équilibre se rétablit sans que l'animal augmentât de poids. Pettenkofer et Voit donnèrent à leur chien 400 gr. de viande et 200 gr. de gélatine; l'animal excréta une quantité d'Az supérieure à celle ingérée; mais avec 400 gr. de viande et 250 gr. de gélatine l'inverse se produisit, c'est-à-dire que le chien excréta moins d'Az qu'il n'en avait ingéré. Dans les deux cas, la quantité de carbone éliminée dépassait celle ingérée.

2° *Alimentation par l'albumine mélangée à de la graisse, et par l'albumine mélangée à des hydrocarbures.* Quand dans l'alimentation l'on ajoute à de l'albumine de la graisse ou un hydrocarbure, du sucre par exemple, l'animal conserve son équilibre de substances azotées avec beaucoup moins d'albuminoïdes que dans le cas précédent, le 1/3 ou le 1/4 seulement. Avec le sucre seul, il faut employer plus d'albumine qu'avec le mélange de graisse pour arriver au même résultat; en ajoutant à l'albumine des quantités plus considérables encore de graisse, on peut même arriver à une assimilation de cette dernière. La graisse de l'économie peut elle-même amener un semblable résultat, en ce sens qu'un animal très-gras a besoin de moins de viande pour entretenir son équilibre de matières azotées, car il consomme alors une partie de sa propre graisse.

Le chien de Voit, en recevant par jour 500 gr. de viande et 250 gr. de graisses, excréta une quantité d'azote équivalente à 557 gr. de viande; il consommait donc 57 gr. de sa propre chair; mais en même temps il assimilait 75 gr. de graisses et n'en transformait que 175 gr., calcul facile à établir d'après le poids de l'animal. Quand il était nourri avec 500 grammes de viande et 100 gr. de sucre, il transformait, outre ces 100 gr. de sucre, 151 gr. de sa propre graisse et 537 gr. de viande (matières azotées). Quand son alimentation se composait de 500 gr. de viande et de 300 de sucre, il ne consommait que 466 gr. de viande, 34 de graisse et 300 de sucre. Dans une nouvelle série d'expériences, pour lesquelles ils se servirent de leur grand appareil, Pettenkofer et Voit donnèrent pendant deux jours à un chien une alimentation composée de 400 gr. de viande et 250 gr. d'amidon ou de sucre, et retrouvèrent tout l'azote et tout le carbone dans les *excreta;* quand l'animal était nourri avec 400 grammes de viande et 200 grammes de graisse, il conservait son équilibre de nutrition pour l'azote ; mais tout le carbone ne se retrouvait pas: probablement il en avait assimilé et transformé en graisse. Tous ces faits semblent prouver que le sucre agit, dans ce cas, en empêchant la graisse du corps d'être consommée, ce qui répond au reste à l'idée que nous nous sommes faite au § 35 du rôle des hydrocarbures dans la nutrition générale.

3° *Alimentation mixte.* D'après tout ce que nous venons de dire sur l'équilibre de nutrition entre les *excreta* et les *ingesta*, il est facile de comprendre combien l'alimentation mixte que nous trouvons dans notre nourriture habituelle est de tous points la meilleure, alors surtout que l'on envisage en outre les conditions physiologiques de la digestion et de l'absorption. Au point de vue de l'absorption seule, l'alimentation par l'albumine et la graisse serait évidemment celle qui serait la plus avantageuse pour obtenir l'équilibre de nutrition. Mais, au moins chez l'homme et les herbivores, une pareille alimentation ne serait pas suffisante en raison des conditions de la digestion ; aussi chez ces animaux les hydrocarbures remplacent-ils la graisse, et probablement la gélatine se substitue-t-elle à l'albumine. Nous avons vu plus haut (§ 65) que pour une bonne alimentation il faut que des matières de cette espèce s'y trouvent en certaines quantités. La physiologie de la nutrition vient à l'appui de cette opinion. Si l'on donne à un carnivore qui jusqu'alors a été bien nourri avec de la viande et de la graisse, ou bien avec de la viande et du pain, une alimentation exclusivement composée de pain, aliment dans lequel la proportion des hydrocarbures l'emporte considérablement sur celle des albuminoïdes, ce carnivore, aura besoin, pour bien se nourrir, de quantités de pain de plus en plus considérables. Le poids de son corps ne diminuera pas, mais dès le début l'azote et le carbone excrétés l'emporteront sur l'azote et le carbone ingérés, tandis qu'une partie de l'eau absorbée restera dans son économie ; ses tissus deviendront plus riches en eau, ce qu'il est facile de constater, puisqu'aussitôt que l'on rendra de la viande à l'animal, ses reins élimineront une quantité considérable d'eau. L'alimentation exclusive par le pain ne put amener qu'au bout de 44 jours un équilibre imparfait des différents éléments ; chez le chat cet équilibre ne put jamais être atteint (Bischoff et Voit). Il en est de même quand on donne une nourriture qui contient très-peu d'albumine et beaucoup de graisse, ou très-peu de graisse ou d'hydrocarbures et beaucoup trop d'albumine. Dans le premier de ces cas (trop de graisse pour peu d'albumine), il se produit à peu près ce qui a lieu quand l'alimentation est exclusivement par la graisse; en d'autres termes, il se consomme plus d'albuminoïdes des tissus que pendant l'inani-

ion, tandis qu'en même temps il y a de la graisse assimilée. Dans le second
cas (trop d'albumine) il y a beaucoup moins de carbone éliminé qu'il n'y en a
l'absorbé, tandis que l'azote reste à peu près en équilibre. Ce fait semble
prouver qu'il peut se faire de la graisse aux dépens de la viande, ce qui revient
à dire que l'albumine, en se dédoublant, peut donner naissance à de la graisse
§ 35) (Pettenkofer et Voit).

4° Équilibre dans les différentes conditions de nutrition du corps. Pour
chaque organisme et pour chaque mode d'alimentation il y a une certaine
limite minimum de la ration alimentaire qu'il n'est pas permis de dépasser,
à moins de voir l'économie se consommer successivement elle-même et arriver
ainsi à l'inanition. Mais si l'on veut entretenir l'équilibre du corps dans un état
donné, les rations alimentaires nécessaires ne seront pas toujours les mêmes ;
en effet, l'organisme, pour conserver cet équilibre, a besoin d'autant plus d'aliments qu'il est mieux nourri ; en d'autres termes, une ration avec laquelle un
animal bien nourri consomme de sa propre substance peut suffire à un animal mal nourri, soit pour entretenir son équilibre de nutrition, soit même pour
augmenter de poids. Mais il existe aussi une *limite maximum* de la ration,
limite au delà de laquelle il ne saurait plus y avoir assimilation de tissus, et
au-delà de laquelle les aliments en excès passent à travers l'intestin sans être
absorbés ; il en résulte alors des troubles digestifs, en raison desquels la limite
maximum se trouve aussitôt considérablement abaissée. La ration alimentaire
nécessaire pour entretenir le poids du corps croît beaucoup plus rapidement
que la masse du corps ; pour obtenir le double en poids de chair, de graisse etc.
dans un organisme, il faut plus du double de la nourriture qui permet de
maintenir le même organisme dans son équilibre primitif.

Chez le chien de Voit, la limite minimum de l'équilibre de nutrition était de 500 gr.
de viande pure par jour ; mais l'équilibre ne put, dans ces conditions, être conservé que pendant peu de temps, vu que, comme nous l'avons dit plus haut, un chien
mal nourri (c'est le cas du moment où l'on commence l'expérience avec la limite minimum) ne peut conserver longtemps son équilibre de nutrition avec une nourriture
de viande pure, et consomme de sa propre substance. Chez le même chien, le maximum de l'alimentation était de 2500 à 2600 gr. Dès que l'on dépassait ce chiffre, les
vomissements et la diarrhée survenaient. Quand l'alimentation est mixte, les limites
minimum et maximum s'écartent beaucoup plus l'une de l'autre, puisque d'une part
il suffit d'une quantité absolue plus petite d'aliments pour obtenir l'équilibre, et que
d'autre part une quantité d'aliments plus grande peut être absorbée pour atteindre la
limite maximum que les voies digestives peuvent supporter. Mais les données que
nous possédons à cet égard ne sont pas encore suffisantes. Nous ne connaissons pas
davantage quels sont les *équivalents* des différentes espèces d'aliments qui peuvent
se substituer pour maintenir le corps dans la situation d'équilibre. Lorsque l'apport des aliments s'accroît successivement, l'économie tend à arriver à un point où
elle n'assimile plus rien, ce qui prouve que la décomposition augmente beaucoup plus
rapidement que l'assimilation. Bischoff et Voit ont démontré l'exactitude de cette
proposition chez le chien pour les substances azotées, et Henneberg l'a confirmée
chez le bœuf. L'équilibre tendant toujours à s'établir, quelle que soit la quantité de
viande donnée, il faut étudier surtout les premiers jours pendant lesquels on
augmente progressivement l'alimentation. Dans les nombreux tableaux de Voit nous

choisissons quelques chiffres obtenus sur un chien d'un poids d'environ 20 kilogrammes.

Quantité de viande donnée.	Quantité de viande transformée.	Quantités transformées en rapport avec la masse totale de la chair du corps de l'animal et de la viande de l'alimentation.	Alimentation antérieure.
1000^{gr}	580^{gr}	$\frac{1}{34}$	Alimentation mixte.
1500^{gr}	1186^{gr}	$\frac{1}{17}$	»
1800^{gr}	1356^{gr}	$\frac{1}{13}$	Jeûne de 3 jours.
2000^{gr}	1753^{gr}	$\frac{1}{11}$	Gélatine et un peu de viande.
2500^{gr}	2153^{gr}	$\frac{1}{9}$	1800 gr. de viande par jour.

Ces chiffres prouvent en outre l'influence de l'alimentation antérieure, influence qui devient bien plus manifeste encore si l'on compare l'alimentation par la viande pure à celle par la viande mélangée de graisse. Voit a constaté que, lorsqu'on vient à donner à un animal bien musclé (mais peu chargé de graisse) 100 gr. de viande de plus que n'en comportait son alimentation, il y en a 80 grammes qui sont décomposés, tandis que, dans le même cas, un animal bien gras n'en décompose que 36 gr. et s'assimile tout le reste. La richesse du corps en graisse favorise donc l'assimilation de la viande ; les hydrocarbures agissent de la même manière en favorisant de leur côté l'assimilation des graisses. Tous ces faits sont des plus importants au point de vue de l'alimentation rationnelle, car ils prouvent que pour arriver à faire assimiler la plus grande quantité de chair possible, il ne convient pas de nourrir exclusivement par la viande. On comprend aisément que dans l'engraissage des animaux la production de graisse et de viande devient de plus en plus dispendieuse à mesure que l'animal engraisse. Un autre élément de la question qui intervient encore, c'est la digestibilité des différentes substances alimentaires.

Quand l'on passe d'une alimentation à une autre, il faut toujours attendre un certain temps pour retrouver un nouvel équilibre de nutrition, et ce temps est toujours d'autant plus long que la différence entre les deux modes d'alimentation est plus considérable. Quand on augmente la ration de viande, c'est au bout de 4 à 5 jours que dans la plupart des cas l'équilibre est rétabli ; mais quand une alimentation riche en viande succède à un état de jeûne antérieur, il peut s'écouler de 8 à 10 jours jusqu'à ce que l'équilibre soit retrouvé. Les phénomènes de décomposition augmentent peu à peu, tandis que ceux d'assimilation diminuent. Dans une expérience dans laquelle on était passé d'une alimentation mixte peu copieuse à une alimentation par 1800 gr. de viande pure, l'équilibre fut obtenu au bout de 5 jours ; l'assimilation fut le premier jour de 289 gr., le second et le troisième de 82 gr., le quatrième de 29 et le cinquième de 3 gr. L'échange journalier d'azote augmentait en même temps de 20^{gr}.2 jusqu'à 61^{gr}.2. Quand on passe d'une alimentation pauvre à une alimentation plus riche, l'assimilation qui, dans les premiers jours, était considérable, comme le démontre l'expérience précédente, baisse rapidement ; quand, au contraire, on passe d'une alimentation riche à une alimentation pauvre, l'on remarque que le premier jour il y a encore une élimination relativement considérable d'azote, mais on la voit ensuite baisser rapidement jusqu'à ce qu'elle atteigne le nouvel équilibre de nutrition.

Le point essentiel des résultats obtenus par Bischoff et Voit, et par Voit et Pettenkofer, dans leurs recherches sur la nutrition, consiste précisément dans ce fait que la quantité d'éléments nutritifs introduits dans l'organisme d'un animal doit toujours être dans un rapport déterminé qui augmente avec le poids de l'organisme à nourrir. Ce résultat doit nous sembler très-plausible ; il suffit de songer qu'un organisme peut exister sous des conditions très-variées de richesse en chair et en graisse, et cependant les anciens physiologistes ne l'admettaient pas. La plupart d'entre eux croyaient, au contraire, que non-seulement un même organisme peut se trouver dans des conditions variées d'équilibre de nutrition, mais que *dans ces différentes conditions l'organisme consomme d'autant plus que l'apport est considérable.* Une expérience de Bidder et Schmidt semblait leur donner raison. Ces auteurs avaient remarqué, en effet, qu'un chat qui avait besoin, pour entretenir son équilibre de nutrition, de 90 gr. de viande pure par kilogr. de son poids, pouvait en absorber jusqu'à 124 gr. sans qu'il se produisît une augmentation dans ses tissus : l'excès d'alimentation se compensait par l'augmentation de l'excrétion. Bidder et Schmidt virent quelquefois se produire une augmentation d'assimilation dans les tissus de l'animal, mais toujours alors il se produisait une décomposition considérable de substances azotées ; aussi en conclurent-ils que dès que la quantité des aliments dépasse les limites nécessaires, il se fait aux dépens de la partie excédante une espèce de consommation de luxe, c'est-à-dire une décomposition dans le sang sans passage préalable à travers les tissus ([1]). Les auteurs qui, dans les deux camps soutenaient les deux opinions contradictoires, ont de part et d'autre commencé par mêler deux questions distinctes ; la première est celle-ci : l'excédant de l'apport, dépassant la quantité nécessaire pour l'entretien de l'équilibre, se décompose-t-il sans servir utilement à l'économie ? et la seconde : se fait-il dans le sang lui-même comme dans les tissus une décomposition des substances azotées ? Ce n'est que dans ces derniers temps que Voit a abandonné cette dernière question et qu'il a admis que le sang peut à cet égard se comporter comme tous les autres tissus azotés (voy. § 144). La première question est évidemment la plus importante au point de vue de la théorie de Bidder et Schmidt. Cette théorie était basée sur des expériences insuffisantes et peu concluantes. Tout le monde admettra donc aujourd'hui qu'en général dans un organisme l'assimilation des tissus peut augmenter aussi longtemps qu'il est possible d'augmenter la décomposition. La démonstration de ce fait et ses conséquences ont fourni une nouvelle base à la physiologie de la nutrition et de l'échange des matériaux de l'économie.

§ 150. — Échange des matériaux dans l'état d'abstinence.

Pendant l'abstinence, l'économie ne cesse pas d'éliminer des substances par les reins, la peau et les poumons. La quantité de matériaux qui se détruisent dans l'économie est en rapport avec la quantité d'éléments mis en réserve dans les tissus par l'alimentation antérieure. Un organisme bien nourri diminue rapidement par l'abstinence et élimine plus d'urée et d'acide carbonique qu'un organisme mal nourri ; le premier peut même fournir plus de matériaux de décomposition pendant un jeûne absolu que le second pendant l'alimentation. Mais il est aisé de comprendre que toutes ces différences qui dépendent de l'alimentation antérieure disparaissent au bout de quelques jours ; aussi chez différents animaux la décomposition suit-elle d'autant mieux les mêmes phases que l'on se rapproche davantage des derniers termes de l'inanition. En général, chez le chien, les phénomènes de décomposition suivent alors la même marche que dans le cas de changement brusque dans la quantité de l'alimentation ; le poids du corps et les excrétions subissent des variations énormes au début de l'inani-

---

([1]) Bidder u. Schmidt, *Verdauungssäfte und Stoffwechsel.* — Bischoff u. Voit, *Die Gesetze der Ernährung des Fleischfressers.* — Voit, *Zeitschrift f. Biologie,* t. 1 à III. — Pettenkofer u. Voit, *Münchener Akademie-Berichte,* 1866-1867.

tion, jusqu'à ce qu'ils atteignent une limite à partir de laquelle leur quantité ne s'abaisse plus que très-lentement. Cette limite est beaucoup plus rapidement atteinte quand déjà antérieurement l'alimentation a été insuffisante. D'autre part, la qualité de l'alimentation antérieure influe également sur le cours des phénomènes de l'inanition. Les organismes riches en graisse supportent le plus longtemps l'abstinence. Un animal qui, avant d'être soumis au jeûne, a été nourri avec des quantités abondantes de viande détruit durant les premiers jours de l'abstinence tout l'excédant qu'il avait emmagasiné. Un animal, au contraire, nourri avec de la viande et de la graisse conserve un certain temps une partie de l'albumine, par ce que l'oxydation de l'albumine semble être ralentie par la combustion de la graisse. La décomposition des albuminoïdes dans l'économie dépend évidemment de la richesse en albuminoïdes des tissus qui le composent; mais ce rapport ne peut, on le comprend, être fixe que pour une même espèce d'animaux. Pour des espèces différentes, le rapport qui existe entre la quantité totale d'albuminoïdes contenus dans les tissus et la quantité d'albuminoïdes détruits pendant l'inanition est des plus variables suivant la nature des différents organismes. Les petits animaux consomment en général une quantité relative plus grande de substances azotées que les grands animaux.

Les phénomènes de décomposition qui se passent chez l'animal affamé sont des plus variables suivant les différents organes. La perte de poids permet de conclure à la perte que l'inanition leur fait subir. Ce sont les dépôts de graisse qui subissent les pertes les plus considérables; les muscles en éprouvent de grandes aussi; puis viennent la peau, les os, le foie, le canal intestinal; le système nerveux est celui qui perd le moins. La diminution dans la quantité du sang est à peu près la moitié de la perte totale du poids des organes. On voit parfois la proportion relative d'eau augmenter dans les organes. Sur un animal bien nourri antérieurement, la perte au moment de la mort par inanition peut atteindre presque la moitié du poids total du corps.

Le tableau suivant, tiré des travaux de Voit, nous servira à prouver ce que nous venons d'exposer. Le poids du corps était de 35 kilogr. : la colonne A, qui nous donne la quantité d'urée excrétée, sert à calculer la quantité de chair consommée dans le corps; elle est désignée dans la colonne B; on y est arrivé en calculant la quantité d'azote de l'urée correspondante. La colonne C donne la quantité totale de chair qui reste à consommer au jour qui suit l'expérience.

	A. Azote.	B. Chair du corps consommée.	C. Chair du corps qui reste à consommer.	D. Proportion de la chair consommée.
Avant l'abstinence.	180,8	2488	»	»
1 jour d'abstinence	60,1	823	3700	$\frac{1}{4}$
2 »	24,6	341	2877	$\frac{1}{8}$
3 »	19,2	262	2536	$\frac{1}{10}$
4 »	17,4	237	2274	$\frac{1}{10}$
5 »	12,0	168	2037	$\frac{1}{12}$
6 »	13,0	182	1869	$\frac{1}{10}$
7 »	12,6	170	1687	$\frac{1}{10}$
8 »	10,2	138	1517	$\frac{1}{11}$

Tous les autres tableaux correspondants ne diffèrent de celui-ci et ne diffèrent entre eux que par la quantité d'urée éliminée pendant le premier ou tout au plus le second jour de l'inanition. L'animal était-il mal nourri, la quantité d'urée tombait au premier jour à 14 gr.; elle ne diminuait plus alors que de fort peu, de telle sorte que la quantité proportionnelle de substance azotée (D) consommée chaque jour restait à peu près dans un rapport constant avec la quantité totale de chair de l'animal à expérience. Voit donne le nom d'*albumine de réserve* à la quantité d'albumine qui est décomposée dans les premiers jours de l'abstinence et qui dépend de l'alimentation antérieure, et le nom d'*albumine des organes* à la fraction à peu près constante de ce corps qui est dépensée journellement; mais il est bien entendu qu'il ne veut pas dire par là que ces deux quantités n'entrent pas l'une et l'autre dans la composition des organes. D'après cet auteur, l'albumine de réserve est en combinaison moins stable que l'albumine des organes. Voit estime que dans les deux premiers jours de l'abstinence, 70 p. 100 du premier de ces composés sont consommés, tandis que du second il n'en passe que 1 p. 100 par jour dans l'urée. Il est cependant à remarquer, Frerichs l'avait signalé et Voit l'a confirmé, que l'élimination de l'azote dans l'abstinence n'est pas toujours aussi régulière. L'on voit en effet quelquefois, après plusieurs jours, se produire une augmentation dans la proportion d'azote excrétée. Il est probable que cette irrégularité est en rapport avec la quantité plus ou moins grande de graisse qui existe dans le corps, et que cette exagération dans l'excrétion de l'urée correspond au moment exact où tous les tissus graisseux sont comburés.

Les expériences de Chossat, C. Schmidt, Schuchardt et Voit nous fournissent quelques données sur la perte du poids des organes pendant l'inanition. Toutes ces expériences pèchent cependant par ce fait qu'il a fallu comparer entre eux différents animaux et admettre que chez tous ces animaux, au moment où l'inanition commençait, le poids de chaque organe représentait la même proportion du poids total du corps que chez un animal pris pour type. Voici les résultats obtenus par Voit sur le chat.

Organes.	100 grammes d'organes frais perdent :	100 grammes d'organes secs perdent :	100 grammes de perte totale du corps se répartissent en :
. . . .	13,9	»	5,4
scles	30,5	30,2	42,2
ie	53,7	56,6	4,8
ins	25,9	21,3	0,6
te	66,7	63,1	0,6
ncréas. . . .	17,0	»	0,1
sticule	40,0	»	0,1
umons. . . .	17,7	18,8	0,3
ur	2,6	»	»
estin (vide) . .	18,0	»	2,0
rveau et moelle .	3,2	»	0,1
au (et poils) . .	20,6	»	8,8
su graisseux. .	97,0	»	26,2
ng	27,0	17,6	3,7
ste du corps. .	36,8	»	5,0

On voit par ce tableau que c'est le tissu graisseux qui de beaucoup est celui qui trouve le plus de pertes relatives; mais qu'en raison de leur masse totale ce sont les muscles qui forment la plus grande partie de la perte totale du corps. Ce sont les centres nerveux qui perdent le moins. Toutes les autres observations s'accordent par leurs points essentiels avec ce tableau de Voit, mais elles en diffèrent par d'autres points secondaires : c'est ainsi que les différences sont des plus marquées par rapport à la diminution dans la quantité du sang, ce qui peut s'expliquer par le peu de précision dans les méthodes d'investigation. Voit s'est servi de la méthode de Welcker qui assure à ses résultats un assez grand degré de certitude (1).

§ 151. — Échange des matériaux pendant le travail musculaire.

La physiologie des différentes sécrétions nous démontre que le travail musculaire augmente la masse totale des excrétions en même temps qu'il augmente le besoin de nourriture et la quantité d'oxygène absorbé. Mais cette augmentation se répartit d'une manière très-irrégulière sur chaque sécrétion en particulier ; c'est l'acide carbonique expiré qui éprouve l'augmentation la plus considérable (§ 132), tandis que l'excrétion de l'urée n'augmente pas ou très-peu (§ 144). Il est à remarquer cependant, comme l'a signalé E. Schmitt, que très-souvent quelques heures après le repos on voit la quantité d'urée augmenter dans les excrétions, et cette augmentation est en rapport avec le travail musculaire antérieur. On peut en conclure que le travail musculaire active la décomposition des éléments de tous les tissus, mais surtout des éléments non azotés. Ce fait, qui résulte de ce que nous savons de la nutrition en général, confirme ce que nous avons dit au § 52.

Les recherches de Simon, Lehmann et Speck, Beigel etc. avaient établi que pendant le travail musculaire il se produit une augmentation dans l'excrétion de l'urée ; aussi jusque dans ces derniers temps les physiologistes s'en tenaient-ils à la doctrine de Liebig, d'après laquelle les sources du travail musculaire se trouvent surtout dans la décomposition des tissus azotés. C'est Voit qui, le premier, fit remarquer combien l'excrétion de l'acide carbonique l'emporte pendant le travail sur l'excrétion des substances azotées. Ses recherches qui portaient sur des chiens indiquaient cependant toujours une augmentation remarquable dans la quantité d'urée. Mais enfin Pettenkofer et Voit lui-même étudièrent sur l'homme les produits de la respiration et ceux de la sécrétion rénale et virent que la quantité d'urée excrété restait la même pendant le repos et le travail musculaire.

En 24 heures.	Jeûne.		Alimentation moyenne.		Alimentation azotée.	Alimentation non azotée.
	Repos.	Travail.	Repos.	Travail.	Repos.	Repos.
CO² expiré . .	695	1187	930	1134	1003	839
HO expiré. . .	814	1177	957	1412	1110	925
O absorbé. . .	743	1072	867	1006	850	808
Urée	26,3	25,0	37,2	37,3	55,8	27,7

(1) Chossat, *Recherches expérimentales sur l'inanition.* Paris 1843. — Bidder u. Schmidt, *loc. cit.* — Schuchardt, Dissert. Marburg 1847. — Voit, *Zeitschrift f. Biologie*, t. II.

Et néanmoins ces mêmes auteurs persistèrent à admettre que la source de la force musculaire se trouve dans la décomposition des albuminoïdes du tissu musculaire. D'après les hypothèses de Voit, l'organisme est un appareil qui, par la décomposition des albuminoïdes, développe toujours une quantité constante de forces, forces qui pendant le repos sont employées à un autre usage. Il est évident qu'une machine de travail construite d'après ces données ne remplirait nullement le but de son inventeur. En effet, les autres usages auxquels serviraient en ce cas les forces développées pendant le repos aux dépens des albuminoïdes décomposés sont importants ou non; dans le premier cas ils ne pourraient être remplis pendant le travail musculaire, et dans le second, si ces usages sont sans importance, l'économie animale serait constamment une consommation inuile pendant le repos. Cette question peut, au reste, être résolue directement; l'on recherche si dans un temps donné, pendant lequel il se produit du travail, la quantité d'albuminoïdes consommés est en rapport avec le travail produit. Fick et Wislicenus ont suivi cette voie. Pendant 31 heures ils ne consommèrent que des aliments non azotés (non compris les boissons) et pendant 17 et 22 heures ils exécutèrent un travail musculaire très-pénible (ascension du Faulhorn); ils examinèrent leur urine avant, pendant et après l'ascension. La quantité d'azote rendue pendant le travail et 6 heures après était pour Fick de $5^{gr},742$ et pour Wislicenus de $5,^{gr}549$; elle correspondait à $37^{gr},17$ et $37^{gr},0$ d'albumine. Si nous calculons maintenant d'après l'unité de chaleur donnée par Frankland pour les muscles (§ 153), la combustion de cette quantité d'albumine répond à 68,690 et 68,376 kilogrammètres. Le travail réel exécuté était pour Fick de 66 et pour Wislicenus de 56 kilogr. de poids du corps à élever à 1956 mètres, c'est-à-dire de 129,096 et de 148,656 kilogrammètres; si nous ajoutons le travail exécuté par les muscles de la respiration et par le cœur, ces chiffres doivent à peu près être doublés et donner 320,000 et 370,000 kilogrammètres; et c'est à peine si la combustion de la quantité d'albumine que nous venons de donner parviendrait à couvrir la cinquième partie de cette dépense. Cette observation ne porte pas sur un temps assez long et surtout elle n'est pas comparative avec ce qui se passerait si pendant le repos on ingérait une quantité d'albumine égale à celle consommée; aussi ne nous dit-elle pas si l'albumine prend part aux phénomènes de combustion et jusqu'à quel point elle y prend part; mais en tout cas elle confirme ce que déjà d'anciens observateurs avaient vu, savoir que le travail musculaire se fait surtout aux dépens de la combustion des matières non azotées ([1]).

VI. PRODUCTION DE LA CHALEUR.

§ 152. — Chaleur propre du corps et de ses différentes parties.

Les parties du corps humain qui peuvent perdre facilement leur chaleur par contact avec l'extérieur, comme la peau, la cavité buccale, le rectum, possèdent une chaleur propre assez variable, tandis que la température des organes internes est des plus constantes. La chaleur du sang est la plus considérable; elle atteint en moyenne 39°, peut descendre à 37° et dépasser 41°. La chaleur du sang varie suivant la région où on l'examine et suivant l'état de l'organisme. Dans la veine cave inférieure le sang est un peu plus chaud que dans la veine

---

([1]) Voit, *Ueber den Einfluss des Kochsalzes, des Kaffees und der Muskelbew.* München 1860. — Pettenkofer u. Voit, *Zeitschrift f. Biologie*, t. II. — Fick u. Wislicenus, *Züricher Vierteljahrsschrift*, 1865. — Comp. en outre le § 52.

cave supérieure; celui des veines sus-hépatiques est beaucoup plus chaud que celui de la veine porte, et celui de la veine rénale que celui de l'artère correspondante. Mais le sang du cœur gauche et des veines pulmonaires est toujours plus froid que celui du cœur droit (Cl. Bernard), probablement parce qu'il se rafraîchit en passant par les poumons; c'est sans doute pour le même motif que le sang des artères cutanées est plus chaud que celui des veines cutanées (Colin). La température du sang veineux des organes internes augmente quand ces organes fonctionnent, ce que Ludwig a démontré pour les glandes salivaires; mais en ce cas cette augmentation ne saurait, comme dans le poumon et la peau, être compensée par le rayonnement ou par l'évaporation; le sang reçoit donc sa chaleur par les organes, et cette chaleur augmente par le fonctionnement des tissus.

La *chaleur propre des organes* dépend donc en partie de la température du sang qui les traverse, en partie de la chaleur développée par leur fonctionnement, et enfin de la plus ou moins grande quantité de chaleur qu'ils peuvent perdre.

La chaleur propre augmente avec l'alimentation; aussi varie-t-elle régulièrement avec les heures des repas. Elle s'élève après le déjeuner et atteint son premier maximum 4 à 6 heures après celui-ci; elle s'abaisse jusqu'au dîner de midi, recommence à monter et atteint deux heures après un second maximum; on la voit baisser encore jusqu'au souper, sans que cependant ce dernier repas détermine une nouvelle augmentation de chaleur. Pendant le jeûne on voit ces variations de température concorder à peu près avec celles que nous venons d'indiquer, et, pendant l'abstinence, la température du corps présenter deux maxima journaliers, l'un le matin, l'autre après midi. Il faut donc en conclure que ces élévations quotidiennes de la température propre du corps ne tiennent pas exclusivement à l'alimentation, mais que cette dernière détermine surtout le moment où l'élévation commence à se manifester.

Quand l'abstinence est prolongée, on ne voit la chaleur animale s'abaisser considérablement qu'au début et peu de temps avant la mort par inanition. Cet abaissement ne dépasse pas en général 5 à 6°.

G. Liebig, Cl. Bernard, Colin ont recherché les différences de la chaleur du sang dans les différents organes. Cl. Bernard a trouvé :

			État de l'animal.				État de l'animal.
1°	Cœur droit	38°,8	à jeun.	3°	Veine porte	37°,8	à jeun.
	Cœur gauche.	38°,6			Veine sus-hépat.	38°,4	
2°	Cœur droit	39°,2	en digestion.	4°	Veine porte	39°,7	en digestion.
	Cœur gauche.	37°,1			Veine sus-hépat.	41°,3	

Il résulte de ces chiffres que pendant la digestion la chaleur du sang veineux tend à s'élever dans les organes digestifs, le foie par exemple (4°), et qu'en outre la chaleur générale du sang augmente (2°). Voyez le § 73 pour l'élévation de la température dans les glandes salivaires en fonctions. D'après Colin, le sang artériel est presque toujours plus chaud de 0°,5 à 1° dans tous les organes qui se rapprochent de la surface cutanée. D'après le même auteur, le sang du cœur gauche est au conaire souvent plus chaud de 0°,1 à 0°,2 que celui du cœur droit. Ces variations, abstraction faite de la chaleur déterminée par la nutrition du tissu pulmonaire, dépendent probablement du rapport entre le refroidissement par la surface pulmonaire et la surface cutanée. Ce dernier est-il plus considérable, la température du sang sera plus basse dans le cœur droit [1].

Frœhlich et Bærensprung sont les auteurs qui ont le mieux étudié les variations journalières de la chaleur animale sous l'influence du jeûne ou de l'alimentation. Les oscillations normales de la chaleur animale ne dépassent pas, d'après ces auteurs, 1/2 à 1°, et leur amplitude est assez indépendante de la nourriture ou de l'abstinence. Lichtenfels et Frœhlich ne la trouvèrent, pendant des jours de jeûne, que de 0°,57 inférieure à celle des autres jours. Il nous semble qu'il y a là deux causes différentes et opposées : 1° une cause qui produit un abaissement régulier de température du matin jusqu'au soir, et 2° une augmentation de température due à chaque repas. Le soir, l'abaissement est tel qu'il fait disparaître complétement l'élévation périodique de l'alimentation. Mais la périodicité déterminée par la régularité des heures de repas persiste même pendant les jours de jeûne. On pourrait vérifier cette hypothèse en étudiant les variations de la température sur des animaux en abstinence, mais dont les heures des repas antérieurs n'auraient pas été les mêmes. Quoi qu'il en soit, les oscillations de la chaleur animale suivent à peu près les oscillations de la fréquence du pouls (voy. § 117). D'après Bærensprung, la chaleur animale varie également suivant les *âges*. Chez les nouveau-nés elle est la plus élevée et atteint 37°,8, elle s'abaisse ensuite peu à peu et se maintient assez constante de 30 à 60 ans (36°,8-36,°9), et remonte ensuite dans la vieillesse (37°,4). Les recherches de Chossat et de C. Schmidt sur la température pendant l'inanition donnent des résultats tout à fait concordants. Le chat mis en expérience par C. Schmidt vécut 19 jours; pendant les 16 premiers jours sa température resta constante, et ce n'est que dans les 3 derniers jours qu'elle tomba d'environ 5° [2].

Méthodes pour mesurer la température. — Pour mesurer la chaleur animale du corps, on détermine la température d'une cavité facilement accessible (cavité buccale, rectum) ou celle du creux axillaire, au moyen de thermomètres sensibles. L'on s'est servi aussi des mêmes instruments pour prendre la température du sang, mais il est préférable d'employer des thermo-multiplicateurs. Quand on se sert de thermomètres, il faut avoir soin que l'instrument reste assez longtemps en place et que sa boule soit couverte de tous côtés par les parties. Ces deux conditions sont surtout nécessaires pour le creux axillaire; ce n'est en effet que lorsque la peau de cette cavité est bien repliée sur elle-même qu'elle prend la même chaleur que les parties internes du corps. Voyez à ce sujet les recherches si remarquables de Liebermeister [3].

§ 153. — Économie de la chaleur animale.

En raison de l'équilibre établi entre ses *ingesta* et ses *excreta*, l'économie conserve son unité de composition ; elle conserve aussi sa chaleur constante par un équilibre entre sa dépense de calorique et le calorique qui s'y produit. Mais

[1] G. Liebig, *Ueber die Temperaturunterschiede des venösen u. arteriellen Blutes.* Giessen 1853. — Cl. Bernard, *Comptes rendus*, t. XLIII. — Colin, *ibidem*, 1865.
[2] Lichtenfels u. Fröhlich, *Denkschrift der Wiener Akademie*, t. III. — Bärensprung, *Müller's Archiv*, 1851. — Chossat, Bidder u. Schmidt, *loc. cit.*
[3] Liebermeister, *Prager Vierteljahrsschrift*, t. LXXXV.

il y a des différences remarquables entre la statique de l'échange calorifique e
la statique de l'échange des matériaux par la nutrition. L'économie animale ne
reçoit pas sa chaleur du dehors, comme elle reçoit ses aliments, car, au contraire, le corps la fabrique lui-même dans son intérieur. On peut donc, quand
on parle de l'équilibre entre les quantités de chaleur perdue et acquise, ne comprendre que l'équilibre entre le calorique produit par la combustion des substances nutritives et le calorique perdu au dehors. La constance de la chaleur
animale serait possible en ce cas, mais sans qu'il y eût autant de calorique
perdu au dehors qu'il s'en forme régulièrement par la combustion des matériaux dans le corps ; car, en effet, d'après la loi de l'équivalence des forces
vives, toute transformation de force, en particulier tout mouvement mécanique
du corps, diminue la quantité de chaleur produite. On ne saurait donc admettre
l'équilibre entre la chaleur produite et la chaleur perdue qu'en supposant toutes
les autres forces ramenées à leur équivalent de chaleur. La constance de la
chaleur propre du corps et des organes chez l'homme et chez les animaux à
sang chaud ne prouve pas seulement qu'il y a équilibre entre la production et
la perte de chaleur, mais encore qu'il existe dans l'économie des conditions en
vertu desquelles, lorsque cet équilibre est passagèrement détruit, il se rétabli
facilement. L'organisme *régularise son calorique* en augmentant la production quand la perte est plus considérable, ou en diminuant les pertes qui se
produisent d'un autre côté ; quand, au contraire, la production de calorique
est trop forte, l'économie augmente ses dépenses ou modère la production. Il
nous faut donc, pour nous rendre compte de l'économie de la chaleur animale, rechercher les *sources de la production* et les *voies de déperdition du
calorique.*

1° *Sources de la production du calorique.* Les éléments qui entrent dans
la composition des aliments et des tissus n'ont pas tous, en se comburant dans
l'économie, la même valeur pour la production du calorique. Ce sont les graisses
qui sous ce rapport tiennent le premier rang, puis viennent les hydrocarbures
et les albuminoïdes sont les derniers. L'absorption de ces substances par les aliments semble augmenter la production de chaleur dans cette même proportion.
Outre la combustion, le simple dédoublement ou la conjugaison des corps peut
mettre en liberté ou faire disparaître du calorique. D'après Berthelot, chaque
fois qu'une substance absorbe ou perd de l'eau, il se produit ou se consomme
de la chaleur. Il est donc hors de doute que, dans l'économie animale, les phénomènes de dédoublement des albuminoïdes et des hydrocarbures, la décomposition ou l'hydratation des graisses s'accompagnent aussi de production de
chaleur. Mais comme dans l'économie animale il s'opère surtout des dédoublements ayant pour résultat de produire des combinaisons plus simples
d'après les lois générales de la production du calorique ces transformations
développent plus de chaleur qu'elles n'en absorbent, bien qu'elles ne s'accompagnent ni d'absorption d'oxygène ni d'élimination de CO^2. Dans l'état de santé
les variations de la production du calorique sont presque toujours en rapport
avec la perte extérieure de chaleur, avec l'évaporation et le rayonnement à la
surface du corps et avec le travail produit ; cette dernière condition entraîne
toujours une consommation de matériaux supérieure à celle que nécessite la

avail, d'où résulte une légère augmentation dans la température des organes
n travail. Le besoin de nourriture avec ses variations dépendant de la tempé-
ature extérieure, de la saison etc., est un assez bon régulateur pour la prouction de calorique. Dans les états pathologiques, au contraire, la consom-
ation des éléments et la production de chaleur, qui en est la conséquence,
euvent varier de telle sorte que la température propre des organes et du sang
éloigne plus ou moins de la normale, et ces variations peuvent être indépen-
antes des modifications dans la dépense du calorique. Les altérations patholo-
ques deviennent nécessairement alors très-graves, car l'organisme des ani-
aux à sang chaud ne saurait supporter pendant longtemps une diminution ou
ne augmentation même minime de la chaleur animale; quand elle atteint 40°,
s chiens meurent en 2 à 6 heures; quand les lapins sont refroidis jusqu'à
8-20°, leur organisme ne peut plus recouvrer sa température normale, et c'est
ar la respiration artificielle seulement que l'on peut les empêcher de mourir
Cl. Bernard, Walther). Parmi les états pathologiques qui modifient l'écono-
ie de la chaleur animale, nous citerons surtout les états fébriles qui jus-
u'ici sont les mieux étudiés à ce point de vue. On comprend qu'il y ait sur-
évation de la température dans la fièvre, parce que d'abord il se fait une
écomposition exagérée des éléments de l'économie, ce que démontre l'excès
urée et probablement de CO_2 éliminés, et parce que d'autre part la quantité
calorique rayonné au-dehors diminue pendant le stade de frisson; mais cette
minution momentanée ne saurait suffire à expliquer toute la surélévation
nsécutive de température (Liebermeister).

Si l'on désigne sous le nom d'*unité de chaleur* la quantité de chaleur nécessaire
ur élever 1 gr. d'eau de 1°, l'on trouve que la chaleur développée par la combus-
on de 1 gr. de charbon de bois pur = 8080, et celle développée par la combustion
1 gr. d'hydrogène = 34,462 de ces unités (*calories*). Les quantités de chaleur
veloppées par la combustion des aliments et des tissus sont en général plus pe-
es, ce qui résulte clairement du tableau ci-dessous que nous empruntons à Frank-
nd; nous y joignons les quantités de travail correspondantes, en faisant observer que
n prend pour unité de travail la quantité de travail nécessaire pour élever 1 kilogr.
1 mètre de hauteur (*kilogrammètre*), et que la calorie répond à 0,423 kilogram-
ètre ([1]).
Il faut se rappeler en outre, pour la production de chaleur animale, que dans
conomie les substances brûlées ne se réduisent pas directement en CO_2, HO et Az
re comme dans un appareil à combustion, mais bien en CO_2, HO et urée, en rem-
açant ainsi pour le calcul tous les produits azotés de décomposition par le plus im-
rtant d'entre eux, l'urée. Nous donnons aussi la quantité de chaleur produite en
ceptant ce remplacement dans le calcul et en calculant d'après la chaleur produite
r la combustion de l'urée.

[1] On peut admettre le chiffre de 0,423, quoiqu'il ne soit pas encore bien fixe, et que
chiffres donnés par les différents savants qui se sont occupés de l'équivalent méca-
que de la chaleur ne concordent pas tous avec celui-ci. Il suffit toutefois pour les cal-
ls sur la physiologie de la chaleur animale.   (A. B.)

UN GRAMME.	COMBUSTION COMPLÈTE.				OXYDATION DANS L'ÉCONOMIE			
	Unités de chaleur		Unités de travail		Unités de chaleur		Unités de travail	
	état sec.	état naturel.	état sec.	état naturel.	état sec.	état naturel.	état sec.	état naturel.
A. Aliments.								
Pommes de terre (73 °/₀ d'HO) .	3752	1013	1589	429	3695	997	1563	42…
Farine de froment	»	3941	»	1669	»	3846	»	162…
Farine de pois.	»	3936	»	1667	»	3541	»	159…
Riz	»	3813	»	1615	»	3761	»	159…
Viande de bœuf (70,5 °/₀ d'HO).	5313	1567	2250	664	4839	1427	2047	60…
Viande de veau (70,9 °/₀ d'HO).	4514	1314	1912	556	4023	1172	1704	49…
Jambon (54,4 °/₀ d'HO) . . .	4343	1980	1839	839	3685	1680	1559	71…
Œuf (62,2 °/₀ d'HO).	6321	2383	2677	1009	6056	2283	2562	90…
Lait (87 °/₀ d'HO)	5093	662	2157	280	4836	628	2046	20…
Beurre.	»	7264	»	3077	»	7264	»	307…
Sucre de raisin	»	3277	»	1388	»	3277	»	138…
B. Tissus et leurs produits de décomposition desséchés à 100°.								
Muscle de bœuf	5103	»	2161	»	4368	»	1848	»
Albumine	4998	»	2117	»	4263	»	1803	»
Graisse de bœuf	9069	»	3841	»	»	»	»	»
Acide hippurique.	5383	»	2280	»	»	»	»	»
Acide urique	2615	»	1108	»	»	»	»	»
Urée	2206	»	934	»	»	»	»	»

Si, au lieu de ramener, comme nous venons de le faire, les unités de substance combustibles à leurs valeurs en chaleur et en travail, on vient à rechercher combien ces diverses substances fournissent de calorique en absorbant une même quantité d'O et en émettant une même quantité de CO_2, l'on s'aperçoit que ce ne sont plus alors les corps gras qui occupent le premier rang dans la production de chaleur, car ils sont distancés par les sucres riches en oxygène et par les acides organiques, acide formique, acide acétique (Berthelot). Ce phénomène s'explique par ce que, lorsqu'un corps est brûlé, la production de chaleur dépend de *deux* éléments différents : 1° de sa richesse en C et en H, et 2° du groupement des atomes qui le constituent. Une preuve de la valeur de ce dernier élément nous est déjà fournie par la production de chaleur pendant que les corps se dédoublent, absorbent ou perdent de l'eau ; une autre preuve encore, c'est que, quand des corps homologues, les alcools par exemple, s'oxydent, la quantité d'oxygène absorbée restant la même, la quantité de chaleur développée est en rapport avec le poids atomique. Toutes ces conditions différentes compliquent le phénomène, et la question de la production de chaleur dans le corps devient des plus complexes. Il en résulte encore que l'échange gazeux n'est pas lui-même un moyen bien exact pour mesurer les phénomènes d'oxydation ; car, en effet, de même que de l'oxygène peut être fixé sans qu'il produise CO_2 (transformation de l'alcool en aldéhyde), de même aussi CO_2 peut être éliminé sans fixation d'O (par exemple dans la décomposition des acides acétique et formique par fermentation). La fixation d'O et l'élimination de CO_2 peuvent donc, dans l'économie, dépendre de phénomènes chimiques très-différents et indépendants les uns des autres. Aussi, lorsque, comme nous l'avons fait ci-dessus, nous cherchons par le calcul à obtenir la quantité de chaleur développée par la combustion des matières alimentaires et des tissus, et que nous en déduisons la capacité calorifique des excrétions azotées, nous n'arrivons nullement à nous rendre un compte bien exact de ce qui se passe réellement dans la production de la chaleur animale. Mais d'autre part la théorie mécanique de la chaleur nous apprend qu'un corps donné produit toujours par la combustion une quantité égale de chaleur, quel que soit le mode de combustion et quelles que soient aussi les formes intermédiaires par lesquelles il passe; aussi les résultats obtenus par la comburation des aliments et des tissus sont-ils suffisants pour étudier *d'une manière générale* l'économie de la chaleur animale. Nous nous bornons donc, en nous basant sur la connaissance de la quantité de chaleur déterminée par la combustion des aliments et des *excreta*, et sans tenir aucun compte des phénomènes chimiques qui se passent dans l'économie, à calculer combien de forces vives le corps produit sous forme de chaleur ou de travail musculaire. Quant aux transformations intermédiaires par lesquelles passent les forces pendant ces phénomènes, nous ne pourrions les connaître et nous en rendre bien compte que si nous connaissions plus exactement qu'aujourd'hui les phénomènes chimiques de la nutrition, et que s'il nous était possible d'étudier chacun de ces phénomènes isolément et de nous rendre compte des modifications physiques qu'il produit dans l'économie. Il est inutile d'insister sur l'importance de cette condition. Aussi nos connaissances actuelles sur l'économie de la chaleur animale sont-elles à peu près comme celles que nous avons de la balance exacte entre les *ingesta* et les *excreta*, basées uniquement sur les variations du poids du corps [1].

La *fièvre* est une augmentation dans la chaleur propre du corps en général, due à une production exagérée de calorique par des causes encore tout à fait inconnues. Dans une quantité d'inflammations ou de plaies il se produit une augmentation *locale* de la chaleur (O. Weber), mais elle n'est pas assez forte pour produire la fièvre et augmenter ainsi la chaleur générale. Pendant le stade de frisson, il est aujourd'hui hors de doute qu'il y a moins de chaleur perdue par rayonnement, puisque les artérioles cutanées se rétrécissent; aussi Traube admet-il que l'élévation de température par la fièvre est due à cette diminution dans le calorique rayonnant. Liebermeister et Auerbach, au contraire, ont fait des calculs, approximatifs il est vrai, qui permettent d'affirmer que jamais la diminution dans la quantité de calorique rayonnant ne suffit à expliquer l'augmentation de la chaleur dans la fièvre. Il serait très-important, pour élucider ce point, de se rendre compte de la quantité de CO^2 éliminée pendant la fièvre, et c'est ce que l'on n'a pas fait jusqu'ici.

Les *causes physiologiques qui augmentent la production de chaleur* sont sans nul doute les mêmes qui augmentent la dépense de calorique. C'est ainsi que Liebermeister a trouvé que dans le bain froid la température du creux axillaire ne varie pas, ce qui prouve que, la perte de calorique étant considérable, la production augmente dans la même proportion. Quand on exagère volontairement les mouvements respiratoires, tant en nombre qu'en profondeur, et qu'on les porte à 3 ou 4 fois leur valeur normale, il n'y a pas, d'après le même auteur, d'augmentation dans la température, ce qui peut tenir à ce qu'en même temps il se fait une dépense exagérée de calorique par l'évaporation pulmonaire. Mais il est évident que la perte de

[1] Berthelot, *Journal de l'anat. et de la physiol.*, 1865. — Frankland, *Proceedings of the royal institution*, 1866.

chaleur due à cette dernière cause ne saurait compenser celle que produit la combustion de 3 et 4 fois plus de carbone; aussi faut-il admettre que la production et l'élimination de CO_2 ne marchent pas toujours parallèlement, et que l'élimination peut augmenter sans que la production la suive bien exactement. D'autre part, il est probable que l'abaissement de la chaleur animale que l'on observe après la section bilatérale des pneumo-gastriques est due à une diminution dans la production du calorique. Le même phénomène s'observe dans toutes les affections dyspnéiques, qui, de même que la section des vagues, ne diminuent pas seulement l'élimination, mais encore la production de CO_2 ([1]).

2° *Dépenses de calorique*. En transformant, d'après les principes acceptés aujourd'hui, toutes les forces vives qui servent dans le corps en quantités de chaleur, nous pouvons grouper toutes les dépenses que subit l'économie en : 1° évaporation aqueuse par la peau et les poumons; 2° échauffement de l'air inspiré; 3° échauffement des excrétions soit solides soit liquides; 4° échauffement des aliments absorbés; 5° rayonnement par la surface cutanée; 6° travail mécanique.

Nous sommes encore très-peu éclairés sur la manière dont les pertes de chaleur se répartissent sur ces six points. Il est évident que c'est le rayonnement par la peau qui fait perdre la majeure partie de la masse totale du calorique. On admet que pour l'échauffement des aliments et de l'air inspiré, ainsi que pour l'évaporation pulmonaire, il se perd 22,5 p. 100 de la chaleur produite; il resterait donc encore, le corps étant en repos, 77,5 p. 100 pour le rayonnement et l'évaporation cutanée. Quand le travail musculaire augmente, il détermine à la vérité une perte de calorique, mais cette perte est compensée et bien au delà par l'augmentation de la nutrition et des combustions; aussi le corps en travail, outre le résultat mécanique, produit-il plus de chaleur que le corps en repos.

La régularisation de la chaleur, qui amène la constance de la température du corps, se fait par la peau et les poumons. Lorsqu'il s'est produit trop de chaleur, les vaisseaux cutanés se dilatent, les glandes sudoripares commencent à sécréter, les mouvements respiratoires s'accélèrent; les pertes de calorique s'accroissent alors jusqu'à ce que l'équilibre antérieur soit rétabli, parce que le rayonnement et l'évaporation par la surface du corps sont devenus plus grands, parce que l'évaporation pulmonaire a augmentée, et parce que les volumes d'air à réchauffer se sont également accrus.

Helmholtz estime que les pertes du calorique se répartissent de la manière suivante : pour cent de chaleur produite

Rayonnement et évaporation cutanée.	Échauffement des ingesta.	Échauffement de l'air inspiré.	Évaporation pulmonaire.
77,5	2,6	5,2	14,7

Ludwig estime que la perte de calorique due au travail mécanique seul est de 7 p. 100 de la chaleur totale développée par l'alimentation.

([1]) Liebermeister, *Archiv f. Anat. u. Physiol.*, 1860-1862; *Prager Vierteljahrsschrift*, t. LXXXV et LXXXVII; *Deutsches Archiv f. Med.*, t. I. — Ackermann, *ibid.*, t. II. — Walther, *Archiv f. pathol. Anat.*, t. XXV; *Archiv f. Anat. u. Physiol.*, 1865. — Cpr. aussi le § 52 et la *Physique méd.*, §§ 285 et 286.

C'est par la section du sympathique que l'on peut le plus aisément étudier l'influence qu'exerce la *dilatation des vaisseaux* sur la régularisation de la chaleur ; tandis que l'on voit, en effet, alors les vaisseaux de l'oreille se gorger de sang et la chaleur y augmenter, la température des cavités internes s'abaisse de 1 à 2° (Jacobson et Landré). D'après Vivenot, l'augmentation de la chaleur animale que l'on observe d'abord dans l'air comprimé, ainsi que la diminution consécutive, tiennent toutes deux en majeure partie à la répartition du sang dans les vaisseaux de la périphérie ; dans l'air comprimé les vaisseaux se rétrécissent, et quand la compression de l'air vient à cesser, ils s'élargissent de nouveau, de sorte que dans le premier cas il y a diminution dans la quantité de chaleur rayonnante, et augmentation dans le second. Enfin, l'augmentation si remarquable de température qui précède souvent la mort ou même la suit immédiatement doit être attribuée à des causes identiques. Au moment de la mort, les vaisseaux cutanés se rétrécissent, la respiration s'arrête, les principales conditions de régularisation de la chaleur cessent de fonctionner et peut-être la production de calorique continue-t-elle encore un peu de temps.

Nous ne possédons jusqu'ici que les recherches de Hirn pour nous éclairer sur l'influence du travail musculaire sur la masse de calorique mise réellement en liberté. Hirn mit différents hommes dans un calorimètre, il les y laissa tantôt au repos, et tantôt il leur fit exécuter des travaux plus ou moins pénibles ; il commença par étudier la quantité de chaleur produite dans chaque expérience et la quantité d'oxygène consommé. La quantité absolue de chaleur mesurée par le calorimètre augmentait avec le travail produit ; la proportion d'oxygène absorbé augmentait également, mais en proportion bien plus forte, de telle sorte que la quantité *relative* de chaleur produite (quantité comparée à l'intensité des phénomènes de combustion) diminuait. La quantité de cette diminution transformée en équivalents mécaniques de chaleur doit donner le même chiffre que celui obtenu directement quand on a vérifié le travail. Mais ces chiffres ne s'accordent pas exactement dans les recherches de Hirn ; les dépenses de calorique observées sont supérieures aux chiffres que l'on obtient en calculant d'après l'équivalent thermique du travail ; on peut peut-être expliquer cette différence par l'augmentation de l'évaporation pendant le travail. La méthode de Hirn n'est pas d'une précision absolue, et, d'autre part, l'auteur s'est fondé sur une hypothèse évidemment inexacte, savoir : que l'oxygène est toujours consommé, pendant le repos comme pendant le travail, par des parties organiques similaires. Quoi qu'il en soit, les résultats de ces recherches ne laissent aucun doute sur le fait que la quantité de calorique diminue pendant le travail en proportion de la quantité de matériaux consommés [1].

(1) Helmholtz, article *Thierische Wärme*, dans *Berliner med. Encyklop.* — Jacobson u. Landré, *Nederl. Arch.*, t. II. — Vivenot, *Wiener med. Jahrb.*, t. II. — Hirn, *Recherches sur l'équivalent mécanique de la chaleur.* Paris 1858. — Pour la chaleur qui précède et qui suit la mort, voy. Erbe, *Deutsches Archiv*, I, et Eulenburg, *Med. Centralblatt*, 1866.

DEUXIÈME PARTIE.

PHYSIOLOGIE DES FONCTIONS DE RELATION.

§ 154. — Vue d'ensemble de ces fonctions.

Les fonctions de relation comprennent des phénomènes pour la plus grande partie très-complexes, et dépendant tous les uns des autres. La sensation est évidemment d'abord une modification dans l'organe du sens suivie de phénomènes dans les nerfs sensoriaux et dans le cerveau ; les mouvements musculaires s'accompagnent de modifications physiques et chimiques dans le tissu musculaire, en rapport avec des phénomènes dans les nerfs moteurs et les centres nerveux. D'un autre côté, ces fonctions déjà si complexes de sensation et de mouvement musculaire dépendent encore l'une de l'autre, puisque souvent les mouvements musculaires influent sur les sensations, et que d'autres fois les nerfs sensitifs, transportant la sensation sur des nerfs moteurs, déterminent des mouvements ; enfin, les fonctions des organes nerveux centraux sont sous la dépendance de ces parties périphériques, et à leur tour ces dernières dépendent des centres nerveux. Aussi étudierons-nous d'abord les fonctions des éléments qui caractérisent ces tissus, les éléments nerveux et les fibres musculaires ; alors seulement nous pourrons étudier l'action réciproque de ces fonctions les unes sur les autres, et l'influence qu'exercent sur elles d'autres conditions accessoires. Nous traiterons donc :

1º Des fonctions des éléments nerveux et des fibres musculaires ;
2º Des impressions des sens ;
3º Des mouvements musculaires ;
4º Des fonctions des organes nerveux centraux.

I. FONCTIONS DES ÉLÉMENTS NERVEUX ET DES FIBRES MUSCULAIRES.

§ 155. — Généralités et division.

Nulle part il ne nous est donné d'étudier aussi facilement les alternatives de repos et d'activité fonctionnels. L'*activité* et le *repos*, voilà les deux états opposés et alternant plus ou moins régulièrement, qui manifestent l'action des nerfs et des muscles comme aussi des organes centraux et périphériques qui y sont rattachés. Aussi commencerons-nous par étudier les propriétés des éléments nerveux et des fibres musculaires en repos ; nous examinerons : 1º la structure et la texture, 2º les propriétés physiques des nerfs et du tissu musculaire.

Après cela nous étudierons ce qui se passe dans les nerfs et les muscles en activité : 1° les manifestations extérieures de cette activité, et 2° l'analyse des phénomènes physiques et chimiques qui se produisent dans ces organes en activité.

1° PROPRIÉTÉS DES ÉLÉMENTS NERVEUX ET DES FIBRES MUSCULAIRES AU REPOS.

a) Structure et texture des tissus nerveux et musculaires.

§ 156. — Éléments du tissu nerveux.

Les éléments du tissu nerveux sont les *cellules nerveuses* et les *fibres nerveuses* (§ 18).

Les *cellules nerveuses* ou *cellules ganglionnaires* sont les parties essentielles des organes centraux et des ganglions ; elles sont constituées par des cellules de grandeur très-variable, contenant des noyaux, et sont formées par une masse de protoplasma finement granuleux. La membrane d'enveloppe fait en général défaut aux cellules nerveuses ; presque toutes sont munies de prolongements qui se continuent probablement avec des filets nerveux. Aussi a-t-on décrit des cellules *unipolaires, bipolaires* et *multipolaires ;* on trouve des cellules *apolaires* dans les ganglions du sympathique. Il est impossible de s'expliquer le rôle physiologique que peuvent jouer ces cellules apolaires, aussi les considère-t-on comme une production artificielle due à l'arrachement de prolongements très-fins. Les cellules des ganglions sympathiques sont très-souvent entourées par une enveloppe assez épaisse munie de noyaux (Fig. 59), qui se prolonge sur le névrilemme. Toute cellule multipolaire possède : 1° un prolongement qui se continue directement avec un filet nerveux , c'est le *cylindre-axe* (Fig. 58, 3), et 2° d'autres prolongements nombreux plus ténus,

prolongements *protoplasmatiques* (4), qui se divisent et dont quelques-uns deviennent aussi des cylindres - axes (3'), toujours moins gros que celui que nous venons de signaler. Cette manière d'envisager la structure des cellules nerveuses , décrite par Deiters pour la moelle épinière, semble être également vraie pour le cerveau ; il nous faut donc envisager les cellules nerveuses des organes centraux comme étant en général des appareils desquels partent deux systèmes de fibres, appareils qui peuvent être reliés les uns aux autres par ces mêmes fibres.

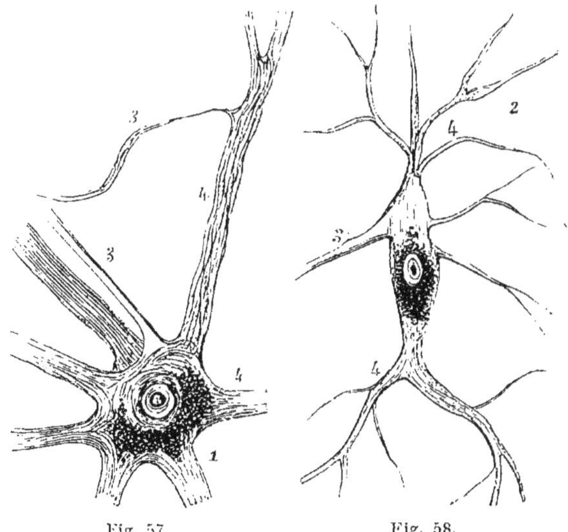

Fig. 57.   Fig. 58.

La description donnée par Beale et J. Arnold pour les cellules ganglionnaires du sympathique répond en général à celle que nous venons de donner (Fig. 59). Ces cellules envoient en effet un prolongement assez gros (2), qui provient, d'après Arnold, du noyau, d'après Courvoisier, du nucléole, et un deuxième prolongement fin (3) qui s'enroule en spirale autour du premier et paraît être formé par plusieurs petits prolongements anastomosés. Cette fibre en spirale naît, d'après Arnold, d'un réseau qui entoure la cellule et est en connexion avec le nucléole. Courvoisier dit que de ce réseau partent des filets commissuraux qui relient plusieurs cellules entre elles. Kölliker, W. Krause et d'autres ont révoqué cette disposition en doute, au moins pour ce qui a trait à la fibre en spirale et à son origine. Toujours est-il que la cellule ganglionnaire est d'une structure très-compliquée. Fromann a constaté que le contenu de cette cellule est finement rayé et semble composé de fibres. Stilling assigne aux cellules nerveuses une structure très-complexe; d'après lui, la membrane et le contenu sont constitués par un système de canalicules très-fins dont une partie sert à mettre les cellules voisines en communication. L'on ne saurait encore se prononcer d'une manière définitive sur cette

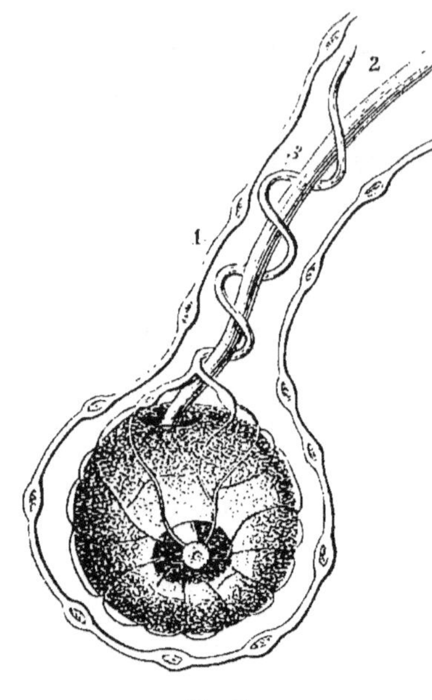

Fig. 59.

description que la plupart des histologistes révoquent en doute, d'autant plus que pour ses préparations l'auteur s'est servi de réactifs énergiques qui ont pu altérer les tissus.

La substance fondamentale granuleuse dans laquelle la cellule nerveuse est enfouie a été reconnue par Bidder et Kupffer pour du tissu connectif mou. D'après ces auteurs, le tissu connectif pénètre tous les organes centraux du système nerveux et en forme la trame; aussi les cellules très-petites admises jusqu'à présent comme des cellules nerveuses ne sont-elles, d'après ces auteurs, que des cellules connectives. Mais R. Wagner a tenté de remettre en honneur l'ancienne opinion, de telle sorte que d'après lui, la substance fondamentale finement granuleuse serait de nature nerveuse. Il faut, pour juger ces opinions divergentes, se rappeler que toute la substance des organes centraux ressemble, au point de vue de sa morphologie et de sa formation, au tissu connectif. Les cellules nerveuses avec leurs prolongements ressemblent aux cellules connectives, et dans les deux tissus il existe une substance fondamentale intercellulaire. Mais il est évident que cette dernière variera suivant la disposition des cellules elles-mêmes, et que par conséquent elle sera toute différente, quand les cellules seront devenues cellules nerveuses, de ce qu'elle sera là où ces cellules seront restées à l'état de cellules connectives ordinaires, servant à la nutrition. Beaucoup de cellules des organes nerveux centraux devant rester à l'état de cellules de nutrition, la substance intercellulaire qui les enveloppe devra donc ressembler beaucoup à celle du tissu connectif proprement dit.

Les *fibres nerveuses* existent, soit dans les troncs nerveux et leurs ramifications, dont ils forment la partie essentielle, soit dans les centres nerveux et

es ganglions, où elles sont en connexion avec les cellules nerveuses. Dans
es nerfs périphériques leur structure est toujours la même : à l'état frais elles
sont formées par une masse homogène, réfractant très-fortement la lumière,
contenue dans une membrane translucide. Bientôt la masse interne se coagule et l'on voit la moelle nerveuse opaque appliquée immédiatement le long
de la membrane extérieure en présentant plus ou moins de renflements, tandis qu'au centre se remarque une fibre plus claire, le *cylindre-axe*. Il est
probable que ce phénomène est dû à ce que les graisses ou les substances analogues qui constituent la moelle acquièrent plus de consistance en se solidifiant
et qu'il en est de même du cylindre-axe par coagulation d'un albuminoïde peut-
être. Dans les organes nerveux centraux, les fibres nerveuses perdent peu à
peu leur structure : elles sont très-molles et dans les préparations elles prennent souvent l'aspect variqueux (Fig. 60, 2), en raison même de leur faible consistance et de la mollesse du parenchyme ambiant. Un
très-grand nombre de ces fibres nerveuses des organes
centraux n'ont pas de moelle nerveuse, et le tube extérieur leur fait également défaut.

Outre toutes ces variétés de fibres nerveuses, l'on
trouve encore dans les nerfs du sympathique d'autres
fibres très-fines d'une structure spéciale ; elles ont un
contenu grisâtre et une gaîne extérieure très-épaisse,
munie de noyaux (Fig. 60, 3). Ces fibres prennent le
nom de *fibres nerveuses ganglionnaires, organiques*,
ou de *fibres de Remak*, du nom de leur inventeur. Il
n'est pas encore démontré qu'elles sont toutes de nature
nerveuse, mais pour beaucoup d'entre elles il ne saurait
y avoir de doute à cet égard, vu que l'on trouve des nerfs

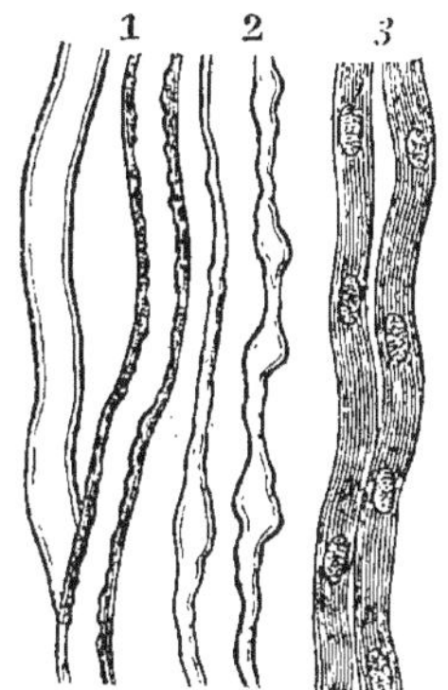

Fig. 60.

sympathiques formés presque exclusivement par des fibres de cette espèce.

Dans les troncs et les branches nerveuses, les fibres sont maintenues par le
névrilemme, enveloppe connective extérieure, qui envoie des prolongements dans
l'intérieur du tronc de manière à en séparer les filets les uns des autres. Dans
l'intérieur des faisceaux les fibres se continuent sans aucune division. Mais
peu avant de se terminer à la périphérie, quand les faisceaux se sont dissociés
et que les fibres marchent isolées les unes des autres, quoique d'ordinaire elles
soient enveloppées encore par le névrilemme, on voit les fibres primitives se diviser. Ces divisions se répètent souvent plusieurs fois pour la même fibre ; on les
observe surtout dans les nerfs cutanés et musculaires. Chacune de ces divisions
est en général aussi grosse que la fibre primitive dont elles partent, ce qui fait
que le diamètre total de cette masse nerveuse s'accroît considérablement. Toutes
les ramifications nées de ces divisions, au moment où elles pénètrent dans les
parties périphériques auxquelles elles sont destinées, se divisent à leur tour
en un très-grand nombre de ramuscules des plus fins dépourvus de moelle ;
leur gaîne primitive présente alors très-souvent des noyaux.

On a soutenu très-souvent que le cylindre-axe ne préexiste pas dans le nerf
vivant (et qu'il n'est dû qu'à un artifice de préparation). Mais l'apparence si nette
qu'il présente sous l'influence de certains réactifs (chloroforme, alcool), comme

aussi son aspect quand la moelle est coagulée, nous semblent prouver parfaitement son existence réelle. D'autre part, le cylindre-axe se différencie nettement dans les nerfs frais par sa double réfraction, et souvent aussi les fines ramifications nerveuses présentent des points où l'on ne trouve plus de moelle, tandis que le cylindre-axe s'y continue. Il n'est donc pas possible de supposer que ce soit là un produit dû à la coagulation *post mortem*, d'autant moins que toutes les particularités qui pourraient faire admettre cette hypothèse, comme par exemple la coagulation de la moelle et la modification de consistance des nerfs après la mort, peuvent très-bien s'accorder avec la préexistence du cylindre-axe, ainsi que nous l'avons vu plus haut. Le cylindre-axe présente souvent une apparence finement striée. Stilling a remarqué que sur des préparations traitées par l'acide chromique ce filet se divise en *trois couches* diversement colorées. Sur les gros cylindres-axes de la moelle épinière des poissons, Mauthner a nettement distingué deux couches diversement colorées par le carmin. Enfin Klebs a constaté que dans la moelle nerveuse fraîche l'on voit flotter des particules douées d'un pouvoir réfringent différent de celui de la masse dans laquelle elles flottent. Tout cela tend à prouver que la fibre nerveuse possède une structure plus compliquée qu'on ne le croit jusqu'ici [1].

§ 157. Éléments du tissu musculaire.

Le tissu musculaire se divise en deux formes, le tissu des *muscles lisses* et celui des *muscles striés* (§ 18) (Fig. 61, 1 fibre cellule lisse, 2 fragment de fibre musculaire striée). Ses deux formes de tissus sont constituées par des cellules fusiformes qui atteignent une grande largeur et une grande longueur dans les muscles lisses, puisque très-fréquemment ces cellules atteignent toute la longueur du muscle; dans les muscles longs il n'est pas rare de voir les cellules se terminer comme les fibres cellules avant d'avoir atteint l'extrémité du muscle, mais leurs bouts terminés en fuseau se juxtaposent directement à ceux d'autres cellules qui les prolongent. Les fibres striées comme les fibres lisses se divisent très-rarement; ce n'est que dans certains organes, le cœur, les poumons, que l'on trouve de ces divisions.

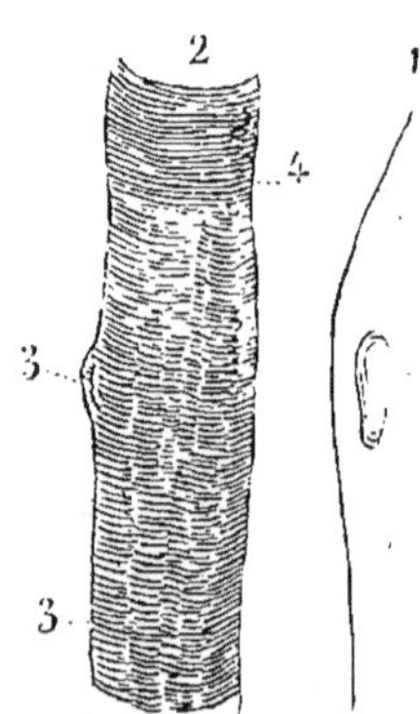

Fig. 61.

La grande différence entre les fibres striées et lisses consiste dans la sécrétion d'une membrane d'enveloppe plus épaisse, dans la multiplication du noyau et dans une segmentation spéciale du contenu.

Tandis que les fibres lisses ne permettent guère de constater une membrane spéciale, les fibres striées possèdent une enveloppe très-élastique, le sarcolemme (4), à la face interne de laquelle on trouve une quantité de noyaux alternants (3). La structure intime du contenu des fibres striées est difficile à déterminer. L'examen optique y fait constater deux substances dont les pro-

[1] Stilling, *Ueber den feineren Bau der Nervenprimitirfaser u. Nervenzelle.* Francfurt 1856. — Deiters, *Untersuchungen über Gehirn u. Rückenmark.* Brunswick 1865. — Beale, *Philos. Transact.*, 1863. — J. Arnold, *Virchow's Archiv*, t. XXVIII et XXXII. — Klebs, *ibid.*, t. XXXI.

riétés optiques sont différentes ; elles sont superposées en longueur les unes au-
ssus des autres et se composent : 1º d'une substance qui constitue les particules
charnues (*sarcous elements*), très-réfringente et noire à la lumière transmise,
2º d'une deuxième substance intermédiaire ou fondamentale beaucoup moins
réfringente. Les particules charnues élémentaires (*sarcous elements*) se distinguent encore par leur double réfraction ; chacun de ces éléments se comporte comme un corps à un seul axe positif, dont l'axe optique est parallèle
au grand axe du muscle. Il est permis d'admettre que ces éléments sont tous
enveloppés et de toute part par la substance fondamentale douée de la simple
réfraction, mais avec cette particularité que ces éléments sont surtout amassés
les uns à côté des autres dans le sens de la longueur, tandis que transversalement il existe de petits vides entre leurs différentes couches, vides qui sont remplis par la substance fondamentale. L'observation démontre encore que ces
éléments charnus bi-réfringents sont de grosseur très-variée comparativement
à la substance fondamentale. Brücke suppose, pour expliquer ce fait, que
chaque élément charnu est constitué par une masse de petites particules bi-
réfringentes, *disdiaclastes* plus ou moins écartées les unes des autres ou régulièrement disséminées dans la substance fondamentale ; dans ce dernier cas
la striation disparaît. Il explique les propriétés optiques des fibres lisses, dont
le contenu est également quoique plus faiblement bi-réfringent, en supposant
que comme dans le dernier cas les particules élémentaires sont régulièrement
disséminées dans la masse fondamentale. Il est très-probable que de même que
les disdiaclastes et la substance fondamentale sont douées de propriétés optiques différentes, elles doivent aussi présenter une différence dans leur structure et dans leur composition chimique. La substance fondamentale ou plasma
musculaire semble être un moyen d'union liquide, visqueux, capable d'absorber facilement de l'eau, tandis que les disdiaclastes
semblent être plus denses et moins capables de se gonfler
par imbibition.

La *connexion des éléments musculaires avec les fibres
nerveuses* n'a été approfondie jusqu'ici que pour les muscles striés. Les fibres nerveuses se divisent plusieurs fois,
perdent leur moelle, et leur enveloppe présente des noyaux.
On voit plus loin ces ramuscules très-fins (Fig. 62, 3)
se mettre en contact avec un faisceau musculaire primitif
et se terminer dans une plaque (2) directement appliquée
sur celui-ci. Cette plaque est finement granulée et contient dans son intérieur un ou plusieurs noyaux (1). Les
plaques terminales décrites d'abord par Krause sont,
d'après Engelmann, situées en dedans du sarcolemme (¹).

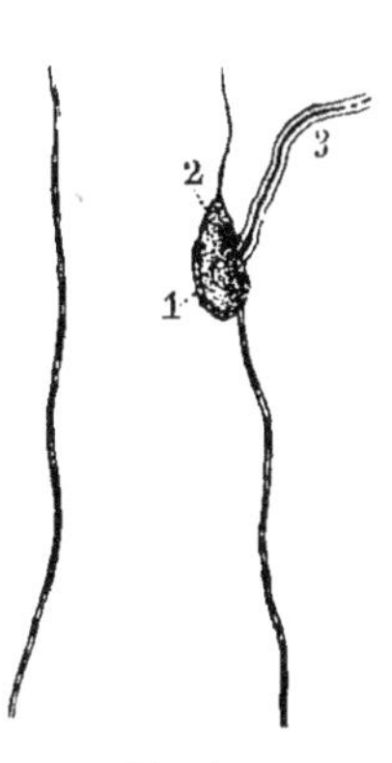

Fig. 62.

On a beaucoup discuté sur la signification des noyaux des fibres musculaires. Les
fibres musculaires (véritables tubes) naissent, d'après Remak, de cellules, dont les

(¹) Ici nous devons protester. C'est à Rouget, de Montpellier, qu'il est juste d'attribuer
cette découverte, dont, suivant un procédé bien connu, nos *bons* voisins ont dans leur
justice distributive fait honneur à l'un des leurs. (A. B.)

noyaux se multiplient ; aussi est-il très-plausible d'admettre que les noyaux des fibres musculaires ne sont que les noyaux des cellules originelles. D'autre part, M. Schultze a fait observer que ces noyaux, munis souvent d'un ou de plusieurs nucléoles, sont d'ordinaire enveloppés par une zone de substance fondamentale épaissie qui leur donne l'aspect d'une cellule avec noyau et contenu, mais dépourvue de membrane extérieure. On pourrait donc admettre que les noyaux des fibres musculaires sont de véritables cellules-filles situées à l'intérieur de la fibre musculaire qui en est la cellule-mère. Outre tous ces éléments essentiels, le tissu connectif entre également dans la structure des muscles. Tous les faisceaux primitifs se continuent à leurs extrémités par du tissu connectif ; ils se rétrécissent, se juxtaposent et forment les tendons. Le tissu connectif sert encore à relier les différents groupes de fibres primitives et engaîne enfin tout le muscle. Ce tissu connectif, le pérymisium, est au muscle ce que le névrilemme est au nerf ; seulement le premier est moins dense et plus lâche que le second ; le sarcolemme répond à la gaîne de la fibre nerveuse primitive.

Les auteurs sont aujourd'hui tous d'accord pour abandonner les idées anciennes d'après lesquelles le contenu de la fibre musculaire serait formé par des fibrilles ou de petits disques primitifs. Bowman, le premier, décrivit les *sarcous elements* comme les particules élémentaires des muscles ; d'après lui, ces particules sont agglutinées les unes à côté des autres, de manière à constituer des disques ; il considère les stries transversales comme la séparation entre ces disques, et les stries longitudinales comme la séparation entre les différentes particules qui constituent les disques. Mais Bowman se trompait quand il confondait les particules de la substance fondamentale avec les particules charnues et quand il regardait les particules charnues très-réfringentes comme des lignes limitantes. Cette erreur se reconnaît facilement quand on prend des fibres musculaires fraiches non encore modifiées et qu'on les met bien exactement au foyer de la lentille du microscope. On voit alors que le tube musculaire est rempli de corpuscules foncés, disposés en rangées régulières tant en long qu'en travers ; ces corpuscules sont agglutinés par une substance intermédiaire plus claire, qui d'ordinaire est plus abondante entre les rangées longitudinales des corpuscules foncés qu'entre les rangées transversales, où ils sont presque en contact. D'après Brücke, les corpuscules foncés sont formés par la réunion de disdiaclastes. Quand le microscope n'est pas tout à fait au point, il semble que les corpuscules charnus sont accolés les uns aux autres, soit transversalement soit longitudinalement, soit encore dans les deux directions. Dans le premier cas, la substance fondamentale semble être un disque ; dans le second cas, elle semble être fibrillaire, et dans le troisième cas, elle semble participer de ces deux formes. Toujours alors les éléments charnus ne paraissent constituer que des lignes limitantes. Les faisceaux primitifs des muscles de vertébrés se décomposent en disques quand ils sont gonflés par l'imbibition ; tandis que c'est par la coagulation ou par la macération que l'on obtient l'apparence fibrillaire ; aussi l'opinion, généralement répandue, que le faisceau primitif se décompose plus aisément en fibrilles qu'en disques, n'est-elle pas exacte, parce que les méthodes de macération que l'on emploie habituellement sont en général bien plus énergiques que l'imbibition. Les muscles des arthropodes se décomposent, au contraire, exclusivement en fibrilles ; mais ce n'est pas à dire pour cela qu'ils soient formés par des fibrilles ; les corpuscules charnus sont seulement plus solidement agglutinés dans le sens longitudinal. Weissmann a démontré que les fibrilles des muscles d'arthropodes sont entourées elles aussi d'un sarcolemme. Hæckel, s'appuyant sur la propriété que possèdent les faisceaux primitifs de se diviser en longueur sous l'influence de certains réactifs, suppose que la substance fondamentale qui unit les éléments charnus dans le sens de la longueur n'est pas identique à celle qui les

unit transversalement. Traités par l'acide chlorhydrique, les faisceaux se partagent
en disques; traités par l'eau ou l'alcool, ils se divisent en fibrilles; aussi Hæckel
suppose-t-il que la substance fondamentale qui les unit dans le sens longitudinal
est facilement soluble dans ClH et peu soluble dans l'eau ou l'alcool, tandis que
celle qui les unit transversalement est facilement soluble dans l'eau ou l'alcool, mais
à peu près insoluble dans HCl (1).

Quant *à la terminaison des nerfs dans les muscles*, les observateurs sont encore
loin d'être d'accord. D'après Beale, Kölliker, Krause etc., les nerfs se termineraient
en dehors du sarcolemme. Beale soutient qu'à la surface externe du sarcolemme les
nerfs forment un réseau très-fin, au milieu duquel on trouve des corpuscules connectifs; aussi est-il très-probable que le réseau décrit par Beale n'est autre chose
qu'un réseau de fibres connectives. Pour Kölliker, les nerfs arrivés sur la surface
extérieure du sarcolemme se divisent et forment des filets terminaux pâles, très-souvent variqueux; mais cet auteur n'admet pas qu'il y ait là des organes terminaux
spéciaux. Kühne, Margo, Engelmann etc. soutiennent, au contraire, que le nerf se
termine à l'intérieur du sarcolemme. D'après Kühne, les nerfs perforent le sarcolemme et se mettent au dedans de la fibre musculaire en relation avec des amas allongés de noyaux. D'autres fois le cylindre-axe pénètre dans l'intérieur du muscle,
se divise sur la surface interne du sarcolemme et se termine par plusieurs renflements terminaux. Les différences que présente cette description suffisent pour la
faire révoquer en doute. Margo décrit à la surface interne du sarcolemme un réseau
nerveux analogue à celui décrit par Beale sur la surface extérieure. Le cylindre-
axe pénétrerait dans l'intérieur du faisceau primitif, se diviserait en rameaux très-
fins anastomosés entre eux et avec les noyaux musculaires. Il est aisé de voir par
cet aperçu que les descriptions données jusqu'ici sur la terminaison ultime des
nerfs dans les muscles sont très-contradictoires; aussi semble-t-il rationnel d'admettre, au moins aujourd'hui, que les plaques terminales décrites par Krause et Engelmann, plaques assez faciles à étudier, sont le véritable mode de terminaison des
nerfs dans les muscles (2).

§ 158. — Composition chimique de la substance nerveuse.

La composition chimique des éléments nerveux n'a pu jusqu'ici être étudiée
que fort incomplétement. Pour résoudre la question si importante au point
de vue physiologique de la différence de composition entre les cellules et les
fibres nerveuses, il faut nous en tenir aux résultats très-incomplets que nous
fournit la microchimie. Ce moyen d'étude se borne à nous apprendre que le
cylindre-axe présente les réactions des albuminoïdes en général; que la moelle
est riche en graisse et en corps de cette espèce (le protagon y domine sans
doute); que l'enveloppe extérieure est de nature élastique, et qu'enfin le contenu de la cellule nerveuse est, à ce qu'il semble, un mélange particulier de
substances grasses et d'albuminoïdes. Mais nos connaissances sur les propriétés

(1) Bowman, *Philosophic. Transactions*, 1840-1841. — Brücke, *Denkschriften d. Wiener
Akademie*, 1858. — Schultze, *Archiv f. Anat. u. Physiol.*, 1861. — Hæckel, *ibid.*, 1857. —
Weissmann, *Zeitschrift f. ration. Medicin*, t. X.

(2) Kölliker, *Würzburg. naturw. Zeitschrift*, t. III. — Krause, *Zeitschrift f. ration. Med.*,
e série, t. XVIII, XX et XXI. — Kühne, *Archiv f. pathol. Anat.*, t. XVII et XVIII. —
Engelmann, *Untersuch. über den Zusammenhang zwischen Nerv- u. Muskelfaser.* Leipzig
863; *Jen. Zeitschrift*, 1864.

chimiques de la substance nerveuse ne sont pas exclusivement basées sur les données si incomplètes que nous fournit la microchimie, puisque l'on a pu analyser les masses, à la vérité très-complexes, des organes nerveux centraux. C'est d'après les résultats de ces analyses que nous devons nous faire une idée de la composition des différentes parties élémentaires de ce tissu.

D'après Hoppe-Seyler, c'est l'*albuminate de potasse* (caséine) qui est l'albuminoïde dominant dans la masse cérébrale. Parmi les autres substances, le *protagon* et la *cholestérine* semblent être les plus abondantes ; nous ignorons cependant encore si la cholestérine est en réalité un élément primordial de la masse cérébrale, ou si, comme d'autres substances anciennement signalées elle n'est qu'un produit de décomposition du protagon. Parmi ces produits de décomposition, il faut citer surtout la névrine, l'acide glycérophosphorique (glycérine phosphorique) et la plupart des acides gras extraits du cerveau. On a trouvé également dans les centres nerveux les produits de décomposition qui se constatent dans les tissus animaux, la leucine, la créatine, la xanthine, l'acide urique, l'acide lactique, le sucre etc. La substance nerveuse contient de grandes quantités d'eau : dans les cendres qu'elle fournit, l'on trouve surtout des phosphates acides et en même temps de l'acide phosphorique libre. Outre les albuminoïdes qui appartiennent probablement surtout au cylindre-axe, c'est le protagon qui parmi tous ces corps joue le rôle physiologique le plus important. On peut admettre que c'est lui qui forme la partie essentielle de la moelle nerveuse, mais il ne semble pas entrer dans la composition du cylindre-axe, ni dans celle du contenu des cellules nerveuses, non plus que dans celle de la substance intercellulaire des centres nerveux.

Virchow a donné le nom de *myéline* à la moelle nerveuse. Il l'a retrouvée dans beaucoup de tissus et de liquides normaux ou pathologiques, comme la rate, le vitellus, la bile etc. Il est à supposer que partout le protagon constitue les différentes formes de myéline ; aussi est-ce peut-être là une des substances les plus répandues dans le corps des animaux. Il est probable qu'un assez grand nombre de matières extraites jadis de la substance cérébrale, la cérébrine de W. Müller, l'acide cérébrique de Frémy, ne sont autre chose que du protagon mélangé à ses produits de décomposition (1).

§ 159. — Composition chimique de la substance musculaire.

Le tube musculaire est constitué par une membrane extérieure élastique, le sarcolemme ; son contenu peut être divisé en disdiaclastes, dont sont formés les éléments charnus, et en une substance fondamentale fluide, plasma musculaire, dans laquelle nagent ces éléments. La substance des *disdiaclastes* n'a pu être isolée jusqu'ici ; elle semble cependant être principalement constituée par un albuminoïde solide ; tous les réactifs qui modifient les albuminoïdes (acides, alcalis, chaleur à 100°) enlèvent au muscle sa propriété de double réfraction ; l'alcool seul, d'après Brücke, n'a pas cette action. Quand on traite par l'acide

(1) Schlossberger, *Chemie der Gewebe*. Leipzig 1856. — Frémy, *Ann. chim. phys.*, 3, t. II. — W. Müller, *Annalen d. Chemie*, t. CIII et CV. — Liebreich, *ibid.*, t. CXXXIV.

chlorhydrique les muscles débarrassés autant que possible de leur plasma,
l'on obtient de la syntonine. Le *plasma musculaire* s'obtient par la compression
à une basse température des muscles privés de sang ; c'est un liquide alcalin,
légèrement coloré en jaune et contenant différents albuminoïdes. L'un de ces
albuminoïdes se précipite lentement à 0° ; quand la température s'élève un peu
ou que l'on ajoute de l'eau fraîche, il se précipite rapidement et forme la *myosine*. La myosine coagulée peut se dissoudre dans le sel marin ou dans l'acide
HCl étendu, mais la dissolution obtenue par ce dernier réactif perd sa solubilité
dans les sels et se transforme en syntonine (§ 9). Le liquide qui reste après que
l'on a extrait la myosine du plasma constitue le *sérum musculaire*. Ce dernier
contient de l'albuminate de potasse (caséine), qui se précipite lorsque l'on neutralise le liquide alcalin ou que l'on chauffe de 20 à 40° ; dans ce dernier cas,
le sérum musculaire devient bientôt acide. Enfin, dans le liquide privé d'albuminate de potasse, l'on trouve encore l'*albumine du sérum* qui ne se précipite que lorsque l'on porte la solution acide à 70-75°. La matière colorante
rouge de la viande est identique à l'hémoglobine ; elle n'est peut-être due qu'au
sang qui imbibe le muscle. Brücke a trouvé encore des traces de peptone et de
pepsine dans le suc musculaire. Le contenu du tube sarcolemmatique contient
encore, outre les corps que nous venons de mentionner, les combinaisons suivantes obtenues toutes de l'extrait de viande : créatine, créatinine ?, xanthine,
hypoxanthine, taurine, acide inosique, inosite (découverte par Scherer dans
le muscle cardiaque), une espèce de sucre fermentescible (Meissner), de la dextrine (Limpricht) et de la glycogène (Cl. Bernard) ; ces deux dernières substances ne semblent appartenir qu'à la viande d'animaux jeunes. Le muscle
contient encore, outre de petites quantités d'acides volatils (acides formique,
acétique, butyrique), des quantités remarquables d'*acide lactique* (sarcolactique). Il est douteux que le muscle frais, en repos, contienne déjà cet acide,
mais on le trouve toujours très-abondamment dans le muscle mort ou contracté. Cet acide est alors, en partie au moins, à l'état de liberté, car pendant la vie le muscle en repos est neutre ou alcalin, tandis que peu de temps
après la mort ou pendant la contraction il devient acide. Il faut admettre que
l'acide lactique provient dans ce cas d'une sorte de fermentation des hydrocarbures (sucre, dextrine) contenus dans le muscle, d'autant plus que l'on peut
extraire du suc musculaire (Piotrowski) un ferment qui paraît identique à la
ptyaline. Les cendres du muscle contiennent beaucoup de chlorure de potassium et de phosphates alcalins et terreux, et peu de chlorure de sodium et de
sulfates alcalins. Le muscle extrait du corps et privé de sang contient enfin de
petites quantités de CO^2 libre et en combinaison fixe (ce dernier provient sans
doute de décomposition), très-peu d'azote, mais pas d'oxygène isolable par le
vide (L. Hermann).

On admettait autrefois que le muscle est composé surtout par la fibrine. Liebig
démontra d'abord que la majeure partie des albuminoïdes qu'il contient sont facilement solubles dans HCl, et il donna le nom de *syntonine* au produit obtenu de cette
manière. Cette solution est tout à fait identique à la substance que l'on obtient en
traitant les autres albuminoïdes par HCl. La syntonine musculaire est donc alors un
produit de décomposition des *trois* substances albuminoïdes contenues dans les mus-

cles, dont la myosine est la plus facilement soluble dans HCl. La myosine fut découverte par Kühne, après qu'il eut réussi à isoler le plasma musculaire. Ce plasma obtenu par expression est sans nul doute identique à la substance fondamentale qui sépare les éléments charnus du muscle; aussi devons-nous admettre que cette substance est liquide. Kühne vit en effet un parasite vivant (*Myoryctes Weismanni*) se mouvoir dans l'intérieur du tube musculaire. La présence des ferments (ptyaline et pepsine) dans le muscle est des plus remarquables. Elle permet d'expliquer: 1° la présence d'un sucre fermentescible (Hoppe suppose qu'il se forme aux dépens de la dextrine contenue dans le muscle), la formation d'acide sarcolactique due sans doute à la fermentation de ce sucre, et 2° la présence de peptone. Ce dernier corps étant de tous les albuminoïdes celui qui traverse le plus facilement les membranes animales, sa présence est d'une importance capitale pour la nutrition du muscle. Liebig découvrit le premier l'acide *sarcolactique* ou *paralactique* dans les muscles. Cet acide diffère de l'acide lactique ordinaire provenant de la fermentation des sucres de raisin ou de lait, par l'eau de cristallisation que contiennent les sarcolactates de chaux ou de zinc (les sels de l'acide lactique ordinaire sont $C^6 H^5 Ca O^6 +$ $5 HO$ et $C^6 H^5 Zn O^6 + 3 HO$; les paralactates sont $C^6 H^5 Ca O^6 + 4 HO$ et $C^6 H^5 Zn O^6$ $+ 2 HO$). Ces acides ont pu tous deux être reproduits artificiellement. L'acide lactique, ainsi que les traces d'acides volatils (acide formique etc.) trouvés dans les muscles, proviennent des hydrocarbures qui y sont contenus, car, d'après les recherches de Du Bois, le muscle frais étant neutre ou alcalin, il est très-probable que l'acide lactique n'y préexiste pas. Une autre observation du même auteur vient encore confirmer ce fait : d'après lui, en effet, lorsque l'on échauffe rapidement le muscle jusqu'à 100°, il perd la propriété de devenir acide, parce que le ferment qui s'y trouve paraît être détruit. La chair musculaire doit son acidité en partie à de l'acide lactique libre, et en partie à du phosphate de potasse ($KO 2 HO Ph O^5$); le plasma musculaire frais contient $2 (KO 2 HO Ph O^5)$; lorsqu'il se forme de l'acide lactique, ce sel se décompose, il se forme 1 éq. de lactate de potasse et il reste 1 éq. de phosphate, et ce n'est que l'acide lactique formé plus tard qui reste en liberté.

Nawrocki nie la présence de *créatinine* dans la chair musculaire, tandis que Sarokin en trouva toujours des traces. Après la ligature des uretères on a trouvé de l'*urée* dans les muscles (Oppler). Liebig y a rencontré souvent de l'*acide urique*. On y a cherché vainement jusqu'ici la *sarcosine*, produit de décomposition de la créatine; on l'obtient avec l'urée en traitant la créatine par la baryte [1].

b) *Propriétés physiques des nerfs et des muscles.*

§ 160. — Elasticité et cohésion.

Les propriétés d'élasticité et de cohésion des nerfs et des muscles concordent en général avec celles des autres tissus animaux (§§ 22 et 23). Mais l'un de ces deux tissus, le *tissu musculaire*, se distingue par une *élasticité extrêmement variable, déterminée par des causes extérieures très-nombreuses et très-diverses*.

La variété la plus connue de cette élasticité est *la raideur cadavérique*; c'est une augmentation de l'élasticité qui se produit plus ou moins de temps

[1] Liebig, *Chemische Untersuch. über das Fleisch.* Heidelberg 1847. — Du Bois-Reymond, *Berliner Monatsber.*, 1859. — Kühne, *Pysiolog. Chemie*, t. II, et *Archiv f. pathol. Anat.*, t. XXXIII. — Sarokin, *ibid.*, t. XXVIII. — Nawrocki, *Med. Centralblatt*, 1865.

après la mort et par laquelle le muscle devient raide, dur et inextensible. La cause de la raideur musculaire consiste surtout dans la coagulation de la myosine; la coagulation des autres albuminoïdes en solution dans le plasma musculaire peut aussi produire la raideur ou augmenter celle due à la myosine. Dans la raideur cadavérique ou dans la raideur locale (que l'on obtient en empêchant l'apport du sang dans un muscle) la myosine se coagule exactement par le même phénomène chimique qui produit sa coagulation dans le plasma musculaire obtenu par expression. L'abaissement de la température retarde la raideur cadavérique de même qu'il retarde la coagulation dans le plasma exprimé, tandis qu'au contraire l'élévation de la température hâte les deux phénomènes; les secousses mécaniques du muscle (poids appendus) hâtent également la production de la raideur. Le muscle raide est d'ordinaire, mais pas toujours, acide. La production de l'acide et la coagulation de la myosine sont donc deux phénomènes indépendants l'un de l'autre. Mais l'apparition de l'acide libre augmente la raideur, puisque cet acide produit la coagulation de l'albuminate de potasse du plasma musculaire. La perte de transparence des éléments musculaires, qui se produit lentement par la raideur cadavérique, semble être déterminée par la coagulation de l'albuminate de potasse. Quand l'acidité du muscle devient plus forte la raideur diminue, une partie des albuminoïdes coagulés se dissolvant dans l'acide. Tous les agents chimiques qui coagulent la myosine et les albuminoïdes du plasma musculaire produisent la raideur du muscle : l'eau distillée, l'ammoniaque, les acides étendus, les sels de potasse, certains sels métalliques, l'alcool, le chloroforme; le phénomène se produit soit que ces agents chimiques aient été mis en contact avec la surface du muscle, soit qu'ils aient été injectés dans les vaisseaux. Parmi ces substances il en est, comme certains sels métalliques, l'alcool, le chloroforme, qui coagulent les albuminoïdes du plasma musculaire et qui probablement ont la même action sur l'albuminoïde des disdiaclastes.

La coagulation des albuminoïdes dissous produit la raideur; la *cessation de la raideur cadavérique* est due à ce que les albuminoïdes solides se dissolvent. Mais cette dissolution ne porte pas seulement sur les albuminoïdes qui par leur coagulation déterminent la raideur; tous les albuminoïdes qui sont à l'état solide dans le muscle raide se dissolvent en effet lentement sous l'influence de l'acide libre.

Brücke démontra que la raideur cadavérique est un phénomène de coagulation. Quand on eut découvert la myosine et que l'on eut étudié les différentes actions qui peuvent activer ou retarder l'apparition de la raideur, la théorie de Brücke fut pleinement confirmée. Il faudrait encore pouvoir isoler la substance-mère d'où dérive la myosine, car jusqu'ici nous ne connaissons que la myosine coagulée, mais non les albuminoïdes liquides d'où elle dérive. On pourrait songer à un phénomène chimique analogue à la coagulation de la fibrine (§ 110). En traitant avec du sang ou du sérum sanguin, on active la production de la myosine, ce qui pourrait faire admettre que l'un des facteurs de la production de cette substance est identique à la substance fibrino-plastique.

La ligature des artères d'un muscle amène en très-peu de temps, comme je l'ai démontré, une diminution de l'extensibilité du muscle, qui peu à peu se transforme

en véritable raideur. Brown-Séquard a fait voir qu'en injectant du sang artériel dans
le muscle on détruit la raideur produite par la ligature et que l'on peut même faire
cesser la raideur cadavérique. Preyer chercha, mais en vain, à reproduire cette expérience. D'après lui, une fois la raideur établie, l'on ne peut la faire cesser qu'en
injectant une solution de Cl Na qui dissout la myosine ; mais l'apport du sang artériel
est nécessaire pour rendre leur excitabilité aux muscles dont on a fait disparaître
la raideur ([1]).

§ 161. — Propriétés électriques.

Il nous est impossible d'étudier les propriétés électro-motrices des fibres
nerveuses ou musculaires élémentaires ; nous sommes forcés de les étudier
sur une grande quantité de ces éléments pris en faisceau. Par l'étude de ces
faisceaux, nous pouvons néanmoins conclure sûrement aux propriétés d'un
élément pris isolément, puisque tous les nerfs et la plupart des muscles constituent des cylindres, dans lesquels les fibres élémentaires sont parallèles
entre elles et à la surface. Nerfs et muscles peuvent être divisés en parties
cylindriques ou prismatiques soit par des *sections transversales* perpendiculaires à l'axe ou par des *sections longitudinales* parallèles à la surface. En
comparant la manière dont se comportent les fragments obtenus par ces sections avec la manière dont se comportent les organes qui ont conservé leurs
relations normales, nous pouvons distinguer les phénomènes appartenant
aux éléments de ces tissus eux-mêmes d'avec les modifications qu'y impriment
les autres éléments avec lesquels ils sont en connexion. L'étude des modifications qu'éprouvent les phénomènes électriques lorsque les tubes nerveux ou
musculaires s'écartent de leur structure normale nous permet de nous rendre
également compte des phénomènes dus à des formes irrégulières que l'on trouve
souvent dans le système musculaire.

1° *Cylindre nerveux ou musculaire sectionné transversalement* (Fig. 63).
On obtient facilement un cylindre nerveux à base perpendiculaire à l'axe en

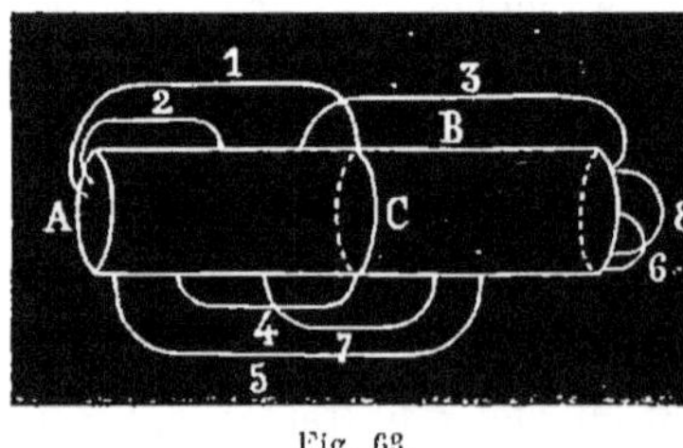

Fig. 63.

sectionnant dans cette direction un tronc
nerveux et en enlevant le morceau ainsi obtenu. Un morceau pris de la même manière
sur un muscle à fibres parallèles, le couturier ou le grand adducteur de la grenouille,
fournit le cylindre musculaire. On envisage
la surface B, parallèle à la longueur des
fibres, comme la *surface longitudinale naturelle*, et les deux surfaces perpendicu-
laires à la longueur A, comme les *surfaces transversales artificielles*. On
donne le nom d'*équateur* à la ligne C, perpendiculaire à la surface B et située
à égale distance des deux surfaces A.

Les propriétés électriques que présente le cylindre ainsi obtenu peuvent
toutes être groupées dans la loi suivante, *loi fondamentale de l'électricité
nerveuse et musculaire.*

([1]) E. Weber, article *Muskelbewegung.* — Wundt, *Lehre von der Muskelbewegung.* —
Brücke, *Müller's Archiv* 1842. — Kühne, *loc. cit.* — Preyer, *Med. Centralblatt*, 1864.

« L'arc d'un conducteur électrique, étant mis en contact avec un point quel-
« conque de la surface longitudinale naturelle et avec un point quelconque de
« la surface transversale artificielle (1, 2, 3), est parcouru par un courant
« qui se dirige de la surface naturelle vers la surface artificielle ; ce courant se
« fait donc dans le nerf ou dans le muscle de la surface transversale artifi-
« cielle vers la surface longitudinale naturelle. Ce courant est au maximum
« quand comme en (1) le conducteur réunit l'équateur avec un point de la sur-
« face de section artificielle ; il devient de plus en plus faible à mesure que
« l'extrémité en contact avec la surface longitudinale naturelle s'éloigne davan-
« tage de l'équateur (2, 3). Lorsque le conducteur réunit par ses extrémités
« deux points situés à égale distance de l'équateur (7) ou deux points symé-
« triques sur la surface perpendiculaire artificielle (8), on ne saurait y cons ater
« de courant. Quand au contraire on réunit par les extrémités du conducteur
« deux points situés à distance inégale de l'équateur (5), ou un point pris sur
« l'équateur avec un autre point de la surface naturelle (4), ou encore un point
« pris sur la surface artificielle avec le centre de cette surface (6), l'on y cons-
« tate toujours des courants faibles. »

On complique l'expérience en entamant les cylindres nerveux ou musculaires superficiels dont les couches sont parallèles à l'axe du muscle ou du nerf.
La surface longitudinale ainsi obtenue prend le nom de *surface longitudinale
artificielle* ; on observe en ce cas sur les nerfs comme sur les muscles que la
*surface longitudinale artificielle se comporte quant aux propriétés électro-
motrices comme la surface longitudinale naturelle.* Il s'ensuit directement
que : les phénomènes électriques des cylindres nerveux ou musculaires normaux sont produits par les propriétés électro-motrices des *fibres élémentaires* nerveuses ou musculaires elles-mêmes, et que la *surface longitudinale de ces fibres parallèle à leur axe longitudinal est électro-positive,*
tandis que *leur surface perpendiculaire transversale est électro-négative.*

L'intensité du courant nerveux ou musculaire dépend encore des dimensions
du tronçon que l'on examine ; elle croît avec le diamètre et avec la longueur
de ce tronçon de telle sorte que, toutes choses égales d'ailleurs, la longueur de
deux tronçons étant la même, celui qui sera le plus gros présentera le plus fort
courant, et la grosseur étant la même, celui qui sera le plus long présentera
également le courant le plus fort.

Les dispositions 1, 2, 3 de la Fig. 63, dans lesquelles le conducteur est à la fois en
contact avec la surface longitudinale et avec la section transversale, sont dites *fortes;*
4, 5, 6 sont dites *faibles,* et 7 *nulles.* La
Fig. 64 rend compte de l'intensité des courants. Si nous supposons que les extrémités
du conducteur conservent toujours le même
écartement et que nous le promenions, depuis les points 1 et 2 symétriques par rapport
à l'équateur, dans toute la longueur du nerf
ou du muscle, le courant aux points 1, 2
= 0 ; aux points 3, 4 et 3, 5 il s'élèvera, et sa
force sera représentée par les lignes 6, 7 etc.

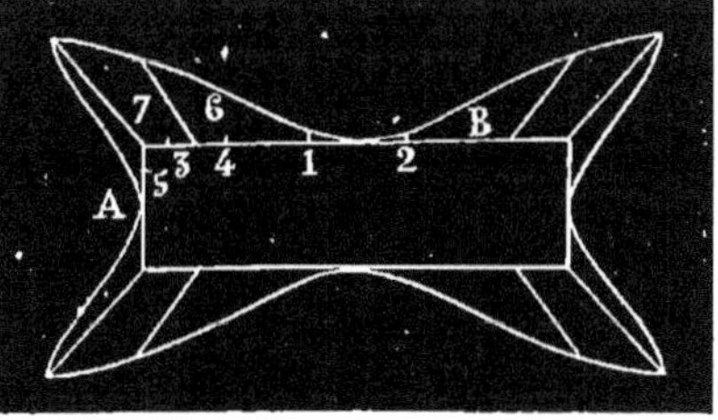

Fig. 64.

2° *Extrémité tendineuse du muscle.* L'histologie nous fait voir que les fibres musculaires arrivées au niveau du tendon se terminent par des extrémités coniques fermées par le sarcolemme. Si l'on réfléchit que le tendon, ainsi que tous les tissus élastiques et connectifs, est un conducteur incapable de fournir des effets électro-moteurs, on comprendra que l'extrémité tendineuse du muscle se comporte comme une surface de section artificielle. C'est pourquoi l'on a désigné cette extrémité sous le nom de *surface de section transversale naturelle.* Lorsqu'il s'est écoulé un certain temps entre l'excision du muscle et son examen électrique, cette surface de section transversale naturelle est négative par rapport à la surface longitudinale; sa puissance négative est en réalité moindre que celle de la section transversale artificielle, mais elle s'accroît peu à peu et atteint la puissance de cette dernière; quand le tendon est en contact avec une solution saline, elle atteint ce degré presque immédiatement. En examinant le muscle aussi frais que possible, on s'aperçoit au contraire que les deux surfaces longitudinale et transversale naturelle se comportent de la même manière et que cette dernière est souvent positive par rapport à la première. Ce phénomène dure longtemps lorsque le muscle est soumis à une basse température; aussi, chez les animaux conservés par le froid, cette propriété électro-motrice positive du tendon est-elle la plus facile à constater. La même propriété positive n'est pas bornée exclusivement à la couche musculaire en rapport immédiat avec le tendon, elle s'étend jusqu'à une certaine distance dans le sens de l'axe longitudinal du muscle; il est même possible de la démontrer encore sur une surface transversale artificielle située à peu de distance du tendon. La portion du muscle vivant ou refroidi, proche du tendon, sur laquelle il est possible de démontrer la propriété électro-motrice positive, prend le nom de *partie parélectronomique.* Il a été impossible jusqu'ici de savoir si le nerf présente, lui aussi, à ses deux extrémités une portion électro-positive, puisque la section transversale naturelle du nerf nous reste cachée soit dans les organes centraux, soit dans les muscles ou les organes des sens.

Nous avons vu plus haut que les phénomènes électriques observés sur des fragments cylindriques de tissus se rapportent à la manière dont se comportent ces phénomènes dans les fibres nerveuses et dans les faisceaux musculaires primitifs; nous pouvons donc en déduire la *théorie* des propriétés électriques dont sont doués ces éléments. Nous allons développer ici cette théorie qui nous aidera à comprendre les phénomènes ultérieurs. Nous avons vu que la section transversale naturelle est d'abord électro-positive, qu'elle devient peu à peu électro-négative, et que petit à petit cet état électro-négatif tend à empiéter sur la longueur du muscle; il est donc évident que ce phénomène cadavérique tient à la décomposition chimique de la substance musculaire. Nous verrons en effet plus tard par d'autres phénomènes que le nerf et le muscle en mourant sont soumis à une décomposition qui marche de la superficie vers l'intérieur de l'organe. Il nous paraît donc tout à fait plausible d'attribuer la disparition de l'état électro-positif de la surface transversale à la décomposition d'une couche électro-positive avoisinant le tendon, et de penser que la disparition *post mortem* de la partie parélectronomique est due surtout à ce que l'intérieur du muscle est mis à nu par une sorte de coupe transversale artificielle. Nous pourrions donc rapporter la différence qui existe entre la manière dont se comporte la surface des tubes nerveux et musculaires, par rapport à leur intérieur, aux *tissus* eux-mêmes, et admettre que le sarcolemme et la gaîne nerveuse sont électro-positifs, tandis que la substance intérieure des tubes est électro-négative. Cette théorie a été soutenue par Liebig, au moins pour ce qui a trait au muscle. Le sang étant alcalin; le muscle, au contraire, on le croyait autrefois, étant acide même pendant la vie, l'on pouvait supposer que le courant musculaire est un véritable courant naturel entre alcalis et acides (§ 25). Mais on sait aujourd'hui que pendant la vie le muscle ne contient pas d'acide libre; aussi cette théorie tombe-t-elle d'elle-même; Du Bois a démontré du reste que la force du courant entre alcalis et acides est beaucoup trop faible pour expliquer le courant musculaire. D'autre part encore, la substance élastique dont sont constitués le sarcolemme et la gaîne nerveuse est partout parfaitement indifférente au point de vue électro-moteur, aussi sommes-nous forcés d'attribuer l'opposition qui existe entre les surfaces longitudinale et transversale aux propriétés des substances nerveuse et musculaire elles-mêmes. On pourrait donc supposer que le fait de la parélectrononie et de l'augmentation de la force électro-motrice après la mort ne sont que des phénomènes cadavériques déterminés par la décomposition chimique très-rapide de la substance musculaire, décomposition qui marche de la surface vers la profondeur. Mais les résultats obtenus sur la partie parélectronomique du muscle contredisent complétement cette hypothèse. D'après les dernières recherches de Du Bois, cette partie du muscle a une étendue mesurable en beaucoup de cas, et une section transversale qu'on y pratique est électro-positive, tandis qu'une section de même nature pratiquée au delà de cette limite est électro-négative. Il n'y a évidemment aucune raison de supposer que la décomposition chimique marche sur deux sections semblables avec une vitesse inégale; l'on ne saurait expliquer la différence des deux surfaces que par une disposition originelle spéciale entre la couche avoisinant le tendon, et la partie musculaire sise au delà. Les courants faibles que l'on observe entre différents points de la surface longitudinale augmentent après la mort, ce qui plaide également en faveur de la propriété électrique originelle des nerfs et des muscles. Ces courants, de même que les courants faibles entre points de la surface transversale, ne sauraient s'expliquer par aucune des hypothèses que l'on a faites jusqu'ici pour élucider la différence entre les actions électriques des coupes longitudinale et transversale. Mais on s'en rend aisément compte en supposant que les différentes parties de la surface se comportent différemment en raison de la différence de leur activité électro-motrice. L'accroissement de ces courants faibles peut alors être rapporté à un abaissement lent de l'activité électro-motrice de la surface. Si donc la décomposition *ost mortem* s'accompagne d'une diminution dans l'activité électro-motrice, cette activité elle-même ne saurait être un phénomène cadavérique. L'on ne saurait non plus rattacher l'accroissement qu'éprouvent *post mortem* les courants énergiques (accroissement qui, du reste, est tout à fait indépendant de celui des courants faibles) à aucune des hypothèses faites pour expliquer l'antagonisme initial des actions électriques. Peut-être le contenu du sarcolemme étant mis à nu sur la section transversale et devenant acide, détermine-t-il un courant d'alcali à acide qui vient augmenter la force du courant initial. Il est encore à remarquer que, ainsi que nous le verrons plus tard, l'excitabilité nerveuse éprouve, elle aussi, une augmentation analogue après la mort; ce phénomène plaide en faveur d'une relation entre les phénomènes physiologiques et les actions électriques. Voici d'autres faits qui plaident encore en faveur de cette relation : 1° la disparition graduelle du courant nerveux ou musculaire après la mort de l'animal, quoique cependant le courant se produise encore un certain temps après la cessation des phénomènes physiologiques, et 2° toutes les actions physiques ou chimiques qui détruisent l'activité physiologique des nerfs et des muscles (température élevée ou trop basse, courants électriques énergiques, substances irritantes) détruisent aussi les forces électro-motrices.

Nous pouvons donc admettre comme démontré que les phénomènes électriques des nerfs et des muscles doivent être rapportés à des forces électro-motrices propres au contenu des tubes nerveux ou musculaires, bien que la décomposition cadavérique les modifie de diverses manières. Il nous faut maintenant pénétrer plus avant et chercher où résident ces forces et quelles sont les causes qui les déterminent. Jusqu'à présent on ne saurait encore en donner une explication tout à fait satisfaisante. Nous pouvons faire, il est vrai, des hypothèses qui répondent à toutes les expériences connues, mais aucune de ces hypothèses n'est appuyée sur une expérimentation directe ou sur quelque phénomène expérimental. L'hypothèse moléculaire de Du Bois Reymond s'est toujours adaptée à tous les faits; elle les a tous expliqués, soit directement, soit à l'aide d'autres hypothèses accessoires peu importantes. La partie de cette théorie qui a trait à la manière dont les nerfs et les muscles se comportent par rapport au courant électrique se rapproche jusqu'à un certain point des phénomènes qui se produisent lorsqu'un courant traverse d'autres corps poreux imbibés de liquide.

D'après Du Bois, le nerf et le muscle se composent d'un système régulier de molécules *péripolaires, au point de vue électrique*. Chacune de ces molécules possède en effet une *zone équatoriale* et deux *zones polaires négatives* (Fig. 65); la zone équa-

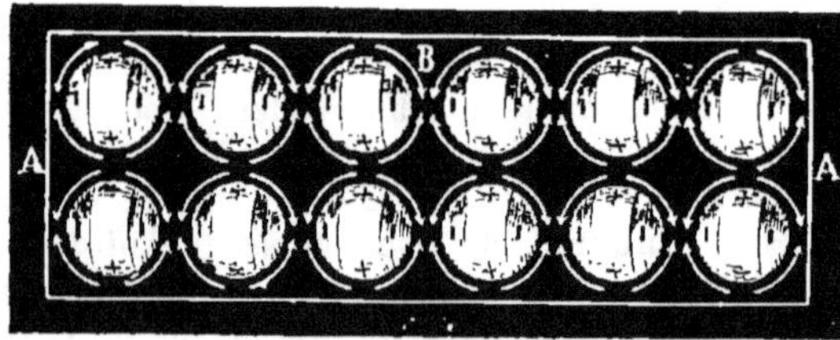

toriale est dirigée dans le sens de la section longitudinale (L), les zones polaires dans le sens de la coupe transversale (Q). Il est évident que dans un système de ce genre, si l'on réunit, au moyen d'un conducteur, la surface longitudinale et la surface transversale, il s'y produit un courant allant de la première vers la seconde.

Fig. 65.

Mais, par contre, on ne saurait expliquer les courants qui se produisent entre points asymétriques par rapport à l'équateur, soit sur la section longitudinale, soit sur la section transversale, si l'on suppose que les forces électro-motrices de chaque molécule restent invariables. On n'explique pas non plus comment il se fait que l'intensité des courants varie suivant que le conducteur relie des points plus ou moins rapprochés de l'équateur avec la surface transversale. Car, en effet, quels que soient les points que l'on touche sur les surfaces L et Q, toujours les extrémités du conducteur toucheront le même nombre de zones équatoriales ou polaires sur les deux sections longitudinale et transversale. Mais tous ces phénomènes, les courants faibles et les courants de force et d'intensité variables, peuvent s'expliquer si l'on admet que les différentes molécules du nerf et du muscle pris à un animal vivant *perdent leurs forces électro-motrices d'une manière irrégulière*. Il se produira alors nécessairement des courants non-seulement entre les deux surfaces longitudinale et transversale, mais encore entre les parties dont les forces électro-motrices sont d'intensité différente, de telle sorte qu'un courant se manifestera dans le sens des molécules plus fortement électro-motrices vers celles qui le sont le moins.

Outre cette hypothèse de l'inégalié des forces électro-motrices dans les molécules des nerfs et des muscles, nous sommes forcés d'en admettre une autre encore pour expliquer le phénomène de la parélectronomie. Du Bois suppose, pour s'en rendre compte, que près de la section transversale naturelle il existe une couche de substance

musculaire électro-positive ; supposez qu'au niveau de la surface A il se trouve une
série de demi-molécules péripolaires (partagées par le milieu de la zone équatoriale).
On peut admettre que chaque molécule péripolaire se compose de *deux molécules di-*
polaires réunies par leur pôle positif ; il est
évident, en effet, que le groupement représenté Fig. 66 peut se substituer à celui
de la Fig. 65. En supposant qu'à l'extrémité du groupe moléculaire il y ait une rangée unique de molécules dipolaires dont le
pôle positif soit dirigé vers A , nous aurons
une *couche parélectronomique ;* et en admettant que toute une série de ces molé-
cules, au lieu de se réunir et de constituer comme d'ordinaire des groupes de molécules dipolaires, restent isolées et empilées en forme de colonne à l'extrémité tendineuse du muscle, nous obtiendrons une certaine *portion parélectronomique.*

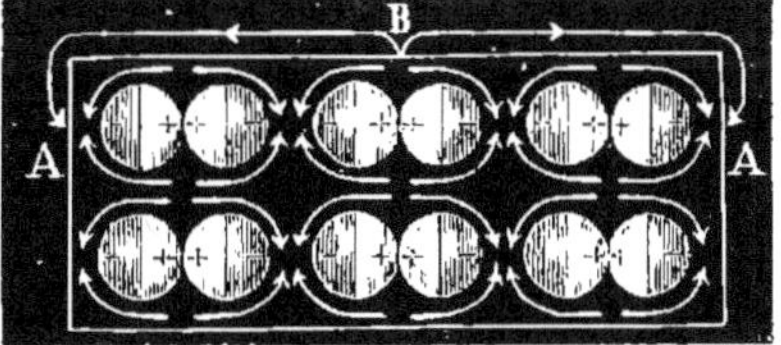

Fig. 66.

3° *Le rhombe musculaire.* Si l'on vient à détacher un morceau d'un muscle
cylindrique ou prismatique au moyen de deux sections obliques par rapport à
l'axe longitudinal du muscle, mais parallèles entre elles, on obtient un cylindre
à base oblique ou un prisme rhomboïdal. Dans les deux cas, les diamètres
principaux 1, 2, 3, 4 (Fig. 67) forment un rhombe. En comparant alors les deux
sections obliques 1, 2 et 3, 4 avec ce qui se passe
sur les sections perpendiculaires du cylindre
musculaire de la Fig. 63, l'on s'aperçoit que les
phénomènes sont loin d'être les mêmes. Si l'on
applique un conducteur (6) sur des points symétriquement situés à partir du centre, l'on sait
que sur la surface perpendiculaire de la Fig. 63
l'on n'obtient aucun courant ; mais au contraire
sur la surface oblique de la Fig. 67 il s'en produit un qui se dirige de l'angle obtus 1 vers
l'angle aigu 2. Le conducteur étant appliqué comme en (7), l'on obtient déjà

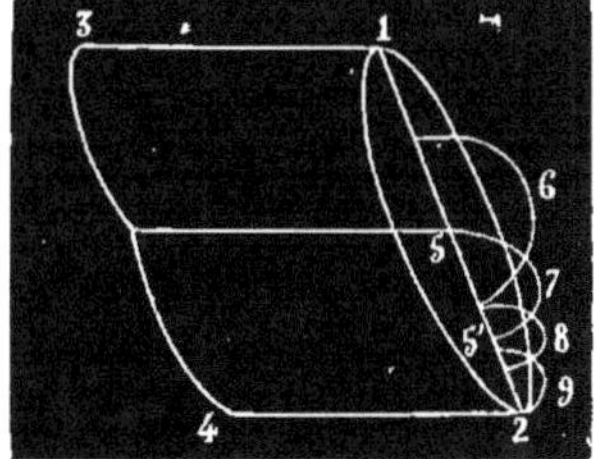

Fig. 67.

sur la section perpendiculaire un courant ascendant, tandis que sur la surface oblique il y a toujours encore un faible courant descendant ; ce n'est
que lorsque le conducteur est très-rapproché de l'angle aigu 1, 2 (comme en 8)
que l'on ne constate plus de courant ; plus bas encore en (9) l'on voit se produire
un faible courant ascendant. Le point à partir duquel les points symétriques ne
donnent plus de courant est donc transporté dans la Fig. 67 de 5 en 5' ; et la
section oblique se comporte en général comme si aux courants faibles de la section perpendiculaire dirigés tous vers le point central 5, il s'ajoutait un nouveau courant dirigé de l'angle obtus vers l'angle aigu. Du Bois a donné à ce
courant le nom de *courant d'inclinaison ;* il augmente avec l'obliquité de la
surface de section.

Les courants d'inclinaison existent dans les muscles vivants, quand leur section
transversale naturelle est oblique (quand leur terminaison sur le tendon se fait suivant
une ligne oblique). C'est ce qui existe pour le gastro-cnémien des grenouilles, dont les
fibres s'insèrent de cette manière sur le tendon d'Achille ; aussi est-ce sur ce muscle

que Du Bois-Reymond étudia d'abord les courants d'inclinaison. L'intensité de ces courants est très-forte; cet auteur la trouva en moyenne sur le gastro-cnémien égale à 0,114 d'un élément de Daniell, tandis que d'ordinaire la force électro-motrice développée entre la section longitudinale et la section transversale est sur un muscle de grenouille normal = 0,04 à 0,08 d'un élément de Daniell, et celle du nerf sciatique = 0,028. Il ne s'agit ici que de la force électro-motrice développée entre deux points déterminés; aussi ces chiffres ne donnent-ils aucune idée de la somme totale des forces électro-motrices développées dans le muscle ou dans le nerf, forces qui évidemment sont bien plus grandes.

Les courants d'inclinaison s'expliquent facilement quand on admet la théorie moléculaire que nous avons exposée plus haut. Supposons les molécules péripolaires divisées en deux molécules dipolaires réunies par leurs surfaces positives (Fig. 68); elles seront ordonnées sur la coupe oblique comme dans cette figure. A la zone positive de la première molécule de la rangée 1 fera face la zone négative de la première demi-molécule de la rangée 2; à la zone positive de la première molécule de cette rangée 2 fera face la zone négative de la première demi-molécule de la rangée 3 etc. Il en résultera une disposition alternante d'éléments + et d'éléments — qui répondra à une pile à colonne; aussi s'y produira-t-il un courant de l'angle obtus A vers l'angle aigu B, courant qui s'ajoutera au faible courant normal de la surface de section.

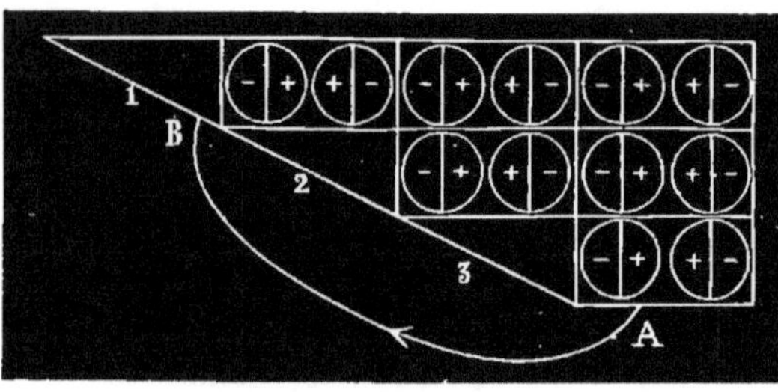

Fig. 68.

4° *Courants déterminés sur le corps de l'animal.* Les courants des nerfs et des muscles d'un membre ou de tout le corps forment ensemble un courant général, qui est la résultante des courants particuliers et dont la direction est déterminée par ces derniers. Les muscles formant la masse la plus volumineuse de tous les tissus, et leurs courants étant aussi les plus forts, tout courant général peut être considéré comme la résultante des courants musculaires. Jusqu'à présent les courants généraux n'ont pas été étudiés chez l'homme, parce que d'une part l'opposition qui existe entre les sections longitudinale et transversale du muscle est moins grande chez l'homme que chez beaucoup d'animaux, et parce que d'autre part il faut étudier chez l'homme sur des surfaces recouvertes par la peau. On remarque que même chez la grenouille les courants sont bien moins forts quand les muscles sont recouverts par la peau; cependant cette diminution d'intensité ne tient pas à ce que la peau oppose quelque résistance aux courants, mais à ce qu'elle protége la surface naturelle de section transversale du muscle contre l'air extérieur et conserve ainsi plus longtemps son état positif. Chez la grenouille, dans les extrémités postérieures et dans tout le corps, le courant général est dirigé de bas en haut, de sorte que la tête de l'animal se comporte comme la surface longitudinale du muscle et est positive, tandis que les pattes sont négatives.

C'est par les courants généraux que l'on a découvert l'existence des courants électriques animaux. Nobili démontra par le multiplicateur le courant général du corps de la grenouille. Plus tard, Matteucci se mit à étudier les phénomènes électriques des différentes parties; il constata la différence entre la manière dont se comportent les tendons et la surface du muscle, mais l'attribua à la différence dans les tissus. C'est Du Bois-Reymond qui, le premier, démontra que cette différence électro-motrice a son siége dans l'intérieur du muscle lui-même.

5° *État électro-tonique.* On donne le nom d'*électro-tonus* à l'état dans lequel se trouve un muscle ou un nerf au travers duquel passe un courant électrique constant.

L'*électro-tonus du muscle* ou son *état électro-tonique* ne s'étend pas au delà de la partie de ce muscle traversée par le courant. Cet état consiste en une modification du courant musculaire naturel en rapport avec la *polarisation intérieure* du muscle déterminée par le courant constant. Le courant constant détermine en effet dans le muscle un *courant inverse* qui s'ajoute au courant musculaire. Quand le courant constant est de même sens que le courant musculaire, de la surface transversale vers la surface longitudinale, le courant musculaire est renforcé; quand au contraire le courant constant est de sens opposé au courant musculaire, ce dernier se trouve diminué. L'état électro-tonique du muscle dure un certain temps, mais va en s'amoindrissant après que le courant constant a cessé; l'on constate alors les modifications qu'il a imprimées au courant musculaire.

L'*état électro-tonique du nerf* diffère de celui du muscle par ce que les modifications ne se limitent pas à l'étendue du nerf parcourue par le courant mais s'étendent dans les deux sens en diminuant progressivement, et par ce que ces modifications disparaissent très-vite après la cessation du courant constant. On ne peut donc, comme pour le muscle, étudier l'électro-tonus du nerf après la cessation du courant; mais pendant son passage il est très-aisé de le constater même au delà de la partie parcourue par le courant constant. Comme il s'ajoute au courant nerveux naturel, il le renforce ou le diminue suivant qu'il est de même sens ou de sens opposé. Le courant constant est-il dirigé de la surface transversale du nerf vers la surface longitudinale; en d'autres termes, l'électrode positif (l'anode) est-il plus rapproché de la surface transversale, le courant nerveux est renforcé; le courant constant est-il au contraire dirigé de la surface longitudinale vers la surface transversale, en d'autres termes, l'électrode négatif (le cathode) est-il plus rapproché de la surface transversale, le courant nerveux est diminué. Mais le nerf possédant une surface transversale des deux côtés du courant constant, les deux cas se présentent simultanément dans le même nerf; du côté de l'électrode positif, le courant nerveux est renforcé par l'electro-tonus, et il est affaibli du côté de l'électrode négatif. Aussi distingue-t-on deux *phases* de l'électro-tonus, la *phase positive* ou *anélectro-tonus* du côté de l'anode où le courant nerveux est renforcé, et la phase négative ou *catélectro-tonus* du côté du pôle négatif où le courant nerveux est diminué. Si, pendant qu'une partie d'un nerf se trouve en état électro-tonique, l'on examine deux points de la surface longitudinale situés symétriquement par rapport à son équateur, on voit que, loin d'être comme dans l'état normal et naturel dépourvus de toute force électro-motrice, il y en

existe une réelle, parce que le nerf est parcouru alors par un courant dirigé
dans le sens de celui qui y développe l'électro-tonus. La force du courant qui
traverse le nerf restant la même, l'augmentation électro‑tonique est d'autant
plus grande que la partie du nerf traversée par le courant est plus longue. L'é-
lectro-tonus augmente encore jusqu'à une certaine limite avec la force du
courant qui traverse le nerf. Mais quand le courant est trop fort, l'électro-
tonus diminue très-rapidement par épuisement du nerf.

Du Bois a étudié encore l'influence exercée par d'autres conditions sur la force de
l'électro-tonus. Il a trouvé que la longueur de la partie du nerf traversée par le courant restant la même, l'augmentation électro-tonique du courant est la plus grande
lorsque le courant parcourt le nerf *parallèlement à son axe longitudinal*, tandis
qu'elle disparaît complétement lorsque le courant est perpendiculaire à cet axe longitudinal. La *longueur de la partie du nerf* examinée comprise dans le galvanomètre exerce aussi une grande influence mais complexe; les faits que nous avons signalés plus haut permettent de s'en rendre compte. Il suffit de différencier les deux
courants, le courant nerveux naturel et le courant électro-tonique, et de remarquer
que ce dernier diminue à mesure que l'on s'éloigne de la partie du nerf parcourue
par le courant constant.

Il y a toujours une différence constante entre les quantités relatives dont s'augmentent les deux phases, positive et négative, de l'électro-tonus; quand le nerf est
encore en pleine possession de ses propriétés, l'augmentation reste plus grande du
côté positif que du côté négatif. Lorsque le nerf perd ses propriétés, l'augmentation négative diminue bien plus rapidement que l'augmentation positive, et la diffé-

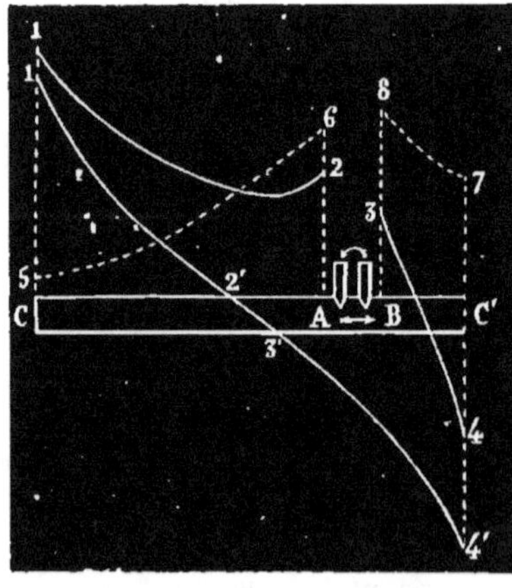

Fig. 69.

rence entre les deux devient de plus en plus
grande. Mais lorsque l'augmentation négative
a atteint un certain minimum, elle ne se modifie plus que très-lentement, tandis que l'augmentation positive diminue très-vite, et peu à
peu la différence entre les deux disparaît.

La Fig. 69 fait comprendre les modifications
de courant nerveux par l'augmentation électro-
tonique du courant. A et B désignent les deux
électrodes en contact avec le nerf C C'; 1', 2',
3', 4' représente la courbe du courant nerveux
naturel, 5, 6, 8, 7, la courbe de la force du
courant électro-tonique; la partie comprise
entre 6 et 8 nous est inconnue; enfin 1, 2, 3, 4,
est la courbe moyenne qui résulte des forces
combinées du courant nerveux naturel et de
l'électro-tonus.

Pour expliquer l'augmentation électro-tonique du courant, représentons-nous de
nouveau chaque molécule péripolaire divisée en deux molécules dipolaires (Fig. 66).
Supposons que dans ce système chaque molécule soit mobile; au moment où le courant passera entre les deux électrodes, il devra se produire une modification analogue à celle qui se produit chaque fois qu'un corps est traversé par un courant: chaque molécule tournera son pôle positif du côté négatif du courant constant et son
pôle négatif du côté positif du courant constant. Mais la molécule de notre système
possède déjà des forces électro-motrices qui lui sont propres; nous devons donc nous
attendre à ce que d'une part l'action électrique secondaire agisse plus fortement que

dans les corps électrolytiques ordinaires, et que, d'autre part, le tissu continue à agir dans le même sens qu'avant le passage du courant constant. On peut s'en rendre compte en supposant les molécules disposées de telle sorte qu'elles ne soient pas tout à fait en groupement dipolaire, mais que leur arrangement tienne le milieu entre ce groupement et le groupement péripolaire. Cette polarisation intérieure est limitée dans le muscle comme dans les autres électrolytes à la partie comprise entre les deux pôles. Dans le nerf elle s'étend plus loin en diminuant de force. La Fig. 70 fait voir le nouveau groupement des molécules qui survient quand le courant

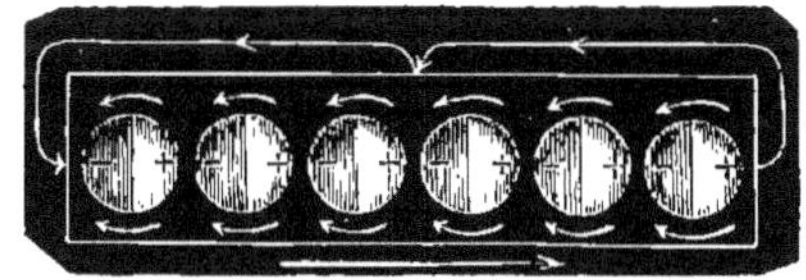

Fig. 70.

constant marche dans le sens de la flèche supérieure. Le courant nerveux agissant en même temps que l'électro-tonus, nous serons forcés d'admettre qu'en réalité les molécules sont groupées d'une manière intermédiaire entre celle-ci et celle que représente la Fig. 66.

Du Bois-Reymond et Helmholtz, se basant sur cette hypothèse, étudièrent ce système de molécules électro-motrices dans les muscles et les nerfs. Le premier de ces auteurs croyait que les courants faibles des surfaces longitudinale et transversale s'expliquaient eux aussi par la disposition moléculaire qu'il avait admise. Il nous faut supposer que toutes les molécules électriques sont enfouies dans une substance inactive; aussi Dubois pensait-il pouvoir expliquer les faibles courants par la transmission du courant à travers ce milieu inactif. Helmholtz prouva cependant que ces courants ne s'expliquaient ni par l'hypothèse précédente ni par aucune autre. Les actions électriques dans l'intérieur d'un système moléculaire de ce genre se détruisent toutes, car toujours une zone polaire négative est en contact avec une autre zone polaire négative, et une zone équatoriale positive avec une autre zone équatoriale positive; les seules actions qui persistent sont celles qui appartiennent à la surface du système. Tout ce système avec son groupement moléculaire compliqué se comporte alors comme un corps dont la surface est positive et dont la section transversale est négative (à peu près comme un cylindre de cuivre dont la surface serait recouverte de zinc). Si sur un corps de ce genre on vient à réunir les surfaces longitudinale et transversale par un conducteur, il s'y produit un courant dont l'intensité est toujours la même, quel que soit le point touché sur les deux surfaces, les deux espèces d'électricité étant toujours les mêmes. Mais entre deux points pris sur la même surface, soit longitudinale, soit transversale, jamais il ne se produira de courant. Il n'en sera plus de même si les forces électro-motrices des différentes molécules ne disparaissent pas toutes en même temps et régulièrement, ce qui semble probable dans les tissus animaux. Pour expliquer les différentes anomalies que nous avons exposées, il faut admettre encore que cette disparition irrégulière des forces électro-motrices, cette mort des molécules, se fait suivant certaines lois; que, par exemple, les éléments situés près de l'équateur conservent leurs propriétés électro-motrices plus longtemps que ceux qui en sont plus éloignés, hypothèse qui s'accorde avec le fait que les tissus semblent mourir successivement à partir de la surface de section transversale. Il se produirait des anomalies de ce genre si dans notre système les forces électro-motrices des différentes molécules étaient modifiées par d'autres courants les entourant. Sur un schéma de molécules péripolaires de zinc et de cuivre, sur lequel Du Bois put constater aussi l'existence de courants faibles, cette exception à la théorie était due sans nul doute à cette dernière cause (1).

L'électro-tonus du nerf et du muscle est analogue aux phénomènes qui se produi-

(1) Helmholtz, *Poggendorff's Annalen*, t. LXXXIX.

sent dans tous les corps poreux humides traversés par des courants constants. Ces corps poreux sont constitués par une charpente solide, dans les mailles de laquelle le liquide est contenu; ils présentent donc deux voies au passage du courant : une voie par le liquide et une autre par la charpente solide. Si l'obstacle que le liquide présente au passage du courant est beaucoup trop grand par rapport à celui que présente la charpente, le courant ne passe que par cette dernière voie, et la charpente solide le conduit comme un métal. Si, au contraire, l'obstacle que la charpente présente au courant est trop fort par rapport à celui du liquide, c'est le liquide seul qui est le conducteur, et, ainsi que dans tous les liquides traversés par un courant, il se produit une décomposition au niveau des électrodes, et par suite un nouveau courant secondaire de sens inverse qui affaiblit le courant primitif (*polarisation extérieure*). Mais quand, comme d'ordinaire dans les tissus organiques humides, la différence de conductibilité du liquide et de la charpente solide n'est pas aussi considérable, les deux parties conduisent le courant; la charpente solide conduisant, à l'instar des métaux, deux particules de cette charpente voisines l'une de l'autre, mais séparées par un liquide, se comporteront comme des électrodes : vers la particule d'où émerge le courant positif se porteront les éléments de décomposition positifs, du côté de la particule vers laquelle se dirige le courant se porteront les éléments négatifs. Il se produira donc dans toute la longueur du conducteur une *polarisation intérieure*, qui, comme la polarisation extérieure, durera encore quelque temps après la cessation du courant.

Les corps poreux humides possèdent en outre la propriété de mettre en mouvement, sous l'influence d'un courant, le liquide qui y est enfermé. Comme tous les liquides traversés par un courant, le liquide contenu dans le corps poreux se meut dans le sens du courant positif. La charpente solide perd donc en partie son liquide au niveau de l'électrode positif, et la résistance que présente le corps au passage du courant augmente en ce point (résistance extérieure secondaire). Ce phénomène qui se produit au niveau de l'électrode positif peut aussi, comme la polarisation intérieure, se propager dans toute la longueur parcourue par le courant; il se produit alors une résistance secondaire intérieure. Du Bois avait déjà constaté ce fait pour les nerfs. Munk trouva que toute la longueur du nerf comprise entre les deux pôles et les parties de ce nerf extrapolaires et voisines des électrodes présentent des modifications de cette résistance à partir du moment de la fermeture du courant. À ce moment il se produit au point d'entrée du courant une diminution dans la quantité de liquide et une augmentation de la résistance; dans le reste de l'étendue du nerf, une augmentation de liquide et une diminution de la résistance. La somme de la résistance dans la partie parcourue par le courant diminue au début et augmente ensuite rapidement. Quand on interrompt le courant, ces différences, qui augmentent en général avec la force et la durée du courant, tendent à s'égaliser très-rapidement. Toutes ces différences dans la résistance s'étendent au delà des électrodes de telle sorte qu'au delà de l'électrode positif la résistance s'accroît, tandis qu'elle diminue au delà de l'électrode négatif. On a pu constater des phénomènes analogues sur le muscle. La fermeture du courant doit aussi très-probablement amener dans la fibre musculaire fraîche un transport de liquide du pôle positif vers le pôle négatif; quand le courant passe longtemps, l'on voit survenir au pôle négatif un gonflement gélatineux du muscle, et au pôle positif une diminution. Une fois que la rigidité s'est développée dans le muscle, les phénomènes de transport disparaissent peu à peu (Kühne, Du Bois) (1).

(1) Du Bois-Reymond, *Berliner Monatsber.*, 1856-1859 et 1860. = Kühne, *Müller's Archiv*, 1860. — H. Munk, *Untersuchungen über d. Wesen d. Nervenerregung*, t. I. Leipzig 1868.

Pour *étudier les lois du courant nerveux et musculaire*, il est indispensable de se servir d'un appareil très-sensible. Il faut encore que les conducteurs métalliques dont on se sert d'ordinaire soient remplacés à leurs extrémités en contact avec les tissus par des conducteurs humides, pour que le tissu ne soit pas attaqué chimiquement par les produits de décomposition électrolytique qui se produisent toujours aux extrémités métalliques d'un conducteur. Il est enfin très-avantageux de prendre pour le liquide destiné à établir le contact entre le métal et le tissu animal une solution d'un sel de ce métal (de sorte que, par exemple, l'extrémité zinc plonge dans une solution de sulfate de zinc), et de s'arranger de manière à ce que cette solution ne soit en contact avec le nerf que par un autre liquide interposé sans action sur le tissu nerveux. On se propose par ce moyen d'éviter la formation des produits de décomposition électrolytique dans tout le circuit du courant nerveux ou mus-

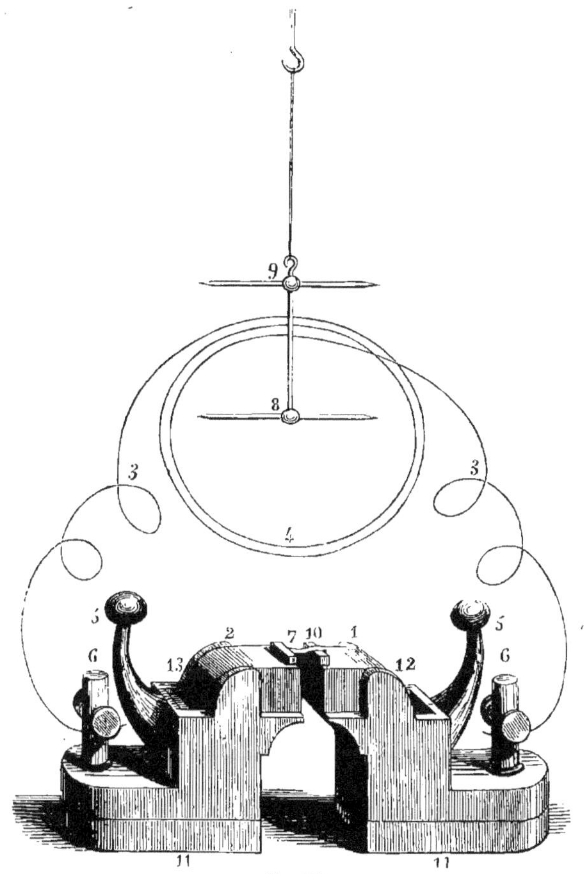

Fig. 71.

culaire; cette formation détermine en effet un courant de polarisation de sens opposé au courant naturel, qui vient déranger tous les résultats de l'expérience. L'appareil représenté Fig. 71, imaginé dans ces derniers temps par Du Bois-Reymond, remplit toutes ces conditions. Il se compose de deux auges 12 13, munies de deux coussinets 1 2, d'un galvanomètre 4 et des fils de cuivre 3 3. Les auges 12 13 sont faites en zinc amalgamé et sont remplies d'une solution de sulfate de zinc ; leur surface extérieure est vernissée ; elles reposent sur une base isolante 11 et sont munies de poignées 5 5. Les pinces métalliques 6, dans lesquelles sont passés les fils de cuivre 3, les mettent en communication avec le galvanomètre. Les coussinets 1 2 sont formés de papier à filtre plié en plusieurs doubles, imbibé d'une solution de sulfate de zinc. Ces coussinets ne devant pas être en contact avec les tissus animaux étudiés, l'on place sur eux de petites masses d'argile 10 imbibées d'une solution étendue de sel de cuisine ; sur ces blocs d'argile on pose le nerf 7 ou le muscle à étudier. Pour étudier les courants généraux, l'on se sert soit d'une grenouille dépouillée de sa peau, soit d'une grenouille intacte dont au préalable on enduit la peau d'une solution de sel de cuisine pour détruire l'influence positive de la section transversale. Lorsqu'on se sert d'une grenouille non dépouillée, on voit souvent les forces électro-motrices faibles de la peau influencer les résultats (§ 25). Pour étudier les phénomènes de l'électricité animale. le galvanomètre doit être d'une grande sensibilité ; il faut se servir d'une bobine d'un fil de cuivre bien isolé, de 20 à 30,000 tours, et de deux aiguilles 9 et 8, dont les variations sont d'une durée très-courte. Il faut pour cela que les deux aiguilles aient une aimantation aussi égale que possible à celle de l'aiguille magnétique, les deux pôles inverses placés l'un au-dessus de l'autre détruisent alors à peu près le magnétisme terrestre. Une paire d'aiguilles rendue ainsi presque *astatique* se dévie très-facilement, parce qu'elle n'est plus retenue dans le méridien magnétique que par une force très-faible.

Du Bois se servait, dans ses premières recherches, au lieu d'auges en zinc, de vases de verre remplis d'une solution de sel de cuisine et de coussinets imbibés de ce même liquide. Dans ces vases se trouvaient des plaques de platine mises en relation avec le galvanomètre. Cet appareil avait l'inconvénient de rendre l'expérience difficile par la polarisation aux plaques de platine, et de rendre impossibles des résultats précis. Supposons, en effet, une surface longitudinale déposée sur le coussinet 1 et une surface transversale sur le coussinet 2, il passera un courant du vase 12 à travers le galvanomètre vers le vase 13, en raison duquel l'eau se décomposera dans les vases qui contiennent la solution salée ; sur le platine du vase 12 se déposera le produit de décomposition négatif de l'électrolyse, l'oxygène, et sur le platine du vase 13 le produit de décomposition positif, l'hydrogène, d'où naîtra un courant de polarisation de 13 en 12, en sens opposé à celui du courant naturel, qui diminuera la force de ce dernier. Les expériences faites avec des électrodes de ce genre, électrodes in polarisables, ne peuvent, comme on le comprend aisément, donner de résultats précis qu'à condition de s'être assuré à l'avance qu'il ne se produit dans le circuit aucun courant de polarisation, quand, par exemple, en reliant le coussinet 1 au coussinet 2 au moyen d'un conducteur indifférent. un troisième coussinet par exemple l'aiguille aimantée n'indique aucune variation. Quand il se produit un de ces courants il diminue avec la longueur du temps de la fermeture du circuit, car la première polarisation en détermine une seconde, qui finit par détruire celle-là. On évite toute polarisation en se servant d'*électrodes inpolarisables*, de surfaces métalliques en contact avec une solution du même métal. Si, par exemple. l'on se sert de vases en zinc remplis d'une solution de sulfate de zinc, lorsque le courant passe de 12 en 13, il se dépose du zinc sur la surface métallique 12, tandis que sur la surface métallique 13 il se dépose de l'acide sulfurique, qui y dissout le zinc ; la constitution du métal et de sa solution reste en ce cas toujours la même.

On peut étudier les courants nerveux et musculaire d'une manière beaucoup plus simple que par le galvanomètre, au moyen de la patte galvanoscopique, qui sert de galvanomètre. En effet, comme nous le verrons plus tard, le muscle entre en contraction dès qu'un courant électrique agit sur le nerf qui l'innerve (§ 163) ; aussi quand on vient à réunir, au moyen du nerf de la cuisse de grenouille, les surfaces ongitudinale et transversale des parties animales électro-motrices, voit-on survenir une contraction. Cette contraction, connue depuis longtemps, prend dans histoire du galvanisme le nom de *contraction non métallique*. On ne la constate videmment que lorsque la propriété électro-motrice des tissus en expérience est 'une certaine force; aussi ce moyen est-il assez imparfait, comparé au galvanomètre. .'état électro-tonique peut néanmoins se constater au moyen de la cuisse de gre-ouille. Au moment où le courant continu passe au travers d'une certaine portion e nerf, le muscle mis en contact avec une autre portion de ce nerf entre en contrac-ion. On désigne cette contraction, due à l'augmentation électro-tonique du courant, ous le nom de *contraction nerveuse secondaire* (en opposition avec la contraction nusculaire secondaire, § 168). Du Bois a donné le nom de *contraction paradoxale*, *aradoxe de contraction*, à un phénomène particulier. Supposons, par exemple, un *'onc nerveux se divisant en deux branches A et B; lorsque l'on excite la branche A, .e n'est pas seulement le muscle dépendant de cette branche qui se contracte, mais ien aussi celui qui est en connexion avec la branche B. On donne le nom de *para-oxe* à ce genre de contraction, parce qu'elle semble en contradiction absolue avec principe de transmission isolée à travers les fibres nerveuses (§ 162) (¹).

2° PHÉNOMÈNES DANS LES NERFS ET LES MUSCLES EN ACTIVITÉ.

a) *Manifestations extérieures de l'activité nerveuse et musculaire.*

162. — Fonctions physiologiques des éléments nerveux et des fibres musculaires. Phénomènes produits par l'excitation.

Sous l'influence de certains agents que nous appelons *agents d'excitation*, es nerfs et les muscles passent de *l'état de repos* à *l'état d'activité*. Nous istinguons des excitants *internes* et *externes*. Les *excitants internes* sont des onditions inconnues encore des organes internes, centres nerveux ou gan-lions, par lesquels les nerfs et par leur intermédiaire les muscles ou autres ppareils dépendants du système nerveux (glandes, organes des sens) passent l'état d'activité. Les appareils centraux qui déterminent ces excitations sont its organes centraux *automatiques*, et l'excitation nerveuse qu'ils déter-inent est dite *excitation automatique*, par opposition à l'excitation déter-inée par les influences extérieures. D'après nos connaissances actuelles, ce nt toujours les cellules nerveuses qui sont le point de départ de ces excita-ons. Les phénomènes les plus connus déterminés par l'excitation automatique nt les mouvements volontaires et instinctifs. Mais il est permis d'admettre ue d'autres phénomènes dépendant du système nerveux, sécrétions, paraly-es de mouvement etc., sont également sous la dépendance de pareilles exci-tions. Les *excitants externes* ne se développent pas dans le corps lui-même; sont des agents physiques ou chimiques extérieurs qui le touchent, et qui ir leur action déterminent l'excitation du nerf ou des organes en connexion ec lui (muscles, glandes, organes centraux). Nous pouvons distinguer deux

(¹) Du Bois-Reymond, *Untersuchungen über thierische Electricität*, t. I et II; *Archiv f. nat. u. Physiol.*, 1863-1866, et *Berichte der Berliner Akademie*, depuis 1856. — Tout ce e l'on avait écrit antérieurement sur ce sujet, se trouve résumé dans les travaux de u Bois-Reymond.

classes d'excitants externes : 1° les *excitants naturels des sens* (impression tactile, chaleur, lumière, son, impression gustative ou odorante), qui par leur action sur des appareils terminaux particuliers, les organes des sens, produisent une excitation nerveuse; mais chaque organe des sens ne peut être excité que par son *excitant spécial* (*spécifique*) : la lumière est l'excitant spécial du nerf optique par l'intermédiaire de l'œil; le son est l'excitant spécial du nerf acoustique etc.; 2° les *excitants généraux des nerfs*. C'est le nom que nous donnons à tous les agents physico-chimiques qui excitent les nerfs de toute sorte (sensitifs, moteurs etc.) par leur action *directe*, sans qu'il soit besoin d'un organe intermédiaire quelconque.

Les excitants généraux des nerfs sont en même temps des excitants des muscles; en d'autres termes, quand on les applique directement sur ces derniers, ils les excitent également. Les excitants *chimiques, mécaniques, thermiques* et *électriques* appartiennent à ce groupe. Aussi longtemps que les nerfs ou les muscles sont susceptibles de cette excitation, nous disons qu'ils sont *excitables*, et moins il est besoin que l'excitant soit fort pour produire ces changements dans le nerf ou le muscle, plus nous disons que ces organes sont facilement excitables.

Le passage du *muscle* à l'état d'activité se traduit par le raccourcissement; quand il se fait rapidement et n'a que peu de durée, c'est une contraction; quand sa durée est plus longue, de telle sorte qu'il maintienne longtemps un poids soulevé, on lui donne le nom de contraction *tétanique* ou *tonique*. Ces deux variétés se distinguent l'une de l'autre par ce que la contraction tonique est une seule contraction indéfiniment prolongée, tandis que le tétanos est formé par une série de contractions nombreuses : le muscle tétanisé est donc soumis à des oscillations, tandis que le muscle en contraction tonique ne présente rien de pareil. L'état d'activité du *nerf* ne se dévoile par aucun phénomène perceptible sans le secours d'instruments de précision; mais nous pouvons l'apprécier par les phénomènes qu'il produit dans les organes avec lesquels le nerf est en connexion. Ces organes sont : *les organes centraux sensitifs*, composés, autant que l'on en peut juger, par des cellules nerveuses; le résultat produit sur eux par l'excitation c'est la *sensation*; les nerfs en relation avec ces organes sont les nerfs sensitifs ou sensoriaux. 2° et 3° *Les muscles* et *les glandes*. L'excitation y détermine soit la *contraction*, soit la *sécrétion*. Les nerfs qui déterminent ces phénomènes par leur excitation sont les nerfs *moteurs* ou les nerfs *sécréteurs*. Il peut en outre se faire que d'autres nerfs, nerfs *paralysateurs*, se portent vers des organes musculaires et même glandulaires; ces nerfs, au lieu de produire la contraction ou la sécrétion, déterminent l'arrêt du mouvement ou de la sécrétion commencée. Voyez le § 158 pour la connexion des nerfs avec le muscle, et le § 71 pour la terminaison des nerfs dans certaines glandes. On ignore encore complétement quel est le mode de connexion des nerfs paralysateurs avec les organes. Il est très-probable que le phénomène de paralysie ne peut se produire qu'à la condition qu'il y ait des cellules nerveuses spéciales interposées entre la terminaison des nerfs et les organes. 4° *Les organes réflecteurs*. Ici aussi les éléments principaux sont des cellules nerveuses. On reconnaît un organe réflecteur par ce que cet organe forme un point de connexion pour des nerfs en relation avec divers organes périphériques. Il peut se produire de cette sorte les combinaisons suivantes : a) *nerfs sensitifs et nerfs sensitifs*, d'où résultent des *sensations sympathiques;* b) *nerfs sensitifs avec nerfs moteurs*, ce qui est le cas le plus ordinaire, d'où *mouvements réflexes;* c) *nerfs sensitifs et nerfs sécrétoires*, d'où *sécrétions réflexes;* d) *nerfs sensitifs avec nerfs paralysateurs*, d'où arrêt de la contraction ou de la sécrétion (*réflexes paralysateurs*). Enfin, les organes centraux excitateurs peuvent être en connexion entre eux ; dans ce cas l'excitation automatique ou réflexe peut passer par-dessus des cellules nerveuses voisines et il se produit alors des *excitations associées* (mouvements associés, sécrétions associées).

La diversité des résultats produits dans tous ces différents cas par l'excitation des nerfs ne dépend pas toutefois d'une différence spécifique des fibres nerveuses. Bien plus, comme nous le verrons plus tard, les phénomènes d'excitation dans tous les nerfs sensitifs, moteurs, sécrétoires etc. sont identiques, et ce n'est qu'à la disposition de leurs extrémités centrales ou périphériques (cellules nerveuses, organes des sens etc.) que leur excitation doit de produire la sensation, la contraction, la sécrétion et même la paralysie.

La connexion du nerf avec les organes terminaux centraux ou périphériques n'influe pas seulement sur le phénomène produit par son excitation, mais encore sur la *nutrition* du tronc nerveux lui-même et des organes qui en dépendent. Le bout périphérique de chaque fibre nerveuse, quand il est séparé de sa cellule d'origine, s'altère petit à petit à partir du point de la section ; son contenu devient graisseux et se transforme peu à peu en un cordon de tissu connectif ordinaire, à moins que, grâce à une régénération partie du bout central, il ne recouvre ses propriétés. En même temps que le nerf s'altère, l'on voit les organes périphériques, avec lesquels il est en connexion, se modifier aussi ; on les voit, comme le nerf, commencer par perdre leurs fonctions, puis disparaître et être remplacés par d'autres tissus (tissu connectif, graisse).

Les altérations du bout périphérique du nerf coupé ou lié débutent par la disparition ou la transformation graisseuse de la gaîne médullaire ; ce n'est que plus tard que le cylindre-axe se décompose, et tout le tube nerveux est alors rempli de gouttelettes graisseuses. En même temps le névrilemme prolifère et bientôt la graisse du tube nerveux disparaît, et tout le nerf est remplacé par un cordon fibreux. Quand le nerf se régénère, les cylindres-axes partent d'abord du bout central et pénètrent dans le bout inférieur. Quand le nerf sectionné est moteur, le muscle qui en dépend s'altère également, ses noyaux se multiplient, et bientôt tout le contenu du sarcolemme passe à la métamorphose graisseuse (dégénérescence cireuse). Ces altérations du muscle se produisent alors même que le muscle est maintenu en fonction par des excitations répétées. On peut observer des altérations de même nature dans les glandes et les organes des sens dont les nerfs sont sectionnés ([1]). Lorsque le trijumeau est sectionné dans la cavité crânienne, l'on voit la muqueuse des organes qu'il innerve s'enflammer (nez, cavité buccale, conjonctive; des exsudats altèrent la transparence de la cornée). On a souvent cherché à expliquer ces phénomènes en admettant

___

([1]) Waller, *Comptes rendus*, t. XXXIII à XXXV. — Schiff, *Archiv f. physiol. Heilkunde*, 1852, et *Zeitschrift f. wissenschaftl. Zoologie*, t. VII. — Lent, *ibid.* — Wundt, Dissertat. Heidelberg 1856.

des *nerfs nutritifs (trophiques)* qui se rendraient à tous les organes et aux nerfs eux-mêmes. On leur attribue encore les inflammations et les exsudats que l'on voit survenir dans des organes périphériques lorsque les troncs nerveux sont soumis à une longue excitation (Samuel). Mais lorsqu'un nerf est coupé, l'on voit toutes les fibres qui le composent dégénérer; il faudrait donc admettre que les nerfs trophiques s'altèrent par suite de leur simple séparation d'avec les organes centraux. Il n'y a aucune raison pour ne pas faire la même supposition pour tous les autres nerfs, et alors on ne comprend plus la nécessité des fibres trophiques pour les nerfs eux-mêmes. Cette hypothèse des nerfs trophiques ne nous semble pas même fondée pour les organes périphériques. Il a été impossible jusqu'ici de prouver que la nutrition des organes ne devient vicieuse qu'à la suite de la section ou de l'excitation de *certains* nerfs. Les observations de Samuel tendent, il est vrai, à démontrer que certains nerfs, ceux entre autres qui proviennent des ganglions, ont une influence beaucoup plus grande sur la nutrition que les autres; mais l'effet produit sur le tronc nerveux par la section nous semble prouver que cette fonction trophique appartient à tout nerf en relation avec les organes centraux. Les découvertes histologiques récentes sur la terminaison des nerfs dans les organes des sens, les muscles, les glandes, permettent d'admettre que l'intégrité du nerf est indispensable pour que la structure de l'organe se conserve intacte, quoique nous ignorions encore la relation précise qui existe entre eux ([1]).

Lorsque la continuité du nerf n'est pas complétement interrompue, mais que son activité fonctionnelle est détruite par une forte compression, les cylindres-axes de la partie périphérique restent intacts d'ordinaire, tandis que la gaîne médullaire subit les différentes métamorphoses que nous avons signalées plus haut. Schiff est le premier qui a vu que des nerfs comprimés de cette manière conduisent normalement aux muscles les excitations volitives ou autres, parties d'un point situé au-dessus du lieu comprimé, tandis que l'excitabilité de la portion du nerf située au-dessous de ce point est bien diminuée. D'après ces observations, Schiff a admis que les nerfs périphériques possèdent deux propriétés distinctes, l'une de *recevoir les excitants*, et l'autre de *les conduire*. Mais il faudrait s'assurer d'abord si d'autres conditions ne peuvent pas diminuer l'excitabilité du nerf dégénéré par des courants électriques, comme, par exemple, l'augmentation de la résistance galvanique opposée à la conduction, d'autant plus que, d'après Erb, l'excitabilité pour les excitants mécaniques reste intacte ([2]).

Nous n'avons pas à nous occuper ici des fonctions spéciales de chaque nerf et de chaque muscle, mais des phénomènes généraux produits par l'activité de ces organes; nous ne nous occuperons donc que des excitants généraux des nerfs et des muscles. Les excitants spéciaux aux organes des sens seront étudiés dans le chapitre destiné à ces organes, et les phénomènes automatiques dans celui qui traitera des organes centraux. D'autre part, nous étudierons surtout les nerfs et les muscles dont l'état d'activité se manifeste le plus facilement à l'extérieur; nous ne nous occuperons des nerfs secrétoires et sensitifs, ainsi que des muscles lisses, qu'autant qu'il nous le faudra pour montrer les différences qui existent entre ces organes, les nerfs moteurs et les muscles striés. Dans tous les autres cas, c'est le nerf moteur, avec le muscle qui en dépend, sur lequel se portent les recherches. Nous verrons plus loin que l'identité dans les fonctions essentielles de toutes les fibres nerveuses et muscu-

---

([1]) Schiff, *Untersuchungen zur Physiologie d. Nervensystems.* Francfort 1855. — Samuel, *Die trophischen Nerven.* Leipzig 1860.

([2]) Schiff, *Lehrb. d. Physiologie*, t. 1; *Zeitschrift f. ration. Med.*, 1868. — Erb, *Deutsches Archiv*, 1868.

aires légitime cette manière de procéder. On préfère s'adresser au nerf moteur et
u muscle strié, parce que d'abord une contraction musculaire est facile à étudier, et
u'ensuite on peut la mesurer; ce qui permet de mesurer l'excitabilité d'un nerf et
'un muscle, ainsi que l'effet produit par un excitant, tandis qu'il serait fort difficile
e calculer l'intensité d'une sensation, le mouvement réflexe dépendant non-seule-
nent de la structure du nerf à étudier et de la nature de l'excitant, mais encore de
état de l'organe central dans lequel se fait la réflexion.

Pour étudier la qualité ou avoir une idée approximative de la quantité de l'excita-
ilité du nerf, l'on se sert d'habitude de la *patte galvanoscopique*. C'est une patte de
renouille avec son nerf sciatique. Quand on se propose de faire des études plus
pprofondies, l'on se sert des muscles du mollet de l'animal avec le nerf sciatique
u'on y laisse adhérent; on laisse l'extrémité supérieure du muscle adhérer à un
out d'os dont on se sert pour fixer le muscle; au tendon de l'extrémité inférieure
st attaché, au contraire, un levier léger terminé par une pointe qui multiplie la con-
'action du muscle et l'inscrit sur une lame de verre noircie ou sur le cylindre du
ymographe. Pour étudier l'excitabilité du muscle, il est avantageux de se servir,
omme Kühne, du couturier de la grenouille, dont les fibres sont parallèles; on
e rend compte de la hauteur des contractions de ce muscle par le même moyen.

§ 163. — Excitation électrique.

Les nerfs et les muscles se comportent différemment par rapport au courant
lectrique suivant que le *courant est continu* ou qu'il agit sous forme de
ecousses isolées de peu de durée.

1º *Excitation par un courant continu*. Son action dépend de *la structure
e la partie animale excitable* et de *l'intensité du courant*.

a) *Structure de la partie excitable*. Le courant continu n'agit en général
ur le *nerf moteur* qu'au moment de son entrée et de sa sortie; il produit une
ontraction musculaire brusque à la *fermeture* et à l'*ouverture*. Pendant sa
urée il est sans effet; ce ne sont que les courants de certaine intensité qui font
xception, comme nous le verrons plus loin. Sur le *nerf sensitif*, le courant
ontinu agit avec le plus d'énergie à l'entrée et à la sortie; mais pendant sa durée
on action persiste, moins énergique cependant. Sur les *muscles*, le courant
ontinu a son maximum d'action à l'entrée et à la sortie, mais pendant toute
a durée du passage, le muscle est dans un état de contraction *tonique* plus
aible. Plus les extrémités nerveuses qui existent dans le muscle ont perdu
eurs propriétés fonctionnelles, moins la différence entre les secousses d'en-
rée et de sortie l'emporte en intensité sur la contraction continue pendant le
assage du courant; quand ces nerfs sont tout à fait paralysés, le muscle ne
éagit plus contre le courant que par une contraction continue sans secousse.

De tous les faits connus jusqu'ici d'excitation électrique des nerfs, Du Bois-
eymond a conclu que le nerf moteur ne peut être excité que par les variations du
ourant, tandis que le nerf sensitif réagit encore pendant la durée du courant.
flüger démontra par ses expériences sur l'action tétanique du courant continu que
e principe de Du Bois-Reymond n'est pas toujours exact pour le nerf moteur. On
royait autrefois que le muscle se comporte tout à fait comme le nerf moteur, et
u'il ne donne de secousses qu'à l'ouverture et à la fermeture du courant. J'ai

démontré, le premier, que le muscle reste, au contraire, contracté d'une manière permanente aussi longtemps que le courant le traverse. J'ai fait voir en outre que lorsque l'on tue les animaux au moyen du curare ou d'autres poisons qui détruisent l'excitabilité des nerfs tout en conservant celle des muscles (voy. § 167), les secousses cessent à l'ouverture et à la fermeture et qu'il ne reste qu'une contraction permanente. Fick a confirmé ces faits en suivant une autre voie. Il mit le nerf contenu dans le muscle en état anélectro-tonique au moyen d'un courant passant à travers le nerf. Quand cet état est poussé assez loin, il produit, comme nous le verrons plus tard (§ 166), un état paralytique du nerf. Fick a vu, dans ces conditions, les secousses disparaître et la contraction permanente persister seule. C'est là une contraction *tonique* et non tétanique, car en effet le muscle mis en état de contraction par le courant continu ne présente pas d'oscillations (¹).

Les physiologistes qui ont succédé à Haller ont longtemps discuté pour savoir si les muscles sont excitables par eux-mêmes (irritables), ou bien si leurs contractions ne peuvent être déterminées que par l'excitation des nerfs qui s'y rendent. Il n'y a qu'*un seul* fait qui prouve l'irritabilité du muscle : c'est la contraction tonique à la suite d'une excitation directe par un courant continu et l'augmentation relative que subit cette contraction à la suite de tous les agents qui diminuent ou annihilent l'excitabilité des nerfs. On a encore invoqué les preuves suivantes de l'irritabilité du muscle : 1° l'excitabilité du muscle après l'empoisonnement par le curare, qui paralyse le nerf (Cl. Bernard); 2° l'excitabilité du muscle après que ses nerfs sont sectionnés depuis longtemps et dégénérés (Bidder); mais nous pouvons objecter à ces deux preuves que rien ne démontre que les extrémités nerveuses dans le muscle ne sont pas restées intactes, malgré l'empoisonnement et la dégénérescence (²).

b) *Intensité du courant.* Elle influe 1° sur l'effet produit par l'ouverture et la fermeture du courant, et 2° sur l'effet produit pendant la durée du courant.

Tous les faits connus sur l'action de la *fermeture* et de l'*ouverture du courant* sur les nerfs moteurs et sur les muscles sont groupés dans ce que l'on appelle la *loi des secousses*. Envisagée par rapport à la différence d'intensité du courant, cette loi consiste en ce que, lorsque la force du courant augmente, l'excitation varie régulièrement à l'ouverture et à la fermeture. Elle varie encore avec la *direction du courant dans le nerf*. Pour simplifier, on donne le nom de *courant descendant* à tout courant qui va d'un point plus central de la surface d'un nerf vers un point plus périphérique, et inversement le nom de *courant ascendant* à un courant dirigé d'un point périphérique de la surface d'un nerf vers un point plus central (³). Quand le courant est descendant, le bout du nerf le plus rapproché du muscle est donc en état

____

(¹) Du Bois-Reymond, *Untersuchungen*, t. 1. — Wundt, *Lehre von der Muskelbewegung* und *Archiv f. Anat.*, 1859. — Fick, *Beiträge zur vergleichenden Physiologie der irritablen Substanzen*. Braunschweig 1863.

(²) Cl. Bernard, *Leçons sur les propriétés des tissus vivants*. Paris 1866. — Bidder, *Archiv f. Anat. u. Physiol.*, 1865.

(³) Dans le courant descendant l'électrode positif est placé sur un point plus rapproché du centre nerveux, et l'électrode négatif sur un point plus rapproché de la périphérie. Dans le courant descendant au contraire, l'électrode positif (l'anode) est plus près de la périphérie et l'électrode négatif (le cathode) est plus rapproché des centres nerveux. Dans le premier cas, le courant descend des centres vers les extrémités, dans le second, il remonte des extrémités vers les centres. (A. B.)

catélectro-tonique, et celui qui en est le plus éloigné en état anélectro-tonique, et réciproquement. Les résultats essentiels de la loi des secousses sont reproduits dans le schéma suivant. Nous avons mis entre parenthèses les résultats exceptionnels que l'on observe quelquefois.

	Courant ascendant.	Courant descendant.
Courant faible . .	Fermeture, secousse. Ouverture, repos.	Fermeture, secousse (repos). Ouverture, repos (secousse).
Courant moyen . .	Fermeture, secousse. Ouverture, secousse.	Fermeture, secousse. Ouverture, secousse.
Courant fort. . .	Fermeture, repos. Ouverture, secousse.	Fermeture, secousse. Ouverture, repos (sec. faible).

Les secousses produites par les deux espèces de courants se distinguent encore par la manière dont elles se succèdent lorsque l'intensité du courant augmente. En commençant par les courants les plus faibles, les secousses se succèdent dans l'ordre suivant : 1º secousse de fermeture du courant ascendant, 2º secousse d'ouverture (ou de fermeture) du courant descendant, 3º secousse de fermeture (ou d'ouverture) du courant descendant, et 4º secousse d'ouverture du courant ascendant. Lorsque les courants deviennent trop intenses, la secousse de fermeture du courant ascendant disparaît la première ; ce n'est que beaucoup plus tard (et souvent même jamais) que disparaît la secousse d'ouverture du courant descendant.

La plupart des courants, quelle que soit leur intensité, ne produisent pendant la *durée de leur passage* aucune contraction musculaire transmise par le nerf moteur ; il en est surtout ainsi des courants très-faibles et très-forts. Mais il en est d'intensité moyenne qui déterminent dans ce cas des *phénomènes tétaniques ;* ils produisent soit une série de secousses isolées, soit une contraction tétanique persistante (Pflüger).

Les *nerfs sensitifs* se comportent comme les nerfs moteurs ; mais, comme pour les nerfs sensitifs le bout central est plus rapproché de l'organe qui perçoit la sensation que le bout périphérique, la loi des *sensations électriques* est inverse de celle de la loi des secousses. Quand les courants sont faibles, il y a sensation à la fermeture ; quand les courants sont forts, il y a sensation à l'ouverture du *courant descendant,* tandis que pour le *courant ascendant* la sensation à la fermeture augmente avec la force du courant (Pflüger). La sensation qui persiste pendant la durée du passage augmente avec l'intensité du courant.

La *loi des secousses du muscle* est analogue à celle du nerf, les conditions de l'expérimentation restant les mêmes. L'excitation de la partie supérieure d'un muscle par des courants moyens détermine des secousses de fermeture et d'ouverture dans la partie inférieure du muscle ; lorsque les courants sont forts, la secousse de fermeture n'existe pas pour le courant ascendant, et la secousse d'ouverture fait défaut pour le courant descendant (Bezold). Le muscle se comporte tout autrement quand toute sa longueur est comprise dans le courant : quelle que soit la direction du courant, la secousse de fermeture l'emporte ; quand les courants deviennent plus forts, la secousse d'ouverture s'y

ajoute, elle apparaît plus vite avec le courant descendant qu'avec le courant
ascendant. Plus les nerfs contenus dans le muscle perdent leurs propriétés
fonctionnelles, plus la secousse de fermeture l'emporte sur celle d'ouverture.
La contraction tonique est au maximum quand le courant est ascendant.

Heidenhain, le premier, et Pflüger, après lui, ont montré que la loi des secousses sur le nerf frais dépend de la force des courants. Les résultats qu'ils obtinrent pour la loi du courant descendant présentent cependant quelques différences avec ceux fournis par d'autres observateurs. D'après Pflüger, les résultats indiqués plus haut dans le schéma sont normaux, tandis que ceux mis entre
parenthèses sont anomaux. Ce serait le contraire d'après Heidenhain, dont les
observations concordent avec celles de Ritter, de Nobili et avec les miennes.
Ces différences, qui à tout prendre sont sans grande importance pour la théorie des phénomènes, s'expliquent par ce que l'apparition des secousses ne dépend pas seulement de la force des courants, mais encore, comme nous le
verrons au § 167, des modifications de l'excitabilité après la mort; les résultats obtenus par Pflüger avec des courants faibles sont normaux lorsque l'excitabilité est déjà un peu diminuée.

L'on se sert, pour étudier la *loi des secousses*, de l'appareil suivant (Fig. 72), qui
permet de varier beaucoup la force du courant continu et d'en changer à volonté la
direction dans le nerf. Une pile à courant continu B (pile de Grove, de Daniell ou

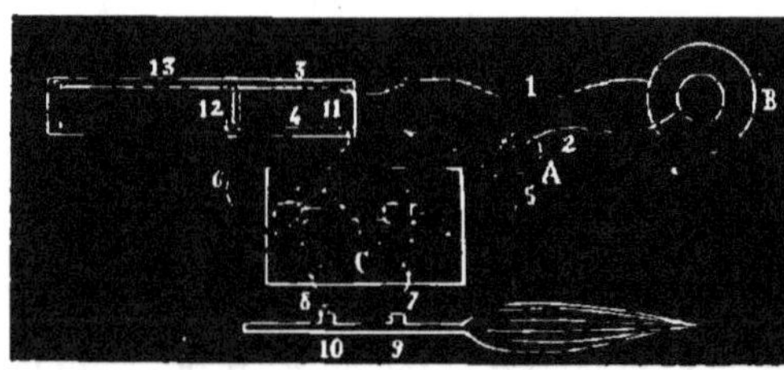

de Bunsen) est mise en relation par
les fils 1 et 2 avec le réochorde 13;
le fil 2 est interrompu dans sa longueur par un godet plein de mercure A. Le réochorde se compose
de deux fils de platine 3 et 4, qui
sont tendus et qui traversent un
godet plein de mercure 12, que
l'on peut avancer ou reculer à volonté. En 11, se trouvent deux

Fig. 72.

pinces métalliques qui mettent les fils de platine en communication avec les deux
fils 1 et 2, ainsi qu'avec les fils 5 et 6. Les fils 5 et 6 sont en communication avec
l'appareil C, qui permet de changer le courant, et avec les fils 7 et 8; tantôt,
comme sur la figure, le fil 6 est en communication avec le fil 7, et le fil 5 avec le fil
8; tantôt, au contraire, le fil 6 communique avec le fil 8, et le fil 5 avec le fil 7.
Dans le premier cas, le courant est ascendant et va de 9 en 10; dans le second, il est
descendant et va de 10 en 9. L'intensité du courant est d'autant plus forte que le
godet 12 est plus éloigné de 11. Le réochorde étant un circuit accessoire surajouté
au circuit qui comprend le nerf (1, 5, 7, 8, 6, 2), il est évident que, dans ce dernier
circuit, l'intensité du courant est d'autant plus forte qu'elle est plus faible dans le
circuit accessoire; dans celui-ci, la force du courant diminue avec la longueur des
fils; en d'autres termes, avec la grandeur des résistances qui lui sont opposées. En
11 le courant se divise; moins il en passera par 3 et 4, plus il en passera par 5, 6,
etc. L'expérience est instituée de la manière suivante : on ouvre le courant en A et
on rapproche le godet 12 autant que possible de 11. On ferme ensuite le courant en
A et bientôt on l'ouvre de nouveau; on recommence, mais en changeant la direction
du courant au moyen de l'appareil C; on éloigne de plus en plus le godet 12, et chaque
fois on change la direction des courants à l'ouverture et à la fermeture. Les fils 7 et

8 doivent être mis en contact avec le nerf, non pas directement, mais par l'intermédiaire de deux électrodes impolarisables. On les produit en reliant les fils conducteurs avec des plaques de zinc amalgamées, qui conduisent dans des tubes de verre remplis d'une solution de sulfate de zinc; à leur autre extrémité ils plongent dans des masses de terre glaise imbibées d'une solution étendue de sel marin sur lesquelles on dépose le nerf ([1]).

2° *Excitation par des courants électriques de peu de durée.*

a) *Excitation instantanée.* Nous donnons ce nom à toute excitation unique produite par une secousse électrique dont la durée est si courte que déjà elle est terminée alors que la secousse produite n'est pas encore arrivée à son terme. L'excitation électrique instantanée peut être produite par le passage très-rapide d'un courant continu ou par un courant d'induction. Les secousses par excitation instantanée dépendent : 1° de l'intensité du courant; en se servant d'un courant dont la durée reste fixe, mais dont l'intensité va en croissant depuis zéro, l'on atteint d'abord une limite minimum de l'intensité à laquelle il se produit une contraction. Celle-ci augmente alors proportionnellement à l'accroissement de l'intensité du courant jusqu'à une limite maximum, où elle reste constante quelle que soit l'intensité ultérieure du courant (*maximum de la contraction*). Dans beaucoup de cas, le courant continuant à augmenter, l'on atteint un point où brusquement la secousse musculaire dépasse de beaucoup ce maximum, et le même fait peut se produire encore un certain nombre de fois quand le courant devient d'une intensité excessive; ce sont là les *maxima secondaire, tertiaire, etc. de la contraction.* Mais, dans tous ces cas, la force de la contraction ne croît plus proportionnellement à l'intensité du courant, elle passe par saccades d'un maximum à l'autre. Ces maxima multiples se remarquent surtout quand les secousses galvaniques sont d'une certaine durée (Fick et Meyer); 2° de la rapidité avec laquelle naît le courant : ce point n'est pas encore bien élucidé; on peut seulement admettre qu'en général l'excitation par le courant augmente proportionnellement à la rapidité avec laquelle celui-ci s'élève; 3° de la durée de la secousse galvanique. Il y a pour chaque intensité du courant une durée minimum au-dessous de laquelle il ne se produit pas d'excitation. Au-dessus de cette limite minimum l'excitation augmente rapidement et atteint très-vite (0,002 de seconde) une limite maximum; elle correspond alors au maximum de contraction produite par le courant continu d'égale intensité (Lamansky). En laissant la durée du courant augmenter encore, l'on atteint bientôt un moment où la contraction recommence à augmenter pour atteindre bientôt un *second maximum.* Les contractions produites ainsi par les courants ascendant et descendant d'intensité variable coïncident avec la loi des secousses produites à la fermeture par le courant continu, il faut donc admettre que les contractions produites par des excitations instantanées faibles ne sont que des *contractions de fermeture*, et la saccade par laquelle la contraction dépasse

([1]) Heidenhain, *Archiv f. phys. Heilkunde*, nouv. série, t. I. — Wundt, *ibid.*, t. II. — Pflüger, *Untersuchungen über die Physiologie des Electrotonus.* Berlin 1859, et *De sensu electrico.* Bonn 1860. — Bezold, *Untersuchungen über d. electrischen Erregungen d. Nerven u. Muskeln.* Leipzig 1861. — Cpr. encore Du Bois-Reymond, t. I.

le premier maximum lorsque l'intensité du courant devient très-forte peut
s'expliquer par la somme de l'excitation produite à la fermeture et à l'ouverture (Lamansky). Les maxima tertiaire etc. ne peuvent s'expliquer ainsi, car
on les voit survenir encore lorsque l'on se sert, pour exciter le nerf, de courants
d'une durée telle que l'ouverture ne se fait qu'après la terminaison de la contraction (Fick et Meyer). Quand on excite directement le muscle privé de
ses nerfs, les derniers maxima ne s'observent pas. Il pourrait donc se faire que,
n'étant pas dus à la somme des effets de fermeture et d'ouverture additionnés,
ils tiennent à ce qu'à partir du premier maximum l'excitation du nerf continue à augmenter avec la force du courant, tandis que sa transmission au
muscle se fait d'une manière discontinue.

Quand le courant est d'une certaine durée, quoique, suivant notre définition,
l'excitation reste toujours encore instantanée, le courant *ascendant* aurait, d'après
Fick, une anomalie remarquable. En effet, la durée restant la même, la contraction serait d'abord proportionnelle à la force du courant jusqu'à ce qu'elle
atteigne son premier maximum; mais alors, le courant venant à augmenter encore,
la contraction diminuerait et deviendrait nulle, pour augmenter de nouveau plus
tard et arriver à son second maximum. Cette particularité peut s'expliquer par la
loi de contraction. Jusqu'au moment de sa diminution, la contraction est une contraction de fermeture; au delà de cette limite, les courants forts ne donnant plus de
contraction à la fermeture, on n'a plus que des contractions d'ouverture (¹).

Nous avons trouvé que la contraction dépend de l'intensité du courant; nous pouvons donc admettre que la force de la contraction musculaire est directement proportionnelle aux phénomènes d'excitation qui se passent dans le nerf moteur, et
que cette excitation peut être directement mesurée par la contraction du muscle. Si,
en effet, le rapport entre l'excitation nerveuse et la contraction musculaire était plus
complexe, cette contraction ne serait pas proportionnelle à l'excitation extérieure.
Aussi pouvons-nous conclure de l'action sur le muscle aux phénomènes d'excitation
du nerf moteur. La Fig. 73 indique la manière dont, en général, l'excitation ner-

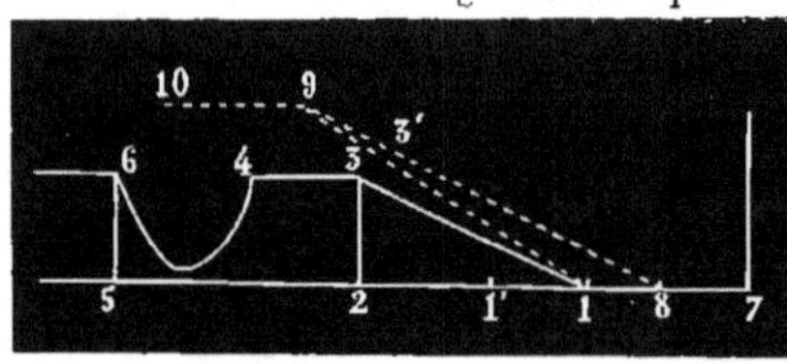

veuse s'accroît avec l'intensité du courant.
Les abscisses indiquent les différentes intensités du courant; les ordonnées représentent la force de la contraction. La contraction commence en 1 par une valeur infiniment petite, après que le courant s'est
accru de 7 jusqu'en 1; en 2 elle atteint
son premier maximum; à partir de 3, la

Fig. 73.

courbe du courant descendant reste parallèle à la ligne des abscisses, tandis que
celle du courant ascendant s'abaisse de nouveau en 4, pour atteindre un second
maximum 5 et 6. On comprend, au reste, que, bien que la contraction ne débute
que pour une force 7, 1 du courant, ce n'est pas à dire pour cela que l'excitation du
nerf ne commence qu'au même moment; elle peut prendre naissance quand l'intensité du courant est encore moins forte, qu'elle est par exemple 7, 8, car l'excitation du nerf a besoin d'avoir atteint un certain degré pour vaincre la résistance que
le muscle oppose lui-même à la contraction; nous pouvons donc représenter la valeur absolue du phénomène nerveux par la ligne ponctuée 8, 9, 10.

(¹) Fick, *Untersuch. über electrische Nervenreizung.* Braunschweig 1864. — A. B. Meyer,
Dissert. Zurich 1867. — Lamansky, *Studien d. Bresl. physiol. Instituts,* 4e liv.

Ces rapports entre la contraction et l'intensité, la marche et la durée des variations du courant dans le nerf nous permettent d'étudier d'une manière plus appro-
ondie l'*excitabilité* elle-même. Nous avons déjà cherché (§ 163) à trouver une meure de l'excitabilité des nerfs et des muscles dans la force de l'excitant nécessaire
our produire l'excitation. Comme nous avons choisi la contraction musculaire
our mesure de l'excitation, et comme aussi, ainsi que nous le verrons plus bas
§ 105), l'excitation du nerf augmente en gagnant le muscle, nous ne saurions com-
arer l'excitabilité des deux nerfs qu'en examinant deux points de ces nerfs situés à
gale distance des muscles. Mais, d'autre part, la résistance que le muscle oppose
ui-même à son excitation peut être différente, de telle sorte que le même degré
'excitation nerveuse 8, 1, (Fig. 73) qui fait contracter un muscle peut ne produire
ucun effet sur d'autres muscles, dont les contractions ne se produisent, par exemple,
ue par une excitation 8, 1'. En supposant même que les deux muscles entrent en
ontraction par une excitation nerveuse de même intensité, on ne pourrait encore en
onclure à une excitabilité identique; en effet, l'excitation de l'un peut augmenter
lus rapidement que celle de l'autre (1, 3 et 1, 3'). Le muscle peut dans ces cas at-
eindre plus vite son maximum de contraction, et enfin ce maximum peut varier lui-
nême de force, quoique l'excitation qui y a donné lieu soit d'une intensité égale
u différente. De tous ces faits, il n'y a que le premier, la variation de la contraction
n raison de l'intensité de l'excitation, qui puisse donner une idée assez précise des
ariations de l'excitation du nerf, puisque le moment où se produit le maximum de
ontraction et la force de ce maximum peuvent dépendre du muscle lui-même. L'ex-
itation de deux nerfs peut être de même force quoique la contraction musculaire
u'ils déterminent soit d'intensité inégale, et l'excitation peut s'accroître dans un
nême nerf, une fois le maximum de contraction atteint, sans que la force de la con-
raction varie. Il peut encore se faire que l'excitation du nerf soit arrivée à son
ummum et que cependant les contractions augmentent encore et passent à des
naxima plus élevés. Nous pouvons admettre que les effets de transmission au mus-
le sont surtout remarquables au moment du maximum de contraction; en voici une
reuve : c'est que le muscle oppose à sa contraction une résistance qui croît avec la
orce de la contraction. Cette résistance dépend de propriétés variables de la subs-
ance musculaire. On remarque encore que les interruptions de l'activité fonction-
elle entre l'excitant et les contractions musculaires coïncident toujours avec des
ourants dont l'intensité se rapproche du maximum de contraction ou même le dé-
asse; mais ces interruptions peuvent être dues à des anomalies dans le rapport
roportionnel entre la force de l'excitation du nerf et la contraction, tout aussi bien
u'à des anomalies dans le rapport entre la force de l'excitant et l'excitation ner-
euse. Il résulte de tout cela que le maximum de contraction ne saurait en aucune
nanière servir de mesure entre l'excitation nerveuse et la contraction musculaire.
Nous n'avons donc plus que deux circonstances qui puissent nous en servir : 1° le
ninimum d'excitation qui produit une contraction : on peut admettre que, pour des
nuscles qui entrent en contraction par la force minimum 7, 1, les différences 8, 1
isparaissent, d'autant plus qu'entre l'instant où l'on applique l'excitant et celui où
a contraction commence il ne s'écoule qu'un temps très-court (§ 185); 2° les de-
rés de la contraction déterminée par un excitant de force connue compris entre
et 2; il est permis d'affirmer dans ce cas, en raison du rapport proportionnel entre
a contraction et l'intensité du courant, que, lorsque la contraction vient à augmen-
er rapidement 1, 3', l'excitation du nerf augmente de même rapidement. Ces deux
noyens de recherches ne donnent pas du tout les mêmes résultats : la première nous
onne la limite de l'excitation, et la seconde la constante de l'accroissement de l'ex-
itation (comp. § 175). En exprimant le rapport entre l'excitation du nerf y et la partie

variable x de l'excitant par une équation, nous avons $y = a\,x + \mathrm{A}$. Le premier de
ces deux modes de recherche nous donne la constante A, et le second la constante a.
Si nous voulions encore déterminer la valeur limite de y quand cette quantité reste
constante malgré l'accroissement de x, il nous faudrait chercher à déterminer en
quantité les modifications intérieures du nerf, car, dans ce cas, on ne saurait éliminer l'influence de la conduction sur le muscle.

b) *Excitation par des secousses à successions rapides.*

Ce mode d'excitation peut être considéré comme résultant d'une succession
d'excitations instantanées. Lorsque les secousses se succèdent en petit nombre,
la contraction est plus forte et plus longue qu'elle ne l'eût été sous l'influence
d'une secousse unique de même intensité. Quand les secousses sont plus nombreuses et se succèdent régulièrement, mais de telle sorte que la durée de
l'interruption est courte en comparaison de la durée de la secousse, le muscle
reste contracté d'une manière persistante. Cette contraction présente des oscillations et est donc *tétanique*. Le nombre de ces oscillations correspond au
nombre des secousses du courant excitateur (Helmholtz) [1]. La force de la
contraction tétanique dépend en général de la force du courant, comme nous
l'avons vu pour l'excitation instantanée.

Pour produire l'excitation instantanée ou l'excitation tétanique du nerf ou du
muscle, on se sert ordinairement d'un *appareil d'induction*. L'appareil électro-magnétique le plus généralement employé dans les recherches physiologiques consiste,
d'après Du Bois-Reymond, en une bobine d'induction 2 primaire, recouverte de fil
de fer, et en une bobine secondaire 3, qui, au moyen de la base mobile 1, peut être

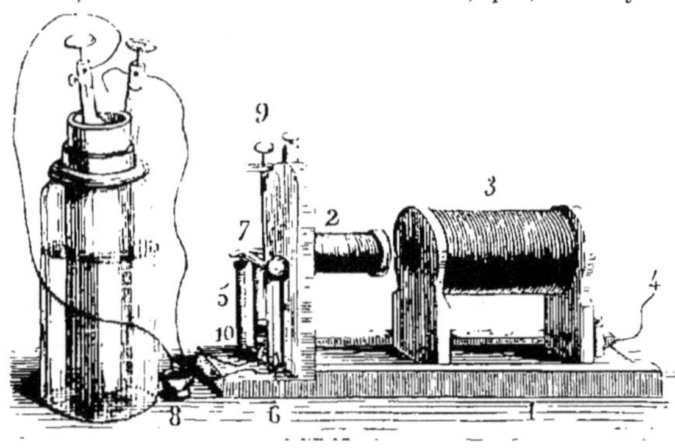

rapprochée de la première.
Les bouts des fils de la bobine secondaire passent dans
des pinces métalliques, où se
rendent également les fils 4,
en relation avec les tissus
animaux que l'on étudie. Le
courant entre par 6, passe
par le ressort 7, qui porte
une plaque de platine, et se
dirige ensuite dans une pointe
de platine fixée sur une vis
9, qui repose sur la plaque
de platine et se porte dans
la bobine d'induction 2. En

Fig. 71.

sortant de cette bobine, le courant passe par un fil enroulé autour de l'aimant 5, et
retourne par le fil 10 à son point d'origine. Lorsque l'on veut se servir de secousses d'induction à succession très-rapide, l'on met la vis 9 en une situation telle
que le ressort 7 puisse osciller; la plaque de platine supportée par ce ressort se rapproche et s'éloigne alternativement de la pointe de platine, et le courant est établi
ou interrompu alternativement dans la bobine 2. Le ressort est, dans ce cas, mis en
oscillation aussitôt après la fermeture du courant, parce que le fer doux 5 s'aimante
dès que le courant passe par le fil qui l'entoure et attire ainsi le ressort. Ce dernier

[1] Helmholtz, *Berliner Monatsber.*, 1864.

'éloigne alors de 1 , le courant est interrompu et le fer doux cesse d'être aimanté.
ussitôt 7 se rapproche de nouveau de 9, le courant est rétabli , le fer doux 5 rede-
ient magnétique etc. Chaque fois que le courant passe par la bobine 2, il se prouit, suivant la loi qui régit les phénomènes d'induction, un courant de sens con-
raire dans la bobine 3; dès que le courant cesse de passer par 1 , il se produit dans
a bobine 3 un courant de même sens que celui qui disparaît. Dans les deux cas, les
ourants en 3 sont d'une durée très-courte, presque momentanée. La force de ces
ecousses d'induction dépend, sans parler de la structure des deux bobines, de l'in-
ensité du courant constant d'origine et de la rapidité avec laquelle il naît et dispa-
aît dans la bobine primaire 2. Il s'ensuit donc que la secousse d'induction qui se
roduit au moment de la fermeture du courant est beaucoup plus faible que celle
ui se produit à l'ouverture. Le courant a besoin, en effet, d'un certain temps pour
tteindre son intensité, sa hauteur constante dans la bobine 2, tandis que, lors de
on interruption, il retombe subitement, dans tous les points de cette bobine, de
oute sa hauteur jusqu'à zéro. On évitera cette différence entre les courants d'ou-
erture et de fermeture en disposant l'appareil de telle sorte que jamais le courant
e cesse complétement dans la bobine 2 et que toujours la fermeture et l'ouverture
e fassent que l'augmenter ou le diminuer. Helmholtz a modifié l'appareil de Du
ois d'après cette donnée ([1]). Lorsque l'on désire faire passer des secousses d'in-
uction isolées à travers les parties animales que l'on étudie, on abaisse la pointe 9
e l'appareil de telle sorte que le ressort soit fixé, et l'on interrompt l'un des fils qui
ont à la bobine par un godet rempli de mercure 8. En fermant ou en ouvrant le
ourant au moyen de ce godet, on obtient à volonté les secousses d'ouverture et de
rmeture.

Pour étudier l'influence de la durée du courant sur l'excitation, l'on ne saurait
e servir des appareils d'induction, en raison du peu de durée de tous les courants
duits; aussi emploie-t-on toujours dans ce but le courant continu, auquel on peut
onner une durée aussi courte que l'on veut, en fermant et en interrompant le cou-
ant après un temps déterminé, au moyen d'un contact métallique plus ou moins
rolongé. Fick se servit d'une tige métallique mue par un ressort qui, au moment de
on relâchement, la faisait passer rapidement sur une plaque métallique. On peut
e servir également du courant continu pour les secousses tétaniques. On emploie
n ce cas une roue d'interruption, qui consiste en une roue garnie de dents métal-
ques; en tournant, elle produit le contact et le fait cesser très-rapidement.

Quand on produit l'excitation au moyen du courant continu, l'on n'a à s'occuper
ue de l'intensité et non pas du temps que met le courant à atteindre son summum,
ette durée étant excessivement petite pour le courant continu, qui peut être consi-
éré comme instantané. Au contraire, dans une bobine d'induction, il s'écoule un
ertain temps jusqu'à ce que le courant ait atteint toute sa force; l'action produite
ur la bobine 3 est d'autant moins forte que ce temps est plus long. L'excitation du
erf se comporte de même et est donc analogue à l'action du courant d'induction.
n peut aussi prouver cette analogie au moyen des courants continus. Si l'on vient
introduire progressivement un nerf ou un muscle dans le courant continu, en
oignant très-lentement le godet 12 de la Fig. 72 du point 11, le courant continu
eut atteindre une certaine force avant de déterminer une secousse. Le nerf se
omporte dans ce cas comme une bobine secondaire rapprochée peu à peu d'une
obine primaire; le courant qui passe est alors continu, et il ne se produit pas
e phénomène d'induction, tandis que celui-ci se manifeste, au contraire, très-rapi-
ement lorsque le rapprochement des deux bobines est brusque. La Fig. 75 nous

[1] Du Bois-Reymond, *Berliner Monatsber.*, 1862.

explique le même phénomène. Supposons qu'un courant continu s'accroisse lentement et que cet accroissement soit représenté par la ligne 1 2; puis, après une certaine durée, supposons qu'il soit brusquement interrompu et que cette rupture soit re-

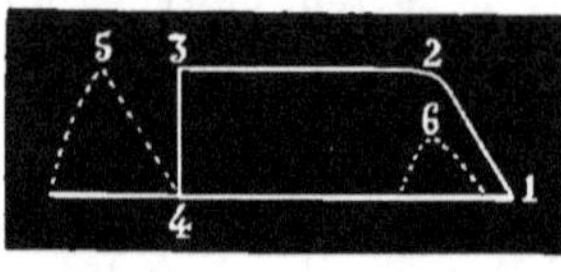

présentée par la verticale 3 4, le nerf présentera une secousse faible de fermeture 6 et une forte secousse d'ouverture 5. Or c'est là exactement ce qui se produit à la fermeture et à l'ouverture entre des bobines d'induction primaire et secondaire. Dans chaque bobine un courant qui la traverse s'accroît lentement, tandis qu'à la rupture il cesse brusquement; dans le premier cas,

Fig. 75.

il se produit une action d'induction = 6, et dans le second = 5; dans les deux cas, la secousse déterminée par l'excitation du nerf correspond à une action d'induction. Les secousses d'ouverture produites par les appareils d'induction sont donc plus fortes que les secousses de fermeture pour la même intensité du courant inducteur.

Les phénomènes d'induction unipolaires dépendent des lois générales de l'induction. Quand, dans la bobine primaire d'un appareil d'induction, l'on fait passer un courant qui s'ouvre et se ferme avec une très-grande rapidité, l'électricité reportée dans la bobine secondaire ne se manifeste pas seulement quand les deux fils sont en contact, mais même en touchant un seul de ces bouts. On peut ainsi tirer des étincelles de très-fortes machines d'induction comme d'une machine électrique. Un nerf ou un muscle réagissent en ce cas alors même que l'action de l'appareil est assez faible; aussi les secousses d'induction unipolaires sont-elles un des moyens d'expérimentation les plus sensibles pour cette sorte de phénomènes. Les secousses unipolaires se remarquent surtout à l'ouverture du courant d'induction; elles manquent d'ordinaire à la fermeture, en raison de la durée de l'accroissement du courant; elles manquent surtout quand la bobine primaire est formée d'un très-grand nombre de tours très-serrés, qui, agissant par induction les uns sur les autres, déterminent dans la bobine primaire elle-même un courant de sens contraire et y ralentissent ainsi l'accroissement du courant. On favorise l'apparition des secousses unipolaires en touchant le nerf ou le muscle et l'autre bout du fil avec un corps bon conducteur. En isolant au préalable les parties animales, on peut empêcher les secousses, mais seulement aussi longtemps que l'action unipolaire n'est pas très-forte. Ces secousses d'induction unipolaires sont toujours gênantes quand on veut bien nettement limiter et mesurer l'excitation, car aussitôt qu'un de ces phénomènes unipolaires se présente, l'excitation ne se borne naturellement plus à la partie du nerf comprise entre les pôles du fil d'induction, et son intensité ne dépend plus seulement de la force de l'action d'induction, mais aussi de la grandeur de la décharge (1).

§ 164. — Excitation mécanique, thermique et chimique.

1° *Excitation mécanique.* L'action produite par l'excitation mécanique dépend, comme celle produite par l'excitation électrique, de l'intensité de l'excitant et de la rapidité avec laquelle il agit. Une pression exercée sur un nerf ou sur un muscle peut, quand elle s'accroît lentement, arriver jusqu'au broiement du tissu sans déterminer de secousses. Une excitation mécanique brusque agissant sur un nerf moteur détermine d'ordinaire une secousse unique. Ce n'est

(1) Du Bois-Reymond, *Untersuch.*, t. I; *Berliner Monatsber.*, 1862. — Helmholtz, *Poggendorff's Annalen*, t. LXXXIII. — Wundt, *Med. Physik.*, 6° part., chap. X.

que lorsque l'excitabilité est très-grande qu'une action de ce genre peut donner naissance à une contraction tétanique de plus longue durée. Mais quand les excitations mécaniques qui portent sur un nerf se succèdent très-rapidement, il se produit toujours une contraction tétanique.

L'action des excitants mécaniques qui agissent sur le *muscle* lui-même ne produit pas simplement une secousse au niveau du point excité, secousse qui s'étend de là à tout l'organe, mais bien une *contraction permanente* du point touché. Cette contraction permanente augmente assez lentement et disparaît peu à peu; Schiff, qui l'a découverte, lui a donné le nom de *contraction idiomusculaire*. Elle persiste encore quelque temps après la mort; sa durée est toujours beaucoup plus longue sur les muscles qui meurent.

On produit le tétanos par excitations mécaniques rapides et successives au moyen du *tétanomoteur mécanique* de Heidenhain. Cet instrument consiste en un petit marteau mis en mouvement par un électro-aimant à travers lequel passe un courant alternativement ouvert et fermé. Le marteau est d'ivoire et frappe sur un nerf déposé sur une enclume métallique. On peut ainsi produire un tétanos régulier de deux minutes de durée, après lesquelles la partie du nerf percutée a perdu toute son excitabilité.

· La *contraction idiomusculaire* s'observe le mieux quand on passe le dos d'un couteau sur un muscle transversalement et perpendiculairement à la direction de ses fibres. On voit d'abord une secousse qui s'étend à toute la longueur du muscle; quand cette secousse a disparu, l'on observe, à l'endroit où a porté l'excitation, un renflement transversal qui dure un certain temps. Cette contraction se remarque aussi sur le muscle de l'homme vivant, lorsqu'on le frappe avec un corps mousse perpendiculairement à la direction de ses fibres (¹).

2° *Excitation thermique.* Le passage subit à une température élevée ou basse produit des contractions soit par l'intermédiaire du nerf, soit directement dans le muscle. Daprès Eckhard, pour le nerf d'une grenouille, les limites de la température qui produit ces contractions est de 56 à 75° C. et de — 5°. Souvent, et surtout quand la température est élevée, au lieu d'une seule contraction, il se produit un tétanos durable. L'excitabilité du nerf disparaît toujours très-rapidement à ces températures. Quand la chaleur dépasse 75°, le nerf peut même mourir (²).

3° *Excitation chimique.* Un très-grand nombre d'agents chimiques produisent des contractions par les modifications qu'ils déterminent dans la composition chimique du nerf ou du muscle. En règle générale, les modifications de composition produites par les agents chimiques ont besoin de se faire avec une certaine vitesse pour déterminer une excitation, tandis que ceux-mêmes qui agissent avec le plus d'énergie ne produisent aucune excitation quand leur action est lente et progressive. Les modifications chimiques qui déterminent les excitations chimiques altèrent toujours les propriétés vitales du nerf ou du

---

(¹) Heidenhain, *Physiolog. Studien.* Berlin 1856. — Schiff, *Lehrb. d. Physiol.*, t. I, et *Moleschott's Untersuch.*, t. I. — L. Auerbach, *Abhandl. d. schles. Ges.*, 1861.
(²) Eckhard, *Zeitschrift f. rat. Med.*, t. X. — Harrless, *ibid.*, 3e série, t. VIII.

muscle, qui très-souvent les perdent même complétement, au bout de plus ou moins de temps, au niveau du point d'application de l'excitant.

Parmi les agents excitants citons principalement les alcalis fixes, les acides minéraux, l'acide acétique, l'acide oxalique, l'acide tartrique, l'acide lactique, l'alcool, l'éther, la créosote, les sels alcalins neutres (chlorure de sodium, sulfates et carbonates alcalins etc.), les sels métalliques très-concentrés, enfin, les solutions concentrées de certains corps neutres, comme le sucre, l'urée, la glycérine. Il est beaucoup de ces substances qui n'agissent qu'en *soutirant de l'eau*, notamment les dernières et peut-être beaucoup de sels métalliques. Les contractions que l'on obtient de cette manière ressemblent à celles que produit le desséchement rapide du nerf exposé à l'air; souvent elles se répètent et vont même jusqu'à déterminer un véritable tétanos; lorsque l'on ajoute de l'eau aux tissus, la contraction tétanique disparaît et les organes conservent souvent encore leur excitabilité. Les alcalis, les acides et la plupart des sels métalliques agissent au contraire comme excitants, mais ils produisent une altération chimique telle que, presque toujours, les tissus perdent leur excitabilité; ils meurent soit instantanément, soit en très-peu de temps. Il n'y a pas de différence entre le nerf et le muscle, au point de vue des excitants chimiques. Tout excitant de cette nature qui agit sur le nerf agit aussi directement sur le muscle, du moins dans certaines conditions, et réciproquement; il n'y a quelque différence que dans le degré de concentration sous lequel l'une ou l'autre de ces substances agit sur le nerf ou sur le muscle.

Eckhard avait cru pouvoir poser en loi pour les excitations thermiques et chimiques que les seules substances qui provoquent des secousses sont celles qui peuvent produire la mort instantanée du nerf. Mais cette loi ne répond pas même à l'action des alcalis et des acides minéraux, qui pourtant attaquent très-énergiquement les tissus, et *a fortiori* elle ne répond pas à l'effet des corps qui n'agissent que par soustraction d'eau, comme les sels et les corps neutres. L'on peut encore, soit provoquer des secousses en élevant la température, sans que pour cela la partie excitée meure, soit tuer le nerf sans provoquer de secousse, en élevant très-lentement la température. Il semble donc possible d'appliquer aux excitants thermiques et chimiques la loi des excitants électriques, et de dire que le changement moléculaire qui se produit dans le nerf doit se faire avec une certaine rapidité. L'action excitante des sels métalliques est souvent considérable, ainsi que je l'ai démontré avec Schelske; elle avait passé inaperçue, parce que d'ordinaire elle met un certain temps à se produire. D'après Wittich, l'eau distillée, injectée dans les vaisseaux, provoque des contractions. Il semble donc que les ramuscules nerveux et les muscles eux-mêmes sont plus facilement excités par l'eau que les troncs nerveux, l'eau ne provoquant que très-rarement des contractions lorsqu'elle est appliquée sur ces derniers. L'ammoniaque se distingue nettement de tous les alcalis fixes, ces derniers étant des excitants les plus sûrs, tandis que l'ammoniaque ne produit que très-rarement une excitation (1).

(1) Eckhard, *Zeitschr. f. ration. Med.*, nouv. série, t. 1. — Kühne, *Archiv f. Anat. u. Physiol.*, 1859-1860. — Schelske, *Verhandl. d. naturhistor. Vereins zu Heidelberg*, 1859. — Wittich, *Experimenta quædam ad Halleri doctrinam etc.* Königsberg 1857.

§ 165. — Durée et transmission de l'excitation.

1° *La marche de l'excitation* dépend de la nature de l'excitant. Un excitant instantané ne produit pas une excitation instantanée, mais bien une excitation de certaine durée, qui d'abord monte à son maximum pour retomber à zéro. Cette marche est en général la même soit qu'on l'observe directement sur l'organe excité, le muscle par exemple, ou sur un organe en connexion avec l'organe excité, le muscle et le nerf. Jusqu'à présent on a fait presque toutes les observations sur la marche de l'excitation en étudiant la marche de la contraction musculaire. Lorsqu'un nerf moteur ou un muscle sont parcourus par un courant électrique instantané (à l'ouverture d'un courant d'induction par exemple), la contraction du muscle se transmet en un laps de temps inappréciable dans toute la longueur du muscle. La Figure 76 représente la marche de la contraction; on y voit que d'abord il faut un certain temps pour que l'excitation se transmette dans tout le nerf, c'est le stade de l'*excitation latente* 1 2; l'excitation s'accroît ensuite d'abord très-vite 2 3; puis plus lente-

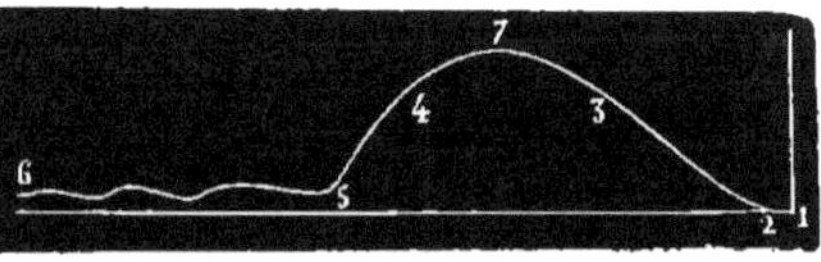

Fig. 76.

ment 3 7, pour atteindre son maximum (stade de l'*énergie croissante*); elle diminue ensuite, d'abord très-rapidement, puis plus lentement (7 4 et 4 5), pour retomber à zéro (stade de l'*énergie décroissante*). On voit enfin encore quelques oscillations 5 6, qui sont dues à l'élasticité de la substance musculaire elle-même. Le stade de l'excitation latente dure environ $1/100^e$ de seconde quand l'excitation porte directement sur le muscle lui-même; le stade de l'énergie croissante dure 0,03 à 0,04 de seconde, et celui de l'énergie décroissante est un peu plus court; mais la contraction ne cesse pas complétement en 5, car à partir de ce point la courbe ne se rapproche que peu à peu de l'horizontale.

Les contractions déterminées par l'entrée ou la sortie d'un courant continu dans un nerf ressemblent tout à fait, quand le courant ne détermine pas l'action tétanique, à celles que produit tout autre excitant instantané. La contraction *tonique* suit la marche représentée dans la Fig. 77 quand le muscle est excité directement par un courant continu; en 1 est la fermeture et en 2 l'ouverture du courant.

Les contractions des

Fig. 77.

muscles lisses ressemblent pour leur marche à celles des muscles striés, seulement les stades de la contraction qui, pour ces derniers, s'exécutent en centièmes de seconde durent des minutes pour les muscles lisses (¹).

2° *Transmission de l'excitation.* Toute excitation se transmet suivant la longueur du grand axe des fibres nerveuses ou musculaires. Dans les nerfs

(¹) Helmholtz, *Müller's Archiv*, 1850 et 1852. — Wundt, *ibid.*, 1859.

périphériques, l'on ne remarque jamais le passage de l'excitation d'une fibre nerveuse à une autre fibre voisine ; c'est la loi de la *transmission isolée.* Quand on excite un nerf en un point déterminé, cette excitation se transmet dans les *deux* directions ; quand donc on excite un nerf mixte avec une intensité suffisante, l'excitation se transmet au muscle, qu'elle fait contracter, et aux organes centraux, où elle détermine une sensation. L'excitation s'accroît pendant sa transmission dans le nerf, de sorte que le même excitant détermine une excitation d'autant plus forte que la longueur du nerf parcourue est plus longue (Pflüger).

Les phénomènes intimes qui résultent de la transmission de l'excitation sont, comme nous le verrons plus loin, les mêmes dans tous les nerfs, quels que soient les organes centraux ou périphériques auxquels ils se rendent. On peut en conclure que les nerfs ne sont que des *organes de transmission* pour les différentes excitations, ce que vient encore confirmer le fait de la soudure des extrémités de nerfs de différentes espèces après leur section. Quand cette soudure est opérée, l'excitation du nerf fait entrer en action l'organe avec lequel le nerf est en communication ; c'est ainsi que, par exemple, après la soudure du bout périphérique de l'hypoglosse avec le bout central du pneumo-gastrique, si l'on excite le pneumo-gastrique, la moitié correspondante de la langue entre en mouvement (Philipeaux et Vulpian) ([1]).

On étudie la *vitesse de la transmission de l'excitation* dans le nerf moteur en faisant successivement contracter différentes parties plus ou moins éloignées d'un muscle. Dans les deux courbes, identiques pour tout le reste, dont le commencement est donné dans la Fig. 78, le stade de l'excitation latente

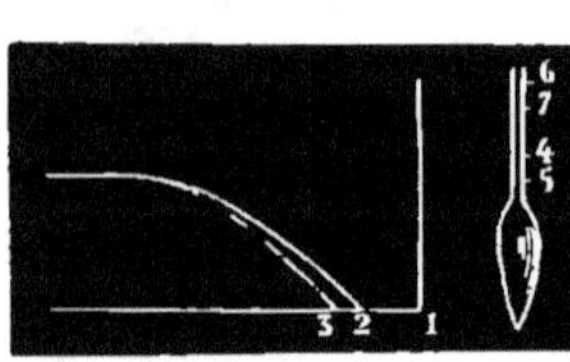

Fig. 78.

n'est pas le même : quand on excite la partie du nerf la plus rapprochée du muscle en 4 5, ce stade est égal à 1 2 ; quand on excite la partie 6 7, ce stade devient 1 3, la vitesse de la transmission entre 7 4 est donc égale à 2 3. Helmholtz trouva par ce moyen que sur le nerf d'une grenouille la moyenne de la vitesse de transmission est de 26^m,4 par seconde. Chez l'homme, elle est un peu plus grande : pour une excitation modérée elle est à peu près de 32 mètres par seconde.

La vitesse de la transmission de l'excitation est bien plus petite dans le *muscle.* En faisant passer une secousse électrique à travers une certaine longueur d'un muscle et en observant le temps que met la contraction à gagner différents points situés au delà du point excité, l'on trouve, d'après Aeby, que cette vitesse moyenne est de 0^m,8 à 1^m,2 par seconde.

On ne peut étudier la vitesse de la transmission dans le *nerf sensitif* qu'en excitant deux points distincts d'un nerf et en notant exactement le temps que met chaque fois l'excitant à provoquer soit une contraction réflexe, soit chez l'homme un mouvement volontaire indiquant la sensation perçue. La différence du temps écoulé donne la vitesse à travers la partie du nerf. Mais les résultats

(2) Philipeaux et Vulpian, *Journal de physiol.*, t. II.

sont bien moins précis dans ce cas, parce que la durée du phénomène dépend de conditions complexes dans les organes centraux. Autant que les résultats obtenus jusqu'ici permettent de conclure, il ne semble pas qu'il y ait une différence notable dans la vitesse de la transmission pour les nerfs moteurs et sensitifs.

Helmholtz a étudié la marche de la contraction musculaire en faisant dessiner la contraction par le muscle lui-même sur un cylindre animé d'un mouvement uniforme et rapide. Le kymographe, dont on sert d'ordinaire comme appareil enregistreur, ne saurait servir ici, car sa vitesse n'est pas assez grande; aussi Helmholtz a-t-il construit un appareil spécial, le *myographe*, dans lequel la vitesse de rotation du cylindre est plus grande et dans lequel il introduit une disposition qui permet d'apprécier la durée de l'excitation latente. La Fig. 79 représente cet appareil, qui se compose : 1° des parties qui fixent le muscle et transmettent sa contraction sur le cylindre; 2° du cylindre et du mouvement d'horlogerie destiné à le mettre en mouvement, et 3° des parties qui servent à préciser le moment de l'excitation du nerf. Le muscle est fixé par sa partie supérieure à un crochet et est suspendu dans une cloche de verre 2, à l'intérieur de laquelle se trouve une éponge 11, destinée à éviter le dessèchement du nerf. La vis 29 permet d'élever ou d'abaisser le muscle. Le levier 3 est suspendu au tendon du muscle par l'intermédiaire de plusieurs crochets. Ce levier est mobile à ses extrémités et porte en avant la tige 9, à laquelle est fixé le crayon enregistreur. Ce crayon peut être amené en arrière ou poussé en avant au moyen du fil 11 passant sur une poulie et se rattachant à la tige mobile 20 qui peut être fixée solidement par une vis de pression. Le crayon 24 dessine sur le cylindre de verre 1, noirci à la fumée; ce cylindre, mis en rotation rapide par un mouvement d'horlogerie, est muni d'un poids 9; la clef 5 sert à remonter le mouvement. Au cylindre 1 est relié le tambour 10, dans lequel se meuvent des volants destinés à régulariser le mouvement lorsqu'il atteint une certaine vitesse. Au mouvement l'horlogerie est encore ajouté un compteur, qui permet de savoir le nombre de cours que le cylindre a faits en un temps donné; 7 est un niveau d'eau pour mettre tout l'appareil en position horizontale. Une des roues du mouvement d'horlogerie porte un axe tournant 17, dirigé vers le bas, en relation avec des tiges mobiles qui portent les boules centrifuges 8 8. Ces tiges et ces boules s'écartent d'autant plus de l'axe tournant 17 que la vitesse est plus grande. Une fois qu'elles en sont écartées d'une certaine quantité, elles soulèvent également les anneaux 16 16 qui sont en relation avec la pièce 15 et la soulèvent en même temps au moyen d'une seconde paire de tiges placées entre 17 et les tiges centrifuges. Les dispositions destinées à préciser le moment du courant d'induction consistent dans la bascule 6 et dans le système de leviers 18 19 en relation avec celle-ci au moyen du fil 4, et enfin dans l'appareil 9. La bascule 6 peut se mouvoir d'avant en arrière autour de l'axe 16. Elle supporte elle-même une tige métallique 6 mobile. Cette tige porte en avant un morceau d'ajustage 4, dans son milieu une pince métallique 21, et à son autre extrémité une autre pince 22. En face de 21 se trouve une plaquette de platine avec une pince 23. En 21 est un gros fil de platine qui repose sur la plaquette isolée des autres parties métalliques de la bascule. Les pinces 22 et 23 sont mises en communication avec la bobine primaire d'un appareil d'induction au moyen de fils qui ne sont pas représentés sur la figure. Les bouts de la bobine secondaire sont en communication avec deux godets pleins de mercure 26 disposés autour du muscle. Chacun de ces godets est relié par un fil 25 avec une pince 27, et celle-ci par un fil 25' avec le nerf. Il y a quatre communications de ce genre dans l'appareil, ce qui permet d'exciter alternativement deux portions du nerf, chose essentielle pour étudier la vitesse de la transmission.

29
2
25
27
26
26
26
25
3
9
1
24
11
5
14
28
10
13
12
6
22
23
20
7
21
16
30
17
16
16
9
8
8
18
19
15
31
18

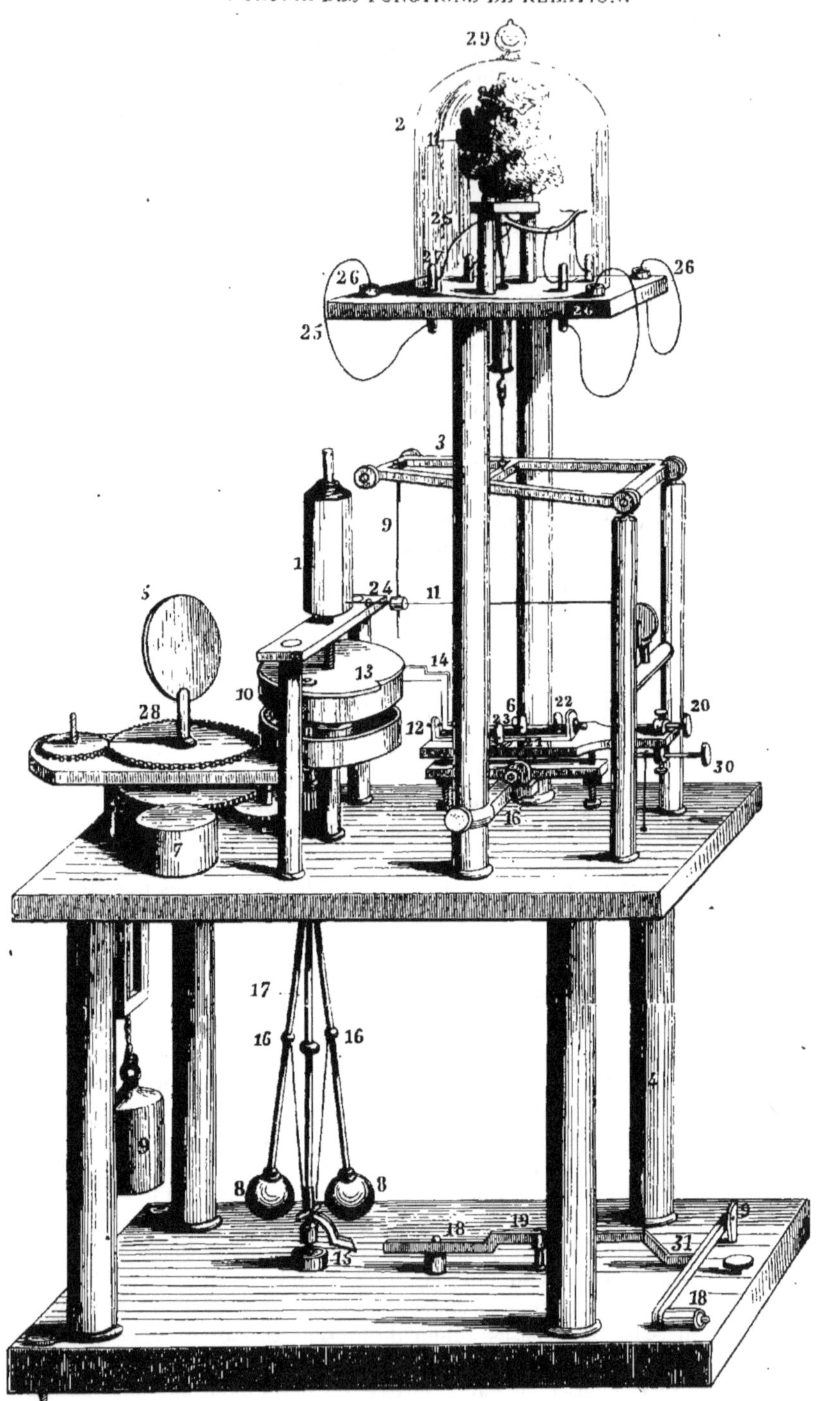

Fig. 79.

Voici comment on dispose l'expérience. On commence par tourner lentement le tambour 20, de sorte que le cran en saillie 13, qui se trouve sur sa circonférence, renverse la bascule 12-14. Le fil de platine 21 se soulève de la plaquette sur laquelle il repose, la conduction est interrompue dans la bobine d'induction primaire, le nerf reçoit une secousse d'ouverture, et le muscle dessine sur le cylindre une ligne droite verticale. On installe alors le système de leviers 18 19 de telle manière que 18 repose sur la pièce 15 et 19 sur 18; le fil 4 est tendu, et toute la bascule 6, en tournant autour de son axe 16, recule assez pour que 12 14 étant relevée, le cran 13 ne heurte plus contre 14 et que le crayon 24 ne touche plus 1. On soulève de plus le levier 9 qui tourne autour de son point d'appui 18 et on le met en contact avec 20. On remonte le mouvement d'horlogerie et on met le tambour en mouvement avec le cylindre. Aussitôt que la vitesse acquise est assez grande pour que 15 soit élevé en raison du mouvement des boules centrifuges, le levier 18 s'abaisse du côté de 19, le fil 4 se relâche, la bascule 6 se reporte en avant, 24 entre en contact avec 1 et 13 vient heurter contre 14. Il se produit aussitôt une secousse d'ouverture que le muscle dessine sur le cylindre tournant. Au moment où 6 se porte en avant, 9, qui est simplement appliqué contre 20, retombe sur l'extrémité 31 du système des leviers 18 19, le fil se tend de nouveau et 6, ainsi que 24, sont repoussés en arrière. Ce mouvement de retrait brusque, produit par l'appareil lui-même, a pour effet d'éviter que la ligne des abcisses de la courbe de contraction ne soit trop fortement marquée sur le cylindre par le crayon 24. On conçoit aisément que, par cette expérience, ce n'est pas seulement la marche de la contraction, mais encore le temps écoulé depuis le moment de l'excitation jusqu'au moment où la contraction commence, qui se trouvent transcrits sur le cylindre. Le moment de l'excitation est fixé par la ligne verticale. Quand on excite successivement deux points du même nerf, l'on obtient deux courbes (Fig. 78) dont le temps de l'excitation latente est différent, et c'est cette différence qui permet de calculer la vitesse de la transmission de l'excitation.

Dans le but d'obtenir une plus grande uniformité du mouvement de rotation du tambour du myographe, Helmholtz s'est servi, dans ces derniers temps, d'un appareil de rotation électro-magnétique; Thiry a employé dans le même but la sirène, qui, par la hauteur du son produit, lui donnait la vitesse. On s'est encore servi de différents autres appareils pour évaluer la rapidité de la transmission de l'excitation. Helmholtz employa la méthode de Pouillet, qui mesure la durée du phénomène par l'action d'un courant électrique de même durée sur un aimant; au moment même de l'excitation, on ferme le courant destiné à mesurer le temps, et on l'ouvre au moment où la contraction se produit dans le muscle. Schelske, Hirsch et Kohlrausch emploient des appareils enregistreurs spéciaux. Fick construisit un myographe à pendule; c'est un pendule très-lourd qui porte une plaque de verre noircie, sur laquelle le muscle dessine sa contraction; l'excitation est produite par le pendule lui-même, qui, tombant d'une hauteur toujours égale, détermine, à un moment précis de sa course, un courant d'induction. J'ai construit moi-même, pour mesurer le temps, un chronoscope qui enregistre sur une lame de verre noircie en rotation rapide les espaces de temps à déterminer. Un ressort, mis en vibration par une roue en relation avec la lame de verre, régularise la vitesse; cette vitesse peut être modifiée par le plus ou moins de longueur donnée au ressort. Pour mesurer la durée, un diapason dont le nombre de vibrations est bien exactement connu dessine ses propres vibrations sur la plaque tournante. Les résultats obtenus par ces différentes méthodes ne concordent pas entre eux, ce qui dépend en partie de ce que la vitesse de la transmission a été envisagée comme une valeur constante, tandis que, ainsi que l'avaient déjà vu Helmholtz et Baxt, elle augmente avec l'intensité de l'excitant. Ces différences sont encore bien plus grandes quand on expérimente sur les nerfs sensitifs et qu'on recherche les variations de la durée du phénomène dans les organes centraux qui déterminent la volition, car cette durée ne dépend plus alors seulement de l'intensité de l'excitant, mais encore d'une quantité d'autres facteurs qui sont loin d'être constants.

Pour obtenir le tracé des contractions toniques sous l'influence d'un courant continu et celui des contractions permanentes sous l'influence de l'excitation tétanique d'un nerf, je me suis servi du kymographe ordinaire. Pflüger, voulant obtenir seulement la hauteur de la contraction, sans tenir aucun compte de la marche du phénomène, s'est servi simplement des leviers du myographe et d'une plaque de verre noircie; le muscle y dessine sa contraction sous la forme d'une ligne verticale. Aeby s'est servi de la méthode suivante pour mesurer la vitesse de transmission de l'excitation dans le muscle. Il tend le muscle horizontalement sur un support fixe et dispose sur deux points de sa longueur deux baguettes qui sont soulevées au moment même où le point correspondant entre en contraction. Chacune de ces baguettes est reliée à un levier qui dessine son mouvement sur le cylindre rotateur du myographe, et ces baguettes sont disposées de telle sorte qu'elles touchent des points du cylindre situés sur la même verticale. Il en résulte que l'espace qui sépare les points initiaux de la courbe décrite par chaque baguette mesure exactement la vitesse de la transmission de l'excitation dans le muscle (¹).

§ 166. — Modifications de l'excitabilité par les courants électriques.

Le *courant constant* modifie l'excitabilité des nerfs et des muscles, soit pendant son passage, soit même après son passage. Il nous faut donc distinguer : 1º les modifications de l'excitabilité pendant l'électro-tonus, et 2º les effets consécutifs à l'électro-tonus. A ces actions des courants continus nous devons ajouter encore 3º les modifications de l'excitabilité par *des courants de peu de durée*.

1º *Les modifications de l'excitabilité pendant l'électro-tonus* peuvent être toutes comprises dans la loi générale suivante : quand une partie de la longueur d'un nerf est parcourue par un courant continu, l'excitabilité est modifiée pendant le passage du courant dans la zone *intrapolaire* et dans une certaine zone *extrapolaire* située des deux côtés des électrodes; elle est *augmentée* au voisinage de l'électrode négatif, du *cathode*, et *diminuée* au voisinage de l'électrode positif, de l'*anode*. Cette loi peut encore s'énoncer ainsi : *l'excitabilité est augmentée dans toute partie d'un nerf en état catélectrotonique, et diminuée dans toute partie d'un nerf en état anélectro-tonique.* Entre les deux électrodes se trouve un point au niveau duquel le catélectrotonus devient anélectro-tonus et au niveau duquel l'excitabilité ne varie pas. La situation de ce point varie suivant la force du courant continu; il est d'autant plus rapproché de l'électrode négatif que le courant est plus intense. Dans les zones extrapolaires, les modifications de l'excitabilité diminuent à mesure que l'on s'éloigne des électrodes et finissent même par disparaître. Plus le

<hr>

(¹) Helmholtz, *Müller's Archiv*, 1850 et 1852; *Berliner Monatsber.*, 1857. — Schelske, *Müller's Archiv*, 1864. — Hirsch, *Moleschott's Untersuchungen*, t. IX. — Kohlrausch, *Jahresber. des Frankf. physikal. Vereins*, 1865. — Aeby, *Untersuchungen über die Fortpflanzungsgeschwindigkeit der Reizung in den Muskeln*. Brunswick 1862. — Fick, *Med. Physik*, 2º édit. — Cpr. encore mes *Untersuchungen über den Zeitsinn*.

courant continu est fort, plus ces zones s'étendent, mais elles n'ont pas la
même longueur des deux côtés, car pour des courants très-faibles la zone extrapolaire anélectro-tonique s'étend plus loin que la zone extrapolaire catélectro-
tonique, tandis que pour les courants forts c'est le contraire que l'on observe.
On peut se représenter cette loi des modifications subies par l'excitabilité électro-tonique pour des courants d'intensité croissante en étudiant la Fig. 80. La
ligne d'abscisses AB représente la longueur du nerf; les ordonnées situées au-
dessus de cette ligne représentent les accroissements et celles situées au-dessous les diminutions de l'excitabilité. DC est la partie du nerf traversée par le
courant, 1 2 3 est la courbe des modifications de l'excitabilité par des courants
faibles, 4 5 6 la courbe par un courant moyen, et 7 8 9 par un courant fort.
L'on voit que plus le courant devient intense, plus les courbes grandissent et

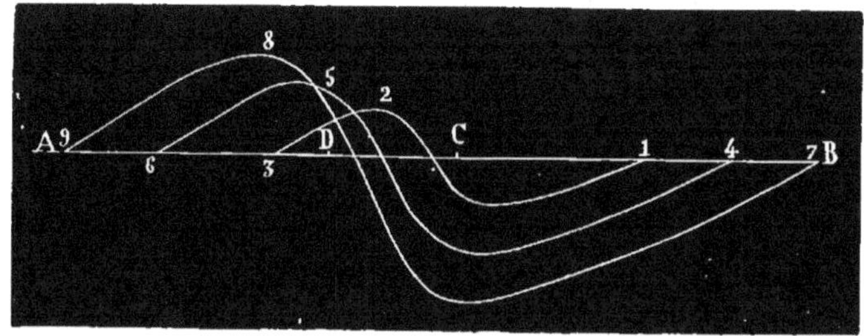

Fig. 80.

plus elles se rapprochent de l'électrode négatif, de telle sorte que la zone intrapolaire catélectro-tonique diminue considérablement, tandis que la zone extrapolaire augmente non-seulement d'une manière absolue, mais encore d'une
manière relative. Pour exprimer la relation des phénomènes électro-toniques
avec la direction du courant, en supposant le bout central du nerf en A et le
bout musculaire ou périphérique en B, l'on dit que le nerf depuis C jusqu'en B
est en état d'*anélectro-tonus descendant* extrapolaire, tandis que de D en A
il est en état de *catélectro-tonus ascendant* extrapolaire. Supposons au contraire le bout périphérique en A et le bout central en B; la partie CB sera en
anélectro-tonus ascendant et DA en *catélectro-tonus descendant*. Cette distinction est importante, parce qu'il n'est pas possible d'étudier directement les états
d'anélectro-tonus et de catélectro-tonus ascendants, puisque de la zone électro-
tonique ascendante le courant doit passer à travers la zone parcourue directement par le courant, ainsi qu'à travers la zone électrisée en sens inverse, d'où il
résulte que l'effet de l'excitation ne dépend pas uniquement de l'excitabilité de
la zone réellement excitée, mais encore de la conductibilité de toute la section du
nerf par laquelle l'excitation se rend au muscle. Dans les cas d'*électro-tonus
descendant*, l'excitation passe au contraire directement de la zone électro-tonisée
dans le muscle. Voilà pourquoi ce n'est que dans les cas de catélectro-tonus
et d'anélectro-tonus descendants que l'on peut étudier d'une manière exacte
la loi des modifications électro-toniques de l'excitabilité. Pour les modifications par courant ascendant, ce n'est que tout au plus par les courants faibles, que l'on peut constater la diminution de l'excitabilité en anélectro-tonus

et son augmentation en catélectro-tonus. Quand les courants sont plus forts, l'excitabilité est manifestement diminuée, car l'excitation de la zone catélectro-tonisée disparaît en raison de la transmission à travers la partie du nerf parcourue par le courant continu et à travers la partie anélectrotonisée. La loi d'après laquelle l'excitabilité augmente avec la zone intrapolaire subit une exception évidente dans le cas de catélectro-tonus ascendant. Quand dans un courant ascendant on fait porter l'excitant sur un point situé à une distance toujours égale de l'électrode négatif et que ce dernier est laissé immobile, tandis que l'on augmente la grandeur de la zone intrapolaire en faisant varier l'électrode positif, l'on s'aperçoit que ce n'est que pour des courants faibles que la force de la contraction augmente avec la grandeur de la zone intrapolaire. Lorsque, au contraire, les courants sont plus intenses, la contraction est plus forte quand la zone intrapolaire est petite, que lorsqu'elle est grande, de telle sorte qu'il arrive enfin un moment où avec une zone intrapolaire plus grande la force de la contraction est diminuée, tandis que, avec une zone intrapolaire plus petite, elle est encore augmentée. Ces exceptions s'expliquent aisément par la diminution de la conductibilité pour des augmentations dans l'intensité du courant.

La modification de la conductibilité est encore prouvée par l'étude directe de la *vitesse de transmission pendant l'électro-tonus*. On voit, en effet, que cette vitesse est diminuée tout aussi bien dans les parties électro-tonisées que dans celles qui sont en état catélectro-tonique. Cette diminution augmente avec l'intensité du courant. Elle est, comme l'a démontré Bezold, au maximum au voisinage des électrodes et diminue à partir de ce point dans les zones intra et extrapolaires ; mais du côté de l'anode cette diminution de la conductibilité s'étend plus loin que du côté du cathode. Ce fait correspond à ce que nous avons dit § 161, où nous avons vu que les modifications électriques amenées par l'électro-tonus s'étendent plus loin du côté de l'anode. Quand le courant continu dépasse une certaine intensité, la conductibilité disparaît tout-à-fait en deux points voisins des électrodes. La cause de la diminution de l'excitabilité dans le catélectro-tonus ascendant réside donc surtout dans ces deux points où la conductibilité est amoindrie ou annihilée, points que doit traverser l'excitation d'un courant continu appliqué au-dessus d'eux.

Les *modifications de l'excitabilité du muscle en état électro-tonique* diffèrent de celles du nerf par ce qu'elles sont bornées, comme l'électro-tonus lui-même à la *portion du muscle traversée par le courant*. Si l'on vient à exciter au-dessus ou au-dessous de cette portion, on trouve que le courant est sans action sur la hauteur de la contraction. Toutes les modifications de l'excitabilité font donc complétement défaut pour le muscle dans les zones extrapolaires. Mais, d'après Bezold, la transmission de l'excitation à travers la portion parcourue par le courant est ralentie comme dans le nerf, quoique *avec cette différence que le ralentissement de la conductibilité est limité à la zone intrapolaire*.

Pflüger a étudié les lois des modifications de l'excitabilité par l'électro-tonus à l'aide d'une méthode expérimentale précise permettant d'obtenir une graduation lente et méthodique et une grande constance dans la force du courant. Le courant continu est progressivement diminué au moyen du rhéochorde que nous avons représenté schématiquement dans la Fig. 72. L'auteur met un soin tout particulier à éviter la polarisation des électrodes appliqués sur le nerf. Pour produire l'excitation, il se sert, soit des secousses d'ouverture et de fermeture d'un courant d'induction, soit d'un second courant galvanique. Même pour ce deuxième courant, Pflüger emploie des électrodes inpolarisables. Il est plus avantageux de se servir des secousses de fermeture d'un courant d'induction (comme chaque fois qu'il s'agit d'obtenir des excitations d'intensité constante); les secousses d'ouverture ont à la vérité l'avantage d'être de moins longue durée, mais elles ne sont pas aussi égales. Pflüger s'est efforcé d'obvier à cet inconvénient au moyen d'un instrument électro-magnétique spécial, mais il n'y est pas arrivé complétement.

Cette méthode avait besoin d'une modification spéciale pour être applicable à l'étude de l'excitabilité dans la zone intrapolaire. Pflüger rechercha donc la relation qui existe entre l'excitabilité *totale* de cette zone et la force du courant. Il fit entrer dans le circuit d'un courant continu qu'il pouvait graduer à volonté au moyen du rhéochorde, une certaine longueur de nerf et la bobine secondaire d'un appareil d'induction. Il fit passer à travers le nerf un courant induit, en fermant le courant dans la bobine primaire, en même temps que le courant continu passant à travers le nerf était alternativement ouvert et fermé. De ces expériences il résulte que l'excitabilité totale s'accroît avec des courants continus faibles, que cet accroissement augmente peu à peu jusqu'à un certain maximum pour s'abaisser ensuite; l'excitabilité, augmentée d'abord, finit par diminuer. Mais, d'après ce que nous avons vu de l'excitabilité des zones extrapolaires, l'on ne saurait admettre qu'elle puisse être la même dans tous les points de la zone intrapolaire; il est à supposer que, ainsi que le fait voir la Fig. 80, lorsque les courants sont faibles, une grande partie de la zone interpolaire a son excitabilité augmentée, tandis que, lorsque les courants sont forts, une grande partie de cette zone a son excitabilité diminuée. Pflüger démontra cette manière de voir en étudiant l'excitabilité *partielle* de la zone intrapolaire. Il remplaça pour cela l'excitant électrique par l'excitant chimique; il introduisit entre les pôles une longueur assez grande de nerf, mit plusieurs points de ce nerf en contact avec une solution de sel de cuisine et produisit ainsi un tétanos; il ouvrait et fermait ensuite alternativement le courant, et, suivant le point où se produisait l'excitation, il obtenait tantôt une augmentation et tantôt une diminution du tétanos (¹).

2° *Actions consécutives de l'électro-tonus.* L'électro-tonus laisse toujours après lui des modifications de l'excitabilité qui, suivant la position des électrodes, consistent dans une augmentation ou une diminution. Quand l'excitabilité est augmentée, l'on dit que la modification est *positive*, et quand l'excitabilité est diminuée, elle est dite *négative*. On n'a jusqu'ici étudié sérieusement que les modifications *extrapolaires*. On trouve en ce cas que le *catélectro-tonus* après sa disparition *laisse persister une modification négative de peu de durée, qui fait bientôt place à une modification positive de plus longue durée*, et que l'*anélectro-tonus* se transforme *en une modification positive qui augmente peu à peu.* Les modifications de l'excitabilité de la

(¹) *Beiträge zur Anat. u. Physiol.*, t. I. Giessen 1855. — Pflüger, *Untersuch. über die Physiolog. des Elektrotonus.* Berlin 1859. — Bezold, *Untersuch. über die elektrische Reizung der Nerven u. Muskeln.* Leipzig 1861.

zone intrapolaire semblent se comporter d'une manière analogue. Quand les courants sont très-faibles, on observe d'abord, à cause de la plus grande force du catélectro-tonus, une modification négative qui devient bientôt positive; quand les courants sont plus forts, l'intensité de l'anélectro-tonus étant plus forte, la modification positive se montre dès le début (Pflüger). La durée de la modification négative après l'ouverture augmente jusqu'à une certaine limite avec la durée du courant modificateur faible, ce qu'exprime la plus longue durée du stade de l'excitation latente (Wundt).

Les courants continus d'une durée moins longue déterminent encore après leur disparition une *excitation* qui se dévoile par une *contraction d'ouverture*, ou par un *tétanos d'ouverture* quand le courant est ascendant. Cette excitation a pour cause la cessation de l'anélectro-tonus, ce qui se démontre par ce fait qu'un tétanos qui prend naissance à l'ouverture d'un courant continu descendant cesse subitement lorsque l'on détache la partie supérieure anélectro-tonisée du nerf en sectionnant la zone intrapolaire, tandis que le tétanos qui naît à l'ouverture d'un courant ascendant ne cesse pas par la section de la partie nerveuse catélectrotonisée. Quand un tétanos consécutif à l'électrotonus est causé par des courants faibles ou moyens, il est arrêté subitement lorsque l'on ferme le courant continu de même sens, tandis qu'il augmente lorsque l'on ferme le courant continu de sens contraire. Quand les courants sont forts, le tétanos d'ouverture est toujours diminué à la fermeture et augmenté à l'ouverture, quelle que soit la direction du courant.

Dans le *muscle*, les effets consécutifs, comme les effets directs de l'électrotonus, se limitent à la portion parcourue par le courant. A l'ouverture d'un courant continu qui a traversé longtemps un muscle, ce dernier entre en contraction permanente, et cette contraction ne disparaît que lentement. La fermeture d'un courant de sens opposé augmente la contraction, tandis que la fermeture d'un courant de même sens la fait disparaître.

Les excitations qui surviennent à l'ouverture du courant sont connues depuis longtemps sous le nom de *modifications de l'excitabilité*. Ritter, le premier, observa le tétanos d'ouverture avec le courant ascendant (tétanos de Ritter). Volta constata l'augmentation de l'excitabilité par un courant de sens inverse après une longue fermeture. Rosenthal et moi découvrîmes, chacun de son côté, l'analogie de la modification du courant descendant avec celle du courant ascendant. Pflüger exposa ensuite la relation entre les effets consécutifs de l'électrotonus et les modifications de l'excitabilité pendant l'état électrotonique. Les contractions musculaires qui succèdent à l'action prolongée du courant sur le muscle ont le caractère des contractions toniques (¹).

3° *Modifications de l'excitabilité par des courants de peu de durée.* Le courant instantané produit des effets consécutifs analogues à ceux que produit un courant continu de plus longue durée; seulement ces effets sont plus faibles et plus fugaces. Ces effets faibles peuvent toutefois s'accumuler quand des

<hr>

(¹) Pflüger, *loc. cit.* — Heidenhain, *Archiv f. physiol. Heilk.*, t. I. — Wundt, *ibid.*, t. II. — Rosenthal, *Zeitschrift f. ration. Medizin*, 3ᵉ série, t. IV. — Pour les auteurs anciens, consultez Du Bois-Reymond, *Untersuch.*, t. I.

secousses instantanées nombreuses agissent successivement sur le nerf (Wundt). Il faut cependant tenir compte du plus ou moins de rapidité avec laquelle les secousses se succèdent. Quand elles se succèdent assez rapidement pour que le muscle reste en contraction tétanique, la secousse commence déjà lorsque la zone intrapolaire se trouve encore en modification négative par suite de la secousse précédente, et toutes ces modifications négatives s'accumulant, la contraction tétanique diminue peu à peu. Ce n'est qu'au début de la contraction tétanique que les nouvelles secousses rencontrent encore des modifications positives, de sorte que pendant quelques secondes on peut observer parfois une augmentation de la contraction. Quand au contraire il y a un intervalle assez long entre les différentes secousses pour que le muscle ait le temps d'achever sa contraction à la suite de chacune d'elles, il peut se faire que la secousse rencontre encore dans la zone intrapolaire une modification positive consécutive à la secousse précédente; ces actions peuvent s'accumuler peu à peu par suite des secousses successives, et il se produit alors une augmentation continue dans la force des contractions jusqu'à ce qu'enfin un tétanos succède à une nouvelle secousse. Plus les excitations du muscle par secousses de même sens sont fréquentes, plus il faut que les différentes excitations soient distantes les unes des autres pour obtenir l'accumulation des actions consécutives positives; enfin cette distance devient infinie, en d'autres termes, la secousse ne trouve toujours plus que des modifications négatives. La diminution de la contraction par accumulation des modifications négatives prend le nom de *fatigue*.

L'augmentation de l'excitabilité par des courants de faible durée peut être surtout étudiée au moyen de courants intermittents *descendants* dont les secousses se succèdent à 2 ou 4 secondes d'intervalle. On s'explique peut-être la plus grande difficulté que présente cette étude faite avec des courants ascendants par ce que l'excitation par des courants très-rapides est toujours une excitation de fermeture (§ 163). Or à chaque fermeture il se produit une diminution de l'excitabilité dans la partie analectrotonisée que l'excitation doit traverser quand le courant est ascendant. Un tétanos dû aux modifications amenées par un courant intermittent descendant est donc augmenté par un courant continu faible de même sens, tandis qu'il est diminué quand ce courant est de sens contraire. Bezold et Engelmann ont trouvé que des courants d'induction de direction alternante qui, isolément, ne provoquaient aucune contraction augmentent peu à peu l'excitabilité de telle sorte qu'au bout de peu de temps l'excitation est produite. Ce fait doit évidemment se rattacher à ceux que nous étudions ici. Le courant descendant étant beaucoup plus actif que le courant ascendant, en se servant de courants intermittents de direction alternative et d'intensité à peu près égale, l'on doit obtenir néanmoins des modifications dues au courant descendant. L'on n'a du reste encore étudié que très-incomplétement les modifications dues à des courants de peu de durée, d'autant que l'on ne connaît pas encore suffisamment les variations de l'excitabilité qui peuvent alors se produire dans les zones nerveuses extrapolaires [1].

4° Relations entre les phénomènes d'excitation électrique et les variations de l'excitabilité par le courant électrique. La plupart des phénomènes d'exci-

____

[1] Wundt, *Archiv f. Anat. u. Physiol.*, 1859 et 1861.

tation électrique décrits au §163 peuvent s'expliquer par les variations de l'excitabilité que nous venons d'étudier. Le catélectro-tonus augmente l'excitabilité et l'anélectro-tonus la diminue ; aussitôt après la cessation de l'état électro-tonique une modification négative se produit dans le rayon du cathode et une modification positive dans celui de l'anode, il semble donc naturel de rattacher l'excitation au moment de la *fermeture* du courant à la *production du catélectro-tonus* et l'excitation au moment de l'*ouverture* à la *disparition de l'anélectro-tonus*. Les observations sur la vitesse de la transmission de l'excitation nerveuse par des courants continus de direction variée viennent confirmer cette manière de voir ; il faut cependant tenir compte de ce qui suit. Nous avons vu au § 163 que le courant a besoin d'avoir une certaine durée pour produire l'excitation ; il y a donc entre le moment où le courant commence et l'instant où se produit l'excitation un intervalle, un *temps de préparation*. Cet intervalle diminue quand le courant devient plus fort, tandis qu'en même temps la vitesse de la transmission s'accroît et que le stade de l'excitation latente diminue à mesure que le courant devient plus intense. L'étude de la vitesse de transmission par des courants de direction variée ne peut donner de résultats comparables entre eux que pour des courants de même intensité. Sous cette condition l'on trouve, ainsi que Bezold l'a démontré : que la durée du stade d'excitation latente est la plus courte quand l'excitation est due à la fermeture d'un courant descendant (quand l'électrode négatif ou excitateur est le plus rapproché du muscle); que déjà cette durée est plus longue pour des courants faibles ascendants ; qu'elle augmente dans ce dernier cas avec la force du courant, parce que l'excitation est obligée de parcourir des portions dont l'excitabilité est diminuée, tandis que, lorsque le courant est descendant, cette durée devient plus courte à mesure que le courant augmente d'intensité.

La *loi de la contraction pour des courants de force différente* peut facilement se déduire de ce fait que le catélectro-tonus agit comme excitant au moment de son apparition et que l'anélectro-tonus agit de même à sa disparition. En effet, dans un courant descendant le cathode est le plus rapproché du muscle ; aussi ce courant produit-il des contractions de fermeture en dedans des limites où il peut agir comme excitant. Quand le courant est ascendant et fort, la contraction de fermeture fait défaut parce que l'excitation déterminée par l'apparition du catélectro-tonus disparaît au niveau de la portion catélectro-tonisée dont l'excitabilité est diminuée; quand les courants sont moins intenses, la contraction de fermeture apparaît, parce que dans ce cas l'état catélectro-tonique s'étend sur une plus grande partie de la zone intrapolaire (voy. Fig. 80). Dans le courant ascendant, pour que la contraction d'ouverture apparaisse, il faut des courants plus forts que pour la contraction de fermeture, parce qu'elle part d'une portion nerveuse située plus bas et par suite moins excitable. Quand le courant est descendant, la contraction d'ouverture apparaît tantôt simultanément, tantôt plus tôt ou plus tard que la contraction de fermeture, parce que d'une part la disparition de l'anélectro-tonus agit moins activement comme excitant que l'apparition du catélectro-tonus, et que d'autre part l'excitation naît alors d'une portion du nerf située plus haut et par suite plus excitable. On peut expliquer enfin pourquoi la contraction de fermeture se produit avec des courants moins forts quand le courant est ascendant que lorsqu'il est descendant, c'est parce qu'alors l'excitation porte sur une portion du nerf située plus haut et plus excitable.

La *loi de l'excitation par des courants de courte durée* s'explique de la même manière. Tout courant instantané se compose évidemment d'une ouverture et d'une fermeture qui se succèdent instantanément. Or, d'après la loi des contractions, l'excitation de fermeture est la plus active, et d'après la loi des actions électro-toniques consécutives, l'excitation d'ouverture augmente jusqu'à une certaine limite avec la force du courant, il est donc à supposer que pour des courants instantanés l'excitation de la fermeture sera la plus forte. Et, en réalité, nous avons vu au § 163 que l'excitation par les courants très-faibles peut et doit être considérée comme une excitation de fermeture. Ce n'est que lorsque les courants deviennent plus intenses que l'excitation due à la disparition de l'anélectro-tonus vient s'ajouter à celle de la fermeture.

La diminution ou l'augmentation de la secousse qui résultent de l'accroissement graduel de l'intensité du courant ascendant (Fig. 73) peuvent s'expliquer peut-être par ce que nous avons dit sur la rapidité de la transmission dans l'état électrotonique. Quand les courants sont d'une force correspondante au troisième degré de la loi des contractions (§ 163), la transmission de l'excitation au muscle est interrompue à la fermeture, l'excitation à l'ouverture se transmet toute seule, on n'obtient alors que des contractions d'ouverture, qui nécessairement sont plus faibles et n'augmentent que progressivement avec l'intensité du courant. Dans le cas où, au moment de l'intervalle entre la diminution et l'augmentation, l'excitation tombe à zéro, il faut admettre que les premières contractions sont dues à une excitation de fermeture, et que seulement plus tard interviennent des contractions d'ouverture.

Fick et Meyer ont trouvé, dans ces derniers temps, que pour les courants d'induction il existe aussi un point intermédiaire entre la diminution et l'augmentation de l'excitation à la fermeture; mais Lamansky n'a jamais pu reproduire ce phénomène et suppose qu'il y a là une cause d'erreur. D'autre part, Lamansky a trouvé que la *durée de l'excitation latente* est plus grande pour des courants intermittents de peu de durée mais de certaine intensité, qu'à la fermeture des courants continus, alors même que la contraction par les courants de peu de durée (contraction due à l'excitation de fermeture et d'ouverture) est plus forte que celle produite par la fermeture du courant continu. Ce fait semble indiquer que, à l'ouverture du courant, il se produit de nouveaux obstacles à la transmission, qui, dans certains cas, peuvent être supérieurs aux obstacles qui existent pendant la durée du courant. Il est évident que cette observation se rattache à la très-grande prolongation de l'excitation latente à l'ouverture du courant intermittent de longue durée, et que ce phénomène doit être attribué à la durée de la modification négative dans le premier stade de disparition du catélectrotonus; or nous savons que cette durée augmente avec celle du courant. Mais cette modification négative disparaît quand les courants atteignent une certaine intensité; l'on devrait donc s'attendre à voir la durée de l'excitation latente diminuer aussi quand le courant atteint une certaine intensité; ce fait ne ressort cependant pas des recherches de Lamansky (¹).

(¹) Pflüger, *Physiol. d. Elektrotonus.* — Meyer, Dissert. Zurich 1867. — Lamansky, *Studien des Bresl. physiol. Instit.*, t. IV.

§ 167. — Modifications de l'excitabilité produites par les agents mécaniques, thermiques et chimiques.

1° Les *excitants mécaniques* produisent des effets consécutifs analogues à ceux des courants électriques instantanés. Quand ces excitations mécaniques se succèdent rapidement, toute excitation rencontre encore la modification négative due à l'excitation précédente, et le nerf est fatigué. Lorsque l'intervalle entre les excitations est plus long et d'une durée appropriée, l'on peut constater également au point où agit l'excitant une modification positive qui succède à la modification négative. Mais d'habitude la force de la contraction diminue bientôt en raison de la destruction mécanique du point excité.

2° *L'abaissement de la température* diminue l'excitabilité; lorsque cet abaissement survient brusquement, l'excitabilité éprouve d'abord une modification positive de peu de durée. Quand le nerf est refroidi, la vitesse de transmission s'amoindrit, en même temps que la force de la contraction est diminuée. *L'élévation de la température* jusqu'à environ 40° augmente d'abord, puis diminue l'excitabilité, et cette diminution consécutive est d'autant plus rapide et plus brusque que la température est plus élevée; à 65° l'excitabilité est, pour ainsi dire, subitement annihilée [1].

3° La plupart des *agents chimiques* qui agissent comme excitants des nerfs et des muscles suppriment l'excitabilité au bout d'un temps plus ou moins long; il en est ainsi des alcalis, des acides et des solutions concentrées des sels alcalins neutres. Quand ces dernières solutions sont moins concentrées et se rapprochent de la concentration du sérum sanguin, elles n'ont tantôt pas d'influence appréciable et tantôt elles augmentent passagèrement l'excitabilité, probablement par soustraction d'eau; une solution de sel marin de même concentration agit ainsi (Szubotin). Des substances qui d'ordinaire n'agissent pas comme excitants, telles que l'eau pure et quelques sels métalliques, amènent cependant la diminution de l'excitabilité. La dessiccation l'augmente au contraire d'une manière passagère (Harless). Dans beaucoup de cas la disparition de l'excitabilité par les agents chimiques est durable; dans d'autres cas, où la substance nerveuse est moins altérée, l'excitabilité peut être rappelée par d'autres agents dont l'action est inverse; c'est ainsi que, quand l'excitabilité a été diminuée par l'imbibition, elle se rétablit par l'évaporation ou par l'action d'une solution saline de concentration appropriée.

Aux agents chimiques nous pouvons rattacher certains *poisons* que l'on a désignés sous le nom de *poisons nerveux*, parce qu'ils agissent plus particulièrement sur les nerfs. La plupart d'entre eux produisent surtout des altérations dans les centres nerveux: tantôt ils élèvent, tantôt ils abaissent leur propriétés; il en est ainsi de la strychnine, de l'opium, de l'acide cyanhydrique, du chloroforme etc. Nous aurons à nous en occuper en étudiant les fonctions des centres

[1] Harless, *Zeitschrift f. ration. Medic.*, t. VIII. — Afanasieff, *Archiv f. Anat. u. Physiol.* 1865.

erveux. Nous ne traiterons en ce moment que des poisons qui modifient direc-
ment l'excitabilité de la fibre nerveuse elle-même. Le *curare* possède, comme
a découvert Cl. Bernard, la propriété de diminuer considérablement et même
'anéantir l'impressionnabilité du nerf à l'excitation, tandis que la fibre muscu-
ire conserve à peu près toute son excitabilité. La raison de ce phénomène ne
emble pas être une mort réelle du nerf, puisque ses propriétés électro-mo-
ices persistent, tandis que la propriété de transmissibilité de la fibre ner-
euse est d'abord diminuée, puis abolie, ce que démontre la diminution de la
itesse de transmission qui précède la disparition de l'excitabilité (Bezold).
uand l'intoxication n'a pas été assez active, l'excitabilité revient peu à peu.
'effet produit sur la vitesse de transmission explique la différence dans la ma-
ière d'agir du poison sur les fibres nerveuses et musculaires. Dans la fibre
usculaire, ou bien l'excitation n'a besoin de se transmettre qu'à courte distance,
u bien il se produit une contraction de l'endroit excité lui-même. Or, dans le
remier cas, la paralysie de la transmissibilité ne peut se faire sentir que très-
rd et pas du tout dans le second. La *conicine* agit sur les troncs nerveux
e la même manière que le curare; elle diminue aussi l'excitabilité nerveuse.
'après Bezold, la *vératrine* agit d'une manière tout opposée : l'excitabi-
té est d'abord exagérée comme après des courants de courte durée, où quel-
uefois une excitation momentanée provoque un tétanos persistant; plus tard,
 vératrine abaisse lentement l'excitabilité jusqu'à la mort ([1]).

4° Les *modifications de l'excitabilité par la mort des nerfs* sont un cas
écial des modifications que les agents chimiques apportent à l'excitabilité
erveuse. Suivant une loi découverte par Ritter et Valli, aussi longtemps
ie le nerf est en connexion avec les organes centraux, ces modifications con-
stent en une *diminution progressive de l'excitabilité*. Quand un nerf est
ctionné, sa mort commence au niveau de la surface de section et le phéno-
ène débute d'abord par une exagération de l'excitabilité qui bientôt fait place
une diminution. Durant le stade d'exagération, l'intensité de l'excitation res-
nt la même, la force de la contraction, sa durée et la rapidité de transmis-
on augmentent; une fois, au contraire, que l'excitabilité diminue, la rapidité
 transmission devient moins grande, ainsi que la force et la durée de la
ntraction (Munk). Quand l'excitabilité s'amoindrit, pour qu'un courant pro-
ise une excitation, il faut qu'il ait une certaine durée, de telle sorte qu'à
 moment les courants d'induction ne produisent plus de contraction, tan-
s qu'un courant continu d'intensité plus faible en produit encore (Neu-
ann). On observe le même phénomène sur les muscles paralysés (Baier-
cher) et dans l'empoisonnement par le curare. Lorsque l'on excite le nerf en
ie de mort, par des courants d'intensité suffisante pour produire le premier
gré de la loi des contractions, on trouve que, l'intensité du courant restant
 même, le deuxième et enfin le troisième degré des contractions finissent par
tablir. La *loi des contractions dans le cas de mort des nerfs* est donc la

<hr>

([1]) Cl. Bernard, *Leçons sur les effets des substances toxiques.* Paris 1857. — Kölliker,
chiv f. pathol. Anat., t. X. — Bezold, *Archiv f. Anat. u. Physiol.*, 1860, et *Untersuch.
s dem Würzburger physiol. Instit.*, 1867.

même que dans le cas d'accroissement de l'intensité du courant; ce fait résulte directement de ce que nous venons de dire sur les modifications de l'excitabilité dans les nerfs en voie de mort ou sectionnés. Supposons que pendant la vie l'excitabilité soit représentée par la ligne 1, 2 parallèle à la ligne des abscisses CC' (Fig. 81), C étant un point du nerf plus éloigné du muscle que C'.

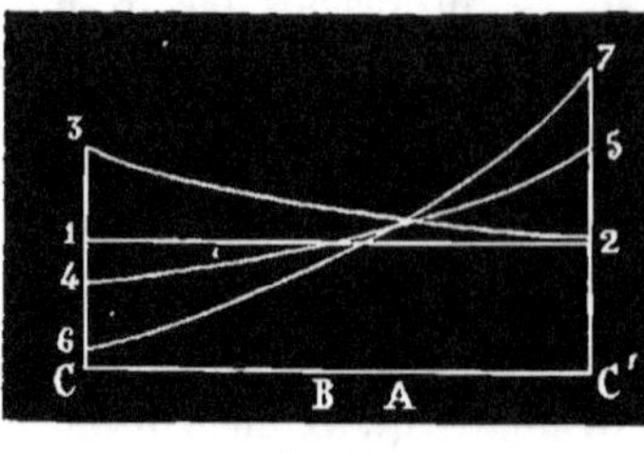

Fig. 81.

Supposons en outre qu'une section du nerf soit faite en C : l'excitabilité sera d'abord représentée par la ligne 3, 2 convexe vers C'. Plus tard l'excitabilité baissera en C et montera en C', comme en 4, 5. Plus tard encore, l'excitabilité sera en C presque réduite à 0 et aura encore augmenté en C' (6, 7). Si nous représentons par A et B les électrodes d'un courant continu, il est facile de voir que dans le premier cas l'électrode B agit plus énergiquement que A et que dans le troisième cas A agit au contraire plus énergiquement que B, tandis que dans le deuxième leur action est à peu près égale. Mais, d'après ce que nous avons dit au § 166, l'excitation à la fermeture ne se produit qu'au cathode, et l'excitation à l'ouverture à l'anode seulement; il s'ensuit, A étant l'anode et B le cathode, que le courant étant ascendant dans le premier stade de la mort du nerf, il ne se produit qu'une contraction de fermeture, dans le second une contraction à la fermeture et à l'ouverture, et enfin dans le troisième une contraction à l'ouverture seulement. Quand le courant est descendant, les résultats sont inverses (Bezold et Rosenthal).

Nous ne connaissons pas les causes des modifications de l'excitabilité au moment de la mort des nerfs. On a beaucoup discuté sur la relation qui existe entre ces phénomènes et quelques autres. C'est ainsi que Heidenhain rapporta l'accroissement de l'excitation pendant la transmission, découvert par Pflüger (voy. § 165), à l'augmentation de l'excitabilité qui se produit immédiatement après la section dans les parties voisines de la surface de section. Ce qui contredit cette opinion, c'est que l'on peut obtenir une plus forte contraction en excitant des parties nerveuses très-rapprochées des centres, même sur des nerfs frais restés en connexion avec la moelle épinière. Pour de pareils nerfs, la courbe de l'excitabilité ne s'abaisse pas régulièrement jusque vers le muscle, car elle présente souvent un ou plusieurs coudes vers son milieu; mais ce fait ne prouve rien contre l'accroissement de l'excitation, d'autres conditions accessoires pouvant venir entraver le phénomène et déterminer ces irrégularités dans la courbe. Un fait qui peut corroborer cette idée, c'est que dans les nerfs il se trouve des points qui, par leurs propriétés anatomiques, sont doués d'une excitabilité plus grande que les points avoisinants; un de ces points, c'est, chez la grenouille par exemple, celui où, dans le tiers supérieur de la cuisse, le nerf sciatique émet un rameau (Budge, Heidenhain). D'après Munk, le *maximum de contraction* serait le même pour tous les points de la longueur du sciatique frais; mais à mesure que le nerf meurt, ce maximum varierait peu à peu, en suivant les variations de l'excitabilité indiquées plus haut. Ce fait ne prouve rien, car il n'est pas démontré du tout que le maximum de contraction corresponde au maximum d'excitabilité du nerf.

Enfin, faisons encore remarquer que, dans toutes les recherches sur les modifications des nerfs par les courants électriques ou par les autres excitants, il faudra enir compte des modifications amenées par la mort. On y arrivera en faisant toujours les expériences parallèles, dans lesquelles on recherchera d'un côté l'action des gents modificateurs et, de l'autre, l'action isolée de la mort du nerf (¹).

b) *Phénomènes intimes de l'activité nerveuse et musculaire.*

§ 168. — Phénomènes électriques.

Toute activité nerveuse ou musculaire s'accompagne *d'une diminution des forces électro-motrices propres au nerf ou au muscle* (¹). Ce phénomène rend le nom d'*oscillation négative du courant nerveux et musculaire*.

L'oscillation négative est indépendante de l'état électro-tonique : elle est déterminée par toute espèce d'excitants, mécaniques, chimiques, thermiques, andis que l'électro-tonus n'apparaît qu'avec les excitations électriques. Quand n excite le nerf par des secousses électriques à succession rapide, l'oscillaion négative s'observe simultanément avec l'état électro-tonique, et le résulat au galvanomètre dépend de la direction des courants; lorsque le courant st dirigé de telle sorte qu'il détermine une phase positive, le courant nerveux st très-peu diminué, il peut même être augmenté légèrement, tandis que, lans la phase négative, l'oscillation négative est considérablement augmentée. On peut obtenir l'oscillation négative indépendante de tout effet électro-tonique n tétanisant le nerf au moyen de courants à direction alternante, car alors les leux phases de l'électro-tonus se compensent à peu près. Quand le muscle est étanisé par excitation de son nerf, l'électro-tonus ne peut venir compliquer le hénomène, car l'état électro-tonique ne se transmet pas du nerf au muscle.

L'oscillation négative survient presque instantanément après l'excitation Bezold). Elle se transmet le long du nerf avec la même vitesse que l'ex-itation (environ 28 mètres), et comme celle-ci elle est dans l'état électroto-ique plus forte au voisinage du cathode et plus faible au voisinage de l'anode; lans le muscle, l'oscillation négative se transmet beaucoup moins rapidement, vec une vitesse moyenne de 3 mètres à la seconde seulement (Bernstein).

L'oscillation négative, pendant une excitation tétanique, se compose d'un rand nombre d'actions isolées, c'est-à-dire de toutes les différentes oscilla-ions négatives à successions rapides auxquelles est soumise la force élec-ro-motrice pendant toute la durée du tétanos. L'effet produit sur le galvano-ètre ne permet pas de juger la marche le ces oscillations isolées. Supposons que Fig. 82) l'abaissement du courant soit eprésenté par une courbe située au-des-ous de l'abcisse AB, et l'augmentation du ourant par une courbe située au-dessus le cette ligne, il pourra y avoir diminu-

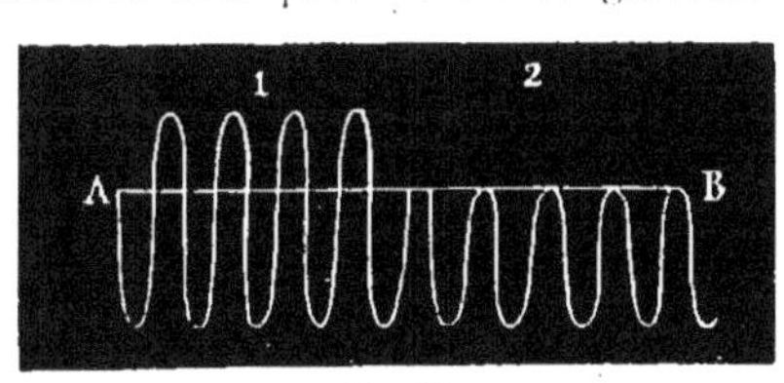

Fig. 82.

(¹) Bezold u. Rosenthal, *Archiv f. Anat. u. Physiol.*, 1859. — Munk, *ibid.*, 1860-1862. — Wundt, *ibid.*, 1862. — Heidenhain u. Pflüger, *Allg. med. Centralzeit.*, 1859. — Budge, *Archiv f. pathol. Anat.*, t. XVIII et XXVIII.

(²) En d'autres termes, la production d'électricité dans le nerf ou le muscle diminue lès que ces organes entrent en activité.   (A. B.)

tion de l'effet total tout aussi bien dans la partie 1 que dans la partie 2, bien que dans l'une les effets isolés se trouvent toujours régulièrement au-dessus de la ligne A B et au-dessous de celle-ci dans la partie 2. Le courant peut encore, au milieu de ces oscillations isolées, être interverti pendant un moment seulement, sans que le galvanomètre l'indique. Il est donc nécessaire de répartir ces oscillations isolées en petits espaces de temps et d'obtenir isolément la direction et l'intensité du courant pendant chacun de ces temps. Bernstein a fait cette analyse et a trouvé que si l'on représente (Fig. 83) la force du courant nerveux en un point par l'ordonnée 3 élevée sur l'abcisse A B qui représente le temps, après une excitation instantanée faite au moment $b\,1$, le courant reste pendant un temps assez court, $b\,1\,b'$, à la même hauteur 3 sans éprouver de variation. La quantité $b\,1\,b'$ dépend de la distance qui sépare le point examiné et le point excité; elle correspond à la valeur que nous avons donnée plus haut pour la vitesse de la transmission. Au moment b', le courant nerveux commence à s'abaisser, il tombe, quand les excitations sont faibles, presque au niveau de la ligne d'abcisse, et peut même, quand les excitations sont fortes, passer au-dessous de cette ligne, pour remonter ensuite un peu plus lentement jusqu'à la hauteur 3. S'il survient une nouvelle excitation instantanée au moment $b\,2$, après un laps de temps $b\,2\,b''$, égal à celui $b\,1\,b'$, il se produit une nouvelle courbe, analogue à la précédente, et ainsi de suite. La marche de l'oscillation négative est la même dans le *muscle*, quand on examine le courant musculaire à une distance analogue, à partir du point excité; seulement, la vitesse de transmission étant moins grande dans le muscle, les espaces de temps $b\,1\,b'$, $b\,2\,b'$ sont plus considérables: une oscillation isolée est arrivée à son terme avant que la contraction ait atteint le point que l'on étudie. L'oscillation négative progresse donc dans le nerf et dans le muscle sous forme d'onde. D'après Bernstein, le temps qui s'écoule à partir du début de l'excitation négative jusqu'au moment où, dans chaque point du nerf, le courant nerveux est revenu à l'état normal, est de 0,00055 seconde; dans le muscle, ce temps est plus long; il est d'environ 0,0033 seconde. En tenant compte de ces chiffres et de la vitesse de transmission, l'on trouve que la longueur de l'onde d'excitation est d'environ 15 millimètres dans le nerf et de 10 millimètres dans le muscle.

Du Bois-Reymond considère l'oscillation négative du courant nerveux et musculaire comme une modification particulière des propriétés électriques des tissus due à leur entrée en activité. Il a fait voir que toute espèce d'excitation peut déterminer l'oscillation négative, qui n'est modifiée par les diverses phases de l'électro-tonus que lorsque l'on se sert d'une excitation électrique. Il est très-intéressant de remarquer que l'oscillation négative s'observe aussi dans les cas d'innervation volontaire ou réflexe. Pour la démontrer dans le tétanos réflexe, Du Bois empoisonna une grenouille avec de la strychnine, et nous verrons plus loin (Physiologie des organes centraux) que ce poison augmente énormément l'excitabilité réflexe de la moelle épinière; il isola ensuite le nerf sciatique et mit les surfaces transversale et longitudinale de ce nerf en contact avec l'appareil destiné à étudier les courants; au moment où la grenouille entrait en convulsion tétanique, l'aiguille du galvanomètre retournait vers le zéro. Du Bois démontra l'oscillation négative dans l'innervation volitive sur les muscles de l'homme vivant. Il introduisit dans un galvanomètre deux parties symétriques du corps (les deux mains par exemple), et lorsque la première action déterminée par les courants cutanés fut dissipée, il fit entrer les muscles de l'une des deux parties en contraction; il vit toujours alors se produire un courant de la partie non excitée vers la partie excitée (en d'autres termes, l'action extérieure de la force électro-motrice de la partie excitée était diminuée) [1].

L'oscillation négative du *courant musculaire* peut se démontrer non-seulement par le galvanomètre, mais encore par la patte galvanoscopique de grenouille. Toute excitation instantanée du muscle détermine dans une patte galvanoscopique, dont le nerf bien préparé est mis en contact avec le muscle excité, une *contraction secondaire*. Le tétanos déterminé par des quantités de secousses à succession rapide produit un *tétanos secondaire*. Il s'ensuit que dans un muscle tétanisé, le phénomène électrique intime n'est pas continu, mais qu'il consiste en une quantité d'oscillations isolées du courant. Le galvanomètre n'indique cependant dans le tétanos nerveux ou musculaire qu'une diminution continue du courant, parce que l'aimant ne peut en suivre toutes les oscillations et n'en indique que la résultante. Ce n'est aussi que par analogie avec le muscle que l'on a été amené à admettre l'intermitence de l'oscillation. L'on peut obtenir, à la vérité, dans la patte galvanoscopique des secousses secondaires ou un tétanos secondaire quand on le touche avec les deux surfaces longitudinale et transversale d'un nerf, mais ces contractions secondaires dépendent alors manifestement de l'état électro-tonique et non pas de l'oscillation négative; on les voit, en effet, se produire même lorsque l'on dispose le nerf galvanoscopique de manière à le rendre inactif, sur des points symétriques à l'équateur par exemple, et, en outre, la force de ces contractions dépend, comme celle de l'électro-tonus, de la distance qui sépare le point examiné du point excité. L'on n'a pu jusqu'ici obtenir de contractions secondaires par l'excitation mécanique, chimique ou thermique du nerf; il paraît donc que l'oscillation négative du courant nerveux est trop faible pour produire ce résultat; toujours est-il que l'action de l'électro-tonus qui est de beaucoup supérieure.

Du Bois a démontré que pour le muscle l'oscillation négative ne dépend pas du *changement de forme* déterminé par la contraction. Il étendit un muscle jusqu'à lui rendre tout changement de forme impossible, et néanmoins chaque fois qu'il excitait le nerf, l'oscillation négative se produisait. Meissner chercha à éliminer les effets du changement de forme: en étudiant isolément l'action de l'extension et du raccourcissement musculaires, il trouva toujours pour la première une oscillation positive, et pour la seconde une oscillation négative. Du Bois lui fit observer que jamais il n'est possible d'obtenir artificiellement un raccourcissement musculaire analogue à celui que produit la contraction, et que toujours, en pareil cas, se produit dans le tendon d'Achille du gastrocnémien en expérience des pliatures qui modifient la force électro-motrice entre la section longitudinale et le tendon. Du Bois constata cependant que par l'extension du muscle il se produit toujours une oscillation positive dont les causes sont encore inconnues [2].

Helmholtz chercha de la manière suivante à étudier le *début de l'oscillation négative du courant musculaire*. Il disposa le nerf d'un muscle B sur les surfaces longitudinale et transversale d'un autre muscle A, dont il excitait le nerf par une secousse d'induction à l'ouverture. La contraction secondaire qui se produisait alors était dessinée sur le myographe, et ainsi que nous avons indiquée plus haut, il lui devenait possible de mesurer le temps qui s'écoulait entre le moment de l'ex-

<hr>

[1] Du Bois-Reymond, *Untersuchungen über thierische Electricität*, t. II.
[2] Meissner, *Zeitschrift f. ration. Medic.*, t. XII et XV. — Du Bois-Reymond, *Berliner Monatsber.*, 1867.

citation et celui de la contraction. Ce temps était composé : 1° de la durée de la transmission de l'excitation dans les nerfs des deux muscles A et B ; 2° de la durée de l'excitation latente dans le muscle B, et 3° du temps écoulé entre l'excitation jusqu'au début de l'oscillation du courant musculaire dans le muscle A. La durée des temps 1 et 2 étant connue déjà, il était facile d'en déduire la durée du temps 3 qu'il cherchait. Cette valeur est, d'après Helmholtz, d'environ $1/200$ de seconde. Mais Bezold remarqua que dans le nerf lui-même il s'écoule un moment d'une durée d'environ $1/200$ de seconde entre l'instant où l'excitant est appliqué sur le nerf et celui où le nerf entre en excitation ; il en conclut que le début de l'oscillation négative du courant musculaire coïncide exactement avec le moment où l'excitation arrive au muscle, et qu'il n'y a par conséquent pas lieu d'admettre un temps spécial pour le transport de l'excitation du nerf au muscle, en dehors du temps déterminé par la vitesse de transmission de l'excitation [1].

Bernstein détermina la *marche de l'oscillation négative* en excitant une extrémité du nerf ou du muscle par des secousses d'induction et en reliant les surfaces longitudinale et transversale de l'autre extrémité au galvanomètre par des électrodes impolarisables. Au galvanomètre était encore rattaché un courant continu de sens contraire au précédent et disposé de telle sorte que le courant nerveux ou musculaire compensait le courant continu. Il y avait en outre une disposition spéciale par laquelle le circuit galvanométrique pouvait être fermé pendant un temps court, mais variable, et mesurable après la fermeture du courant excitateur pendant les temps très-courts $a'\,a'$ (Fig. 83) et $a'\,a''$ etc. Il détermina ainsi : 1° le temps $b_1\,b'$,

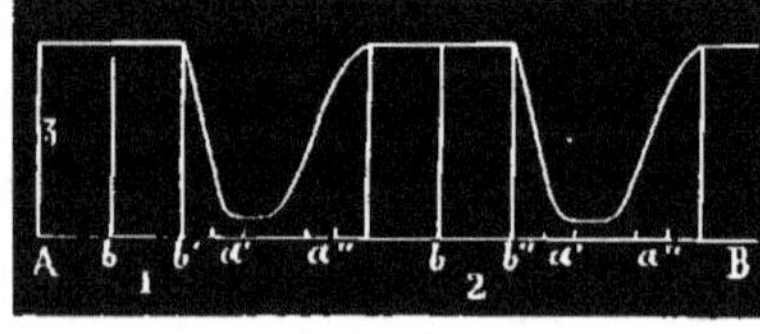

Fig. 83.

la vitesse de la transmission de l'excitation, et 2° la hauteur du courant nerveux ou musculaire pendant chaque moment $a'\,a''$. Désignons par t le temps du phénomène pour chaque section transversale, ce temps peut être considéré comme la durée de l'oscillation pour chacune des molécules du nerf ou du muscle, la longueur de l'onde de l'oscillation $l = at$. Les valeurs données plus haut s'en déduisent. La vitesse de la transmission d'une onde augmentant avec l'élasticité du milieu, la durée de l'oscillation étant proportionnelle à la racine carrée de la densité, nous devrons donc considérer le nerf comme le milieu le plus élastique, et le muscle comme le milieu le plus dense. La vitesse de l'onde de contraction dans le muscle est, comme nous l'avons vu au § 165, = 1 mètre. Il n'est pas à supposer que l'onde de l'excitation ait un parcours plus rapide que l'onde de contraction, puisque, d'après les observations de Bernstein, l'oscillation négative est déjà terminée alors que la contraction commence. Il faut donc admettre que la valeur de 1 mètre donnée par Aeby, et celle de 3 mètres donnée par Bernstein, ne diffèrent l'une de l'autre qu'en raison d'erreurs inévitables dans les expériences.

Meissner et Cohn, ainsi que Holmgren, ont observé sur le muscle dont le nerf est excité des phénomènes qui sont en opposition avec les faits signalés par Bernstein. En effet, Meissner et Cohn ont vu qu'un excitant instantané ne produisant qu'une seule secousse, détermine souvent pour le courant musculaire, au lieu d'une déviation négative, une déviation positive de l'aiguille astatique. Holmgren trouva, en interrompant le passage du courant musculaire à travers le galvanomètre à différents moments de la contraction, que la marche de l'oscillation négative est analogue

[1] Helmholtz, *Berliner Monatsber.*, 1854. — Bezold, *Untersuch. über die elektrische Reizung der Nerven u. Muskeln.* Leipzig 1861.

à celle représentée dans la Fig. 82, 1, et que, par conséquent, pendant le stade de l'excitation latente, il se produit une oscillation négative, pendant la contraction une oscillation positive, et pendant le relâchement une nouvelle oscillation négative. D'après Bernstein, tout le phénomène est terminé avant le début de la contraction. Les expériences ultérieures auront à déterminer si ces résultats contradictoires ne sont pas dus aux méthodes expérimentales elles-mêmes. Nous ferons observer toutefois que Bernstein semble s'être servi de l'aiguille magnétique simple non astatique, qu'il additionnait les phénomènes qui se produisaient dans les temps égaux $a'\,a'$, tandis que Meissner et Cohn, de même que Holmgren, n'opéraient que sur une excitation unique, en se servant d'aiguilles magnétiques astatiques et très-sensibles (¹).

§ 169. — Modification thermique du muscle en activité.

Tout muscle en activité développe de la chaleur. Après un tétanos de 10 minutes par excitation nerveuse intermittente, les muscles du mollet de la grenouille présentent une élévation de température de 0,073 à 0,119° centigrades (Thiry et Meyerstein); dans les muscles des mammifères, sous les mêmes conditions, la chaleur augmente de plusieurs degrés centigrades (5° et au-dessus, d'après Billroth et Fick). Une excitation instantanée du nerf d'un muscle de grenouille, mis en rapport avec un thermo-multiplicateur sensible, détermine une élévation passagère de la chaleur (Heidenhain). Le développement de la chaleur des muscles dépend : 1° de sa *tension* : plus un muscle est tendu, plus il y a de chaleur développée. Un muscle qui est tendu jusqu'au point où il ne peut plus se contracter, développe son maximum de chaleur, l'intensité de l'excitant restant la même (Béclard, Heidenhain); 2° du *travail* : un muscle qui soutient un poids ne détermine pas de travail extérieur réel, puisque le travail qu'il produit par sa contraction est compensé, au moment de l'extension, par celui du poids qui l'étend ; mais tout ce travail se transforme en chaleur par la résistance que le muscle oppose au poids qui tend à l'étendre. Toutes les forces vives développées dans le muscle pendant une contraction sont donc ainsi transformées en chaleur. Cette totalité de chaleur augmente avec la quantité de travail ; si l'on en déduit la quantité de chaleur équivalente au travail produit pendant une contraction, le reliquat de la chaleur est une fraction de la somme totale des forces vives d'autant plus petite, que la quantité de travail produite est plus grande. Il s'ensuit que la chaleur déterminée pendant un travail est, *dans un même temps*, inversement proportionnelle à la quantité de travail ; 3° de la *fatigue* : plus, par suite d'excitations successives antérieures ou par suite de la mort, le travail du muscle diminue eu égard à l'excitant resté constant, plus aussi diminue la production de chaleur. Les deux quantités ne diminuent toutefois pas d'une manière égale : la chaleur diminue plus vite par le travail ; de telle sorte que nos instruments actuels ne démontrent déjà plus de production de chaleur alors que le muscle peut encore produire une quantité de travail appréciable.

(¹) Meissner u. Cohn, *Zeitschrift f. ration. Medicin*, t. XV. — Holmgren, *Med. Central-Blatt*, 1864. — Bernstein, *Berliner Monatsber.*, 1867.

Becquerel et Breschet, et, plus tard, Béclard ont mesuré chez l'homme l'augmentation de la température pendant l'activité musculaire au moyen de mensurations thermo-électriques. Helmholtz confirma le fait par des expériences plus précises encore sur la cuisse de grenouille. Il rechercha également une augmentation de chaleur dans le nerf en activité, mais il ne parvint pas à la démontrer. Thiry et Meyerstein, ainsi que Heidenhain dans ses premières recherches, trouvèrent au début de la contraction musculaire une oscillation négative de la chaleur précédant l'augmentation. Les dernières recherches de Heidenhain, faites au moyen d'une méthode plus précise, ne confirment pas ce résultat, et cette oscillation négative de la chaleur reste à démontrer. Les méthodes employées jusqu'à présent ne sont pas capables de nous rendre compte de la *marche* des variations de la chaleur; il faudrait, pour y arriver, que l'action du muscle sur l'appareil destiné à mesurer la chaleur fût étudiée à ses divers moments, comme on l'a fait pour se rendre compte de la marche de l'oscillation négative. L'augmentation de la production de chaleur par la tension dépend de l'augmentation des forces vives mises en liberté; ce fait est démontré par l'accroissement des transformations chimiques dans un muscle dont la contraction est empêchée (voy. § 171). Il semble en résulter aussi que même le muscle en repos produit pendant son extension une oscillation positive de la chaleur. Heidenhain lui-même n'a pu rien conclure de ses expériences que le fait suivant : la somme des forces vives mises en liberté par un excitant est une fonction de la tension; quant à la transformation du travail en chaleur, il n'a pu rien donner de positif. De tout ce que nous avons dit plus haut (§§ 52 et 53) de la transformation de chaleur en travail, on peut conclure que, toutes les autres conditions étant égales d'ailleurs, la production de chaleur doit diminuer à mesure que le travail musculaire augmente. Les recherches de Heidenhain permettent de l'admettre si, comme l'a fait observer Dufour, on ne perd pas de vue que dans ces recherches la somme totale des forces vives est déterminée sous forme de chaleur. Tandis que le travail agit en diminuant la quantité de forces vives qui se transforment en chaleur, la tension et la fatigue influent sur la somme totale des forces vives produites : la tension augmente cette quantité et la fatigue la diminue. Pour étudier d'une manière plus approfondie l'influence de la tension sur le travail, il faut de nouvelles recherches sur la quantité de chaleur développée (envisagée comme la somme totale des forces vives), quand : 1° la tension restant constante le travail varie, et 2° quand la tension variant, le travail reste constant (¹).

Wunderlich constata chez l'homme une augmentation de température pendant le tétanos, augmentation dont le maximum n'est même atteint qu'après la mort. Leyden a observé le même fait chez les animaux. Billroth et Fick ont comparé l'augmentation de la chaleur dans le muscle à celle qui se produit dans d'autres parties du corps; ils ont vu que, dans ces cas de tétanos, les muscles sont encore le foyer de la production de chaleur (²).

(¹) Helmholtz, *Müller's Archiv*, 1848. — Meyerstein u. Thiry, *Zeitschrift f. ration. Medicin*, t. XX. — Heidenhain, *Mechanische Leistung, Wärmeentwicklung und Stoffumsatz.* Leipzig 1864. — Dufour, *La constance de la force et les mouvements musculaires.* Lausanne 1865.

(2) Leyden, *Archiv f. pathol. Anat.*, t. XXVI. — Billroth u. Fick, *Schweizer. Vierteljahrschrift*, 1863.

§ 170. — Modification de l'élasticité des muscles pendant leur contraction.

Au moment où ils entrent en action, les muscles éprouvent une diminution dans leur élasticité (Ed. Weber). Cette diminution augmente avec la grandeur de la contraction, et elle disparaît quand le muscle est par surcharge empêché de se contracter (Wundt). La diminution de l'élasticité du muscle en activité ne dépend donc pas de cette activité elle-même, mais elle est un phénomène qui accompagne le raccourcissement du muscle, augmente et diminue avec lui.

La loi d'après laquelle le muscle modifie sa forme, sous l'influence de forces extérieures, paraît être la même dans l'état de raccourcissement que dans l'état de repos; ici encore l'extension croît, dans de petites limites, proportionnellement à la charge, mais ensuite elle augmente probablement un peu plus lentement.

C'est Ed. Weber qui trouva le premier que l'élasticité du muscle actif diminue. Il arriva à ce résultat en tétanisant un muscle hyoglosse de grenouille solidement fixé et chargé de différents poids et en comparant le degré de son raccourcissement avec les allongements déterminés par les mêmes poids sur ces mêmes muscles au repos. Il trouva ainsi que, par exemple, la différence des hauteurs était bien plus considérable avec 1 et 2 grammes que celle que l'on observait dans l'extension produite par les mêmes poids sur ces muscles au repos. Weber envisagea ces modifications de l'élasticité comme un phénomène dépendant de l'état d'activité musculaire et crut que la force élastique était identique à la force de contraction. Volkmann fit remarquer que dans ses recherches Weber n'avait pas assez tenu compte de l'influence de la fatigue. Weber avait cherché à se débarrasser de cette influence en comparant toujours une première et une troisième expérience faite sous le même poids avec une deuxième dans laquelle le muscle portait un poids différent. Volkmann institua des recherches d'où il résulta que déjà *pendant* sa contraction le muscle se fatigue d'autant plus que le poids qu'il supporte est plus grand. Quand le muscle, au lieu de porter le poids pendant toute la durée de la contraction, ne le portait que pendant son dernier stade, le raccourcissement était bien plus grand (§ 172). Volkmann ne se servit pas, comme Weber, d'excitations tétaniques, mais d'excitations instantanées par des secousses isolées d'induction à l'ouverture. Il en résultait que le muscle ne prenait pas, comme dans les expériences de Weber, une nouvelle position d'équilibre, mais que, en raison de l'instantanéité de l'excitation, il était soumis à une sorte de mouvement de projection subit. Weber fit observer que cette condition devait avoir une influence réelle sur le résultat obtenu. Les données de Weber sur la loi des extensions du muscle actif ne concordent pas parfaitement entre elles. Il trouva en effet que cette loi varie avec le degré de fatigue du muscle, ce qui probablement dépend uniquement de ce que dans ses résultats il n'a pas tout à fait éliminé le facteur de la fatigue ([1]).

J'ai prouvé, en empêchant par surcharge un muscle de se contracter, que la diminution de l'élasticité musculaire ne dépend pas de l'état d'activité, mais simplement

([1]) Ed. Weber, Art. *Muskelbewegung*, dans *Wagner's Handwörterbuch*, t. III, p. 1. — La polémique entre Weber et Volkmann se trouve dans *Archiv f. Anat. u. Physiol.*, 1857 à 1860.

du raccourcissement du muscle. Si la diminution de l'élasticité dépendait de l'état
d'activité, il aurait fallu, dans mon expérience, qu'au moment de l'excitation il sur-
vînt un allongement du muscle; son élasticité eût en effet été diminuée, ce qui jamais
ne s'est présenté. J'ai obtenu le même résultat par des expériences d'une autre
nature. Quand le muscle était mis en oscillation par torsion, ce n'était toujours
qu'au moment du raccourcissement que l'on voyait apparaître une diminution dans
la durée de l'oscillation, et cette diminution démontrait la diminution de l'élasticité. Ces recherches font voir aussi que la diminution de l'élasticité augmente
avec le degré du raccourcissement. Pour étudier la loi des extensions pendant la période d'activité, je me suis servi du muscle d'une grenouille vivante dans lequel le
sang continuait à circuler; la fatigue se fait alors moins sentir, de telle sorte que
quand, dans une série d'expériences, on revient aux charges primitives, le degré de
raccourcissement peut facilement rester le même. Ces recherches prouvent que la loi
de l'élasticité du muscle actif est la même que celle du muscle en repos. Ce résultat
a été récemment confirmé par les expériences de Donders et Morsvelt sur les muscles
fléchisseurs de l'avant-bras de l'homme. Il s'ensuit que, contrairement à l'hypothèse
de Weber les modifications de l'élasticité ne sont pas en relation avec la contraction
et que par conséquent les forces élastiques diffèrent des forces de contraction. La
diminution des forces élastiques pendant la contraction peut être envisagée comme
une conséquence de la compression que le muscle exerce sur lui-même pendant son
raccourcissement ([1]).

§ 171. — État chimique du muscle en activité.

Les modifications chimiques qui se produisent dans les éléments nerveux et
musculaires en activité n'ont été étudiées jusqu'ici que sur les muscles : nous
n'avons encore aucune donnée sur les échanges de matériaux qui se produisent
dans le tissu des nerfs en repos et en activité.

Le phénomène le plus saillant, au point de vue chimique, qui se produit
dans le muscle en activité, c'est l'apparition d'acides libres, probablement
d'acide lactique libre (Du Bois-Reymond). La réaction acide est d'autant plus
intense que l'effort musculaire est plus considérable ; elle est à son maximum,
toutes choses étant égales d'ailleurs, sur un muscle qui, par surcharge, est
empêché de se contracter (Heidenhain). Le contenu en eau, graisses, créatine
et en matières extractives solubles dans l'alcool augmenterait en ce cas, tandis
que la quantité de substance azotée diminuerait un peu (Sarokin, J. Ranke).
L'échange gazeux dans le muscle jette quelque lumière sur les phénomènes
qui se passent entre les éléments solides et liquides du muscle. Le muscle
séparé du corps et privé de sang exerce une action sur l'air ambiant : il élimine CO^2 et absorbe de l'oxygène. Cet échange gazeux ne dépend pas uniquement des propriétés du muscle vivant, car il continue alors même que le
muscle est en rigidité cadavérique et en putréfaction. L'absorption d'O augmente avec la surface du muscle en contact avec l'air, ou quand l'intérieur du
muscle est mis à découvert par une section transversale, ou encore quand le
muscle est agité dans l'air. L'échange gazeux paraît donc être en partie déterminé par une décomposition qui porte sur la surface du muscle, et par la-

---

([1]) Wundt, *Lehre von der Muskelbewegung*. Brunswick 1858.

uelle il y a absorption d'O et dégagement de CO_2, sans que toutefois les quantités de ces deux gaz soient en rapport constant (L. Hermann). L'élimination de CO_2 augmente même dans le muscle séparé du corps, quand il entre en activité. Ce fait démontre la formation de CO_2 dans le muscle, que viennent encore confirmer les recherches sur les modifications du sang dans le muscle le l'animal vivant. Le sang veineux du muscle en repos ne contient en moyenne que 6,71 p. 100 de CO_2 de plus que le sang artériel ; cette différence va jusqu'à 10,79 p. 100 dans le muscle en activité. Le sang veineux du muscle en repos contient 8,53 d'O de moins que le sang artériel ; le sang veineux du muscle en activité en contient 12,8 p. 100 de moins (Ludwig et Sczelkow). Le muscle actif consomme donc plus d'O et forme plus de CO_2 que le muscle en repos. Si l'on vient à faire passer du sang privé d'oxygène (sang asphyxique) à travers les vaisseaux d'un muscle, et qu'on ajoute ensuite de l'oxygène à ce sang, il disparaît plus de ce gaz dans le sang d'un muscle tétanisé que dans celui d'un muscle en repos ; le muscle produit donc, quand il est en activité, une plus grande quantité de substances facilement oxydables qui passent dans le sang (A. Schmidt). Mais les quantités d'O consommé et de CO_2 formé ne sont pas non plus alors dans un rapport constant. En comparant ces chiffres à ceux qui représentent les quantités absolues de gaz dans les sangs artériel et veineux (§ 109), on voit que l'absorption de O n'augmente pas dans la même proportion par l'élimination de CO_2 : tandis que cette dernière s'élève de 82 à 180 p. 100 de sa quantité primitive, l'absorption d'oxygène ne s'accroît que de 50 p. 100. Il en résulte que, pour la production de CO_2 dans le muscle, l'oxydation s'accompagne de dédoublements de corps complexes riches en oxygène.

Le muscle en repos absorbe de l'O et élimine CO_2 comme le muscle en activité ; aussi les phénomènes chimiques qui déterminent cet échange gazeux sont-ils probablement seulement augmentés pendant l'activité musculaire, mais non modifiés au point de vue qualitatif. Cette augmentation est déterminée sans doute, en partie du moins, par la plus grande rapidité avec laquelle le sang traverse le muscle contracté. En effet, sur un muscle de mammifère extrait du corps et resté excitable, à travers lequel ils faisaient passer un courant de sang échauffé et défibriné, Ludwig et Schmidt ont observé que, même au repos, l'échange gazeux augmente considérablement avec la vitesse du courant sanguin. Il doit cependant, en dehors de cette condition, exister d'autres causes encore qui déterminent cette rapidité de décomposition dans le muscle en activité, parce que, la vitesse du courant sanguin restant la même, l'échange gazeux reste le même pendant plusieurs heures dans le muscle au repos, tandis qu'il diminue peu à peu dans le muscle en activité.

Quand, à la suite d'une activité prolongée, le muscle est arrivé au stade de *fatigue*, l'échange gazeux y est encore augmenté, mais à un degré moindre que dans l'état d'activité. Il existe probablement un rapport plus intime entre la fatigue et les modifications chimiques du muscle. D'après Ranke, en effet, l'injection d'un liquide contenant de l'acide lactique ou du phosphate acide de potasse à travers les vaisseaux d'un muscle produit la fatigue. L'action réparatrice du courant sanguin ne consisterait donc pas seulement dans l'apport par le sang de matériaux, d'O en particulier, que le muscle puisse consommer, mais encore dans l'enlèvement par ce courant des produits de décomposition de la fatigue. Nous ne savons pas encore quels sont les phénomènes chimiques qui accompagnent la modification positive, l'augmentation de l'excitabilité.

Helmholtz, signala le premier, les modifications chimiques dans le muscle actif : il trouva que les muscles tétanisés fournissent plus d'extraits alcooliques et moins d'extraits aqueux que les muscles en repos. Toutes les recherches que l'on fit plus tard sur l'échange des éléments solides ou liquides dans le muscle se rattachèrent à la découverte de Du Bois-Reymond, qui constata que le muscle en activité possède une réaction acide qu'il n'a pas au repos. D'après Ranke tout muscle possède un maximum d'acidité, qui existe lors de la rigidité cadavérique et qui est d'autant plus élevé que l'activité du muscle est plus grande. Nous pouvons admettre comme très-probable que l'acide lactique provient du sucre et de l'inosite, qui eux-mêmes ne sont que des produits de dédoublement de corps plus complexes. L'augmentation de la production d'acide lactique pendant la période d'activité peut dépendre soit d'une décomposition plus rapide de ces substances-mères elles-mêmes, soit d'une augmentation dans la production de ces substances. Les observations de Ranke tendent à démontrer cette dernière hypothèse, mais il serait à souhaiter qu'elles fussent étendues aux muscles des mammifères, car la substance musculaire de la grenouille présente des variations énormes, eu égard surtout au rapport entre les éléments solides et liquides. Le muscle tétanisé ne doit évidemment éprouver de modification dans sa richesse en eau que lorsqu'il agit d'une manière réciproque sur le sang en circulation qui doit en même temps se charger de matières solides. L'augmentation du contenu en eau s'explique encore par une diminution dans la capacité d'imbibition du muscle tétanisé. D'après Ranke, le muscle en repos contient en moyenne 81,17 d'eau et le muscle tétanisé 81,15 p. 100; le premier contient 0,58, le second 0,93 p. 100 de sucre; la richesse en substance azotée du muscle desséché est la même ($= 14,4$ p. 100), mais le muscle humide donne une diminution de 0,3 à 0,4 p. 100, la masse totale des matières extratives diminue dans le tétanos. Sarokin trouva la créatine et la créatinine augmentées dans le tétanos; Nawrocki ne put déterminer que la créatine seule (voy. § 160); il ne la trouva augmentée que d'une quantité insignifiante. Comme conséquence des modifications chimiques dans le muscle en activité et probablement surtout à cause de l'augmentation dans la production d'acide, on observe, d'après Ranke, que la substance musculaire est alors meilleure conductrice du courant galvanique, ce qui s'observe également dans la rigidité cadavérique [1].

G. Liebig est le premier auteur qui fit des expériences sur l'échange gazeux dans le muscle. Il se servit de muscles de grenouille séparés du corps. Il constata une absorption d'oxygène et une élimination de CO_2, dont Matthieu et Valentin signalèrent l'accroissement pendant la contraction. L. Hermann chercha à séparer les modifications déterminées par la décomposition du muscle d'avec celles qui sont liées aux propriétés de la vie. Il crut, d'après ces expériences, devoir mettre en question l'absorption d'O, parce qu'un muscle, rendu rigide au moyen de l'eau distillée, consomme autant d'O qu'un muscle vivant. Il rattachait encore la formation de CO^2 à une cause physiologique, parce que cette production est tout aussi bien augmentée par la rigidité du muscle que par sa contraction. Déjà Ludwig et Sczelkow avaient signalé

(1) Helmholtz, *Müller's Archiv*, 1845. — Du Bois-Reymond, *Berliner Monatsber.*, 1859. — Sarokin, *Archiv f. pathol. Anatomie*, t. XXVIII. — Nawroki, *Med. Centralblatt*, 1865. — Ranke, *Tetanus*. Leipzig 1865.

dans le muscle vivant, un échange gazeux analogue à celui de la respiration. Ils trouvèrent en moyenne chez les chiens :

O			CO_2		
dans le sang artériel	dans le sang veineux		dans le sang artériel	dans le sang veineux	
	muscle en repos	muscle en activité		muscle en repos	muscle en activité
15,23	6,70	2,40	28,6	35,3	39,3

Plus récemment, Ludwig et A. Schmidt ont étudié l'échange gazeux chez les mammifères dans des muscles détachés du corps et parcourus par un courant sanguin artificiel. Le courant de sang défibriné conservait l'excitabilité des muscles pendant plusieurs heures. Quand, au lieu d'y faire passer un courant de sang oxygéné, on y faisait passer du sang asphyxique ou privé de son oxygène par la limaille de fer, le muscle se comportait comme s'il était tout à fait privé de sang ([1]).

Funke avait annoncé que, comme le muscle, le nerf tétanisé contient de l'acide libre, mais Liebreich ne put constater ce fait, bien qu'il étudiât avec grand soin la réaction des nerfs au moyen de tablettes d'argile imprégnées de teinture de tournesol ([2]).

c) *Travail musculaire. Théorie des forces nerveuses et musculaires.*

§ 172. — **Travail des muscles.**

La fonction essentielle des muscles consiste dans la production d'un travail mécanique. Ce travail mécanique est mesuré par le produit du poids mis en mouvement multiplié par le chemin parcouru. Le travail d'un muscle est donc déterminé par la force et la quantité de son raccourcissement.

La *force* du raccourcissement mesurée par le poids que le muscle peut soutenir est proportionnelle à sa section transversale; la hauteur de l'élévation est proportionnelle à la longueur du muscle. Si donc nous désignons par Q le poids élevé, et par h la hauteur de l'élévation, le travail produit sera proportionnel au produit $Q \times h$. Ce produit devient $= 0$ quand les deux valeurs Q et h atteignent leur limite maximum; car, à partir d'une certaine charge, la quantité $h = 0$, et la plus grande élévation est atteinte quand $Q = 0$, quand, en d'autres termes, le muscle se raccourcit sans aucun poids à soulever. Le produit $Q \times h$ est au maximum quand Q et h ont tous les deux une valeur moyenne.

Toutes les conditions qui modifient l'excitabilité nerveuse et musculaire influent aussi sur le travail du muscle. Ce travail augmente par la modification positive du nerf, et diminue quand le nerf est en modification négative. Lorsque l'on fait travailler un muscle en excitant son nerf à des intervalles déterminés par des secousses instantanées, le travail augmente d'abord pour diminuer plus tard. Cette diminution est déterminée surtout par les modifica-

([1]) G. Liebig, *Müller's Archiv*, 1850. — Scelkow, *Wiener Sitzungsb.*, t. XLV. — Hermann, *Untersuchungen über den Stoffwechsel der Muskeln.* Berlin 1867. — A. Schmidt, *Leipziger Sitzungsber.*, 1867. — Ludwig u. Schmidt, *ibid.*, 1868.
([2]) Liebreich, *Tagblatt d. Frankf. Naturforscherversammlung*, 1867.

tions chimiques du muscle signalées au § 171 et probablement aussi par les modifications, inconnues encore, que la substance nerveuse éprouve au même moment. Le muscle vivant qui reçoit du sang vivant peut seul fournir un travail durable, quand, entre les excitations successives, il a le temps nécessaire pour rendre au sang les différents éléments de sa décomposition CO_2, acide lactique etc., et pour en soutirer de nouveaux éléments, l'oxygène surtout. Le plus souvent dans le travail, les contractions se succèdent trop rapidement pour que le muscle puisse se refaire complétement dans les courts intervalles de repos. Aussi faut-il des intervalles de repos prolongé entre les différentes heures de travail.

Le muscle étant, pendant la vie, soumis lui-même à des influences très-variables, il est à peu près impossible de fournir des données absolues sur la capacité de travail des muscles. La *force musculaire*, mesurée par le poids qu'un muscle peut soutenir, a été évaluée par Ed. Weber sur le gastrocnémien de l'homme à 1 kilogramme pour 1 centimètre carré de surface transversale; Knorz et Henke trouvèrent 5,9 et 8,9 kilogrammes par centimètre carré. Nous ne possédons que peu de recherches sur la *grandeur du travail* du muscle vivant soumis à des conditions variées. Le travail active la fatigue du muscle, indépendamment de l'excitation et de la contraction. Le muscle se fatigue plus vite quand il travaille que lorsqu'il se contracte sans accomplir de travail ou lorsqu'il est en tétanos (Kronecker). La fatigue qui survient après le travail paraît dépendre en outre de la grandeur de la résistance à vaincre par le travail et de la durée pendant laquelle la résistance agit sur le muscle. La fatigue augmente donc avec la charge, alors même qu'en raison de la grandeur de celle-ci le produit $Q \times h$, qui mesure la quantité de travail, commence à diminuer, et la fatigue est à son maximum lorsque le muscle est en surcharge et ne peut plus se contracter (Harless, Leber). D'autre part, le muscle en travail se fatigue plus lentement quand on ne le charge du poids à soulever qu'au moment où sa contraction est déjà commencée; il se fatigue plus vite, au contraire, quand la charge lui est appendue avant le début de la contraction (Volkmann). La capacité de travail mécanique du muscle diminue avec l'élévation de la température; quand la température ne dépasse pas une certaine limite, environ 40° pour le muscle de grenouille, le muscle peut reprendre, par le refroidissement, sa capacité première (Schmulewitz).

On peut, avec Ed. Weber, admettre comme mesure de la *force musculaire* le poids que le muscle peut encore soulever à un minimum de hauteur, c'est-à-dire le point où dans le produit $Q \times h$, la quantité h devient presque nulle; pour mesure de la *hauteur de l'élévation*, on prend cette quantité elle-même, la valeur Q étant nulle. La mesure de la *capacité de travail* sera le maximum de la valeur $Q \times h$. Weber trouva la force du muscle hyoglosse de la grenouille $= 292^{gr},2$ par centimètre carré de sa surface transversale. Valentin trouva la force des différents muscles de grenouille entre 747 et 1805 grammes. D'après Weber, la hauteur de l'élévation est en moyenne de 72 p. 100 de la longueur du muscle, mais cette quantité n'est atteinte que par des contractions tétaniques déterminées par l'action d'un grand nombre d'excitations ajoutées les unes aux autres. La mesure de la force musculaire donnée par Weber ne peut du reste s'appliquer (ce que n'a pas remarqué Weber) que lorsque 'on soutient le muscle avant de le charger. Quand on n'a pas cette précaution, et que par conséquent le poids allonge le muscle avant que celui-ci le soulève, il se produit des effets qui dépendent de l'élasticité de la substance musculaire. La force élastique du muscle croît avec le poids; elle agit dans le même sens que la force de contraction et s'ajoute par conséquent à celle-ci. L'augmentation du poids étant compensée par une augmentation équivalente de la force élastique qui agit en sens opposé, l'action de la force de contraction reste la même.

Quant à la recherche du travail mécanique exécuté par le muscle sous des influences variées, il ne suffit pas de lui faire élever d'une manière durable un certain poids à une certaine hauteur, car aussitôt que le muscle a élevé le poids, il ne fournit plus de travail, quoique cependant pendant toute la durée de l'excitation tétanisante il reste soumis à des influences qui modifient ses propriétés. C'est avec tout aussi peu de raison que l'on fait soulever un poids un certain nombre de fois successives par le muscle quand après chaque élévation le poids en produit de nouveau l'extension. Dans ce cas, le muscle ne fournit aucun travail utile, car le travail exécuté pendant la contraction se répète régulièrement sur le muscle lui-même lors de chaque extension; il se produit en effet alors une quantité de chaleur équivalente au travail (voy. § 169); on confond donc en ce cas l'effet de l'extension par le poids et la calorification du muscle avec l'effet de l'élévation du poids. Les expériences de Kronecker sont à ce point de vue exemptes de tout reproche; cet auteur fit mouvoir une charge (un pendule très-lourd) par un muscle en contraction et le débarrassait de la charge au moment de son extension.

Le produit $Q \times h$ qui nous a servi de mesure pour la *capacité de travail* du muscle ne peut évidemment servir à mesurer le travail lui-même. Un muscle ne travaille que lorsque, par des contractions répétées, il soulève un poids après un autre. Désignons les poids successivement élevés par Q_1, Q_2, Q_3 ... Q_n, et les hauteurs de l'élévation par h_1, h_2, h_3 .... h_n. Tout le travail produit sera donc $= Q_1 \times h_1 + Q_2 \times h_2 + Q_3 \times h_3 + ... Q_n \times h_n$, ou encore, en supposant le poids Q invariable, $= Q \times (h_1 + h_2 + h_3 + ... h_n)$. On peut désigner ce produit comme l'*effet* du travail musculaire pour le différencier du produit $Q \times h$ (¹).

§ 173. — **Théorie des forces nerveuses et musculaires.**

Nous devons envisager le phénomène de l'excitation comme un mouvement moléculaire développé par l'excitant et se transmettant avec une vitesse appréciable à partir du point excité. La transmission d'un mouvement peut se faire de deux manières, soit par un *transport* direct d'une molécule à une autre, soit par une *mise en liberté des forces de tension* et par la transformation de ces forces en forces vives. Le mouvement du son nous donne un exemple de la première de ces manières, tandis que le mouvement d'une avalanche nous représente la deuxième. Dans les transmissions par transport direct, la somme des forces vives ne varie pas; elle peut sembler diminuée quand une forme de forces vives se transforme en une autre (mouvement mécanique transformé en chaleur). Dans le cas de mise en liberté des forces de tension, la somme des forces vives mises en liberté peut, au contraire, être de beau-

---

(¹) Ed. Weber, Art. *Muskelbewegung.* — Wundt, *Lehre von der Muskelbewegung.* — Volkmann, *Archiv f. Anat. u. Physiol.*, 1857. — Kronecker, Dissert. Berlin 1863. — Leber, *Zeitschrift f. ration. Med.*, t. XVIII. — Hermann, *Archiv f. Anat. u. Physiol.*, 1861.

coup supérieure à la somme des forces qui les mettent en liberté, comme, par exemple, dans le grossissement d'une avalanche. Le mouvement nerveux et musculaire doit être envisagé comme un phénomène de cette *dernière* espèce, comme la mise en liberté des forces de tension déterminée par la force vive de l'excitant. Ce fait découle directement de l'accroissement de l'excitation en raison de la longueur de la partie traversée (§ 165), car, en effet, si la transmission se faisait par un transport direct du mouvement, comme dans le premier cas, il y aurait plutôt une diminution de l'excitation, en raison de la longueur de la partie traversée.

On peut se représenter toute force de tension comme composée d'une force *tensive* et d'une force de *résistance*. Le poids suspendu à un fil est la force tensive; la ténacité du fil est la force de résistance Quand la force tensive vient à augmenter ou la force de résistance à diminuer, il se produit une mise en liberté des forces, et le poids tombe par terre. Le mouvement moléculaire que nous appelons *excitation*, doit également n'être dû qu'à un dérangement de l'équilibre entre la tension et la résistance moléculaire préexistant dans le nerf ou le muscle en repos.

Presque tous les phénomènes s'expliquent parfaitement si l'on admet que, dans le *catélectro-tonus*, les forces de *tension moléculaire* sont relativement augmentées, tandis que, dans l'*anélectro-tonus*, ce sont les forces de *résistance moléculaire*. *Les forces de tension moléculaire sont augmentées dans le catélectro-tonus.* Quand un poids suspendu à un fil est augmenté, la résistance du fil restant la même, une force extérieure, par exemple une secousse imprimée au poids, peut rompre plus aisément la résistance du fil, le poids tombe en ce cas; la force de tension s'est transformée en force vive. En reportant ce phénomène au nerf, on dira que, dans le catélectro-tonus, état dans lequel la tension moléculaire est augmentée, l'excitabilité doit augmenter. *Les forces de résistance moléculaire sont augmentées dans l'anélectro-tonus.* Le poids suspendu au fil restant le même, mais la résistance du fil venant à augmenter, la force extérieure devra être plus grande pour vaincre la résistance. Reporté au nerf, on exprimera ce phénomène en disant que, dans l'anélectro-tonus, état dans lequel les forces de résistance moléculaire sont augmentées, l'excitabilité doit diminuer. La loi des secousses et celle des modifications se déduisent aisément de ce que nous venons de dire. La force de tension d'un poids soutenu par un fil ne peut se transformer en force vive, en chute, que lorsque le poids (la force tensive) augmente ou que la résistance du fil (force de résistance) diminue. De même aussi le nerf ne peut être excité que lorsque la tension moléculaire augmente, au début du catélectro-tonus, ou lorsque la force de résistance moléculaire diminue, à la fin de l'anélectro-tonus. Lorsque le catélectro-tonus cesse, la tension moléculaire est épuisée jusqu'à ce que l'équilibre se rétablisse par la nutrition, et lorsque l'anélectro-tonus est à sa fin, c'est la force de résistance moléculaire qui est épuisée. On comprend dès lors que, dans le cas de catélectro-tonus, l'action consécutive consiste en une diminution de l'excitabilité (modification négative), et en une augmentation de l'excitabilité (modification positive) dans le cas d'anélectro-tonus. Le principe du tétanos d'ouverture ne se trouve donc, comme le prouve l'expé-

ience, qu'au pôle positif. Quand on fait passer un courant inverse à travers le
nerf, les parties qui jusque-là étaient en anélectro-tonus deviennent catélectro-
toniques, et les forces de tension moléculaire y sont augmentées, tandis que les
forces de résistance moléculaire y restent diminuées ; le tétanos d'ouverture se
trouve augmenté en ce cas. Quand, au contraire, les courants sont forts (Fig. 80),
l'anélectro-tonus, augmentation des forces de résistance, s'étend au delà de la
portion interpolaire ; aussi les courants de forte intensité, quelle que soit leur
direction, diminuent-ils le tétanos d'ouverture. L'augmentation de l'excitabilité,
qui persiste comme effet consécutif du courant continu, a également sa cause
dans la diminution des forces, tout aussi bien que la diminution de l'excitabilité,
a fatigue. Dans le premier cas, ce sont les forces de résistance moléculaire qui
ont diminuées, tandis que, dans le second, dans la fatigue, ce sont les forces
de tension moléculaire.

La loi de l'excitation des nerfs s'explique tout aussi aisément. Reprenons
notre exemple du poids supendu à un fil : il faut, quand la force de tension du
poids augmente lentement ou que la résistance du fil diminue lentement, que
le fil s'allonge progressivement et que le poids descende doucement vers la
terre. De même aussi, le nerf n'est pas excité quand il entre lentement en état
catélectro-tonique ou qu'il sort lentement de l'état anélectro-tonique.

Il semble que le fait de la transmission de l'excitation sans modification à travers
les portions électrotonisées (quand, bien entendu, la force du courant ne dépasse pas
une certaine limite) se trouve en contradiction avec cette théorie. Pour se rendre compte
de cette anomalie apparente, il faut admettre que de toutes les forces mises en
liberté aux points excités il n'en est jamais employé que la quantité nécessaire pour déplacer la résistance moléculaire de manière que la grandeur de la modification atteigne
le degré déterminé par la quantité des forces vives existantes. Un exemple fera
mieux saisir ce que nous voulons dire. Supposons une roue qui puisse être mise facilement ou difficilement en mouvement grâce à un ressort appliqué contre son axe.
A un de ses rayons est adapté un auget, sur lequel tombe une chute d'eau qui met la
roue en mouvement. Dès que la roue aura parcouru un chemin très-court, l'auget se trouvera en dehors de l'action de la chute d'eau. Appuyons maintenant le ressort, la roue parcourra, en raison de la même force vive, un chemin plus court,
mais elle sera frappée alors par plus de molécules liquides jusqu'à ce que la rotation ait atteint la vitesse donnée. Une force vive, continue et persistante ne produit
donc pas en ce cas un déplacement plus grand sur une roue facile à mettre en
mouvement que sur une roue difficile à mouvoir. De même aussi, dans la transmission de l'excitation à travers le nerf, la grandeur de l'excitation reste la même quelle
que soit la résistance moléculaire dans la portion traversée.

L'on peut enfin se demander encore quelle est la valeur de cette théorie par
rapport aux phénomènes électriques des nerfs et des muscles. Les forces électriques qui se manifestent au dehors sont des forces *vives* déterminant des
mouvements (l'aiguille magnétique, la patte galvanoscopique) qui les font constater. Toujours, comme le démontre la mise en liberté continue d'actions
électro-motrices, il y a une partie des forces de tension qui se transforme en
forces vives. Cette transformation est continue, tandis que la force vive d'*excitation*, qui finit par se manifester sous forme de secousses ou de sensations,

ne prend naissance aux dépens des forces de tension qu'à certains moments, sous l'influence d'un excitant. L'on voit, en étudiant les modifications de l'excitabilité dans l'électro-tonus, que, lorsque (dans l'anélectro-tonus) les forces électriques augmentent, la force vive de l'excitation mise en liberté par un excitant diminue au contraire, tandis que, lorsque (dans le catélectro-tonus) les forces électriques diminuent, la force vive de l'excitation augmente. Mais dans le rayon de l'anélectro-tonus les forces de résistance moléculaire sont augmentées, et les forces de tension moléculaire le sont également dans le rayon du catélectro-tonus. Il s'ensuit que les forces électriques mises en mouvement augmentent du côté où augmentent les forces de résistance, et qu'elles diminuent du côté où celles-ci diminuent également. On peut en conclure que probablement *les phénomènes électriques tirent leur origine des forces de résistance moléculaire*. Car il est facile de comprendre que, lorsque les forces de résistance moléculaire augmentent, la partie de ces forces qui se transforme continuellement en force vive doit augmenter aussi. L'excitation, au contraire, dépend des forces de tension moléculaire dont, à certains moments seulement, sous l'influence d'un excitant, une partie se tranforme en forces vives.

C'est Pflüger qui établit cette théorie ; elle est étayée par ses recherches sur la physiologie de l'électro-tonus, mais Pflüger s'était borné aux phénomènes qui ont trait à l'excitation. Nous avons tenté de l'étendre et de la rattacher au grand principe de la constance des forces.

II. LES IMPRESSIONS DES SENS.

§ 174. — **Vue d'ensemble et division.**

Nous désignons sous le nom d'*impression des sens*, les effets produits par l'action des excitants sur les organes des sens et sur les nerfs sensoriaux, quand ces effets sont perçus par notre conscience. Les impressions des sens de même nature sont perçues dans un ordre déterminé et sont rapportées toujours à un objet ; aussi amènent-elles à la *perception* et à la *reproduction de l'image* de cet objet. La perception et la reproduction de l'image sont des *actes psychiques ;* leur étude approfondie est du domaine de la psychologie ; mais la physiologie doit nous rendre compte des conditions physiques qui y président.

On peut diviser les impressions des sens d'après la psychologie et d'après la physiologie. La *division psychologique* les classe, d'après leur différence essentielle au point de vue de la conscience, en impressions objectives et en impressions subjectives. Au point de vue *physiologique*, au contraire, on les classe d'après les différents organes des sens et d'après les différences fonctionnelles déterminées par ces organes. C'est cette dernière classification qu'il nous faut suivre ici ; nous traiterons donc :

1° Du sens du tact, des sensations de mouvement, et de la sensibilité générale ;

2° Du sens de la vue ;

3° Du sens de l'ouïe ;

4° Du sens de l'odorat et du sens du goût.

Avant de traiter de ces différents sens en particulier, nous dirons quelques mots sur le rapport de l'impression avec les excitants sensoriaux extérieurs, ainsi que sur la perception et la représentation de l'image.

Les divisions psychologiques et physiologiques des sensations ne concordent jamais. Un même organe des sens peut percevoir les impressions comme sensations objectives ou subjectives. Toutes les impressions très-intenses tendent à être perçues sous la forme d'impressions *de douleur*. Il existe certaines sensations qui sont très-aisément rapportées à un état subjectif ou à une modification subjective; elles doivent alors être spécialement désignées sous le nom d'*impressions*, comme, par exemple, les sensations de mouvement, les sensations fournies par les organes internes, qui ne peuvent devenir plus intenses que dans des conditions anomales. Au contraire, les impressions perçues par les organes des sens proprement dits, le tact, la vue, l'ouïe, le goût, l'odorat, sont des impressions objectives. Parmi ces cinq sens, il n'y a que les impressions perçues par la peau qui se rapprochent des sensations proprement dites; aussi désigne-t-on souvent la peau comme l'organe de la sensation.

§ 175. — Conditions générales de l'impression des sens.

1º *Rapport entre l'impression et l'excitant.* Tout excitant extérieur qui agit sur un organe des sens est un *mouvement*. Ce sont ou les mouvements d'un corps pesant (organe du tact), ou les oscillations de l'air (ouïe), ou les vibrations de l'éther (lumière et chaleur rayonnante), ou enfin les oscillations rapides d'atomes pondérables (chaleur transmise), qui impressionnent les organes. Nous pouvons distinguer dans chaque mouvement la *force vive du mouvement* et la *forme du mouvement.* Dans les mouvements oscillatoires de la plus grande partie des excitants sensoriaux, la force vive correspond à *l'amplitude* des oscillations, et les différences essentielles qui caractérisent la forme des vibrations correspondent aux différences de *longueur de l'onde.* Nous avons à distinguer dans la sensation l'*intensité* et la *qualité.* L'intensité de la sensation dépend de la force vive, et la qualité de la sensation dépend de la forme du mouvement de l'excitation.

a) *Intensité de la sensation.* La sensation est très-faible au début, alors que déjà l'excitant a atteint une certaine force. Quand l'excitant devient plus fort, le rapport qui existe entre l'intensité de la sensation et la force vive de l'excitation peut être exprimé par la loi suivante : quand l'*intensité* de la sensation augmente, suivant des *quantités absolues égales*, la force vive de l'excitation doit augmenter aussi suivant des *quantités relatives égales.* Cette loi a été découverte par E. H. Weber, et désignée par Fechner sous le nom de *loi psycho-physique.* Le degré d'intensité que l'excitant doit atteindre pour déterminer une sensation constitue la *limite de l'excitation;* le degré d'intensité que des excitants divers doivent atteindre pour que les sensations qu'ils déterminent soient différentes entre elles, est dite la *limite des différences.* Mais la différence perceptible entre les sensations est toujours de même grandeur, ainsi que la sensation perçue. Quand il s'agit d'excitations d'intensité différente, la limite des différences indique le rapport suivant lequel l'excitant doit être renforcé pour qu'il produise une sensation augmentée d'une quantité égale. On peut donc désigner cette dernière limite sous le nom plus général de *limite des rapports*, et, comme le rapport dont il s'agit est constant, c'est la *constante proportionnelle*. Supposons, par exemple, l'intensité de l'excitant extérieur = 1 au moment où il détermine la sensation ; 1 est donc la limite de l'excitation. Supposons qu'il faille augmenter l'excitant de 1/10 pour produire une différence perceptible dans la sensation, la limite des différences = 1/10. Mais d'après la loi psycho-physique, si l'excitant est 10 fois plus fort, il faut qu'il soit, lui aussi, augmenté de 1/10 de sa grandeur, soit de 1, pour produire une différence perceptible dans la sensation ; le chiffre 1/10 est donc la limite du rapport ou la valeur constante de ce rapport.

Fechner a divisé de la manière suivante les méthodes à l'aide desquelles il est possible de vérifier la *loi psycho-physique* dans les différents organes : 1° la méthode des *différences perceptibles*. On étudie, avec des excitants de forces variées, la quantité dont il faut augmenter l'excitation, pour atteindre le point où les différences de sensation deviennent perceptibles ; 2° la méthode des *appréciations justes et fausses*. On se sert d'excitations de forces variées et l'on y ajoute, à plusieurs reprises, des excitations faibles et de petite différence, de telle sorte que les différences dans la sensation perçue ne soient pas facilement appréciables ; on note alors exactement les cas dans lesquels l'appréciation de la sensation a été juste ou fausse ; on détermine ensuite pour les différents excitants la petite différence pour laquelle le rapport entre les cas d'appréciation juste ou fausse est restée la même ; il s'ensuit que la quantité dont il faut augmenter l'excitation initiale doit toujours être dans le même rapport, quand le chiffre relatif des cas d'appréciation juste ou fausse est le même ; 3° la méthode de l'*erreur moyenne*. On diminue l'intensité d'un excitant jusqu'à ce qu'il détermine une sensation qui semble égale à celle déterminée par un excitant d'intensité connue, on répète cette expérience un grand nombre de fois et l'on détermine la moyenne de l'erreur commise ; la valeur de cette quantité doit être proportionnelle à la sensibilité pour les variations de l'excitation.

La loi psycho-physique peut s'exprimer très-facilement par une valeur mathématique. Désignons par e l'impression déterminée par un excitant r, et par $d\,e$ l'accroissement de la sensation qui se produit lorsque r augmente d'une quantité $d\,r$ infiniment petite, si C indique une grandeur constante, $de = \dfrac{C\,d\,r}{r}$; en d'autres termes, l'accroissement de la sensation $d\,e$ reste constant aussi longtemps que $\dfrac{d\,r}{r}$, rapport entre l'accroissement de l'excitant et l'excitant lui-même, ne varie pas. Le rapport exprimé par cette formule est exactement le même que celui qui existe entre les logarithmes et leurs nombres correspondants. Les logarithmes augmentent d'une même quantité quand les chiffres augmentent, de telle sorte que l'accroissement de la valeur du nombre est toujours dans un rapport constant. L'on peut donc dire que la *sensation augmente proportionnellement au logarithme de l'excitant*, ce qui peut s'exprimer par la formule $e = K\,log\,\dfrac{r}{q}$, formule dans laquelle K est un nombre constant et q la limite de l'excitation. Le calcul intégral démontre que cette dernière formule n'est autre chose que l'intégration de l'équation différentielle de la première formule.

Il existe pour la loi psycho-physique une *limite supérieure* à partir de laquelle les sensations s'accroissent encore plus lentement que le logarithme de l'excitation, et l'on atteint enfin un point à partir duquel tout accroissement de l'excitation ne peut plus augmenter la sensation. La raison de ces exceptions est toute *physique*. La loi psycho-physique se vérifie, en effet, aussi longtemps que le phénomène d'excitation augmente dans le nerf proportionnellement à l'intensité de l'excitant. Or, à partir de cette limite, cette proportion dans l'augmentation de l'excitation diminue, et l'excitation arrive enfin à un maximum qu'elle ne saurait dépasser (voy. § 163). La sensation dépend, d'autre part, directement de l'excitation du nerf et secondairement seulement de l'excitant extérieur. C'est de la même manière que l'on explique comment au-dessous d'une certaine limite *inférieure* la loi psycho-physique perd sa valeur (voy. § 190). La limite de l'excitation est elle-même sujette à des variations assez grandes en rapport avec la différence d'excitabilité des organes des sens. Le tableau suivant, qui indique les limites de l'excitation et les limites des rapports ou les constantes proportionnelles (que l'on désigne aussi à moins juste titre sous le nom de *différences proportionnelles*), ne comprend donc que des valeurs moyennes approximatives.

Constantes proportionnelles.		Limite de l'excitation.
Sensation du tact.	1/3	Pression de 0gr,002 à 0gr,05 (Aubert).
» de température.	1/3	La chaleur propre de la peau étant de 18°,4, environ 1/8° (Weber).
» du mouvement.	1/17	Raccourcissement de 0mm,004 du muscle droit interne de l'œil (Wundt).
Son	1/3	Morceau de liége de 1 milligr. de poids, tombant de 1 millim. de hauteur sur une plaque de verre, entendu à 91 millim. de distance (Schafhäutl).
Lumière	1/100	Intensité de lumière environ 300 fois plus faible que celle de la pleine lune (Aubert).

La loi psycho-physique fut découverte par voie empirique; nous n'en possédons encore aucune explication. Comme nous l'avons dit, on peut *a priori* l'expliquer psychologiquement en lui donnant une signification *logique*. La limite des rapports peut être envisagée comme le résultat d'une *comparaison*. Chaque fois que, sans le secours d'autres moyens, nous comparons des grandeurs entre elles, cette comparaison ne nous donne que des résultats relatifs, et nous ne saurions donner que le rapport d'une grandeur à l'autre ou ce que, dans la loi psycho-physique, nous appelons la *constante proportionnelle*.

b) Qualité de la sensation. Nous assignons des qualités différentes : 1° aux sensations des différents sens et 2° aux sensations déterminées dans le même sens par les différentes formes de l'excitation. C'est ainsi que, par exemple, les sensations du son et de la lumière sont de qualités différentes, et, en outre, les hauteurs du son et les sensations de couleur forment entre elles-mêmes des séries de sensations de qualité différente. Les sensations des différents sens ne peuvent se transformer les unes dans les autres, tandis que les sensations qualitatives d'un même sens (les hauteurs du son, les couleurs) présentent toujours des nuances qui les font passer les unes dans les autres. Mais il existe des différences remarquables entre la manière dont les sensations qualitatives se comportent entre elles. La série des sons ne part toujours que d'un point pour s'élever ou s'abaisser, tandis que les couleurs présentent des teintes intermédiaires qui les font passer graduellement dans toutes les autres teintes. Le système des sensations du son peut donc être représenté par une ligne, tandis que celui des sensations de couleur peut l'être par une surface à deux dimensions. Ce n'est donc que pour le sens de l'ouïe qu'il existe un rapport simple entre la sensation et la forme du mouvement de l'excitant, la longueur de l'onde ou la vitesse des vibrations. La loi psycho-physique y trouve son application ; l'accroissement absolu de la hauteur du son répond à un accroissement relatif égal de la vitesse des vibrations.

Nous nous sommes bornés aux deux sens les plus faciles à étudier : la vue et l'ouïe. Il est permis d'admettre que les sens du goût et de l'odorat se comportent comme celui de la vue ; nous y trouvons en effet aussi des sensations intermédiaires, difficiles à distinguer il est vrai, en raison du mélange de plusieurs espèces d'impressions. Il n'en est pas de même des sensations de chaleur et de mouvement, dont nous distinguons l'intensité, mais dont il ne nous est pas possible d'apprécier les qualités. Pour le tact, il n'existe en dehors de l'intensité de la pression que des différences locales, car la sensibilité de la peau présente des différences qualitatives suivant les points. Des différences que l'on considère souvent comme qualitatives ne le sont pas en réalité. Ainsi, la sensation d'un corps rude est due à la disposition spéciale des points isolés et séparés les uns des autres qui déterminent la sensation ; quant à l'impression produite par un instrument piquant, comparée à une pression ordinaire, elle est due à ce que, dans ce cas, ce n'est pas une excitation véritable d'un organe du tact, mais bien une excitation d'un nerf sensible.

On explique comment il se fait qu'il n'y ait pas d'intermédiaires entre les différents sens, tandis qu'il en existe entre les impressions perçues par chaque sens ; dans le premier cas en effet il n'y a pas de continuité entre les différentes formes de l'excitation, tandis qu'elle existe pour les sensations perçues par le même sens.

Entre les vibrations que nous percevons à l'état de son et celles que nous percevons à l'état de chaleur, il se trouve toute une série de vitesses vibratoires qui ne sont perceptibles à aucun de nos sens ; les vibrations thermiques très-rapides sont perçues en même temps comme lumière, mais par d'autres organes.

	Vitesse des vibrations.
Son le plus bas	16 à la seconde.
Son le plus haut	36,000 id.
Couleur la plus basse (rouge). . .	450 billions à la seconde.
Couleur la plus haute (violet) . .	785 id.

Les sensations de chaleur sont comprises entre celles du son et de la couleur, elles empiètent même en partie sur ces dernières ; il est impossible de fixer un chiffre de vibrations équivalent aux plus basses sensations de température, car nos organes ne sont pas impressionnés par une valeur thermique absolue, mais uniquement par la *différence* qui existe entre les objets extérieurs et nos organes tactiles.

2° *Rapport entre la sensation et l'idée.* Nous donnons le nom de *sensation* à la modification que nous éprouvons quand un de nos organes des sens est directement excité. La sensation devient *idée* aussitôt que nous la rapportons à une cause située en dehors de nous-mêmes. C'est à l'aide des sensations devenues idées qu'il nous est possible de distinguer d'abord notre propre corps d'avec les milieux ambiants et de distinguer ceux-ci entre eux. Mais avant que les sensations deviennent idées, il faut qu'elles soient comparées entre elles. Avant que, par exemple, nous concevions l'idée d'un corps, il faut que toutes les excitations déterminées sur la rétine par l'image de ce corps soient coordonnées dans un ordre correspondant à l'objet extérieur. Cette coordination n'est pas encore l'idée, car nous pouvons supposer que ce groupement existe dans la rétine sans que la cause de l'image perçue soit rapportée au dehors de nous-mêmes. Ce point intermédiaire entre la sensation et l'idée sera pour nous la *perception*.

Nous croyons que cette manière de comprendre la sensation, la perception et l'idée répond assez exactement au sens qu'on doit leur donner, et nous pensons que ce sont ces trois actes qui évidemment constituent par leur ensemble le phénomène sensoriel qu'il est si important de préciser. La terminologie scientifique est ici encore peu fixe, car souvent déjà l'on a donné le nom d'*idées* à toutes les modifications de notre conscience, voire même aux simples sensations. On prenait alors comme point de départ une opinion philosophique d'après laquelle l'idée serait la propriété fondamentale de l'âme. S'il était nécessaire de distinguer les idées produites par des excitations extérieures d'avec celles produites par la reproduction et la combinaison de perceptions antérieures, nous désignerions les premières sous le nom d'*idées figuratives* et les secondes sous le nom d'*idées comparatives*.

C'est à la psychologie de rechercher comment les perceptions et les idées succèdent aux sensations; mais la physiologie ne saurait se dispenser complétement d'aborder ce sujet, parce qu'en étudiant les moyens physiques nécessaires à la formation de nos idées sensorielles, il faut de toute nécessité qu'elle touche au phénomène de cette formation lui-même. En général, toutes les théories que l'on en donne peuvent être groupées en trois catégories : 1° Les *théories nativistiques*. Helmholtz comprend sous ce nom toutes celles qui rapportent la transformation de la sensation en idée à des dispositions natives des organes des sens, du cerveau ou de notre conscience; si l'on ajoute plus d'importance aux premières, c'est-à-dire aux conditions de notre organisation physique, ces théories seront empreintes de matérialisme; si, au contraire, on ajoute plus d'importance aux conditions spirituelles, la théorie sera marquée au coin de l'idéalisme. Le nativisme matérialiste admet, par exemple, que la vue nous fournit des idées d'espace, parce que toutes les impressions lumineuses déterminent une image limitée sur la rétine; le nativisme idéaliste soutient, au contraire, que l'idée d'espace est innée dans notre conscience. Les physiologistes qui défendent le nativisme ont, depuis J. Müller, combiné ces deux doctrines. 2° Les *théories empiriques*. Pour ces théories, l'idée est le résultat de l'expérience. Les impressions des sens nous servent d'indices pour juger les objets extérieurs d'après notre expérience antérieure. Les sensualistes anglais de l'école de Locke avaient autrefois adopté l'empirisme, et récemment Helmholtz a cru devoir y rattacher au moins en partie les phénomènes de perception par l'organe de la vue. Mais, néanmoins, cet auteur a senti la nécessité d'admettre une base psychologique supérieure à l'empirisme; il pense, comme Schopenhauer, que l'origine de l'idée dépend d'une compréhension causale qui nous détermine à envisager les objets comme les causes extérieures de nos impressions. 3° La *théorie psychologique*. Cette théorie rapporte la transformation des sensations en idées à un phénomène psychique, dont l'étude approfondie est du domaine de la psychologie, mais pour l'élucidation duquel les observations physiologiques sont d'une grande importance. La théorie psychologique s'accorde par quelques détails avec l'empirisme, puisque le jugement porté d'après l'expérience antérieure n'est qu'un cas isolé des phénomènes psychologiques; toute la théorie de l'empirisme n'est donc qu'une forme spéciale de la théorie psychologique. Elle diffère de l'empirisme par ce qu'elle n'accorde pour l'origine des perceptions et des idées aucune valeur au jugement tiré de l'expérience antérieure, et qu'elle est obligée de supposer des phénomènes spéciaux qui peuvent intervenir encore pour les perceptions ultérieures. La théorie psychologique n'accorde au jugement par l'expérience qu'une valeur secondaire, tandis que c'est là la base même de la théorie empirique. Parmi les philosophes, c'est Herbart qui a surtout rattaché les phénomènes des sens à la théorie psychologique; Lotze, Waitz etc. l'ont suivi dans cette voie. J'ai moi-même cherché à établir une théorie psychologique sur la base des connaissances physiologiques.

Dans les théories psychologiques et empiriques des perceptions des sens, l'on a pris surtout comme point de départ le fait de *l'association des idées;* on admettait tantôt une combinaison habituelle des perceptions actuelles avec les idées antérieures (Locke), et tantôt une association des sensations ou des idées simples avec des idées plus complexes (Herbart). Mais la psychologie ne saurait, en réalité, fournir des explications exactes de ces phénomènes; elle ne peut raisonner que par analogie, car elle compare toujours un phénomène à un autre phénomène connu, mais dont l'explication n'est pas encore donnée. Pour les perceptions des sens, il nous semble qu'en dehors de l'association des idées il faut s'adresser surtout aux *phénomènes logiques* quand on se propose d'expliquer les faits. Déjà Keppler, Berkley et surtout Schopenhauer s'étaient rattachés à cette opinion. Helmholtz aussi avait rapporté les erreurs d'optique et la vue stéréoscopique à des phénomènes inconscients de comparaison. Je ne connaissais pas encore cette opinion de Helmholtz, qui ne fut exposée que plus tard dans dans ses deux mémorables ouvrages sur les sensations acoustiques et sur l'optique physiologique, lorsque j'essayais de rattacher la théorie psychologique à des phénomènes inconscients de logique. J'ai considéré la perception comme la *synthèse* des sensations, et l'idée comme *l'analyse* des perceptions, ce qui correspond aux deux phénomènes qui se produisent toujours dans la compréhension. Dans la perception, les sensations sont rangées par nous suivant un ordre déterminé par leurs conditions particulières. Dans l'idée, au contraire, la perception est elle-même reportée sur des objets distincts d'après les caractères spéciaux qu'ils présentent (1).

1° SENS DU TACT, SENSATION DE MOUVEMENT ET SENSIBILITÉ GÉNÉRALE.

§ 176. — Sens du tact.

Les sensations tactiles sont perçues par des organes spéciaux dans lesquels se terminent les nerfs sensitifs. On distingue en général *trois* espèces de ces organes : les renflements terminaux simples, les corpuscules du tact et les corpuscules de Pacini. Ce sont les *renflements terminaux simples* qui sont de beaucoup les plus répandus. On les a trouvés dans la peau, dans les papilles

---

(1) Comp. surtout Lotze, *Medicinische Physiol.* Leipzig 1852. — Schopenhauer, *Satz vom zureichenden Grunde,* 3ᵉ édit. Leipzig 1864. — Helmholtz, *Ueber das Sehen des Menschen, ein populärer Vortrag.* Leipzig 1855, et *Handbuch d. physiol. Optik.* Leipzig 1867. — Wundt, *Beiträge zur Theorie der Sinneswahrnehmung* (1858-1862). Leipzig 1862, et *Vorlesungen über die Menschen- u. Thierseele,* 2 vol. Leipzig 1863.

de la langue et des lèvres, et dans la conjonctive. Ils ont une forme (Fig. 84, 1) arrondie ou ellipsoïdale, une longueur de 1/80 à 1/20 de ligne, une largeur de 1/150 à 1/100 de ligne. Chaque renflement terminal se compose d'une enveloppe de tissu connectif munie de noyaux, qui est la continuation directe du névrilemme. A l'une des extrémités l'on voit entrer la fibre nerveuse; elle pâlit, s'amincit et se termine près de l'extrémité opposée par un petit renflement.
Les *corpuscules du tact* (2) sont un peu
plus grands; on ne les trouve que dans
les parties de la peau douées d'une sensibilité spéciale. Ils possèdent aussi une
enveloppe connective munie de noyaux,
à l'intérieur de laquelle se trouve un
petit corps ellipsoïde se segmentant en
lamelles transversales, munies sans doute
aussi de tissu connectif. A la base de ce
petit corpuscule, nous voyons pénétrer des
fibres nerveuses sur la terminaison des-

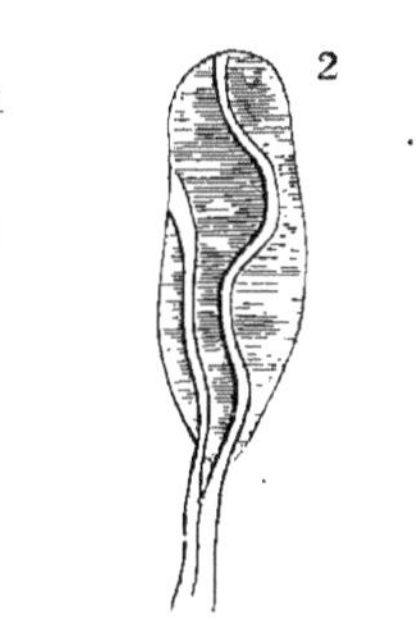
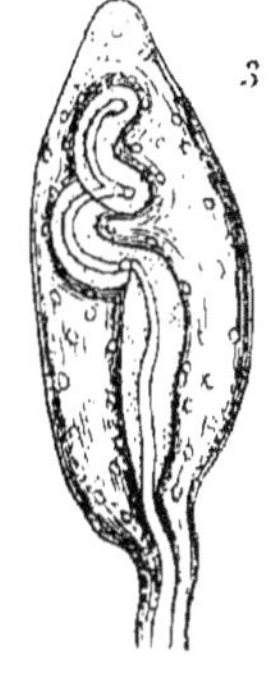

Fig. 84.

quelles on n'est pas encore fixé. Les *corpuscules de Pacini* (3) sont visibles à l'œil nu. On les trouve dans la peau de la paume des mains et de la plante des pieds, où ils constituent la terminaison des nerfs. On en rencontre encore quelques-uns sur d'autres nerfs cutanés. Ces corpuscules se trouvent aussi sur les nerfs du plexus sympathique de l'aorte abdominale et dans le mésentère ; aussi ne semblent-ils pas être de véritables organes tactiles, comme les précédents, mais plutôt des organes de sensibilité générale. Chacun de ces corpuscules est formé par une série de couches connectives concentriques qui se continuent sur le pédicule du petit organe. Le pédicule renferme une fibre nerveuse, et le centre du corpuscule présente une cavité remplie d'un liquide transparent. Dès que la fibre nerveuse a passé du pédicule dans cette cavité centrale, elle devient plus pâle, plus mince et s'y termine en se divisant en deux ou trois branches renflées à leur extrémité.

De ces trois espèces d'organes terminaux des nerfs cutanés, ce sont les derniers, les corpuscules de Pacini, qui sont les plus anciennement connus. Déjà dans le siècle dernier Vater les avait vus, et, plus récemment, ils ont été mieux étudiés par Pacini, Henle, Kölliker etc. C'est Meissner et R. Wagner qui, en 1852, découvrirent les corpuscules du tact ; puis, quelques années plus tard, W. Krause signala les renflements terminaux qui, par leur structure, semblent tenir le milieu entre les corpuscules de Pacini et les corpuscules de Meissner (¹).

Nous désignons comme *sensations tactiles* toutes les sensations que les impressions extérieures déterminent sur notre peau; la peau elle-même est donc l'organe du *sens du tact*. Les sensations tactiles sont, soit des *sensa-*

(¹) Kölliker u. Henle, *Ueber die Pacinischen Körperchen.* Zurich 1844. — Meissner, *Beiträge zur Anat. u. Physiol. der Haut.* Leipzig 1853. — W. Krause, *Die terminalen Körperchen der einfach sensibeln Nerven.* Hannover 1860. — Le même, *Anatomische Untersuchungen.* Hannover 1861.

tions de pression, soit des *sensations de température*. Le sens du tact peut donc être divisé en *sens de la pression* et en *sens de la température*, auxquels il faut ajouter le pouvoir que possède la peau de transformer les impressions qui la frappent en appréciation de lieu, ce qui constitue le *sens du lieu*.

Nous suivons, dans cette division des sens du tact, les idées de E. H. Weber, d'autant que cette division permet d'élucider bien des faits. L'on se tromperait cependant si l'on voulait opposer ces différentes sensations les unes aux autres, comme par exemple, la vue et l'ouïe; car, en effet, le sens de la pression et celui de la température ne sont que des qualités différentes des impressions d'un seul et même sens. Le sens du lieu ne consiste que dans la transformation des sensations de pression et de température en sensation d'espace, et il n'est pas plus un sens spécial que ne l'est la possibilité de se rendre compte de l'espace au moyen des sensations de lumière et de couleur.

1° Le *sens de pression* est la propriété que possède notre peau de ressentir une pression extérieure exercée sur elle et d'apprécier le degré de cette pression. Ce sens obéit à la loi psycho-physique. Dans les limites de cette division, nous différencions facilement des poids qui sont entre eux à peu près :: 30 : 20. L'aptitude à distinguer les pressions est à peu près la même dans les différentes parties de la peau. Les parties très-riches en nerfs, comme les extrémités des doigts, les lèvres, la langue, ne surpassent, à ce point de vue, que de fort peu les parties plus pauvres, telles que le dos, la poitrine, les bras etc.

Weber compara le sens de pression des différentes parties de la peau, soit en étudiant la sensation produite par des poids variés, soit en soumettant différentes parties au même poids. Le poids paraissait le plus léger sur les parties les moins sensibles; pour que, par exemple, un poids parût égal sur la peau de l'avant-bras à la sensation développée par un autre poids sur les doigts, il fallait que le premier fût au second :: 7 : 6. La *limite d'excitation*, le plus petit poids que la peau humaine est capable de percevoir, varie beaucoup, d'après les recherches d'Aubert et de Kammler, suivant les régions. Il est de 0^{gr},002 au front, aux tempes, à l'avant-bras, sur le dos de la main, et de 0^{gr},04 à 0^{gr},05 au menton, au ventre et au nez. Les variations individuelles de cette limite sont très-considérables [1].

2° Les *sensations de température* éprouvées par la peau sont des impressions de chaud et de froid. Elles prennent toutes naissance aussitôt que la température du milieu ambiant ou celle d'un corps mis en contact avec la surface cutanée est plus élevée ou moins élevée que la température propre de la peau. Quand on se rapproche de la température moyenne de la peau, qui est environ de 18°,4, des variations de 1/6° à 1/8° sont déjà appréciables. La sensibilité à la température est à peu près la même pour les différentes régions de la peau. Quand la température s'éloigne du point moyen que nous venons d'indiquer, il faut que les variations deviennent de plus en plus grandes pour déterminer

[1] E. H. Weber, *Wagner's Handwörterbuch d. Physiologie*, t. III, p. 2. — Fechner, *Elemente d. Psychophysik*, t. I.

une différence dans la sensation. L'on voit donc qu'ici encore se vérifie la loi psycho-physique.

Pour étudier la sensibilité de la peau quant aux variations de température, on se sert d'eau à différents degrés de chaleur contenue dans des vases rapprochés et munis de thermomètres sensibles. Weber a appelé l'attention sur quelques points intéressants de ces recherches. Notre sens de température ne nous indique pas la température de la peau, mais l'augmentation ou l'abaissement de celle-ci. Nous ne ressentons, par exemple, si notre front ou notre main sont plus chauds l'un que l'autre qu'au moment où nous mettons notre main sur le front, alors nous percevons la différence. Le jugement que nous portons sur la grandeur des variations de température dépend en outre de l'étendue de la région impressionnée ; si, par exemple, d'un côté nous plongeons la main tout entière dans de l'eau chaude ou froide, et que, de l'autre côté, nous n'y plongeons qu'un seul doigt, c'est du premier côté que la température nous paraît la plus élevée. Il est enfin facile de comprendre que plus les corps sont bons conducteurs du calorique, plus la différence de température semble grande pour la peau. C'est ainsi qu'à température égale un morceau de métal paraît plus chaud qu'un morceau de bois, une même quantité d'eau que d'huile. Il semble qu'il y ait une certaine relation entre le sens de pression et le sens de température. Des corps froids de même poids nous paraissent plus lourds que des corps chauds. D'après Fick et Wunderlich de petites excitations tactiles peuvent facilement être confondues avec de faibles excitations de température (1).

3° Sous le nom de *sens du lieu*, on désigne la propriété de rapporter les sensations de pression ou de température au point de la peau sur lequel ces sensations agissent. La *finesse du sens du lieu* est mesurée par la perfection avec laquelle nous localisons l'impression ; aussi y a-t-il deux méthodes pour l'étudier. La première consiste à mesurer quelle peut être l'erreur qui se produit dans cette localisation des impressions. Il est évident que, plus on distingue nettement le point de la peau soumis à l'impression, plus aussi le sens du lieu y est développé. La seconde méthode consiste à faire agir *deux* impressions distantes l'une de l'autre sur des points de la peau. Plus la distance qui sépare les impressions l'une de l'autre est petite pour permettre de reconnaître qu'elles sont doubles, plus le sens du lieu y est développé. Cette seconde méthode fournit les résultats les plus exacts, elle est basée sur ce que deux impressions ne peuvent plus être distinguées quand elles agissent simultanément sur une région de la peau où la localisation n'est pas facile à déterminer. L'expérience démontre que le sens du lieu varie extrêmement de finesse aux différents points de notre surface cutanée. La pointe de la langue distingue encore deux impressions distantes l'une de l'autre de 1/2 ligne, l'extrémité des doigts de 1 ligne, le bord des lèvres 2 lignes ; cette distance devient au cou de 14 à 25 lignes ; au dos, à l'avant-bras, à la cuisse, elle atteint jusqu'à 30 lignes.

La finesse du sens du lieu varie beaucoup, sur le même individu, par l'attention et l'habitude. L'influence de l'habitude s'observe très-rapidement, car déjà lorsque l'expérience se répète un certain nombre de fois, l'on voit que la plus

(1) Fick u. Wunderlich, *Moleschott's Untersuchungen*, t. VII.

petite distance appréciable diminue sensiblement. D'après Volkmann, l'influence exercée par l'habitude est d'abord très-lente, rapide ensuite, elle devient de plus en plus lente, jusqu'à ce qu'enfin l'on atteigne une limite au delà de laquelle ce sens du lieu ne saurait plus être perfectionné. Cette augmentation de la finesse du sens du lieu par l'habitude se borne toutefois toujours aux points étudiés ou aux points symétriques de l'autre côté du corps. C'est à l'influence de l'habitude qu'il faut sans doute rapporter le fait signalé par Czermak, d'après lequel le sens du lieu serait d'une très-grande finesse chez les aveugles. Quand l'organe du tact est fatigué par des impressions trop répétées, le sens du lieu est beaucoup diminué; les abaissements de température agissent de la même manière (Goltz). L'on trouve enfin des altérations considérables de ce sens chez les paralytiques (Wundt).

Pour expliquer la localisation des impressions tactiles et la manière dont elles dépendent de la région de la peau touchée, ainsi que de l'attention et de l'habitude etc., l'on peut admettre que chaque point de la peau possède une *nuance locale et spéciale de la sensation* par laquelle l'impression tactile se différencie localement et qui sert à la localisation. Il nous faut admettre que cette nuance locale de la sensation se dégrade progressivement de point en point, et que cette dégradation se fait avec une différence de vitesse dépendant de la finesse du sens du lieu dans les différents points de la peau. Aussi longtemps que la dégradation de la nuance locale n'est pas perceptible à notre conscience, toutes les impressions isolées nous semblent se fondre en une seule. L'influence de l'attention et de l'habitude s'explique par ce que nous apprenons ainsi à nous rendre compte de différences qui nous échappent d'ordinaire. La fatigue, le froid etc. agissent en sens contraire. Un district de la peau dans lequel la sensation locale est assez peu modifiée pour que les impressions se fondent toutes ensemble constitue *le district* ou *le cercle de la sensation*. Le diamètre du cercle de la sensation est donc, à la pointe de la langue, de 1/2 ligne, à l'extrémité des doigts de 1 ligne, à la cuisse et au dos de 30 lignes; mais il ne faut pas perdre de vue que toutes ces mesures peuvent varier sous l'influence des conditions que nous venons de signaler.

E. H. Weber observa, le premier, que deux impressions produites à une distance variable suivant les différents points de là peau se fondent en une *seule* impression; cette observation lui servit à déterminer la finesse du sens du lieu. Ce sens diffère beaucoup du sens de pression et du sens de température par sa variabilité suivant les régions de la peau; aussi Weber admit-il que la finesse du sens du lieu dépend de la richesse en fibres nerveuses primitives, tandis que la finesse du sens de pression dépend du nombre de divisions de la fibre primitive dans l'intérieur de la peau. Weber pensa que pour chaque cercle de sensation il y a une fibre primitive, et que, par suite, toutes les sensations se fondent en une seule toutes les fois qu'elles ont lieu dans la dépendance d'une seule fibre. Cette hypothèse tendait à expliquer la localisation des impressions, par la disposition des fibres nerveuses; Lotze lui opposa une théorie psychologique. Il admit que la notion du lieu n'est autre qu'un phénomène accompagnant l'impression, par lequel la conscience perçoit en même temps le point touché. Meissner, Czermak etc. essayèrent de donner une signification physiologique à cette notion du lieu. J'ai moi-même fait remar-

uer que l'on arrive à expliquer tous les phénomènes en envisageant l'indication du
eu comme une nuance locale de la sensation du tact qui se dégrade de point en
oint (?) (1).

§ 177. — Sensations de mouvement (sens musculaire).

Les mouvements des muscles volontaires sont accompagnés de sensations
ui nous permettent de graduer la *force* ou l'*étendue* des mouvements exécu-
és. Dans les deux cas, ces sensations obéissent à la loi psycho-physique. En sou-
evant des poids, il nous est possible de les distinguer les uns des autres quand
s diffèrent entre eux d'environ 1/17 de leur poids (Weber). Le siége des
ensations de mouvement ne paraît pas être dans les muscles eux-mêmes,
mais bien dans les cellules nerveuses motrices, parce que nous n'avons pas seu-
ement la sensation d'un mouvement réellement exécuté, mais même celle
d'un mouvement simplement voulu; la sensation de mouvement paraît donc
irectement liée à l'innervation motrice; aussi lui donnons-nous le nom de
ensation d'innervation. Il est probable que ce n'est que par des conditions
xtérieures, pression, froncement de la peau etc., que nous différencions la
orce et l'étendue des mouvements; aussi ne parvenons-nous pas à analyser
ien exactement ces sensations, car très-souvent un mouvement pour lequel
ous avons besoin d'employer une grande force nous semble être un mouve-
ent d'une grande étendue.

L'existence de ces sensations de mouvement a été niée par beaucoup de physiolo-
istes. Ils pensaient que ce n'est que par les sensations de la peau que nous mesu-
ons exactement nos mouvements. E. H. Weber a signalé un fait qui détruit com-
létement cette opinion; c'est que la sensibilité pour soulever des poids est bien plus
ne que celle pour la pression déterminée par ces poids. Parmi tous les faits qui ne
euvent s'expliquer que par les sensations musculaires, nous signalerons le degré
xact de convergence et de divergence des yeux et les désordres particuliers de la
sion dans les cas de paralysie d'un muscle de l'œil.

§ 178. — Sensations générales.

Sous le nom de *sensations générales*, nous comprenons toutes les sensa-
ons que nous ne rapportons pas au monde extérieur, mais qui nous font per-
voir l'état et les modifications de notre propre corps. Les sensations générales
sultent donc de la masse des *sensations spéciales*.

Ces dernières peuvent avoir leur siége dans les parties du corps les plus variées,
uand elles sont munies de fibres nerveuses, et cela tout aussi bien dans les or-
anes des sens eux-mêmes que dans tous les autres. Les sensations des organes
es sens deviennent sensations générales, lorsqu'elles sont très-intenses, de telle

---

(1) E. H. Weber, *loc. cit.* — Lotze, *Medicinische Psychol.* — Meissner, *Beiträge zur Anat.
Physiol. der Haut*, et *Zeitschrift f. ration. Medicin*, t. VII. — Czermak, *Sitzungsb. der
Wiener Akademie*, t. XV et XVII. — Volkmann, *Leipziger Sitzungsberichte*, 1858, t. I. —
undt, *Beiträge zur Theorie d. Sinneswahrnehmung*, 1re partie.

sorte que le phénomène objectif auquel elles se rapportent disparaît devant l'impression de douleur de l'organe. Les sensations développées dans les autres parties munies de nerfs sensitifs, telles que les muqueuses, les séreuses, les os etc., peuvent être désignées sous le nom de *sensations organiques spécifiques* ou *sensations organiques*. Elles n'éveillent notre attention que lorsqu'elles sont assez fortes pour devenir douloureuses; ce sont alors des symptômes pathologiques. Dans la douleur, et d'autant plus qu'elle est plus forte, toutes les différences particulières de ces sensations disparaissent; aussi faut-il admettre qu'elles ne sont pas nettement distinctes les unes des autres et qu'elles sont fort mal localisées. Les sensations de mouvement décrites dans le paragraphe précédent forment une partie importante des sensations générales. Elles tiennent le milieu entre les sensations objectives et les sensations purement subjectives de nos organes; elles nous indiquent, en effet, des modifications de notre propre corps en même temps qu'elles sont modifiées par les agents extérieurs.

Les sensations générales sont une des parties les plus obscures de la physiologie des sens. Joh. Müller en niait l'existence et les rattachait toutes à la sensibilité générale ou à la sensibilité tactile, qui, d'après lui, n'a pas seulement son siége dans la peau, mais encore dans les muscles et dans d'autres organes internes. Cette manière de voir fut combattue par E. H. Weber; il fut le premier à différencier les unes des autres toutes les sensations spéciales qui par leur ensemble constituent les sensations générales, il réserva ce dernier nom à la conscience de l'état dans lequel se trouvent tous nos nerfs sensitifs. J'ai démontré que les sensations générales ne doivent pas, ainsi que l'a admis Weber, être envisagées simplement comme la somme des sensations spéciales, mais qu'elles dérivent de ces dernières par un phénomène psychologique [1]. Les sensations les plus importantes au point de vue fonctionnel, comme la sensation de la faim et de la soif, ont déjà été étudiées en leur lieu et place.

2° SENS DE LA VUE.

§ 179. — Structure de l'œil.

L'*œil* est un organe à peu près sphérique, constitué par des parties transparentes situées l'une derrière l'autre et enveloppées par plusieurs membranes dont la partie antérieure est transparente aussi. La *forme de l'œil* diffère sensiblement de celle d'une sphère; sa partie postérieure est en effet aplatie et son équateur est légèrement déprimé en haut, en bas, à droite et à gauche, par les muscles droits correspondants. On donne le nom d'*axe de l'œil* à une ligne passant par le milieu du globe et par le centre de la cornée transparente. D'après les mensurations de Krause, l'étendue de cette ligne varie chez l'homme entre 23^{mm},7 et 24^{mm},8.

Les parties transparentes que l'on trouve dans l'intérieur de l'œil sont : 1° l'*humeur aqueuse* renfermée dans la chambre antérieure de l'œil (Fig. 85, 1). 2° Le *cristallin* (5) constitué par un corps biconvexe transparent, dont la surface

---

[1] Weber, *Handwörterb. der Physiol.*, t. III, p. 2. — Wundt, *Beiträge*, 6° partie.

ntérieure est moins bombée que la surface postérieure ; il est entouré par une membrane vitreuse, amorphe, la capsule cristallinienne. La substance du cristallin se compose de fibres ; sa consistance se rapproche de celle d'une gelée, plus molle à la périphérie, plus dense vers le centre ; elle a la propriété de réacter fortement et doublement la lumière. 3° Le *corps vitré* (2), masse molle presque liquide entourée par une membrane amorphe, la membrane hyaloïde, qui en avant se soude à la partie postérieure de la capsule du cristallin.

L'humeur aqueuse, le cristallin le corps vitré sont enveloppés par trois systèmes de membranes emboîtées l'une dans l'autre : 1° la que extérieure solide du globe oculaire, la *sclérotique*, et sa partie antérieure transparente, la *cornée* (et 9) ; 2° la *choroïde* ou *membrane vasculaire* composée de la choroïde proprement dite (4) qui tapisse la face interne de la sclérotique, du corps ciliaire et de sa partie antérieure, l'iris (3), diaphragme mobile qui entoure la pupille ; 3° la *rétine* (6), qui entoure immédiatement le corps vitré se rattache en avant au cristallin par l'intermédiaire de la zone de Zinn (17).

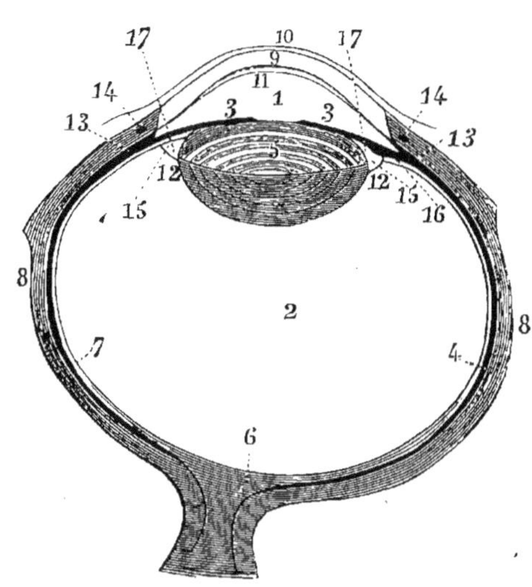

Fig. 85.

La *sclérotique* est une membrane solide, blanche, de structure fibreuse, qui enveloppe la plus grande partie du globe oculaire et en détermine principalement la forme. La *cornée* est enchâssée à sa partie antérieure ; elle aussi est une membrane solide, mais tout à fait transparente ; elle est constituée d'avant en arrière par les couches suivantes : par un épithélium pavimenteux, continuation de la conjonctive palpébrale ; par la substance propre de la cornée, qui se rapproche du cartilage et est formée par des cellules et par une substance intercellulaire homogène se divisant facilement en lames ou en fibres, et enfin par membrane *de Descemet* ou membrane de l'humeur aqueuse (11), membrane mince, amorphe, dont la face postérieure qui limite la chambre antérieure de l'œil est tapissée par une couche de cellules épithéliales polygonales. Au niveau du point de jonction de la cornée et de la sclérotique se trouve le canal de Schlemm (canal de Fontana) (14), sinus veineux constitué par l'écartement des fibres élastiques de la sclérotique.

Le système choroïdien consiste en un stroma connectif parcouru par de nombreux vaisseaux et tapissé à sa surface interne par une couche de cellules pigmentaires. La choroïde est solidement unie à la sclérotique en deux points : à l'entrée du nerf optique (6) et à la face interne du canal de Schlemm (14) ; cette dernière connexion détermine aussi la limite entre la choroïde et l'iris. La *choroïde* est, dans sa partie postérieure, constituée presque uniquement par des vaisseaux qu'un peu de tissu connectif relie entre eux ; dans sa partie antérieure, sa face externe est recouverte par un muscle lisse, muscle ciliaire (13), au-dessous duquel le tissu choroïdien forme des plis réguliers, les procès ciliaires. Dans la partie droite de la Fig. 85 on voit une coupe transversale d'un procès ciliaire (16). Le muscle ciliaire unit la convexité de la choroïde à la face interne du canal de Schlemm ; il peut donc tendre la choroïde et en même temps attirer en arrière la paroi du canal de Schlemm, point d'insertion de l'iris. Les procès ciliaires se séparent du muscle ciliaire et se terminent par des extrémités-libres saillantes sur la face postérieure de l'iris. L'*iris* est constitué, comme la choroïde, par un stroma connectif, riche en vaisseaux, dont la face postérieure est tapissée par des cellules de pigment. Ces cellules pénètrent souvent jusque dans l'intérieur du stroma et donnent alors à l'iris une coloration foncée. La face antérieure est tapissée par un épithélium, qui se continue avec celui de la membrane de Descemet. Deux couches de fibres musculaires lisses entrent encore dans la structure de l'iris. La première, muscle constricteur de la pupille, entoure cette ouverture comme un anneau étroit. La seconde, muscle dilatateur de la pupille, se compose de fibres qui partent de la paroi du canal de Schlemm et se dirigent en rayonnant vers le muscle précédent, entre les fibres duquel elles se perdent. Les deux couches musculaires sont situées toutes deux sous le stroma connectif et ne sont tapissées en arrière que par la couche de cellules pigmentaires. L'iris est légèrement convexe en avant ; parfois, au contraire, il est droit ; mais il est toujours en contact immédiat avec le cristallin.

La *rétine* est constituée par l'expansion du nerf optique étalé en membrane et par les organes qui terminent ses fibres nerveuses. Transparente à l'état frais, elle devient de couleur laiteuse après la mort. La rétine s'amincit en avant, et au niveau de l'origine des procès ciliaires elle se termine par un bord den-

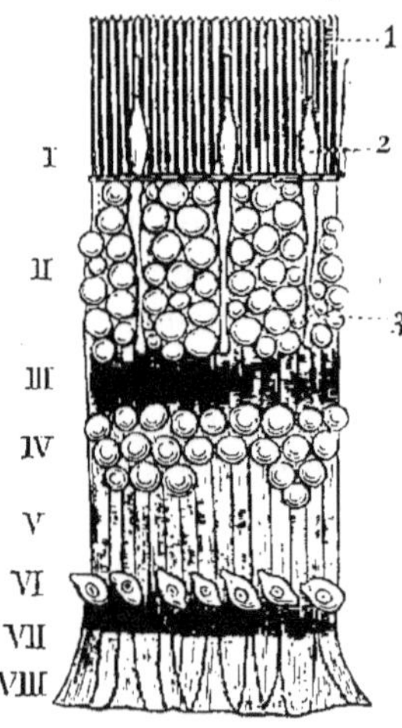

Fig. 86.

telé soudé à la fois aux procès ciliaires et à l'hyaloïde (*ora serrata retinæ*). Les couches suivantes constituent de dehors en dedans la rétine ; elles sont représentées dans la Figure demi-schématique 86 : 1° la couche des bâtonnets et des cônes (1) ; ces éléments sont tous de forme cylindrique ; les bâtonnets sont plus minces et plus longs (1), ils mesurent $0^{mm},0018$ de largeur et $0^{mm},063$ à $0^{mm},081$ de longueur ; les cônes sont plus gros et moins longs (2), leur plus grand diamètre est de $0^{mm},0020$ à $0^{mm},0060$. En dehors de l'entrée du nerf optique, plus près de la tempe par conséquent, se trouve une surface jaunâtre, *tache jaune*, au niveau de laquelle il n'y a plus de bâtonnets, il s'y trouve exclusivement des cônes ; les bâtonnets apparaissent à partir de la limite de la tache jaune ; leur nombre va en augmentant jusqu'à une petite distance de ce point, et

alors, jusqu'à l'*ora serrata*, la proportion des deux éléments reste la même. De la surface profonde des cônes et des bâtonnets partent des fibres nerveuses qui pénètrent dans les couches suivantes et les mettent en communication avec les expansions du nerf optique. Toute la couche des bâtonnets et des cônes fait défaut au niveau de l'entrée du nerf optique. Entre cette couche et les couches suivantes de la rétine se trouve une membrane hyaline, traversée par les prolongements des cônes et des bâtonnets (*membrane limitante externe*). 2º Les *couches granuleuses*. On en distingue quatre : la couche granuleuse externe (II), la couche granuleuse moyenne (III), la couche granuleuse interne (IV), la couche finement granulée (couche moléculaire) (V). 3º La *couche des cellules nerveuses* (VI) (couche ganglionnaire) ; elle est formée par de grosses cellules nerveuses (VI), qui, d'une part, reçoivent les fines ramifications parties des granulations, et qui, d'autre part, sont en communication avec les fibres rayonnées du nerf optique. 4º La *couche des fibres nerveuses* (couche des fibres du nerf optique) (VII), constituée par l'épanouissement du nerf optique. Ces fibres s'étendent en rayonnant sur toute la surface de la rétine, la tache jaune exceptée. Les vaisseaux de la rétine (artère et veine centrale), qui partent du milieu de la papille du nerf optique pour se diviser comme les branches d'un arbre, se trouvent en majeure partie dans la couche des fibres nerveuses et en partie aussi dans celle des cellules nerveuses. 5º La *membrane limitante interne* (VIII), membrane hyaline séparant la rétine d'avec le corps vitré, à laquelle s'attachent des fibres connectives qui partent de la couche granuleuse externe et passent entre les différents éléments nerveux. Le bord antérieur dentelé de la rétine se continue avec une couche mince de cellules qui recouvre la face postérieure des procès ciliaires ; on la désigne sous le nom de *portion ciliaire de la rétine*, mais il ne s'y trouve aucun des éléments caractéristiques de cette membrane. Entre cette dernière et l'hyaloïde vient encore se placer une nouvelle couche, la *zone de Zinn*. Ces trois membranes, hyaloïde, zone de Zinn, et membrane limitante, sont toutes soudées entre elles au niveau de l'*ora serrata*. Plus loin la membrane limitante et la zone de Zinn sont solidement unies entre elles et à l'anneau ciliaire. Au bord du cristallin la zone de Zinn s'étale et se fixe à la capsule cristallinienne par une ligne ondulée. Entre la zone de Zinn soudée à la face antérieure de la capsule du cristallin et l'hyaloïde soudée à sa face postérieure se trouve un canal circulaire, *canal de Petit* (Fig. 85, 15).

Nous allons maintenant exposer la structure intime des bâtonnets et des cônes, ainsi que leur connexion avec les différentes couches de la rétine, d'après les recherches de Max Schultze. Les bâtonnets et les cônes (la Fig. 87 représente ces éléments étudiés sur la rétine de l'homme) sont tous divisés par une ligne transversale en deux parties : un *article externe* (3), régulièrement cylindrique, et un *article interne* qui établit la principale différence entre les bâtonnets et les cônes. L'article interne de ces derniers constitue un corps piriforme plus volumineux que l'article interne des bâtonnets, qui reste cylindrique. Indépendamment de sa forme,

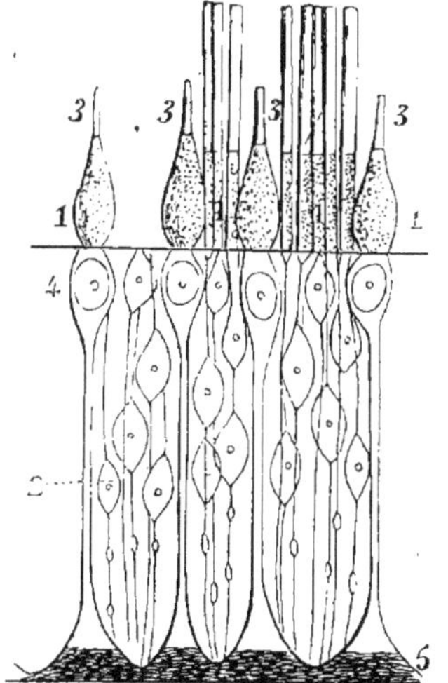

Fig. 87.

cette partie se caractérise dans les deux éléments par sa réfringence moins forte et par son contenu finement granuleux, tandis que l'article externe est homogène et fortement bi-réfringent. On trouve parfois dans l'article interne, à la limite qui le sépare de l'article externe, un corps ovoïde très-réfringent, se distinguant nettement du reste du contenu granuleux (Fig. 88, II, 3). Dans les cônes de la rétine des oiseaux (1), ce

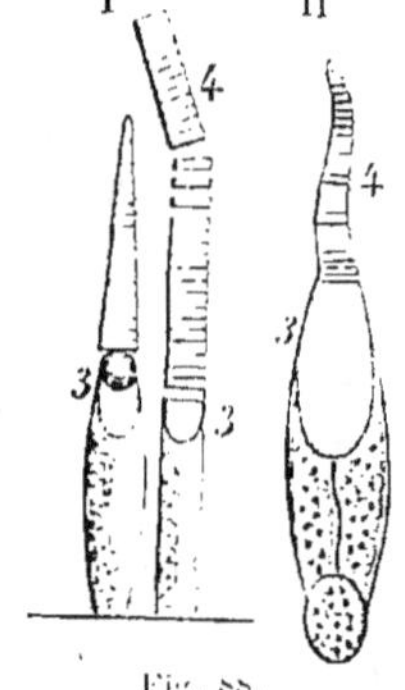

corps est très-souvent coloré en rouge ou en jaune. Dans l'article interne des bâtonnets, l'on trouve un corps analogue moins réfringent (1, 3); les deux formes sont souvent combinées dans les cônes et l'on y voit alors un corps sphérique moins réfringent qui en enveloppe un autre plus réfringent (1, 3). Quelques observateurs ont vu un filet analogue au cylindre-axe traverser tout l'article interne; nous l'avons représenté d'après Krause (Fig. 88, II). L'article externe des bâtonnets et des cônes se divise facilement, surtout après addition d'acide acétique, en petits disques réguliers (4); il semble donc être formé par un assemblage de petites lamelles parallèles d'une substance très-réfringente, séparées elles-mêmes par des lamelles plus minces d'une substance moins réfringente. Chez beaucoup d'animaux, chez lesquels les articles externes des bâtonnets

Fig. 88.

sont très-larges, on peut y constater en outre une striation longitudinale.

Les éléments de la *couche granuleuse externe* sont formés par les *granulations des cônes* (Fig. 87 4), corps ovoïdes rattachés directement à l'article interne des cônes, et par les *granulations des bâtonnets*, corps arrondis en relation avec les bâtonnets par des fibres très-fines (87 2). Des granulations des cônes partent des fibres nerveuses plus grosses que celles qui partent des granulations des bâtonnets; elles pénètrent toutes dans la *couche granuleuse moyenne* (*intermédiaire*) (5) et passent dans le réseau de fibres très-fines qui la constituent. Les fibres de la couche granuleuse intermédiaire vont ensuite en rayonnant dans la *couche granuleuse interne* (Fig. 86, IV), dont les éléments sont des corps arrondis, semblables aux granulations des bâtonnets qui reçoivent et émettent des fibres très-ténues. Les fibres qui partent de ces corps aboutissent enfin dans la *couche moléculaire* (V) et dans le réseau inextricable qui la constitue (1).

A toutes les parties du globe oculaire décrites plus haut, il faut ajouter encore comme parties accessoires les *muscles externes de l'œil*, dont l'importance est capitale pour la vision. Les mouvements de l'œil sont déterminés par *six muscles*, les droits externe et interne, les droits supérieur et inférieur, et les obliques grand et petit. Les quatre premiers naissent au pourtour du trou optique et vont se fixer en dehors, en dedans, en haut et en bas du globe oculaire. La Fig. 89 représente les muscles de l'œil vus par la partie supérieure, 2 le muscle droit externe, 3 le droit interne, 4 le droit supérieur,

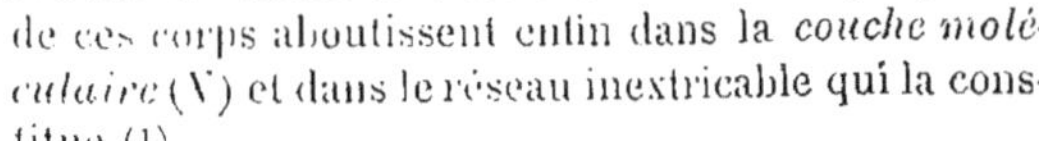

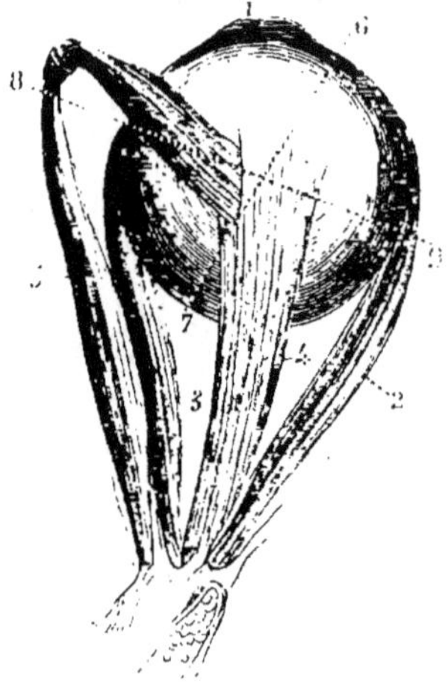

Fig. 89.

(1) H. Müller, *Ueber die Retina.* Leipzig 1856. — M. Schulze, *Archiv für mikroskop. Anatomie*, t. II et III. — Krause, *Die Membrana fenestrata der Retina.* Leipzig 1868.

ui 'cache le droit inférieur. Le muscle grand oblique (5) naît du bord du
rou optique, se dirige le long de la partie supérieure de la face interne de la
avité orbitaire ; son tendon passe ensuite au travers d'une petite poulie et se
xe sur la partie supérieure du globe oculaire. Le muscle petit oblique, que
on ne peut voir sur la figure, se fixe sur la partie antérieure de la face interne
e la cavité orbitaire, passe au-dessous du globe oculaire, se dirige en dehors
t s'insère sur la partie externe et postérieure de l'œil.

Nous devons encore citer ici les *organes protecteurs de l'œil*, les paupières, les
ils qui les garnissent, les glandes de Meibomius, les glandes muqueuses et lacry-
males. Les fonctions de ces organes découlent de leurs rapports anatomiques, que
ous supposons connues.

A. MARCHE DES RAYONS LUMINEUX DANS L'ŒIL.

§ 180. — Propriétés optiques générales de l'œil.

Les milieux transparents de l'œil sont limités par des surfaces à peu près
phériques appartenant à un système régulièrement centré, ou, en d'autres
ermes, à un système dont les centres sont situés assez exactement sur un
même axe. *Trois surfaces convexes* composent ce système : la surface de la cor-
ée transparente, la surface antérieure et la surface postérieure du cristallin.
a couche superficielle de la cornée empêche le contact de l'air avec la partie
entrale plus dense de cette membrane et avec l'humeur aqueuse ; le cristallin
st une lentille biconvexe baignée en avant par l'humeur aqueuse et en arrière
ar l'humeur du corps vitré.

Lorsqu'une surface convexe (Fig. 90), placée entre un milieu plus dense
itué à sa gauche et un milieu moins dense situé à sa droite, est frappée par des
ayons lumineux, tous les rayons
artis d'un point 5 situé *en avant*
'elle et dirigés suivant 5 10 et
9, sont réfractés de telle sorte
u'ils viennent se réunir en un
oint 6 situé en arrière d'elle ;
e rayon central (principal) 5 8
eul n'est pas réfracté. La dévia-
ion de tous les autres rayons est
éterminée par : 1° l'angle que
hacun d'entre eux fait au point
'incidence avec la perpendiculaire

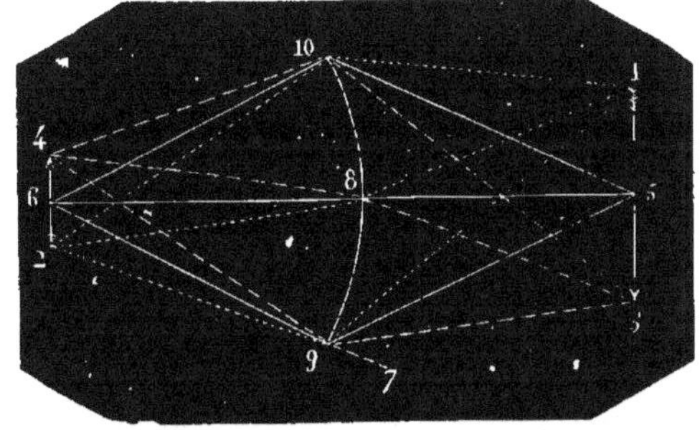

Fig. 90.

la tangente (3 9 7) ; cet angle 7 est dit l'*angle d'incidence*, tandis que l'angle 9 4
ue fait le rayon réfracté avec la normale au point d'incidence est dit l'*angle de
éfraction ;* les deux angles sont situés dans un même plan, qui est le *plan d'in-
idence* ; 2° par le rapport de la vitesse de la transmission de lumière dans les
eux milieux. Ce rapport est dit le *pouvoir relatif de réfraction* ou le *rapport
e réfraction* des deux milieux ; on le désigne d'ordinaire par la lettre *n*, de

telle sorte que l'angle d'incidence étant α et l'angle de réfraction β, leur rapport constant est $n = \dfrac{\sin \alpha}{\sin \beta}$, si n' désigne l'indice de réfraction du premier milieu et n'' celui du second par rapport au vide $n = \dfrac{n'}{n''}$. En se basant sur ces données et en étudiant le chemin parcouru par les différents rayons 3 9, 3 10, 1 8, 1 9 etc., partis d'un objet, l'on trouve que tous les rayons partis d'un point viennent se réunir en un même point situé en arrière de la surface convexe, ce que l'on exprime en disant que des *rayons lumineux homocentriques restent homocentriques après la réfraction* mais le point de réunion de ces rayons est situé de telle sorte qu'il se forme une *image renversée et plus petite* 2 4 de l'objet 1 3. Cette image est dite *réelle*, parce que les rayons lumineux s'entre-croisent directement. Quand, au contraire, les rayons ne s'entre-croisent que par leurs prolongements, l'image est dite *virtuelle;* ces images s'obtiennent avec des surfaces concaves; une surface convexe peut en fournir également, lorsque les rayons qui la frappent sont tellement divergents que la réfraction n'arrive pas à les faire converger, mais seulement à diminuer leur divergence. Les points de l'image et ceux correspondants de l'objet 2 et 1, 3 et 4, sont dits les *points de réunion conjugués;* car si l'objet était en 4, la marche des rayons serait telle que son image se ferait en 3. La ligne 5 6, qui passe par le centre de la surface de réfraction, est dite l'*axe optique*. Le point de l'axe optique situé *au devant* de la surface réfringente, duquel les rayons partent de manière à devenir parallèles à l'axe après leur réfraction, est le *foyer antérieur;* le point situé *en arrière* de la surface réfringente, au niveau duquel viennent s'entre-croiser les rayons qui avant leur réfraction étaient parallèles à l'axe, est le *point focal postérieur;* ce sont des points conjugués. L'image d'un objet situé à une distance infinie se fait donc au foyer. Quand l'objet se rapproche, l'image s'éloigne du foyer, car les rayons s'entre-croisent d'autant plus loin en arrière du foyer qu'ils sont plus divergents.

.La réfraction à travers une lentille biconvexe (Fig. 90 *bis*) dépend de la réfraction sur les deux surfaces de la lentille. Mais, comme tout rayon, en passant d'un milieu moins dense dans un milieu plus dense, se rapproche de la normale au point d'incidence (1) et qu'il s'éloigne, au contraire, de la normale (2) en passant d'un milieu plus dense dans un milieu moins dense, il en résulte évidemment qu'une lentille biconvexe concentre beaucoup plus fortement la lumière qu'une surface convexe de même courbure.

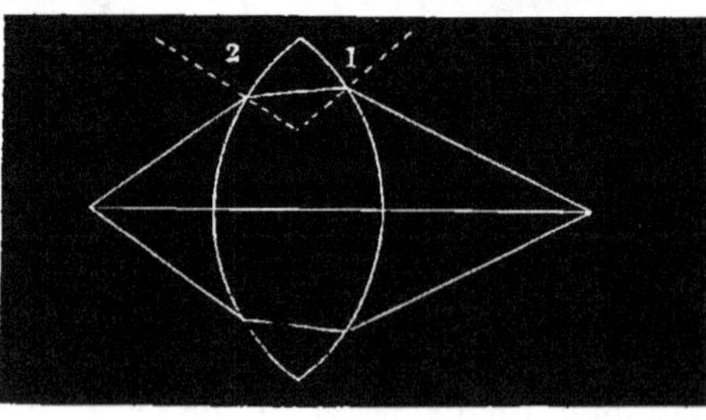

Fig. 90 bis.

L'on pourrait toutefois remplacer l'action d'une lentille par celle d'une surface courbe de plus forte courbure. Comme la surface convexe, la lentille ramène à l'homocentricité toute lumière homocentrique, et fournit des images plus petites et renversées des objets éloignés.

l en est de même de tout système régulièrement centré qui, comme l'œil, se ompose de lentilles convexes et de surfaces convexes.

Le foyer du système optique de l'œil se trouve sur la rétine. Les objets situés à très-grande distance y forment donc leurs images nettes, tandis que celles es objets plus rapprochés se forment derrière cette membrane. L'œil se istingue de tous les systèmes optiques artificiels par ce que la courbure de uelques-unes de ses surfaces réfringentes, des deux surfaces du cristallin par xemple, peut être augmentée grâce à un mécanisme musculaire situé dans 'œil lui-même, ce qui permet aux objets rapprochés de faire leur image ur la rétine. Cette propriété est dite l'*adaption aux distances* ou l'*accom- modation de l'œil*. Mais, d'autre part, l'œil présente quelques imperfections ui lui sont communes avec les instruments d'optique ; elles dépendent de ce ue le système de l'œil n'est pas très-exactement centré et de ce que la forme es surfaces réfringentes n'est pas mathématique ; ces surfaces ne sont pas on plus toujours parfaitement transparentes ; enfin la loi de la réunion de ous les rayons homocentriques en un même point n'est bien vraie que pour es rayons qui ne s'éloignent pas beaucoup de l'axe, tandis que les rayons marginaux ne se réunissent pas exactement au même point. Les défauts de ransparence des milieux réfringents de l'œil et les corpuscules opaques situés evant la rétine déterminent des *images entoptiques*. Le défaut de réunion des ayons détermine l'*aberration de sphéricité* ou *monochromatique*. L'œil enfin résente, à un degré plus grand que les instruments d'optique, l'*aberration hromatique*; cette imperfection consiste dans la formation de bords irisés ui sont dus à la différence de réfrangibilité des différents rayons du prisme. es aberrations monochromatique et chromatique sont toutes les deux corri- ées en partie dans l'œil par l'iris, qui arrête le passage des rayons marginaux t qui s'adapte par l'élargissement ou le rétrécissement de la pupille aux ifférences de l'intensité lumineuse ; cette propriété constitue l'*adaption aux uantités de lumière*.

L'on peut facilement s'assurer de la formation de l'image dans le fond de l'œil u moyen d'un œil d'animal fraîchement sacrifié ; on se sert surtout avec avantage es yeux de lapins blancs, qui sont dépourvus de pigment. Quand on dirige leur ornée vers une fenêtre éloignée, l'on voit l'image renversée et rapetissée de ette fenêtre sur la surface postérieure de la sclérotique. Cette image est bien lus nette encore quand aux points correspondants on a eu soin d'enlever la sclé- otique et la choroïde avec leurs couches de pigment. L'on peut même, chez les ommes dont l'œil est saillant, apercevoir cette image sur la sclérotique pendant la ie ; on fait diriger l'œil fortement en dehors vers la flamme d'une bougie et l'on perçoit l'image renversée de la flamme du côté de l'angle interne de l'œil. Quand il a plusieurs flammes disposées à des distances variables, on voit que toujours il ne e produit qu'une seule image, mais que l'œil peut alternativement rendre percep- ible l'image de telle ou telle flamme.

De tous les instruments d'optique, c'est la *chambre obscure* qui se rapproche le lus de l'œil. Cet instrument consiste dans une boîte dont la surface interne est noircie ; lle contient en avant un tube que l'on peut allonger à volonté ; dans ce tube est nchâssée une lentille ; en arrière la boîte est fermée par une lame de verre dépolie. Quand la lentille est dirigée vers un objet éloigné, on voit l'image de cet objet plus petite et renversée se peindre sur la lame de verre. Si l'objet est rapproché de la chambre obscure, l'image devient diffuse; mais en diminuant le tube on lui rend sa netteté. Au lieu d'augmenter ainsi la distance entre la surface réfringente et l'objet trop rapproché, l'on pourrait encore obtenir une image nette en augmentant la courbure de la lentille, ce qui augmenterait son pouvoir réfringent. C'est là ce qui se produit dans le phénomène de l'accommodation. La chambre obscure présente les aberrations de sphéricité et les aberrations chromatiques. Quand on dispose un petit diaphragme au devant de la lentille, ces aberrations deviennent très-faibles; quand, au contraire, ce diaphragme est enlevé, l'aberration chromatique se manifeste par les bords irisés de l'image. Lorsque l'on se sert de lumière d'une seule nuance, les bords de l'image sont néanmoins moins nets, ce qui tient à l'aberration de sphéricité. L'aberration chromatique peut être corrigée par un système de lentilles appropriées de substances différentes : c'est alors un *système de lentilles achromatiques*. L'aberration de sphéricité peut, elle aussi, être très-amoindrie par une disposition spéciale des surfaces réfringentes: l'on obtient en ce cas un *système de lentilles aplanatiques*. L'œil n'est ni achromatique ni aplanatique : à ce point de vue, cet organe est un instrument moins parfait qu'un microscope ou une lunette d'approche de moyenne valeur.

§ 181. — Forme et pouvoir réfringent des milieux optiques de l'œil.

1° *Forme des surfaces réfringentes.* La forme de la cornée se rapproche de celle d'un segment ellipsoïde de rotation en mouvement autour de son axe. La courbure de la cornée peut être plus exactement comparée à une courbe dans laquelle tous les méridiens passant par le centre ont une forme à peu près elliptique, et dans laquelle en même temps le rayon de courbure au sommet de chaque ellipse est à peu près constant. Ce rayon est en moyenne d'environ 7mm,5; mais, par contre, l'excentricité des ellipses (la distance des deux points focaux) présente de grandes variations.

La forme des surfaces antérieure et postérieure du cristallin n'a pu jusqu'ici être déterminée sur le vivant. Les mesures obtenues sur des cristallins extraits permettent d'admettre que la courbure des deux surfaces, au moins près de leurs sommets, se rapproche beaucoup de la sphère. La courbure de la surface postérieure est un peu plus forte que celle de la surface antérieure. Sur quatre yeux différents, Knapp a vu le rayon de courbure de la surface antérieure varier entre 7, 8 et 9 millimètres, et celui de la surface postérieure entre 5mm,3 et 6mm,9. La distance qui sépare le sommet de la surface postérieure du cristallin d'avec celui de la cornée est de 2mm,9 à 3mm,1 ; celle qui sépare le sommet de la surface postérieure du cristallin d'avec celui de la cornée est de 7mm,1 à 7mm,5 ; l'épaisseur du cristallin est donc de 4mm à 4mm,6.

C'est par la cornée que le rayon lumineux éprouve sa principale déviation; aussi est-il de la plus haute importance de déterminer exactement la forme de la surface cornéale. Senff et Kohlrausch en avaient fait jadis des mensurations inexactes; Helmholtz se servit de méthodes plus parfaites. Le tableau suivant donne les résultats obtenus par cet auteur sur trois femmes âgées de vingt-cinq à trente ans.

Rayon de courbure au sommet (r) . . .	7,338	7,646	8,154
Carré de l'excentricité (e^2).	0,4367	0,2430	0,3037
Moitié du grand axe (a)	13,027	10,100	11,711
Moitié du petit axe (b)	9,777	8,788	9,772
Angle entre le grand axe et l'axe visuel (α).	$4^o,19'$	$6^o,43'$	$7^o,35'$
Diamètre horizontal	11,64	14,64	12,092
Distance du sommmet à la base	2,560	2,531	2.511

Knapp a complété récemment ces mensurations en déterminant sur un certain nombre d'yeux les éléments de la section verticale de la cornée et le rayon de courbure en quelques points situés en dehors du sommet ; il résulte de ces recherches que jamais la courbure du méridien vertical ne coïncide exactement avec celle du méridien horizontal. En voici un exemple pris sur l'œil normal d'un jeune homme de 15 ans. r_0 désigne le rayon de courbure dans l'axe vertical, r_1 et r_2 désignent deux rayons de courbure de points situés à $21^o,51'$ à droite, à gauche, en haut ou en bas du sommet.

	r_0	r_1	r_2	r	e^2	a	b	α
horizontal .	8,0668	8,2802	8,8148	8,0303	0,2612	10,875	9,3448	$6^o,5'$
vertical . .	8,2572	8,6929	8,7856	8,2555	0,2895	11,629	9,7940	$1^o\ 4^o$

Dans ce tableau, r_2 donne le plus grand des trois rayons étudiés. Pour l'ellipse horizontale, il est toujours situé en dedans du côté du nez ; pour l'ellipse verticale, il se trouve au contraire tantôt au delà, tantôt en deçà du sommet ; dans le dernier cas l'axe visuel descend aussi au-dessous du sommet.

La méthode pour déterminer le rayon de courbure de la cornée est basée sur la mesure du rapport de la grandeur d'un objet à celle de l'image réfléchie par la cornée. Quand, en effet, l'image est relativement très-petite, de telle sorte que la partie de la cornée qui la réfléchit peut être considérée comme appartenant à une surface sphérique, la grandeur de l'objet est par rapport à sa distance de l'œil comme la grandeur de l'image par rapport à la moitié du rayon de courbure. La grandeur de l'objet et sa distance de l'œil sont faciles à mesurer ; il suffit donc de déterminer exactement la grandeur de l'image, ce qui n'est pas très-facile à cause des mouvements légers, mais inévitables de la tête. Pour s'en débarrasser, Helmholtz a construit un instrument spécial, l'*ophthalmomètre*, au moyen duquel il est possible de mesurer l'image, malgré quelques faibles mouvements. Cet instrument (Fig. 91) se compose d'une lunette, au devant de laquelle est placé une caisse garnie de deux plaques de verre planes, parallèles, et tout à fait semblables ; ces plaques sont superposées et peu-

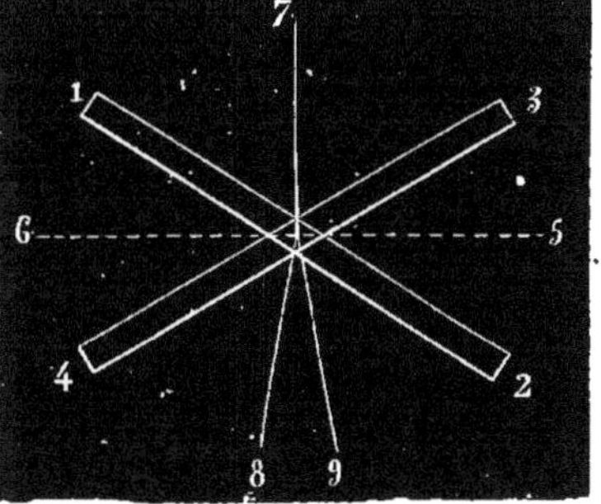

Fig. 91.

vent s'écarter angulairement, de telle sorte que toujours elles se meuvent simultanément, mais en sens opposé. Supposons, par exemple, que la plaque supérieure ait pris la position 3 4 , la plaque inférieure a pris aussitôt la position inverse, mais correspondante 1 2. Si par la lunette on regarde alors à travers les plaques de verre l'image cornéale d'un objet lumineux, on la voit simple quand les plaques sont très-exactement superposées en 6 5 ; on la voit double, au contraire, dès que les plaques s'éloignent de cette position. Alors, en effet, l'image 7 est réfractée par la plaque 3 4 suivant 9, et par la plaque 1 2 suivant 8, on voit donc des images doubles éloignées l'une de l'autre de la distance 8 9.

Pour faire les expériences, on se sert de flammes réfléchies par la cornée ; ces flammes sont à des distances déterminées l'une de l'autre, et l'on dispose les plaques de verre de telle manière que les images doubles se touchent par leurs extrémités opposées, et que, par suite de la réfraction des deux plaques de l'ophthalmomètre, l'image soit exactement doublée. Connaissant l'angle dont les plaques se sont écartées, leur épaisseur h, et leur indice de réfraction n, on peut calculer la distance E qui sépare les images cornéales des deux flammes. Pour plus de détails sur l'ophthalmomètre, nous renvoyons à notre traité de *Physique médicale*, §§ 97 et 142.

Nous n'avons pas encore les mesures exactes de la surface postérieure de la cornée ; dans tous les cas elle ne diffère pas beaucoup de la surface antérieure. L'on peut au reste la négliger, car, comme nous le verrons plus loin, il est permis de considérer les indices de réfraction de la cornée et de l'humeur aqueuse comme sensiblement égaux.

C. Krause considère la face antérieure du cristallin comme appartenant à un ellipsoïde de rotation aplati, et la face postérieure comme appartenant à un paraboloïde de rotation. Il est à remarquer que les mesures de Krause ont été prises au compas sur des cristallins extraits de l'œil. L'on pourrait, sur l'œil vivant, déterminer cette forme comme celle de la cornée, en étudiant les images d'objets lumineux ; mais les images cristalliniennes sont trop peu éclairées pour cela. On peut cependant s'en servir en les comparant à des images cornéales de grandeur connue. Helmholtz disposa deux flammes brillantes superposées dans le plan vertical de manière à voir leur image sur le cristallin, il en fit réfléchir deux autres plus petites et plus faibles par la cornée, il s'arrangea de manière à ce que l'image de ces dernières se trouvât tout à côté de l'image cristallinienne des deux grandes flammes et à ce que la distance des petites flammes fût la même que celle des grandes. Les distances focales des deux systèmes réflecteurs étudiés étaient alors inversement proportionnelles aux distances des deux paires de flammes, et les distances focales lui permettaient de calculer directement les rayons de courbure. On peut se servir de ce moyen pour étudier les rayons de courbure des deux faces du cristallin ([1]).

2° *Pouvoir réfringent des milieux optiques*. Les indices de réfraction de la cornée, de l'humeur aqueuse et du corps vitré ne diffèrent que fort peu de celui de l'eau, et les indices de ces trois milieux se rapprochent tellement qu'on peut sans erreur sensible les considérer comme egaux. Le pouvoir réfringent du cristallin est plus élevé, mais la substance de cette lentille ne possède pas la même réfringence dans toutes ces différentes couches ; elle augmente en effet de la surface vers le centre de telle sorte que le noyau central est plus réfringent que la périphérie. Cette particularité augmente le pouvoir réfringent du cristallin, car la distance focale de la lentille, prise en totalité, devient plus petite que si toute sa masse possédait le même indice de réfraction que le noyau central.

([1]) Helmholtz, *Physiolog. Optik.* — Knapp, *Die Krümmung der Hornhaut.* Heidelberg 1860.

Le tableau suivant donne les indices de réfraction trouvés par Brewster, W. Krause et Helmholtz; n désigne l'indice de réfraction de l'eau distillée.

	n	Cornée.	Humeur aqueuse.	Corps vitré.	Cristallin :		
					couche extérieure.	couche moyenne.	noyau central.
Brewster .	1,3358	»	1,3366	1,3394	1,3767	1,3786	1,3839
Krause . .	1,3342	1,3507	1,3420	1,3485	1,4053	1,4294	1,4541
Helmholtz .	1,3354	»	1,3365	1,3382	1,4189	»	»

Listing avait déjà vu que le pouvoir réfringent du cristallin, pris en totalité, est plus élevé que la moyenne de celui de ses diverses couches isolées et même que celui de sa partie la plus dense; Helmholtz démontra le fait. On s'en rend facilement compte en réfléchissant qu'un rayon lumineux qui tombe sur une lentille bien homogène n'est réfracté qu'à son point d'incidence sur la surface antérieure, tandis que dans une lentille dont les couches deviennent successivement plus denses, le même rayon se réfracte en passant d'une couche dans une autre. Le rayon lumineux parcourt dans ce dernier cas un trajet courbe à travers la lentille (Fig. 92), et au moment où il sort

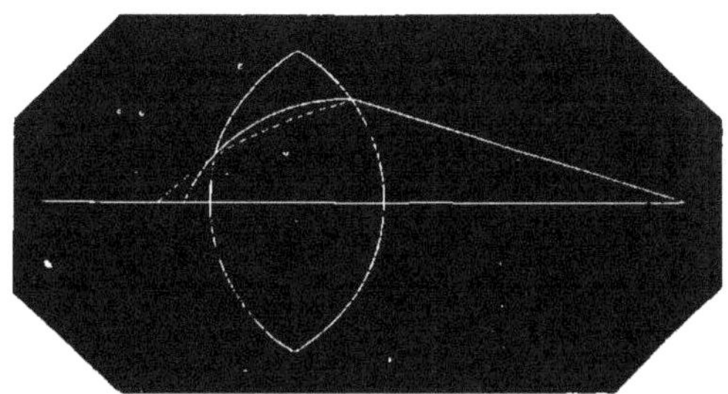

Fig. 92.

par la surface postérieure, l'angle qu'il forme avec la normale est plus grand que celui que ferait un rayon qui passerait en droite ligne à travers la lentille (comme par exemple la ligne ponctuée de la Fig. 92). Dans deux cas, Helmholtz trouva l'indice de réfraction total du cristallin = 1,4519 et 1,4414, les distances focales (le cristallin étant baigné par l'humeur aqueuse) = 45mm,144 et 47mm,435 [1].

§ 182. — Réfraction de la lumière dans l'œil.

Les rayons lumineux émanés d'un point éloigné, et arrivés sur l'œil, sont réfractés par la cornée de telle manière qu'ils se réuniraient à environ 10mm derrière la rétine, s'ils ne subissaient plus d'autre déviation. Mais le cristallin les réfracte à son tour et les rend plus convergents, aussi se réunissent-ils sur la rétine. C'est sur la cornée et sur les deux surfaces antérieure et postérieure du cristallin que se fait la plus forte réfraction, mais il s'en produit toujours une plus petite entre les différentes couches du cristallin. L'extrémité antérieure de l'axe de ce système de surfaces réfringentes, l'*axe optique*, se trouve près du sommet de la cornée; son extrémité postérieure est située au milieu de l'espace qui sépare la tache jaune d'avec la papille du nerf optique.

Pour trouver la marche des rayons lumineux à travers un système de surfaces réfringentes de cette espèce et pour déterminer la situation et la grandeur

[1] Brewster, *Edinburgh philosoph. journ.*, 1819. — W. Krause, *Die Brechungsindices der durchsichtigen Medien des Auges*. Hannover 1855. — Helmholtz, *loc. cit.*

des images qui s'y produisent, il est nécessaire de connaître quelques *points cardinaux* de l'axe optique, points dont la situation dépend de la structure de tout le système (de la courbure et du rapport de réfraction des milieux). Ces points cardinaux sont : 1° les deux *points focaux :* tout rayon qui, avant d'être réfracté, passe par le *premier* foyer, devient, après sa réfraction, parallèle à l'axe; tout rayon qui, avant sa réfraction, est parallèle à l'axe, passe après la réfraction par le *second* foyer, et tous les rayons qui partent d'un point situé dans un plan perpendiculaire élevé sur l'axe au niveau du premier point focal (le premier plan focal), sont *parallèles entre eux* après la réfraction. 2° Les deux *points principaux :* tout rayon qui, avant la réfraction, passe par le premier point principal, passe après la réfraction par le second, et tout rayon qui passe par un point quelconque d'un plan élevé sur l'axe perpendiculairement au premier point principal (le *premier plan principal*), passe par le point correspondant d'un plan analogue élevé sur l'axe au niveau du second point principal (*second plan principal*). On peut donc aussi désigner le second plan principal comme l'image optique du premier plan principal ; ce sont, en effet, les seules images correspondantes qui ont même grandeur et même direction. La distance du premier point principal au premier foyer est dite la *première distance focale principale ;* la distance du second point principal au second foyer est dite la *seconde distance focale principale*, ou, plus simplement, la *distance focale*. 3° Les deux *points nodaux :* tout rayon qui, avant d'être réfracté, est dirigé vers le premier point nodal, est, après la réfraction, dirigé vers le second, et les rayons sont, avant et après la réfraction, parallèles entre eux.

Listing a donné les chiffres suivants pour la position des points cardinaux sur un œil schématique.

1° Le *premier foyer* est à 12^{mm},8326 audevant de la cornée, le *second foyer* à 14^{mm},6470 derrière la surface postérieure du cristallin ;

2° Le *premier point principal* est à 2^{mm},2746 derrière la surface antérieure de la cornée, et le *second* à 2,5724 derrière la même surface ;

3° Le *premier point nodal* est à 0^{mm},7580 au devant de la surface postérieure du cristallin, et le *second* à 3,602 au devant de la même surface.

En connaissant ces chiffres, il est très-aisé (comme dans la Fig. 93) de faire un tracé de la marche des rayons lumineux et de déterminer la situation des images. Soit 8 et 9 les deux foyers, 10 et 11 les deux points principaux, 13 et 14 les deux

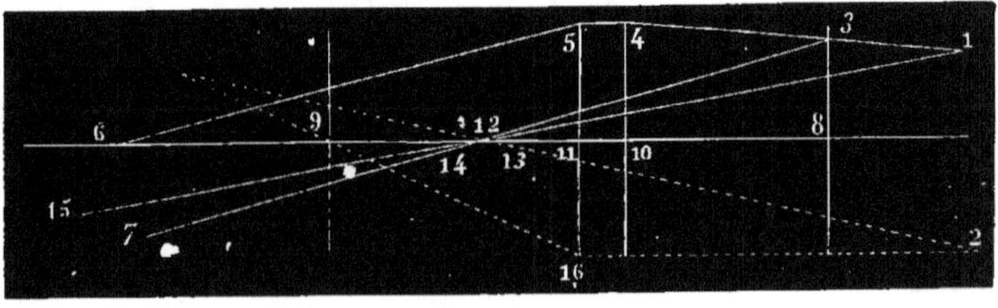

Fig. 93.

points nodaux. Ces points cardinaux sont définis de telle sorte que, 1° un rayon 1 4 qui rencontre en 4 le premier plan principal, rencontrera en 5 le second plan principal (5 étant l'extrémité de la perpendiculaire 4 5 élevée sur le point 4) ; 2° un rayon 1 13, dirigé suivant le premier point nodal, suit après la réfraction la ligne 14 15, conduite par le second point nodal parallèlement à sa première direction, et 3° deux rayons 3 4 et 3 12, partis tous deux d'un point 3 du premier plan focal, sont parallèles entre eux après la réfraction et deviennent 5 6 et 14 7. Avec ces règles il est possible de déterminer la direction que prend un rayon quelconque après sa réfraction et le point où un objet lumineux quelconque fait son image. Supposons que 1 4 soit le rayon dont nous voulons connaître le trajet après sa réfraction, on commence par élever une perpendiculaire au point 4, où le rayon frappe le premier plan principal, et on la mène en 5, où elle rencontrera le second plan principal ; on sait alors qu'après la réfraction le rayon passera par le point 5. On détermine ensuite le point 3, où le rayon, avant sa réfraction, coupe le premier plan focal. On se figure un autre rayon 3 13, qui partirait de ce point 3 et se dirigerait sur le premier point nodal 13 pour, après sa réfraction, se continuer en 14 7. Mais tous les rayons partis d'un point 3 du premier plan focal sont toujours parallèles entre eux après la réfraction ; le rayon 1 4 sera donc, après sa réfraction, parallèle à 3 12. Nous savons d'autre part, que ce rayon 1 4 est forcé de passer en 5 ; aussi sa direction après la réfraction sera-t-elle 5 6. Supposons encore qu'il s'agisse de trouver le lieu où un point lumineux 2 fera son image après la réfraction. Il suffira de mener un *premier* rayon parallèle à l'axe et un *second* rayon passant par le premier point nodal. Le rayon 2 16 part du point 16 situé sur le second plan principal, et va au second foyer 9 ; le rayon 2 13 devient 2 17 après sa réfraction, et, les deux rayons se coupant en 17, ce sera le lieu où se fera l'image du point 2.

Un système construit d'après les chiffres donnés plus haut, est un *œil schémati-que*, parce que, pour calculer les constantes de ce système, on s'est servi de moyennes. Listing admettait :

Le rayon de courbure de la cornée = 8^{mm}.
    »   »   de la surface antérieure du cristallin = 10^{mm}.
    »   »   de la surface postérieure du cristallin = 6^{mm}.
L'indice de réfraction de l'humeur aqueuse et du corps vitré = 103/77'.
    »   »   du cristallin = 16/11'.
La distance de la surface antérieure de la cornée et de la surface antérieure du cristallin, ainsi que l'épaisseur du cristallin = 4^{mm}.

Les deux points principaux et les deux points nodaux sont très-rapprochés dans l'œil ; aussi sans grande erreur peut-on admettre que ces points concordent entre eux ; le schéma construit d'après ces données a pris le nom d'*œil réduit*. Le point principal unique d'un œil de ce genre est situé, d'après Listing, à 2^{mm},3448 derrière la surface antérieure de la cornée ; le point nodal unique (12, Fig. 93) à 0^{mm},4764 au-devant de la surface postérieure du cristallin. Pour un œil réduit, il suffit d'une seule surface sphérique réfringente d'un rayon de courbure de 5^{mm},1248 dont le sommet concorde avec le point principal unique ; sa surface antérieure est en contact avec l'air et sa surface postérieure avec l'humeur aqueuse. Rien de plus facile que de déterminer le lieu et la grandeur de l'image dans un œil de cette espèce. Supposons que l'on veuille trouver l'endroit où se fait sur la rétine l'image d'un point 1 (Fig. 94), l'on mène une ligne à partir de ce point en la faisant passer par le point nodal unique 3. Le point 4, au niveau duquel cette ligne prolongée rencontre la rétine, est l'endroit où se fait son image. Pour trouver la grandeur de l'image rétinienne d'un objet 1 2, on mène des lignes partant des deux extrémités de l'objet 1 2, on les fait passer

par 3 et 4; 5 donnera la grandeur de l'image. La ligne passant ainsi par le
point nodal 3 est dite le *rayon de direction*, ou la *ligne de direction*. Le point
nodal unique où ces lignes s'entre-croisent est dit le *point de croisement des*

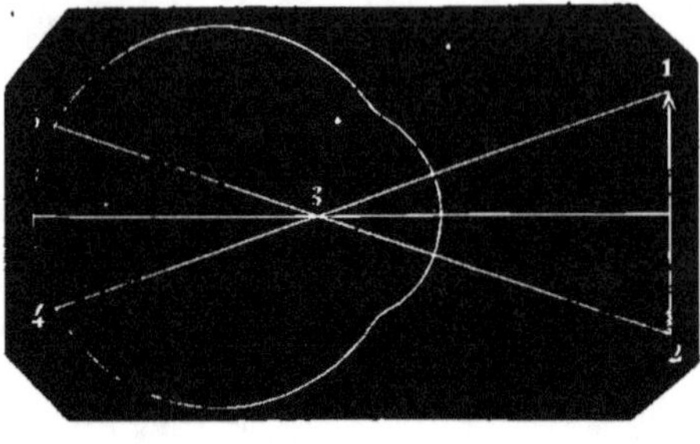

lignes de direction. Le rayon de
direction qui tombe sur le lieu de
la vue distincte, sur la tache jaune,
est dit la *ligne* ou l'*axe visuel*.
Cette ligne est située environ à 2
degrés en dedans et un peu au-
dessus de l'axe optique de l'œil,
qui unit le sommet des différentes
surfaces réfringentes et qui suit le
chemin du rayon non dévié.

Fig. 94.

En traçant les lignes de direction, l'on peut donc obtenir l'image rétinienne
d'un objet. Mais ces lignes ne concordent pas avec celles suivant lesquelles
nous reportons de nouveau l'image rétinienne dans le monde extérieur; nous
reportons, en effet, l'impression de la rétine dans la direction dans laquelle nous
visons. On trouve la direction de la *ligne de mire* en menant une ligne d'un point
de l'image rétinienne par deux points situés à distance inégale, mais se recouvrant dans notre champ visuel. Toutes les lignes de mire d'une image s'entre-
croisent en un *même* point, qui n'est pas tout à fait concordant avec le point
de croisement des lignes de direction, car il est situé un peu au devant de
celui-ci, au centre de la pupille. C'est là le *point d'entre-croisement des lignes*
de mire. L'angle que forment deux lignes de mire parties des extrémités d'une
image perçue se nomme l'*angle visuel*. Le plan passant par deux lignes de
mire correspondantes dans les deux yeux est le *plan de mire*.

Les deux points principaux se correspondent sur une surface réfringente unique et
coïncident avec le sommet de cette surface; c'est là le seul point où il est possible
d'obtenir deux images identiques et de même direction; mais dans ce cas elles se recouvrent. La distance qui sépare les deux points nodaux réunis, ou les points d'entre-croisement des lignes de direction, d'avec le point principal est alors égale au
rayon de courbure de la surface réfringente. Il en résulte une grande facilité pour

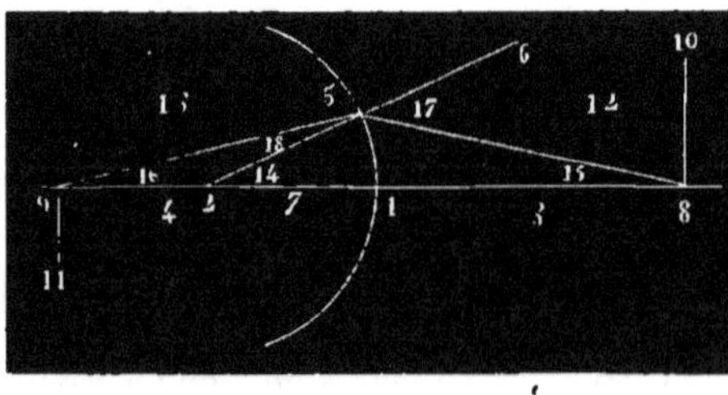

étudier la marche des rayons dans l'œil
réduit. Soit (Fig. 95) 2 le point d'entre-
croisement des lignes de direction, 1 le
point principal unique, $r = 1\ 2$ le
rayon de courbure admis. Désignons
par f' la distance entre un point lumineux 8 et le point 1, et par f'' la distance qui sépare 1 d'avec le point 9 de
l'image. La normale 5 6 n'est que le
prolongement du rayon 2 5, tandis
que α représente l'angle d'incidence

Fig. 95.

et β l'angle de réfraction du rayon; désignons par x l'angle formé en 8, par y celui
formé en 9 et par z celui formé en 2; désignons par n' l'indice de réfraction du premier milieu (situé entre 8 et 1) et par n'' celui du second (situé entre 1 et 9). D'après

la loi de la réfraction $n'\ sin\ \alpha = n''\ sin\ \beta$. Mais les angles d'incidence étant supposés très-petits, la distance 1 5 devant représenter un très-petit segment de surface sphérique, on peut remplacer directement les sinus par leurs angles et écrire $n'\ \alpha = n''\beta$. On voit parfaitement, en étudiant la figure, que $x = \alpha - z$ et $y = z - \beta$. Multiplions la première de ces équations par n', la seconde par n'', et remplaçons dans ce dernier cas $n''\beta$ par $n'\alpha$ qui lui est égal, nous obtiendrons :

$$n'\ x = n'\ \alpha - n'\ z$$
$$n''\ y = n''\ z - n'\ \alpha$$

Additionnons et nous aurons $n'\ x + n''\ y = z\ (n'' - n')$.

Supposons maintenant que l'arc 1 5 $= 1$, on pourra écrire $f'\ x = 1$, $f''\ y = 1$ et $r\ z = 1$, donc $x = \dfrac{1}{f'}$, $y = \dfrac{1}{f''}$ et $z = \dfrac{1}{r}$. Introduisons ces valeurs dans l'équation ci-dessus, nous aurons :

$$\frac{n'}{f'} + \frac{n}{f''} = \frac{n'' - n'}{r}$$

Telle est la formule fondamentale au moyen de laquelle, l'indice de réfraction et le rayon de courbure étant connus, l'on peut déterminer le point de l'image en connaissant celui de l'objet, et réciproquement. En désignant par F'' la distance du point de l'image quand l'objet est à une distance infinie (dans l'équation ci-dessus $f' = \infty$), en d'autres termes F'' étant la distance du foyer principal postérieur, nous obtenons :

$$F'' = \frac{n''\ r}{n'' - n'}\ .$$

On obtient de même, f'' étant $= \infty$ et les rayons devenant parallèles après la réfraction, pour la distance F' du point de l'objet ou la distance du foyer principal antérieur :

$$F' = -\frac{n'\ r}{n'' - n'}$$

Il est facile également, les distances f' et f'' étant connues, de déterminer le rapport de la grandeur de l'image à celle de l'objet. Soit 8 10 $= b'$ l'objet et 9 11 $= b''$ l'image, nous aurons le rapport suivant :

$$\frac{b'}{b''}\ \frac{8\ 2}{9\ 2} = -\frac{f' + r}{f'' - r}$$

Les valeurs numériques de r, n' et n'', suffisantes pour ces recherches sont, comme nous l'avons vu, $r = 5{,}1248$, $n' = 1$ et $n'' = 1{,}3365$. Il est à remarquer cependant que le point principal est situé à $2^{mm}{,}3448$ derrière le sommet de la cornée. Pour de plus amples détails, consultez la *Physique médicale*[1].

(1) Moser, *Ueber das Auge. Dove's Repertor. d. Physik*, t. V (première application des recherches dioptriques de Gauss sur l'œil). — Volkmann, article *Sehen*, dans *Handwörterbuch d. Physiol.*, t. III. — Listing, article *Dioptrik des Auges, ibid.*, t. IV. — Helmholtz, *Physiolog. Optik.*

§ 183. — Accommodation et adaptation de l'œil.

Dans l'œil normal, les rayons venus d'un point très-éloigné se réunissent sur la rétine. Les rayons partis d'un point plus rapproché ne se réuniraient donc pas sur cette membrane, si l'œil n'avait la propriété de s'accommoder à la distance des objets. Cette accommodation se fait par un changement de forme et de position des surfaces réfringentes, dû à l'action de muscles situés dans l'intérieur de l'œil. Outre cette *accommodation pour les distances*, l'œil possède encore la propriété de s'adapter aux différentes intensités lumineuses; il peut, en effet, en modifiant l'ouverture pupillaire, régler le volume du faisceau lumineux qui pénètre dans le fond de l'œil. Cette propriété, nous l'appelons *adaption pour les intensités de la lumière*.

1° *Vision à différentes distances.* Les rayons qui partent d'un point pour lequel l'œil n'est pas accommodé ne forment pas une image nette sur la rétine, *l'image est diffuse* et sa forme dépend de celle de la pupille à travers laquelle le faisceau lumineux pénètre dans l'œil; or la pupille est ronde d'habitude; aussi l'image constitue-t-elle en ce cas un *cercle de diffusion*. Quand, au lieu d'un point, l'image doit représenter un objet à plusieurs dimensions, les cercles de diffusion de chaque point isolé se recouvrent les uns les autres; l'image est alors tout à fait indistincte et ses bords très-peu nets.

Il est très-facile de s'assurer que l'œil ne peut jamais voir nettement et simultanément des objets situés à certaine distance les uns des autres. Si l'on dispose à environ 6 pouces de l'œil un voile transparent, et à 2 pieds en arrière de celui-ci une page d'impression ou d'écriture, l'on verra tantôt nettement les fils du voile et tantôt les caractères de la page, mais jamais les deux choses à la fois. Il est plus aisé encore de constater les cercles de diffusion par ce que l'on appelle l'*expérience de Scheiner*. On prend une carte percée de deux ou de plusieurs trous d'aiguille, mais distants entre eux d'une quantité moindre que le diamètre de la pupille; on place cette carte devant l'œil et l'on regarde à travers ces trous un objet éloigné, tandis qu'à peu de distance de la carte on a disposé un objet fin, une aiguille par exemple; l'on voit en ce cas autant d'images de l'aiguille qu'il y a de trous dans la carte. Il en est de même quand c'est l'aiguille que l'on met à grande distance et que l'on fixe un objet plus rapproché. Les images doubles ou multiples disparaissent aussitôt que l'on fixe l'aiguille elle-même. Le réflecteur nous fournit un moyen excellent pour nous assurer de tous ces faits. On peut, au moyen de cet instrument, examiner directement les images qui se produisent sur l'œil d'une autre personne; et l'on constate que ce ne sont que les objets situés à peu près à la même distance qui font simultanément leurs images distinctes sur la rétine, tandis que les objets situés à des distances variées ne font leur image distincte que les uns après les autres.

Les différences d'éloignement des objets ont une influence d'autant plus grande sur la netteté des images que l'objet est plus rapproché. Quand l'œil est accommodé pour l'infini, les cercles de diffusion pour un objet situé à une distance d'environ 12 mètres sont assez petits pour que l'image reste

tincte, mais dès que cette distance vient à diminuer, il suffit d'une différence
quelques centimètres pour que le degré de diffusion de l'image devienne de
is en plus grand. La portion de la ligne visuelle dans laquelle, le degré d'ac-
mmodation ne variant pas, les objets restent distincts, est dite *ligne d'ac-
nmodation*. On peut encore exprimer ce fait en disant que la longueur de
ligne d'accommodation est d'autant plus grande que sa distance de l'œil est
is considérable.

Le point le plus rapproché pour lequel l'œil puisse être accommodé est dit le
int de proximité; le plus éloigné est dit le *point d'éloignement*. Ce dernier
: à l'infini pour l'œil normal, le premier est à 4 ou 5 pouces de l'œil. Il y a
endant beaucoup d'exceptions à cette règle, car tantôt le point d'éloignent peut être beaucoup plus rapproché, et reporté même à quelques pouces;
point de proximité est également alors plus rapproché (*œil myope*); tan-
, au contraire, le point d'éloignement restant à l'infini, le point de proximité
ule beaucoup plus en arrière (*œil presbyte*); tantôt enfin l'œil est construit
telle sorte qu'il ne peut réunir en un point que des rayons convergents et
'il est accommodé pour une distance plus grande que l'infini (*œil hypermé-
pe*). L'œil dont, dans l'état normal de l'accommodation, le point focal pos-
ieur est situé sur la rétine même, ce qui par conséquent se présente dans
il normal et dans l'œil presbyte, constitue ce que Donders a appelé l'*œil
amétrope*; l'œil *amétrope* est, au contraire, celui qui, dans l'état normal de
ccommodation, a son point focal postérieur situé en dehors de la rétine, en
ant ou en arrière de cette membrane, comme dans l'œil myope ou hyper-
trope. La distance qui sépare les points d'éloignement et de proximité cons-
ne le *champ de l'accommodation*, qui d'ordinaire est plus ou moins diminué
and les conditions de réfringence de l'œil cessent d'être normales. Les *lu-
ttes* ont pour effet de corriger ces imperfections de l'accommodation; en
posant en effet une lunette concave au devant du système réfringent de l'œil,
recule le point d'éloignement de l'œil myope (lunettes à verres concaves),
inversement, en se servant d'une lunette convexe, on rapproche le point
loignement de l'œil hypermétrope (lunettes à verres convexes).

La Fig. 96 est destinée à faire comprendre la manière dont se produisent les cer-
s de diffusion. Soient 1 et 2 deux points lumineux, 5 et 6 la cornée, 3 le point où
vergent les rayons partis de 1; le point 4, où se réunissent les rayons partis de 2,

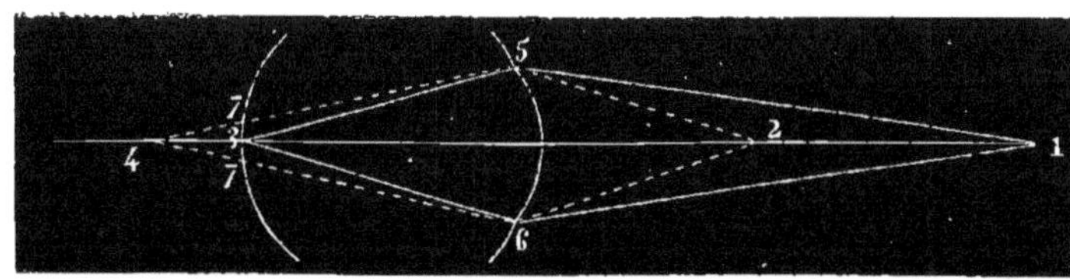

Fig. 96.

trouvera plus en arrière que le point 3. Si la rétine se trouve en 3, l'image du
nt 1 s'y produira, mais celle du point 2 se trouvera représentée par un cercle 7 7
it la forme dépendra de celle de la pupille par laquelle le cône lumineux pénètre
is l'œil, cercle qui sera d'autant plus grand que le point d'entre-croisement 4 sera

plus éloigné de 3. Pour que le point 4 se rapproche de la rétine 3, il faut que le pouvoir réfringent des milieux transparents de l'œil s'élève, les rayons venus du point 1 se réuniront alors au devant du point 3 et produiront ainsi à leur tour un cercle de diffusion sur la rétine.

L'expérience de Scheiner est reproduite dans la Fig. 97. Soient 5 et 6 les deux trous de la carte placée devant l'œil, les deux cônes lumineux passant par ces trous réuniront tous leurs rayons en un point 4. Si la rétine se trouve en ce point, l'objet sera vu simple. Mais supposons-la située en 7 8, l'image sera *double* puisque les deux points 7 et 8 de la rétine seront tous deux impressionnés par les rayons émanés du point 4; il en sera de même si la rétine est située en 9 10. Il est bien évident que chacune de ces images sera moins lumineuse que lorsque tout

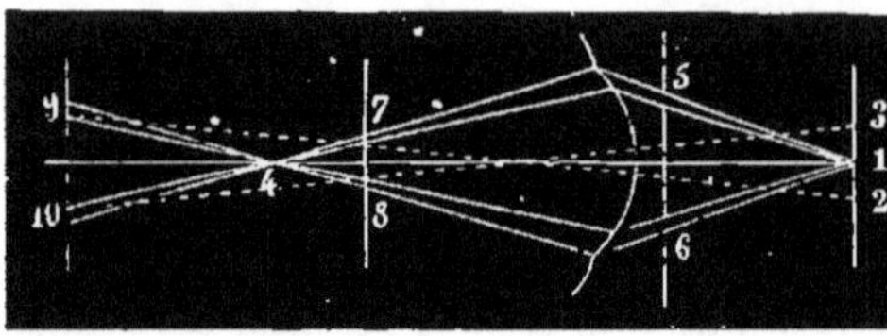

Fig. 97.

le cône lumineux parti de 1 vient frapper la rétine ; mais ces images seront d'autant plus lumineuses que leur cercle de diffusion sera plus petit ; en d'autres termes, que les trous de la carte seront plus étroits. Quand on vient à boucher l'un de ces trous, si la rétine se trouve en 4, au niveau des points d'entre-croisement, l'image restera la même, mais elle sera moins lumineuse. Quand, au contraire, la rétine est en 7 8 ou 9 10, si l'on vient à boucher le trou 5, l'une des deux images disparaît, et c'est l'image supérieure quand la rétine se trouve en avant du point 4, et l'image inférieure quand cette membrane est en arrière de ce point. Mais les images sur la rétine sont toujours renversées et un objet situé en bas a son image en haut; il en résulte que si 7 8 représente la rétine, l'image 7 sera, par rapport à la ligne de mire, reportée en 2, et la rétine étant en 9 10, le point 10 sera en 3. Les phénomènes seront inverses lorsque ce sera le trou 6 qui sera fermé. Il est donc possible de reconnaître si le point d'entre-croisement est situé au devant ou en arrière de la rétine, si l'on examine quelle est celle des images qui disparaît par la fermeture de l'un des deux trous de la carte. Quand c'est l'image *du même côté* qui disparaît, le point est en avant de la rétine, quand c'est l'image du *côté opposé*, il est, au contraire, en arrière de cette membrane.

On peut se servir de l'expérience de Scheiner pour déterminer les points d'éloignement et de proximité d'un œil. Les instruments destinés à cette détermination sont des *optomètres*. On met au devant de l'œil un écran percé de deux petites ouvertures et l'on détermine jusqu'à quelle distance une aiguille placée en avant de l'écran ne fait qu'une seule image. On peut ainsi calculer le champ de l'accommodation et le degré de myopie ou de presbytie d'un œil. On arrive au même résultat d'une manière moins exacte, mais très-suffisante pour la pratique, en se servant de mots imprimés avec des caractères de différentes grandeurs, que l'on fait lire à des distances variées.

L'on se sert, comme mesure du *champ d'accommodation*, du procédé suivant que nous devons à Donders. On mesure la distance focale d'une lentille concave qui, disposée au devant du cristallin, donne aux rayons émanés du point de proximité la direction qu'auraient ceux émanés du point d'éloignement. En désignant par a la distance focale de cette lentille, nous aurons A le champ d'accommodation $= \dfrac{1}{a}$; en désignant par p la distance du point de proximité et par r celle du point d'éloignement $\dfrac{1}{a} = \dfrac{1}{p} - \dfrac{1}{r}$. Ces données sont d'une grande importance pratique pour le choix des lunettes. Pour les détails plus approfondis de ces questions, nous renvoyons aux traités spéciaux d'ophthalmologie et aux travaux de Donders. Comparez aussi notre *Physique médicale*, § 181.

On remarque, dans l'expérience de Scheiner, que non-seulement les cercles de diffusion des images doubles sont plus petits, mais que l'image double elle-même paraît au contraire plus grande quand l'œil est accommodé pour une plus grande distance. La Fig. 98 explique ce phénomène. Les rayons 1,4 et 2,3, partis des points de l'objet 1 2 et consti-tuant à leur autre extré-mité les limites de l'image 3 4 située en arrière de la rétine, rencontrent cette membrane au point 7 et 9. Si au devant de l'œil il ne se trouve qu'une petite ouverture 5, il n'y a que le rayon 1 6, parti du point 1, et le rayon 2 8, parti du point 2,

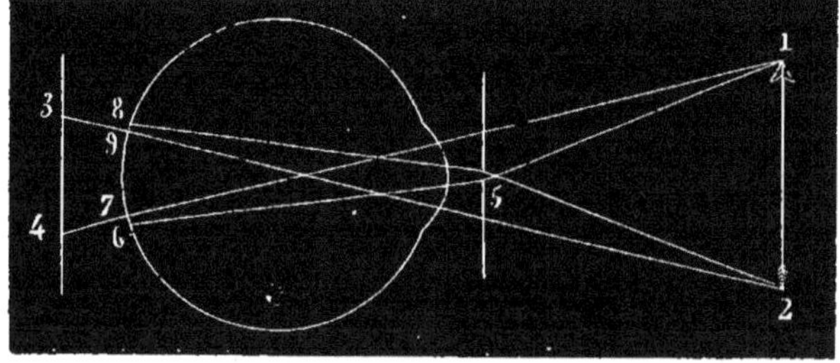

Fig. 98.

qui pourront frapper la rétine, et la distance 6 8 étant plus grande que la dis-tance 7 9, il en résulte que l'image vue à travers la petite ouverture 5 sera plus grande, bien que les cercles de diffusion soient plus petits. Cette différence augmen-tera évidemment avec l'éloignement auquel la petite ouverture sera de l'œil. Mais, d'un autre côté et réciproquement, les objets éloignés doivent apparaître plus petits, par une petite ouverture, quand l'œil est accommodé pour une petite distance.

Dans les conditions ordinaires, nous ne nous rendons pas compte de la lumière qui est réfléchie par le fond de l'œil d'une autre personne ; cette lumière repasse par la pupille, aussi cette ouverture paraît-elle noire. Le fait s'explique par ce que les rayons émanés d'un point lumineux et réunis sur la rétine, se réunissent, après leur réflexion, exactement au point lumineux lui-même. Il faudrait donc, pour apercevoir ces rayons, que l'œil de l'observateur fût interposé entre le point lumineux et l'œil éclairé ; on arrive à ce résultat de la manière suivante : on dispose au devant de l'œil que l'on se propose d'étudier (Fig. 99) une plaque de verre 5 à direction oblique. Et du côté de la face de cette plaque qui regarde l'œil on place une lumière A. Les rayons sont réflé-chis par 5, tombent sur l'œil 4 et semblent venir du point 2, vers lequel l'œil les réfléchit à son tour. Si alors l'œil de l'observateur se trouve en 3, ce der-nier perçoit la lumière réfléchie par le fond de l'œil 4 qui paraît éclairé pour l'œil placé en 3 ; mais l'ob-servateur n'en voit pas une image bien nette, parce que son œil n'est pas accommodé pour les rayons convergents réfléchis par 3. Il faut, pour obtenir cette image, que ces rayons soient rendus parallèles ou divergents au moyen d'une lentille concave 6.

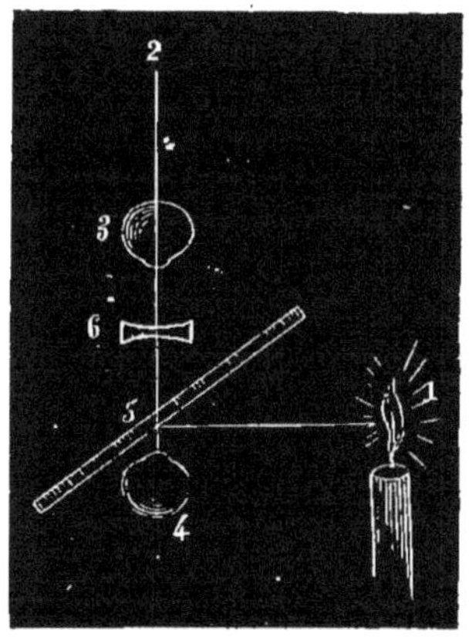

Fig. 99.

L'on arrive ainsi à la disposition de l'*ophthalmos-cope de Helmholtz*, qui donne une image virtuelle et de même sens de la rétine de l'œil observé. Si l'on fait passer la lumière réfléchie par l'œil à travers une len-tille convexe rapprochée de celui-ci, l'image est réelle mais renversée. C'est sur ce principe que sont basés les ophthalmoscopes de Rüte, Coccius etc., dans lesquels la lumière qui doit être réfléchie est projetée dans l'œil par un miroir concave ou un miroir plan perforé d'une ouverture à son centre. C'est par cette ouverture centrale que l'observateur voit l'image produite par la lentille convexe. Ces derniers ophthalmoscopes se prêtent mieux à l'examen de l'œil; aussi sont-ils adoptés de préférence dans la pratique de l'ophthalmologie; mais ils éclairent trop fortement le fond de l'œil pour étudier les images rétiniennes des objets extérieurs et leurs modifications pendant l'accommodation. Pour plus de détails sur les ophthalmoscopes, voyez notre *Physique médicale*, §§ 198 et suiv.

La faculté de *viser* que possède l'œil, c'est-à-dire de reconnaître si des objets situés à diverses distances se trouvent au même point de notre champ visuel, semble être en contradiction avec sa propriété de ne s'accommoder que pour une distance déterminée (§ 182). Dans ce cas, les images ne se recouvrent réellement que lorsque les deux points sont très-éloignés; à une distance plus rapprochée, nous jugeons de leur recouvrement réciproque par ce que le point que nous voyons nettement se trouve au centre du cercle de diffusion de l'autre.

Des lois de la réfraction dans l'œil on peut déduire directement ce fait : la longueur de la ligne d'accommodation diminue d'autant plus vite que l'objet est plus rapproché de l'œil. Listing a calculé pour son œil artificiel la grandeur des cercles de diffusion qui se produisent quand un objet est d'abord à l'infini et se rapproche progressivement jusqu'à une très-faible distance de l'œil. Voici ses résultats :

Distance de l'œil.	Diamètre des cercles de diffusion.	Distance de l'œil.	Diamètre des cercles de diffusion.
∞	0	1 m,5	0mm,0443
65 mètres	0mm,0011	0m,75	0mm,0825
25 "	0mm,0027	0m.375	0mm,1616
12 "	0mm,0056	0m,188	0mm,3122
6 "	0mm,0112	0m.094	0mm,5768
3 "	0mm,0222	0m.088	(1) 0mm,6484

2° *Changements de forme et de position des surfaces réfringentes.* Les changements que l'on observe dans les surfaces réfringentes pendant l'accommodation sont, dans la vue à proximité : 1° une augmentation de courbure et une projection en avant de la surface antérieure du cristallin; 2° une augmentation de courbure concomitante, moins prononcée, de la surface postérieure du cristallin, mais sans changement appréciable de place. L'augmentation de courbure de la surface antérieure du cristallin se démontre par l'examen des images qu'elle fournit. Quand on dispose d'un côté de l'œil une lumière et qu'on examine cet œil en se plaçant sur le côté opposé, l'on voit que la lumière y produit *trois* images. La plus éclairée de ces images est fournie par la cornée; elle reste invariable pendant l'accommodation. La surface antérieure du cristallin fournit une seconde image un peu plus grande, mais moins nette; cette image diminue beaucoup par l'accommodation pour une courte distance et se rapproche du milieu de la pupille. La troisième image est four-

(1) Helmholtz, *Physiolog. Optik.* — Le même, *Beschreibung eines Augenspiegels.* Berlin 1851. — Listing, *Wagner's Handwörterbuch*, t. IV. — Czermak, *Wiener Sitzungsber.*, t. XII. — Donders, *Die Anomalieen der Refraction u. Accommodation*, trad. en allemand par O. Becker. Wien 1866, et *Archiv f. Ophthalmologie*, t. IV et suiv.

nie par la surface postérieure du cristallin ; elle est renversée, très-petite, assez éclairée et à bords nets ; dans l'accommodation à courte distance, elle ne change pas de place et diminue d'une quantité très-minime inappréciable à l'œil nu : il faut, pour s'en assurer, se servir d'instruments de précision. L'on peut conclure de tout cela que c'est la surface antérieure du cristallin qui éprouve seule des modifications importantes dans l'accommodation pour une courte distance et que ces modifications consistent surtout dans une augmentation de sa convexité ; nous savons, en effet, qu'un miroir sphérique donne des images d'autant plus petites que son rayon est plus petit. L'on peut constater directement que la surface antérieure du cristallin se porte un peu en avant, en regardant l'œil par le côté, de telle manière que la moitié à peu près de la pupille dépasse encore le bord cornéal de la sclérotique ; pendant l'accommodation à courte distance l'on voit l'ovale pupillaire et une partie du bord de l'iris correspondant déborder la sclérotique. Ces expériences démontrent donc que la surface antérieure du cristallin se porte en avant, que sa surface postérieure reste au contraire immobile ; il faut donc que dans son milieu le cristallin augmente de volume pendant la vision à courte distance ; mais, comme son volume total ne saurait varier, il doit se raccourcir suivant ses diamètres équatoriaux. La Fig. 100 représente ces changements de forme du cristallin : le côté 2 représente l'accommodation à grande distance, et le côté 1 l'accommodation à courte distance. On voit par cette figure qu'en raison

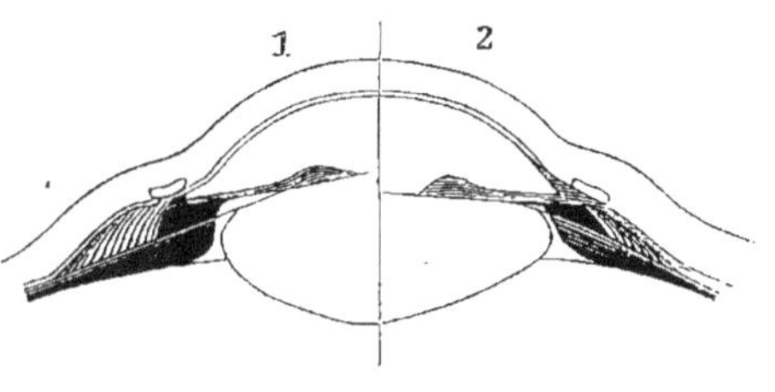

Fig. 100.

du changement de forme du cristallin le bord interne de l'iris, les procès ciliaires et la zone de Zinn se portent en avant. Dans l'œil accommodé pour une courte distance, le diamètre de l'axe et la convexité de la lentille étant devenus plus grands, il est évident que les rayons qui tombent sur le cristallin sont plus fortement réfractés que dans l'œil accommodé pour une grande distance.

L'étude de la réflexion par le cristallin pendant l'accommodation devient plus facile quand on se sert de *deux* images au lieu d'une ; on les obtient aisément au moyen de deux ouvertures percées verticalement l'une au-dessus de l'autre dans un écran. Dans la Fig. 101, 3 représente l'image de la cornée, 4 l'image antérieure et 5 l'image postérieure du cristallin [1]. En 1 la vision est à grande distance ; en 2 elle est à courte distance. On mesure les images du cristallin d'après la méthode exposée au § 181, en les comparant à une image cornéale. Helmholtz a constaté de cette manière que dans la vue à courte

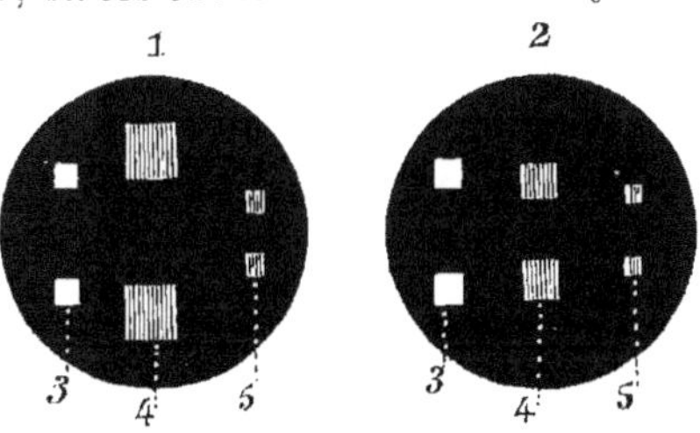

Fig. 101.

(1) Dans cette figure, le graveur n'a pas assez teinté les images 4 et 5, qui sont beaucoup trop claires par rapport à l'image 3.   (A. B.)

distance l'image réfléchie par la surface antérieure du cristallin n'est que les 5/9 de la même image dans la vue à grande distance. Dans les expériences de Helmholtz et de Knapp, le rayon de courbure de la surface antérieure du cristallin diminuait de 2,3 à 4 millimètres, tandis que le rayon de courbure de la surface postérieure ne se raccourcissait que d'environ 1 millimètre. Les chiffres suivants sont des moyennes tirées des expériences et des calculs de Helmholtz sur les variations des constantes optiques et des points cardinaux dans l'accommodation. Les mesures sont calculées en millimètres à partir de la surface antérieure de la cornée.

	Accommodation	
	à grande distance	à courte distance.
Rayon de courbure de la cornée	8,0	8,0
» de la surface antér. du cristallin	10,0	6,0
» de la surface postér. du cristallin	6,0	5,5
Lieu de la surface antérieure du cristallin	3,6	3,2
» postérieure du cristallin	7,2	7,2
Distance focale du cristallin	43,707	33,785
» postérieure de l'œil	19,875	17,756
» antérieure de l'œil	14,858	13,274
Lieu du foyer antérieur	—12,918	—11,241
» du premier point principal	1.9403	2,0330
» du second point principal	2,3563	2,4919
» du premier point nodal	6,957	6,515
» du second point nodal	7,373	6,974
» du foyer postérieur	22,231	20,248

Helmholtz indique l'expérience suivante pour prouver que, tandis que le bord pupillaire de l'iris est bombé en avant pendant l'accommodation à courte distance, son bord extérieur recule un peu. Il projette une caustique sur l'iris de l'œil observé au moyen de l'éclairage latéral. La lumière vient-elle de 2 (Fig. 102), la caustique déterminée par la réfraction de la cornée et de l'humeur aqueuse apparaît en 1, et l'on remarque que cette caustique se rapproche du bord de l'iris quand l'œil est accommodé à courte distance, ce qui permet de penser que le bord recule en arrière (1).

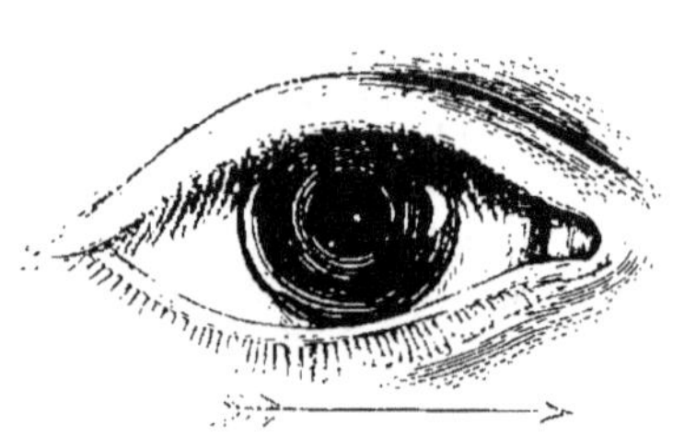

Fig. 102.

3° *Adaptation pour les intensités lumineuses. Action musculaire dans l'accommodation.* Le diaphragme musculaire de l'œil, l'iris, est très-facilement impressionné par les excitations lumineuses. La pupille se rétrécit quand la lumière devient intense, et elle se dilate à mesure que l'intensité lumineuse diminue. Ces mouvements constituent *l'adaptation aux différentes intensités lumineuses :* ils interceptent les rayons marginaux et les empêchent de tomber sur la rétine quand la lumière est trop intense, ils permettent, au

(1) Cramer, *Ueber die Accommodationsvermögen des Auges*, übersetzt von Doden. Leer 1855. — Helmholtz, *Physiologische Optik* et *Archiv f. Ophthalmologie*, t. I. — Knapp, *ibid.*, t. VI.

contraire, à plus de rayons de pénétrer jusqu'au fond de l'œil quand la lumière est trop faible. L'adaptation pour les intensités lumineuses joue également un rôle dans l'accommodation aux distances, car la puissance lumineuse d'un objet diminue avec le carré de sa distance. Aussi la pupille se rétrécit-elle quand l'œil s'accommode aux courtes distances, et s'élargit-elle quand l'œil s'accommode aux distances éloignées. Dans le premier cas, l'action du muscle annulaire l'emporte sur celle du muscle rayonné de l'iris, et inversement dans le second cas.

Les modifications qu'éprouvent les surfaces du cristallin dans le phénomène de l'accommodation sont dues également à des actions musculaires. C'est probablement le muscle tenseur de la choroïde qui est l'agent principal de l'accommodation; ce muscle s'insère, d'une part, sur la paroi du canal de Schlemm, et, d'autre part, à l'extrémité postérieure de la zone de Zinn. Si l'on admet que pendant le repos la zone de Zinn est dans un certain état de tension, lorsque ce muscle se contracte, le bord postérieur de la zone est tiré en avant et sa tension est diminuée (Fig. 100). Quand la zône de Zinn est tendue, elle comprime le cristallin suivant son diamètre antéro-postérieur; dès que cette tension vient à cesser, ce diamètre s'allonge, car la convexité des deux surfaces antérieure et postérieure de la lentille augmente (Helmholtz). D'autre part, la pupille se rétrécit dans l'accommodation à courte distance. Or l'iris est légèrement bombé en avant vers la chambre antérieure de l'œil; il exerce donc, en se contractant, une pression qui se transmet au corps vitré; en vertu de cette pression la courbure de la surface postérieure du cristallin tend à diminuer et celle de la surface antérieure à augmenter sans doute. Cramer a constaté, en effet, que l'image fournie par le cristallin se modifie par les fortes contractions de l'iris.

Les contractions des muscles de l'accommodation sont sous la dépendance de la volition; mais d'ordinaire le phénomène se produit sans l'intervention de la volonté, car l'œil s'accommode aux distances des objets situés dans son champ visuel par un réflexe qui semble avoir sa cause dans une union entre le nerf optique et l'appareil de l'accommodation. Les filets nerveux moteurs qui président aux mouvements de l'accommodation et de l'adaptation se trouvent en partie dans le sympathique, en partie dans l'oculo-moteur et probablement dans le trijumeau. Ils pénètrent tous dans le ganglion ophthalmique et passent de là dans l'iris et dans le muscle tenseur de la choroïde. D'après Budge et Waller, le muscle rayonné de l'iris est innervé par le sympathique et son muscle annulaire par l'oculo-moteur et le trijumeau. L'excitation de ces deux derniers nerfs, ainsi que la section du sympathique, déterminent le rétrécissement de la pupille, tandis que l'excitation du sympathique, en détermine la dilatation. Il est probable que ces différents nerfs fournissent à l'iris une certaine quantité d'innervation permanente. Voici les faits qui militent en faveur de cette idée. Le degré d'ouverture de la pupille est surtout réglé par l'état de l'innervation dans les organes centraux; quand ces derniers sont paralysés, la pupille est très-dilatée; quand ils sont fortement excités, elle est rétrécie. On observe ces deux phénomènes pendant la chloroformisation. A son début, la pupille est dilatée; ce n'est que plus tard qu'elle se rétrécit (Dogiel). Il est évident que pendant l'excitation des organes centraux les origines de l'oculo-moteur participent à l'excitation, tandis que pendant leur paralysie partielle c'est l'innervation sympathique qui prend le dessus. D'un autre côté, la dilatation permanente de la pupille peut être l'effet d'une excitation continue du sympathique.

Les deux iris sont toujours innervés à un degré égal, tout aussi bien dans le cas d'excitation automatique que dans celui d'excitation réflexe. Fermez un œil et mettez-le ainsi dans l'obscurité, la pupille de l'œil resté ouvert se contracte également. Les deux yeux s'accommodent aussi presque toujours de la même manière pour une même distance. Cette symétrie d'action, qui paraît être due à une liaison intime des deux centres d'innervation, ne peut se modifier que par un exercice prolongé. Le centre nerveux du sphincter pupillaire se trouve, comme l'a montré Flourens, dans les tubercules quadrijumeaux, dont l'excitation détermine le rétrécissement des deux pupilles ; il est probable aussi que le nerf optique de chaque côté est en connexion avec l'oculomoteur des deux côtés. D'après Budge, les fibres nerveuses du muscle rayonné de l'iris ont leur origine en partie dans la moelle épinière (entre la cinquième vertèbre cervicale et la sixième dorsale) et en partie dans la moelle allongée : ces deux groupes de fibres nerveuses cheminent avec le sympathique, et c'est par l'intermédiaire d'un rameau qui unit l'hypoglosse au ganglion cervical supérieur que celles parties de la moelle allongée gagnent ce tronc.

La dilatation et le rétrécissement de la pupille peuvent être déterminés encore par quelques actions directes sur l'iris, et dans ces cas les effets se produisent alors même que par la section de ses nerfs l'iris est séparé des organes centraux. Si l'on applique les électrodes près du bord de la cornée, la pupille se dilate ; elle se rétrécit au contraire quand les électrodes sont plus rapprochés du centre de la cornée ; dans le premier cas, l'excitation porte sans doute plus particulièrement sur le dilatateur, et dans le second cas sur le sphincter de l'iris (E. H. Weber). Un certain nombre d'agents chimiques appliqués sur l'œil déterminent tantôt la dilatation, tantôt le rétrécissement de la pupille. L'agent le plus actif de la dilatation est l'atropine, qui semble à la fois exciter le dilatateur et paralyser le sphincter. L'action paralytique de l'atropine s'étend au muscle tenseur de la choroïde ; aussi l'œil reste-t-il un certain temps impropre à l'accommodation. L'extrait de fève de Calabar et la nicotine agissent d'une manière inverse : ils rétrécissent la pupille, augmentent la réfraction du cristallin et rendent l'œil myope. Cette action tient probablement à une excitation du sphincter et du muscle ciliaire, et peut-être à une paralysie simultanée du dilatateur et du tenseur de la choroïde.

Déjà Keppler avait attribué la cause de l'accommodation au cristallin, mais lui et beaucoup de ses successeurs croyaient à un changement de place de la lentille, déterminé par la contraction du corps ciliaire. L'étude approfondie des images réfléchies par la surface antérieure du cristallin amena Cramer à découvrir que la lentille ne change pas de *place*, mais bien de *forme*. Il attribua le phénomène à une contraction de l'iris, dont les fibres rayonnées, en se contractant, comprimaient les parties situées en arrière, le bord du cristallin et le corps vitré, et forçaient ainsi la partie centrale de la lentille à faire saillie à travers la pupille. Cramer constata en effet l'influence exercée par la contraction de l'iris sur des yeux frais de phoque, sur lesquels il étudiait au microscope les images produites sur la surface postérieure du corps vitré. Il est possible cependant qu'il y ait en même temps une excitation du tenseur de la choroïde ; car, en effet, d'autres observateurs ont constaté que les contractions de l'iris ne sont pas indispensables à l'accommodation : il est facile de voir que très-souvent le rétrécissement pupillaire est consécutif à l'accommodation pour de courtes distances ; aussi, sans vouloir nier tout à fait le rôle de la contraction de l'iris, ne le considérons-nous que comme secondaire. Il ne nous reste donc plus, comme muscle essentiel dans l'accommodation, que le muscle ciliaire ou le muscle tenseur de la choroïde. Il est à remarquer que c'est l'action du tenseur de la choroïde qui explique le plus aisément les changements de forme du cristallin ; pour appuyer cette opinion, on peut invoquer les résultats obtenus par Vœlcker et Hensen sur des chiens ; ces auteurs ont constaté que l'excitation des nerfs ciliaires fait bomber le cristallin et que ce phénomène se produit encore quand l'iris est détaché et qu'une partie des procès ciliaires est enlevée. Il n'est pas facile d'accorder ce fait avec l'opinion de Donders et de Henke, qui attribuent le phénomène de l'accommodation au muscle ciliaire. Quand l'œil s'accommode à grande distance, les muscles de l'accommodation cessent simplement d'agir et il ne se produit pas d'action musculaire active comme on l'avait cru ; on ne saurait donc admettre ce que Th. Weber avait appelé une *accommodation négative*.

Volkmann, Vierordt et Æby ont donné des chiffres pour la *durée de l'accommodation*; il en résulte que cette durée s'accroît à mesure que l'objet fixé est plus rapproché. L'accommodation se fait plus vite d'une grande distance vers une plus petite que d'une petite distance vers une plus grande. C'est ainsi que, d'après Æby, de 430 millimètres à 115 millimètres l'accommodation demandait 2 secondes, et seulement 1 1/2 seconde dans le cas inverse. Ces durées sont assez longues et en rapport avec la contraction lente des muscles lisses. *L'adaptation de l'œil pour les intensités lumineuses* est encore plus lente. Quand l'œil est mis subitement dans l'obscurité, la pupille se dilate d'abord très-vite, puis de plus en plus lentement. C'est à cela qu'est due sans doute l'augmentation de la puissance visuelle chez un individu qui séjourne depuis quelque temps dans l'obscurité. Pour expliquer ce dernier phénomène, il faut le rattacher cependant encore aux actions consécutives des impressions lumineuses antérieures qui, en disparaissant, doivent, en raison de la loi psycho-physique, augmenter l'impressionnabilité de la rétine (§ 190). Aubert a donné le nom d'*adaptation* à tous les phénomènes qui se produisent quand l'intensité lumineuse vient à varier ; mais, pour être plus clair et pour mieux séparer tous ces phénomènes les uns des autres, nous réservons le nom d'*adaptation* aux mouvements d'adaptation de l'iris.

Il est difficile de considérer comme suffisante la théorie régnante aujourd'hui des *mouvements de l'iris*. D'après cette théorie, la dilatation de la pupille est exclusivement due à la contraction des fibres radiées, et son rétrécissement à celle des fibres du muscle annulaire. L'action de certains poisons, l'atropine par exemple, de même que l'influence des centres nerveux sur l'ouverture pupillaire, plaident en faveur d'une innervation *continue* des muscles de l'adaptation et de l'accommodation. On ne peut s'expliquer un certain nombre de phénomènes qu'en admettant que pour ces mouvements il existe, outre les conditions d'excitation, des conditions *paralysatrices*; c'est ainsi que la paralysie de l'accommodation déterminée par l'atropine ne saurait être attribuée à aucun phénomène d'excitation. Les muscles de l'iris et de la choroïde se rapprochent donc ainsi du cœur, qui, comme on le sait, est soumis à une innervation à la fois excitatrice et paralysatrice, et dont l'état varie suivant que l'une de ces deux sortes d'innervation prend le dessus. D'après cette manière de voir, les phénomènes de l'adaptation pourraient s'expliquer avec le seul muscle annulaire de l'iris, muscle qui tantôt serait en excitation et tantôt en paralysie. Grünhagen s'est demandé si chez l'homme et les mammifères il existe réellement un muscle dilatateur de la pupille; c'est aux anatomistes à résoudre cette question (¹). Quoi qu'il en soit, l'iris des oiseaux possède bien réellement ces *deux* muscles, ils sont même striés dans cette classe d'animaux.

Nous n'avons pas de preuve directe qui démontre que les mouvements de l'accommodation sont des réflexes déterminés par l'excitation de la rétine et du nerf optique. Mais cette preuve, nous la possédons pour les mouvements de l'iris qui dépendent de l'intensité lumineuse. Si l'on fait tomber directement sur l'iris un rayon lumineux passant par une lentille convexe, le diamètre pupillaire ne change pas. La pupille se contracte, au contraire, brusquement dès que le rayon lumineux pénètre à travers l'ouverture pupillaire et frappe la rétine. Mayo a vu l'iris se contracter quand on excitait le bout central du nerf optique sectionné; mais cette contraction n'apparaissait jamais quand l'oculo-moteur était coupé (²).

§ 184. — Diffusion des couleurs dans l'œil.

Bien que dans la vision ordinaire la diffusion des couleurs soit à peine sensible, l'œil n'est nullement achromatique. L'œil ne peut pas s'accommoder en même temps pour tous les rayons du spectre, car ses distances visuelles varient suivant la réfringence des différents rayons. On peut s'en assurer en faisant passer successivement des rayons de différentes couleurs à travers l'ouverture très-petite d'un écran, et en mesurant la distance à laquelle pour chaque couleur la petite ouverture se voit encore comme un point, distance à laquelle, en d'autres termes, le rayon coloré est rassemblé sur la rétine. On constate alors que la réunion des rayons rouges se fait à plus grande distance que celle des rayons violets. Si, à travers la petite ouverture de l'écran, on fait passer de la lumière rouge et violette mélangées, en plaçant derrière l'écran un verre de couleur pourpre qui ne laisse passer que les rayons rouges et violets, l'ouverture n'apparaît jamais comme un point arrondi, mais on voit à une grande distance un point rouge entouré d'un cercle de diffusion violet, et à courte distance un point violet entouré d'un cercle de diffusion rouge. Dans le premier cas, les rayons rouges sont rassemblés sur la rétine, les violets, qui sont plus réfringents, se rassemblent au devant de cette membrane; dans le second, les rayons violets sont rassemblés sur la rétine, tandis que les rayons rouges, moins réfringents, se rassemblent derrière elle. Entre ces deux distances se trouve un lieu où le point lumineux paraît agrandi, mais d'une seule couleur rouge pourpre, les centres de diffusion des rayons rouges et violets se recouvrant en cet endroit. Quand les rayons partis du point lumineux ne sont pas simplement rouges et violets, mais forment par leur ensemble la lumière blanche, les phénomènes de dispersion des couleurs sont bien moins évidents; les cercles de diffusion des différentes couleurs se recouvrent en effet mutuellement, et le champ lumineux apparaît alors avec une bordure violacée ou

(¹) Voyez ce que nous disons à ce sujet dans *Nouveaux éléments d'anatomie descriptive*, par Beaunis et Bouchard. Paris 1868. (A. B.)

(2) Cramer, Helmholtz, *loc. cit.* — Wundt, *Beiträge zur Theorie der Sinne.* — Budge, *Die Bewegung des Iris.* Braunschweig 1855. — Robertson, *The calabar bean (Edinb. med. journ.*, 1863). — Dogiel, *Archiv f. Anat. u. Physiol.*, 1866. — Hensen u. Völkers, *Medicinisches Centralblatt*, 1866. — Mayo, *Journal de physiologie de Magendie*, t. III.

rougeâtre faiblement nuancée qui se confond aisément avec la couleur blanche du fond.

La diffusion lumineuse qui se produit dans l'œil humain est moins grande que celle qui se produirait dans un appareil physique de structure analogue. La différence entre la distance focale des rayons violets et celle des rayons rouges est, d'après Matthiesen, de $0^{mm},58$ à $0^{mm},62$, et d'après Helmholtz, sur l'œil artificiel de Listing, la distance focale des rayons rouges est de $20^{mm},524$ et celle des rayons violets de $20^{mm},140$. La faible diffusion à travers le système optique de l'œil est due à ce que le pouvoir de diffusion de ses différents milieux transparents n'est guère plus élevé que celui de l'eau distillée.

C'est Frauenhofer qui le premier mesura exactement la diffusion lumineuse dans l'œil. Matthiesen continua ses recherches et détermina la plus courte distance à laquelle un morceau de verre est vu distinctement quand on l'éclaire alternativement avec de la lumière rouge et violette. La différence entre ces distances donne la différence de la distance visuelle pour les deux espèces de lumière. D'après Matthiesen, dans un œil dont les milieux réfringents sont remplacés par de l'eau distillée, la différence entre les deux distances focales (rouge et violet) est de $0^{mm},434$, chiffre qui diffère très-peu de celui de l'œil normal (1).

§ 185. — Aberration monochromatique et irradiation,

Les *aberrations monochromatiques de l'œil* consistent dans ce que les rayons unicolores partis d'un objet ne se coupent pas tous en un même point après la réfraction. Ces aberrations monochromatiques de l'œil diffèrent de l'aberration de sphéricité des lentilles bien taillées par ce qu'elles ne sont pas symétriques autour d'un axe, et que les rayons d'un faisceau homocentrique ne se réunissent pas seulement sur les différents méridiens de l'œil, mais aussi pour différentes distances sur les sections d'un seul et même méridien. Si donc l'on regarde un petit point lumineux (ouverture fine à travers un écran) alors que l'œil n'est pas accommodé pour cette distance, il ne se forme pas un cercle de diffusion, mais bien une figure étoilée irrégulière qui n'est pas la même pour les *deux* yeux ni pour les différents méridiens d'*un même* œil. Cette figure est allongée quand le point lumineux est situé au delà de la distance pour laquelle l'œil est accommodé, et élargie, au contraire, quand ce point est en deçà de cette distance. Quand l'intensité lumineuse du point est très-grande, l'image conserve son apparence étoilée même à la distance d'accommodation. Les étoiles nous en fournissent un exemple remarquable. Les yeux ne peuvent d'ordinaire pas être accommodés pour l'infini, aussi les étoiles paraissent-elles allongées. Une aberration qui appartient au même genre consiste en ce que l'œil n'est jamais accommodé de la même manière pour des lignes horizontales et verticales. L'œil est plus accommodé pour l'éloignement quand il regarde des lignes horizontales, et plus accommodé pour la proximité quand il regarde des lignes verticales situées à la même distance; aussi faut-il s'éloigner davantage d'une ligne verticale que d'une horizontale quand on veut les voir nettement.

(1) Helmholtz, *loc. cit.* — Matthiessen, *Poggendorff's Annalen d. Physik*, t. LXXI.

Les différentes causes des aberrations monochromatiques sont encore peu connues. Les irrégularités de courbure des surfaces réfringentes de l'œil peuvent occasionner certaines aberrations, et les inégalités de la structure des milieux transparents peuvent causer des difformités des images. L'inégalité de l'accommodation pour les verticales et les horizontales est due à la première de ces causes; elle est due en effet à l'asymétrie des méridiens verticaux et horizontaux des surfaces réfringentes. L'apparence étoilée des points lumineux est due, au contraire, à la seconde cause; on l'explique par la structure rayonnée du cristallin.

De même que les étoiles et d'autres points lumineux fournissent des images étoilées, les lignes lumineuses fines donnent des images doubles faibles. C'est à cette cause que sont dues les images variées des cornes du croissant lunaire perçues par la plupart des yeux. Il ne faut pas confondre avec ces aberrations dues aux imperfections des milieux réfringents les images rayonnées de diffusion causées par larmes qui mouillent la cornée, ni les images de diffraction déterminées par les irrégularités du bord pupillaire. Ces dernières diffèrent surtout des images de diffusion par ce qu'en recouvrant un côté de la pupille elles disparaissent peu à peu dans un seul sens, tandis que les rayons de diffraction s'étendent de tous côtés, de telle sorte que lorsque l'on recouvre une partie de la pupille, toutes les parties de l'image sont plus ou moins modifiées. C'est A. Fick qui, le premier, signala la différence d'accommodation pour les lignes verticales et horizontales; d'après lui l'œil dans la vision naturelle est d'ordinaire accommodé pour les lignes verticales. Le point focal pour les rayons horizontaux est, d'après Fick, à $0^{mm},035$; à $0^{mm},094$, d'après Helmholtz, en arrière du point focal pour les rayons verticaux; cette différence entre la situation des deux foyers est donc de beaucoup inférieure à celle qui existe entre les foyers pour les couleurs rouge et violette.

Lorsque l'asymétrie des surfaces réfringentes atteint un degré tel qu'il en résulte une gêne pour la vision distincte, on donne à cet état le nom d'*astigmatisme*. On distingue plusieurs formes d'astigmatisme d'après la diversité de la réfringence des méridiens vertical et horizontal. Tantôt, en effet, la vision est normale dans un méridien et myope ou hypermétrope dans l'autre, tantôt elle est myope ou hypermétrope à des degrés différents dans les deux méridiens, tantôt enfin dans un diamètre l'œil est myope et hypermétrope dans l'autre. Donders mesura le degré d'astigmatisme d'après la différence de la réfraction dans les deux méridiens; en d'autres termes, il exprima l'astigmatisme par la distance focale d'une lentille capable de ramener l'indice de réfraction d'un méridien à la même valeur que celui de l'autre méridien. On reconnaît aisément l'astigmatisme d'après la forme des cercles de diffusion produits par un point lumineux. Le point lumineux semble toujours s'étendre linéairement dans un *seul* sens, et l'on peut facilement juger de l'espèce d'astigmatisme d'après l'effet produit par des verres convexes ou concaves. Pour obvier à l'astigmatisme, l'on se sert de verres dits *cylindriques*; ce sont des lentilles convexes ou concaves plus fortement courbées dans un sens que dans l'autre (1).

L'*irradiation* doit être considérée comme une conséquence des aberrations monochromatiques de l'œil, autant du moins qu'elle se produit dans l'œil nor-

(1) Volkmann, article *Sehen*. — A. Fick, *Zeitschrift f. ration. Medicin*, nouv. série, t. II et t. V. — Donders, *Astigmatismus u. cylindrische Gläser*. Berlin 1862. — Knapp, *Archiv f. Ophthalmologie*, t. VIII.

malement accommodé. Des surfaces de couleur claire fortement éclairées paraissent plus grandes qu'elles ne le sont en réalité, tandis que des surfaces foncées paraissent plus petites ; ce sont là des phénomènes d'irradiation. Tout le monde sait qu'avec des gants ou des chaussures de couleur claire les mains et les pieds paraissent plus grands qu'avec des gants ou des chaussures foncés. Si l'on dispose une règle devant une flamme de bougie de manière que celle-ci en soit recouverte à moitié seulement, la règle semble avoir une encoche à l'endroit où elle coupe la flamme. Les phénomènes d'irradiation sont à leur maximum quand l'œil n'est pas exactement accommodé pour l'objet. Ce fait s'explique par ce que les cercles de diffusion de l'objet éclairé empiètent sur son pourtour resté obscur, et que dans ce cas l'objet paraît agrandi aux dépens du pourtour. L'irradiation est donc diminuée quand l'œil est bien accommodé, mais elle ne disparaît pas complétement pour cela, car en effet, en raison des aberrations monochromatiques, il se produit encore des cercles de diffusion dans l'œil accommodé.

L'irradiation est connue depuis longtemps. Keppler l'attribuait à un défaut d'accommodation. Plateau rejeta cette explication, car il constata une irradiation dans la vision distincte et l'attribua à une sorte de phénomène sympathique. Welcker combattit cette manière de voir et revint à l'explication de Keppler. Helmholtz démontra que les aberrations monochromatiques expliquent les phénomènes d'irradiation dans l'œil exactement accommodé. La loi psycho-physique nous explique comment, au lieu de voir les bords d'un objet blanc colorés en gris, cet objet nous paraît agrandi ; car, d'après cette loi, des différences lumineuses minimes ne sont pas perceptibles quand l'intensité lumineuse est considérable. — Volkmann a signalé encore des phénomènes qui se comportent précisément d'une manière opposée à l'irradiation ; dans ces cas, en effet, ce sont les objets *sombres* qui paraissent agrandis et non pas les objets clairs. Regardez des fils noirs sur un fond blanc, ils vous paraîtront élargis. Les cercles de diffusion nous expliquent également ce phénomène ; nous ajoutons alors au diamètre de l'objet une partie de son cercle de diffusion. De toutes les recherches de ces auteurs et d'autres encore il résulte que dans l'explication de l'irradiation il n'est pas nécessaire de faire intervenir un phénomène psychologique. Pour déterminer les limites de deux objets superposés inégalement éclairés, il s'agit toujours de savoir quel est celui des deux qui impressionne le plus fortement notre conscience ; c'est toujours celui-là auquel nous attribuons les cercles de diffusion. D'habitude c'est l'objet blanc qui nous impressionne le plus ; aussi, dans la majorité des cas, c'est l'irradiation du blanc qui domine (irradiation positive) ; quand l'objet est nettement limité par rapport à son contour, il nous impressionne toujours aussi plus fortement ; si donc cet objet est noir, c'est l'irradiation du noir qui domine (irradiation négative) (1).

§ 186. — Perceptions entoptiques.

A toutes les imperfections des images rétiniennes dues à la diffusion des couleurs et aux aberrations monochromatiques, nous devons rationnellement rattacher une série de phénomènes qui s'expliquent tous par la présence de

(1) Plateau, *Poggendorff's Annalen*, supplém. I, 1838. — Fechner, *ibid.*, t. L. — Welcker, *Ueber Irradiation*. Giessen 1852. — Helmholtz, *Physiol. Optik*. — Volkmann, *Ber. der sächs. Ges.*, 1857, et *Physiol. Unters. im Gebiete der Optik* ; fasc. I. Leipzig 1863.

petits corps opaques dans les milieux réfringents de l'œil. Ces corps opaques projettent leur ombre sur la rétine quand l'intérieur de l'œil est bien éclairé. L'œil peut donc voir les objets opaques situés au devant de la rétine et percevoir plus ou moins distinctement l'ombre qu'ils projettent sur cette membrane. C'est pourquoi ces phénomènes sont désignés sous le nom de perceptions *entoptiques*.

Les phénomènes entoptiques peuvent avoir leur siége dans la cornée, dans le cristallin ou dans le corps vitré; ils peuvent encore être dus aux vaisseaux sanguins de la rétine placés au devant de la couche impressionnable de cette membrane. Sur la *cornée* se trouvent tantôt des taches formées par les larmes, par des mucosités ou par des plis de la conjonctive; ces taches sont tantôt arrondies, étoilées ou en forme de vagues. Le *cristallin* est le siége de beaucoup d'objets entoptiques; c'est ainsi que, d'après Listing, des taches brillantes à bords sombres, des taches sombres irrégulières qui se rencontrent dans le champ visuel ont leur cause dans le cristallin. Les lignes rayonnées sombres s'expliquent par la structure radiaire de cette lentille. L'étoile irrégulière avec des rayons brillants aperçue dans certains cas est due probablement aux vestiges de la séparation qui se fait dans l'état fœtal entre la membrane capsulaire antérieure et la surface interne de la cornée. Les objets entoptiques du *corps vitré* se distinguent presque tous par leur *mobilité*; aussi leur donne-t-on le nom de *mouches volantes*. Ils apparaissent sous des formes diverses: tantôt ce sont des corps arrondis isolés ou réunis en groupes, avec un centre clair, tantôt des groupes irréguliers de petites sphères, tantôt des chapelets de perles etc. Les mouches volantes paraissent douées d'un mouvement apparent ou réel. Le mouvement de ces corps est facile à constater quand il dépend du mouvement de l'œil lui-même. Le phénomène entoptique voltige au devant du point fixé. Quand il est réel, on voit, lorsqu'on fixe l'œil subitement, le mouvement de l'objet entoptique se continuer encore un certain temps, mais en se ralentissant.

Pour voir nettement les objets entoptiques, il faut disposer au devant de l'œil un point très-éclairé; les ombres que ces objets portent sur la rétine s'agrandissent alors et sont assez nettes. Supposons le point lumineux 1 (Fig. 103) placé exactement

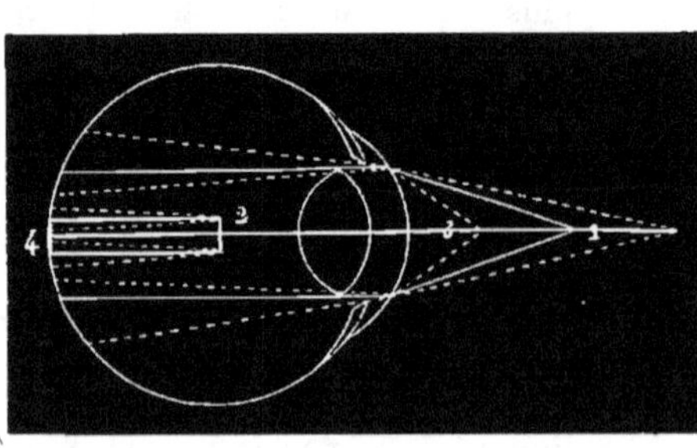

au foyer antérieur, la lumière tombera parallèlement sur la rétine, et alors l'ombre 4 portée sur la rétine sera de même grandeur que l'objet entoptique; supposons le point lumineux plus rapproché que le foyer, en 3 par exemple, l'ombre sera plus grande que l'objet; si, au contraire, le point lumineux est au delà du foyer, l'ombre sera plus petite et finira même par disparaitre. La Fig. 103 rend facilement compte de ces résultats; les différents cas y sont représentés par des lignes pleines ou

Fig. 103.

ponctuées. Il en résulte que ce ne sont que les objets entoptiques du corps vitré situés à peu de distance de la rétine que l'on peut reconnaître sans le secours d'instruments. Pour distinguer les autres, on se sert de préférence d'une lentille convexe à court foyer, à peu de distance de laquelle on dispose une lumière et dont on fait passer le faisceau lumineux au travers de la petite ouverture d'un écran. Quand l'œil èst très-rapproché de cette ouverture, le champ visuel entoptique limité par le bord de l'iris vient à apparaître. Quand l'œil change sa situation par rapport à la source lumineuse, les objets entoptiques changent aussi de lieu dans le champ visuel en raison du mouvement de leurs ombres sur la rétine. Listing a donné le nom de *parallaxe entoptique relative* à ce mouvement „il s'est servi de cette donnée pour déterminer le lieu qu'occupent les objets entoptiques dans l'œil. Il l'appelle *positive* quand l'ombre se meut dans le même sens que le point visé, et *négative* dans le cas contraire. La parallaxe est nulle pour les objets situés dans le plan de la pupille, positive pour les objets situés au devant de celle-ci, et négative quand ils sont situés en arrière. Le déplacement des ombres est aussi grand pour des objets situés très-près de la rétine que pour le point visé ; aussi les mouvements des premières suivent-ils toujours et en tous sens ceux de ce point. Listing montra que les figures entoptiques dues au cristallin s'expliquent aisément par la structure même de cette lentille. Doncan s'assura que la forme des images entoptiques dues au corps vitré est complétement identique à la forme que présentent ces petits corps au microscope (¹).

La perception entoptique des *vaisseaux de la rétine* apparaît quand la rétine est éclairée d'une manière irrégulière soit de côté, soit par une source lumineuse en mouvement continuel. On voit alors dans le champ visuel une arborisation vasculaire tout à fait identique à celle que produit l'injection des vaisseaux rétiniens et à celle que l'on découvre à l'ophthalmoscope. Cette image vasculaire est évidemment due à l'ombre que les vaisseaux projettent sur la rétine. A chaque déplacement de la source lumineuse, le mouvement de cette image correspond aux mouvements de l'ombre portée. Au centre de l'image on distingue parfois un disque clair avec une ombre semi-lunaire due sans doute à l'ombre de la *fovea centralis*.

Purkinje observa le premier l'image des vaisseaux ; il indiqua trois méthodes pour la produire : 1° on peut d'abord, au moyen d'une lentille convexe, projeter de la lumière sur le côté externe de la sclérotique, pendant que l'œil vise un fond sombre ; l'image vasculaire apparaît alors en noir sur le champ visuel éclairé ; 2° l'on peut encore mouvoir circulairement la flamme d'une bougie à très-peu de distance au devant de l'œil, et enfin 3° l'on fait mouvoir devant la pupille une carte percée d'une petite ouverture, tandis qu'en même temps l'on regarde le ciel bien éclairé. La première méthode donne la plus belle image vasculaire ; il est évident qu'elle est due à l'ombre des vaisseaux portée sur la rétine par la lumière projetée latéralement sur la sclérotique. La lumière vient-elle à se mouvoir, l'ombre des vaisseaux se meut dans la même direction ; car, en effet, si dans

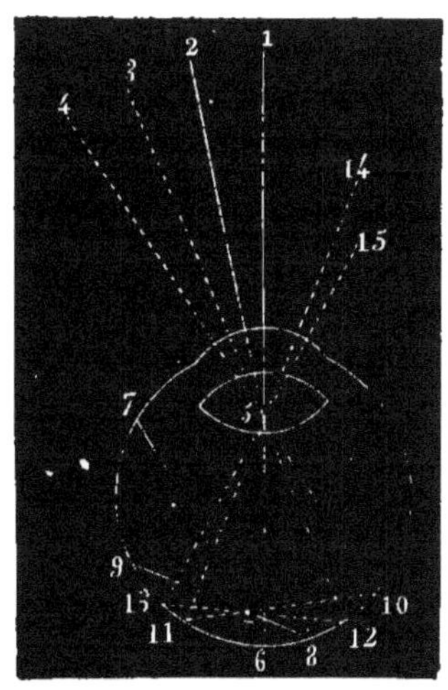

Fig. 104.

(¹) Listing, *Beitrag zur physiol. Optik.* Göttingen 1845. — Doncan, *De corporis vitri structura* (Dissert.), 1854.

la Fig. 104 la lumière se déplace de 7 en 9, l'ombre portée 6 se déplace également en 8 sur la rétine et dans le champ visuel de 1 en 2. Dans les deux autres méthodes, au contraire, l'image de la lumière située en 14 se projette d'abord en 11 et se réfléchit de telle sorte que son ombre tombe en 10; la lumière se meut-elle de 14 en 15, le point 11 passe en 13 et 10 en 12, et dans le champ visuel 4 passe au point 3; l'image de l'ombre portée se meut donc alors aussi dans le même sens que la source lumineuse. Mais si la source lumineuse au point 14 se meut perpendiculairement au plan du dessin, les choses se passent différemment : si le point 14 passe au-dessus du plan du dessin, le point 11 sera en dessous de ce plan, le point 10 passera de nouveau en dessous du plan, et dans le champ visuel le point 4 se trouvera encore une fois en dessous, d'où il résulte que dans ce cas l'ombre se meut dans le sens opposé au mouvement de la source lumineuse. Cette théorie des perceptions entoptiques des vaisseaux rétiniens appartient à H. Müller. Il se servit du mouvement des ombres vasculaires pour déterminer le point précis où se trouve la couche rétinienne qui perçoit la lumière; nous aurons à y revenir plus loin, § 187 (1).

B. IMPRESSIONS DE LUMIÈRE ET DE COULEUR.

§ 187. — Éléments de la rétine impressionnables à la lumière.

De toutes les couches de la rétine que nous avons décrites au § 179, la couche des cônes et des bâtonnets est la seule qui, dans les circonstances ordinaires, est impressionnable aux excitations extérieures; elle seule est excitable par une *lumière objective*. Les fibres du nerf optique peuvent être excitées par les excitants généraux des nerfs (mécaniques, chimiques, électriques), mais pas par la lumière. Voici les preuves que l'on peut donner en faveur de l'opinion qui attribue à la seule couche des cônes et des bâtonnets l'impressionnabilité à la lumière.

1° L'endroit de la rétine où la couche des cônes et des bâtonnets fait défaut, la papille du nerf optique, est insensible à la lumière; aussi lui donne-t-on le nom de *tache obscure* (tache de Mariotte). Cette tache correspond à l'entrée du nerf optique ; elle est en dedans de la tache jaune et, les images étant renversées, elle est cause de la disparition des objets extérieurs situés en dehors du point fixé. La tache obscure a la forme d'une ellipse irrégulière ; elle embrasse dans son diamètre horizontal un angle visuel d'environ 6° et peut cacher une figure humaine située à 6 ou 7 pieds et une rangée de 11 pleines lunes qui seraient placées l'une à côté de l'autre.

Pour s'assurer de l'existence de la tache obscure, il suffit de fermer l'œil droit et de fixer avec l'œil gauche l'étoile de la Fig. 105 à la distance d'environ 30 à 35 centimètres de l'œil; si l'on place la tête d'une certaine manière, le cercle noir disparaît complètement et l'on ne voit plus que le fond blanc. Mariotte avait déjà, par des expériences de cette nature, reconnu l'existence de la tache obscure. Il supposa que c'était la choroïde qui était impressionnable à la lumière, puisque c'est cette membrane et non la rétine qui fait défaut au niveau de la tache obscure. Bien que la plupart des physiologistes aient rejeté cette opinion de Mariotte, ce ne sont que les

(1) Purkinje, *Beobachtung u. Versuche zur Physiologie der Sinne*, t. I. Prag 1819. — H. Müller, *Verhandl. der physikal. med. Gesellsch. zu Würzburg*, t. IV.

echerches microscopiques récentes qui démontrèrent que l'insensibilité de la tache
bscure est due à l'absence de la couche des cônes et des bâtonnets à ce niveau.
Ielmholtz calcula le diamètre exact de la tache obscure d'après l'angle visuel qu'elle
mbrasse dans le champ de la vision; il l'a trouvé de 1^{mm},5 à 1^{mm},8; sa distance du
iilieu de la tache jaune est de 4^{mm},35. Ces chiffres concordent assez exactement
vec ceux que E. H. Weber trouva sur des cadavres; il avait assigné de 1^{mm},7 à 2^{mm},1
u diamètre de la papille du nerf optique et avait évalué la distance de son centre
celui de la tache jaune à 4^{mm},05.

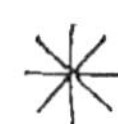

Fig. 105.

Donders a prouvé directement que l'entrée du nerf optique concorde avec la tache
bscure. Il fit pénétrer, au moyen de l'ophthalmoscope, dans l'œil d'un individu la lu-
iière d'une bougie éloignée; aussi longtemps que la petite image de la flamme
mbait sur la papille du nerf optique, l'œil ne percevait pas de lumière, tandis
'il la percevait aussitôt que l'image se faisait sur un autre point de la rétine.

2o Les impressions que produisent les objets extérieurs permettent d'ad-
ettre que les éléments impressionnables à la lumière sont disposés sur une
irface continue. Or, parmi tous les éléments de la rétine, ce sont les cônes
les bâtonnets seuls qui présentent cette *disposition en mosaïque*.

3o La possibilité de percevoir les ombres portées par les vaisseaux rétiniens
tués dans la couche des fibres du nerf optique démontre que les organes im-
ressionnables à la lumière se trouvent dans des couches plus profondes de la
tine. L'étendue du mouvement exécuté par l'ombre entoptique des vaisseaux
ur un déplacement déterminé de la source lumineuse, permet de préciser la
stance à laquelle les couches impressionnables sont placées en arrière des
isseaux qui projettent les ombres perçues. D'après les recherches de H. Mül-
r, cette distance varie entre 0^{mm},17 et 0^{mm},36. En mesurant directement la
stance qui sépare la couche des cônes et des bâtonnets d'avec les vaisseaux
 la rétine, on arrive à peu près au même résultat, 0^{mm},2 à 0^{mm},3.

4o Le diamètre d'un cône correspond presque exactement à la plus petite
stance qui sépare deux impressions que notre œil peut percevoir isolément
iand elles tombent sur la tache jaune, point où les cônes sont serrés les uns
ntre les autres. Le diamètre des cônes au niveau de la tache jaune est, d'après
s mensurations de M. Schultze, de 0^{mm},0020 à 0^{mm},0025. Les plus petites
stances où deux points d'une image rétinienne peuvent encore être perçus
parément par notre œil sont, d'après les mensurations de E. H. Weber,
 Helmholtz etc., de 0^{mm},0043 à 0^{mm},0054. Volkmann a démontré que par
 exercice prolongé on peut arriver à diminuer cette limite et à percevoir
 distance de deux points situés à 0^{mm},0030, chiffre qui se rapproche du

plus petit diamètre des cônes. Sur les côtés latéraux de la rétine la faculté d'apprécier cette distance est bien moins grande ; elle le devient d'autant moins que l'on s'éloigne davantage du centre de la rétine. On donne pour ce motif le nom de *vision directe* à celle dans laquelle les images se font sur la tache jaune, et celui de *vision indirecte* à celle dans laquelle ces images se font sur les côtés latéraux de la rétine. D'après Aubert et Förster, cette diminution dans la faculté d'apprécier varie suivant les directions : elle est très-rapide de haut en bas et très-lente en dehors.

Pour déterminer la plus grande distance à laquelle deux points peuvent être perçus isolément, on se sert de deux lignes parallèles blanches placées sur un fond noir ou de deux lignes noires sur un fond blanc. On s'en éloigne jusqu'au point où les deux lignes se confondent en *une* seule ; de la quantité dont on s'est éloigné et de la distance qui sépare les deux lignes, l'on calcule l'angle visuel, et, d'après ce que nous avons vu au § 182, on en tire facilement la grandeur de l'image rétinienne. Les chiffres obtenus par les différents observateurs pour l'évaluation du plus petit angle visuel varient entre 50″ et 150″ ; la plupart des mensurations donnent de 60″ à 90″. Pour l'œil schématique de Listing, une distance de 0ᵐᵐ,00438 de la petite image rétinienne correspond à un angle visuel de 60″, et à un angle visuel de 73″ correspond une distance de 0ᵐᵐ,00526.

Aubert et Foerster instituèrent leurs expériences de la manière suivante : ils fixaient un point et disposaient sur les côtés latéraux du champ visuel une carte blanche munie de deux points noirs ; ils la déplaçaient ensuite jusqu'à ce que les deux points se confondissent en *un seul*. On notait alors les points du champ visuel où pour une distance déterminée les deux points noirs s'étaient confondus, et l'on recommençait l'expérience pour d'autres distances. Dans une autre série d'expériences, on plaçait des lettres ou des chiffres dans le champ de la vision indirecte et l'on recherchait pour les différents points du champ visuel les grandeurs que ces lettres ou ces chiffres devaient avoir pour être encore nettement reconnus. Ces expériences firent découvrir un fait remarquable, inexpliqué jusqu'alors, c'est l'influence de l'accommodation sur l'acuité de la vue, car de deux chiffres de même grandeur apparente, quoique différente en réalité, le plus éloigné, quoique plus grand, est moins facile à distinguer que le plus rapproché plus petit (¹).

Les phénomènes lumineux subjectifs qui se produisent dans le champ visuel non éclairé ont été principalement étudiés par Purkinje ; les phénomènes produits dans la vision par les courants continus ont été décrits par Ritter et Purkinje. Ritter a signalé pour les courants très-forts un résultat inverse à celui que l'on obtient avec des courants modérés. Ces expériences sont très-fatigantes et n'ont pas été répétées jusqu'ici. Une pile de 4 à 5 éléments de Grove suffit pour étudier l'action des courants faibles ; on y adapte des électrodes humides, dont l'un est placé sur le front et l'autre sur la nuque.

(¹) Volkmann, article *Sehen* (*Verhandl. der sächs. Gesells.*, 1858, et *Physiol. Untersuch. im Gebiete d. Optik*, 1ʳᵉ liv.) — Helmholtz, *Physiologische Optik*. — E. H. Weber, *Verhandl. d. sächs. Ges.*, 1852. — H. Müller, *Verhandl. d. phys. med. Ges. zu Würzburg*, t. IV, et *Zeitschr. f. wissensch. Zoologie*, t. VIII. — Aubert u. Förster, *Archiv f. Ophthalmologie*, t. III.

§ 188. — Excitations mécaniques et électriques de la rétine et du nerf optique.

Les organes nerveux terminaux de la rétine, ainsi que les fibres du nerf optique, peuvent être excités par les excitants généraux des nerfs. Une excitation mécanique, par exemple une pression ou un coup sur l'œil, déterminent, quand ils sont brusques, une sensation de lumière dans tout le champ visuel. Quand, au lieu d'agir sur l'œil entier, la pression n'agit que sur un point, il ne se produit qu'une image lumineuse partielle, *phosphène*, qui est toujours située en face du point comprimé. Quand l'œil est comprimé à sa partie supérieure, on aperçoit une tache claire à la partie inférieure du champ visuel ; quand il est comprimé à son côté externe, la tache apparaît en dedans. Il faut évidemment rapporter ce que l'on appelle le *phosphène d'accommodation* à une pression brusque et passagère ; ce phénomène consiste en une frange lumineuse du champ visuel qui apparaît instantanément au moment où l'œil accommodé pour la proximité passe subitement à l'accommodation à grande distance. Les phénomènes produits par une pression modérée sur la totalité du globe oculaire sont remarquables ; on perçoit alors les formes les plus variées : des figures rhomboïdales, étoilées, rayonnées, avec des couleurs brillantes, qui souvent alternent les unes avec les autres et qui persistent encore quelque temps après que la pression a cessé. A ces phénomènes doivent se rattacher les sensations lumineuses qui apparaissent quelquefois, sans aucune cause extérieure, dans le champ visuel non éclairé et que l'on désigne sous le nom de *lumière propre de la rétine, chaos lumineux* (Purkinje). Dans ce cas, le champ visuel paraît faiblement éclairé et parsemé de taches ou de lignes brillantes auxquelles l'imagination attribue souvent des formes déterminées. Il est probable que la production du chaos lumineux est due à une tension intérieure de l'œil qui exerce une pression constante sur la rétine. La *section* ou la *dilacération du nerf optique* produisent les mêmes phénomènes lumineux qu'une pression énergique sur la rétine, tandis qu'au contraire la sensation de douleur est infiniment moins grande que celle produite par l'excitation d'un nerf sensitif de la peau (Magendie).

L'*excitation électrique* de l'œil, en raison de la loi de l'excitation pour les nerfs sensoriaux (§ 163), ne détermine pas seulement un éclair lumineux à l'entrée et à la sortie d'un courant ou au moment des *variations du courant*, mais il produit des sensations lumineuses persistantes pendant toute la durée du courant continu. Tous ces phénomènes dépendent de la direction du courant dans les fibres rayonnées de la rétine. Si l'on pose les électrodes sur le front et la nuque, et si l'on fait passer le courant directement d'avant en arrière, lorsque le courant positif entre par le devant, tout le champ visuel paraît illuminé, à l'exception de la surface qui correspond à la papille du nerf optique, surface qui reste sombre. Quand le courant est descendant, le champ visuel reste obscur tandis que la papille est éclairée. Fait-on passer le courant obliquement à travers l'œil en plaçant l'électrode négatif sur la nuque et l'électrode positif sur l'angle externe de l'œil, la partie interne du champ visuel est sombre, tandis que la partie externe est éclairée; en ce cas, la papille du nerf optique reste sombre dans la partie éclairée. Si l'on dirige l'œil de telle façon que le point fixé tombe à la limite entre la partie claire et la partie sombre, on en voit partir un faisceau lumineux qui se dirige vers la partie sombre et un faisceau sombre qui se dirige vers la partie éclairée. Quand la direction du courant est inverse, tout le phénomène est également interverti; la cessation du courant agit de la même manière, mais momentanément. Tous ces résultats s'expliquent par la loi de l'électrotonus, en admettant que l'excitation porte sur l'extrémité postérieure des fibres radiées tournée vers les cônes. Le courant est-il dirigé vers cette extrémité, le champ visuel ou la partie de ce champ dans laquelle sa direction est la même par rapport aux fibres radiées paraîtront éclairés à l'entrée du courant (comp. § 166). Le nerf optique agit sur le courant comme un mauvais conducteur; aussi son éclairage est-il toujours opposé à celui du champ visuel. Les faisceaux lumineux de la tache jaune sont dus sans doute à ce que sur cette tache les fibres nerveuses sont presque parallèles à la surface de la membrane. Si le courant positif pénètre par l'angle externe de l'œil, il parcourt les fibres dans la direction des tempes vers le nez et au bord externe de la *fovea* il se dirige vers les cônes, dont au niveau du bord interne il s'éloigne au contraire; l'excitation est donc augmentée au premier endroit et diminuée au second.

§ 189. — Sensation des couleurs.

1° *Couleurs simples*. On donne en physique le nom de *couleurs simples* à la lumière produite par les vibrations de l'éther d'égale vitesse. On obtient les couleurs simples en isolant les vibrations éthérées de vitesse inégale qui constituent la lumière composée de manière à obtenir séparément chacune de ces composantes. On y arrive par la réfraction de la lumière, car il n'y a que les lumières dont les vibrations éthérées sont de même vitesse, en d'autres termes, les lumières simples, qui possèdent un même indice de réfraction, tandis que la lumière composée se décompose en autant d'espèces de lumière qu'il s'y trouve de vitesses vibratoires différentes. Le moyen le plus simple pour analyser la lumière et en isoler les éléments, c'est le prisme. Si l'on place au devant de l'œil un prisme 4 (Fig. 106) dont un angle est dirigé vers en bas, et si au-devant de ce prisme se trouve un point lumineux 5 dont la lumière est constituée par une couleur simple, cette lumière se réunit de nouveau en un seul point dans l'œil, et le point 5 est vu comme s'il se trouvait au point 7; le prisme réfracte en effet les rayons lumineux de telle sorte qu'ils tombent sur l'œil comme s'ils partaient du point 7. Quand, au contraire, la lumière émanée du point 5 est composée, après son passage au travers du prisme, elle ne se

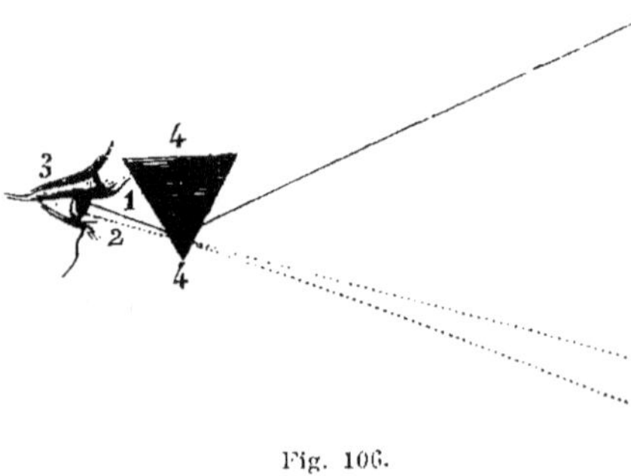

Fig. 106.

réunit plus en un seul point, mais en autant de points qu'il y a d'éléments lumineux différents qui la constituent. Supposons, par exemple, la lumière émanée du point 5 composée de deux couleurs simples, la couleur la plus réfrangible se déviera suivant l'angle 5, 4, 1, et la moins réfrangible suivant l'angle 5, 4, 2; l'œil perçoit alors deux points lumineux : l'un en 7, dû à la couleur la plus réfrangible, et l'autre en 6, dû à celle qui l'est le moins. Mais si dans la source lumineuse 5 se trouvent toutes les variétés de vitesse vibratoire de l'éther et par conséquent tous les degrés de réfrangibilité, l'œil ne voit plus seulement deux points, mais toute une ligne lumineuse comprise entre 6 et 7. L'image ainsi formée contient isolément tous les degrés de réfrangibilité de la lumière émanée du point 5 ; on lui donne le nom de *spectre prismatique*. A chaque degré spécial de réfringence correspond une *qualité spéciale d'impression de couleur*. Les rayons les plus réfractés 4, 1, paraissent de couleur violette, les moins réfractés 4, 2, de couleur rouge. Entre ces couleurs extrêmes du spectre se trouve une série de couleurs de réfringence croissante, orange, jaune, vert, bleu.

La différence de réfrangibilité doit être assez grande pour qu'elle produise une différence dans la sensation de couleur; aussi les tons du spectre se fondent-ils successivement les uns dans les autres. Quand on étudie le spectre à l'aide d'instruments grossissants, l'on s'aperçoit qu'il est entrecoupé par une grande quantité de lignes noires, les *lignes de Frauenhofer*. On constate que le nombre de ces lignes paraît d'autant plus grand que l'instrument grossissant est plus puissant; il en résulte que la lumière solaire elle-même ne contient pas tous les degrés intermédiaires de durée des vibrations et de réfrangibilité. L'on peut constater en outre par voie objective que le spectre dépasse le rouge et le violet, qu'il existe, en d'autres termes, des vibrations de l'éther trop lentes ou trop rapides pour qu'elles puissent être perçues par l'œil. Les rayons situés en deçà du rouge (ultra-rouges) se dénotent par leur action calorifique ; on leur donne le nom de *rayons thermiques ;* ceux qui sont situés au delà du violet (ultra-violets) ont été reconnus par l'action chimique qu'ils exercent, d'où le nom de *rayons invisibles chimiques*. Les rayons thermiques ne sont pas perçus par la rétine, parce qu'ils n'atteignent pas cette membrane et qu'ils sont absorbés par les milieux réfringents de l'œil. Les rayons chimiques déterminent une excitation si faible qu'elle disparaît en comparaison de l'intensité des couleurs spectrales. L'on peut rendre les rayons ultra-violets perceptibles à l'œil en cachant le spectre au moyen d'un écran, et en ne laissant passer à travers cet écran que la lumière ultra-violette, qui paraît alors de couleur indigo et de couleur gris bleuâtre quand elle est plus intense. Quand on fait passer les rayons ultra-violets à travers une solution de quinine ou d'autres substances fluorescentes, ces substances deviennent lumineuses par elles-mêmes et émettent alors une lumière qui est 1200 fois plus claire que la lumière ultra-violette. Mais la fluorescence s'arrête elle-même aux limites où, les autres rayons étant soigneusement éliminés, les rayons violets peuvent encore être perçus directement. Il faut en conclure que la lumière objective elle-même ne dépasse pas dans le sens de la plus grande réfrangibilité la limite d'impressionnabilité de la rétine.

Pour analyser les sensations déterminées par les couleurs simples, on fait pénétrer un rayon de lumière solaire dans une chambre obscure à travers une petite ouverture. On regarde le rayon directement à travers un prisme comme dans la Fig. 106, et l'on obtient ainsi un spectre subjectif, ou bien l'on peut encore, à la place de l'œil, disposer une lentille, qui donne alors un spectre objectif. Il est à remarquer toutefois que, lorsque l'on emploie une seule ouverture lumineuse et un seul prisme, il pénètre toujours encore dans l'œil un peu de lumière blanche, qui se mélange à l'image spectrale. Quand on veut étudier les sensations lumineuses d'une manière tout à fait précise, il faut faire passer la lumière successivement par plusieurs prismes (comp. *Physique médicale*, § 156).

Le tableau suivant contient les couleurs que l'on perçoit habituellement dans le spectre, la longueur des ondes lumineuses et la vitesse de leur vibration, ainsi que les principales lignes obscures que Frauenhofer a désignées par des lettres, ce qui permet de reconnaître plus facilement leur situation dans le spectre.

Raies de Frauenhofer.	Couleur.	Longueur des ondes en centmill. de millim.	Vitesse des vibrations par seconde.
B	Limite du rouge. . . .	6878	452 billions.
C	Rouge	6564	474 »
D	Orange.	5888	528 »
E	Vert	5260	591 »
F	Bleu.	4848	641 »
G	Indigo	4291	724 »
H	Violet	3929	785 »

Les couleurs intermédiaires sont : le rouge orangé, le jaune d'or, le vert bleuâtre et le bleu indigo. En supprimant les autres rayons, l'on peut encore constater dans le rouge des rayons dont les ondes ont une longueur de $0^{mm},00081$; ils sont rouge foncé. Fizeau s'est assuré, par la réfraction à travers un prisme de flintglass, qu'il existe des rayons thermiques dont les ondes mesurent $0^{mm},00194$. Les ondes des rayons ultra-violets ne dépassent pas une limite de $0^{mm},00031$.

Brücke a démontré que c'est à leur absorption par les milieux de l'œil que les rayons ultra-rouges doivent de ne pas être perçus. Il fait pénétrer un rayon solaire dans une chambre obscure à travers un œil dont les surfaces antérieure et postérieure sont noircies à une flamme de térébenthine ; tous les rayons lumineux se trouvent donc écartés et le thermomultiplicateur n'indique plus la présence d'aucun rayon thermique. Brücke admet aussi que l'invisibilité des rayons ultra-violets est due à leur absorption par l'œil ; il se fonde sur ce que la puissance photographique de la lumière ultra-violette diminue considérablement quand on la fait passer à travers les milieux de l'œil. Mais Donders et Rees ont démontré que la fluorescence déterminée par les rayons ultra-violets ne diminue pas sensiblement dans ce cas, et Helmholtz a pu rendre ces rayons perceptibles en éliminant toute autre lumière (1).

2° *Couleurs composées. Lumière blanche.* Quand une lumière composée de différentes couleurs simples dont les vitesses de vibration sont différentes vient frapper un seul et même point de la rétine, il se produit des sensations colorées qui sont en général très-différentes de celles dues aux couleurs

(1) Brücke, *Müller's Archiv*, 1845; *Poggendorff's Annalen*, t. LXV et LXIX. — Donders, *Müller's Archiv*, 1853. — Helmholtz, *Poggendorff's Annalen*, t. XCIV.

simples, et l'on ne peut que rarement reconnaître dans cette couleur composée les différentes composantes qui la constituent. Il est facile, par exemple,
dans le rouge pourpre composé de rouge et de violet, de reconnaître le rouge
et le violet; mais dans le gris ou le blanc produits par le rouge, le violet,
le vert, il est tout à fait impossible de reconnaître ces différentes composantes. L'œil ne possède donc pas, comme l'oreille, la propriété de décomposer la sensation en ses éléments; il nous faut, pour reconnaître les différentes teintes qui par leur assemblage produisent une sensation complexe,
décomposer la couleur et la recomposer. Pour étudier les sensations de couleur, il nous faut donc en faire l'*analyse* et la *synthèse physiques*. Nous
avons vu plus haut que toute couleur composée peut être, au moyen du prisme,
décomposée en ses éléments. Toutes les variétés de lumières complexes que
nous percevons sont produites par les différents mélanges de couleurs simples
et spectrales. Il ne faudrait pas croire cependant que pour reproduire par synthèse toutes les couleurs composées nous ayons besoin de toutes les couleurs
simples du spectre; il est clair, en effet, que du moment où le mélange de deux
couleurs simples suffit pour produire une sensation tout à fait analogue à celle
produite par une autre couleur simple, nous n'avons besoin que d'une partie
des couleurs spectrales pour reproduire toutes les sensations de couleur possibles. Nous pouvons, par exemple en mélangeant le vert et l'orange, reproduire le jaune spectral; nous pouvons obtenir le vert par le mélange des couleurs spectrales intermédiaires bleu verdâtre et vert jaunâtre etc. De même aussi,
pour produire la sensation du blanc, nous n'avons pas besoin de mélanger
toutes les teintes que fournit la décomposition de la lumière blanche, car avec
deux couleurs spectrales bien choisies nous obtenons le blanc. Les couleurs
qui, mélangées de cette manière, donnent du blanc sont dites *couleurs complémentaires*. Parmi les couleurs du spectre, les couleurs complémentaires
sont :

> Rouge et bleu verdâtre ;
> Orange et bleu de Prusse ;
> Jaune et bleu d'indigo ;
> Jaune verdâtre et violet.

Il est évident encore que pour obtenir le blanc il faut que l'intensité des
deux couleurs soit en proportion bien définie. Il en est de même des teintes
intermédiaires que l'on obtient en mélangeant deux couleurs du spectre. Les
couleurs spectrales ne possèdent donc pas toutes dans leurs mélanges la même
puissance de coloration. Celle dont la puissance colorante est la plus grande,
c'est le violet; celle dont elle est la plus faible, c'est le jaune. Entre ces deux
extrêmes se trouvent le bleu d'indigo, le rouge et bleu de Prusse, et l'orange
et vert. Il faut donc, en d'autres termes, pour produire du blanc avec les couleurs complémentaires, prendre une plus petite quantité de violet et une plus
forte proportion de jaune. Quand la proportion d'une des couleurs est trop
forte, au lieu de blanc, l'on obtient un ton blanchâtre de la couleur prédominante. Les règles suivantes s'appliquent au mélange de couleurs non complémentaires. Quand deux couleurs sont plus rapprochées l'une de l'autre que ne le

sont les couleurs complémentaires, leur mélange donne naissance à une teinte qui dans le spectre leur est intermédiaire; elle est d'autant plus intense que les couleurs sont plus rapprochées, et d'autant plus mélangée de blanc qu'elles sont plus éloignées. Quand, au contraire, les deux couleurs sont plus éloignées l'une de l'autre que les couleurs complémentaires, l'on obtient des nuances situées entre les couleurs initiales du mélange et l'extrémité du spectre, ou encore du rouge pourpre quand ce sont les deux couleurs extrêmes du spectre qui sont mélangées (rouge et violet); dans ces cas, la coloration déterminée par le mélange est d'autant plus intense que la distance qui dans le spectre sépare les couleurs mélangées est plus considérable. La teinte déterminée par le mélange de plusieurs couleurs simples peut toujours être obtenue par le mélange de deux couleurs simples seulement. Toute couleur produite par voie de mélange doit être considérée aussi comme couleur spectrale, sauf le blanc pur avec ses différents degrés, ainsi que le pourpre qui complète la série spectrale. Le mélange des couleurs ne peut jamais donner naissance à des teintes nouvelles, mais toutes les colorations obtenues par ce moyen sont moins intenses et toujours plus pâles que celles des teintes correspondantes du spectre. On peut donc établir la loi suivante : la sensation déterminée par une lumière composée peut toujours être produite par le mélange d'une couleur spectrale, y compris le pourpre (mélange des deux couleurs spectrales rouge et violet) avec une certaine quantité de lumière blanche. La lumière blanche, à son tour, étant le produit de deux couleurs complémentaires, il s'ensuit que trois couleurs au maximum suffisent pour produire par leur mélange toutes les teintes possibles. Si l'on choisit trois couleurs dont deux donnent par leur mélange une teinte composée dont la troisième est complémentaire, toutes les autres teintes, ainsi que la lumière composée, résultent de la combinaison *de ces trois couleurs*. Les trois couleurs qui peuvent être reconstituées par la combinaison de toutes les sensations colorées sont dites les *trois couleurs fondamentales*. Ces couleurs sont, comme Thomas Young l'a démontré, le *rouge*, le *vert* et le *violet*. Il existe néanmoins d'autres combinaisons de couleurs qui, par leur mélange, peuvent produire le blanc et d'autres teintes; mais on serait alors forcé de considérer des couleurs composées comme des couleurs fondamentales.

L'étude d'une anomalie particulière de la vision, la *dyschromatopsie*, le *daltonisme*, est venue prouver que le rouge, le vert et le violet sont bien en réalité les couleurs fondamentales. Cette anomalie consiste dans l'impossibilité de distinguer les couleurs. Les individus qui en sont atteints confondent toujours certaines teintes; en les examinant attentivement, l'on voit que toutes les impressions de lumière et de couleurs qu'ils perçoivent peuvent toujours être rapportées à deux couleurs fondamentales au lieu de trois; il leur en manque donc une. C'est presque toujours le rouge qui fait défaut, et dans ce cas le rouge sombre leur paraît gris, le rouge clair leur semble vert, et le mélange de jaune et de bleu leur paraît blanc. Il n'est pas très-rare de rencontrer des cas de dyschromatopsie incomplète pour le rouge; un rouge foncé est encore perçu, tandis que ses teintes claires ne le sont pas. Le daltonisme pour le vert est très-rare. D'après les remarques de E. Rose, l'absorption de la santonine

Produirait le daltonisme pour le violet ; sous l'influence de ce médicament, les objets blancs paraîtraient de couleur vert jaunâtre.

Le rouge, le vert et le violet sont donc les couleurs fondamentales, et, en d'autres termes, les sensations qu'elles déterminent doivent, d'après la théorie de Th. Young, être envisagées comme des *sensations fondamentales* qui, par leur combinaison, peuvent produire toutes les variétés possibles de sensations lumineuses et colorées. On peut représenter ce fait graphiquement par un triangle, aux angles duquel se trouvent les trois sensations fondamentales ; toutes les sensations possibles de lumières et de couleurs se trouvent à l'intérieur de ce triangle (Fig. 107). Les couleurs spectrales sont placées sur les deux côtés opposés du triangle, tandis que sur le troisième côté, entre le rouge et le violet, se trouve le pourpre ; dans l'aire du triangle sont toutes les couleurs composées et le blanc. De chaque point de ce triangle on

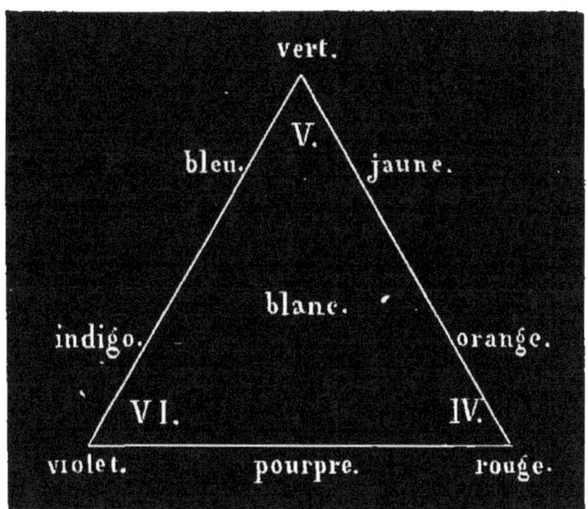

Fig. 107.

peut gagner directement un autre point quelconque en passant par toutes les teintes successives de la nuance, et cela dans toutes les directions possibles des deux dimensions. Il est donc facile de comprendre que, ainsi que nous l'avons vu au § 175, le système des sensations colorées ne peut être représenté que par une surface. La construction de ce triangle s'écarte cependant en un point de la vérité : les couleurs situées sur les côtés du triangle et qui résultent du mélange de deux couleurs fondamentales ne sont pas tout à fait aussi intenses que les couleurs du spectre, elles se comportent toujours comme si ces dernières étaient quelque peu mélangées de blanc. Une simple modification apportée par Helmholtz à la théorie de Young remédie à ce petit défaut. On suppose que la couleur fondamentale verte ou la sensation qu'elle

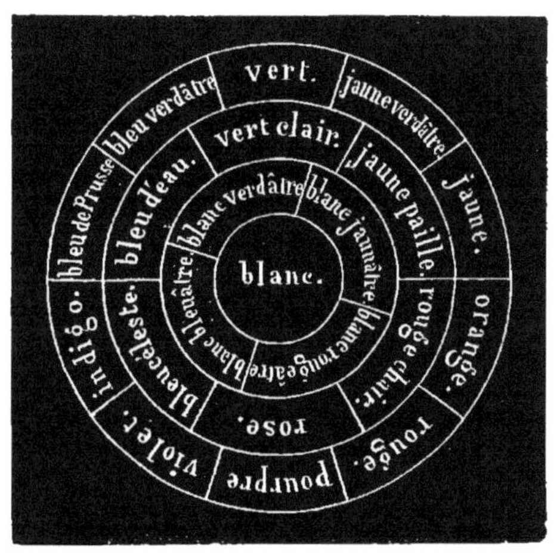

Fig. 108.

produit est plus intense que le vert spectral qui serait déjà mélangé d'un peu de blanc ; on suppose la même chose pour le rouge et le violet. On admet donc que les couleurs spectrales vert, rouge et violet sont situées dans l'intérieur du triangle à peu près aux points V, IV et VI, et l'on peut alors supposer que les couleurs sont, comme dans la Fig. 108, disposées suivant un cercle inscrit dans un triangle dont les angles sont formés par les sensations fondamentales. La périphérie du cercle est constituée par les couleurs spectrales ; plus en dedans sont disposées les couleurs mélangées, et au centre se trouve le blanc. Cette hypothèse, d'après laquelle les trois couleurs fondamentales ne produisent pas d'impression réelle, est basée sur ce fait que la disposition des couleurs dans le triangle de Young n'a qu'une valeur subjective ; qu'en d'autres termes elle n'a de valeur que pour nos sensations de couleurs et non pas pour les couleurs objectives. Le blanc qui est produit par l'action simultanée de toutes les couleurs spectrales sur notre rétine est, au point de vue objectif, tout à fait différent du blanc que nous obtenons en mélangeant deux couleurs complémentaires ; mais, mais au point de vue subjectif nous ne saurions le distinguer : le phénomène que ces deux sortes de couleurs produisent sur notre rétine est identique.

Au point de vue de la perception lumineuse, ces faits nous permettent d'admettre qu'il se trouve dans la rétine trois espèces d'organes terminaux ; les premiers président à la sensation du rouge, les seconds à la perception du vert et les troisièmes à celle du violet. Toute lumière objective simple ou composée excite simultanément les trois espèces d'organes terminaux, mais à des degrés différents. Le rouge spectral excite fortement les organes terminaux capables de percevoir cette nuance et plus faiblement les deux autres ; le jaune excite modérément les organes capables de percevoir le rouge et le vert, et très-faiblement ceux qui perçoivent le violet ; le vert excite très-fortement ceux qui perçoivent cette teinte et faiblement les deux autres ; le bleu excite modérément les organes destinés au vert et au violet, et faiblement ceux destinés au rouge ; le violet excite fortement les organes terminaux qui président à la sensation violette et faiblement les deux autres ; enfin le blanc les excite tous d'une manière à peu près égale. Dans la plupart des cas de daltonisme où toutes les impressions sont produites par la combinaison du vert et du violet, il est évident que les organes terminaux qui président au rouge font défaut ou sont incomplétement développés.

Il semble au premier abord qu'il y ait une contradiction entre les résultats fournis par l'analyse et par la synthèse de la lumière ; en effet, en décomposant la lumière blanche à l'aide du prisme, l'on obtient toute la série des couleurs du spectre avec toutes ses teintes intermédiaires, tandis que l'on peut, avec deux couleurs seulement, reproduire le blanc, et qu'avec trois couleurs l'on peut obtenir toutes les autres teintes possibles. Pour expliquer cette contradiction, Brewster fit l'hypothèse suivante : une lumière dont l'indice de réfraction est constant ne serait pas néanmoins une lumière homogène de couleur invariable, car il y aurait dans chaque partie du spectre un mélange des trois couleurs fondamentales, qui pour lui sont : le rouge, le jaune et le bleu. Toute cette contradiction apparente disparaît si l'on adopte la théorie de Young, d'après laquelle les trois couleurs fondamentales n'ont réellement qu'une valeur subjective. Young admit le rouge, le vert et le violet comme les trois couleurs fondamentales, et Maxwell confirma son opinion par l'examen attentif d'individus atteints de daltonisme. Purkinje avait déjà remarqué que par les *parties latérales de la rétine* nous ne pouvons pas bien exactement différencier les couleurs. Aux limites extrêmes du champ visuel la lumière rouge paraît grise, la jaune verte, la verte bleuâtre; il n'y a que le bleu et le violet qui sont assez nettement perçus. Dans l'état normal, nous ne nous rendons pas compte des différences de perceptions colorées produites par la vue indirecte, car ce sont les impressions sur la tache jaune qui nous servent de mesure dans notre appréciation et qui corrigent les irrégularités subjectives. Comme l'a démontré Schelske, ces incorrections tiennent à ce que, sur les côtés latéraux de la rétine, nous sommes toujours plus ou moins daltoniques pour le rouge, et que cette forme la plus habituelle du daltonisme n'est due qu'à l'extension de cet état des parties latérales jusqu'au centre de la rétine.

On admettait généralement autrefois, et les peintres admettent encore aujourd'hui le rouge, le jaune et le bleu comme couleurs fondamentales. Mais le mélange de ces couleurs ne peut donner naissance à du blanc; l'on avait admis que ces couleurs peuvent, par leur mélange, produire toutes les autres, parceque dans les expériences anciennes l'on se bornait à mélanger des substances pulvérulentes ou liquides. Mais, comme l'a fait voir Helmholtz, on n'obtient pas de cette façon plus exactement la couleur réelle qu'on ne l'obtient en regardant à travers deux verres colorés de teinte différente. Au lieu d'avoir ainsi la somme des deux teintes, on en perçoit bien plutôt la différence. Si la première plaque de verre est rouge et la seconde jaune, elles ne laissent passer que la nuance que toutes les deux ne peuvent absorber qu'à un faible degré, c'est-à-dire le vert. C'est ainsi que le mélange de substances rouges et jaunes produit du vert, tandis que le mélange des couleurs rouge et jaune n'a jamais ce résultat. Ce n'est que quand les vibrations de l'éther sont mélangées dans les impressions sensorielles que l'on obtient des résultats précis. On obtient le mélange des vibrations de l'éther en disposant plusieurs spectres ou plusieurs parties du même spectre de manière à ce qu'ils se recouvrent. Le meilleur moyen consiste à regarder par l'angle vertical d'un prisme une fente en forme de V disposée sur un écran. On y arrive plus aisément encore en regardant un objet coloré à travers une plaque de verre tenue obliquement et en recevant en même temps dans l'œil la lumière d'un autre objet différemment coloré, réfléchie par la même plaque de verre. Pour produire le mélange des impressions de couleurs, on se sert du disque coloré. C'est un disque divisé en secteurs de différentes couleurs; on peut le faire tourner rapidement, et quand sa rotation est arrivée à un degré de vitesse suffisante, les différentes impressions se confondent sur la rétine et il ne reste que celle de la couleur qui résulte du mélange. Il devient alors très-facile de graduer les différentes teintes que l'on désire produire en modifiant la grandeur des différents secteurs. D'après les observations de Maxwell, il existerait même dans les yeux normaux de grandes différences individuelles pour la quantité précise de couleurs qui par leur mélange donnent la lumière blanche. Il est possible que ces différences tiennent aux variétés de pigmentation de la tache jaune.

Newton avait déjà cherché à représenter les teintes colorées par un triangle; il avait aussi cherché à les reproduire graphiquement dans un cercle. Ces deux constructions géométriques peuvent. comme nous l'avons vu plus haut, concorder l'une avec l'autre en supposant le cercle des couleurs inscrit dans le triangle dont les angles représentent des sensations fondamentales subjectives et non objectives. Si, ainsi que l'a fait Lambert, on y ajoute les différentes intensités de couleurs que l'on rencontre dans la nature, on arrive à modifier le cercle des couleurs et à le transformer en une pyramide dans laquelle les teintes de plus en plus foncées marchent de la base vers le sommet. En pratiquant une coupe médiane de cette pyramide, on obtient au bord le rouge brun (mélange de rouge foncé et de pourpre), le brun (jaune foncé), le vert olive et le gris bleuâtre; au milieu le gris; le sommet de la pyramide répond au noir (qui est la plus faible intensité possible de la lumière blanche) [1].

Théorie de la perception de la lumière et des couleurs. Quand Young publia sa théorie des trois sensations fondamentales, la structure de la rétine n'était pas encore bien connue; aussi admit-il *a priori* que cette membrane contient trois espèces de fibres, dont les unes perçoivent le rouge, les autres le vert et les troisièmes le violet. Maintenant que nous connaissons les appareils nerveux terminaux qui sont évidemment en rapport direct avec la perception de la lumière et des couleurs, nous devons nous demander quel est, d'après la théorie de Young, le rapport qui existe entre la structure de la couche des cônes et des bâtonnets et les phénomènes de perception. On est tout d'abord amené à penser que le noyau pigmenté qui se trouve dans les cônes de la rétine des oiseaux joue un grand rôle dans la perception des couleurs; mais, dans tous les cas, cette fonction ne serait que secondaire, puisque, pour tout le reste, la structure de la rétine des oiseaux ne diffère en rien de celle de la rétine des autres animaux dont les cônes ne possèdent pas ces noyaux pigmentés. L'on ne saurait non plus s'appuyer sur ce fait pour admettre que, parce que ces noyaux ne présentent que des colorations rouge et jaune, ce sont le rouge, le jaune et le bleu qui constituent les couleurs fondamentales; Zenker a cherché une explication dans les découvertes de M. Schultze, qui, le premier, constata que les articles externes des cônes et des bâtonnets sont composés de petits disques superposés [2]. L'on sait que, lorsque la lumière se réfracte et se réfléchit à travers une série de petits disques, il se produit des couleurs en raison de l'interférence des rayons réfractés et réfléchis. La composition de ces couleurs dépend de l'épaisseur des petits disques, en ce sens que les ondes lumineuses qui diffèrent entre elles de 1/2, 1 1/2, 2 1/2 etc., sont amoindries, tandis que celles qui diffèrent entre elles de 1, 2, 3 etc. sont augmentées. Le premier cas se présente lorsque l'épaisseur des petits disques est égale à un polynôme régulier du quart de la longueur d'une onde, et le second cas lorsqu'elle est égale à un polynôme irrégulier de cette valeur (voy. *Physique méd.*, § 206). Nous pourrions donc supposer que chaque organe terminal formé par de petits disques d'une épaisseur déterminée ne renforce que les ondes lumineuses d'une certaine longueur. Le même résultat serait atteint si les disques, étant tous de même épaisseur, possédaient néanmoins des indices de réfraction différents, car nous savons que la longueur des ondes lumineuses diminue avec l'indice de réfraction. La rétine ne présente pas de disposition correspondant au premier cas, car dans une seule et même espèce animale les petits disques des articles externes semblent posséder toujours une épaisseur constante. Peut-être, au contraire, s'y rencontre-t-il une disposition correspondant au second cas. On pourrait donc admettre qu'un même élément est capable de percevoir des impressions de couleur variées, en supposant, par exemple, que l'indice de réfraction des différents disques n'est pas partout le même. Cette supposition peut s'appuyer sur quelques observations dans lesquelles on a constaté la striation longitudinale de l'article externe des cônes, et sur le fait si remarquable signalé par Heusen, qui vit *trois* fibres nerveuses émerger d'un cône de céphalopode. Tous ces faits tendent à démontrer que l'*article externe* doit être envisagé seul comme organe de perception, tan-

---

[1] Th. Young, *Lectures on natural philosophy.* London 1807. — Helmholtz, *Physiol. Optik.* — Brücke, *Physiol. der Farben.* Leipzig 1866. — Grassmann, *Poggendorff's Annalen*, t. LXXXIX. — Maxwell, *Phil. Mag.*, vol. XIV et XXI. — Rose, *Archiv f. Ophthalmol.*, t. VII, et *Virchow's Archiv*, t. XXVIII. — Schelske, *Archiv f. Ophthalmol.*, t. IX.

[2] Zenker, *Archiv f. mikroscop. Anat.*, t. III.

dis que déjà l'article interne est un organe de conduction. Beaucoup d'observateurs ont constaté l'existence d'un cylindre-axe dans l'article interne, ce qui vient à l'appui de cette opinion.

§ 190. — Intensité des sensations de lumière et de couleur.

Au point de vue de leur intensité, les sensations lumineuses perçues par l'œil obéissent à la loi psycho-physique. Quand on reste entre certaines limites, les différences de sensation appréciables par l'œil correspondent à peu près exactement aux différences de l'intensité lumineuse elle-même. D'après Fechner, cette valeur constante serait de 1/100; pour d'autres, elle varierait entre 1/50 et 1/180. L'expérience suivante peut servir à prouver que la loi psycho-physique s'applique aux sensations de lumière. Dans une chambre obscure, l'on dispose un tableau blanc 4, éclairé par deux bougies 1 et 2 (Fig. 109); devant le tableau se trouve une règle 3 qui projette deux ombres 5 et 6. L'ombre 5 est due à la bougie 1 et l'ombre 6 à la bougie 2. En éloignant cette dernière, l'ombre 5 devient plus opaque. Il est facile alors de calculer quelle est la distance des points 1 et 2 à partir de laquelle l'augmentation de l'opacité devient perceptible. Les intensités lumineuses étant en raison inverse des distances qui séparent les bougies du tableau, l'on peut en déduire directement la différence entre les intensités lumineuses appréciables pour nous. Il résulte de cette expérience que l'intensité de la sensation dépend de l'intensité lumineuse, mais cette loi perd toute sa valeur quand les intensités lumineuses sont ou très-faibles ou très-fortes; elle subit même quelques exceptions pour des intensités moyennes.

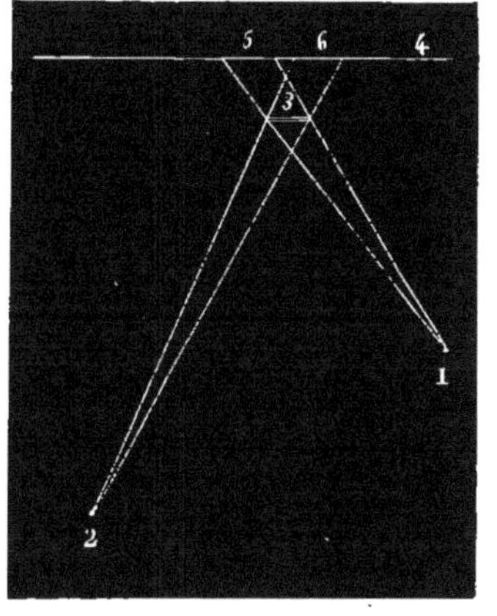

Fig. 109.

La sensibilité pour les différences lumineuses est à son maximum quand la lumière est de moyenne intensité; quand elle est un peu plus faible que la lumière diurne diffuse, elle diminue à partir de ce point, soit que la lumière absolue augmente, soit qu'elle diminue. Nous avons expliqué plus haut, au § 175, la raison pour laquelle la loi psycho-physique perd sa valeur à partir d'une limite maximum. Quant à la raison pour laquelle elle n'est plus exacte à partir d'une limite minimum, il faut probablement l'attribuer à ce que, même en dehors de toute excitation lumineuse actuelle, l'œil éprouve encore une sensation de lumière très-faible, due en partie à un phénomène consécutif à des impressions antérieures et en partie à ce que, dans l'obscurité, la rétine est très-faiblement excitée (§ 188). L'effet consécutif des sensations lumineuses antérieures disparaît très-rapidement dans l'obscurité complète, tandis que l'excitation de la rétine indépendante des impressions antérieures persiste et paraît même augmenter par la privation de lumière. Cette lumière propre de la rétine constitue une por-

tion d'autant plus considérable de la quantité de lumière que l'intensité lumineuse est plus faible ; il est impossible de tenir compte de cette fraction en mesurant la force de l'excitant ; aussi la loi psycho-physique ne saurait-elle s'appliquer qu'à partir du point où la valeur de cette lumière propre de la rétine
peut être négligée.

Au lieu de l'expérience que nous venons de relater, l'on peut encore, pour vérifier l'application de la loi psycho-physique aux sensations lumineuses, se servir d'un
disque blanc mis en rotation rapide ; à la périphérie de ce disque est disposé un petit
segment noir ; on cherche quelle est la largeur qu'il faut donner à ce segment pour
que l'œil constate l'existence d'un cercle gris pendant que le disque tourne rapidement. Le rapport de la grandeur du segment à celle du disque donne directement la
différence appréciable, et la constance de ce rapport par des intensités lumineuses
variables confirme la loi psycho-physique. D'après Fechner, cette loi peut également
se vérifier par l'observation de la grandeur des étoiles. Les étoiles ont été classées
d'après leur grandeur, qui elle-même a été appréciée par l'intensité de l'impression
lumineuse sur l'œil. En comparant les résultats obtenus avec les résultats des mensurations photométriques de l'intensité lumineuse des étoiles, on retrouve encore la
loi psycho-physique. L'expérience de tous les jours vient encore la confirmer. Quand
un rayon solaire frappe sur l'ombre portée par une lampe, cette ombre disparaît. La
différence absolue de la lumière entre le champ éclairé et celui qui ne l'est pas est
la même dans les deux cas, car le rayon de soleil s'ajoute également à l'éclairage
faible et à l'éclairage fort ; en d'autres termes, une égale différence absolue de l'intensité lumineuse est appréciable quand l'éclairage est faible, tandis qu'elle ne l'est
pas quand l'éclairage est fort. On sait encore que dans la lumière lunaire les différences entre les parties éclairées et les ombres sont beaucoup plus accusées que dans
la lumière solaire.

Fechner avait déjà signalé les anomalies que présente la loi psycho-physique dans
les cas où les sensations lumineuses sont très-fortes ou très-faibles ; Aubert et Helmholtz prouvèrent ensuite que ces anomalies sont même un peu plus grandes qu'on
ne le croyait primitivement. Les recherches d'Aubert démontrèrent que lorsque l'intensité lumineuse est très-faible, la constante des différences peut tomber jusqu'à
1/17e. Il faut évidemment en conclure que la lumière propre de la rétine diminue
considérablement dans l'obscurité, et que, par conséquent, elle semble être due, en
grande partie du moins, à des actions consécutives d'excitations lumineuses antérieures. La *limite de l'excitation* doit aussi s'abaisser quand la lumière propre de la
rétine diminue. D'après les études d'Aubert, cet abaissement rapide au début devient
ensuite plus lent. Aubert détermina cette limite en calculant les différences de longueur qu'il faut donner à un fil de platine échauffé par un courant continu pour
produire une sensation lumineuse dans un milieu très-obscur. L'intensité du courant et sa vertu calorifique augmentant avec la longueur du fil, on en peut déduire les modifications de la sensation. Cet auteur trouva de cette manière qu'après
un très-court séjour dans l'obscurité la sensibilité est augmentée à peu près de
18 fois, que cette augmentation marche ensuite beaucoup plus lentement et atteint,
après un séjour d'une heure, 35 fois ce qu'elle était au début. Il est probable que ce
n'est pas seulement la disparition rapide des actions consécutives et persistantes des
excitations antérieures qu'il faut invoquer pour expliquer ces faits, mais encore,
comme nous l'avons dit au § 183, les phénomènes d'adaptation de la pupille. Aubert
n'admet pas la diminution de la lumière propre de la rétine, puisqu'après un séjour de
plusieurs heures dans l'obscurité elle ne lui semblait pas modifiée, mais même aug-

mentée. Il est à remarquer néanmoins que les recherches sur les modifications apportées à la limite de l'excitation par le séjour dans l'obscurité ne sauraient s'appliquer directement aux différences de sensibilité dans un milieu faiblement éclairé. Il peut très-bien se faire que dans l'obscurité il se produise d'abord une diminution de la lumière propre en raison de la disparition successive des actions consécutives, et qu'indépendamment de ce phénomène, le séjour prolongé dans l'obscurité détermine une augmentation de l'excitabilité. Les expériences tendent, au reste, à faire admettre la simultanéité de ces phénomènes ; il semble, en effet, que tout d'abord l'obscurité étant incomplète, la lumière propre de la rétine diminue avec la disparition graduelle des actions consécutives, tandis que, l'obscurité augmentant, la lumière propre augmente à son tour par exagération de l'excitabilité.

Quand les impressions lumineuses sont faibles, Förster et Aubert ont démontré que l'intensité de la sensation ne dépend pas seulement de la valeur absolue de l'éclairage, mais encore de la grandeur de la surface rétinienne éclairée ; en effet, deux objets, différemment éclairés et dont la différence d'éclairage est encore appréciable sous un certain angle visuel, paraissent de même intensité lumineuse quand l'angle visuel est plus petit. Ce phénomène est dû sans doute à l'aberration de sphéricité de l'œil, en vertu de laquelle chaque point lumineux est entouré d'un cercle de diffusion moins éclairé, qui devient d'autant plus grand pour tout l'objet que l'angle visuel diminue ([1]).

Quand l'œil compare des lumières *diversement colorées*, l'intensité relative des sensations ne dépend plus uniquement de l'intensité, mais encore de la *qualité* des impressions de couleurs. L'observation nous apprend que si l'intensité de la sensation dépend de la qualité de la lumière, elle dépend aussi de l'*intensité lumineuse* ou de l'amplitude des vibrations. En effet, quand l'éclairage est intense, les rayons les plus fortement réfractés paraissent plus clairs que les rayons moins réfrangibles, tandis que ces derniers paraissent plus clairs que les premiers quand la lumière est plus faible. Quand la lumière du jour est très-éclatante, les couleurs bleue et violette paraissent pâles en comparaison du rouge ou du jaune, tandis que quand le soir arrive et que la lumière est moins intense, les couleurs bleue ou violette peuvent encore être nettement perçues, alors que déjà le rouge paraît noir. Il s'ensuit : 1° que les rayons les plus réfrangibles ne sont plus capables d'excitation quand l'intensité lumineuse est faible, et 2° que l'intensité de la sensation déterminée par des lumières dont les vibrations sont de durée variable, croît avec l'augmentation de l'intensité lumineuse suivant une loi, variable aussi, puisque pour les rayons les plus réfrangibles, la sensation lumineuse croît avec l'augmentation de l'intensité lumineuse, très-rapidement au début et plus lentement ensuite que pour les rayons moins réfrangibles.

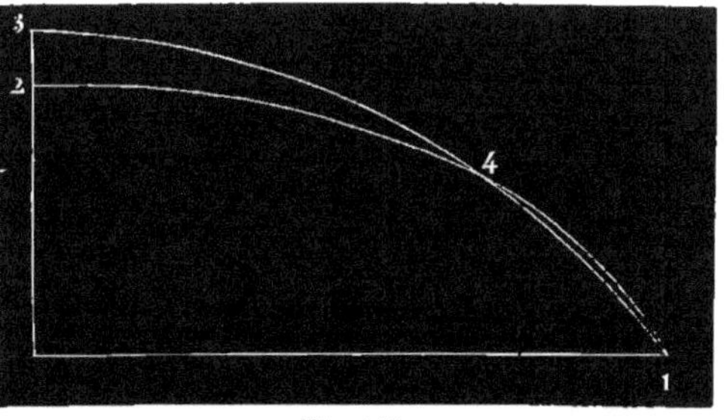

Fig. 110.

([1]) Fechner, *Elemente d. Psychophysik*, t. 1. — Aubert, *Physiologie d. Netzhaut*. Breslau, 1864.

Dans la Fig. 110, la courbe 1 2 exprime cette loi de l'accroissement pour les rayons violets; la courbe 1 3 l'exprime pour les rayons rouges. On y constate aussi que pour deux couleurs il doit exister une certaine intensité lumineuse 4 ou l'intensité des sensations est la même. En se reportant à l'hypothèse de Young, il faut donc admettre, pour expliquer ce phénomène, que le rapport entre l'intensité de la sensation et l'intensité de la lumière varie de cette manière dans les trois espèces d'organes terminaux de la rétine [1].

§ 191. — Marche et action ultérieure de l'excitation de la rétine.

1° La *marche de l'excitation de la rétine* est identique à celle de l'excitation dans les nerfs. Elle débute peu de temps après l'action de l'excitant, et elle dure encore quelque temps après que celui-ci a cessé d'agir. C'est ce qui explique comment des impressions lumineuses interrompues, mais se succédant à intervalles rapides, agissent sur l'œil comme une lumière continue. Quand on dispose sur le disque coloré des secteurs alternativement blancs et noirs ou des secteurs de différentes teintes, on obtient, soit du gris, soit une couleur composée, et l'intensité lumineuse de cette combinaison est à peu près la même que si la lumière extérieure eût été elle-même mélangée. Il suffit de mesurer la vitesse de rotation que possède le disque coloré au moment où les impressions lumineuses se mélangent pour savoir quelle est la durée de l'excitation rétinienne. Les recherches de Plateau, Lissajous, Helmholtz etc. ont prouvé que cette durée varie de 1 50° à 1 30° de seconde. Cette durée diminue à mesure que l'intensité lumineuse augmente ; il s'ensuit que l'intensité de l'excitation de la rétine diminue d'autant plus vite que l'excitant est plus puissant; mais, d'autre part, la durée totale de l'excitation augmente avec la puissance de l'excitant. On peut s'en convaincre en faisant agir sur l'œil des excitations lumineuses rapides d'intensité variable. Les excitants les plus intenses produisent toujours, en ce cas, les impressions consécutives les plus longues.

La méthode des combinaisons de couleurs au moyen du disque coloré (§ 189) repose tout entière sur le mélange des sensations, et leur combinaison en une sensation unique. Le *thaumatrope* de Stampfer constitue une complication particulière du disque coloré. Il consiste en deux disques en mouvement simultané; l'un de ces disques porte à sa périphérie un certain nombre de figures dont chaque image est un moment d'un mouvement périodique et en représente, par conséquent, toutes les phases successives; le second disque porte autant d'ouvertures que le premier a d'images. Quand l'appareil est mis en rotation, les figures semblent exécuter le mouvement réel dont chacune d'entre elles représente une phase et sans que pour cela les images changent de place.

2° Les *actions consécutives de l'excitation de la rétine* consistent dans la persistance de l'impression lumineuse après la disparition de l'excitant (nous en avons déjà parlé) et dans une modification de l'excitabilité par laquelle les points de la rétine frappés par des excitations lumineuses antérieures éprouvent

[1] Dove, *Poggendorff's Annalen*, t. LXXXV. — Helmholtz, *ibid.*, t. XCVI.

des modifications dans l'intensité et dans la qualité de la sensation que peut déterminer une nouvelle excitation lumineuse. Ces deux ordres de phénomènes prennent le nom d'*images persistantes* ou *consécutives*. Quand, dans ces images, les parties éclairées de l'objet continuent à paraître claires et les parties foncées sombres, elles sont dites *images persistantes positives;* quand, au contraire, les parties claires de l'objet paraissent sombres et les parties sombres claires, elles sont dites *persistantes négatives*. Si l'objet lumineux est coloré, l'image persistante est vue, soit avec les couleurs naturelles de l'objet, soit avec les couleurs complémentaires. Les images persistantes peuvent donc être de *même couleur* ou de *couleur complémentaire*. L'action consécutive directe de l'impression lumineuse est toujours une *image persistante positive* qui normalement est de *même couleur;* les modifications de l'excitabilité pour la lumière extérieure donnent toujours, au contraire, des *images persistantes négatives*, de *couleur complémentaire*.

On peut constater facilement les *images persistantes positives* en faisant agir pendant très-peu de temps une lumière très-intense sur la rétine non fatiguée. Lorsque, par exemple, on cache d'abord à l'œil un objet éclairé, si l'on retire brusquement la main, tandis que l'œil fixe l'objet, et si l'on referme aussitôt l'œil avec la main, l'on perçoit une image persistante de même couleur que l'objet, et qui, au premier moment, est de même intensité lumineuse. Cette image persistante disparaît peu à peu, les parties sombres s'évanouissent les premières et, si l'œil reçoit assez de lumière, l'image devient négative. On obtient encore une image positive lorsque, pendant une nuit sombre, l'on fixe très-peu de temps une étoile ou une lumière éloignée, et qu'ensuite l'on fait mouvoir l'œil; l'image persistante se meut alors avec l'œil et apparaît comme une ligne lumineuse.

Tandis que la durée de l'image persistante positive est d'autant plus grande que celle de l'impression lumineuse est plus courte, la durée de l'*image persistante négative* est, au contraire, en raison directe de la durée de l'impression lumineuse. Pour faire apparaître cette image, il ne faut pas, comme pour l'image positive, obscurcir le champ visuel; mais l'image négative étant due à une modification de l'excitabilité, il est nécessaire, au contraire, d'éclairer le champ visuel d'une quantité de lumière proportionnelle à celle qui produit l'impression primitive. Plus l'image primitive est éclairée, plus il faut de lumière pour déterminer l'image persistante négative; mais pour l'expérience il est cependant plus avantageux de se servir d'une lumière un peu plus faible que celle qui éclairait l'objet. Fixez, par exemple, pendant quelque temps un carré blanc disposé sur un fond noir et portez ensuite la vue sur une feuille de papier blanc, vous apercevrez aussitôt un carré noir sur fond blanc. On remarque que l'image persistante dure d'autant plus longtemps que l'objet était plus éclairé. L'on voit, en ce cas, disparaître d'abord les bords de l'image persistante dus à l'irradiation de l'objet. Cette disparition graduelle des images persistantes permet de distinguer des intensités lumineuses, que l'on ne saurait reconnaître en regardant directement l'objet. L'image sombre du soleil, qui persiste quand on a fixé cet astre, fournit un moyen bien facile de faire cette expérience.

Tous ces phénomènes s'expliquent aisément si on considère l'image persistante négative comme produite par la fatigue. Quand une lumière blanche a frappé pendant longtemps une partie limitée de la rétine, cette partie est fatiguée ; si alors on regarde une surface claire, cette partie fatiguée de la rétine est moins excitée que les parties voisines, et sur la surface blanche apparaît une tache sombre qui correspond exactement à la partie fatiguée de la rétine. Il en est de même quand l'objet est coloré. Quand une partie de la rétine destinée à percevoir une couleur déterminée est fatiguée, si l'œil est impressionné par de la lumière blanche, les rayons dont la durée vibratoire correspond à cette même couleur n'excitent plus assez activement la partie fatiguée de la rétine ; ils se comportent comme s'ils étaient de couleur complémentaire, ce qui explique pourquoi les images persistantes négatives des objets colorés sont toujours de couleur complémentaire. Il est facile de prouver que la rétine se fatigue réellement par une excitation longtemps prolongée ; en effet, les impressions lumineuses s'affaiblissent quand elles persistent trop longtemps. On remarque qu'un objet bien éclairé perd de sa clarté quand on le regarde un certain temps, de même aussi les couleurs d'un objet coloré deviennent moins distinctes. L'hypothèse de Young rend aisément compte de tous ces phénomènes. Mais il existe d'autres faits encore qui demandent des explications ultérieures.

Voici un de ces faits : ce ne sont pas seulement les objets colorés, mais encore les objets blancs, qui donnent lieu à des images persistantes colorées dont presque toujours les couleurs se succèdent dans un ordre déterminé. On donne à ce phénomène le nom de *dégradation des couleurs* des images persistantes. D'après Fechner, Séguin et Aubert, quand un objet blanc a été fixé pendant un temps très-court et que l'image persistante positive se transforme dans le champ visuel non éclairé en image négative, la série ordinaire des teintes par lesquelles passe l'image, est blanc, bleu, violet, rouge. Si, pendant la durée du phénomène de dégradation des teintes on laisse pénétrer de la lumière dans l'œil, l'image persistante passe aussitôt à ses colorations ultimes (elle anticipe sur la série colorée), tandis qu'elle retarde au contraire si l'on vient de nouveau à supprimer la lumière. Quand toute la série des couleurs est épuisée, la sensation disparaît dans le champ visuel non éclairé ; une image négative grisâtre persiste au contraire quand le champ visuel est éclairé. La lumière blanche de l'objet agit-elle plus longtemps et la rétine est-elle plus fatiguée, on peut constater des changements de couleur de l'objet au moment même où on le fixe ; d'après Fechner, il devient d'abord jaune, puis bleuâtre, violet rougeâtre et enfin rouge. Quand, après une action prolongée de la lumière blanche, l'on observe l'image persistante sur un fond sombre, les couleurs se dégradent, d'après Brücke, dans l'ordre suivant : vert, bleu, violet, rouge. Fechner décrit, au contraire, cinq phases de dégradation : blanc, bleu, vert, rouge ou bleuâtre. Si, au lieu de lumière blanche, il s'agit de lumière colorée, il se produit aussi une dégradation, mais elle est beaucoup plus faible : la couleur qui dominait primitivement commence par disparaître, l'image persistante devient grise, et alors seulement la couleur complémentaire apparaît ; mais d'ordinaire, entre ces deux phases, il est possible de constater encore des couleurs de transition peu accusées.

La plupart de ces phénomènes et en particulier la dégradation des couleurs des images persistantes pour les objets blancs, s'expliquent sans difficulté si l'on admet, avec Plateau, que l'œil ne se fatigue pas au même moment et au même degré pour les différentes couleurs. Il suffit de s'en rendre compte pour les trois couleurs fondamentales : rouge, vert et violet; conformément à la théorie de Young, on peut supposer que les trois espèces d'organes terminaux se fatiguent avec une inégale vitesse, et, en raison des faits exposés plus haut, le vert perdrait son excitabilité le plus rapidement, puis le violet et enfin le rouge. Les différences que présentent les résultats obtenus par quelques observateurs, peuvent être rattachées à des anomalies individuelles dans la disposition réciproque des organes terminaux entre eux, anomalies que déjà nous avons invoquées pour expliquer le daltonisme.

La dégradation des couleurs des images persistantes peut être très-aisément étudiée avec le disque coloré. Si l'on compose ce disque de segments noirs et blancs et si sa rotation n'est pas assez rapide pour déterminer une impression continue (unique), l'on observe une sorte de flamboiement en rapport avec la succession des couleurs. Toujours alors le bord du segment noir qui passe sous les yeux est rougeâtre, tandis que celui du segment qui suit est bleuâtre. On peut en conclure que les différentes couleurs n'atteignent pas toutes au même moment leur maximum d'excitation : le rouge l'atteint le plus vite et le vert le plus lentement.

En étudiant les différents phénomènes de dégradation des images persistantes dues à des objets en mouvement ou en repos, l'on peut en déduire la loi de l'action consécutive de l'excitation, loi dont la Fig. 111 peut rendre compte. Si l'excitant agit au point 2 et que l'excitation débute en 1, la marche de l'excitation pour la couleur rouge sera représentée par la courbe 1, 5, 6; celle de la couleur violette par la courbe 1, 7, 8, et celle de la couleur verte par la courbe 1, 3, 4. Il faut évidemment rattacher à ce mode de dégradation de l'excitation rétinienne le fait observé

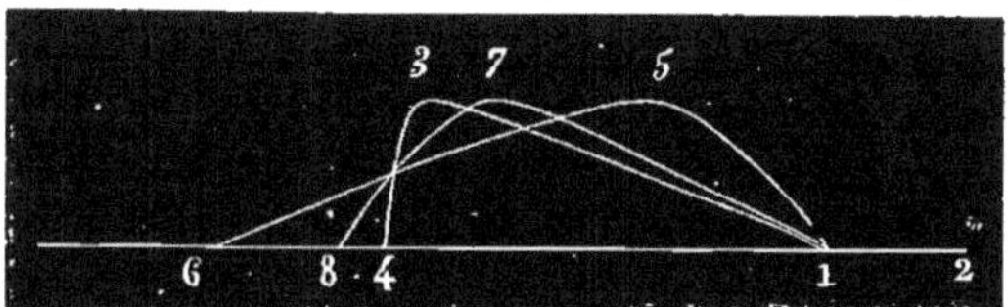

Fig. 111.

par Brücke; il constata, en effet, que les *excitations rétiniennes étant intermittentes*, l'intensité de la sensation dépend de la vitesse avec laquelle les excitations se succèdent. Si l'on dispose sur ces disques des segments noirs et blancs, lorsque le disque est en mouvement, l'intensité de l'impression produite par la couleur blanche est en rapport avec la vitesse de la rotation. D'après Brücke, l'excitation est à son maximum quand 17,5 impressions lumineuses frappent la rétine par seconde; ce chiffre est à peu près la moitié de celui qu'il faut atteindre pour que l'œil perçoive du gris. Il est très-probable que ce maximum d'intensité de la sensation correspond au moment où chaque impression arrive à son maximum avant qu'une nouvelle impression lui succède.

La théorie de la fatigue semble être en défaut dans le phénomène suivant : le champ visuel restant sombre et aucun excitant lumineux extérieur ne pouvant agir, il n'est pas rare de voir l'image persistante positive d'un objet coloré se transformer directement en image persistante complémentaire. Cette image persistante *positive* et *complémentaire*, observée d'abord par Purkinje et étudiée plus tard par Brücke, n'apparaît que lorsque le champ visuel est obscur. Mais la théorie de la fatigue permet aussi d'expliquer ce phénomène : il suffit de se rappeler que même dans l'obscurité la rétine n'est jamais complétement privée d'excitations, et de considérer alors l'image persistante positive complémentaire comme due à la lumière propre de la rétine.

Les images persistantes positives et négatives ont été observées depuis fort longtemps déjà. La plupart des auteurs, entre autres Plateau, attribuèrent les images persistantes négatives et positives, à une excitation propre de la rétine. Fechner, le premier, expliqua les images persistantes négatives par la fatigue, et Helmholtz démontra que cette théorie s'accorde parfaitement avec les idées de Young (¹).

§ 192. — **Phénomènes de contraste.**

On donne le nom de *phénomènes de contraste* à une série de modifications de la sensation produites par l'action simultanée et isolée de différentes variétés de lumière et de différentes couleurs. Dans un sens plus restreint, on comprend sous ce nom une modification de la sensation dont la cause ne réside pas dans des modifications physiques de la rétine, mais bien dans une *comparaison entre les impressions lumineuses.*

Cette définition nous oblige donc à séparer des phénomènes de contraste tous les phénomènes d'images persistantes, quoique très-souvent le mode d'action de ces deux sortes de phénomènes soit le même et que l'on puisse les confondre. On peut, en général, les différencier par ce que dans les phénomènes de persistance un même point de la rétine est successivement excité par des impressions lumineuses d'intensité ou de couleur variables; aussi leur a-t-on quelquefois donné le nom de phénomènes de *contraste successif,* tandis que l'on réservait le nom de phénomènes de *contraste simultané* au cas où les phénomènes sont dus à une comparaison entre les impressions simultanées et isolées produites sur différents points de la rétine. Quand, par exemple, un point de la rétine a d'abord été éclairé par une lumière verte et qu'après cela elle est éclairée par une lumière rouge, le rouge paraît bien plus intense que si la rétine n'avait pas été impressionnée d'abord par du vert; c'est là un phénomène de contraste successif. Dans ce cas, la modification de la sensation est due surtout à la fatigue des organes terminaux verts, qui suffit déjà par elle-même pour déterminer une image persistante rouge. On peut expliquer de la même manière la disparition successive de la différence entre les sensations que l'on éprouve quand l'on fixe pendant quelque temps deux couleurs placées l'une à côté de l'autre; dans ce cas, chaque couleur fatigue les organes terminaux correspondants; quand ils ne peuvent plus agir, il devient impossible de distinguer nettement les deux couleurs l'une de l'autre. Brücke a compris toutes ces modifications des impressions colorées sous le nom d'*induction;* la couleur qui paraît la plus modifiée est pour lui la couleur *induite,* et l'autre, la couleur *inductrice.*

Les expériences suivantes servent à expliquer les principaux phénomènes de contraste. Mettez un morceau de papier gris sur un fond rouge, le papier gris paraît verdâtre. D'après H. Meyer, cette modification paraît encore plus nette-

(¹) Plateau, *Poggendorff's Annalen*, t. XXIII. — Fechner, *ibid.*, t. XLIV. — Aubert, *Physiologie der Netzhaut.* — Helmholtz, *Physiol. Optik.* — Brücke, *Wiener Sitzungsb.*, t. XLIX.

ment quand on recouvre le tout de papier à lettres transparent. Cette expérience montre très-clairement que le contraste repose sur un phénoméne de comparaison. Lorsque, en effet, on tient le papier coloré recouvert de papier à lettres à une certaine distance de l'œil, et que l'on rapproche un papier blanc de la tache qui, par contraste paraît verte, on voit aussitôt cette tache devenir blanche. En raison du fond rouge qu'il recouvre, le papier à lettres paraît de couleur rosée, sauf à la place occupée par le morceau gris, où il paraît blanc ou grisâtre. Supposons maintenant que sous le papier à lettres rosé se trouve un objet dont la couleur mélangée à la teinte rougeâtre soit capable de produire le même effet que la couleur blanche; cette couleur ne peut être que le vert, puisque le vert et le rouge mélangés donnent du blanc. Mais dès qu'un papier blanc est placé à côté, l'on peut comparer les impressions, et alors ce qui paraissait vert passe au blanc. Les *ombres colorées* fournissent un exemple frappant de contraste. Si, à la clarté du jour, on dispose une bougie dont la lumière est rougeâtre et si l'on fait tomber l'ombre de cette bougie sur un papier blanc, l'ombre devrait paraître grise, puisqu'elle n'est due qu'à la lumière diurne, et cependant elle est bleuâtre. La cause en est évidemment dans la comparaison avec la lumière rougeâtre ambiante qui provient de la bougie. Cette lumière nous semble blanche parce que nous sommes habitués à considérer la lumière diffuse comme blanche. Quand notre jugement est altéré de telle sorte qu'une lumière rougeâtre nous semble blanche, toute lumière qui, en réalité, est blanche, doit nécessairement nous paraître vert bleuâtre. Si l'on ne produit l'ombre qu'après avoir rendu impossible toute comparaison avec la lumière ambiante de la bougie (en regardant au travers d'un tube noirci à l'intérieur, la place occupée par l'ombre portée), cette ombre paraît grise d'après les recherches de Fechner; mais, si on la regarde au contraire par le tube après que déjà on a jugé qu'elle est bleue, elle restera de cette teinte alors même que la lumière de la bougie est enlevée.

Les contrastes de couleurs peuvent être reproduits admirablement par le disque coloré. Prenez un disque blanc avec quatre secteurs verts, coupés à peu près en leur milieu par de petits segments noirs. En faisant tourner rapidement le disque, vous obtiendrez une surface vert clair avec un cercle *rougeâtre* (et non pas gris). En disposant l'expérience comme dans la Fig. 112, l'on obtient des contrastes de l'intensité lumineuse. En tournant, on devrait obtenir dans ce cas des cercles gris concentriques, de moins en moins éclairés vers la circonférence du disque, mais dont chacun devrait posséder une intensité lumineuse constante, puisque l'angle mesuré par les différentes sections noires de la surface reste toujours constant. Or ce n'est pas là ce qui se présente : chaque cercle paraît plus clair à la limite du cercle suivant, plus foncé et plus sombre du côté externe, à la limite du cercle plus clair qui lui fait suite.

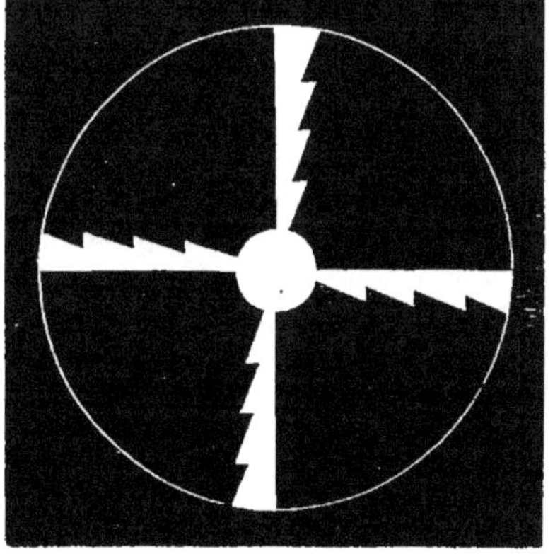

Fig. 112.

C'est Fechner qui, le premier, donna une explication exacte de ces phénomènes de contraste en signalant le rôle important qu'y joue le jugement. Avant lui, on les confondait avec les images persistantes ou, comme Plateau, on les rattachait à des conditions particulières de l'excitation de la rétine. L'explication psychologique de Fechner fut étendue par Helmholtz à tous les phénomènes de contraste simultané, en même temps qu'il en distingua nettement les phénomènes de contraste successif [1].

C. TRANSFORMATION DES SENSATIONS LUMINEUSES EN IDÉES.

§ 193. — Mouvements de l'œil.

Le globe oculaire est situé dans la cavité orbitaire limitée par des parois osseuses, il est entouré de toute part par des substances incompressibles : graisse, glande, muscles etc. L'œil ne saurait donc normalement changer de place, il ne peut que tourner autour d'un point fixe. Le *centre de rotation de l'œil* est en moyenne, d'après Donders, à 13,557 millimètres en arrière du sommet de la cornée et à 10 millimètres en avant de la surface postérieure de la sclérotique, un peu plus rapproché par conséquent de la dernière que du sommet de la cornée. Dans l'œil myope, l'axe est allongé et le centre de rotation rejeté plus en arrière ; dans l'œil hypermétrope aplati au pôle postérieur, ce centre est au contraire repoussé en avant. Le centre de rotation ne concorde pas avec le centre optique (point de croisement des rayons de direction), il n'est pas non plus identique au centre géométrique d'une sphère à laquelle serait comparée et rapportée la forme générale de l'œil. On peut néanmoins comparer les mouvements de l'œil aux mouvements de rotation exécutés par une sphère autour de son centre fixe. Pour étudier ces mouvements, il faut : 1° déterminer la loi d'après laquelle s'accomplissent les mouvements de rotation, et 2° analyser les forces qui les font exécuter.

1° *Loi des mouvements de rotation.* Lorsque nous dirigeons nos yeux vers un objet extérieur, ils prennent une direction telle qu'un seul et même point de cet objet fait son image sur la *fovea centralis* des deux yeux. On donne le nom de *point de fixation* ou *point visuel* à ce point, et les lignes qui unissent ce point avec les centres de rotation des deux yeux sont dites *lignes visuelles*. Ces lignes ne concordent ni avec les axes visuels ni avec les lignes de mire (§ 182) ; mais si elles s'éloignent des premiers (elles se dirigent un peu en dedans de ceux-ci), ce n'est que d'une quantité tellement minime qu'on peut négliger cette différence et les considérer comme identiques. Le plan déterminé par les deux lignes visuelles est le *plan visuel*. Une droite qui réunit les deux centres de rotation est dite *ligne basilaire ;* un plan vertical qui divise cette base en deux parties égales et qui sépare la tête en deux moitiés symétriques constitue le *plan médian ;* tout l'espace extérieur qui, la tête restant immobile, peut être parcourue par le mouvement des lignes visuelles, est dit *champ visuel*.

[1] Fechner, *Poggendorff's Annalen*, t. XLIV et L. — Brücke, *ibid.*, t. LXXXIV. — H. Meyer, *ibid.*, t. XCV. — Helmholtz, *Physiologische Optik*.

L'espace que le point visuel d'un seul œil peut parcourir est le *champ visuel monoculaire*, en opposition avec le *champ visuel binoculaire*, fourni par l'espace parcouru par les deux points visuels. Quand on y ajoute l'espace embrassé par le déplacement en profondeur du point visuel, le champ visuel binoculaire devient l'*espace visuel binoculaire*. La distance de l'excursion accomplie par chaque ligne visuelle dans l'œil normal est environ de 87º latéralement et de 81º de haut en bas; aussi le champ visuel monoculaire, comme le champ visuel binoculaire, peuvent-ils être considérés à peu près comme circulaires. Supposons les lignes visuelles disposées de telle sorte que le plan visuel coupe l'horizon à l'infini, et que ces lignes soient parallèles au plan médian et dirigées vers un point situé à l'infini, la position de toute autre ligne visuelle peut être déterminée : 1º par l'*angle d'élévation du plan visuel,* qui pour nous sera positif quand le plan visuel se portera vers le haut (vers le front), et négatif quand il se portera vers le bas (vers le menton) ; et 2º par l'*angle de déplacement latéral de la ligne visuelle,* qui mesure le déplacement vers le nez ou vers la tempe ; il est positif quand la ligne visuelle se dirige à droite, et négatif quand elle se porte à gauche. Si, pour déterminer la position de l'œil, nous désignons sous le nom d'*horizon rétinien* le plan fixe mais mobile avec l'œil qui, dans les positions précédemment décrites pour les lignes visuelles, concorde avec le plan visuel, la position de l'*ensemble de l'œil* est déterminée : 1º par la direction de la ligne visuelle déterminée par les angles d'élévation et de déplacement latéral, et 2º par l'angle que l'horizon rétinien fait avec le plan visuel ; ce dernier angle détermine le *mouvement de roue* ou *de poulie.* Toutes les positions des yeux peuvent donc être déterminées par *trois* angles, l'*angle d'élévation e,* l'*angle de déplacement latéral l,* et l'*angle de rotation r.* Dans la position respective des lignes visuelles que nous avons décrite plus haut et qui est la *position par rapport à l'infini,* les trois angles e, l et r doivent être $= 0$.

a) Loi de l'orientation constante. Les positions de la ligne visuelle mesurées par les angles e et l dépendent, de notre volonté, dans les limites du champ visuel, tandis que le troisième angle, qui détermine la position exacte de notre œil, l'angle de rotation r, n'y est pas soumis, car il nous est impossible de faire tourner volontairement notre œil autour de sa ligne visuelle. Quand on étudie les mouvements de rotation que décrit l'œil dans les différentes positions de la ligne visuelle, on s'aperçoit qu'à chaque valeur de e et de l correspond une situation et une valeur déterminée de l'angle r, que l'on retrouve toujours, quel que soit le chemin parcouru par la ligne visuelle dans son mouvement. Cette loi, découverte par Donders, est désignée sous le nom de *loi de l'orientation constante;* elle se vérifie facilement quand l'œil étant accommodé pour l'infini, l'on développe une image persistante négative en fixant une ligne colorée, et quand on observe la rotation qu'éprouve l'image persistante en suivant les mouvements de l'œil; cette rotation est constante pour chaque position de la ligne visuelle.

b) Loi de la rotation autour d'axes fixes. Tout corps qui, comme l'œil, tourne autour d'un point fixe, peut, par rotation autour d'un axe fixe, passer d'une première à une seconde position. Quand donc l'œil passe d'une position A à une position B, bien que cette évolution se fasse en réalité par des mouvements successifs autour de plusieurs axes, cette position B peut être néanmoins toujours obtenue par rotation autour d'un axe unique. L'observation nous apprend cependant que l'on peut se figurer les positions de l'œil produites non-seulement par rotation autour d'axes fixes, mais encore par certaines conditions qui, en réalité, se rapprochent de cette manière d'être. Ce fait se vérifie d'abord pour toutes les rotations qui ne sont dues qu'à une simple modification de l'angle d'élévation. Si, l'œil étant accommodé pour l'infini, l'on détermine une image persistante négative en fixant une bande colorée tendue horizontalement, et si l'on projette ensuite cette image sur une surface verticale située à l'infini, l'on peut élever ou abaisser le plan visuel sans que l'image persistante cesse d'être horizontale. L'on s'en assure aisément en la comparant à des lignes horizontales tracées sur la surface verticale. Dans ce cas, des trois angles e, l et r, c'est le premier seul qui a varié; il faut donc que la rotation s'exécute autour d'un axe fixe qui correspond à la base. Si, au contraire, l'on tourne latéralement la ligne visuelle dirigée vers l'infini, l'image persistante, qui d'abord est horizontale, ne le reste pas, car à ce mouvement de latéralité est rattachée une rotation de l'œil autour de la ligne visuelle. Il s'ensuit que le mouvement latéral ne s'exécute pas autour d'un axe perpendiculaire aux deux positions de la ligne visuelle. Quand, au contraire, on abaisse légèrement le plan visuel de telle manière qu'il forme avec l'horizon rétinien un certain angle négatif à peu près constant pour chaque individu, l'on constate qu'à partir de cette position l'œil peut se mouvoir en dehors et en dedans sans que l'image secondaire dont on se sert pour apprécier la situation de l'œil éprouve un mouvement de rotation. Les mouvements de latéralité de la ligne visuelle ne sont encore, dans ce cas, mesurés que par un seul angle, l'angle l, et la rotation s'exécute autour d'un axe qui au centre de rotation est perpendiculaire au plan visuel. La position qu'occupe dans ce cas la ligne visuelle est dite *position primaire*; on peut la définir la position dans laquelle l'élévation ou le mouvement latéral de la ligne visuelle ne sont combinés avec aucun mouvement de rotation. Si nous faisons mouvoir l'œil à partir de cette position primaire, et si nous le mettons dans une seconde position combinée d'élévation et de latéralité, il se produit de nouveau une rotation démontrée par le mouvement de l'image secondaire primitivement horizontale. Supposons, pour déterminer le sens du mouvement de rotation, la moitié antérieure de la sphère oculaire isolée à partir du centre de rotation, nous dirons que le mouvement est positif quand, comme celui de l'aiguille d'une horloge, il s'exécute de gauche à droite, et négatif dans le cas contraire; quand alors, le plan visuel étant élevé, il se produit des mouvements de latéralité vers la droite, la rotation se fera à gauche, et quand, au contraire, les mouvements de latéralité se feront à gauche, la rotation s'effectuera vers la droite. Le plan visuel étant au contraire abaissé, les mouvements de latéralité vers la droite se combinent avec des rotations à droite, et les mouvements de latéralité vers la gauche avec des rotations à gauche; toutes les fois donc que les angles d'élévation et de latéralité seront de même signe, la rotation est négative; quand ces angles sont de signes contraires, la rotation est positive. Les courbes $a\,2$, $b\,2$, $c\,2$ etc. de la Fig. 113 représentent ces mouve-

ments de rotation , *e e* étant l'image secondaire horizontale qui recouvre primitivement l'horizon rétinien , et 1 le point visuel dans la position primaire de
l'œil. Le phénomène est autre quand on développe dans cette position une image
secondaire perpendiculaire à l'horizon rétinien *f f*. Lorsque, dans les différents
degrés d'élévation du plan visuel, on tourne la ligne visuelle à droite ou à

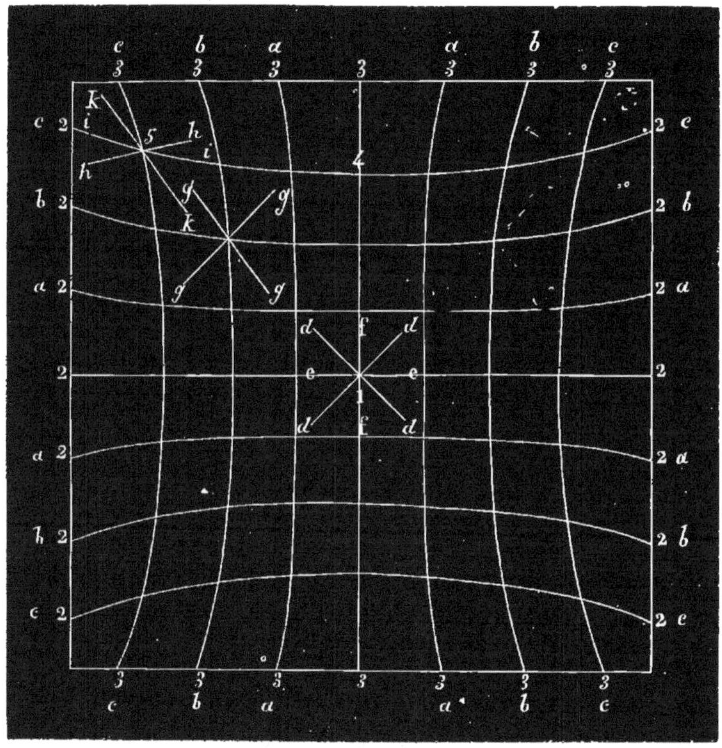

Fig. 113.

gauche, l'image secondaire verticale éprouve des rotations diamétralement opposées aux mouvements indiqués par les lignes *a* 2, *b* 2, *c* 2 ; elles sont représentées par les courbes *a* 3, *b* 3, *c* 3. Voici la raison de ce phénomène. Supposons, dans la position primaire, une ligne *e e* parallèle à l'horizon rétinien
située dans le plan visuel et passant par le point visuel, et une ligne *f f* perpendiculaire au plan visuel ; supposons encore que la ligne visuelle se mesure par les lignes *e e* et *f f*, que, par conséquent, elle s'élève d'abord un
peu au point 4 pour se porter ensuite en dehors vers 5, si nous admettons
que l'œil n'éprouve pas de rotation autour de la ligne visuelle en exécutant
ce mouvement, la ligne *e e* se projetterait parallèlement à sa première direction en *h h* et la ligne *f f* en *k k*, oblique par rapport à sa première direction.
Les images secondaires primitivement horizontales et verticales se comportent
dans l'œil comme ces lignes, que nous admettons mobiles avec la ligne visuelle. Si donc l'œil éprouve un véritable mouvement de rotation, l'image se-

condaire c c deviendra c 2, 5 et l'image secondaire f f prendra la direction c 3, 5. Il en sera de même pour tout le champ visuel. Si du point 1 l'on tire des lignes appropriées, la rotation de l'image secondaire de ces lignes sera en général plus petite que celle des lignes c c et f f, et il se trouvera deux positions d d de l'image secondaire, ou, en passant à une nouvelle position 6, ces lignes d d restent parallèles à leur direction primitive. L'on voit encore que l'axe de rotation est situé dans le même plan que les deux axes autour desquels l'œil, à partir de sa position primaire, se meut en haut et en bas. *Toutes les rotations à partir de la position primaire s'exécutent donc autour d'axes compris dans un même plan.* Ce plan, nous l'appellerons *plan des axes*; il est perpendiculaire au plan visuel. C'est Listing qui, le premier, a formulé cette loi des mouvements de rotation des yeux.

Si nous envisageons le champ visuel comme une portion de surface sphérique, le point visuel, en se mouvant à partir de sa position primaire, décrit de grands cercles; si nous prolongeons ces grands cercles, ils se coupent tous en *un* point de la surface sphérique dont le champ visuel représente un segment, *point occipital.* Dans la position primaire de la ligne visuelle, le point est situé en arrière de l'œil sur le prolongement de cette ligne, en face du point visuel; le point visuel déterminé de cette manière est le *point visuel principal.*

Quand l'œil ne passe pas directement de la position primaire à une nouvelle position et ne se meut pas par rotation autour d'un seul axe, l'on peut néanmoins, en vertu de la loi de Donders, rapporter ce mouvement complexe à partir de la position primaire, à une rotation autour d'un axe fixe. Les valeurs de l'angle r, calculées d'après la loi de Listing pour chaque valeur de e et de l, sont donc valables dans tous les cas, quelle que soit en réalité la nouvelle position de la ligne visuelle déterminée par e et l.

L'importance de la loi de rotation pour les perceptions visuelles découle déjà de toutes ces considérations. Il est évident que nous pourrons le plus facilement nous orienter sur la situation des objets extérieurs quand 1° les yeux passant un certain nombre de fois à une position donnée, les différents points d'un objet fixé se peignent toujours sur le même point de la rétine, et quand 2° le regard passant d'un point donné à un autre point, l'image rétinienne ne se déplace que dans le sens du mouvement, en *droite ligne*, quelle que soit la position de l'œil au moment où le mouvement commence à s'effectuer. Le premier de ces principes, que nous désignerons avec Helmholtz sous le nom de *principe de la plus facile orientation pour les positions de repos*, est évidemment réalisé par la loi de l'orientation constante de Donders. Le second principe, qui sera pour nous le *principe de la plus facile orientation pour les mouvements*, est réalisé très-approximativement par la loi de Listing. Le premier principe nécessite, en effet, que pour toutes les positions des yeux, la rotation se fasse autour d'axes fixes situés dans un même plan auquel la ligne visuelle est perpendiculaire, or c'est là ce qui est réalisé pour tous les mouvements partis de la position primaire. Mais ce cas ne se vérifie plus complétement pour les mouvements partis d'autres positions des yeux; toujours alors, en effet, il se produit des mouvements giratoires, de telle sorte que les points du champ visuel ne se meuvent plus en ligne droite dans les mouvements de l'œil, mais que toujours ils éprouvent une rotation par rapport au point visuel. Il est facile de comprendre que le second principe ne peut en général avoir de valeur absolue que lorsque le premier principe et la loi de l'orientation constante qui lui est connexe sont réalisables. Lorsqu'en effet, quelle que soit la position initiale, les rotations se font autour d'axes constants tracés dans un plan perpendiculaire à la ligne visuelle, il y aura évidemment, pour chaque direction de la ligne visuelle, un nombre infini d'orientations ; la loi de Donders et celle de la plus facile orientation pour les positions de repos ne sont plus accomplies. Dans l'hypothèse de ce dernier principe, la loi de Listing est celle qui se rapproche le plus des conditions nécessaires d'exactitude pour les positions des yeux en dehors de la position primaire. La situation de cette position primaire est, comme nous le verrons encore, d'une importance spéciale pour la perception visuelle.

Si nous calculons les valeurs de c et de l à partir de la position primaire, la loi de Listing donne l'équation suivante pour le rapport de ces angles à l'angle r :

$$- \mathit{tgt.}\ r = \frac{\sin. c \quad \sin. l}{\cos. c + \cos. l}$$

Mais cette loi n'est qu'une approximation ; elle perd sa valeur : 1° quand *les mouvements de l'œil sont plus considérables* sur les côtés latéraux du champ visuel, on peut par conséquent s'expliquer ces erreurs par ce que la ligne autour de laquelle, à partir de la position primaire, il ne se fait pas de rotation, se rapproche beaucoup de la ligne visuelle, mais ne concorde pas en général complétement avec elle. Quand cette ligne s'écarte davantage de la ligne visuelle, il est évident que les inexactitudes de la loi de Listing s'accentuent davantage ; 2° dans les *mouvements de convergence;* quand on fait converger les yeux sur un point, en les ramenant de la vision à grande distance, ils éprouvent, comme le dit Volkmann, une plus forte rotation que la loi de Listing ne le faisait supposer. Cette rotation est plus grande aussi que celle qu'ils éprouvent quand les lignes visuelles s'écartent suivant des angles d'élévation et de latéralité égaux. Dans les mouvements de convergence, l'œil se comporte en général comme s'il avait une position primaire située plus profondément. Les deux espèces d'irrégularités que nous venons de signaler paraissent être très-variables suivant les individus. L'on trouve enfin que, *dans ses mouvements*, l'œil n'obéit pas exactement à la loi de Listing. On peut s'en assurer de la manière suivante : lorsqu'en fixant, pendant un temps très-court, un point lumineux, l'on développe une image secondaire positive, si la loi de Listing était rigoureusement exacte, quand l'œil se meut à partir de la position primaire, cette image devrait aussi décrire une ligne droite. Or ce n'est pas ce qui se produit réellement, car, dans tous les mouvements qui sont combinés à la fois d'élévation ou d'abaissement et de mouvement de latéralité, l'image secondaire apparaît sous la forme d'une ligne lumineuse très-faiblement recourbée [1].

La loi de Donders, loi de l'orientation constante, est, elle aussi, sujette à quelques inexactitudes. Quand on fait exécuter à l'œil des mouvements très-étendus avant de le fixer sur un point déterminé, l'on trouve parfois que ce n'est qu'après un certain temps qu'il arrive à une orientation constante. Helmholtz indique encore l'expérience suivante, à la suite de laquelle les inexactitudes que l'on constate restent

[1] Wundt, *Beiträge zur Theorie der Sinnew.*, t. III.

permanentes. Si l'on prend deux prismes juxtaposés de telle sorte que l'on regarde
parallèlement au côté de l'hypothénuse, et qu'il en résulte une petite obliquité des
objets extérieurs, si l'on vient à fixer un objet directement avec un seul œil, et à
travers les prismes avec l'autre œil, on obtient d'abord des images doubles croisées,
qui disparaissent peu à peu; quand on enlève les prismes, les images doubles sont
aussitôt perçues. D'après Helmholtz, le mouvement le plus extrême déterminé de
cette manière mesurait 3 1/2 degrés.

L'on s'est servi des méthodes suivantes pour découvrir la loi des mouvements de
l'œil : 1° On étudie, comme nous l'avons indiqué plus haut, la position des yeux
à l'aide des *images secondaires*. Cette méthode, proposée par Ruete, a d'abord été
employée par Donders et lui a fait découvrir la loi de l'orientation constante. Ruete,
Helmholtz et nous-même nous sommes servis de cette méthode. 2° La méthode des
images doubles, dans laquelle on recherche les inclinaisons qu'éprouvent les images
doubles d'une tige verticale dans les différentes positions de l'œil pour en déduire,
par le calcul, les mouvements de rotation. Meissner et Recklinghausen s'en sont
servis pour vérifier la loi des mouvements que Listing avait donnée d'une manière
hypothétique. Meissner trouva par ce moyen la position primaire et constata que les
mouvements d'élévation et de latéralité simples, partis de la position primaire, ne
s'accompagnent pas de rotation; mais les résultats obtenus par cet auteur pour
toutes les autres positions de l'œil ne confirmèrent pas la loi de Listing. 3° La méthode de l'observation de la *tache obscure*: Fick et Meissner s'en sont servis. On détermine les mouvements de rotation à l'aide des changements de place qu'il faut
donner à un objet approprié pour qu'il disparaisse en raison de la tache obscure
dans toutes les positions visuelles. De toutes ces méthodes, la première est la plus
avantageuse pour étudier les deux lois de l'orientation constante et des rotations. Le
moyen le plus commode consiste à fixer horizontalement sur une paroi grise un ru-

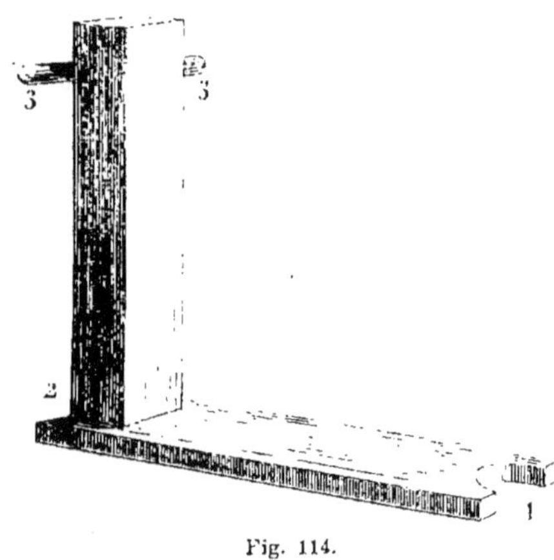

Fig. 114.

ban rouge dont l'on fixe le point médian;
la paroi grise est divisée par des lignes
verticales et horizontales. Pour déterminer la direction de la position primaire de
la ligne visuelle par rapport à la tête, l'on
se sert, d'après Helmholtz, d'une planchette (Fig. 114), à laquelle est fixé un
point de mire 3 3. On adapte en 1 une
masse de laque chauffée, on met la planchette entre les dents et l'on imprime les
dents dans la laque jusqu'au moment où
elle est durcie; l'on obtient ainsi un moyen
de fixer solidement la planchette entre les
dents. Le point de mire 3 3 est consolidé
avec de la cire; on le rend égal à la distance du point de rotation (ce qu'on reconnaît quand, en fixant un objet éloigné,
les extrémités des images doubles de la mire se touchent directement). Ceci fait,
on déplace la mire 3 3, par les extrémités de laquelle on vise le point fixé, et on
la ramène en direction verticale jusqu'à ce que l'image secondaire reste parallèle
dans les mouvements d'élévation et de latéralité. La position trouvée est la position
primaire (1).

(1) Donders, *Holländische Beiträge*, t. I. 1848. — Meissner, *Beiträge zur Physiolog. des
Sehorgans*. Leipzig 1854, et *Archiv f. Ophthalmolog.*, t. II. — Recklinghausen, *ibid.*, t. V.
— Helmholtz, *ibid.*, t. IX, et *Physiolog. Optik.*

2° *Analyse des actions musculaires.* Chacun des six muscles de l'œil fait mouvoir le globe oculaire autour d'un axe perpendiculaire au point de rotation dans un plan passant par les points d'origine et d'attache du muscle, le *plan musculaire.* Si donc nous construisons une figure, il y aura toujours deux des six axes, les axes des muscles antagonistes qui coïncideront à peu près. Supposons que la Fig. 115 représente la section horizontale de l'œil gauche, l'axe des muscles droits externe et interne sera au point 3 perpendiculaire à l'axe du dessin. Si nous désignons comme demi-axe d'une rotation cette moitié de l'axe de rotation autour de laquelle le mouvement à partir du point central 3 se fait dans le sens de l'aiguille d'un cadran, le demi-axe du droit interne s'étend au-dessous du plan du dessin, et celui du droit externe audessus de ce plan. La ligne 11, 12 est l'axe des muscles droits supérieur et inférieur, 3, 12 le demi-axe du droit supérieur, et 3, 11 celui du droit inférieur, 9, 10 l'axe des deux obliques, 10, 3 le demi-axe de l'oblique supérieur et 3, 9, celui de l'oblique inférieur.

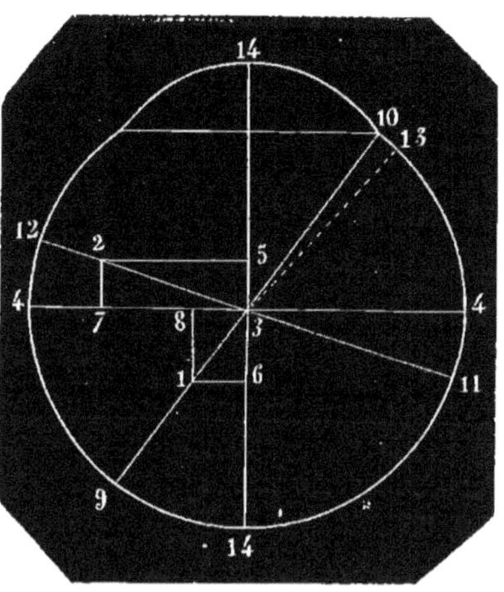

Fig. 115.

Les muscles droits externe et interne sont les *agents des mouvements de latéralité de l'œil.* Quand ils agissent seuls, ils font exécuter au globe oculaire des mouvements de latéralité simple sans complication d'aucun mouvement de rotation. Les *élévateurs de l'œil* sont le droit supérieur et l'oblique inférieur. Supposons que le mouvement autour de l'axe 3, 12, déterminé par le premier de ces muscles, soit pendant un moment représenté par une longueur 3, 2, nous pourrons le résoudre en ses deux composantes 3, 7 et 3, 5; le droit supérieur détermine donc une élévation vers le haut et une rotation à droite. Nous pouvons de la même manière décomposer le mouvement 3, 1, exécuté pendant un moment par l'oblique inférieur, en deux mouvements autour d'un même axe 3, 8 et 6, 3, dont le mouvement autour de l'axe transversal g g se fera vers le haut comme celui du muscle précédent, tandis que la rotation autour de la ligne visuelle 14, 14 s'exécute vers la gauche. Le droit supérieur et l'oblique inférieur sont congénères pour le mouvement d'élévation, et antagonistes pour la rotation de l'œil. Ce n'est que pendant un moment que les mouvements de rotation 3, 7 et 3, 8 s'ajoutent l'un à l'autre, car bientôt l'axe 3, 12 s'est élevé avec l'œil vers en haut et 3, 9 s'est abaissé vers en bas; chacun des axes musculaires décrit ainsi une partie d'une surface conique; la position de l'axe de rotation 4, 4 reste néanmoins constante durant tout le mouvement d'élévation pure; les rotations autour d'axes musculaires mobiles se combinent donc dans ces mouvements d'élévation en une rotation autour d'un axe fixe. Les muscles droit inférieur et oblique supérieur agissent comme *abaisseurs* de l'œil, ils se comportent tout à fait comme les deux élévateurs.

Congénères dans le mouvement vers le bas, ils sont antagonistes pour la rotation ; mais, dans ce cas, le muscle droit inférieur tend à faire tourner l'œil à droite, tandis que le muscle oblique le porte à gauche ; dans ce cas encore la ligne 4, 4 est l'axe de rotation fixe qui résulte du mouvement.

Supposons que la ligne visuelle disposée pour la vision lointaine se porte en dedans ou en dehors, la situation de l'axe de rotation 4, 4 par rapport aux deux axes musculaires se modifie. Dans le mouvement en dedans, l'axe 4, 4 se rapproche de celui des obliques et s'éloigne de l'axe des muscles droits ; dans le mouvement en dehors, au contraire, l'axe 4, 4 se rapproche de celui des muscles droits et s'éloigne de celui des obliques. La ligne visuelle, l'axe de rotation par conséquent, se comporte d'une manière inverse, elle se rapproche de l'axe des muscles droits dans le mouvement en dedans, et de celui des muscles obliques dans le mouvement en dehors. Quand donc l'œil s'élève ou s'abaisse dans une position en dedans, l'action des obliques s'accroît eu égard à l'élévation et à l'abaissement, et diminue au contraire par rapport à la rotation ; celui des muscles droits diminue, au contraire, par rapport à l'élévation et à l'abaissement, et s'accroît par rapport à la rotation. Mais comme, dès le début, l'axe des obliques est plus rapproché de la ligne visuelle, il en résulte que les *positions de convergence* sont favorisées. L'action de rotation des muscles droits peut en effet, dans la convergence des lignes visuelles, ne pas être tellement importante qu'elle ne soit pas toujours aisément compensée par l'action inverse des obliques ; aussi, dans la convergence, la majeure partie des actions musculaires totalisées est-elle employée à mouvoir la ligne visuelle. La disposition particulière des muscles de l'œil s'explique donc par ce qu'elle sert à faire de l'œil un appareil plus particulièrement disposé pour la convergence. A ce point de vue, les différences dans la disposition des deux obliques, différences que nous avons négligées dans la figure, ne sont pas sans valeur. La direction de l'axe de rotation de l'oblique supérieur ne recouvre en réalité pas complétement celui de l'oblique inférieur, car l'axe du premier s'écarte un peu plus de la ligne visuelle, sa direction se rapproche de 3, 13, et est à peu près dans le plan horizontal ; l'axe du second, projeté sur le plan horizontal, se rapproche de 5 à 6° plus près de la ligne visuelle, mais par son extrémité postérieure 9 elle est située un peu au-dessous du plan horizontal. Il en résulte : 1° que, la ligne visuelle étant dirigée en dedans, l'oblique supérieur détermine une action d'abaissement plus puissante que le mouvement d'élévation produit par l'oblique inférieur, et que 2° l'oblique inférieur, en se contractant, détermine toujours, par rapport à l'axe vertical passant par 3, une action en vertu de laquelle il tend à porter la ligne visuelle en dehors.

L'on voit donc, d'après ces faits, que l'élévation de la ligne visuelle se combine le mieux avec un mouvement en dehors, tandis que son abaissement, au contraire, se combine le plus aisément avec le mouvement en dedans. L'œil est donc spécialement disposé pour des positions de convergence quand le plan visuel est abaissé. La signification physiologique de ce mécanisme est évidente. D'habitude les objets élevés sont à une grande distance, et les objets profondément placés sont rapprochés. Les muscles de l'œil sont disposés de telle sorte que, dans les mouvements d'élévation et d'abaissement, ce sont toujours les actions de convergence s'adaptant le mieux à la distance habituelle des objets qui se produisent le plus facilement. On observe, en effet, que lorsque les lignes visuelles tendent à converger sans cependant être dirigées vers un point déterminé, cette convergence augmente involontairement quand le plan visuel s'abaisse, et diminue quand ce plan s'élève. Eu égard à l'importance de ce principe des actions musculaires pour la vision à différentes distances, nous le désignerons sous le nom de *principe de la vision la plus commode pour les distances courtes et éloignées.*

Les actions musculaires acquièrent encore une importance physiologique bien plus grande quand on les combine avec la loi des rotations. Il résulte, en effet, de la loi de l'orientation constante, que, dans une situation donnée de la ligne visuelle, quelle que soit la manière dont cette position s'est produite, toutoujours les mêmes muscles sont raccourcis d'une même quantité. Le principe qui découle de ce fait a été signalé d'abord par Hering, il peut être désigné sous le nom de *principe de la plus facile innervation pour les positions de repos.* Il répond au principe de la plus facile orientation et est d'une grande importance en raison du rôle essentiel que joue l'innervation des muscles de l'œil dans la perception visuelle de l'espace. Une seconde condition, qui sera pour nous le *principe de la plus facile innervation dans les mouvements,* exigerait que pendant les mouvements de même longueur exécutés dans le champ visuel par la ligne visuelle, la contraction musculaire soit de même force quel que soit le sens de ces mouvements. Ce principe ne pourrait pas se vérifier alors même que celui de la plus facile orientation serait rigoureusement applicable. Car même à partir de la position primaire d'où l'œil se meut réellement autour d'axes fixes perpendiculaires aux deux positions successives de la ligne visuelle, il n'y a que le mouvement *dans un seul et même méridien du champ visuel* qui, en raison de la disposition des muscles, soit, pour un même espace parcouru, en rapport avec une innervation constante. Dans d'autres méridiens, l'innervation présente des différences pour des mouvements de même grandeur, ces différences sont les plus considérables entre les méridiens horizontaux et verticaux du champ visuel. La nature de ces différences est déterminée par la disposition que nécessite le principe de la vision la plus facile pour les distances courtes et éloignées. Et néanmoins, malgré toutes ces irrégularités, le principe de la plus facile innervation dans les mouvements est d'une grande importance, car c'est lui qui nous rend possible l'appréciation des grandeurs dans le champ visuel.

Nous n'avons donné plus haut que d'une manière générale la position des muscles et de leurs axes de rotation ; elle est beaucoup plus exacte dans le tableau suivant, dont les chiffres donnent les points d'origine et d'insertion rapportés à un système de coordonnées. Le point zéro du système des coordonnées est au point de rotation. l'axe des x positifs est dirigé en arrière, celui des y positifs en dehors (côté temporal) et celui des z positifs en haut. Les mensurations sont de Ruete et se rapportent à la vision à grande distance.

	INSERTION.			ORIGINE.		
	x	y	z	x	y	z
Droit supérieur	—5,667	+ 2	+10	+32	—10,67	+ 4
» inférieur	—5,767	+ 2,2	—10	+32	—10,8	— 4
» externe	—5	+10,8	0	+32	— 5,4	0
» interne.	—6	— 9,9	0	+32	—14,67	0
Tendon du grand oblique . . .	+3	+ 2	+11	—10	—14,1	+12
Oblique inférieur	+6	+ 8	0	— 6	— 8,1	—15

On peut s'assurer d'après ces chiffres que l'axe du droit supérieur et du droit inférieur fait avec l'axe x (la ligne visuelle) un angle d'environ 74 degrés et que l'axe des obliques fait avec la même ligne un angle d'environ 37 degrés. Il en résulte aussi que les demi-axes de chacune de ces paires musculaires n'ont pas tout à fait la même direction. Les différences sont les plus grandes dans le sens que nous avons indiqué plus haut pour les muscles obliques.

En partant de cette idée que, sous le rapport de leurs mouvements de convergence, les muscles de l'œil sont disposés de la manière la plus avantageuse pour la vision binoculaire, et que, même dans les positions que prennent les lignes visuelles quand le plan visuel s'abaisse ou s'élève, il se produit souvent des modifications involontaires dues à la disposition des muscles, on est amené à penser que les mouvements de rotation, qui sont encore moins soumis à l'empire de la volonté, doivent se rattacher à la même cause. La loi de l'orientation constante semble, en effet, venir à l'appui d'une explication mécanique de cette nature, que Fick exposa le premier sous le nom de *principe de la plus faible contraction musculaire*. Nous avons nous-même démontré que ce principe peut être plus exactement formulé de la manière suivante : dans une position donnée de la ligne visuelle, la contraction musculaire est à son minimum quand les résistances qui lui sont opposées sont à leur minimum. Ces résistances consistent en torsions et compressions des parties élastiques de l'orbite. Chaque déplacement élastique isolé peut être envisagé comme une erreur d'observation susceptible de compensation dans le calcul des probabilités. Il en résulte comme condition pour les positions de l'œil que, la somme des carrés des allongements et des raccourcissements des éléments élastiques (chacun de ces carrés multiplié par un facteur variable, dépendant du coefficient d'élasticité et des dimensions de chaque élément) constitue un minimum. J'ai cherché à vérifier ce principe soit par le calcul, soit au moyen d'un appareil dans lequel les muscles étaient simulés par des ressorts, en admettant provisoirement que les résistances des autres parties élastiques disparaissent devant les résistances musculaires elles-mêmes. Ces deux ordres de recherches semblent démontrer qu'en réalité ce principe présente au moins une valeur approximative. Il en résulte aussi que l'appareil musculaire de l'œil est un mécanisme de convergence, et que la convergence est surtout favorisée vers le bas. J'ai cherché ci-dessus à élucider ce point si important pour la vision binoculaire en me basant directement sur la position des axes musculaires. Quant au principe de la plus faible contraction musculaire, il est à remarquer que l'hypothèse que nous avons faite n'est pas toujours rigoureusement exacte; ainsi, par exemple, l'œil est fixé à la conjonctive, ce qui constitue une cause de résistance dont il faut tenir compte. Il est à remarquer que l'étude mathématique de la loi de Listing en rapport avec ce principe a conduit Helmholtz à un résultat analogue à celui que j'ai exposé pour le principe de la plus faible contraction musculaire ; il a trouvé que si l'on envisage chaque rotation autour de la ligne visuelle comme une erreur, la somme des carrés de ces erreurs doit être un minimum pour chaque mouvement infiniment petit de l'œil. Les deux lois s'accorderaient nécessairement si les résistances élastiques étaient réparties uniformément autour du globe oculaire. On peut l'admettre pour l'insertion du globe de l'œil à la conjonctive, mais non pas pour les insertions musculaires. Il résulte aussi de la disposition générale des muscles que les mouvements de la ligne visuelle qui dépendent de l'élévation ou de l'abaissement sont en rapport avec la plus petite perte du travail musculaire quand les mouvements de rotation déterminés autour de la ligne visuelle par les droits et obliques congénères sont à peu près en équilibre. Les observations que nous avons signalées plus haut et d'après lesquelles la ligne visuelle, même en partant de la position primaire, décrit de petites courbes, prouvent que ce fait ne saurait se réaliser exactement. La position des axes musculaires explique comment les droits supérieur et inférieur, quand ils agissent isolément, font mouvoir la ligne visuelle suivant une ligne concave en dedans, tandis que les obliques la meuvent suivant une ligne concave en dehors. Quand donc le chemin parcouru par la ligne visuelle est concave en dedans, l'action du muscle droit l'emporte ; quand il est concave en dehors, c'est celle de l'oblique correspondant qui prédomine. Le même fait peut se constater sur l'appareil dont j'ai parlé plus haut, dans lequel j'ai remplacé l'action des muscles de l'œil par des poids (¹).

Les mouvements de l'œil sont favorisés par les mouvements que la tête exécute dans ses articulations occipitales. Ces articulations sont constituées par deux articulations : l'articulation occipito-atloïdienne, dans laquelle les mouvements se font surtout autour d'un axe horizontal, et l'articulation atloïdo-axoïdienne, dans laquelle les rotations s'exécutent autour d'un axe vertical. Par la combinaison de ces deux espèces de rotations, nous pouvons exécuter, au moins dans une certaine limite, des mouvements autour de tous les axes possibles. Les mouvements de la tête sont donc soumis au principe général qui régit les mouvements de l'œil. Comme adjuvants de ces derniers, nous devons encore signaler les mouvements de la colonne cervicale, et enfin les changements de place du corps lui-même. Dans tous ces cas, l'œil modifie sa position de telle manière que tout l'espace qui nous entoure passe successivement dans le champ visuel.

§ 194. — Champ optique monoculaire.

Le *champ optique monoculaire* est constitué par l'ensemble des points de l'espace que nous pouvons voir simultanément avec un seul œil. Nous en différencions l'*espace optique binoculaire*, qui est l'ensemble des points perceptibles simultanément avec les deux yeux. Nous réservons le nom de *champ de vision* à l'étendue embrassée par les *deux* champs monoculaires, à tous les points, par conséquent, que nous percevons dans les visions binoculaire et monoculaire. Tous ces différents espaces doivent encore être différenciés du *champ*

<hr>

(¹) Fick, *Zeitschrift f. ration. Med.*, nouv. série, t. IV ; *Moleschott's Untersuch.*, t. V. — Ruete, *Ein neues Ophthalmoskop.* Leipzig 1857. — Wundt, *Archiv f. Ophthalmol.*, t. VIII. — Hering, *Beiträge z. Physiologie* u. *Lehre vom binocular. Sehen*, 1ʳᵉ liv. Leipzig 1868.

visuel défini au § 193, dans lequel on n'embrasse que les points que l'on peut successivement fixer, la tête restant immobile. Enfin, toute la surface composée des différents champs visuels de l'œil en repos, champs visuels qui concordent au moins en partie entre eux, et qui comprennent tout l'espace que nous percevons en fixant successivement les différents points du champ visuel, constitue ce que nous appellerons le *champ de vision de l'œil en mouvement*.

1° *Forme du champ optique*. Le champ optique monoculaire est, comme le champ visuel, de forme à peu près circulaire, mais la saillie du nez le rétrécit pour chaque œil en dedans et en bas. Dans tous les cas possibles, nous pouvons attribuer deux dimensions aux différents points de la vision monoculaire. L'idée que nous nous faisons alors de leur forme dépend des conditions que nous exposerons plus loin au § 195. Quand toutes ces conditions de jugement nous font défaut, nous percevons le champ optique de sa manière la plus simple : tous les différents points de ce champ nous semblent être à la même distance et le champ optique nous apparaît comme une surface arrondie. Quand l'œil se meut d'après la loi de Listing, le point visuel parcourt dans le champ visuel des grands cercles, les cercles de direction, qui se coupent tous au point occipital (voy. § 193). Lorsque l'œil transporte dans le champ optique les excitations de la rétine, il faut donc que le point d'où se fait cette projection soit précisément le point d'intersection des cercles de direction. Le champ optique est donc, en ce cas, une surface considérée à partir du point occipital. Quand toutes les autres conditions d'appréciation nous font défaut et que le champ optique nous paraît sous la forme d'une surface sphérique, le point occipital est le centre de cette sphère.

D'après ce que nous venons de dire, le champ optique est une projection stéréographique à partir du point occipital. Soit (Fig. 116) 4 le point occipital, 3 le point visuel principal, transportons, par exemple, les points du champ optique sur un plan 1 2, le point 7, correspondant au point 8 de la rétine, sera projeté en 5. Si l'œil vient à se mouvoir de manière que la ligne visuelle prenne la direction 8, 7, le point 9 de la rétine sera venu occuper la position 8 et sera projeté en 6. La ligne 8, 7 est toujours en même temps une ligne de mire, il faut qu'elle passe par le point d'intersection des lignes de mire. On voit aussi qu'en général les points du champ visuel se rapprochent dans le champ optique, car la distance qui correspond à la distance 8, 9 de la rétine est, dans le champ visuel, 6, 3, tandis que dans le champ optique elle n'est que 5, 3. Lorsque nous ne possédons aucun terme de comparaison qui nous permette de nous rendre compte de la surface de projection, elle nous apparaît sous la forme d'une surface sphérique, qui n'est pas la même quand l'œil est en mouvement ou quand il est en repos. Dans le premier cas, champ visuel, elle est équivalente à la surface d'une sphère dont 3, 4 est le diamètre; dans le champ optique, au contraire, 3, 4 n'est que le rayon de la sphère.

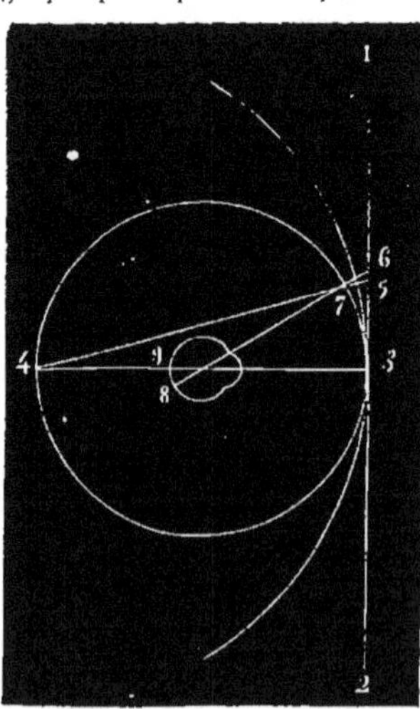

Fig. 116.

2º *Formation du champ optique.* Jusqu'ici nous avons considéré le champ optique comme une étendue d'une forme indéterminée ; il s'agit maintenant de se demander d'où vient qu'en général les impressions de la rétine sont rapportées à une surface. Il faut d'abord faire remarquer qu'au point de vue psychologique une sensation ne peut par elle-même fournir aucune idée d'espace et qu'il nous faut d'autres moyens accessoires pour transformer les sensations en impressions d'espace. Nous possédons deux moyens physiologiques pour y arriver : 1º les *sensations d'innervation* réliées aux mouvements de l'œil, et 2º l'impression extérieure restant la même, les différences de la sensation qui dépendent exclusivement de l'endroit frappé par l'excitant ; comme nous l'avons fait pour la peau, nous les désignerons sous le nom de *différences locales*. L'expérience nous apprend qu'il se produit des sensations quand les yeux se meuvent ; nous distinguons, en effet, très-nettement les mouvements de convergence et de divergence de l'œil. Il existe aussi des différences locales de sensations, qui, à un degré d'intensité plus grand, constituent le daltonisme partiel pour le rouge que présentent les parties latérales de la rétine (voyez § 189).

Nous pouvons admettre que c'est à l'action combinée des différences locales et des sensations d'innervation que nous devons de transporter les impressions rétiniennes dans le champ optique suivant leur ordre régulier. Quand l'œil se meut, l'image de chaque point perçu se meut aussi sur la rétine, et les différences locales des sensations rétiniennes se modifient aussi dans un sens déterminé. Il doit exister une corrélation exacte entre les modifications des différences locales et la quantité des sensations de mouvement, puisque tout mouvement de même étendue et de même direction doit toujours aboutir à la même modification dans les sensations locales. Nous pouvons donc, en peu de mots, considérer la propriété de reporter l'image rétinienne dans le champ optique comme une transformation des changements graduels que subissent au point de vue qualitatif les impressions locales, en un système de sensation de mouvements dont les intensités varient graduellement. Cette transformation une fois opérée, l'œil au repos peut, lui aussi, saisir des sensations d'espace ; mais, pour nous en rendre un compte plus exact, il nous faut toujours mouvoir les yeux. Les impressions locales et les sensations de mouvements doivent, au reste, varier quelque peu pour les deux yeux, puisque l'expérience nous démontre que nos deux champs optiques monoculaires diffèrent entre eux et que c'est d'après cette différence que nous pouvons conclure à la position qu'occupe l'objet dans l'espace (§ 195).

La position relative et réciproque que nous attribuons aux points du champ optique ne précise pas encore la position de tout le champ optique. La position relative des points du champ optique ne nous éclaire évidemment pas sur ce qui, dans ce champ, est en haut, en bas, à droite ou à gauche, car ces rapports n'expriment pas du tout la position que ces points occupent l'un par rapport à l'autre dans le champ optique ; ils n'expriment que leur position relativement à notre corps. Les seules perceptions visuelles ne suffisent donc pas pour déterminer la position absolue du champ optique ; il nous faut encore, pour y arriver, nous aider de toutes les perceptions qui nous font distinguer notre corps d'avec les objets extérieurs, en nous servant principalement des sensations de tact et de mouvement.

Jusque dans ces derniers temps. la théorie nativistique régnait en souveraine parmi les physiologistes; on pensait que la production de l'image sur la rétine suffisait seule et par elle-même pour expliquer la perception d'espace. Parmi les philosophes, Herbart et plus récemment Lotze avaient déjà pensé que la perception visuelle d'espace ne pouvait prendre naissance que par une reconstruction psychologique de l'espace. tandis que l'image rétinienne ne suffit pas à elle seule pour l'expliquer. Les conditions physiologiques nécessaires pour expliquer cette reconstruction de l'espace dans l'acte de la vision, ainsi que les critiques de Lotze passèrent inaperçues pour la plupart des physiologistes. C'est moi qui ai dit le premier que l'on pouvait établir une théorie assez satisfaisante de la fonction du champ optique en se basant sur les différences locales des sensations rétiniennes et sur les sensations de mouvement, et j'ai fait voir que cette théorie répond d'une manière suffisante aux nécessités de la psychologie et aux observations physiologiques. Voici les preuves que j'ai données pour démontrer l'influence des sensations de mouvement de l'œil : 1º Les distances verticales nous paraissent plus grandes que les mêmes distances horizontales; leur rapport est d'environ 4,8 à 4. Ces chiffres correspondent au rapport qui existe entre les forces qui meuvent l'œil dans les directions verticale et horizontale, rapport déterminé par la disposition des muscles. — Ces chiffres n'ont de valeur que pour la distance des points. car. lorsque nous comparons la longueur des lignes, les différences sont moins grandes, parce que probablement nous tenons en ce cas un plus grand compte des résultats de notre expérience antérieure. C'est de la même manière que l'usage nous fait arriver à apprécier plus exactement les différences de grandeur. 2º Nous pouvons encore différencier à l'œil les longueurs de deux lignes horizontales quand elles varient entre elles de 1/50. La différence entre les quantités de mouvement que l'œil doit exécuter en ce cas est aussi le 1/50 du mouvement total. La loi psycho-physique s'applique donc tout aussi bien à l'appréciation des différences de mouvement qu'à celle des différences de distance. et le même chiffre les exprime toutes les deux. 3º La plus petite distance absolue et le plus faible mouvement de l'œil qu'il nous est possible d'apprécier concordent entièrement. Cette plus petite distance est mesurée, comme nous l'avons vu au § 187, par un angle d'environ une minute ; dans le cas le plus favorable, quand l'œil se meut à partir de son point de repos, et que la ligne visuelle est dirigée tout droit en avant, le plus petit mouvement perceptible est mesuré par le même angle (voy. § 196). Ajoutons encore · 4º que, comme l'ont observé Gräfe et beaucoup d'oculistes, tout le champ optique se déplace dans la paralysie partielle d'un muscle de l'œil. C'est ainsi que, lorsque, par exemple, le muscle abducteur de la pupille est paralysé partiellement, tous les objets semblent situés plus en dehors qu'ils ne le sont réellement. Le chemin parcouru paraît alors plus long, puisque la contraction musculaire nécessaire pour exécuter un même mouvement a besoin d'être plus forte.

Le rôle que jouent les mouvements de l'œil se déduit encore des observations suivantes faites par Helmholtz. Quand on construit la Fig. 113 sur une plus grande échelle, et qu'à une distance convenable on fixe le point 1, les lignes $a2$, $b2$, $a3$, $b3$, bien que courbes, semblent droites. Or la Fig. 113 représente les lignes de direction pour les mouvements à partir de la position primaire. L'œil juge donc du rapport de position des points d'après les mouvements. Le phénomène peut, d'après notre théorie, s'expliquer de la manière suivante. Pendant que le point de fixation décrit dans le champ optique une ligne droite de 1 en 5, nous concluons au rapport d'espace qui sépare les points 1 et 5. Durant le même mouvement se forme le rapport entre les points *e e* situés latéralement au point 1 et leur situation par rapport au point correspondant 5. Le regard s'étant porté de 1 en 5, les points *e e* de la rétine ne sont plus dans la direction *h h*, parallèle à leur première position, mais bien en *i i*, sur la ligne de direction *c*2 *c*2. La sensation d'innervation correspondante au mouvement de 1 en 5 s'accompagne de la disparition de la série des différences locales 1, 5, *e i* etc., ce qui veut dire que nous jugeons que *i* est en droite ligne à la même distance de *e* que 5 l'est de 1, et puisque dans notre jugement *i* 5 = *e* 1, nous sommes, en raison des sensations locales, obligés de reporter les points *i i* dans une direction parallèle à *e e*.

Il me semble enfin que, pour prouver l'action combinée des sensations d'innervation et des différences locales, nous pouvons encore invoquer la manière dont la *tache aveugle est comblée*. La tache aveugle est cette partie de notre champ optique pour laquelle un des moyens accessoires dont nous nous occupons fait complétement défaut; il est évident, en effet, que du moment où l'impressionnabilité pour la lumière n'existe pas en cet endroit, les différences locales y font également défaut. La tache aveugle se projette dans le champ optique, et cette projection est d'une grandeur correspondante à l'angle déterminé par la tache; mais nous comblons cette lacune. Aussi longtemps que nous n'accordons pas une attention spéciale à la vue indirecte, nous ne nous apercevons pas de l'existence de cette tache, et notre force d'imagination lui substitue ce qui existe dans le surplus du champ optique. Dès que l'attention est spécialement excitée, l'on constate qu'il est possible d'estimer la distance qui sépare les points limites de la tache aveugle, mais qu'au niveau de cette tache l'on ne voit pas. Ces observations confirment l'influence des sensations d'innervation sur la mensuration du champ optique. Quelques observateurs, Wittich, Funke, constatèrent un rétrécissement du champ optique au niveau de la tache aveugle; mais ce rétrécissement paraît être insignifiant, comparé à la dimension de cette surface; il ne prouverait donc autre chose que l'insuffisance d'un seul moyen adjuvant (les sensations d'innervation) pour apprécier les distances dans l'espace. D'autres observateurs, Volkmann, Helmholtz et moi-même, nous n'avons jamais pu constater ce rétrécissement du champ optique.

Il est clair que les quatre principes que nous avons déduits des lois qui régissent les mouvements des yeux (§ 193) ont une importance capitale pour le report régulier des sensations dans l'espace. Le principe de la plus simple innervation pour les positions de repos y trouve une application immédiate, car sans ce principe il ne saurait y avoir de rapport déterminé entre les différences locales et les sensations d'innervation. Le principe de la plus facile orientation pour les positions de repos ne saurait non plus être négligé, car si dans toutes les positions de l'œil une seule différence locale restait constante, alors même qu'elle ne serait qu'un point, tandis que toutes ses voisines se modifieraient à volonté par les mouvements giratoires de l'œil, les rapports exacts entre les différences locales et les sensations d'innervation deviendraient au moins des plus difficiles. Le principe de la plus simple innervation pour les mouvements nous aide à mesurer les étendues de l'espace, qu'il nous est bien moins facile d'apprécier quand l'œil est en repos et probablement seulement sous la condition de mouvements antérieurs. Ici se rattache encore le principe de la plus facile orientation pour les mouvements, d'après lequel, pendant le mouvement, l'image rétinienne se déplace suivant une ligne droite. Pour expliquer l'arrangement régulier des points du champ optique, Helmholtz n'invoque que ce dernier principe et celui de la plus facile orientation pour les positions de repos, sans accorder d'importance aux sensations d'innervation, auxquelles il concède toutefois une valeur pour déterminer la direction visuelle. Mais il me semble qu'en admettant sa théorie il faudrait accorder à toute impression locale une signification d'espace et revenir, en d'autres ténues, à l'hypothèse d'une sensation directe d'espace, comme l'admet la théorie nativistique. A cette objection il faut joindre encore les preuves directes, énoncées plus haut, de l'action connexe des impressions locales et des sensations d'innervation. Helmholtz considère comme impressions locales des nuances locales de la sensation complètement différentes des qualités de la vision déterminées par les impressions extérieures. Il n'accorde donc aucune utilité aux modifications des sensations sur les côtés latéraux de la rétine, modifications faciles à démontrer cependant; c'est à quoi l'on est forcément conduit quand on accorde à chaque impression locale la perception d'espace. Cette difficulté disparaît lorsque, se basant sur la théorie psychologique, l'on admet qu'à côté des impressions locales il existe encore d'autres moyens qui viennent en aide dans la production des sensations d'espace. C'est ainsi que, dans l'hypothèse précédente, lorsqu'une série d'impressions locales $a\,b\,c\,d$... est parcourue, le passage de a en b, de b en c, répondra à des sensations élémentaires de mouvements $\alpha\,\beta\,\gamma$..., qui, pendant le parcours de la série d'impressions locales jusqu'au terme x, s'additionneront en une sensation A. Si la série $a\,b\,c$... ou la série $\alpha\,\beta\,\gamma$ pouvait déjà, l'une ou l'autre, nous faire percevoir la coordination dans l'espace, chacun des termes a ou α fournirait à lui seul l'idée de lieu, et c'est là ce qu'aucune des qualités sensorielles habituelles ne saurait fournir. En n'attribuant, au contraire, la sensation d'espace qu'au rapport réciproque des deux rangées $a\,b\,c$... et $\alpha\,\beta\,\gamma$..., chacun des termes de ces séries pourra présenter un caractère qui ne nous forcera pas à nous adresser à d'autres conditions qu'aux propriétés de l'excitation objective; tandis que le rapport réciproque des deux rangées qui, d'après notre théorie, détermine les sensations d'espace, est un fait qui, au point de vue objectif, ne saurait jamais coexister au même degré dans les impressions. Les différences des directions dans le champ optique s'expliquent aussi par ce que dans les différents méridiens de la rétine les impressions locales de la sensation ne se nuancent pas avec la même vitesse. C'est ainsi que, par exemple, dans le mouvement en haut, la série d'impressions locales $a\,b\,c$... ne correspond plus à la série d'innervation $\alpha\,\beta\,\gamma$... dans le mouvement en bas. Les impressions locales et les sensations d'innervation correspondantes dans les deux yeux sont semblables, mais non pas identiques; nous ne trouvons, en effet, jamais deux points symétriques du corps humain qui soient tout à fait identiques entre eux. Les plus petites différences de ce genre peuvent, comme d'autres faits nous le démontrent, avoir une grande influence au point de vue physiologique [1].

§ 195. — Espace visuel binoculaire.

L'espace visuel binoculaire diffère essentiellement des deux champs visuels monoculaires par ce qu'il n'est pas une surface de forme indéterminée, mais qu'il s'étend dans les *trois* dimensions; aussi l'appelons-nous *espace visuel* et non *champ visuel*. Supposons, l'œil étant disposé pour l'éloignement, chaque rétine, divisée par des méridiens perpendiculaires entre eux, dont les uns sont parallèles à l'horizon rétinien, tandis que les autres lui sont perpendiculaires. Désignons les premiers sous le nom de *méridiens horizontaux*, et les seconds sous celui de *méridiens verticaux*. Supposons encore les méridiens verticaux divisés en degrés vers le haut et vers le bas, à partir de l'horizon rétinien, et les méridiens horizontaux divisés de la même manière vers la droite et vers la

<hr>

[1] Wundt, *Beiträge zur Theorie der Sinnewahrnehmung*, 3e part.; *Vierteljahrsschrift f. Psychiatrie*, t. I, 1867. — Helmholtz, *Physiolog. Optik*, 3e partie, § 28.

gauche, à partir du méridien vertical passant par le centre de la rétine. Les points qui, dans les deux rétines, se trouvent sur les méridiens horizontaux et verticaux correspondants seront les *points correspondants ;* les points qui, sur les deux rétines, ne se trouvent pas dans cette position concordante seront dits *points disparates.* Nous appelons *points de recouvrement* les points des deux rétines dont l'excitation dans la vue à l'infini peut être rapportée à *un même* point du champ visuel binoculaire. Toutes ces définitions peuvent être transportées à l'espace visuel ; les *points correspondants de l'espace visuel* seront ceux dont les images se font sur les points correspondants de la rétine ; les *points de recouvrement de l'espace visuel*, ceux dont les images se font sur les *points de recouvrement* des rétines. Mais dans l'espace visuel il nous faut encore distinguer les *points qui sont vus simples* de ceux *qui sont vus doubles.* Les points de recouvrement de l'espace visuel sont les points qui sont vus simples quand l'œil est disposé pour la vue à distance ; dans d'autres positions de l'œil, les points disparates peuvent aussi être vus simples. Il n'y a qu'un point de l'espace visuel qui toujours est à la fois un point correspondant, un point de recouvrement et qui toujours est vu simple, c'est le *point visuel.* Cette propriété spéciale du point visuel, en vertu de laquelle ce point devient le point d'orientation pour tout l'espace visuel, repose évidemment sur la *combinaison des mouvements des deux yeux.* Dans l'état normal, une ligne visuelle ne peut jamais être élevée ou abaissée indépendamment de l'autre ; aussi les deux lignes visuelles doivent-elles toujours s'entre-croiser dans un seul point de l'espace visuel. Les mouvements du point visuel commun ne sont perçus que par un effort d'application ; nous fixons, en effet, d'ordinaire le point de l'espace visuel sur lequel notre attention a été appelée. Il ne nous est donc possible de résoudre la connexion normale qui existe dans les mouvements des yeux qu'en soumettant ces organes à des conditions dans lesquelles doivent se produire des mouvements anomalement combinés. Quand, par exemple, au moyen de prismes posés devant un œil nous déplaçons légèrement le champ visuel correspondant, il peut se produire, suivant le mode de déplacement, tantôt une rotation spéciale et tantôt un mouvement anomal en dedans ou en haut, à l'effet de ramener les deux images monoculaires en une seule image binoculaire (Helmholtz). Alors donc que la combinaison des mouvements des yeux devrait être facilitée par la disposition spéciale des appareils d'innervation, elle serait aisément obtenue dès que les nécessités de la vision binoculaire l'exigeraient. Ce fait plaide en faveur de l'influence de l'exercice pour la combinaison normale des mouvements des yeux. Toute la conscience que nous avons de ces mouvements se borne à une connaissance approximative d'une direction visuelle moyenne qui tient à peu près le milieu entre celles des deux lignes visuelles, mais nous n'avons pas directement conscience de la direction isolée de ces lignes. Quand avec les deux yeux 4 et 3 de la Fig. 117 nous fixons un point 1, nous jugeons de la position de ce point d'après la direction de la ligne 5 1, qui est à peu près dirigée du milieu de la base vers le point fixé. Lorsque nous ne regardons qu'avec un œil, nous transportons également, ainsi que l'a montré Hering, le point visuel dans cette direction moyenne. Fermez par exemple l'œil 3, et fixez avec l'œil 4 d'abord le point 2, puis le point plus rapproché 1, quoique la direction de la ligne visuelle 4-2 n'ait pas varié, le point 2 semble néanmoins s'être déplacé vers la droite, ce qui est évidemment dû à ce que la direction moyenne 5-2 s'est déplacée à droite d'un angle 2-5-1. Si en 2 se trouve fixé un fil vertical dans le déplacement du rayon visuel de 2 en 1, ce fil ne semblera pas seulement se déplacer vers la

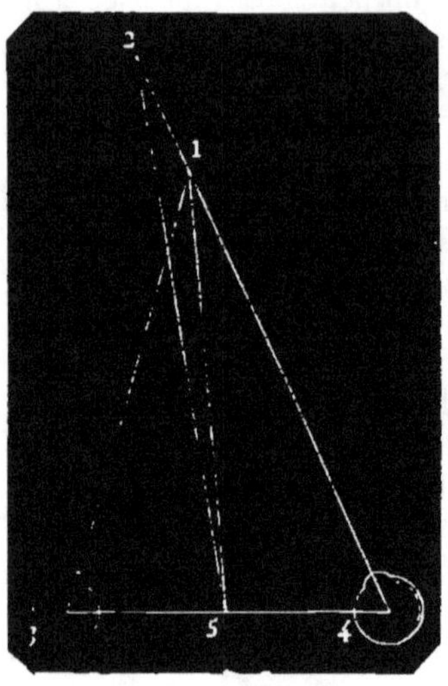

Fig. 117.

droite, mais il paraîtra aussi se tourner dans le même sens dans lequel s'exécute la rotation de l'œil 3 qui est fermé, et de telle sorte que toujours cette rotation est à peu près la moitié des mouvements rotatoires des deux yeux 4 et 3. De même que nous jugeons de la position du point fixé d'après la direction visuelle moyenne, de même aussi nous jugeons en général de la situation d'un objet d'après la position moyenne des deux yeux. Il nous est très-facile de nous rendre compte de ce fait en supposant qu'un seul œil cyclope soit substitué en 4 aux deux yeux 4 et 3, et en admettant que les mouvements rotatoires de cet œil s'exécutent d'après la même loi que ceux des deux yeux réels; les images rétiniennes seront reportées dans l'espace suivant les lignes de direction de cet œil imaginaire. C'est par les sensations d'innervation que nous connaissons la direction visuelle moyenne. Nous apprécions la position qu'occupent tous les autres points dans l'espace par rapport au point visuel. Les sensations d'innervation ne peuvent servir que d'une manière indirecte à déterminer ce rapport, parce que, d'une part, elles participent elles-mêmes à la constitution du champ visuel monoculaire, et que, d'autre part, en raison du déplacement du point visuel, elles modifient successivement la perception des différents points de l'espace visuel. Le point visuel étant immobile, nous ne jugeons de la position de tous les autres points de l'espace visuel que par la manière dont se comportent les images dans les champs visuels monoculaires.

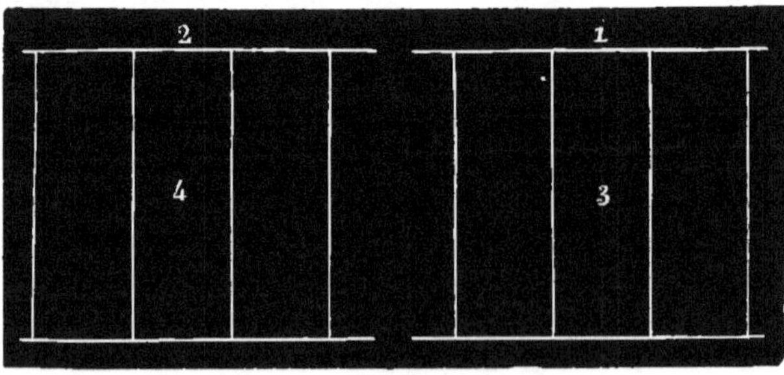

Fig. 118

Les *points de recouvrement* ont, comme le point visuel, une importance capitale. Ils ne concordent pas exactement avec les points correspondants, mais ils sont disposés de telle sorte que, comme ceux-ci, ils forment une surface dans l'espace. Regardez la moitié gauche 1 de la Fig. 118 avec l'œil gauche seulement, et la moitié droite 2 avec l'œil droit seulement, les lignes verticales paraissent, dans les deux cas, former avec les horizontales des angles droits et leur être perpendiculaires, bien qu'en regardant la figure avec les deux yeux l'on constate à première vue que ces verticales sont inclinées vers la gauche dans la moitié 1 et vers la droite dans la moitié 2. Quand on fixe avec l'œil gauche le point 3, et le point 4 avec l'œil droit, les deux dessins 1 et 2 se confondent dans le champ visuel commun, et l'on ne voit plus qu'un seul grillage à angles droits. Deux points des deux champs visuels monoculaires se recouvrent donc dans le champ visuel commun lorsqu'ils sont placés, dans les deux yeux, sur des méridiens horizontaux correspondants et sur des méridiens *presque verticaux*. Si nous considérons ces derniers comme les méridiens verticaux des points de recouvrement, il nous devient aisé de trouver le rapport entre les points correspondants et les points de recouvrement en disant que les méridiens horizontaux des deux espèces de points concordent entre eux, tandis que les méridiens verticaux des points de recouvrement s'écartent en dehors des méridiens des points correspondants. Cet écart dans l'œil normal mesure un peu plus d'un degré.

Supposons les méridiens verticaux des points de recouvrement transportés dans l'espace visuel, ils se couperont sous cette inclinaison à peu près dans le plan horizontal, qui est donc le lieu des points de recouvrement de l'espace visuel. Les objets situés dans ce plan sont caractérisés dans la vue à distance par ce qu'il sont tous vus simples. C'est dans ce fait que réside probablement la signification physiologique de la différence entre les points de recouvrement et les points correspondants. L'écart qui existe entre les méridiens verticaux n'est pas toujours le même, et il paraît que chez un certain nombre d'individus les points de recouvrement et les points correspondants concordent à peu de chose près. Le plan dans lequel les points de recouvrement sont contenus dans l'espace recule alors de plus en plus, et dans le cas où les points de recouvrement et les points correspondants sont identiques, ce plan devient perpendiculaire au plan visuel.

Quand notre regard est dirigé sur des objets rapprochés, peu de points de ces objets, en dehors du point visuel, concordent avec les points de recouvrement, et la quantité dont ils en diffèrent est si considérable, surtout pour les points situés au delà du point visuel, que la différence entre les points de recouvrement et les points correspondants peut, au contraire, être négligée. D'autres conditions spéciales interviennent pour déterminer si les points de recouvrement seuls sont vus simples, et si tous les points disparates sont vus doubles, ou bien s'il y a également certains points disparates qui peuvent être vus simples. Voici ce que l'on peut dire en général à ce sujet :

1° Les points disparates paraissent doubles quand la distance qui les sépare des points de recouvrement excède une certaine limite et quand les images des deux champs visuels monoculaires sont reportés dans l'espace visuel binoculaire de manière à ce qu'elles ne se recouvrent pas. Les points situés devant ou derrière le point de fixation et en continuité avec lui, quoique n'appartenant pas au même objet, fournissent des images doubles très-nettes. Supposons, par exemple, que les deux yeux 11 et 12 (Fig. 119) fixent le point 1, et supposons qu'en arrière de ce point de fixation se trouve un objet 2, et en 3 un autre objet situé au devant de ce point, alors les images de ces deux objets seront doubles. Sur le point de croisement des rayons de direction menez les lignes 2-9 et 3-10, vous verrez que les images doubles 9-9 se trouvent en dedans, et les images doubles 10-10 en dehors du point 8, extrémité de la ligne visuelle. Pour trouver la place que nous assignons à ces images dans l'espace, tirons une ligne à partir du point où se fait l'image sur la rétine, et faisons-la passer par le point de croisement des lignes de mire, c'est dans la direction de chacune de ces lignes de mire que se trouvera l'image correspondante. L'image 9 de l'œil 11 paraît donc dans la direction 9-5, et l'image 9 de l'œil 12 dans la direction 9-4; l'image 10 de l'œil 11 sera dans la direction 10-6, et celle de l'œil 12 dans la direction

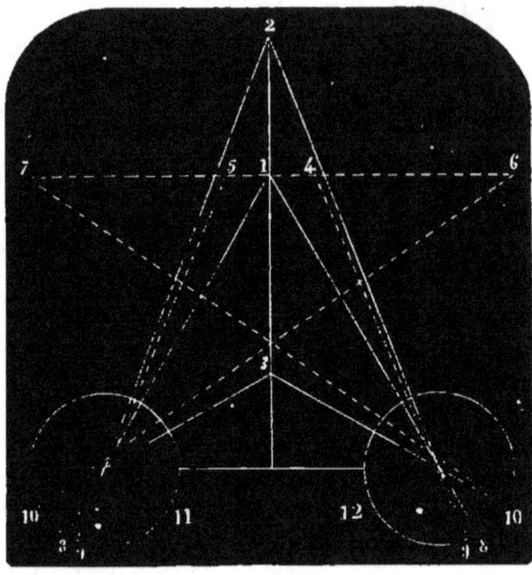

Fig. 119.

10-7. Nous rapportons les images doubles à peu près à la même distance à laquelle se trouve le point visuel dans l'exemple précédent; nous n'avons en effet, en dehors de ce point, rien qui nous permette d'apprécier la distance ; aussi voyons-nous les images 9-9 en 5 et en 4, et les images 10-10 en 7 et en 6. L'on voit encore par la Fig. 119 qu'en général chacune des images doubles d'un objet situé *en arrière* du point de fixation, se trouve du même côté que l'œil qui l'aperçoit, tandis que chacune des images doubles d'un objet situé *en avant* du point de fixation se trouve du côté opposé que l'œil qui la perçoit. Dans le premier cas, les images doubles sont dites *directes*, et *croisées* dans le second.

2° Les points disparates dont l'éloignement correspond à peu près à la plus petite distance appréciable dans le champ visuel monoculaire sont normalement vus simples. Nous différencions donc, en général, un peu moins exactement dans la vue binoculaire que dans la vue monoculaire, mais par la pratique et l'attention nous arrivons à corriger cette imperfection.

3° Les points disparates sont vus simples quand leur projection dans l'espace visuel binoculaire peut se faire et se fait réellement suivant un point simple. L'image simple qui se produit en ce cas paraît déplacée dans le sens de la profondeur de l'espace par rapport au point visuel ; aussi cette projection des points disparates des champs visuels monoculaires dans l'espace visuel binoculaire vient-elle puissamment en aide pour la perception de profondeur. Quand on regarde avec les deux yeux un objet matériel rapproché, l'image rétinienne de l'œil droit n'est pas identique à celle de l'œil gauche. Si l'on place la main droite entre les deux yeux de manière que le dos de la main soit dirigée vers la droite et la paume vers la gauche, les deux yeux ne voient qu'une petite partie de la main, la face externe du pouce et de l'index, et cependant la plus grande partie de l'image est toute différente dans chacun des deux yeux ; l'œil droit, en effet, ne voit que la face dorsale de la main et ne perçoit pas la face palmaire ; l'œil gauche, au contraire, ne voit que la face palmaire. Dans la vue simultanée des deux yeux, il ne se produit néanmoins pas deux images différentes ; la main n'apparaît que comme un seul objet, mais comme un corps solide. Le même effet se produit quand, au lieu de regarder un corps solide, on place devant les deux yeux des images planes qui correspondent aux projections d'un solide ; il est bien entendu que chacun des deux

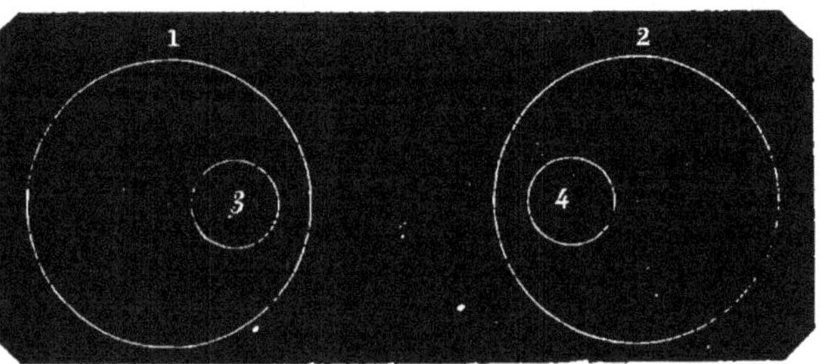

yeux doit fixer d'une certaine manière l'image qui lui correspond. Quand, par exemple (fig. 120), l'œil gauche fixe le point 3 de la Fig. 1, tandis que l'œil droit fixe le point 4 de la Fig. 2, on voit dans l'espace visuel binoculaire un

Fig. 120.

cône tronqué à base circulaire. Ce résultat s'explique aisément, car, quand les deux yeux regardent effectivement un cône de cette espèce, l'image qui se fait dans l'œil droit correspond à la Fig. 2 et celle qui se produit dans l'œil gauche à la Fig. 1. Il n'est pas facile de fixer avec les deux yeux deux points différents 3 et 4 ; aussi se sert-on du *stéréoscope* pour ces observations. Dans les stéréoscopes ordinaires, on emploie des verres prismatiques. Quoique les deux tracés 4 et 2 soient très-peu éloignés, les yeux 8 et 9 devraient regarder presque à l'infini pour arriver, sans stéréoscope, à confondre les deux dessins 1 et 3 en un seul et obtenir ainsi l'impression d'un solide. Si l'on interpose les deux prismes 6 et 7, les rayons émanés de 3 et de 1 se transmettent suivant 6-8 et 7-9. Les yeux peuvent donc tous les deux fixer le point 5, et l'effet produit sera le même que si l'œil 9 fixait le point 4 et l'œil 8 le point 2.

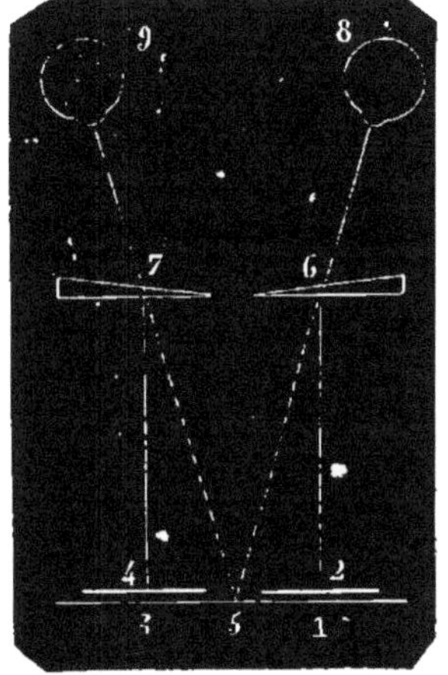

Fig. 121.

La théorie nativistique admettait que les points correspondants des deux rétines déterminent toujours une sensation unique de l'espace, tandis que les points disparates déterminent toujours une sensation double ; d'après cette théorie, ces effets sont dus à une disposition spéciale native de notre organe visuel. J. Müller chercha cette disposition dans une fusion des fibres nerveuses optiques au niveau du chiasma et désigna les points correspondants sous le nom de points *identiques*. Cette idée fut d'abord ébranlée par l'analyse plus approfondie des perceptions de profondeur et par l'invention du stéréoscope, par Wheatstone. Pour tâcher de faire concorder les phénomènes stéréoscopiques avec la théorie nativistique, Brücke pensa que la fusion se produisait par des déplacements très-rapides du point visuel. Cette hypothèse est probablement exacte quant à la formation de la perception de profondeur pour les deux yeux, mais elle ne l'est plus quand elle cherche à expliquer chaque acte isolé de la vision binoculaire simple ; aussi fut-elle combattue par Dove, qui prouva que la fusion stéréoscopique des points disparates se produit même pendant l'éclairage instantané de l'étincelle électrique, alors qu'aucun déplacement du point visuel n'a le temps de s'accomplir. Les nouveaux défenseurs de la théorie nativistique, tels que Panum, E. Hering, ont été forcés d'édifier des hypothèses extrêmement compliquées, sans parvenir à donner une explication précise et indépendante de certaines conditions psychologiques, telles que l'expérience, par exemple. La théorie psychologique évite ces difficultés en déduisant la localisation dans l'espace optique binoculaire des mêmes principes que la formation des champs optiques monoculaires. Elle admet donc que l'action réciproque des deux rétines ne se produit que pendant que s'accomplissent les phénomènes de perception. Il faut d'abord que les centres des deux rétines soient coordonnés de telle sorte qu'ils constituent les points qui correspondent au point visuel toujours simple. Les points de recouvrement sont alors en connexion pour la vue à distance. Pour la plupart des yeux, ce sont les objets situés sur le plan terrestre qui réclament surtout l'attention. Les points des deux rétines sur lesquels se font les images de ces objets deviennent donc des points de recouvrement. Quand on voit plusieurs objets, l'image produite sur des points disparates de la rétine par des points similaires des objets sert à reconnaître leur position dans l'espace optique. Il est hors de doute que les déplacements du point visuel nous font connaître la disposition relative des points de recouvrement et la signification des points disparates, puisqu'à chaque moment ils nous font constater qu'un point donné de l'objet est simple. Les sensations d'innervation nous donnent la conscience des déplacements du point visuel ; mais quand l'œil reste en repos, la connaissance des points de recouvrement et des points disparates nous est fournie par leurs différences locales ; on voit donc que les deux moyens qui nous aident à établir le champ optique monoculaire nous servent aussi à établir l'espace optique binoculaire.

Comme preuve de l'origine psychologique de cet espace, nous pouvons invoquer les faits suivants : 1° les points de recouvrement et même les points visuels ne sont pas coordonnés entre eux d'une manière immuable ; dans le cas de strabisme, il n'est pas rare de voir les points de recouvrement de l'œil strabique, ainsi que le point visuel, concorder avec d'autres points de recouvrement de l'œil normal, de telle sorte que, malgré le strabisme, les objets sont vus simples dans la vision binoculaire. Quand l'opération vient à guérir ce strabisme, les malades voient double immédiatement après, alors même que la ligne visuelle est normalement dirigée, et ce n'est que peu à peu que la coordination régulière des points de recouvrement s'établit. 2° Il nous est possible de voir simple par les points disparates ; la vision stéréoscopique le démontre. 3° Nous pouvons voir double avec les points de recouvrement. Regardez avec les deux yeux une ligne colorée verticale située à quelque distance, .en son lieu et place disposez un plan vertical, vous verrez une image consécutive simple de la ligne colorée ; mais inclinez le plan, et vous aurez très-fréquemment deux images consécutives s'entre-croisant au niveau du point fixé. Cette sensation est déterminée en ce cas par la projection de l'image secondaire de chaque œil sur le plan incliné ; les images des points correspondants sont alors rapportées sur les points différents de l'espace extérieur. L'image n'est vue simple dans cette expérience que lorsqu'elle n'est pas projetée sur le plan incliné et qu'elle apparaît librement dans l'air à la place même de l'objet ([1]).

Ces faits nous amènent à conclure que lorsque nous reportons les deux images rétiniennes sur un objet extérieur, il se produit un phénomène de comparaison inconsciente. A cette manière de voir se rattachent naturellement les phénomènes qui se produisent quand chacun des deux yeux voient des colorations ou des intensités lumineuses différentes. On doit y rattacher les faits d'éclat stéréoscopique et de contraste binoculaire.

L'*éclat stéréoscopique*, observé d'abord par Dove, apparaît lorsque l'on soumet à chacun des yeux des couleurs différentes ou des éclairages différents. Quand, par exemple, au stéréoscope, un œil regarde une surface noire et l'autre une surface blanche, l'image totale n'apparaît pas de couleur grise, mais elle prend l'éclat du graphite, elle apparaît comme un objet noir qui réfléchit irrégulièrement les objets éclairés. Il est évident que, dans ce cas, nous jugeons de l'image stéréoscopique par analogie à des expériences antérieures de la vision binoculaire dans lesquelles nous regardions un objet miroitant qui réfléchissait de telle sorte que l'image ne pouvait être perçue que par un *seul* œil. J'ai donné le nom de *contraste binoculaire* à une série de faits très-rapprochés du phénomène précédent. Ce sont des cas dans lesquels les images des deux yeux sont d'intensité lumineuse très-diverse et dans lesquels l'une de ces images annihile complétement ou partiellement la seconde. L'on peut rapporter cette annihilation de l'une des deux images à des contrastes entre ces images. Quelques faits signalés par Panum, ainsi qu'une série de phénomènes de corrélation entre les deux rétines découvertes par Fechner, se rattachent à ces contrastes binoculaires ([2]).

Horoptère. On a donné le nom d'*horoptère* à l'ensemble des points de l'espace extérieur qui font leur image sur des points correspondants des deux rétines; pour le différencier de ce que nous allons expliquer plus loin, nous le nommerons *horoptère des points correspondants.* Supposons une ligne de direction conduite dans l'espace extérieur à partir de chaque point de la rétine, chaque point dans lequel les lignes de direction de deux points correspondants de la rétine viendront à s'entre-croiser sera un point de l'horoptère. Dans la vision à l'infini, toutes les lignes de direction se coupant à l'infini, l'horoptère est en ce cas un plan situé à l'infini. Pour trouver l'horoptère dans les autres positions de l'œil, nous suivrons une méthode géométrique fournie par Hering : nous supposerons, l'œil étant accommodé pour une grande distance, les lignes de direction groupées suivant deux systèmes de plans; les plans du premier groupe se couperont tous suivant la base ; les plans du second groupe passeront, pour chaque œil, par le point d'entre-croisement des lignes de mire perpendiculairement au plan de mire. Le premier groupe, que nous désignerons comme sections transversales, divise la rétine suivant des méridiens parallèles à l'horizon rétinien; le second groupe, sections longitudinales, divise la rétine en méridiens perpendiculaires à cet horizon. Les sections transversales et longitudinales des deux yeux dans lesquelles les points correspondants se trouvent compris, seront les sections trans-

---

([1]) Wundt, *Beiträge*, 4e partie.

([2]) Dove, *Poggendorff's Annalen*, t. LXXXIII. — Brücke, *Wiener Akademieberichte*, 1853. — Panum, *Das Sehen mit zwei Augen.* Kiel 1858. — Fechner, *Abhandl. der sächs. Ges. d. Wissensch.*, 1860. — Wundt, *Beiträge*, 5e part. — Helmholtz, *Physiolog. Optik*, § 32.

versales correspondantes et les sections longitudinales correspondantes. Au début les sections transversales correspondantes des deux yeux tombent dans un plan, et les sections longitudinales correspondantes sont parallèles entre elles. Quand l'œil passera dans une nouvelle position, les sections transversales ne seront plus en général dans un plan, et les sections longitudinales cesseront d'être parallèles entre elles; chaque section transversale ou longitudinale coupe la section qui lui correspond dans l'autre œil, suivant une ligne droite; toutes les lignes suivant lesquelles se coupent les sections transversales constitueront par leur ensemble une surface de second ordre (cylindre, cône, hyperboloïde, etc.); il en sera de même des lignes suivant lesquelles se coupent les sections longitudinales. La ligne suivant laquelle les deux surfaces se couperont, sera l'horoptère pour la position correspondante de l'œil. Si, pour citer quelques cas particuliers, les lignes visuelles sont en convergence symétrique à partir de la position primaire, les horizons rétiniens concordent avec le plan de mire, les lignes suivant lesquelles se coupent toutes les autres lignes transversales, se trouvent dans le plan médian, et celles suivant lesquelles se coupent les sections longitudinales constituent la périphérie d'un cylindre perpendiculaire sur le plan de mire et passant par le point d'entre-croisement des lignes de mire. L'horoptère est donc un cercle passant par ces points d'entre-croisement et par le point de fixation et par une droite élevée perpendiculairement au plan de mire au niveau du point de fixation. Lorsque les lignes visuelles en position primaire ne convergent pas symétriquement, l'horoptère est encore le cercle ci-dessus et une droite perpendiculaire à ce cercle, mais cette droite est alors en dehors du point de fixation.

Quand les lignes visuelles convergent dans une autre position que la position primaire, les sections transversales et longitudinales sont inclinées les unes par rapport aux autres. Dans les cas de convergence symétrique, il y a cependant encore deux sections transversales qui se correspondent, ce ne sont plus les horizons rétiniens, mais bien les sections transversales inclinées vers ceux-ci et passant par les deux points d'entre-croisement; toutes les autres sections transversales se coupent alors aussi dans le plan médian; les sections longitudinales, au contraire, se coupent suivant une surface conique inclinée passant par les points d'entre-croisement et par le point de fixation; le sommet de ce cône incliné se trouve en dessous du plan de mire quand les sections longitudinales convergent vers le bas, et au-dessus de ce plan quand elles convergent vers le haut. L'horoptère est donc alors une droite inclinée vers le plan de mire, située dans le plan médian et passant par le point de fixation, et une circonférence passant par les points d'entre-croisement des lignes de mire et par un point de cette droite, circonférence située dans un plan incliné vers le plan de mire. Dans les positions dans lesquelles les sections transversales et longitudinales sont asymétriquement inclinées entre elles, l'horoptère est une courbe à double courbure passant par le point de fixation, courbe que l'on peut supposer engendrée par la section de deux hyperboloïdes. Hankel nous a fourni la solution analytique détaillée du problème compliqué de l'horoptère dans cette condition [1].

L'horoptère a une importance physiologique, surtout lorsque les yeux sont adaptés à la vision lointaine et encore dans le cas de convergence symétrique de la position primaire. Il est à remarquer cependant que même l'horoptère des points correspondants a perdu cette importance pour la plupart des yeux par ce que, comme l'a découvert Recklinghausen et comme le montre la Fig. 118 les rétines ne sont pas

____

[1] Hering, *Beiträge zur Physiolog.*, liv. 3 et 4. — Hankel, *Poggendorff's Annalen*, t. CXXII.

douées d'un accord parfait. Les points de l'espace optique suivant lesquels se coupent les lignes de direction des points de recouvrement, nous les appellerons *horoptère des points de recouvrement;* il a été étudié par Helmholtz. Pour la plupart des yeux, quand ils sont accommodés pour la vision lointaine, il se confond, comme nous l'avons vu plus haut, avec le plan terrestre; dans les autres positions de l'œil, il ne diffère que fort peu de l'horoptère des points correspondants. Volkmann a trouvé qu'il existe entre les points de recouvrement et les points correspondants des méridiens horizontaux un manque de rapport analogue à celui qui existe pour les méridiens verticaux, mais il atteint rarement $1/2°$ et peut même disparaître dans beaucoup d'yeux; aussi peut-on le négliger quand on se propose de déterminer l'horoptère [1].

§ 196. — Perception de profondeur.

Dans le paragraphe précédent, nous avons déjà étudié la perception de profondeur comme fonction directe de la vision binoculaire. Mais un œil peut suffire à lui seul pour nous fournir l'idée de la troisième dimension, car à côté des déplacements des lignes visuelles et des différences stéréoscopiques des images rétiniennes il est encore d'autres conditions qui nous viennent en aide pour déterminer cette idée. Il nous faut donc mieux approfondir encore le rôle relatif que jouent dans la perception de profondeur les différents moyens fournis par les visions mono- et binoculaires. Les plus importants de ces moyens sont :

1° L'*angle visuel.* Cet angle ne peut évidemment nous fournir des données exactes pour évaluer la distance d'un objet que lorsque nous connaissons approximativement la grandeur de cet objet. Quand, par exemple, nous voyons un homme à différentes distances, nous supposons qu'il est d'autant plus éloigné de nous que l'angle visuel sous lequel nous le voyons est plus petit. Il est évident que dans ce cas la hauteur moyenne de l'homme, qui nous est connue par des expériences antérieures, entre en ligne de compte dans notre évaluation. L'angle visuel ne saurait donc nous fournir des indications pour apprécier l'éloignement d'objets dont une expérience antérieure ne nous a jamais fait connaître la grandeur, comme le soleil ou la lune par exemple. Cet angle nous sert toutefois admirablement pour évaluer la distance d'objets éloignés dont les autres moyens d'appréciation ne nous permettent pas de déterminer l'éloignement. D'autres indications viennent alors en aide à l'angle visuel, tels que la perspective aérienne et les ombres portées.

2° L'*accommodation de l'œil.* Il est évident qu'elle ne peut nous servir que dans les limites de l'accommodation. Moins les objets sont éloignés du point de rapprochement, plus l'accommodation nous permet d'évaluer les distances ; nous avons vu, en effet, au § 183 que plus l'objet se rapproche de l'œil, plus les cercles de diffusion deviennent grands, et plus aussi, par conséquent, sont grandes les actions musculaires nécessaires pour faire disparaître ces cercles.

[1] Helmholtz, *Physiolog. Optik*, § 31. — Recklinghausen, *Archiv f. Ophthalmolog.*, t. V. — Volkmann, *Physiolog. Untersuch. im Gebiete der Optik*, 2e liv.

L'évaluation des distances est basée alors sur la *sensation d'accommodation*, qui probablement est une sensation musculaire. J'ai institué des expériences dans lesquelles un observateur regardait à travers un tube une muraille blanche éloignée, entre laquelle et l'œil se trouvait un fil noir vertical que l'on pouvait faire mouvoir, et j'ai trouvé que, dans les limites de l'accommodation, l'appréciation des distances est bien plus exacte quand l'objet est rapproché que lorsqu'il est éloigné, et que, dans ce dernier cas, elle dépend de la grandeur de l'image que fait l'objet sur la rétine, tandis que dans le premier cas, elle en est tout à fait indépendante (1).

3° *Le mouvement des yeux.* Ce mouvement peut nous faire apprécier les distances de deux manières différentes. Très-souvent nous examinons des objets en portant notre point visuel au delà de leur base. Nous apprécions alors leurs distances relatives par les mouvements des yeux nécessaires au déplacement du point visuel. Les mouvements de la tête peuvent venir en aide aux mouvements des yeux. Un *seul* œil peut en ce cas suffire à déterminer l'idée de profondeur. Cette perception devient bien plus complète quand les déplacements du point visuel sont déterminés par les *mouvements de convergence ou de divergence des deux yeux.* Il est évident que, dans ce cas, il est tout à fait inutile que la base des objets soit visible, et ces mouvements nous fournissent un moyen d'appréciation des distances beaucoup plus exact que n'importe quel autre.

Ce moyen d'évaluation n'est cependant pas absolu; il n'est que *relatif*, comme tous les moyens que nous fournissent nos sensations. Nous pouvons reconnaître si tel objet est plus éloigné que tel autre; mais il nous est très-difficile de dire à *quelle distance* il se trouve; aussi sommes-nous disposés à croire toujours que les objets sont plus rapprochés qu'ils le sont en réalité. Dans les limites dans lesquelles nous pouvons accommoder nos yeux, les mouvements de convergence sont favorisés par les mouvements d'accommodation, car ces deux espèces de mouvements sont tellement connexes que sans nous en rendre compte nous accommodons nos yeux pour la distance d'un point vers lequel nous dirigeons nos lignes visuelles. Il est vrai que la connexion normale qui existe entre ces deux espèces de mouvements des yeux peut être modifiée par un exercice approprié (2).

4° *Les différences stéréoscopiques des deux images rétiniennes.* Elles ont été étudiées déjà dans le paragraphe précédent. La précision avec laquelle nous pouvons en ce cas comparer les images des deux rétines est égale à celle avec laquelle un seul et même œil peut apprécier les plus petites distances. Les mouvements de convergence s'exécutant avec la même précision dans les conditions les plus favorables, comme, par exemple, à partir du point où l'œil est accommodé pour l'éloignement, nous y trouvons une nouvelle raison d'admettre que l'espace optique binoculaire comme le champ optique monoculaire sont déterminés par l'action connexe des sensations d'innervation et des différences locales.

(1) Wundt, *Beiträge zur Theorie der Sinnew.*, 3° part.
(2) Wundt, *Beiträge* etc., 4° part.

Le tableau suivant, établi d'après nos propres recherches, nous permet de comparer l'appréciation des distances par l'accommodation et par les mouvements de convergence.

Distance du fil par rapport à l'œil.	ACCOMMODATION. Limite d'appréciation possible pour		CONVERGENCE. Limite d'appréciation possible pour	
	le rapprochement.	l'éloignement.	le rapprochement.	l'éloignement.
250 cm	12	12	»	»
180 cm	8	12	3,5	5
160 cm	»	»	3	3
100 cm	8	11	2	2
80 cm	5	7	2	2
50 cm	4,5	6,5	1	1

A la distance de $1^m,80$ la rotation angulaire d'un seul œil est de $68''$; quand le point visuel se déplace de $3^{cm},5$, cette quantité répond encore à la plus faible distance appréciable; le déplacement de 1 centimètre pour une distance de 50 répond à une rotation angulaire de $250''$; les deux rotations forment toutefois 1/50 du mouvement total en dedans; l'on trouve à peu près la même constante proportionnelle pour les valeurs intermédiaires. Cette constante a la même valeur, comme déjà nous l'avons vu au § 194, pour l'appréciation des distances linéaires. Helmholtz a constaté qu'un seul œil perçoit déjà la profondeur quand les deux images rétiniennes se déplacent l'une vers l'autre de $60'',5$.

L'influence prépondérante de la convergence dans l'appréciation des distances explique pourquoi, comme l'a trouvé H. Meyer, un objet extérieur qui produit sur la rétine des images de même grandeur paraît plus grand lorsqu'on le regarde sous un plus grand degré de convergence [1].

3° SENS DE L'OUÏE.

§ 197. — Structure de l'organe de l'ouïe.

L'organe de l'ouïe se décompose en trois parties : *l'oreille externe*, *l'oreille moyenne* et *l'oreille interne*. Les deux premières servent à conduire les ondes sonores, et la troisième à les transmettre directement aux extrémités nerveuses qui la perçoivent.

L'oreille externe se compose du *pavillon de l'oreille*, si remarquable par ses replis, du *conduit auditif externe*, dirigé de dehors en dedans et en avant, et de la *membrane du tympan*, membrane élastique tapissée en dehors par un prolongement très-mince de la peau et en dedans par la muqueuse de la caisse tympanique. La membrane du tympan est constituée elle-même par des fibres rayonnées et circulaires, dont les premières appartiennent à l'oreille externe et les dernières à la caisse tympanique. Le manche du marteau attire cette membrane vers le dedans et la maintient tendue ; il en résulte une dépression ombilicale située à peu près au centre du tympan, tandis qu'en même temps cette membrane est bombée vers le dehors en raison de l'action opposée de ses fibres circulaires et rayonnées.

[1] H. Meyer, *Poggendorff's Annalen*, t. LXXXV.

L'oreille moyenne se compose de la caisse du tympan avec la chaîne des osselets qui s'y trouve, et de la trompe d'Eustache. La *caisse du tympan* est un espace irrégulièrement circulaire rempli d'air ; sur la paroi interne de cette cavité sont percées des ouvertures qui conduisent dans le labyrinthe, la *fenêtre ovale*, qui conduit au vestibule et qui est fermée par la base de l'étrier (Fig. 122, 8), et la *fenêtre ronde* 5, située au-dessous de la précédente; elle conduit

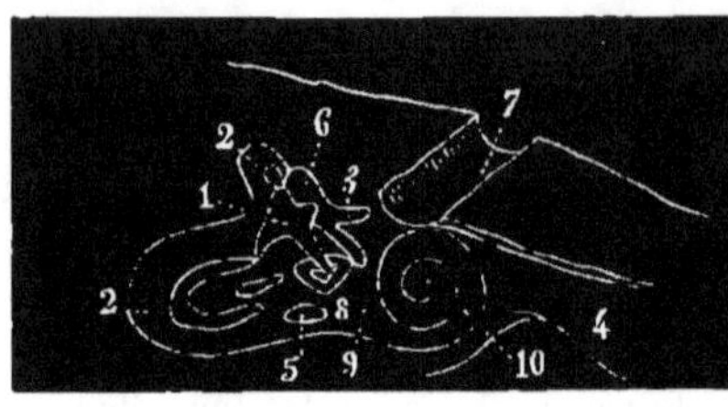

Fig. 122.

dans le limaçon et est fermée par une membrane, la membrane de la fenêtre ronde. La *trompe d'Eustache* (4) est un canal moitié osseux, moitié cartilagineux, qui unit les cavités buccale et tympanique. Dans la caisse du tympan sont renfermés les *trois osselets de l'ouïe*, le marteau, l'enclume et l'étrier. Ils constituent un système de leviers dont la première pièce, le marteau (6), est fixée par son manche (3) sur la membrane du tympan, et dont la dernière pièce, l'étrier, est enfoncée dans la fenêtre vestibulaire, tandis que la pièce moyenne, l'enclume (1), relie le marteau et l'étrier. Les surfaces articulaires des trois osselets sont assujetties par des ligaments. La plus importante de ces articulations est celle qui se fait entre le marteau et l'enclume. Elle est représentée agrandie et vue par sa face tympanique dans la Fig. 123. C'est une articulation trochléenne munie de dents d'arrêt (2). Quand la membrane du tympan est portée en dedans (vers la caisse tympanique), les dents d'arrêt sont poussées l'une contre l'autre, le marteau et l'enclume ne constituent alors qu'un seul os ; dans le cas contraire, quand la membrane du tympan est portée en dehors, la capsule articulaire se relâche entre les deux osselets, qui peuvent alors se détacher légèrement l'un de l'autre. Les osselets de l'ouïe sont reliés aux parties environnantes par des fibres ligamenteuses, des replis muqueux et par deux muscles. L'un de ces muscles, le tenseur du tympan, 5 (Fig. 123), s'insère sur la portion cartilagineuse de la trompe d'Eustache, passe à travers un canal osseux particulier et gagne le manche du marteau, sur lequel il se fixe ; l'élasticité de ce muscle maintient la membrane du tympan dans un état de tension, qui augmente quand il se contracte. Le second muscle des osselets, muscle de l'étrier, s'insère sur la face postérieure de la cavité tympanique, se recourbe en haut et en avant, pour se fixer sur la tête de l'étrier ; quand il se con-

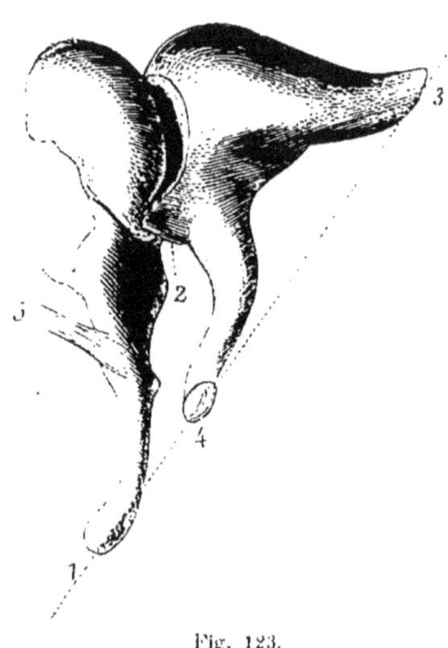

Fig. 123.

tracte, l'étrier est tiré en arrière et en dedans et sa base s'enfonce dans la fenêtre ovale.

L'oreille interne ou *labyrinthe* est une cavité fermée de toute part et remplie par un liquide. Ses parois sont entièrement osseuses, sauf au niveau des deux fenêtres. On peut la diviser en deux parties principales : le vestibule avec les canaux demi-circulaires, et le limaçon. Le vestibule (9, Fig. 122) est une cavité arrondie, séparée de la caisse du tympan par la membrane de la fenêtre ovale. Il en part trois *canaux semi-circulaires* (2, 2) situés dans trois plans perpendiculaires les uns aux autres ; chacun de ces canaux possède à l'une de ses extrémités un élargissement arrondi, l'ampoule. A l'intérieur des parois osseuses du vestibule et du labyrinthe se trouvent des sacs membraneux qui constituent le labyrinthe membraneux, dont la forme correspond assez exactement à celle du labyrinthe osseux. Le labyrinthe membraneux est rempli et entouré par un liquide ; dans son intérieur se trouvent, en outre, de petits cristaux de chaux, les *otolithes*. Les fibres nerveuses proviennent de la division du nerf acoustique, qui parcourt le conduit auditif interne (7) ; elles passent des parois osseuses du labyrinthe sur les sacs membraneux du vestibule et des ampoules, et se terminent sur des portions épaissies de ces sacs entre les cellules épithéliales cylindriques qui tapissent leur surface interne. D'après Max Schultze, la face interne de ces cellules épithéliales est elle-même garnie de cils élastiques raides terminés en pointe effilée.

La structure du *limaçon* (10) est bien plus compliquée. Il est constitué par un canal enroulé en spirale et divisé en deux rampes par une cloison qui ne présente d'ouverture qu'à son sommet. L'une de ces rampes, la rampe vestibulaire, s'ouvre dans le vestibule ; la seconde, la rampe tympanique, se termine au niveau de la caisse par la membrane de la fenêtre ronde. Les organes terminaux des nerfs acoustiques sont disposés sur la cloison osseuse qui divise le limaçon et sur la cloison membraneuse qui complète cette division entre les deux rampes vestibulaire et tympanique. La figure schématique 124 représente la coupe de cette cloison ainsi que les organes nerveux. La cloison est elle-même constituée par deux membranes 1 et 2, qui laissent entre elles un espace, la *rampe*

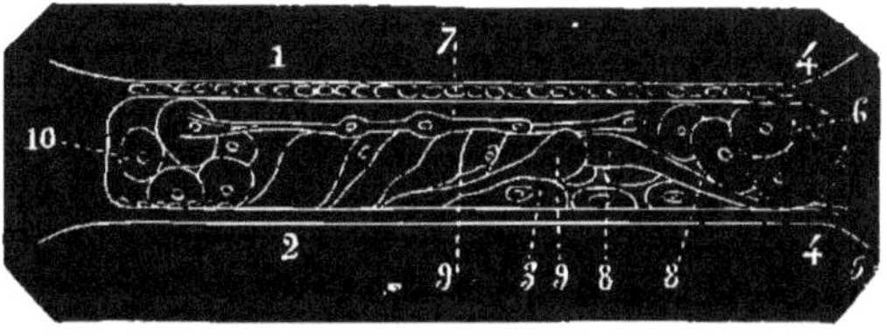

Fig. 124.

moyenne, dans laquelle se trouvent les terminaisons nerveuses. La membrane élastique inférieure (2), qui sépare la rampe moyenne de la rampe tympanique, constitue la *membrane basilaire* ; la membrane supérieure est formée par un réseau fibrillaire et est fixée solidement à des prolongements dentelés du périoste ; elle prend le nom de *membrane de Corti*. Les nerfs (5) se portent, à partir de la cloison osseuse, dans la rampe moyenne. Dans l'intérieur de cette rampe se rencontre une série d'organes en forme d'arcs ou de fibres ; on les désigne sous le nom de *fibres de Corti*, et ce sont là très-vraisemblablement les organes terminaux spéciaux des nerfs de l'ouïe. Chaque arc se compose d'une partie ascendante (8, 8), *fibre de la première rangée*, et d'une partie descendante (9, 9), *fibre de la seconde rangée*. La forme de ces organes est celle que représente la figure ; ils sont très-serrés les uns contre les autres. Ce sont de

petits corps tendus et élastiques qui peuvent facilement vibrer à l'unisson quand
la membrane basilaire vient à être mise en vibration par un son. Les fibres de
la seconde rangée vibrent surtout très-facilement à l'unisson de la membrane,
puisqu'elles sont précisément placées à son centre, point où les vibrations sont
nécessairement les plus étendues ; il est très-probable que c'est par l'intermédiaire de celles-ci que les fibres de la première rangée sont mises en vibration. Les fibres de Corti sont entourées par une masse de cellules et de fibres
molles qui, pour la plupart, doivent être envisagées comme appartenant à du
tissu connectif. Entre les branches des arcs et au point où elles sont fixées sur
la membrane basilaire, sont situées des cellules très-délicates (3), qui probablement sont de nature nerveuse. Le tissu connectif interstitiel constitue, surtout à partir de la convexité des arcs, un réseau régulier (7), que l'on désigne
sous le nom de *membrane réticulaire*. Aux cellules de la face inférieure de
cette membrane sont adaptées d'autres cellules à l'instar des bourgeons. Ces
deux formes de cellules appartiennent évidemment au tissu connectif. Il en
part des fibres connectives fines qui se dirigent, les unes vers la membrane
basilaire, et les autres latéralement. Aux deux côtés de l'organe de Corti, et le
limitant latéralement, existent de grosses cellules rondes (6 et 10) dont la signification est encore inconnue (1).

§ 198. — Conduction du son.

Pour que le son soit perçu, les ondes sonores doivent être transmises aux
organes terminaux des nerfs de l'ouïe, organes étalés dans l'intérieur du labyrinthe. La voie que suivent le plus ordinairement les ondes sonores est le
conduit auditif externe et l'oreille moyenne; c'est en ce cas la *transmission
par la caisse du tympan*. Des ondes sonores très-intenses ou des ondes déterminées par des corps vibrants en contact avec les os du crâne ou les dents
peuvent aussi, par les vibrations qu'elles impriment à ces os, agir directement sur le labyrinthe et les organes terminaux nerveux qui s'y trouvent; c'est
alors la *transmission par les os du crâne*.

Dans le cas *de transmission par la caisse du tympan*, le conduit auditif
externe sert d'abord à rassembler les ondes sonores. Le pavillon de l'oreille,
placé à l'entrée de ce conduit, ramasse le son, car les ondes sonores sont
réfléchies par le pavillon vers le tragus, et renvoyées par celui-ci dans le conduit auditif externe. On suppose encore que les vibrations du pavillon lui-
même se transmettent par les parois osseuses du conduit jusqu'à la membrane
du tympan. Le pavillon doit être mis en vibration par des ondes sonores
venues de toutes les directions possibles, aussi comprend-on aisément l'importance des replis qu'il présente ; en effet, le son tombera toujours perpendiculairement sur quelque point de la surface du pavillon, et cette incidence
est la plus avantageuse. En se transmettant à la membrane du tympan, les

(1) Corti, *Zeitschrift f. wissensch. Zoologie*, t. III. — Schultze, *Müller's Archiv*, 1858. —
Deiters, *Untersuch. über die Lamina spiralis membranacea*. Bonn 1860. — Böttcher, *Archiv
f. pathol. Anat.*, t. XIX.

ondes produites dans l'air par le son se transforment de telle sorte que cette membrane vibre latéralement à la façon d'une corde. Les fibres rayonnées de la membrane du tympan transmettent les variations de leur tension au manche du marteau. Il est essentiel de remarquer, à ce sujet, que les fibres sont très-tendues vers l'intérieur, et qu'en raison de l'action concomitante de ses fibres circulaires le tympan est bombé; que, dans son état de repos, son volume atteint son maximum sur la surface convexe et son minimum sur la surface concave, et c'est dans cette forme que l'action de la pression aérienne est, dès le début, le plus énergique au centre du tympan. Cette action peut être considérée comme déterminée par des leviers. La pression de l'air s'exerce perpendiculairement à la voussure des fibres rayonnées, tend à augmenter et à diminuer cette courbure et détermine des inflexions de ces fibres très-considérables par rapport aux déplacements qu'éprouve l'extrémité du manche du marteau. Une pression aérienne de faible valeur peut donc également faire équilibre à une force considérable appliquée sur le manche du marteau. En raison de ces conditions l'étrier est toujours garanti contre les pressions extrêmes, car, en effet, une pression qui agit de dehors en dedans ne saurait dépasser le point où les fibres rayonnées sont ramenées à la ligne droite, et dans le cas de pression de dedans en dehors l'articulation du marteau et de l'enclume se relâche de telle sorte que même lorsque la pression intérieure de la caisse du tympan atteint un certain degré, l'étrier ne s'aurait être arraché de la fenêtre ovale. Les articulations des osselets de l'ouïe ont donc une importance réelle, car elles empêchent les variations trop considérables de la pression de se transmettre à la base de l'étrier. Quand la membrane du tympan se meut de dehors en dedans, le marteau et l'enclume forment ensemble un levier du premier genre, dont le point d'appui est à l'endroit où la pointe de la petite apophyse de l'enclume (3, Fig. 123) s'appuie contre la paroi de la caisse; le point d'application de la force est au manche du marteau (1) et le point d'application de la résistance à la longue apophyse de l'enclume (4), de telle sorte que, l'excursion de cette dernière n'étant qu'environ des 2/3 de celle du manche du marteau, la grandeur de la pression exercée sur l'étrier est environ 1 1/2 fois supérieure à la force qui agit sur le manche du marteau. L'on voit donc que, de même que pour la transmission du mouvement au manche du marteau, dans la transmission de ce manche sur l'étrier il y a perte de vitesse (amplitude de mouvement) et gain de force. Il résulte de tout cela que la base de l'étrier n'exécute que des mouvements peu étendus, mais qu'il transmet avec une grande force les vibrations au liquide labyrinthique. L'étrier peut, à son tour, exécuter de petits mouvements par rapport à l'enclume.

Les osselets de l'ouïe se comportent, par rapport aux vibrations du son, comme un seul corps solide, car en raison des petites dimensions de ces osselets les déplacements relatifs de chacune de leurs parties sont très-petits eu égard à la longueur des ondes. L'on doit considérer de la même manière le liquide labyrinthique comme une seule masse liquide qui se meut en totalité et qui ne saurait présenter des différences appréciables de pression. Il en est de même, au moins pour les sons graves et moyens, de l'air contenu dans le conduit auditif et dans la caisse du tympan; dans les tons les plus élevés, la longueur du conduit auditif est à peu près le quart de la longueur d'une onde, et le ton se trouve renforcé par résonnance. Cette loi tirée de la petitesse des dimensions ne s'applique pas à la membrane du tympan, car, comme membrane mince, elle peut exécuter des vibrations proportionnellement plus lentes. Ces vibrations sont d'autant plus fortes que le ton propre de la membrane du tympan se rapproche davantage du son extérieur. Il est donc très-important que le tympan puisse être tendu par le muscle du marteau et puisse ainsi adapter son ton propre à celui du son extérieur. Les mouvements de cette membrane sont favorisés par la trompe d'Eustache, qui fait communiquer l'air extérieur avec celui de la caisse et empêche ainsi toute raréfaction ou condensation de celui qui remplit cette cavité. Cette communication est très-fréquemment entravée par ce que les inflexions de la trompe sont très-rapprochées les unes des autres, surtout dans la partie rapprochée de l'arrière-bouche; toujours alors la transmission du son par la caisse du tympan est moins facile, mais la communication se rétablit aisément par des mouvements ondulatoires qui se produisent probablement dans cette partie de la trompe (Politzer). L'on peut facilement constater, d'après Politzer, la transmission des mouvements sonores au liquide labyrinthique, en faisant pénétrer un petit tube manométrique dans le labyrinthe. Toute variation de la pression dans l'oreille moyenne ou externe détermine alors immédiatement une variation correspondante de la pression manométrique. Il est évident que la membrane de la fenêtre ronde sert à égaliser ces variations de pression dans le liquide labyrinthique.

Il y a peu de temps encore *deux* opinions régnaient sur la transmission du son à travers l'oreille moyenne. L'une de ces théories, défendue par Savart et par H. Müller, admettait que les ondes dilatées et condensées se transmettaient jusqu'aux extrémités des nerfs acoustiques à travers le tympan, la chaîne des osselets et le liquide labyrinthique. D'après la théorie de E. Weber, théorie que Helmholtz a complétée, il n'y a plus à partir du tympan que des ondes infléchies, les portions osseuses de l'organe de l'ouïe et le liquide labyrinthique devant, à cause de leurs petites dimensions, être envisagées comme des masses incompressibles vibrant en totalité.

Politzer a trouvé que lorsque l'air était condensé dans la caisse du tympan, et que cette condensation était due à la trompe, l'eau d'un manomètre placé dans le labyrinthe montait de 1 millimètre et demi à 3 millimètres; quand, au contraire, l'air était condensé dans le conduit auditif externe, la trompe restant libre, la pression n'était que d'un demi-millimètre à 1 millimètre, et quand enfin l'articulation entre l'enclume et l'étrier était sectionné, la pression n'atteignait qu'un quart de millimètre. Cet auteur constata aussi une élévation de la pression quand le muscle tenseur du tympan était mis en contraction par excitation du trijumeau. Les mouvements ondulatoires produisaient une variation négative de 1 à 3 millimètres. Politzer et Luca démontrèrent les vibrations de la membrane du tympan et des osselets de l'ouïe, en fixant sur ces parties de petits ressorts qui dessinaient leurs mouvements sur un cylindre noirci.

Ed. Weber étudia *la transmission du son à travers les os du crâne;* il remplit le conduit auditif externe avec de l'eau et empêcha ainsi le tympan de vibrer. Non-seulement la transmission tympanique serait empêchée en ce cas, mais la transmission à travers les os du crâne serait elle-même augmentée, puisque, d'après Lucæ, la membrane du tympan serait alors plus fortement tendue ; il la vit, en effet, de même que les osselets, vibrer plus énergiquement ; mais, d'après Politzer, les variations de la pression du liquide labyrinthique ne seraient pas augmentées en ce cas[1].

§ 199. — Les sensations acoustiques.

Les impressions extérieures qui déterminent nos sensations auditives constituent ce que nous appelons en général le *son*, dont on distingue deux formes : le *son proprement dit* et le *bruit*. Le son proprement dit est un son qui est continu et régulier ; le bruit se compose, au contraire, de différentes espèces de sensations variant très-bruyamment. Le bruit peut donc être composé par différents sons qui se troublent entre eux. On peut, par conséquent, comparer le son à une couleur simple et le bruit à la lumière composée.

Le son est produit par un mouvement vibratoire périodique et régulier de l'air ; la hauteur du ton dépend du nombre des vibrations qui se succèdent régulièrement ; un ton est d'autant plus élevé que la *durée des vibrations* (le temps qui s'écoule entre une allée et une venue) est plus petite, ou que le *nombre des vibrations* (par seconde) est plus grand. Pendant une même durée des vibrations, l'amplitude de celles-ci peut être très-diverse ; une corde de piano, par exemple, peut, quand on la frappe, exécuter des vibrations qui, très-grandes au début, deviennent progressivement de plus en plus petites, quoique cependant le nombre absolu de ces vibrations reste le même. Il est à remarquer qu'en ce cas la force du son diminue avec l'amplitude des vibrations. Il est encore, en dehors de la hauteur et de la force du son, une propriété qui nous permet d'apprécier pour nos sensations d'où provient le son. Nous pouvons apprécier s'il provient, par exemple, d'un violon, d'une clarinette, d'un hautbois ou d'un autre instrument de musique ; cette propriété, c'est le *timbre du son*. Voici en quoi elle consiste : un mouvement vibratoire égal et périodique peut varier non-seulement par la durée et les amplitudes, mais encore par la *forme* de chacun des mouvements élémentaires qui le constituent. Dans la Fig. 125, l'amplitude et la durée des vibrations sont les mêmes en 1 et en 2, mais leur forme est différente.

Nous distinguons donc dans le son : 1° sa hauteur; 2° sa force, et 3° son timbre, que nous rattachons 1° à la durée des vibrations ; 2° à l'amplitude des vibrations, et 3° à la forme des vibrations. Ces trois facteurs expliquent toutes les diffé-

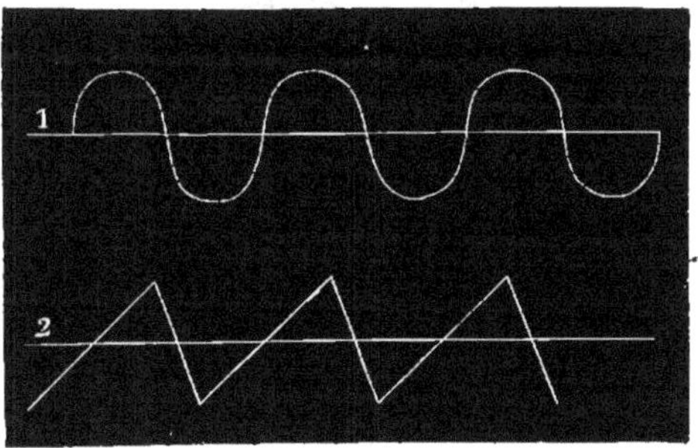

Fig. 125

[1] J. Müller, *Handb. der Physiologie.* — E. Weber, *Berichte der Leipziger Gesellsch. der Wissensch.*, 1851. — Politzer, *Wiener Sitzungsber.*, 1861; *Wochenblatt d. Wiener Ærzte*, 1868. — Lucæ, *Archiv f. Ohrenheilkunde*, t. III et IV. — Helmholtz, *Archiv f. die gesammte Physiol.*, t. I.

rences des sons musicaux ; ils peuvent, comme le démontre l'étude objective des vibrations ainsi que l'étude subjective des sensations auditives, être ramenés à *deux*, la durée et l'amplitude. On peut, en effet, démontrer que la *forme des vibrations* ne consiste que dans une superposition de plusieurs ondes sonores de durée et d'amplitude différentes, et que, dans ce cas, chacune des ondes sonores à laquelle on peut ramener la forme des vibrations affecte la même forme simple. Cette forme initiale est celle que présente la Fig. 125, 1. Elle est caractérisée par ce que, dans ce cas, les mouvements oscillatoires répondent exactement aux *mouvements du pendule*, qu'en d'autres termes la vitesse de chaque particule oscillante obéit aux mêmes lois que le pendule, qu'elle augmente et diminue d'abord dans un sens et ensuite dans le sens opposé.

Le résultat d'un mouvement pendulaire de ce genre appliqué aux particules aériennes constitue un *ton simple*, qui ne peut varier qu'en hauteur et en force (durée et amplitude des vibrations). Nos instruments de musique ont tous des timbres particuliers plus ou moins forts ; ils ne fournissent donc jamais des tons simples. On peut, d'après Helmholtz, déterminer un mouvement de l'air correspondant assez exactement à celui du pendule, en plaçant un diapason devant un tube de résonnance accordé avec lui. Un ton simple de cette nature est doux et sourd, il rappelle surtout le ton de la flûte et l'U de la voix humaine. Un *ton composé* ou un *son* se produit quand la source sonore détermine simultanément plusieurs systèmes d'ondes dont la durée et les amplitudes vibratoires ne sont pas semblables, et qui, en s'additionnant, donnent naissance à une forme de vibration différente de la forme pendulaire, qui répond au ton simple. Supposons, par exemple, que la source sonore déter-

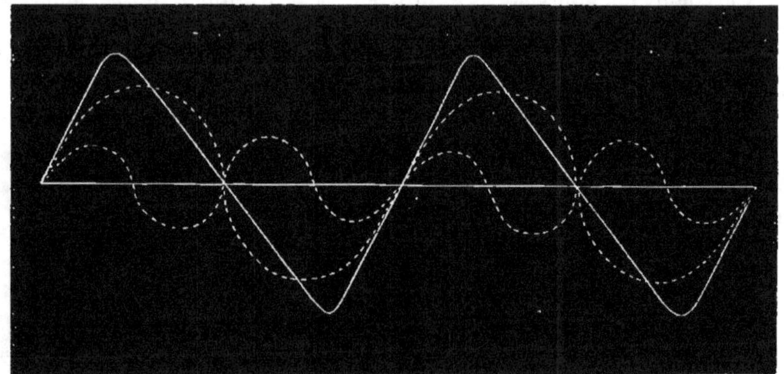

Fig. 126.

mine deux tons simples, dont l'un soit animé d'un nombre de vibrations doubles mais d'amplitude moindre, comme le montrent les courbes ponctuées de la Fig. 126 ; la forme du ton composé correspondra à la ligne pleine de la même figure. On produit cette forme de vibration quand, par exemple, l'on fait vibrer une corde de telle manière que la totalité de la corde vibre pendant que chacune de ses moitiés est en même temps animée de vibrations plus faibles. Les vibrations de la totalité de la corde déterminent des tracés d'ondes plus grands, celles de chaque moitié de la corde des tracés plus petits, mais deux fois plus nombreux. Chaque tiers, quart etc., de la corde, peut de la même manière être simultanément mis en vibration différente de celle de la totalité de la corde. C'est ainsi que dans tous les instruments de musique il se produit toujours, à côté du ton simple (ton fondamental), des tons accessoires plus faibles, qui souvent sont très-nombreux et qui déterminent des formes très-compliquées de vibrations. Il est évident, d'après ce que nous venons de dire, que ces sons accessoires sont toujours plus élevés que le ton fondamental, et que le nombre de leurs vibrations est toujours dans un rapport simple avec celui du ton fondamental. *Toute forme régulière et périodique de vibration, quelle qu'elle puisse être, peut donc toujours être composée par une somme de vibrations simples dont le nombre est une, deux, trois, quatre etc. fois plus grand que le nombre des vibrations du mouvement déterminé.*

Nous classons directement, d'après nos sensations, les tons simples suivant une série, la *série des tons;* nous ne nous bornons, en effet, pas à distinguer seulement *leur profondeur* ou *leur hauteur* d'après la plus ou moins grande durée de leurs vibrations, mais nous reconnaissons encore le *degré* de leur hauteur. L'échelle musicale représente ces différents degrés de la hauteur des tons. Les principaux degrés, classés d'après cette échelle, sont les suivants par rapport au nombre de leurs vibrations.

Ton fondamental.	Seconde.	Tierce.	Quarte.	Quinte.	Sexte.	Septime.	Octave.
1	9/8	5/4	4/3	3/2	5/3	15/8	2

Toujours pour *une* vibration du ton fondamental il s'en produit 9/8 dans la seconde, 5/4 dans la tierce etc. Ces chiffres relatifs sont toujours les mêmes pour toute l'échelle musicale; en d'autres termes, les augmentations *relatives* dans le nombre des vibrations correspondent toujours à des degrés *absolus* égaux dans la hauteur des tons. La *loi psycho-physique*, dont nous avons constaté l'exactitude pour l'intensité de presque toutes les sensations, se vérifie donc aussi pour la *qualité des sensations acoustiques.* Nous ne connaissons pas encore les moyens par lesquels il nous est possible de déterminer cette graduation des hauteurs des tons. C'est peut-être par les muscles de l'oreille moyenne que nous parvenons à établir cette différence quantitative, et surtout par le muscle du marteau, qui tend plus ou moins la membrane du tympan, suivant que la vitesse des vibrations sonores est plus ou moins grande.

Cette dernière hypothèse, due à E. Mach, correspond tout à fait à ce que nous avons dit de l'ordonnancement des sensations visuelles dans l'espace. Dans les deux cas nous avons besoin des graduations dans l'intensité des sensations de mouvement pour rapporter les sensations suivant un ordre correspondant aux impressions objectives. Cet arrangement nous amène, suivant la disposition spéciale des organes des sens, dans un cas à la perception de l'espace, et dans l'autre à l'échelle des tons., D'après cette hypothèse, si la loi psycho-physique s'applique à la hauteur des tons, ce n'est que parce qu'elle s'applique exactement aux sensations de mouvement [1].

(1) E. Mach, *Sitzungsb. d. Wiener Akad.*, t. XLVIII.

De même que la forme des vibrations d'un ton peut être décomposée d'une manière objective en une série de tons simples dont les oscillations correspondent à celles d'un pendule, de même aussi l'oreille peut distinguer dans un bruit les tons simples qui le composent. Nous avons vu plus haut que chaque ton est accompagné de majeures, dont le nombre de vibrations est deux, trois et quatre fois plus grand; il s'ensuit que les deuxième, quatrième et huitième tons partiels sont des octaves supérieures du ton fondamental, tandis que le troisième ton partiel est la duodécime de ce ton; que le sixième ton partiel est l'octave supérieure de cette duodécime; que le cinquième est la tierce et le septième la septime mineure de la deuxième octave supérieure du ton fondamental. On peut saisir ces tons accessoires, dont cependant les plus élevés sont très-faibles, quand sur un instrument de musique l'on donne d'abord la majeure correspondante toute seule et que l'on donne plus tard le son dans lequel il est possible de distinguer cette dernière. Il est plus facile encore d'arriver à établir cette différence en se servant des *résonnateurs*. Ce sont des boules ou des tubes de verre munis de deux ouvertures dont l'une est enfoncée dans le conduit auditif et dont l'autre est dirigée vers la source sonore. Dans ces résonnateurs, l'air vibre de la même manière que l'air extérieur; seulement l'intensité des vibrations pendulaires du son partiel correspondant au ton propre du résonnateur est considérablement augmentée. Il est possible, au moyen de ces instruments, de discerner dans un bruit certains tons partiels isolés. La perception des sons est cependant gênée dans ce dernier cas; les tons isolés n'ondulent pas, en effet, paisiblement les uns à côté des autres, comme dans le son; ils se font au contraire mutuellement obstacle. Les tons isolés dont se compose un bruit ne peuvent, en effet, pas être envisagés comme les multiples exacts d'un ton fondamental, car dans le bruit se rencontrent des tons dont les nombres de vibrations sont entre eux dans des rapports tout à fait irréguliers. Des tons dont le nombre de vibrations diffère très-peu peuvent, par exemple, résonner l'un à côté de l'autre et déterminer les *dissonnances*; le bruit est donc constitué par des dissonnances plus ou moins nombreuses.

Les *dissonnances* dépendent des phénomènes de l'*interférence* des sons. Quand deux sons dont le nombre et l'amplitude des vibrations sont les mêmes viennent à retentir et quand les périodes de leurs vibrations concordent également, l'oreille ne perçoit qu'*un seul* son; seulement sa force est doublée. Quand, au contraire, deux sons égaux 1 2 et 3 4 (Fig. 127), sont disposés l'un par rapport à l'autre de telle sorte qu'ils diffèrent d'une demi-longueur d'onde et que le sommet d'une onde corresponde à la base de l'onde de l'autre son et

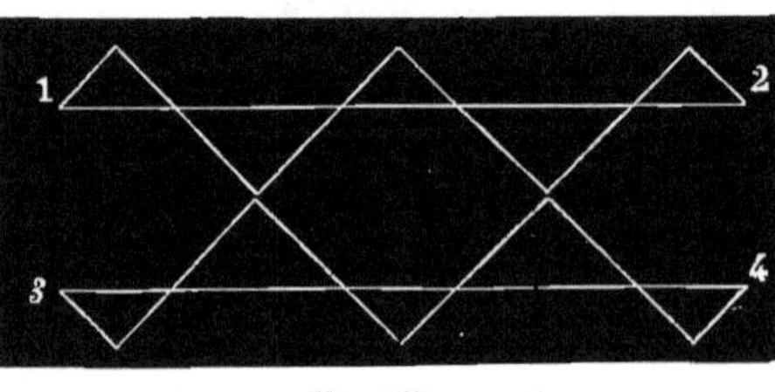

Fig. 127.

réciproquement, les deux mouvements opposés de l'air s'annulent, et l'oreille ne perçoit pas de son. Supposons maintenant deux tracés d'ondes dont les nombres de vibrations ne concordent pas parfaitement, il ne pourra se produire ni augmentation ni diminution régulières du son ; mais dans tous les cas il y aura des renforcements et des diminutions alternatives du courant. Admettons, par exemple, deux tracés qui, dans un temps donné, ne diffèrent entre eux que d'*une seule* vibration 1, 2 et 3, 4 (Fig. 128), le sommet de l'onde du son 1, 2 correspondra en 2, 4 avec la base de l'onde du son 3, 4 ; et d'autre part,

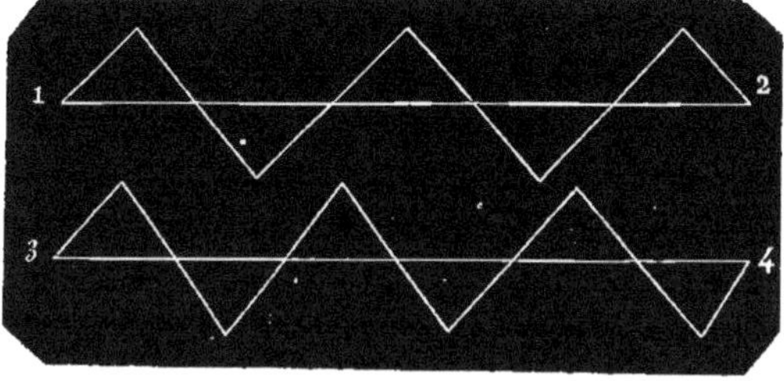

Fig. 128.

en 1 et en 3, le sommet de l'onde du son 1, 2 correspondra au sommet de l'onde du son 3, 4 ; il se produira donc dans l'unité de temps une diminution et un renforcement du son. Il est évident que si les deux tracés différaient entre eux de deux, trois ou quatre vibrations, il se produirait deux, trois et quatre diminutions et renforcements du son. Ces diminutions et augmentations de la force du son déterminées par des interférences partielles prennent le nom d'*oscillations*. Deux sons qui résonnent simultanément déterminent autant d'oscillations qu'il y a de différence dans les nombres de leurs vibrations. La sensation désagréable que produit la dissonnance est due aux oscillations. Quand elles se suivent très-rapidement et quand surtout plusieurs oscillations indépendantes se produisent parallèlement, l'oreille ne peut plus distinguer les différents sons isolés, et le son se transforme en un bruit confus. La dissonnance est le plus aiguë quand il se produit environ 30 oscillations par seconde ; lorsque leur nombre atteint le chiffre de 130 à la seconde, la dissonnance se confond, car les oscillations ne peuvent plus être perçues.

Dans les sons musicaux, ce ne sont d'ordinaire pas les tons simples qui, par eux-mêmes, produisent des oscillations ; ce sont les *tons supérieurs accessoires* auxquels est dû le timbre du son. Lorsqu'il se produit simultanément deux sons avec leurs tons supérieurs accessoires, il est clair que des oscillations peuvent prendre naissance quand deux des tons supérieurs de ces deux sons ou encore quand le ton fondamental de l'un des sons et un ton supérieur de l'autre sont suffisamment rapprochés l'un de l'autre. Deux tons qui diffèrent entre eux d'une octave, d'une duodécime ou d'une quinte, ne déterminent pas d'oscillations, parce que les tons supérieurs qui les accompagnent présentent des différences assez grandes. Les autres intervalles musicaux, au contraire, donnent toujours lieu à des oscillations plus ou moins fortes, c'est la quarte de la consonnance parfaite ; après elle, vient la sexte majeure et la tierce majeure, et enfin la tierce mineure et la sexte mineure.

Outre les tons supérieurs accessoires, il est encore une seconde espèces de tons qui, surtout dans les degrés les plus bas de l'échelle musicale, peuvent produire des dissonnances : ce sont les *tons de combinaison*. Ils diffèrent des tons supérieurs par ce qu'ils n'accompagnent pas un seul son, mais bien la combinaison de deux sons. Ces tons de combinaison se produisent parce que la loi d'après laquelle les différents mouvements vibratoires de l'air s'additionnent simplement n'est plus absolument exacte aussitôt que les vibrations ne sont plus très-petites. Il se produit, en ce cas, au moment où deux tons sont donnés simultanément (outre les mouvements de l'air correspondant à chacun des deux mouvements vibratoires), des vibrations plus petites, qui sont égales les unes à la différence, et les autres à la somme des vibrations de chacun de de ces deux tons. Les tons de combinaison se divisent donc en tons différentiels et en tons additionnels qui peuvent se produire par les tons fondamentaux et par les tons supérieurs; aussi distingue-t-on des tons de combinaison de premier ordre et d'ordre supérieur; ces derniers sont naturellement de beaucoup les plus faibles. L'on comprend aisément que les tons de combinaison peuvent, tout aussi bien que les tons supérieurs accessoires, être la cause d'oscillations, quand les nombres de leurs vibrations diffèrent très-peu les uns des autres. On perçoit tout particulièrement les oscillations des tons de combinaisons en se servant des tons simples dépourvus autant que possible des tons supérieurs accessoires; on entend alors même les tons de combinaison d'ordre supérieur.

L'on se sert de la *sirène* pour étudier la manière dont la hauteur du ton dépend du nombre des vibrations de l'air. Cet instrument consiste en un disque percé de trous, qui se meut au-dessus d'un courant d'air interrompu autant de fois que dans un temps donné les parties trouées et les parties pleines du disque se remplacent dans la rotation. Pour étudier les sons composés de plusieurs tons, on emploie la *sirène double* de Helmholtz, qui permet de bien observer les phénomènes des interférences et des oscillations. Nous renvoyons pour plus de détails à Helmholtz lui-même (¹).

On admettait autrefois que la *forme vibratoire* était une propriété particulière du son. Ohm fut le premier auteur qui établit que chaque son pouvait être ramené à une somme de mouvements analogues à ceux du pendule. Helmholtz découvrit les méthodes qui permettent de percevoir plus facilement les tons supérieurs accessoires, ce qui lui permit de démontrer que l'oreille fait elle-même l'analyse de ces sons composés. Il prouva encore que les tons de combinaison sont dus à un phénomène objectif et ne sont pas, comme on le croyait, des tons purement subjectifs.

Les propriétés particulières de l'organe de l'ouïe doivent dépendre de la structure des éléments capables de percevoir les ondes sonores. Nous avons vu au § 197 que les extrémités des nerfs acoustiques sont munies d'un nombre considérable d'appareils terminaux disposés de manière à pouvoir entrer en vibration quand un son se produit. Les tons de hauteurs différentes agissent évidemment sur des organes terminaux différents. On peut admettre que les fibres de Corti sont dans le limaçon les organes destinés à percevoir les différentes hauteurs du ton, tandis que très-probablement les cils des ampoules ne sont excités que par des bruits irréguliers. Il faut supposer, dans cette hypothèse, que les différentes fibres de Corti ne sont pas accordées de la même manière. Il n'est cependant pas nécessaire pour cela que chaque ton perceptible corresponde à une fibre spéciale, car nous savons qu'un ton fait toujours vibrer en même temps toutes les les fibres qui, par la manière dont elles

____

(¹) Helmholtz, *Die Lehre von den Tonempfindungen.* Braunschweig 1862.

sont accordées, se rapprochent de lui. Ce fait, ajouté à la grande quantité de fibres de Corti qui se trouvent dans le limaçon, nous explique la finesse et l'étendue des différents tons que nous pouvons percevoir. La limite inférieure des sons perceptibles à notre oreille correspond à peu près à 30 vibrations par seconde, et la limite supérieure à 36,000 vibrations. La finesse de nos sensations acoustiques est telle que, d'après E. H. Weber, des musiciens exercés peuvent encore saisir des différences dans la hauteur de tons dont le nombre des vibrations serait : : 1000 : 1001.

Heusen a tenté de vérifier directement la théorie de Helmholtz. Il mit sous le microscope l'organe auditif d'un décapode et fit pénétrer des sons dans l'eau du porte-objet. Il put constater ainsi que toujours certains cils entraient en vibration pour certains sons, et que ces cils restaient en repos pour d'autres sons qui faisaient vibrer d'autres cils. Dans ces derniers temps la théorie de Helmholtz a trouvé un contradicteur dans Rinne, qui prétend que les fibres de Corti sont tellement molles qu'elles doivent céder sous les variations de la pression, tandis que, d'après la théorie de Helmholtz, ces fibres devraient être rigides et tendues. On peut objecter à Rinne que nous ne pouvons pas, par l'examen des organes auditifs examinés après la mort, juger dans quel état de tension les fibres de Corti se trouvent pendant la vie.

D'après Kölliker, il y a environ 3000 fibres de Corti dans le limaçon de l'homme ; Helmholtz en déduit qu'à chaque demi-ton correspondent environ 33 1/2 de ces fibres. Le rapport de 1000 : 1001 que nous avons donné plus haut, nécessite 64 fibres par demi-ton. Cette différence s'explique par ce que nous avons dit ci-dessus : quand il se produit un ton qui tient le milieu entre la hauteur tonale de deux fibres de Corti, il les fait vibrer toutes les deux et la résultante de ces vibrations simultanées correspond au ton lui-même [1].

Le rôle différent des appareils terminaux du vestibule, des ampoules et du limaçon peut se déduire de leur structure. Les cils des ampoules sont trop petits pour pouvoir rester longtemps en mouvement, ils peuvent bien céder sous certains chocs, mais ils ne sauraient entrer en vibrations régulières. Il nous est, au contraire, bien plus facile d'admettre que les fibres de Corti peuvent vibrer régulièrement, mais ici encore les vibrations n'ont nul besoin de persister longtemps, car l'observation nous démontre qu'elles doivent au contraire cesser très-vite. Nous savons que dans l'ouïe les impressions persistantes sont de bien moins grande durée que dans la vision ; dans des trilles très-rapides il nous est, en effet, possible d'apprécier encore chacun des sons isolés qui les composent.

§ 200. — Les idées déterminées par l'ouïe.

Nous rapportons, en général, les sensations de l'ouïe à des objets sonores extérieurs ; mais la localisation de ces impressions est beaucoup moins parfaite que celle des impressions lumineuses. Par l'oreille nous ne reconnaissons que la *direction* du son ; d'autres organes, et spécialement l'œil, nous font apprécier ensuite la distance de l'objet sonore.

Les deux instruments qui nous servent à reconnaître la direction du son sont : le tympan et le pavillon de l'oreille. La *membrane du tympan* nous

[1] Helmholtz, *loc. cit.*

donne l'idée que le son vient du dehors. Quand on remplit d'eau le conduit auditif externe, l'on perçoit les sons forts comme s'ils se produisaient dans l'intérieur de l'oreille. Ce fait s'explique par ce que, dans ce cas, le son ne peut plus se transmettre que par les os du crâne et que d'ordinaire ce ne sont que les bruits qui prennent naissance dans la tête elle-même qui se transmettent de cette manière. La membrane du tympan sert encore à distinguer si le son vient de droite ou de gauche; il est probable que nous en avons conscience par le muscle du marteau, dont la contraction nous fait sentir si c'est le tympan droit ou gauche qui vibre le plus fortement. Le *pavillon de l'oreille*, par la réflexion des ondes sonores qui s'y produit, nous fait apprécier si le son vient de devant ou de derrière nous; quand le pavillon est solidement fixé contre la tête, nous ne pouvons plus juger de la direction d'où vient le son; notre jugement peut même être complétement interverti quand on remplace le pavillon par un pavillon artificiel dont la disposition est inverse de la forme naturelle. Nous entendons d'ordinaire plus distinctement les sons qui viennent de devant, parce que c'est dans cette direction qu'ils sont le mieux recueillis dans le conduit auditif. Si l'on change les rapports de ce conduit de telle sorte que le son venu de derrière devienne plus distinct, notre jugement sur la direction du son est complétement faussé (¹).

4° SENS DE L'ODORAT ET DU GOUT.

§ 201. — Sens de l'odorat

L'organe de l'odorat est constitué par les deux cavités nasales et par l'assemblage des cavités accessoires qui communiquent avec elles. Les parties supérieures des deux cavités principales servent seules à la perception des impressions de l'odorat; c'est là, en effet, et plus spécialement sur la cloison, sur le cornet supérieur, ainsi que sur une partie du cornet moyen, que se terminent les nerfs olfactifs. Ces parties constituent la *région olfactive*. La muqueuse est caractérisée par une coloration brunâtre, qui dépend en partie de granulations pigmentaires renfermées dans les cellules de son épithélium, et en partie du contenu des glandes utriculaires (glandes de Bowman) situées au-dessous de la muqueuse. L'épithélium de la région olfactive présente des caractères spéciaux. Tout le reste de la muqueuse nasale est, en effet, tapissé par un épithélium vibratil; cet épithélium disparaît au niveau de la région olfactive et est remplacé par une couche de longues cellules cylindriques terminées du côté de la muqueuse par des prolongements filiformes allongés. Entre ces cellules épithéliales se trouvent les organes terminaux spéciaux des nerfs olfactifs. Ce sont des cellules fusiformes, *cellules olfactives*, placées entre les cellules épithéliales et qui, probablement, doivent être envisagées comme des cellules nerveuses (analogues à la couche des cellules nerveuses de la rétine). Elles envoient des prolongements particuliers vers la profondeur de la muqueuse et vers la surface

____

(¹) E. Weber, *Berichte d. Leipziger Gesellsch.*, 1851.

de cette membrane. Toutes ces cellules émettent, en effet, par celui de leurs pôles qui regarde la superficie, un prolongement long et filiforme, qui, d'après Schultze, se termine chez l'homme et les mammifères par une extrémité mousse, dépassant un peu la surface épithéliale, et qui, chez les amphibies et les oiseaux, porte au contraire de longs cils. Par leur pôle opposé, ces cellules émettent un prolongement fin, variqueux, qui, sans nul doute, n'est autre chose qu'une fibrille primitive des nerfs olfactifs.

Les *substances odorantes* sont les *excitants* des nerfs de l'olfaction. Ces substances sont toujours gazeuses; la plupart d'entre elles déterminent déjà l'olfaction, alors même qu'elles sont très-raréfiées. Il est très-probable que les excitants ordinaires des nerfs (excitants électriques, mécaniques) doivent déterminer des sensations odorantes, quand on les fait agir sur les nerfs olfactifs; mais aucune expérience directe ne l'a encore prouvé. Nous ne savons presque rien sur les *causes des différences entre les odeurs*, car très-souvent les corps les plus différents ont la même odeur. Il nous est impossible, jusqu'à présent, d'analyser les *qualités* des impressions odorantes ni de déterminer l'*intensité* des excitations olfactives. Tout ce qu'il nous est possible de dire à ce dernier point de vue, c'est que des traces inappréciables de substances odorantes déterminent encore une sensation olfactive très-distincte. Le nerf olfactif se fatigue très-vite; quand une odeur agit pendant un certain temps, son action s'affaiblit peu à peu et finit par ne plus être perçue. Lorsque plusieurs odeurs différentes agissent simultanément sur une même muqueuse, il se produit une sensation composée. Quand, au contraire, deux odeurs agissent, l'une sur la moitié droite de la muqueuse olfactive, et l'autre sur sa moitié gauche, il n'y a plus combinaison des deux sensations odorantes, mais *alternance* entre les deux sensations.

Les sensations olfactives ne sauraient nous donner qu'une idée très-imparfaite des objets extérieurs; il faut que d'autres sens leur viennent en aide. La raison en est que les odeurs déterminent facilement une sensation agréable ou désagréable, mais cette sensation est beaucoup plus subjective qu'objective. Un grand nombre de sensations olfactives ne sont même souvent pas perçues comme des odeurs, elles alternent avec les sensations gustatives. Cette alternance est déterminée par ce que ces deux organes des sens sont souvent mis simultanément en activité, et parce qu'alors notre conscience ne s'adresse qu'à celui des deux dont l'action est prépondérante.

Les travaux d'Ecker, d'Eckhard et de Max Schultze, nous ont éclairés sur la terminaison des nerfs de l'odorat et sur la structure particulière de la muqueuse olfactive; mais si l'anatomie nous en est connue, la physiologie du sens de l'odorat laisse encore beaucoup à désirer. Il n'a pas encore été fait de recherches tendant à rapporter les variétés infinies d'odeurs à un nombre déterminé de sensations olfactives simples; nous ne possédons pas non plus une mesure quelconque pour apprécier l'intensité de nos sensations olfactives. Valentin a tenté de déterminer quelle est pour certaines substances odorantes la quantité approximative capable de déterminer la sensation la plus faible possible. Il calcula la quantité de ces substances contenue dans un volume d'air traversant le nez et trouva que, les substances étant régulièrement réparties sur toutes les surfaces olfactives, il faut 0,0016 milligrammes de brome, 0,02 d'hydrogène phosphoré, 0,002 d'hydrogène sulfuré et 0,00005 d'essence de roses ([1]).

§ 202. — Sens du goût.

La langue constitue l'organe essentiel du goût; mais la partie supérieure de la face antérieure du voile du palais, la partie inférieure du pilier antérieur et, d'après plusieurs auteurs, la face postérieure du voile et le pharynx peuvent aussi éprouver des sensations gustatives. Le nerf qui préside surtout au goût est le glosso-pharyngien; le lingual, branche du trijumeau, lui vient en aide. Le premier se distribue à la racine de la langue, au voile du palais et au pharynx; le second, au contraire, innerve toute la partie antérieure de la langue. Sur ce dernier organe, les nerfs se terminent principalement dans les *papilles*. Les papilles sont de trois espèces : filiformes, fungiformes et caliciformes; ces dernières sont placées sur la racine de la langue; ce sont elles qui sont les plus riches en fibres nerveuses. On ignore si les renflements terminaux signalés dans les papilles sont en réalité les organes terminaux particuliers du sens du goût, ou s'il en existe d'autres, que l'on n'a pas encore découverts jusqu'à présent.

L'organe du goût est *excité* principalement par des substances en solution, les substances gustatives. Les différents goûts qu'elles déterminent se divisent en cinq catégories : doux, salé, alcalin, acide et amer. D'après ce qui se passe dans l'œil et dans l'oreille, on est en droit de supposer qu'il existe des organes terminaux distincts pour chacune de ces qualités du goût. La proportion suivant laquelle ces organes sont distribués sur les différentes parties gustatives n'est peut-être pas la même. C'est ainsi que les sensations amères sont perçues surtout à la racine de la langue, que les bords de cet organe perçoivent surtout les goûts acides et que les substances sucrées sont mieux appréciées par la pointe de la langue. Il existe encore une autre différence entre les sensations gustatives, c'est la vitesse différente avec laquelle elles sont perçues : le goût salé se perçoit plus rapidement que le sucré, le goût sucré plus vite que le goût acide, et ce dernier plus vite que le goût amer (Schirmer). Il semble donc qu'il y ait dans le sens du goût, au point de vue de la manière dont procède l'excitation, des différences analogues à celles qui se produisent dans l'œil pour les différentes couleurs fondamentales. *L'intensité du goût* croît, d'après Valentin (dans certaines limites seulement), avec la concentration des liquides dans lesquels les substances gustatives sont dissoutes. Quoi qu'il en soit, cette intensité est plus grande pour des substances qui succèdent immédiatement à d'autres dont les sensations sont de nature opposée ; elle diminue, au contraire, par la fatigue, en d'autres termes, par l'action prolongée du même excitant.

On croyait autrefois que le glosso-pharyngien est le seul nerf qui préside au sens du goût. Longet et Schiff démontrèrent les premiers que ce rôle incombe aussi

---

([1]) Max Schultze, *Untersuch. über den Bau der Nasenschleimhaut.* Halle 1862. — Valentin, *Lehrb. d. Physiolog.*, t. II.

au lingual. Cette opinion est prouvée d'abord par ce que le lingual se répand sur une grande partie des surfaces gustatives, parties dans lesquelles il a été impossible de démontrer l'existence de filets du glosso-pharyngien, et en second lieu par le résultat des vivisections, qui démontrent que, lorsque le lingual est sectionné, le goût est aboli dans la partie antérieure de la langue, tandis qu'il l'est, dans la partie postérieure après la section du glosso-pharygien. D'après Stich, Naumann, etc., les filets gustatifs du trijumeau sont contenus dans la corde du tympan, car, d'après ces auteurs, quand la section porte sur le lingual au-dessus de son anastomose avec la corde du tympan, le goût n'est pas altéré d'une manière appréciable. Il paraît cependant qu'un certain nombre de filets gustatifs se trouvent dans le tronc du lingual lui-même, car Schiff a constaté sur des animaux qu'après la section de la corde dans la caisse du tympan et la section des deux glosso-pharyngiens le goût n'est pas complétement aboli (1).

Horn fut le premier physiologiste qui admit que la perception des différentes qualités du goût est localisée, comme nous l'avons dit, dans les différentes parties de l'organe gustatif. Schirmer trouva ensuite que toutes les parties de cet organe peuvent, au moins jusqu'à un certain degré, percevoir tous les goûts. Inzani et Lussana vérifièrent, au contraire, dans un cas de paralysie du trijumeau, l'exactitude des faits signalés par Horn. Valentin nous a donné quelques observations sur l'*intensité* des sensations gustatives; elles peuvent nous fournir des indications sur la plus faible excitation nécessaire pour déterminer une sensation de goût. Pour le sucre, le point limite est de 1,2 p. 100; pour le sel de cuisine il est de 0,2-0,5 p. 100; pour l'acide sulfurique de 0,001 p. 100, et pour la solution aqueuse de sulfate de quinine, il est de 0,003 p. 100.

En dehors des substances sapides, il faut encore signaler l'action excitante que le *courant galvanique* produit sur l'organe du goût. Ce courant détermine au pôle positif une sensation acide, et un goût alcalin plus faible au niveau du pôle négatif. Ces sensations gustatives ne sont pas dues à la décomposition électrolytique des liquides buccaux. Volta avait déjà démontré ce fait en plaçant au niveau du pôle positif un liquide alcalin qui neutralisait instantanément les acides. Rien ne prouve cependant que ces sensations ne soient pas dues à des décompositions électrolytiques de l'intérieur du nerf lui-même, et l'on peut admettre en tout cas que toujours le goût déterminé par le courant électrique est identique au goût que produisent les actions chimiques (2).

III. MOUVEMENTS MUSCULAIRES.

§ 203. — Division.

Les forces produites par la contraction des muscles déterminent des mouvements qui tantôt jouent par eux-mêmes un rôle essentiel dans l'organisme et qui, dans d'autres cas, sont des plus importants pour l'accomplissement d'autres fonctions. Ces derniers, mouvements du cœur, de l'intestin etc., ont été étudiés en leur lieu et place. Il nous reste à étudier ici les mouvements de la première espèce. Ce sont les *mouvements du squelette* et les *mouvements de*

(1) Horn, *Ueber den Geschmacksinn des Menschen.* Heidelberg 1825. — Schirmer, *Nonnulla de gustu disquisitiones.* Greifswald 1856. — Valentin, *Lehrb. der Physiol.*, t. II. — Inzani et Lussana, *Schmidt's Jahrb.*, 1864.

(2) Du Bois-Reymond, *Untersuchungen über thierische Electricität*, t. 1.

l'organe vocal. Les premiers déterminent les changements de position des différentes parties de notre squelette les unes par rapport aux autres et les déplacements de lieu de tout notre corps. Les mouvements de l'organe vocal produisent les sons et les bruits de la voix et de l'articulation des sons.

1° MOUVEMENTS DU SQUELETTE.

§ 204. — Lois générales des mouvements du squelette.

Les mouvements du squelette dépendent : 1° de la manière dont les parties du squelette sont unies entre elles, et 2° de la manière dont les muscles s'y attachent.

1° *Union des parties du squelette.* Quand les parties du squelette sont unies entre elles de manière à permettre des mouvements, cette union prend le nom d'*articulation.* Les extrémités articulaires des os sont recouvertes par des cartilages entourés par des sacs séreux sans ouverture. Les extrémités osseuses sont disposées de manière à faciliter les mouvements par le poli du cartilage qui tapisse leur surface articulaire, et par un liquide filant, la synovie, sécrétée par les séreuses articulaires. Le mouvement est, au contraire, limité, non-seulement par des obstacles dus à la forme même des surfaces articulaires, mais encore par les bandes fibreuses extérieures à la capsule articulaire, qui rattachent plus ou moins solidement les os entre eux. Tandis que la structure des surfaces articulaires détermine la forme des mouvements, leur étendue est limitée par les saillies osseuses et par les ligaments qui peuvent même très-souvent arrêter des mouvements que permettrait la forme des surfaces articulaires.

Nous pouvons classer les *formes principales des mouvements articulaires* de la manière suivante qui découle de la forme des articulations.

a) Rotation autour d'un seul axe fixe. Cette forme élémentaire des mouvements articulaires présente deux cas : la rotation se fait autour d'un axe à peu près *horizontal* situé dans l'articulation, ou encore elle s'exécute autour d'un axe à peu près *vertical* qui concorde ou qui est plus ou moins parallèle à l'axe des os mis en mouvement. Les articulations qui répondent au premier cas sont dites *articulations trochléennes* ou en *charnière*; celles qui répondent au second cas prennent le nom de *trochoïdes.* Les articulations en charnière présentent une forme particulière très-importante, l'*articulation en pas de vis,* celle du coude (huméro-cubitale) par exemple. L'axe de cette articulation passe par les deux condyles de l'humérus; du côté droit le pas de vis marche vers la droite, tandis que du côté gauche il marche vers la gauche. L'articulation atloïdo-axoïdienne et l'articulation radio-humérale (dans laquelle l'avant-bras tourne autour de son propre axe) nous fournissent des exemples de trochoïdes. Dans l'articulation atloïdo-axoïdienne, la *tête tourne sur la colonne vertébrale,* l'axe de rotation se trouve dans l'apophyse odontoïde. L'articulation radio-humérale, *articulation de pronation et de supination,* est composée par plusieurs articulations ou par plusieurs espèces de surfaces articulaires. La plus importante de ces composantes est constituée par l'articulation entre le condyle huméral et la cupule de la tète radiale. L'axe du mouvement part du milieu de cette articulation, se dirige obliquement vers le côté interne de l'avant-bras et se termine au niveau de l'apophyse styloïde du cubitus. Il existe encore pour ce mouvement des articulations accessoires, qui sont : l'articulation entre la tête du radius et le cubitus, entre la tête du cubitus et la cavité sigmoïde de l'extrémité inférieure du radius d'une part et le ligament triangulaire de l'autre. Ces articulations accessoires favorisent la rotation autour de l'axe que nous venons d'indiquer, rotation qui néanmoins s'exécute directement dans l'articulation principale.

b) Rotation autour de deux axes fixes. Dans toutes ces articulations les surfaces articulaires présentent des courbures différentes dans deux directions perpendiculaires l'une à l'autre. Il peut se faire alors que la surface possède dans les deux directions une courbure de même sens, mais dont le rayon de courbure n'est pas le même, ou que la surface présente des courbures de sens différents dans les deux directions ; elle peut être convexe dans une direction et concave dans l'autre. L'articulation occipito-atloïdienne et l'articulation radio-palmaire appartiennent à la première espèce ; dans les deux, la courbure de droite à gauche appartient à un rayon un peu plus grand que la courbure d'avant en arrière. Dans les deux articulations, deux mouvements principaux sont possibles, ils correspondent aux deux espèces de courbure, une flexion en avant et en arrière et une inclinaison latérale. Les articulations de la seconde espèce prennent le nom d'*articulations en selle* ; les articulations métacarpophalangiennes appartiennent à ce genre, dont le type est l'articulation trapézo-métacarpienne. L'extrémité inférieure du premier métacarpien est convexe de dehors en dedans et concave d'avant en arrière ; le trapèze présente au contraire des courbures en sens opposé. Les mouvements principaux sont donc alors l'extension et la flexion, l'abduction et l'adduction du pouce (¹).

c) Rotation autour d'un axe mobile dans une direction déterminée. Les articulations de ce genre peuvent être désignées sous le nom d'*articulations spiroïdes* ; chez l'homme, c'est l'articulation du genou qui en est le type. Les deux condyles du fémur sont recourbés d'arrière en avant et de droite à gauche. La première de ces courbures augmente d'arrière en avant et se rapproche d'une section de spirale. En raison de cet accroissement progressif du rayon de courbure, le chemin parcouru par l'axe de rotation dans l'extension et dans la flexion est lui-même une section de spirale. La courbure de dehors en dedans permet un mouvement de pronation et de supination du fémur, qui, à cause de la tension des ligaments latéraux, ne peut s'exécuter que dans la flexion.

(¹) Wundt oublie que dans ce cas il peut se produire encore, en raison même de la forme des surfaces, un mouvement de circumduction (combinaison des quatre mouvements cardinaux de flexion, d'extension, d'abduction et d'adduction), mais les mouvements de rotation proprement dits sont impossibles, parce que les extrémités des deux axes viennent toujours les empêcher dans les articulations en selle, et qu'en raison même des courbures différentes, ces extrémités constituent de véritables crochets articulaires qui arrêtent les mouvements.   (A. B.)

d) Rotation autour d'un point fixe. C'est dans ce genre d'articulation que la mobilité est la plus grande. La rotation peut s'y exécuter autour d'un axe quelconque, fixe ou mobile pendant le mouvement ; la seule condition est que tous les axes s'entre-croisent en *un même* point, le point de rotation. Les articulations de ce genre sont les *énarthroses, articulations sphéroïdales* (scapulo-humérale et coxo-fémorale). Les surfaces articulaires sont alors d'une part un segment de sphère pleine, et d'autre part un segment de sphère creuse. La sphère creuse embrasse toujours un nombre de degrés angulaires moins considérable que la sphère pleine.

Les articulations incomplètes, dans lesquelles des surfaces planes ou très-légèrement courbées sont maintenues au contact par des ligaments très-tendus, ne se prêtent à aucune classification fixe. À cette espèce d'articulation se rattachent celles auxquelles en anatomie on donne le nom d'*amphyarthroses*, de *symphyses* ou de *synchondroses*, comme par exemple, les articulations vertébrales, celles des os du carpe ou du tarse, celles des os iliaques entre eux, celles des côtes et du sternum. Dans tous ces cas, la forme des surfaces articulaires permettrait une rotation autour de plusieurs axes ; mais elle est limitée en partie par la tension des ligaments et en partie par des saillies osseuses. C'est ainsi que les cartilages intervertébraux assez mous qui relient les différentes vertèbres entre elles permettraient un mouvement égal en tous sens ; mais les apophyses transverses, par la manière différente dont se fait leur emboîtement, modifient plus ou moins le sens et l'étendue de la mobilité dans les diverses sections de la colonne vertébrale ; c'est entre les vertèbres lombaires que la mobilité est la plus petite.

En étudiant les articulations et les mouvements qu'elles permettent, nous sommes obligés de nous reporter toujours à une forme idéale plus ou moins rapprochée de la vérité. Quand, par exemple, nous disons qu'une surface articulaire est sphérique, ellipsoïdale ou que sa section est celle d'une spirale, ce ne sont là que les formes géométriques élémentaires desquelles la surface se rapproche le plus. Lorsque nous parlons de rotation autour d'un ou de deux axes fixes, ce mouvement s'accompagne quelquefois encore de rotations plus petites autour d'axes accessoires, tandis que d'autres fois les axes fixes ne le sont pas en réalité et peuvent se déplacer légèrement. C'est ainsi que, par exemple, d'après Henke, dans le trochoïde atloïdo-axoïdien, l'axe de rotation se déplace et se transporte du milieu de l'apophyse odontoïde à sa face antérieure ; c'est à ce déplacement de l'axe qu'est dû le léger abaissement qu'éprouve la tête dans chacun de ses mouvements de rotation. C'est ainsi encore que dans les articulations en selle, outre les mouvements principaux des deux directions perpendiculaires l'une à l'autre, il s'en produit encore de plus petits en d'autres sens et un mouvement de forme conique (de circumduction) dans lequel l'axe de rotation change à chaque moment du déplacement. La mécanique articulaire devient une étude des plus compliquées lorsque l'on cherche à entrer dans tous ces détails ; aussi jusqu'à présent en est-on resté aux éléments de la question.

Langer considère l'articulation du genou comme une articulation spiroïde dans laquelle les deux spirales sont différentes l'une de l'autre, et il admet que ce sont en ce cas des surfaces articulaires asymétriques qui glissent l'une sur l'autre, car les surfaces tibiales ne s'adaptent pas exactement aux condyles du fémur. Henke fait remarquer, au contraire, que des surfaces de contact asymétriques ne sauraient se mouvoir l'une sur l'autre que dans des étendues très-limitées. Il envisage donc l'articulation fémoro-tibiale comme constituée par *deux articulations*, l'une supérieure, l'autre inférieure, séparées par les ménisques interarticulaires sur les surfaces opposées desquels s'exécute le frottement des deux extrémités osseuses. Henke ne considère pas non plus les sections des condyles fémoraux comme des spirales, mais comme des cercles qui ne sont pas exactement parallèles au plan médian. L'articulation supérieure est celle, d'après Henke, dans laquelle s'exécutent les mouvements de flexion et d'extension, tandis que dans l'articulation inférieure se produit, d'après lui, un mouvement de rotation autour de l'axe vertical; la combinaison de ces deux mouvements donne le mouvement total du tibia sur le fémur. Cette opinion ne nous semble pas devoir faire repousser la manière de voir que nous avons adoptée. Nous avons, en effet, vu plus haut que les sections spiroïdes ne sont pas semblables, il en résulte que la totalité de la surface d'un condyle représente un pas de vis dirigé à droite pour le genou droit, et à gauche pour le genou gauche, ce qui explique que dans l'extension complète la jambe tourne tojours en dehors [1].

2° *Disposition des muscles.* Les muscles qui mettent en mouvement les os en contact articulaire sont disposés suivant un ordre qui est constamment en rapport avec l'axe du mouvement. Dans les articulations à un seul axe, les muscles sont toujours situés sur les deux côtés de l'axe, les extenseurs et les fléchisseurs du coude par exemple ; dans les articulations à deux axes ou dans celles dont l'axe est mobile, l'agencement des muscles est plus compliqué : toujours alors l'article est entouré de tous côtés par des muscles qui peuvent participer à la rotation autour de plusieurs axes. Les articulations n'ont pas encore été suffisamment étudiées à ce point de vue ; il pourrait donc se faire que les mouvements qui s'y produisent puissent être rapprochés de ce qui se passe pour le globe oculaire (voy. § 193); aussi ne pouvons-nous donner ici que les principes généraux qui président à l'agencement des muscles du squelette.

Les mouvements des parties du squelette obéissent en général aux lois des leviers du troisième genre. Soit l'os 2, 3 (Fig. 129) susceptible d'être amené par le muscle 4 vers l'os 1, 2, avec lequel il s'articule en 2. Le point d'appui est donc en 2; la puissance et la résistance s'appliquent toutes deux sur le même côté du point d'appui, la puissance au point 5 où s'attache le muscle, et la résistance au centre de gravité (7) du bras de levier 2, 3. Si ce bras de levier porte un fardeau, le point d'application de la résistance se trouvera au centre de gravité commun entre le fardeau et le bras de levier. La figure démontre qu'en général le point d'appli-

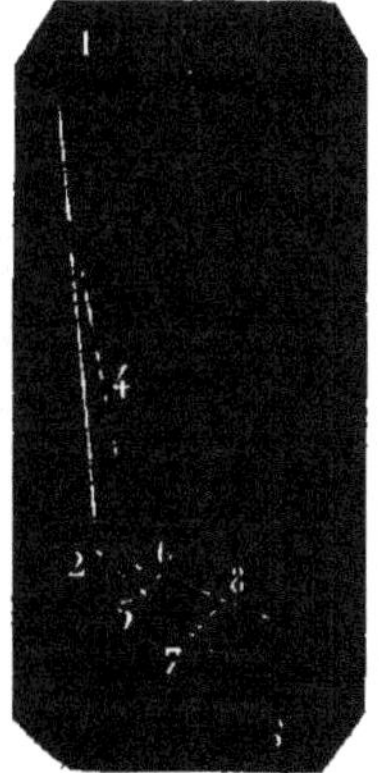

Fig. 129.

[1] Henke, *Anat. u. Mechanik der Gelenke.* Leipzig u. Heidelberg 1863. — Langer, *Denkschriften der Wiener Akademie*, 1856.

cation de la puissance est plus rapproché du point d'appui que le point d'application de la résistance. Tous ceux de nos membres qui se meuvent de cette manière sont donc mieux disposés pour la vitesse que pour la force; en d'autres termes, il se fait une dépense de force supérieure à celle que comporte la résistance, tandis que la vitesse avec laquelle la résistance est vaincue augmente au contraire.

La puissance et la résistance se font équilibre dans le levier quand elles sont en rapport inverse avec les distances du point d'appui. Désignons la force par f, la résistance par r dans la figure précédente, nous aurons $f : r :: 7\,2 : 5\,2$; pendant que la force parcourt le chemin 5, 6, la résistance parcourra le chemin 7, 8 et $5\,6 : 7\,8 :: 5\,2 : 7\,2$; en d'autres termes, les chemins parcourus dans un même temps par la force et la résistance sont entre eux comme leurs distances du point d'appui. Il en résulte donc que ce qui se perd en force se regagne en vitesse. Si le point d'application de la force était en 7 et celui de la résistance en 5, le levier deviendrait un levier inter-puissant, où tout ce qui se perd en vitesse se regagne en force.

L'action exercée par un muscle ou un groupe de muscles sur une articulation dépend non-seulement de la quantité de force employée et de la résistance à vaincre, mais encore de la *direction* dans laquelle la puissance musculaire ou la résistance agissent sur le levier. La puissance et la résistance atteignent leur maximum d'action quand elles sont appliquées perpendiculairement à la direction du levier; plus l'angle que leur direction fait avec celle du levier est aigu, moins leur action est considérable. Quant à la direction suivant laquelle agit en général la résistance, nous ne pouvons rien en dire; elle agit d'ordinaire suivant la verticale au centre de gravité, quoiqu'elle puisse varier beaucoup suivant les différentes parties du squelette. La direction de la force est, au contraire, le plus ordinairement très-désavantageuse, car le plus souvent les muscles ne s'insèrent pas sur les leviers osseux suivant un angle droit, mais bien suivant un angle très-aigu. Il n'y a donc qu'une petite partie de la force qui peut agir d'une manière efficace; la majeure partie est perdue pour le mouvement. On trouve la partie de la force musculaire employée à produire le

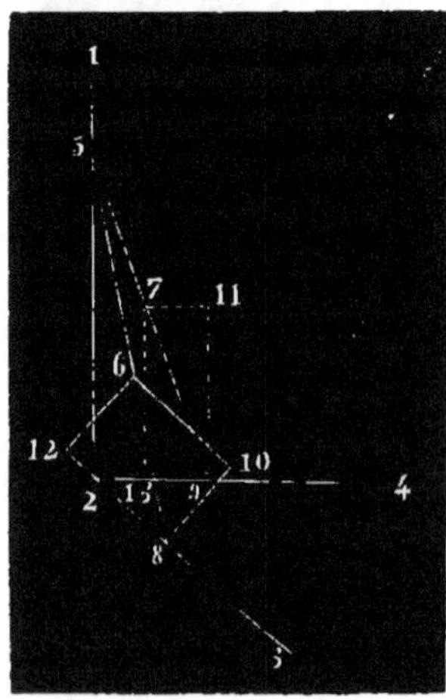

mouvement en représentant toute la force musculaire par une droite 6, 8, prise sur la direction du muscle 5, 8 (Fig. 130). Construisons un parallélogramme dont 6, 8 sera la diagonale et dont un côté 8, 10 sera perpendiculaire à la direction du bras de levier à mouvoir; le parallélogramme sera complété par la ligne 8, 12. Les lignes 8, 10 et 8, 12 représenteront les composantes de la force totale 6, 8. Il n'y a donc que la composante 8, 10 qui agit efficacement dans le déplacement du levier, tandis que la plus grande composante 8, 12 (la majeure partie de la force) n'agit qu'en pressant les deux extrémités articulaires l'une contre l'autre. Ce mode défavorable d'application des muscles au squelette est rendu nécessaire par l'agencement de la charpente osseuse elle-même; mais ce désavantage disparaît à mesure que le mouvement s'exécute. Supposons (Fig. 130) que, par suite de l'action du muscle, l'os 2, 3 ait atteint la position 2, 4, les composantes de la force 7, 9 seront devenues 9, 11 et 7, 13. La fraction de la force utile pour le mouvement tend donc toujours à s'accroître à mesure que le mouvement s'accomplit.

Pour déterminer la force musculaire qui agit sur une portion du squelette, il faut donc connaître la direction et le degré de force de l'action musculaire. Quand, à ses deux extrémités, un muscle s'insère à peu près suivant un point, la direction de la force est sensiblement suivant la ligne qui réunit ses deux extrémités. Lorsqu'au contraire l'insertion est plus étendue ou lorsque la structure du muscle est plus compliquée, l'on éprouve bien plus de difficultés à déterminer la direction suivant laquelle agit sa force. Il faut alors déterminer d'abord la direction suivant laquelle agit chaque faisceau musculaire isolé, n'importe qu'il soit parallèle ou convergeant vers un point, et déterminer la résultante de toutes ces directions isolées. La force développée par des muscles de ce genre est, comme nous l'avons vu au § 172, proportionnelle à leur section transversale. Pour déterminer la force qui agit dans la direction de la traction, il est nécessaire de faire pour chaque fibre plus ou moins parallèle le même calcul que nous avons indiqué plus haut, et d'additionner ensuite toutes les composantes qui agissent dans la direction de la traction. Quand on veut déterminer les résultantes de l'action exercée sur le même levier par la combinaison de plusieurs muscles, il faut employer le même moyen. C'est à peine si jusqu'à présent cette analyse méthodique des mouvements a été faite pour une seule articulation (1).

Ed. Weber a étudié le rapport qui existe entre la longueur des fibres musculaires et la quantité dont elles doivent se raccourcir. Il en résulte que, chez l'homme, quelle que soit la différence entre les longueurs des différentes fibres musculaires (qui peuvent varier de 5 à 453 millimètres), toujours la quantité de leur raccourcissement est proportionnelle à leur longueur. Ce rapport est en moyenne :: 1 : 0,47, ainsi donc à peu de chose près :: 2 : 1. L'effet utile des muscles étant proportionnel à leur poids, Weber tenta de déterminer l'effet utile produit par les différents groupes des muscles dont il avait trouvé le poids. Il résulte de ses recherches que le travail utile des muscles de la tête et du tronc est à celui de l'extrémité supérieure :: 1 : 2; que celui des muscles de l'extrémité supérieure est à celui de l'extrémité inférieure :: 2 : 4. Faisons remarquer toutefois que ces chiffres n'ont évidemment qu'une valeur approximative (2).

§ 205. — Changements de lieu du corps.

De tous les mouvements combinés qui peuvent résulter de l'action simultanée d'un grand nombre de muscles du squelette, ce sont les *changements de lieu* qui sont de beaucoup les plus importants. La volonté peut les modifier tellement que l'étude approfondie de ces mouvements est presque impossible. Nous nous bornerons ici à étudier la *marche* et la *course*, après avoir cependant déterminé au préalable les conditions d'équilibre du squelette dans la *station debout.*

(1) Fick, *Zeitschrift f. ration. Medizin*, t. IX.
(2) Ed. Weber, *Bericht der Ges. der Wissensch. zu Leipzig*, 1849 et 1851.

La *station debout* devient possible dès que la verticale qui passe par le centre de gravité du corps tombe dans la base de sustentation (espace compris entre les deux pieds) et dès que les articulations qui supportent le poids du corps (articulations de la hanche, du genou et du pied) sont assez tendues pour que les os qui les constituent ne puissent se mouvoir les uns sur les autres. Les différentes parties du squelette étant mobiles les unes sur les autres, le *centre de gravité du corps* n'est pas parfaitement fixe et se déplace un peu. Quand les bras tombent naturellement, le centre de gravité se trouve, d'après Weber, à la partie supérieure du sacrum (au promontoire). La ligne qui le prolonge passe un peu en arrière du centre de gravité de la tête, un peu au devant de la colonne cervicale et dorsale, croise cette dernière vers la 12e vertèbre de cette région, descend un peu en arrière du centre de rotation de l'articulation coxo-fémorale, passe dans l'espace qui sépare la partie postérieure de l'articulation du genou et tombe enfin entre les deux pieds environ au milieu de l'intervalle qui existe entre la grosse tubérosité du calcanéum et la tête du premier métatarsien. La *tension des articulations* est due en partie à la pesanteur des parties supérieures, en partie à la tension des ligaments et en partie à l'activité musculaire qui cause la fatigue dans la station verticale. L'action qu'exerce la pesanteur sur les articulations peut, comme l'action musculaire (voir le paragraphe précédent), se dédoubler en deux composantes : l'une qui tend à déterminer un mouvement, et la seconde qui tend à appliquer fortement les extrémités articulaires les unes contre les autres. Cette dernière détermine par elle-même la fixité des articulations, tandis que la première doit être compensée par la tension des ligaments. Les articulations coxo-fémorale et fémoro-tibiale ne soutiendraient pas le poids du corps dans la station debout si elles étaient privées de ligaments et de muscles ; la ligne qui prolonge le centre de gravité passant en arrière des centres de mouvement de ces articulations, le corps tomberait en arrière, et, d'autre part, la tête, le cou et la partie supérieure de la colonne dorsale s'infléchiraient en avant, parce que cette même ligne passe au devant de leurs articulations. Le corps s'infléchit réellement de cette manière quand la tension musculaire est brusquement supprimée. Les articulations du pied se trouvent seules, par rapport à la verticale passant par le centre de gravité, dans une position telle que, sans aucune tension musculaire, elles peuvent supporter le poids du corps. Chaque pied repose sur *trois* points d'appui, sur le talon et sur les sésamoïdes du premier et du cinquième métatarsien. Le talon est en arrière et les deux sésamoïdes en avant de la verticale qui passe par le centre de gravité. Tout mouvement qui tendrait à s'exécuter autour de l'un de ces points serait immédiatement arrêté par la fixité des deux autres.

La *marche normale* consiste dans la progression horizontale du corps avec la plus faible contraction musculaire possible. Cette progression exige non-seulement une force continue dans le sens horizontal, mais elle demande encore que, de même que pour la station debout, le point où tombe la verticale passant par le centre de gravité se trouve dans la base de sustentation. On peut donc dire encore que la marche est constituée par la progression horizontale du centre de gravité sans que son point d'appui quitte le squelette. Ces conditions sont remplies dans la marche, parce que d'abord *l'un* des membres inférieurs se place verticalement au-dessous du centre de gravité et s'allonge ensuite en raison de l'extension des articulations du pied, du genou et de la hanche. Dès que le membre a atteint son maximum d'allongement, le genou se fléchit et la jambe se soulève de terre ; le pied s'applique en même temps contre le sol, et il se produit une force dont l'action peut se décomposer en forces horizontale et verticale. La dernière de ces composantes est détruite en totalité ou en grande partie par la pesanteur ; la première, au contraire, tend à porter le centre de gravité horizontalement en avant ; cette action persiste jusqu'au moment où la jambe a atteint son maximum d'extension. Dans le même temps, l'autre jambe oscille en avant jusqu'au moment où, posée à terre, elle peut servir de point d'appui au centre de gravité ; la deuxième jambe détermine alors le mouvement en avant de la même manière que la première l'avait produit. Tandis que les jambes exécutent ces mouvements, le tronc lui-même se meut légèrement ; il s'incline toujours du côté du pied qui appuie sur le sol, de manière à faire tomber le centre de gravité dans l'espace qu'il circonscrit. Le tronc s'incline en outre involontairement d'autant plus en avant que la marche est plus rapide, parce qu'en raison de sa superficie le tronc rencontre une résistance considérable de l'air qui tendrait à le renverser en arrière si dans la marche le tronc restait vertical. L'extrémité inférieure, en oscillant, détermine aussi une petite rotation du tronc autour de la tête fémorale de la jambe immobile. Ce mouvement est annulé par ce que, pendant que l'extrémité inférieure oscille, le bras du côté opposé se meut en avant, tandis que celui du côté correspondant oscille en arrière ; ces mouvements des extrémités supérieures déterminent une rotation de sens opposé autour de la tête du fémur. L'on voit donc que, dans la marche, les mouvements de pendule exécutés par les membres inférieurs s'accompagnent toujours de mouvements de pendule en sens opposé des extrémités supérieures.

Le mouvement en avant de la jambe qui se détache du sol est dû exclusivement à la pesanteur. L'extrémité inférieure oscille comme un pendule autour de son point d'appui dans la cavité cotyloïde. La *durée du pas* dépend donc de la durée des oscillations de l'extrémité inférieure et du temps pendant lequel les deux pieds touchent simultanément le sol ; la marche est donc plus rapide avec des jambes courtes (¹). La *plus grande vitesse de la marche* s'obtient donc quand le temps pendant lequel les deux jambes reposent à terre est égal à 0, quand, en d'autres termes, une jambe touche le sol au moment précis où l'autre s'en détache. L'on comprend qu'il peut y avoir un moment intermédiaire pendant lequel aucune des deux extrémités inférieures ne touche le sol ; la marche devient alors la *course*. La *longueur du pas* est déterminée par le chemin parcouru dans un pas ; elle dépend de la hauteur verticale des extrémités inférieures au-dessus du sol et de la longueur du pied qui se détache du

---

(¹) En ce sens que le *nombre* des oscillations exécutées par le pendule constitué par le membre inférieur est en rapport inverse avec la longueur du pendule, mais l'*amplitude* des oscillations diminue. Les mouvements de la marche sont donc plus rapides et plus nombreux quand les jambes sont courtes, mais le chemin parcouru pourra ne pas être augmenté pour cela.   (A. B.)

sol. Ce sont, par conséquent, les jambes longues dont les pas seront les plus longs.
Pour que la marche soit rapide, il faut que le pas soit long et que sa durée soit
courte ; il est donc évident que, plus les extrémités inférieures sont longues,
plus la marche et la course pourront être rapides. C'est en effet dans ce cas
que la longueur du pas sera la plus grande, tandis que sa durée pourra elle-
même être diminuée par un abaissement des têtes fémorales.

Il y a deux cents ans que A. Borelli décrivit les principes généraux des mouvements du squelette ; mais ce n'est que dans ces derniers temps que les frères Weber
approfondirent les lois auxquelles obéit le corps dans ses changements de place [1].

2° FORMATION DE LA VOIX.

§ 206. — Structure et acoustique de l'organe vocal.

Le larynx est l'organe vocal ; les poumons, les bronches, la cavité buccale
et l'arrière-gorge lui viennent en aide. Le larynx est un instrument membraneux, dont les poumons et les bronches constituent la soufflerie. Il peut donc
produire des sons ; ces sons peuvent être modifiés, d'une part, par la différence de tension des membranes du larynx mises en vibration, et, d'autre
part, par les changements dans la configuration des cavités buccale et pha-
ryngienne, qui jouent, par rapport à l'organe vocal, le rôle d'un ajutage. Le
larynx est constitué par une charpente cartilagineuse solide, dont les différentes pièces sont reliées entre elles par des ligaments et par des muscles, et
sont, comme les parties du squelette, mobiles les unes sur les autres.

Les cartilages du larynx les plus importants pour la phonation sont : le cartilage thyroïde, le cartilage cricoïde et les cartilages arythénoïdes. Le plus
grand d'entre eux, le cartilage thyroïde (3, Fig. 131), forme la partie supérieure et antérieure du larynx, et recouvre toutes les parties
internes de l'organe. Le cricoïde (2) constitue en avant un anneau mince placé au-dessous du cartilage thyroïde ; sa partie
postérieure présente, au contraire, la forme d'une sorte de lame
haute et aplatie qui remplit l'espace laissé libre en arrière par
le cartilage thyroïde. Les deux cartilages arythénoïdes (1) sont
situés en arrière symétriquement sur les côtés de la ligne médiane et reposent sur la partie supérieure de la lame du cri-

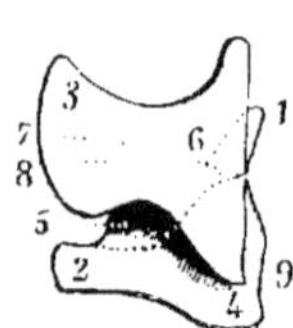

Fig. 131.

coïde. Les cartilages thyroïde et cricoïde, de même que le cricoïde et les arythénoïdes, sont réunis entre eux par des ligaments élastiques qui, comme
les ligaments articulaires, sont situés aux différents points mobiles les uns
sur les autres. C'est ainsi qu'il existe en avant un ligament médian entre
les cartilages thyroïde et cricoïde ; deux ligaments entourent à droite et à
gauche la capsule qui en 4 se trouve entre ces deux cartilages. Entre les
cartilages arythénoïde et cricoïde existent deux capsules ligamenteuses assez

[1] Borelli, *De motu animalium.* — E. et W. Weber, *Mechanik d. menschlichen Gehwerk-
zeuge*, 1836. — H. Meyer, *Müller's Archiv*, 1853. — Comp. aussi notre *Physique médic.*,
§ 60 etc.

lâches. Deux paires de ligaments s'étendent sous la muqueuse, entre les cartilages arythénoïdes et le thyroïde, et déterminent deux replis de la muqueuse qui limitent la glotte : ce sont les *cordes vocales supérieures* et *inférieures*; dans la Fig. 131 elles sont désignées par les lignes ponctuées 6, 7 et 6,8. Elles naissent toutes deux de l'apophyse antérieure, apophyse vocale, du cartilage arythénoïde; les supérieures se dirigent presque horizontalement en avant, les inférieures s'en écartent un peu vers le bas, pour aller toutes s'insérer sur la face interne du cartilage thyroïde. Les cordes vocales supérieures sont plus lâches et plus aplaties et n'ont aucune importance directe dans la phonation. Les cordes vocales inférieures peuvent être facilement mises en vibration par l'air expiré et constituent les languettes qui produisent le son. Le rôle des muscles du larynx consiste à amener ces languettes à différents degrés de tension et à élargir ou rétrécir l'espace glottique compris entre elles. La *tension des cordes vocales* est principalement déterminée par le mouvement réciproque que les cartilages thyroïde et cricoïde exécutent dans leur articulation latérale en 4. C'est le muscle crico-thyroïdien, indiqué dans la Fig. 131 par les hachures 5, qui produit ce mouvement. Le *relâchement des cordes vocales* est produit par la cessation de la contraction du crico-thyroïdien, ou encore, quand les cartilages restent dans la position précédente, par l'action du

muscle thyro-arythénoïdien, situé dans les replis des cordes vocales elles-mêmes (Fig. 132, 5); les deux modes d'action peuvent se combiner pour produire le relâchement. Le thyro-arythénoïdien, en se contractant, rapproche les deux cartilages sur lesquels il s'insère et relâche ainsi la corde vocale. L'action de ce muscle est aidée par celle du crico-arythénoïdien latéral (4), qui, lorsque le cricoïde est fixé, peut tirer le cartilage arythénoïde en avant et raccourcir la corde vocale. (Dans la Fig. 132, la paroi latérale droite du larynx est enlevée, 3 représente le thyroïde, 2 le cricoïde et 1 l'épiglotte.) Le *rétrécissement de la glotte* est principalement déter-

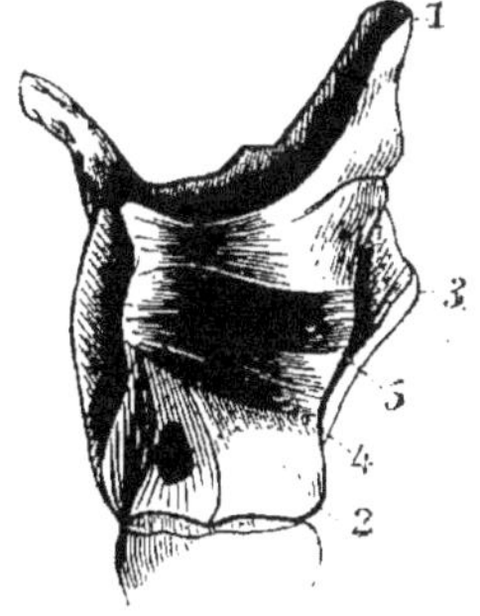

Fig. 132.

miné par les muscles arythénoïdiens transverse et oblique 6, 5, Fig. 133, situés entre les deux cartilages arythénoïdes; en se contractant, ces muscles rappro-

chent ces cartilages auxquels ils s'insèrent et rapprochent en même temps les cordes vocales. (La Fig. 133 représente ces muscles vus par la face postérieure.) Leur action est aidée par celle du muscle crico-arythénoïdien latéral (4, Fig. 132), dont le point d'insertion antérieur est plus rapproché de la ligne médiane que le postérieur, et qui, par conséquent, doit rétrécir la partie postérieure de la glotte. L'*élargissement de la glotte* est dû, soit au relâchement des muscles qui tendent à la rétrécir, soit à la contraction du crico-arythénoïdien postérieur (Fig. 133, 7). Ce muscle naît sur la face postérieure de la lame du cricoïde; ses fibres convergent toutes vers le haut et se fixent à l'apophyse pos-

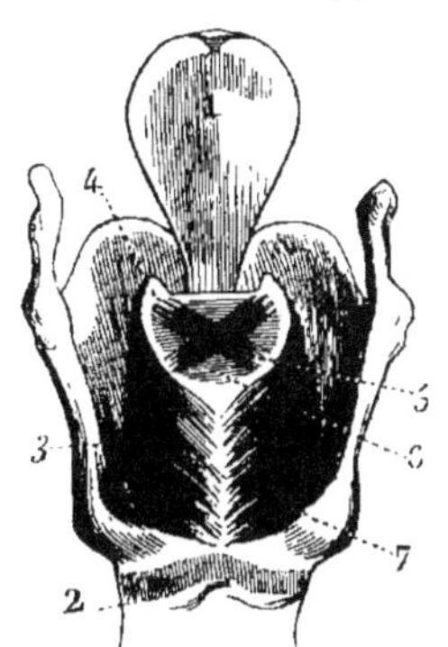

Fig. 133.

térieure, apophyse musculaire, du cartilage arythénoïde; quand il se contracte, il porte l'apophyse vocale en dehors et élargit la glotte, surtout en arrière.

Les *mouvements de totalité du larynx* ont aussi une grande importance dans la phonation. Cet organe peut être porté en haut ou abaissé. L'élévation est produite quand l'os hyoïde est fixé, par les muscles thyro-hyoïdiens, ou, quand cet os n'est pas fixé, par les muscles qui l'élèvent lui-même en entraînant le larynx. L'abaissement du larynx est produit par les muscles sterno-thyroïdiens ou par les abaisseurs de l'os hyoïde.

Les actions des muscles tenseurs des cordes vocales et celles des muscles qui rétrécissent ou élargissent la glotte peuvent se combiner à l'infini; aussi la glotte peut-elle affecter des *formes* très-variées. Tantôt elle est régulièrement fermée dans toute sa longueur et présente alors une forme linéaire, tantôt elle est rétrécie en avant et élargie en arrière (forme triangulaire à base postérieure); d'autres fois elle est élargie au milieu et rétrécie à ses deux extrémités (forme losangique); elle peut enfin être complétement fermée jusqu'au niveau des apophyses vocales et élargie en arrière dans l'espace qui sépare les deux cartilages arythénoïdes; l'ouverture postérieure qui persiste dans ce cas prend le nom de *glotte respiratoire*. L'on peut très-facilement rattacher ces formes variées de la glotte aux différentes combinaisons des actions musculaires.

§ 207. — Propriétés acoustiques de la voix humaine. Conditions de la formation de la voix.

Les hauteurs des différents tons que peut émettre la voix humaine sont comprises dans 3 1/2 octaves; son ton le plus bas est en moyenne de 80 vibrations à la seconde; le plus élevé est de 1024. Les voix se partagent cette étendue, mais jamais une même voix ne peut dépasser 2 ou 2 1/2 octaves. On divise les voix, d'après la hauteur des tons qu'elles peuvent émettre, en basse, ténor, alto et soprano. Ces divisions de l'échelle diatonique de la voix humaine correspondent au schéma suivant :

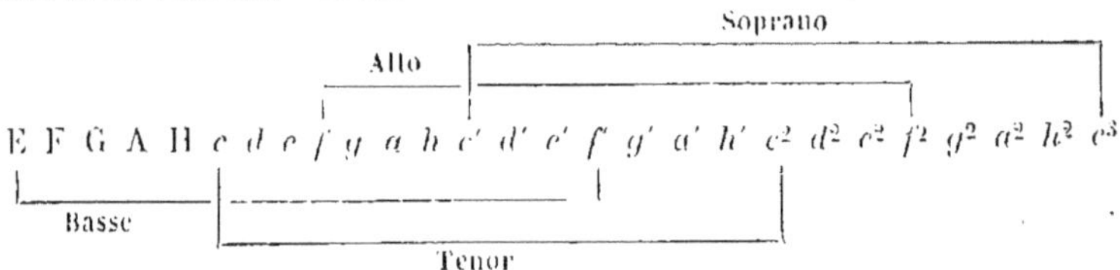

La voix humaine possède un *timbre* spécial qui dépend de tons accessoires supérieurs. Ce timbre présente des différences individuelles : les voix claires et aiguës sont accompagnées de beaucoup plus de tons accessoires que les voix voilées et douces. Le timbre est bien plus prononcé dans la voix parlée que dans le chant; toujours aussi le son de la parole s'accompagne de bruits qui ne permettent que très-difficilement d'en apprécier la hauteur. Les différences qui caractérisent les voix de tête et de poitrine sont dues à des modifications du timbre. La force de la voix humaine varie suivant les individus et suivant la hauteur du ton; la voix est toujours moins forte dans les notes basses que dans les notes hautes.

Les tons supérieurs accessoires qui donnent le timbre à la voix humaine peuvent être reconnus directement dans le chant par une oreille très-fine ; mais pour les distinguer, il est plus commode de se servir des résonnateurs. Helmholtz a remarqué que dans la voix humaine il nous est beaucoup plus difficile de saisir ces tons que dans n'importe quel autre instrument de musique ; cela tient à ce que nous sommes habitués à envisager toujours les sons de la voix comme des sons simples.

Les *conditions qui président à la formation de la voix* résident toutes dans l'organe vocal, dans le larynx. Il agit comme un instrument à anche ; le poumon et les bronches lui servent de soufflerie, la bouche et le pharynx de tube d'ajutage. Les anches artificielles démontrent que le mode suivant lequel les cordes vocales sont tendues est le plus avantageux pour la production des tons. Le larynx diffère de tous les instruments de musique à anche par ce que la hauteur des tons y est déterminée par la variation de tension des languettes membraneuses, tandis que dans tous les instruments à anche la hauteur est due à l'air contenu dans le tube d'ajutage en rapport avec les languettes vibrantes. La cavité buccale constitue un tube d'ajutage trop court et trop large, et ses parois sont trop flexibles pour que leurs vibrations propres soient assez fortes et capables d'entraîner les vibrations des cordes vocales. La cavité buccale, comme nous le verrons au § 208, ne détermine que certains timbres de la voix qui produisent les caractères distinctifs des voyelles et quelques bruits concomitants caractéristiques des consonnes.

Les instruments à anche se divisent d'après la manière dont les tons s'y produisent et dont leur hauteur y est graduée : 1° en instruments dans lesquels le ton dépend de la durée des vibrations de languettes rigides, métalliques, invariables (orgue, harmonium) ; dans ces instruments, chaque ton différent nécessite une anche différente ; 2° instruments dans lesquels une anche en bois léger et élastique détermine un bruit composé de tons de hauteurs très-variées dont l'un est renforcé par le tube d'ajutage (clarinette, hautbois, basson) ; toute l'échelle diatonique est produite dans ces instruments par une seule et même anche, les différentes hauteurs des tons sont déterminées principalement par la variation dans la longueur du tube d'ajutage (ouverture des trous qui se trouvent le long du corps de l'instrument); 3° instruments dans lesquels des anches membraneuses, les lèvres, sont mises en vibrations transmises à la colonne d'air en relation avec elles ; la forme et la tension des lèvres déterminent toujours le ton, que l'instrument rende le ton fondamental ou l'un des tons supérieurs propres à la paroi du tube (instruments de cuivre); le ton dépend aussi en ce cas des tubes d'ajutage, car les modifications de l'anche ne sont que la déterminante des sons propres produits par le tube d'ajutage ; 4° instruments dans lesquels des anches membraneuses communiquent à l'air ambiant des vibrations variées dont la vitesse est exactement proportionnelle au ton de l'anche, ton qui dépend, soit de la tension des languettes de l'anche, soit de la vibration isolée d'une plus ou moins grande longueur des languettes. Le larynx est le seul instrument de ce genre ; sa supériorité tient à ce que c'est lui qui peut le mieux rendre les nuances délicates des tons compris dans toute l'échelle diatonique, et parce que c'est lui aussi qui de tous les instruments à anches les plus perfectionnés tient le moins d'espace ([2]).

____

([1]) W. Weber, *Poggendorff's Annalen*, t. XVI et XVII. — Helmholtz, *loc. cit.*

Pour produire les tons au moyen de l'organe vocal, il faut que la glotte soit fermée et que les cordes vocales inférieures soient tendues. Il est impossible, en général, de produire un ton sans un certain degré d'occlusion de la glotte. Les muscles qui déterminent cette occlusion sont le crico-arythénoïdien latéral, le thyro-arythénoïdien et les arythénoïdiens transverse et oblique. Quand les deux premiers se contractent, la partie antérieure de la glotte (glotte vocale) se ferme, tandis que sa partie postérieure, celle qui est située entre les deux cartilages arythénoïdes (glotte respiratoire) reste ouverte. La voix est faible en ce cas, car l'air trouve cette voie de dégagement. Les thyro-arythénoïdiens peuvent, il est vrai, à eux seuls produire en partie cette occlusion, mais elle n'est complète que par l'action des arythénoïdiens; il faut donc que ces derniers muscles se contractent chaque fois que la voix est forte.

Les *variations de tension des cordes vocales* sont déterminées par le rapprochement du cartilage thyroïde et des cartilages arythénoïdes. Nous avons vu dans le paragraphe précédent que les muscles crico-thyroïdiens augmentent l'intervalle qui sépare ces cartilages, tandis que les thyro-arythénoïdiens le diminuent; les premiers sont donc tenseurs des cordes vocales, dont les seconds produisent le relâchement. Le courant d'air qui vient des bronches tend aussi les cordes vocales et peut, la glotte étant fermée, leur faire produire un ton alors même qu'elles sont relâchées.

Les *modifications de la hauteur du ton* sont dues, soit à la diversité de tension des cordes vocales, soit à ce que tantôt la corde vibre dans son entier, tandis que d'autres fois il n'y en a qu'une partie plus ou moins longue qui entre en vibration. Il est possible de constater ce fait sur le vivant et sur le cadavre. Sur le *vivant*, l'on peut sentir, quand les sons s'élèvent, les bords antérieurs des cartilages cricoïde et thyroïde se rapprocher; ce mouvement augmente nécessairement la tension des cordes vocales; l'émission des sons élevés nécessite toujours aussi une plus grande tension de l'air dans la trachée; aussi ne nous est-il possible de chanter les tons élevés que *forte* et les sons profonds *piano*. L'augmentation de tension de l'air produit aussi une augmentation de tension des cordes vocales. On peut voir par l'examen laryngoscopique que dans les tons profonds les cordes vocales vibrent en totalité ainsi que les bords des cartilages, tandis que dans les tons élevés les bords des apophyses vocales sont rapprochés et les cordes vocales vibrent seules; quand les tons s'élèvent encore davantage, la glotte se rétrécit. Tous ces résultats sont confirmés par l'examen du *larynx d'un cadavre:* la tension des cordes vocales y produit l'élévation des tons; le même phénomène se produit encore quand les cordes vocales sont raccourcies ou amincies.

Tout ce que nous venons de dire suffit pour expliquer tous les phénomènes de l'organe vocal humain. Des cordes élastiques, tendues comme les cordes vocales, doivent, quand survient un courant d'air, vibrer suivant les lois des vibrations des cordes. Elles s'écartent devant le courant d'air jusqu'à ce que leur tension élastique fasse équilibre à la tension de l'air, mais la glotte s'entr'ouvre dans le même moment et la tension de l'air diminue; les cordes reprennent donc aussitôt leur position première et la glotte se referme, la tension de l'air s'élève de nouveau etc. Il est donc facile de comprendre que de cette manière les cordes vocales entrent en vibrations régulières. Le nombre des vibrations exécutées dans une unité de temps est en rapport avec la longueur des cordes et le degré de leur tension. Il paraît, d'après les observations faites sur le larynx vivant, que dans les notes basses les modifications de hauteur du ton sont produites par le raccourcissement progressif des cordes vibrantes, tandis que dans les notes hautes les longueurs des cordes ne varient pas, mais leur tension.

Outre les modifications du larynx et de ses cordes vocales, on observe encore des déplacements en totalité de l'organe vocal ; le larynx monte quand le ton s'élève, et s'abaisse dans les notes basses. Quand l'organe s'élève, la cavité buccale, le tube d'ajutage, diminue et les parois du conduit aérien sont plus tendues, ce qui diminue la résistance opposée au courant d'air. Les variétés que présente la voix humaine au point de vue de la hauteur des tons dépendent de la grandeur du larynx ; les plus petits larynx donnent les voix les plus élevées, et les plus grands les voix les plus basses. Les voix de poitrine et de tête tiennent sans doute, d'après Helmholtz, à ce que les cordes vocales ne sont pas seulement formées par du tissu élastique, mais à ce qu'il s'y trouve en outre beaucoup de tissus mous non élastiques qui, dans la voix de poitrine, surchargent les cordes élastiques et ralentissent leurs vibrations, tandis que dans la voix de tête les replis muqueux situés au-dessous des cordes sont attirées en dehors, ce qui diminue le poids de la partie vibrante.

L'on se sert du *laryngoscope de Garcia* pour examiner le larynx pendant l'émission des tons (Fig. 134). Cet instrument consiste en un miroir métallique 2, que l'on introduit dans le pharynx, et en un miroir d'éclairage 3, percé d'un trou à son centre. Ce dernier renvoie sur le miroir 2 les rayons lumineux partis d'une flamme bien éclairante ; le miroir métallique les renvoie à son tour dans le larynx. De ce point, les rayons lumineux sont en partie renvoyés de nouveau vers 2, et par ce miroir vers 3 ; l'œil de l'observateur placé à l'ouverture centrale de ce dernier miroir les apercevra. Cette méthode permet, dans certaines conditions, de voir jusqu'au point de division de la trachée. Dans les tons bas, l'observation est entravée par l'abaissement de l'épiglotte ; à mesure que le ton s'élève, l'on constate tous les phénomènes que nous avons dé-

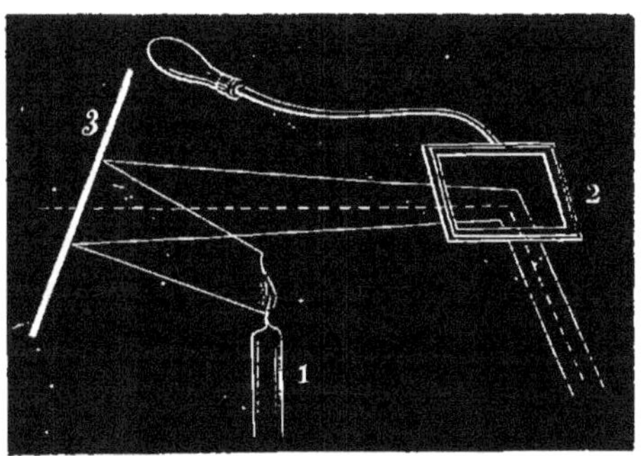

Fig. 134.

crits plus haut d'après Garcia et Czermak. H. Müller étudia l'effet de la tension des cordes vocales sur un larynx de cadavre ; il fixa la paroi postérieure de l'organe, ferma la glotte en rapprochant fortement les arythénoïdes et produisit la tension des cordes vocales au moyen d'un poids qui, en glissant sur une poulie, portait le cartilage thyroïde en avant. Ces recherches amenèrent Müller à admettre que les variations de hauteur des tons ne sont dues qu'aux variations de tension des cordes vocales. Masson et Longet opposèrent à l'opinion de Müller une nouvelle théorie d'après laquelle le degré de tension des tissus qui vibrent simultanément jouerait le rôle essentiel dans la formation des tons, tandis que les cordes vocales n'auraient pas d'autre fonction que celle qui incombe aux anches des instruments en bois (clarinette, basson). Comme preuve à l'appui, Longet cite une expérience dans laquelle la phonation fut abolie après que le larynx eut été sectionné au-dessus des cordes vocales; mais aucun observateur n'a jamais pu obtenir ce résultat. L'examen direct du larynx sur le vivant a prouvé l'exactitude de l'opinion de Müller, beaucoup plus scientifique du reste [1].

Les nerfs du larynx sont les laryngés supérieur et inférieur. Le premier est surtout un nerf de sensibilité; il fournit seulement un rameau au muscle crico-thyroïdien; le second est exclusivement moteur : il innerve tous les autres muscles du larynx. La section du nerf laryngé inférieur abolit la phonation ; les recherches de Bischoff et de Cl. Bernard ont démontré que l'on obtient le même résultat en coupant le spinal dans la cavité crânienne. Cl. Bernard en conclut que ce dernier nerf est le seul qui en réalité préside à la phonation [2].

§ 208. — **Articulation des sons** [3].

L'articulation des sons est due aux changements de forme de la cavité buccale, en raison desquels le son produit prend un timbre particulier ou se mélange à divers bruits. Le *langage à haute voix* est dû au mélange du son produit par l'organe vocal avec les timbres et les bruits particuliers qui prennent origine dans la cavité buccale. Tout bruit produit dans cette cavité, et en particulier celui que détermine la simple expulsion de l'air hors des voies aériennes, peut servir à l'articulation des sons dans le *chuchotement*.

La prononciation des *voyelles* est due aux différents timbres du son. Les voyelles peuvent être rangées en trois groupes, suivant la forme que prennent les organes buccaux, la voyelle A étant le terme de comparaison :

$$A \begin{cases} E & - & I \\ \times & - & UE \\ O & - & U \end{cases}$$

La résonnance produite par les différentes formes de la cavité buccale détermine le son des voyelles. Dans toutes ces formes on trouve un *ton* qui, entre tous, résonne fortement: le *ton caractéristique* de la voyelle. Ce ton est au plus bas dans U; il est un peu plus élevé dans O et atteint son maximum dans A. Les voyelles Æ, E et I ont deux tons caractéristiques : un ton de résonnance plus haut et un ton de résonnance plus bas. Les tons les plus élevés continuent la série ascendante des voyelles U, O et A. Les tons les plus bas, au contraire, constituent une série descendante dans laquelle le dernier, le deuxième ton de résonnance de I, est à peu près l'équivalent du ton de résonnance de U. Les voyelles Œ et UE ont, elles aussi, deux tons de résonnance dont les plus élevés

---

[1] Müller, *Handb. d. Physiologie*, t. II. — Meckel, *Anthropophonik*. Leipzig 1857. — Longet, *Traité de physiol.* — Czermak, *Sitzungsber. d. Wiener Akademie*, t. XXIX.

[2] Bischoff, *De nerv. accessor.* Darmstadt 1832. — Cl. Bernard, *Arch. génér. de méd.*, 1844.

[3] Tout ce qui sera dit dans ce chapitre sur l'articulation des voyelles et des consonnes se rapporte naturellement à la prononciation de ces lettres dans la langue allemande. Il sera facile, avec un peu de réflexion, de se rendre compte des différences qu'il faudrait y introduire pour le français. (A. B.)

sont environ à la quarte au-dessous de ceux de E et de I, tandis que les plus bas sont à l'unisson de ces derniers. D'après Helmholtz, les tons caractéristiques des différentes voyelles sont :

1° Voyelles avec un seul ton de résonnance :

$$\begin{array}{ccc} \text{A} & \text{O} & \text{U} \\ | & | & | \\ b^2 & b' & f \end{array}$$

2° Voyelles avec deux tons de résonnance :

$$\begin{array}{ccc} \underbrace{\text{Æ}}_{g^3 \quad d^2} & \underbrace{\text{E}}_{b^2 \quad f'} & \underbrace{\text{I}}_{d' \quad f} \end{array}$$

$$\begin{array}{cc} \underbrace{\text{Œ}}_{c^3 \quad f'} & \underbrace{\text{UE}}_{g^3 \quad f} \end{array}$$

Pour les voyelles A, O, U, il ne se produit qu'un *seul* ton de résonnance, parce que, pendant qu'on les prononce, la cavité buccale ne représente qu'un seul tube de résonnance sans aucune partie rétrécie. Dans l'émission de l'A, il n'y a qu'une cavité régulièrement élargie en entonnoir depuis le larynx jusqu'en avant; dans l'émission de l'O, cette cavité s'étrangle légèrement en avant, et la cavité buccale est tout à fait rétrécie en avant lorsque l'on émet l'U. Dans la série Æ, E et I, la partie antérieure de la cavité buccale est rétrécie en même temps que la pointe de la langue, en s'appliquant contre la voûte palatine, constitue un étranglement de cette cavité, qui prend alors la forme d'une bouteille à goulot étroit. Quand on prononce E et I, la partie postérieure s'évase et la partie antérieure, le goulot de la bouteille, se rétrécit. Il est bien évident qu'en ce cas il se produit nécessairement des tons de résonnance, un ton plus bas qui prend naissance dans l'espace postérieur, et un ton plus élevé, dû à l'espace antérieur. Quand le son passe de E en I, la hauteur du premier ton doit baisser, tandis que celle du second monte, l'espace postérieur s'élargissant pendant que l'espace antérieur se rétrécit. Il en est de même pour la série Œ et UE. En prononçant Œ, l'intérieur de la cavité buccale prend une position qui tient le milieu entre et E et Æ; en prononçant UE, elle est intermédiaire entre celle de E et I; l'ouverture labiale se rétrécit en même temps, à peu près comme dans O et U. Dans ce cas encore, la cavité buccale prend la forme d'une fiole, mais le ton de résonnance de la partie antérieure, qui ici est très-allongée, sera un peu plus bas que pour les voyelles de la série précédente.

On pensait autrefois que les voyelles comme les consonnes sont dues à des bruits; ce sont les travaux de Donders et surtout ceux de Helmholtz qui nous en ont donné une bonne théorie. Donders trouva que pour les différentes voyelles la cavité buccale est accordée pour différentes hauteurs de tons. Une expérience très-simple démontre que ce n'est que la forme de la cavité buccale qui détermine le timbre des voyelles. Disposez la cavité buccale pour la prononciation des différentes voyelles, et frappez légèrement sur les lèvres, le son produit aura tous les caractères de la voyelle pour laquelle votre bouche sera adaptée. Helmholtz détermina les tons de résonnance caractéristiques de chaque voyelle. Il a pu les reproduire artificiellement en faisant vibrer un diapason dont les tons étaient renforcés par des résonnateurs disposés au devant de lui. Chaque fois qu'en pareil cas les tons de résonnance caractéristiques de chaque voyelle étaient émis simultanément avec le ton fondamental, le son produit devenait l'analogue de la voyelle correspondante [1].

La lettre H constitue la transition pour les *consonnes*. L'émission de cette lettre se produit quand, la glotte étant largement ouverte, un courant d'air tend à y passer avec force et que la forme de la bouche ne correspond à la prononciation d'aucune voyelle. Quand, au contraire, la cavité buccale est rétrécie en un point quelconque, le courant aérien, en passant au niveau de cet étranglement, détermine un bruit variable suivant le point rétréci et le mode du rétrécissement; c'est ce bruit qui produit les différentes consonnes. Les consonnes peuvent toutes être classées en trois groupes par rapport au lieu du rétrécissement. Dans le *premier groupe*, le rapprochement des lèvres ou celui d'une rangée de dents avec une lèvre détermine le rétrécissement; suivant le mode dont se fait le rétrécissement ou suivant le degré de tension des lèvres, nous prononçons les consonnes P, B, F, V, W, M. Dans le *second groupe*, la fermeture est due à l'application de la langue contre les dents ou la voûte palatine; c'est ainsi que sont émises les consonnes T, D, S, L, N. Pour les consonnes K, G, Ch, J, Ng (N nasal), la partie postérieure de la langue se rapproche du palais et constitue l'occlusion. La lettre R peut être rangée dans les trois groupes; elle se produit toujours quand les bords de la fermeture buccale entrent eux-mêmes en vibrations appréciables. On doit donc distinguer trois espèces d'R (un R labial, un R lingual et un R guttural).

Au sujet de la prononciation des consonnes nous ajouterons ce qui suit :

1er groupe. Le P est déterminé par l'écartement subit des lèvres précédemment closes ou par fermeture subite des lèvres précédemment ouvertes; l'écartement est produit par un courant d'air qui fait effort contre l'ouverture buccale. B et W se forment de la même manière, mais la tension des lèvres diminue de plus en plus. F se produit par l'application des incisives supérieures contre la lèvre inférieure. Le V (allemand) n'est qu'un F adouci.

2e groupe. T et D sont dus à l'application de la langue contre les incisives et la voûte palatine; pour la prononciation du D, la langue s'appuie moins fortement. Pour l'S, la langue ne s'applique pas complétement contre la voûte du palais; elle laisse toujours un petit espace libre à travers lequel l'air peut passer. L se produit quand, la langue étant appliquée contre le palais, l'air frôle latéralement les molaires. Pour l'N, la langue se trouve dans la même position, mais le courant d'air est chassé par le nez.

3e groupe. K et G se produisent quand la partie postérieure de la langue appuie plus ou moins énergiquement contre le palais et que le courant aérien fait effort.

(1) Donders, *Archiv f. die holländische Beiträge*, t. I. — Helmholtz, *Lehre von d. Tonempfindungen.*

Pour le Ch, il reste entre la langue et la voûte palatine une petite ouverture à travers laquelle l'air peut passer. L'N guttural (Ng) se produit enfin quand, les parties étant disposées comme ci-dessus, le courant aérien est chassé par le nez [1].

IV. FONCTIONS DES ORGANES CENTRAUX.

§ 209. — Exposition du sujet.

Au point de vue général, les *organes centraux* sont tous les appareils du système nerveux dans lesquels se produisent des *excitations automatiques* ou dans lesquels se *transmettent* des excitations nerveuses parties d'autres organes (§ 162). Dans un sens plus restreint, on donne le nom d'*organes centraux* aux appareils dans lesquels les excitations automatiques transmises prennent la valeur de fonctions *propres* pour qui les propriétés des organes connexes, organes des sens, muscles, ne sont que des moyens accessoires extérieurs. Des fonctions propres de cette nature n'appartiennent qu'aux organes cérébro-spinaux, moelle épinière, bulbe et encéphale. Il ne nous reste ici qu'à étudier plus particulièrement les fonctions de cette espèce. Nous n'entrerons pas dans les détails sur la part que les organes centraux prennent dans les phénomènes de la nutrition, ni sur les fonctions du sympathique; nous renvoyons pour cela aux chapitres précédents. D'un autre côté, nous ferons ici ce que nous avons fait pour les organes des sens, et nous n'étudierons les fonctions du cerveau qu'autant qu'elles influent sur les fonctions physiques et qu'autant qu'elles servent comme moyen physique aux manifestations de l'intelligence; nous abandonnerons donc complétement toute la partie psychologique à la psychologie.

§ 210. — Structure des organes centraux.

Les cellules nerveuses constituent la partie essentielle de tous les organes centraux. Les fibres nerveuses n'ont pas, dans les organes cérébro-spinaux, la même structure que dans les nerfs périphériques; elles paraissent toujours être privées de leur gaîne spéciale primitive, ce qui fait qu'une pression ou une traction légère les déchirent ou les rendent variqueuses. On y rencontre, comme dans les nerfs périphériques, des fibres larges et minces, à contenu médullaire ou sans moelle. Les cellules et les fibres nerveuses sont situées au milieu d'une trame connective fine et molle dans laquelle cheminent aussi les vaisseaux. Les cellules nerveuses sont toujours disposées par groupes, mélangées à des fibres nerveuses, à du tissu connectif et à des vaisseaux sanguins; ils constituent la *substance grise* des centres nerveux. La *substance blanche* est formée par des fibres nerveuses, par du tissu connectif et des vaisseaux, mais elle contient moins de ces deux derniers éléments et l'on n'y trouve pas de cellules nerveuses. Pour établir le rapport qui existe entre la structure de ces organes et leur fonction, il nous faudrait connaître exactement le trajet des

[1] Brücke, *Wiener Sitzungsber.*, 1849. — Le même, *Grundzüge d. Physiolog. d. Sprachlaute.* Wien 1856.

fibres nerveuses, la manière dont elles se rattachent aux cellules nerveuses, ainsi que le mode suivant lequel ces cellules sont unies entre elles. Or c'est à peine si ces questions commencent à être touchées; nous ne pouvons donc que donner quelques indications sur la structure des centres nerveux, si importants cependant au point de vue physiologique.

1° *Moelle épinière.* Cet organe est formé par différentes colonnes, qui dans toute leur longueur paraissent, à première vue, se partager assez également les différents éléments nerveux. La substance blanche est formée surtout par des fibres nerveuses à direction longitudinale, qui constituent les cordons antérieurs, latéraux et postérieurs. Les cordons postérieurs contiennent des fibres minces, tandis qu'elles sont larges dans les cordons antérieurs et latéraux. Les fibres longitudinales sont, dans les cordons antérieurs et postérieurs, entre-croisés par des fibres transversales et obliques, qui pour la plupart proviennent directement des racines nerveuses et se dirigent vers la substance grise. Des tractus de fibres transversales mélangées à beaucoup de faisceaux connectifs constituent la commissure blanche ou antérieure, et la commissure grise ou postérieure. Dans la première, les fibres nerveuses sont larges; elles sont minces dans la seconde. Les fibres nerveuses de la commissure antérieure paraissent venir, d'une part, de la substance grise, et passer, d'autre part, dans les faisceaux de fibres longitudinales des cordons antérieurs; mais, comme les racines antérieures plongent directement dans la substance grise du même côté, il semble que cette commissure établit un entre-croisement partie ldes cordons antérieurs avec interposition de substance grise. La commissure postérieure paraît, au contraire, destinée surtout à réunir les deux cornes postérieures de la substance grise, mais une partie de ses fibres passe dans les cordons postérieurs. La *substance grise* des cornes antérieures et postérieures diffère surtout par le nombre et le volume des cellules nerveuses. Ces cellules, qui ont toutes en général la structure indiquée dans la Fig. 58, sont plus nombreuses et plus volumineuses dans les cornes antérieures, plus rares et plus petites dans les cornes postérieures, où il est souvent très-difficile de les distinguer des cellules connectives avec lesquelles elles sont mélangées. Outre les fibres nerveuses propres et le tissu connectif, il entre encore dans la structure de la substance grise un réseau de fibres excessivement fines, qui provient en partie des prolongements protoplasmatiques des cellules nerveuses et en partie des divisions des tubes nerveux des racines postérieures. De ce réseau partent, d'après Gerlach, des fibres nerveuses plus fortes qui pénètrent dans les cordons de substance blanche. Le prolongement axile des cellules nerveuses de la corne antérieure se continue plus directement avec une fibre nerveuse (Deiters), qui, d'après Gerlach, passe ensuite dans les racines antérieures. Ce n'est que dans quelques cas qu'il a été possible de constater une anastomose directe entre différentes cellules par l'intermédiaire de leurs prolongements; l'on n'a pu que fort difficilement aussi s'assurer directement de l'anastomose des racines antérieures avec les cornes postérieures, ou des racines postérieures avec les cornes antérieures de la substance grise. L'on admet que dans les cordons latéraux se trouvent des fibres venues des cornes antérieures, mais qu'il s'y trouve aussi quelques fibres venues des cornes postérieures. On peut donc, en général, admettre comme démontré ou comme excessivement probable que : 1° les racines antérieures et postérieures passent d'abord dans la substance grise et ne sont en relation avec les cordons antérieurs et postérieurs (peut-être les cordons latéraux) que par l'intermédiaire de cette substance; 2° les racines antérieures sont unies en partie à la substance grise du côté opposé (entre-croisement des cordons antérieurs); le trajet des cordons postérieurs n'est pas encore suffisamment étudié, il ne nous semble pas y avoir d'entrecroisement ou n'y avoir qu'un entre-croisement très-partiel; 3° les racines antérieures ne paraissent être directement en relation qu'avec les cornes antérieures, et les racines postérieures avec les cornes postérieures de la substance grise; 4° dans l'intimité de la substance grise elle-même se font très-probablement des communications en différents sens entre les cellules nerveuses, mais il n'a pas été possible jusqu'ici de les constater directement.

2° *Moelle allongée ou bulbe.* Le bulbe est surtout un organe de connexion pour les faisceaux de fibres qui proviennent, d'une part, de la moelle épinière, et, d'autre part, de l'encéphale. Une grande partie de ces fibres semblent relayer dans les masses grises du bulbe, masses qui, à leur tour, paraissent multiplier le nombre des fibres, des fibres centripètes surtout. Toutes les différences qui caractérisent le bulbe par rapport à la moelle épinière se rapportent à cette disposition. C'est ainsi que les fibres nouvelles d'origine bulbaire tendent à écarter les cordons de la moelle; les cordons antérieurs sont repoussés latéralement par les pyramides; les fibres longitudinales des cordons latéraux s'entre-croisent avec des tractus fibreux transversaux et obliques d'un tissu connectif entremêlé de cellules nerveuses, et constituent ainsi les cordons postérieurs que continuent les pyramides postérieures, tandis que les faisceaux cunéiformes s'écartent angulairement parce que le canal central vient à niveau et forme le 4° ventricule. La substance grise, à son tour, en tant que prolongement de cornes de la moelle épinière, est dissociée par les faisceaux de fibres blanches et participe aussi à la structure réticulée du bulbe. Elle se trouve donc rejetée à la périphérie de la moelle allongée et est en relation avec des masses accessoires de substance grise, les *noyaux des nerfs*, qui paraissent être les points d'origine immédiate des racines nerveuses. Les noyaux des nerfs forment trois systèmes, dont l'un correspond aux cornes antérieures de la moelle épinière, le second aux cornes postérieures, et dont le troisième, intermédiaire, n'apparaît qu'à ce niveau. Ce système latéral (dont on peut constater déjà l'existence dans la partie supérieure de la moelle épinière) contient des fibres sensitives et motrices : les nerfs spinal, pneumo-gastrique, glosso-pharyngien, facial, ainsi que la racine antérieure du trijumeau, y prennent naissance; le système antérieur des noyaux des nerfs ne contient que des fibres motrices; les nerfs grand hypoglosse et les moteurs de l'œil en tirent leur origine; le système postérieur est exclusivement sensitif; la grosse racine du trijumeau en provient. Le bulbe renferme encore, outre les parties analogues aux cornes de la moelle épinière, d'autres amas de substance grise dans lesquels se terminent, d'une part, les fibres des cordons de la moelle, et d'où émanent, d'autre part, de nouveaux systèmes de fibres qui unissent directement le bulbe au cerveau et au cervelet. Ces noyaux spéciaux au bulbe sont : les olives, les olives supé rieures, le noyau de Deiters situé dans les cordons latéraux, les ganglions postpyramidaux de Clarke, que l'on trouve dans les cordons postérieurs, et les masses grises du pont de Varole. D'après Deiters, le noyau des pyramides ne serait cependant autre chose que du tissu connectif grisâtre. Les fibres qui partent de quelques-uns de ces noyaux, des olives et du noyau de Deiters en particulier, ont un trajet curviligne et très-entre-croisé ; elles forment les pédoncules cérébelleux inférieurs qui unissent le cervelet au bulbe. D'autres fibres venues des mêmes noyaux semblent contourner le cervelet et aboutir directement au cerveau. Les fibres nerveuses des pyramides, soit qu'elles aient pris leur origine dans la substance grise du bulbe, soit qu'elles viennent directement des cordons latéraux et postérieurs ou des cordons antérieurs, comme le soutiennent quelques auteurs, s'entre-croisent et gagnent directement le cerveau sans entrer en connexion avec de nouvelles masses grises.

3° *Cervelet.* D'après Deiters, cet organe ne doit être envisagé que comme un relai qui fait communiquer certains centres du bulbe avec le cerveau, relai dans lequel sont disposés des amas de substance grise assez compliqués. Les fibres qui de bas en haut gagnent le cervelet constituent les pédoncules cérébelleux inférieurs ; elles proviennent médiatement des olives. Les deux autres systèmes de fibres du cervelet, les pédoncules cérébelleux supérieur et moyen, gagnent, les uns directement le cerveau, tandis que les autres servent probablement de commissures entre les origines des nerfs crâniens (acoustique, optique, musculo-moteurs de l'œil). La masse grise qui, dans le cervelet, est interposée entre ces différents systèmes de fibres constitue l'olive et la couche corticale. Ces deux couches contiennent, toutes deux, des cellules nerveuses munies de prolongements ; dans la couche corticale, on rencontre au-dessous des cellules un substratum de substance rouge brunâtre entremêlée de fibres très-fines et de noyaux qui probablement sont des noyaux de tissu connectif.

4° *Cerveau.* Cet organe renferme d'abord des parties qui semblent être, comme le bulbe et le cervelet, des relais pour les fibres nerveuses ; ces parties forment les *ganglions du cerveau* et renferment beaucoup de substance grise. Les ganglions du cerveau diffèrent des parties centrales dont nous avons déjà parlé par ce que les fibres qui y aboutissent de bas en haut par l'intermédiaire des pédoncules sont plus nombreuses que celles qui en émergent pour se rendre aux hémisphères ; ce fait est surtout remarquable pour les corps striés. Ainsi donc, tandis que dans le bulbe la substance blanche augmente de bas en haut, dans le cerveau elle augmente de haut en bas. Les noyaux gris encastrés dans les ganglions du cerveau sont donc aussi des points de jonction pour les fibres nerveuses de direction opposée. Outre les fibres qui se dirigent vers les organes centraux situés en dessous et vers les hémisphères, les ganglions du cerveau reçoivent encore directement les fibres du nerf optique, dont les unes se mettent, dans les corps genouillés, en relation avec des amas cellulaires, et les autres dans les tubercules quadrijumeaux ; les ganglions cérébraux peuvent donc, en ce cas, constituer le point de jonction de *trois* voies de transmission différentes. Les hémisphères coiffent les masses centrales du cerveau ; leur substance blanche est formée par des tubes nerveux extrêmement délicats qui rayonnent vers la périphérie. Ces fibres sont infiniment plus nombreuses que celles qui émanent directement des ganglions cérébraux ; il s'y trouve donc des fibres propres qui très-probablement unissent les différentes parties des hémisphères entre elles. La voûte, les commissures antérieure et postérieure et le corps calleux sont formés par des amas de ces fibres commissurales. Il est probable que tout le système de fibres des hémisphères s'amortit dans la substance grise périphérique. Dans cette substance corticale, on peut distinguer cinq et même sept couches distinctes ; on y trouve une quantité innombrable de cellules nerveuses emprisonnées dans une substance connective granuleuse et mélangées à des fibres nerveuses extrêmement fines, dont les unes vont en rayonnant et dont les autres se dirigent parallèlement à la superficie. Les premières sont probablement la partie terminale des fibres venues des pédoncules et des fibres propres des hémisphères, tandis que celles qui sont parallèles à la surface unissent les cellules nerveuses entre elles.

Nous pouvons nous rattacher au schéma suivant pour la texture de l'ensemble des masses cérébrales à partir du bulbe. Le bulbe répond encore presque complétement à la moelle épinière ; comme cette dernière, il contient une masse centrale grise, lieu d'origine ou d'arrivée des nerfs. Mais le bulbe n'est pas uniquement, comme les parties de la moelle situées plus bas, un organe de transit pour les cordons nerveux centripètes ou centrifuges ; une grande partie des fibres de la moelle y sont interrompues par des masses de cellules nerveuses. De cette interruption naît un système nouveau de fibres, dont les unes gagnent directement le cerveau, tandis que les autres y arrivent par voie détournée en passant d'abord par le cervelet, organe qui contient aussi des masses cellulaires de jonction et d'union pour les fibres centripètes et centrifuges. Les ganglions du cerveau paraissent être constitués sur le même type, et les hémisphères peuvent eux-mêmes s'y rapporter jusqu'à un certain point, car dans leur substance grise la cellule nerveuse paraît être moins un organe définitif d'origine ou de terminaison qu'un organe d'union pour les fibres qui y arrivent ou qui en partent. L'on peut donc admettre que c'est dans un réseau de cellules nerveuses anastomosées entre elles que viennent enfin aboutir les différents systèmes de fibres (abstraction faite des stations intermédiaires qu'elles traversent) qui, elles aussi, s'anastomosent plus ou moins entre elles dans ce réseau. Le rapport qui, d'après ce schéma, existe entre la cellule nerveuse et les fibres qui s'y rattachent concorde de tout point avec la structure que nous avons assignée dans le § 156 à la cellule nerveuse. Comme l'a démontré Deiters, on trouve dans la moelle et le bulbe que le cylindre de l'axe qui aboutit au noyau constitue toujours la terminaison d'une fibre nerveuse périphérique, tandis que les nombreux prolongements protoplasmatiques de la cellule forment les fibres qui se dirigent vers les organes centraux situés plus haut. Ce fait explique l'augmentation de nombre et de finesse qu'éprouvent les fibres de tous les différents systèmes dans leur trajet ascensionnel à travers les différents relais de substance grise. Nous ne saurions affirmer encore que cette structure de la cellule nerveuse, bien démontrée pour les centres nerveux inférieurs, soit également vraie pour les cellules du cerveau. On doit se demander, en effet, si les cellules de la substance corticale des hémisphères sont construites sur le même type, ou si, comme on pourrait le supposer d'après ce que nous avons dit plus haut, les différents prolongements de chaque cellule ne présentent pas la même structure.

Nous ne connaissons pas encore bien exactement la structure des organes centraux et pas même celle de la moelle. Plusieurs anatomistes ont cru pouvoir donner le schéma exact de la structure de cet organe; mais presque toujours ils se sont appuyés sur des hypothèses. R. Wagner et Schröder van der Kolk ont tous deux édifié leurs descriptions anatomiques sur des considérations physiologiques. L'opinion de Schröder livrait d'autant plus de place au doute que ses hypothèses sur les cordons blancs, sur la substance grise, etc., ne pouvaient elles-mêmes être vérifiées que par l'étude comparée des données physiologiques et anatomiques. Deiters, dont nous avons adopté les opinions, ramena les recherches anatomiques dans la voie de la précision; ses recherches, trop tôt interrompues, hélas! sont basées sur les principes morphologiques, sur la duplicité du système nerveux des cellules centrales et sur l'analogie typique entre les différents organes centraux, analogie que déjà Meckel et Arnold avaient signalée. C'est en s'appuyant sur ces données que l'on a pu élucider les rapports compliqués qui existent entre le bulbe et la moelle. Une étude assez grossière suffit pour nous renseigner sur le trajet des fibres dans le cervelet, tandis qu'il n'a pas été possible jusqu'à présent, de débrouiller la structure si complexe du cerveau. Quant à ce dernier organe, les recherches microscopiques se sont bornées jusqu'à présent à l'étude de la substance corticale, et les résultats qu'ont fournis les investigations obstinées de Kölliker, Gerlach, Meynert, etc., bien que très-importants, ne sont pas encore couronnés d'un plein succès. Quant à l'origine précise des nerfs crâniens, nous nous bornerons à ce que nous avons dit plus haut, car l'étude de ce problème n'est pas encore assez avancée pour nous permettre d'en déduire des considérations physiologiques précises (¹).

§ 211. — Fonctions de la moelle épinière.

La moelle épinière conduit au cerveau les sensations déterminées à la périphérie du corps et ramène du cerveau vers les muscles du tronc et des extrémités les impulsions volitives produites dans l'encéphale. Ses éléments peuvent encore transporter l'excitation sur d'autres fibres et produire ainsi des mouvements associés, des sensations associées et des mouvements réflexes. Enfin, la moelle peut déterminer par elle-même quelques mouvements. Nous aurons donc à envisager la moelle : 1° comme organe conducteur, 2° comme organe réflecteur, et 3° comme organe nerveux spécial.

1° *Conduction par la moelle épinière*. Les fibres sensitives et motrices des nerfs rachidiens mixtes se séparent les unes des autres au niveau du point où, à leur entrée dans le canal rachidien, ces nerfs se divisent en racines antérieures et postérieures. Les racines postérieures contiennent exclusivement des fibres sensitives, et les racines antérieures, des fibres motrices qui pénètrent dans la moelle. L'irritation des racines postérieures détermine des sensations dans les parties de la peau qu'elles innervent; l'irritation des racines antérieures détermine des mouvements des muscles auxquels elles se rendent.

(¹) Nous renvoyons pour la bibliographie de l'anatomie des organes centraux à Kölliker, *Handb. d. Gewebelehre*, 5ᵉ édit.

La section des racines postérieures entraîne la perte de la sensibilité ; la section des racines antérieures paralyse les muscles correspondants. Ch. Bell, qui découvrit cette loi, lui laissa son nom : *loi de Ch. Bell*.

a) *Conduction des impressions de sensibilité*. La conduction de la sensibilité semble suivre la marche suivante : les racines postérieures, après avoir pénétré dans les cordons postérieurs, gagnent directement la substance grise, de laquelle naissent ensuite des fibres nouvelles centripètes qui remontent par les cordons postérieurs et peut-être en partie par les cordons latéraux. Cette disposition se déduit des faits suivants : la section des cordons postérieurs ne paralyse pas la sensibilité des parties situées au-dessous du point de section ; la sensibilité persiste, en général, aussi longtemps qu'il existe un pont de substance grise capable de transmission ; elle est, au contraire, abolie quand la section comprend toute l'épaisseur de la moelle, sauf les cordons antérieurs. Quand on sectionne les cordons postérieurs, l'on voit toujours survenir une *hyperesthésie* due, sans doute, à l'irritation produite par la section ; lorsqu'un seul cordon postérieur est sectionné, c'est toujours du côté sur lequel a porté la lésion que l'on observe l'hyperesthésie. La conduction par les cordons postérieurs diffère de celle par la substance grise en ce que, dans le premier cas, elle obéit aux lois de la conduction isolée, tandis que, dans le second, elle se fait dans toutes les directions et par toutes les parties de la substance grise. Les deux substances présentent cependant ce caractère commun, c'est qu'elles sont toutes deux insensibles à l'irritation directe. Pour les différencier de la substance *directement sensible* des fibres nerveuses périphériques, Schiff les désigne sous de nom de substances *esthésodiques ;* ce ne sont que les prolongements des racines postérieures avant leur entrée dans la substance grise qui sont sensibles. Les fibres esthésodiques nées dans la substance grise remontent du même côté de la moelle par lequel pénètrent les fibres sensitives correspondantes ; il ne se produit pas d'entre-croisement de ces faisceaux. La conduction ne s'opère, en général, que par cette voie quand la moelle est intacte ; mais quand la transmission est interrompue dans cette direction, l'excitation paraît suivre des voies détournées ; il faut, en ce cas, se servir d'excitants plus énergiques pour déterminer la sensibilité que lorsque les cordons postérieurs sont intacts. Il suffit de songer à la localisation des impressions sensitives pour admettre cette conduction normale par une voie directe ; toujours, en effet, d'après Sanders, quand la conduction est anomale et indirecte, il se produit des irrégularités dans la localisation.

b) *Conduction des excitations motrices*. Tout ce que nous venons de dire sur la conduction des impressions de sensibilité peut s'appliquer, en général, à la conduction des excitations motrices. Les fibres des racines motrices traversent les cordons antérieurs et pénètrent dans la substance grise, d'où partent de nouvelles fibres qui remontent vers le cerveau dans l'intérieur des cordons antérieurs et des cordons latéraux. La substance grise conduit aussi dans toutes les directions les excitations motrices ; mais son excitation directe, de même que celle des fibres longitudinales qui y prennent naissance et qui cheminent dans les cordons antérieurs, ne détermine aucun mouvement ; elles sont dites, d'après Schiff, substances *kinésodiques*. On le démontre par les expériences de section et d'excitation, qui donnent les mêmes résultats que ceux que nous avons décrits pour la conduction des impressions sensitives. Brown-Séquard a même signalé, à la suite de la section des cordons antérieurs, une tendance aux convulsions (hyperkinésie) analogue à l'hyperesthésie.

Ch. Bell démontra que les fibres sensitives pénètrent dans la moelle par les racines postérieures, et les fibres antérieures par les racines antérieures; les recherches de Magendie, de T. Müller et de Panizza sur les effets produits par la section et l'excitation des racines de la moelle confirmèrent cette loi, base fondamendale de la physiologie de la moelle. Magendie découvrit plus tard que les racines motrices sont douées d'une faible sensibilité. Cl. Bernard et Schiff confirmèrent ce fait et l'expliquèrent par des fibres récurrentes qui, parties des racines postérieures, se rendraient aux racines antérieures. A l'appui de cette opinion, Schiff signale la dégénérescence qui survient dans quelques fibres des racines antérieures à la suite de la section des racines postérieures. Il reste cependant encore à savoir si les sensations de mouvement se transmettent par les racines antérieures ou par les racines postérieures. Si cependant, comme nous avons été forcé de l'admettre, le sens musculaire ne consiste que dans des sensations de l'intensité de l'excitation, nous n'aurons pas besoin de supposer des fibres nerveuses périphériques destinées à la transmettre, car ces sensations prendront naissance dans les organes incitateurs eux-mêmes. Les observations de W. Arnold concordent avec notre opinion; il a pu constater que des grenouilles dépouillées de leur peau, et dont on avait sectionné les racines postérieures, n'en exécutaient pas moins tous leurs mouvements normaux (1).

Lorsqu'il fut bien établi que les fibres motrices et sensitives pénètrent isolément dans la moelle, on fut admis à supposer qu'elles y continuent leur trajet de la même manière et que par conséquent les fibres sensitives sont contenues dans les cordons postérieurs, et les fibres motrices dans les cordons antérieurs. Longet soutint que l'expérimentation confirme cette manière de voir; d'après lui, l'irritation des cordons antérieurs détermine des mouvements, tandis que l'excitation des cordons postérieurs détermine la sensibilité. Mais quand, plus tard, van Deen, Stilling, Eigenbrodt et d'autres substituèrent aux excitations de la moelle les sections partielles de cet organe, les résultats de Longet commencèrent à être révoqués en doute. Les recherches de ces expérimentateurs semblèrent prouver un entrecroisement des nerfs sensitifs dans la moelle elle-même; Brown-Séquard défendit cette opinion. Stilling, et plus récemment encore Vulpian admirent un entre-croisement partiel des fibres motrices elles-mêmes. Il fut impossible à la plupart des observateurs de le démontrer, bien que, comme l'a fait remarquer Kölliker, l'existence de la commissure blanche semble plaider en faveur de cette manière de voir. Les expériences de Brown-Séquard faisaient surtout admettre l'entre-croisement des fibres sensitives dans la moelle; d'après lui, en effet, la section d'une moitié latérale de la moelle entraînait régulièrement l'hyperesthésie du côté de la section et une certaine anesthésie du côté opposé. Chauveau, Bezold et surtout Schiff combattirent la production de l'anesthésie du côté non sectionné; ce dernier soutint que quand l'expérience est faite avec grand soin, jamais il ne survient d'anesthésie. Lorsque Schiff eut démontré que la substance grise conduit en tous sens, et que Van Deen eut prouvé que les cordons antérieurs et postérieurs ne sont pas directement excitables, la physiologie de la moelle prit une direction toute nouvelle. Un grand nombre de

______

(1) J. W. Arnold, *Ueber die Verrichtungen d. Wurzeln d. Rückenmarksnerven.* Heidelberg 1844.

faits découverts par Schiff l'ont été simultanément par Brown-Séquard; c'est à ce dernier que nous devons de savoir que la section des cordons antérieurs et dans certaines conditions celle des cordons postérieurs produisent de l'hyperesthésie et de l'hyperkénésie. De tous ces faits, c'est celui de la non-excitabilité des cordons médullaires qui fut surtout attaquée. C'est ainsi que Vulpian prétend que les cordons antérieurs et les cordons postérieurs peuvent être excités directement par des agents mécaniques énergiques; Engelken vit survenir des secousses après l'excitation électrique des cordons antérieurs et postérieurs. Chauveau considéra ces secousses comme des réflexes; S. Mayer fit la même objection aux résultats obtenus par Engelken. Une discussion plus sérieuse encore s'éleva sur la qualité des impressions de sensibilité conduites par les cordons postérieurs et par la substance grise. Schiff avait remarqué qu'après la section de la substance grise il ne se transmet plus que des impressions tactiles, tandis qu'après la section des cordons postérieurs les impressions douloureuses seules sont transmises; il admit donc que la substance grise préside à la conduction des impressions douloureuses et que les cordons postérieurs conduisent les impressions tactiles. Brown-Séquard, se basant sur les symptômes pathologiques, a admis dans ces derniers temps un nombre bien plus considérable de voies de transmission spéciales; il admet des voies différentes pour la conduction des impressions de tact, de chatouillement, de douleur et de température; mais il ne décrit pas leur trajet. Toutes les observations signalées à cet égard peuvent se ramener au seul fait suivant: dans certaines conditions, des excitations faibles peuvent déterminer un mouvement, alors que des excitations fortes semblent être sans action. Ce phénomène se produit souvent sur les animaux épuisés; mais, comme le fait observer Sanders, le contraire peut arriver aussi; l'on ne saurait donc rattacher ces particularités à des propriétés spéciales de portions déterminées de la moelle. Sanders explique l'insensibilité pour des excitations faibles, qui survient après la section des cordons postérieurs, par ce que, dans ce cas, l'excitation passe d'abord de la substance grise dans la voie normale des cordons postérieurs et disparaît ensuite au point de section. Voici quelques observations qui plaident en faveur de la transmission par une voie directe et par une voie accessoire. Sanders sectionna sur un lapin le cordon latéral gauche à la hauteur de la 3° vertèbre dorsale; la patte postérieure gauche devint insensible, parce que probablement, en ce cas, l'excitation se transmettait normalement le long de la voie directe des cordons postérieurs. Quand, au contraire, il sectionnait toute la moitié gauche de la moelle au niveau de la dernière vertèbre dorsale, la sensibilité revenait, parce que probablement l'excitation, dès son entrée dans la moelle, prenait la voie accessoire. Cette expérience ne permet pas d'admettre un entre-croisement des fibres des cordons postérieurs (¹).

La physiologie des *cordons latéraux* n'a été que très-incomplétement étudiée jusqu'ici. Les découvertes anatomiques portent à admettre qu'il s'y rencontre des voies de transmission pour la sensibilité et pour la motricité; mais l'expérimentation physiologique ne saurait encore nous en donner des preuves; il est en effet à peu près impossible de sectionner les cordons latéraux sans entamer plus ou moins les cordons antérieurs et postérieurs. Ch. Bell leur donne le nom de *cordons respiratoires;* les nerfs respiratoires prennent effectivement naissance dans les cordons latéraux;

(¹) J. Müller, *Lehrb. d. Physiolog.*, t. I. — Longet, *Anatomie et physiologie du système nerveux*, t. I. — Van Deen, *Traité et découvertes sur la physiol.* Leyde 1841. — Schiff, *Lehrb. der Physiologie*, t. I. — Vulpian, *Leçons sur la physiologie du système nerveux.* — Brown-Séquard, *Journal de la physiologie*, t. 1 à VI, et *Archives de physiologie*, 1868. — Chauveau, *ibid.* — Sonders, *Geleidingsbanen in het ruggemerg.* Groningen 1866. — Mayer, *Pflüger's Archiv*, t. I.

mais Vulpian a constaté que la section d'un cordon latéral ne produit qu'une paralysie incomplète des muscles de la respiration, qui peut s'expliquer par ce qu'un certain nombre de fibres motrices cheminent dans ces cordons. Il n'y a donc pas lieu d'abandonner l'opinion fondée sur les recherches anatomiques, et nous devons admettre que les cordons latéraux contiennent des fibres esthésodiques et des fibres kinésodiques, mais ces dernières en bien plus grand nombre.

Il nous faut encore des recherches nombreuses et approfondies pour pouvoir préciser la situation des voies normales qui appartiennent aux différentes régions de sensibilité ou aux différents groupes musculaires. Türck a trouvé que chez le chien les voies de transmission de la sensibilité répondent pour les extrémités postérieures à la loi suivante : leur position par rapport à l'axe de la moelle est en rapport inverse avec la distance comprise entre la région innervée et le tronc; pour la cuisse, les voies suivies sont donc situées surtout en arrière, et en avant pour le pied. Il en est de même d'après Setschenow et Paschutin dans la moelle des grenouilles (1).

2° *Transport des excitations dans la moelle elle-même.* Nous savons que la substance grise de la moelle peut conduire en tous sens les impressions sensitives et les excitations motrices, ce qui nous explique facilement les phénomènes de *sensations concomitantes* et de *mouvements associés* déterminés par les nerfs rachidiens. Ces deux phénomènes se produisent, sans nul doute, lorsque l'excitation s'étend dans la substance grise et ne porte pas seulement sur les fibres de la voie de transmission normale, mais encore sur d'autres fibres longitudinales des cordons postérieurs ou des cordons antérieurs. L'on comprend aisément, de cette manière, que l'étendue des sensations concomitantes, et surtout celle des mouvements associés, augmente avec l'intensité de l'innervation initiale.

Il se produit encore dans la moelle un transport de l'excitation des fibres sensibles sur les fibres motrices; ce transport constitue le *mouvement réflexe.* Quand on veut étudier les réflexes de la moelle sans que l'influence des organes centraux situés plus haut puisse venir les troubler; il faut se servir d'animaux décapités ou d'animaux dont on a ouvert le crâne et dont on a enlevé l'encéphale et le bulbe. On constate ainsi que le mouvement réflexe diffère du mouvement déterminé par l'excitation directe des nerfs moteurs parce qu'il s'étend à des groupes de muscles beaucoup moins limités et parce que la durée de son excitation latente est bien plus longue.

a) *L'extension des mouvements réflexes* dépend de l'excitabilité réflexe et de l'intensité des excitants de sensibilité. *L'excitabilité réflexe* dépend de l'espèce des animaux, de leur âge, de conditions individuelles inconnues encore et de l'action spécifique de certaines substances qui exagèrent ou diminuent cette propriété. Les classes de vertébrés peuvent, à ce point de vue, être classées ainsi : les oiseaux ont la plus grande excitabilité réflexe; puis viennent les amphibies, les reptiles, les mammifères et enfin les poissons. Chez les amphibies (grenouilles par exemple), l'excitabilité réflexe est à son maximum en hiver et à son minimum en été. L'on a dit que cette propriété est plus grande chez les animaux jeunes; mais ce fait n'est pas encore bien dé-

---

(1) Türck, *Wiener Sitzungsber.*, t. XXI, 1865.

montré. Il existe des poisons qui augmentent les réflexes et d'autres qui les diminuent ; mais il est à remarquer toutefois que les premiers, dont le type est la strychnine, après avoir exalté les réflexes, finissent par en amener la paralysie, et que les seconds, tous les narcotiques par exemple, avant de pro- duire la paralysie des réflexes, en déterminent d'abord une exaltation très-passagère, il est vrai. L'opium agit surtout de cette manière, le curare également, mais à un plus faible degré. Quand l'*intensité de l'excitant* aug- mente, les secousses réflexes s'étendent à peu près de la manière suivante : 1º l'excitant est-il faible, les secousses ne se produisent que dans la moitié du corps correspondante à la partie excitée (loi de la transmission d'une excitation unilatérale au même côté). 2º Quand l'excitant est un peu plus fort, les mus- cles du côté opposé peuvent entrer en contraction, mais toujours leur contrac- tion est plus faible au début et ne porte que sur les muscles analogues à ceux qui sont contractés dans le côté excité (loi de l'inégalité du réflexe au dé- but et loi de la symétrie des réflexes). 3º Quand le réflexe est modéré, la con- traction porte d'abord sur des muscles dont les nerfs naissent à peu près au même niveau que les nerfs sensitifs excités ; à un degré plus élevé, les mus- cles dont les nerfs partent du bulbe entrent en contraction, et enfin les se- cousses s'étendent à tous les muscles du corps (loi du triple début des mouve- ments réflexes). Ces différentes lois ne peuvent s'étudier que lorsque l'exci- tabilité réflexe est de moyenne intensité ; quand elle est trop faible, les exci- tations les plus fortes ne parviennent pas à déterminer des mouvements qui dépassent le premier degré ; quand l'excitabilité est, au contraire, trop forte, des excitations même très-faibles peuvent entraîner la contraction réflexe de tous les muscles du corps.

b) Le *temps de l'excitation latente*, temps qui s'écoule entre le moment où agit l'excitant et le début de la contraction, est assez long pour les mouve- ments réflexes ; il est, d'après Helmholtz, environ 11 à 14 fois plus long que pour l'excitation directe des nerfs moteurs. La vitesse de transmission dans les nerfs sensitifs étant très-probablement la même que dans les nerfs mo- teurs, et la vitesse de transmission dans la moelle étant, d'après Schelske, égale à celle dans les nerfs périphériques, l'augmentation du temps de l'exci- tation latente ne peut donc être attribuée qu'à un ralentissement considérable dans la vitesse de transmission par la substance grise. La transmission ren- contre dans cette substance des obstacles qui peuvent expliquer ce ralentisse- ment. Si, nous reportant à ce que nous avons dit au § 173, nous envisageons le phénomène comme une mise en liberté de forces de tension, il nous faudra admettre que, dans les phénomènes de transmission à travers la substance grise, les forces paralysatrices sont très-considérables et que, par conséquent, la force moléculaire que vient accroître l'excitation périphérique a besoin d'un temps plus long pour atteindre le point où elle peut mettre la force vive en liberté. A cette manière de voir se rattache encore un phénomène remarquable qui établit une nouvelle différence entre les excitations par voie réflexe et les excitations directes. L'organe réflecteur ne réagit pas contre une excitation unique très-rapide comme, par exemple, une secousse d'induction isolée même énergique, tandis qu'il répond à des excitations plus faibles mais continues, comme, par exemple, une série successive de secousses d'induction ou des agents chimiques. Nous avons déjà signalé quelque chose d'analogue, quoique à un moindre degré, pour l'excitation directe des nerfs ; il faut alors aussi que l'excitant agisse pendant un certain temps pour produire son effet (§ 163, 2). Il ressort de tout cela que l'organe réflecteur se comporte comme un nerf isolé ; nous n'avons donc aucune raison de supposer qu'abstraction faite de l'intensité des forces paralysatrices les phénomènes qui déterminent la réflexion diffèrent de celui de la transmission de l'excitation dans les nerfs périphériques.

c) *Influence des centres situés plus haut.* Quand les centres situés plus haut, et surtout l'encéphale, restent adhérents à la moelle, les réflexes présentent des irrégularités nombreuses. Les mouvements volontaires troublent les phénomènes de propagation des réflexes et, de plus, l'excitabilité réflexe est toujours amoindrie lorsque ces centres restent intacts ; en d'autres termes, la décapitation exagère l'excitabilité réflexe. Il nous faut donc admettre qu'aussi longtemps que la moelle reste sous l'influence des centres situés au-dessus, cet organe oppose des résistances à la réflexion des excitations. Il est très-probable que cette influence paralysatrice des centres supérieurs est due à une excitation continue exercée par eux sur la moelle. Ce qui tend à le prouver, c'est que 1° l'excitation des centres ou de quelques-unes de leurs parties (la couche optique chez la grenouille, d'après Setschenow) augmente cette influence paralysatrice, et que 2° d'autres excitations encore, celle des nerfs cutanés par exemple, diminuent l'excitabilité réflexe de la moelle de telle sorte que, si l'on obtient des réflexes en excitant d'une certaine quantité le nerf sensitif a, ces réflexes n'apparaissent pas lorsque le nerf sensitif b est mis en même temps en excitation durable (Schiff).

Les phénomènes réflexes signalés déjà par Prochaska n'ont été étudiés expérimentalement que par Marshall Hall et par J. Müller. Le premier de ces physiologistes crut devoir admettre, pour les expliquer, des fibres nerveuses spéciales, *réflexo-motrices ;* mais Müller déclara cette hypothèse inutile, et la connaissance des conditions particulières de transmission dans la moelle est venue lui donner raison. Les excitations isolées même assez fortes ne produisant pas en général des mouvements réflexes, Setschenow a cru devoir admettre, dans ces derniers temps, qu'il existe dans la moelle des conditions paralysatrices spéciales; nous pensons cependant que tous ces phénomènes peuvent s'expliquer, ainsi que la plus longue durée de l'excitation latente, par les principes généraux de la transmission dans les organes nerveux. Tous les autres faits signalés par Setschenow ne nous paraissent pas militer en faveur de son hypothèse. L'action paralysatrice exercée par les centres cérébraux sur les réflexes de la moelle s'appuie, au contraire, sur des faits beaucoup plus sérieux. L'on savait depuis longtemps que la décapitation exagère l'excitabilité réflexe; ce phénomène a été expliqué de deux manières : Schiff supposa que l'intensité de l'action exercée par l'excitation sur une voie de transmission est diminuée en raison du nombre considérable de voies de conduction qu'elle rencontre dans les organes centraux; Setschenow admit, au contraire, que certaines parties centrales sont de véritables appareils paralysateurs. Setschenow dit, à l'appui de son hypothèse, que l'excitation des couches optiques et celles des tubercules quadrijumeaux diminuent l'excitabilité; mais il ressort des dernières expériences qu'il fit en commun avec Paschutin, que ce résultat ne s'observe que pour des excitations d'une certaine force, tandis que pour des excitations tactiles plus faibles l'excitabilité ne varie pas et peut même être exagérée. Schiff et Herzen combattent l'idée de l'existence de centres paralysateurs spéciaux; ils disent qu'une forte excitation de n'importe quel appareil nerveux sensible déprime l'excitabilité réflexe, ce que l'on peut facilement démontrer pour les nerfs périphériques. Nous pensons donc que toutes les observations faites jusqu'à présent ne confirment pas pleinement l'hypothèse d'appareils paralysateurs spéciaux pour les mouvements réflexes, et que, comme nous l'avons dit plus haut, la plus grande partie des phénomènes s'expliquent par l'augmentation des résistances.

Nous ne nous sommes occupés jusqu'ici que des réflexes entre la peau et les muscles du squelette. Il existe encore d'autres réflexes plus rares ou moins importants, parmi lesquels nous citerons ceux qui se produisent entre les nerfs sensitifs des muqueuses et les muscles du squelette, et ceux qui se produisent entre les nerfs sensitifs de la peau et des muscles organiques ou des glandes. La contraction des vésicules séminales qui succède à l'excitation de la verge, et la sécrétion des larmes à la suite de l'excitation de la conjonctive, nous fournissent des exemples de ces derniers réflexes. Signalons aussi quelques phénomènes de *mouvements associés* et de *sensations concomitantes*. Les mouvements associés les plus connus sont ceux des doigts; pour les dissocier, il faut une application soutenue. La propagation de la douleur dans les névralgies, la production de la toux par excitation du conduit auditif, celle de l'éternuement par irritation de la conjonctive oculaire, sont des exemples de sensations concomitantes. Ces exemples sont en partie du domaine des nerfs crâniens; les phénomènes d'association des mouvements et des sensations s'y produisent de la même manière que dans la moelle; aussi n'y reviendrons-nous pas. L'on admettait autrefois une *quatrième forme* de réflexes, les *réflexes de sensibilité*, consistant en sensations déterminées par les mouvements musculaires; mais jusqu'à présent on n'a pas signalé un seul fait qui vienne prouver qu'une excitation puisse être transportée d'un nerf moteur sur un nerf sensitif([1]).

3° *La moelle comme organe central spécial.* Les mouvements musculaires réflexes qui surviennent après une excitation de la sensibilité présentent un certain degré d'*appropriation* et quelques-uns d'entre eux semblent même *raisonnés*. Coupez la tête d'une grenouille et touchez sa cuisse avec un acide, l'animal reploie aussitôt le pied du côté correspondant et frotte la place touchée par l'acide. Enlevez-lui maintenant le pied, la grenouille tentera d'abord quelques efforts infructueux avec le membre amputé, puis elle replie la cuisse du côté opposé et frotte avec le pied qui lui reste le point touché par l'acide. Il semble effectivement que, dans cette expérience, les mouvements de la grenouille sont appropriés et raisonnés. Nous ne saurions attribuer une action raisonnée qu'à notre conscience, aussi a-t-on cru pouvoir dire que la moelle est consciente; cette conclusion n'est pas logique du tout. Nous savons, en

---

([1]) Volkmann, article *Nervenphysiologie*, dans *Wagner's Handwörterb.*, t. II. — J. Müller, *Physiologie*, t. I. — Marshall Hall, *Ueber das Nervensystem*, trad. par Kürschner. Marburg, 1840. — Pflüger, *Die sensorischen Functionen d. Rückenmarks*. Berlin 1853. — Setschenow, *Ueber die Hemmungsmechanismen für die Reflexthätigkeit des Rückenmarks*. Berlin 1863; *Über elektrische u. chemische Reizung d. sensibeln Rückenmarksnerven.* Graz 1868. — Setschenow u. Paschutin, *Neue Versuche am Hirn u. Rückenmark d. Frosches.* Berlin 1865. — Herzen, *Sur les centres modérateurs de l'action réflexe.* Turin 1864.

effet, que nos mouvements volontaires et nos actions conscientes deviennent facilement instinctifs par l'habitude, qu'en d'autres termes ils deviennent bientôt non voulus et inconscients. Aussi devons-nous admettre que certains groupes de cellules et de fibres nerveuses qui d'abord sont excités simultanément par la volition peuvent, par cette excitation fréquemment répétée, devenir solidaires au point de vue fonctionnel. C'est ainsi que ces agissements d'animaux décapités, de même que les phénomènes secondaires de la moelle, peuvent sembler jusqu'à un certain point appartenir à une action consciente de cet organe. La manière dont se combinent différentes parties des centres pour produire des mouvements appropriés peut ne pas dépendre uniquement des actions conscientes antérieures de l'individu, car elle peut être *innée et transmise par héritage*. Il faut donc, en raison de cette transmission par héritage, que la structure des centres nerveux soit déjà modifiée d'une manière spéciale au moment de leur développement. Les mouvements instinctifs que l'on observe chez les monstres acéphales peuvent évidemment se rapporter à cette disposition héréditaire. Nous préférons rattacher ces actions de la moelle à des dispositions acquises ou héréditaires plutôt que de les expliquer par une sorte de conscience propre à la moelle, parce que jamais elles ne se produisent par elles-mêmes comme les mouvements voulus qui dépendent de l'encéphale; toujours il faut un excitant extérieur, et, dès que ce dernier cesse d'agir, on les voit cesser aussitôt.

Les physiologistes antérieurs à Haller croyaient que tous les mouvements déterminés par une excitation, la contraction d'un seul muscle elle-même, étaient toujours dus à un phénomène psychique, conscient jusqu'à un certain point. Ce n'est que depuis Haller que l'on considère les nerfs comme de simples conducteurs de l'excitation; on admit alors que la moelle est le tronc de réunion de tous les nerfs rachidiens. Volkmann lui-même, en comparant les diamètres réunis de toutes les racines nerveuses à celui de la moelle cervicale, rechercha si ce dernier organe possède des fonctions propres. J. Müller et M. Hall firent considérer les mouvements réflexes comme de simples transports de l'excitation; d'après quelques auteurs, ce transport se faisait directement et transversalement d'une fibre à une fibre voisine; d'après d'autres, c'était par la substance grise. Ces théories mécaniques régnèrent un certain temps, quoique déjà Levallois et d'autres eussent appelé l'attention sur les mouvements raisonnés d'apparence qu'exécutent les animaux décapités. Pflüger, se basant sur ces derniers faits, attribua à la moelle un certain degré de conscience et de volition; un très-grand nombre d'observateurs combattirent son opinion, mais ils eurent le tort de chercher à rattacher les phénomènes à l'ancienne théorie mécanique du réflexe. Lotze donna une explication satisfaisante pour un des points de vue auquel nous avons envisagé la question : il fit voir que les actions propres de la moelle ne sauraient être dues à une persistance de l'intellect, mais à des phénomènes consécutifs. Quant à l'*hérédité* des dispositions psychiques, je crois être le premier auteur qui en ait parlé (¹).

(¹) Pflüger, *loc. cit.* — Auerbach, *Günsburg's med. Zeitschr.*, 1856. — Goltz, *Königsberger med. Jahrbücher*, t. I. — Lotze, *Göttinger gelehrte Anzeigen.* 1853. — Wundt, *Vorlesungen über die Menschen- u. Thierseele*, t. II.

§ 212. — **Fonctions du bulbe.**

La moelle allongée ou bulbe contient d'abord, comme la moelle épinière, toutes les différentes voies de transmission pour les nerfs qui en proviennent ou qui naissent au-dessous d'elle ; elle est de plus la partie des centres nerveux où se produisent les réflexes indispensables à l'entretien de la vie végétative ; elle paraît enfin être un centre spécial d'innervation pour ces phénomènes. Le bulbe semble donc être le centre nerveux des phénomènes de nutrition.

Dans la partie inférieure du bulbe, les excitations sensitives et motrices paraissent se transmettre comme dans la moelle épinière ; les fibres longitudinales et la substance grise ne semblent pas être directement excitables, à moins que l'excitation ne porte sur les racines nerveuses elles-mêmes. L'anatomie nous apprend que, dans le bulbe, les cordons postérieurs sont écartés et repoussés en dehors ; les sections partielles nous démontrent aussi que les voies de transmission des impressions sensitives se trouvent déplacées latéralement ; mais ni l'anatomie ni la physiologie ne démontrent d'entre-croisement dans le bulbe. La voie que suivent les fibres qui conduisent les irritations motrices dans les cordons antérieurs et latéraux est bien plus compliquée. Elles s'entre-croisent les unes à la hauteur du *calamus scriptorius*, les autres un peu plus haut vers la protubérance ; au moment où le bulbe se prolonge dans cette dernière partie, il se produit un nouvel entre-croisement partiel qui ramène certaines fibres du côté d'où elles sont parties. D'après Schiff, les fibres qui prennent part au double entre-croisement sont celles qui président aux mouvements de latéralité de la tête et de la colonne vertébrale ; celles qui ne prennent part qu'à l'entre-croisement inférieur sont les fibres qui président à l'innervation et principalement à l'extension des membres postérieurs ; quelques faisceaux des membres supérieurs en font également partie. L'on rencontre très-fréquemment chez l'homme une hémiplégie complète à la suite de maladies cérébrales, tandis qu'on ne la constate jamais chez les animaux après une lésion unilatérale du cerveau. Il semble donc que l'entre-croisement est beaucoup plus complet dans la moelle allongée de l'homme.

Les mouvements réflexes composés les plus importants qui ont leur siége dans le bulbe sont : 1° Les *mouvements respiratoires*, dont les centres se trouvent derrière le point d'émergence des pneumo-gastriques, au bord latéral de la masse grise qui constitue le plancher du quatrième ventricule ; il existe un centre spécial pour chaque moitié du corps. 2° Ceux des *mouvements du cœur*, qui dépendent de l'innervation centrale ; leur centre paraît être situé très-près du précédent, à côté de l'origine des nerfs vagues. 3° Un grand nombre de réflexes connexes avec la respiration et produits par la combinaison des mêmes actions musculaires, tels que l'éternuement, la toux, la succion etc. Le vomissement et l'action du diaphragme sur les muscles abdominaux pendant la défécation sont aussi sous la dépendance de la moelle allongée. 4° Schröder van der Kolk, se basant sur des observations pathologiques, admet que les mouvements de déglutition et les mouvements de mimique involontaire ont également leur centre dans le bulbe; mais ce fait n'est pas encore bien démontré. D'après Schröder, les olives inférieures seraient le centre réflexe des mouvements de déglutition, tandis que les olives supérieures seraient celui des mouvements mimiques. 5° Le bulbe est encore le centre d'origine des nerfs vaso-moteurs ; quand ces nerfs sont coupés, les vaisseaux se dilatent et la chaleur s'élève. D'après Schiff, à la tête et aux extrémités, ces phénomènes se produisent du même côté que la lésion, tandis qu'au tronc et aux épaules ils se produisent du côté opposé ; il semble donc qu'il y ait un entre-croisement des vaso-moteurs qui se rendent à ces organes. 6° La moelle allongée est enfin le centre d'innervation de tous les phénomènes de sécrétion déterminés par les excitations des organes centraux. A ce point de vue, nos connaissances ne sont précises que pour le foie; mais il est possible que d'autres sécrétions encore, la sécrétion salivaire par exemple, soient sous la dépendance de l'innervation bulbaire. Le bulbe agit-il directement sur les glandes ou par l'intermédiaire de l'innervation vaso-motrice? C'est ce qui reste à déterminer. La moelle allongée agit indirectement par les vaso-moteurs sur les centres nerveux situés plus haut, la régularité de la circulation étant indispensable à leur fonctionnement. Quand on interrompt brusquement le cours du sang dans les artères du cou, les animaux sont pris de convulsions générales épileptiformes ; quand la circulation, sans être totalement interrompue, est diminuée, il se produit de la faiblesse et de la paralysie. Il s'ensuit que l'interruption brusque et totale de l'apport du sang agit comme excitant des parties motrices de la base du cerveau. L'on peut rattacher les convulsions générales qui accompagnent l'agonie dans les cas d'hémorrhagie à la même cause. Kussmaul et Renner, à qui nous devons la découverte de ces faits, ont démontré que jusqu'à un certain point les phénomènes pathologiques de l'épilepsie peuvent être rapportés à un vice d'innervation bulbaire.

L'anesthésie et la paralysie croisée qui surviennent dans les cas d'hémorrhagie unilatérale du cerveau ont fait admettre depuis longtemps un entre-croisement des cordons antérieurs dans le bulbe ; mais on le supposait beaucoup plus complet qu'il ne l'est en réalité, au moins d'après les recherches sur les animaux. On croyait que cet entre-croisement se faisait au point où, à l'œil nu, on peut constater la décussation des pyramides, car on admettait que les pyramides ne sont que la continuation des cordons antérieurs. Les recherches anatomiques de Stilling commencèrent à jeter du doute sur cette continuation directe; les expériences de Schiff démontrèrent que les pyramides ne sont ni motrices ni kinésodiques, et Vulpian publia une observation anatomo-pathologique dans laquelle la pyramide d'un côté était complètement atrophiée ou dégénérée sans que la paralysie unilatérale fût survenue. En sectionnant le bulbe à différentes hauteurs, Schiff arriva enfin aux résultats que nous avons indiqués plus haut. Il est donc probable que ce sont les fibres transversales du bulbe et de la partie inférieure de la protubérance qui déterminent l'entre-croisement.

Nous avons déjà étudié dans les chapitres précédents les fonctions spéciales que le bulbe exerce comme centre nerveux et comme centre réflexe sur les mouvements respiratoires (§ 131), sur les mouvements cardiaques (§ 117), sur la fonction glyco-génique du foie (§ 126), sur les vaso-moteurs (§ 122). D'après Schröder van der Kolk et d'autres expérimentateurs, l'hyperémie cérébrale déterminerait des convulsions analogues à celles produites par l'anémie; mais les recherches de Kussmaul et Tenner n'ont pas confirmé ce résultat (¹).

§ 213. — Fonctions de l'encéphale.

Pour la physiologie des centres nerveux supérieurs on est ordinairement parti de l'idée de la localisation des fonctions dans des parties déterminées de ces organes ; cette idée semblait au reste basée sur l'observation. La conscience et la volition étant abolies après l'enlèvement des hémisphères cérébraux, la vision étant supprimée après la destruction des tubercules quadrijumeaux, et l'ablation du cervelet déterminant un désordre dans les mouvements de déplacement du corps, l'on était amené à admettre que les hémisphères président à la conscience et à la volition, les tubercules à la vision, et que le cervelet est le régulateur des mouvements musculaires etc. Il faut toutefois songer que la volition, la conscience, la formation d'idées par la vision, la coordination des mouvements musculaires sont des phénomènes psychiques très-complexes et en connexion intime, dont il est difficile de troubler l'un sans entraîner le trouble simultané d'un ou de plusieurs autres. Les phénomènes qui se produisent à la suite de l'ablation, de la section ou même des altérations pathologiques de certaines parties du cerveau ne s'observent jamais régulièrement comme s'ils faisaient partie de fonctions bien isolées. L'expérience nous prouve, en effet, qu'au bout d'un certain temps des lésions fonctionnelles, même graves, peuvent disparaître, sans que pour cela la cause qui les a produites ait disparu. Les cas de ce genre nous font naturellement supposer que les différentes parties de l'encéphale peuvent se substituer fonctionnellement les unes aux autres. Cette propriété paraît être d'autant plus développée que les parties lésées des centres nerveux sont situées plus haut, de telle sorte que, plus l'organe est perfectionné, moins chacune de ses parties isolées semble indispensable, et que, dans certains cas, la lésion d'une grande partie d'un hémisphère est bien plus facilement compensée par le fonctionnement d'une autre partie de l'organe que ne l'est la lésion d'une portion limitée de substance grise ou blanche de la moelle épinière. Nous savons que la substance grise de la moelle peut conduire les irritations suivant toutes les directions, et qu'après l'interruption des voies normales ce mode de conduction se perfectionne peu à peu ; la moelle nous donne donc déjà elle-même un exemple de substitution fonctionnelle. Lorsque nous avons étudié la physiologie de la moelle, nous avons vu ce phénomène de substitution des fonctions compliquer le problème ; il est donc évident qu'il en sera de même et à un bien plus haut degré pour l'étude de la physiologie du cerveau, dont la structure est infiniment plus compliquée. Il est facile, en présence de ces faits, de comprendre que nos connaissances sont des plus restreintes sur ce point ; nous allons donc commencer par dé-

---

(¹) Schröder van der Kolk, *Ueber den Bau u. die Functionen der Medulla spinalis und oblongata.* Braunschweig 1858. — Vulpian, *loc. cit.* — Flourens, *Comptes rendus*, 1851 à 1859 et 1862. — Schiff, *Lehrb. d. Physiologie*, t. I. — Kussmaul et Tenner, *Moleschott's Untersuch.*, t. III.

crire tous les faits observés, et nous nous bornerons ensuite à quelques remarques sur les fonctions hypothétiques des différentes parties du cerveau.

1° *Hémisphères cérébraux et corps striés.* Ces parties ne sont ni sensibles ni motrices; elles peuvent donc être enlevées sans que l'animal manifeste de douleur et éprouve de convulsions. Des oiseaux, des amphibies et même des mammifères peuvent, après l'ablation des hémisphères, rester longtemps en vie sans aucune altération des fonctions végétatives. La pupille se contracte encore en présence de la lumière et les impressions gustatives déterminent encore des mouvements mimiques, les animaux crient ou s'envolent quand on irrite leur peau, mais ils n'exécutent jamais le moindre mouvement spontané. D'après Flourens, ils ont également des alternatives de veille et de sommeil. On observe les mêmes phénomènes à la suite de l'extirpation des corps striés qui enveloppent les faisceaux de fibres dirigés vers les hémisphères. Les animaux qui ont subi cette mutilation, une fois mis en mouvement, continuent à courir jusqu'à ce qu'ils rencontrent un obstacle extérieur (Magendie, Schiff). À la suite de la destruction d'*un seul* hémisphère, les animaux ne montrent pas de lésion fonctionnelle appréciable; chez l'homme lui-même, on ne constate autre chose qu'une fatigue plus prompte des fonctions intellectuelles. Dans les cas d'altération pathologique du lobe frontal, et du *lobe frontal gauche* presque toujours, on constate une *paralysie plus ou moins complète de la parole* (aphasie) et quelquefois une perte de la faculté d'écrire (agraphie) isolée ou combinée à l'aphasie; mais toujours la motilité reste intacte et très-souvent l'intelligence est inaltérée. Les mêmes lésions fonctionnelles ont été plusieurs fois observées dans les cas d'altérations pathologiques du lobule de l'*insula*. L'idée à exprimer est là, mais le mot propre ne vient pas et le malade se sert d'un mot qui d'ordinaire se rapproche de l'idée à exprimer ou du mot propre (aphasie amnémonique); d'autres fois, le langage est tout à fait aboli ou limité à quelques rares mots que le malade emploie toujours pour exprimer n'importe quelle idée. Bien que ces lésions si remarquables soient reliées d'ordinaire à des altérations pathologiques du côté gauche et qu'elles semblent donc plaider en faveur d'une différence fonctionnelle entre les hémisphères, il ne faut pas oublier qu'on les a vues survenir quelquefois quand le lobe frontal du côté droit était malade. On peut admettre que les deux moitiés du cerveau peuvent remplir les mêmes fonctions, mais que nous nous servons davantage de l'une que de l'autre, comme nous le faisons pour les muscles symétriques du corps. Leyden suppose avec assez de vraisemblance que si, dans ce cas, nous nous servons de préférence du lobe gauche, cela tient à ce que le sang arrive plus facilement à l'encéphale par la carotide gauche que par la carotide droite. Gratiolet avait déjà fait remarquer que c'est sans doute à cette raison qu'il faut attribuer le développement prématuré de l'hémisphère gauche comparé à celui du côté droit ([1]).

2° *Couches optiques, pédoncules cérébraux et protubérance annulaire.*

([1]) Broca, *Bullet. de la Société anatom.*, 1861. — Meynert, *Wiener med. Jahrb.*, 1866. — Leyden, *Berliner klin. Wochenschrift*, 1867. — Consultez aussi *Meissner's Jahresb.*, 1867 où se trouvent les recherches les plus récentes sur l'aphasie.

Les altérations de ces différentes parties déterminent d'ordinaire des symptômes de sensibilité et des contractures dans les mêmes muscles dont la motilité est altérée par l'ablation des mêmes parties. L'ablation d'une couche optique ou d'un pédoncule cérébral d'un seul côté entraîne toujours une altération
des plus remarquables dans les mouvements; les animaux mutilés de cette
manière se meuvent toujours suivant le cercle dans la périphérie duquel se
trouve l'axe longitudinal de leur corps (mouvements de manége). Quand la
lésion porte sur la partie antérieure de la couche optique, il se produit toujours, d'après Schiff, une rotation dans le sens de la partie lésée ; quand, au
contraire, c'est la partie postérieure de la couche optique ou le pédoncule cérébral qui sont lésés, le mouvement se fait dans le sens de la partie intacte.
Ce dernier genre de mouvement circulaire augmente lorsque la partie antérieure de la protubérance est sectionnée ; l'animal tourne alors sur ses talons,
de telle sorte que l'axe longitudinal de son corps représente le rayon du cercle
décrit. L'on voit enfin survenir une troisième forme de mouvement circulaire
lorsque les pédoncules cérébelleux sont enlevés ; l'animal se roule alors sur
lui-même autour de son axe longitudinal ; ce mouvement se produit dans le
sens de la lésion quand ce sont les pédoncules cérébelleux seuls qui sont
atteints, et du côté opposé quand la lésion porte sur la partie latérale d'une
moitié du cervelet (Schiff). Les mouvements de l'œil sont également troublés ;
l'œil du côté lésé est dirigé en avant et en bas, tandis que l'autre est entraîné
en arrière et en haut. D'après Renzi, la lésion de la surface des couches optiques amène la perte de la perception des impressions lumineuses dans le
côté opposé, mais sans aucune altération de motricité ; d'autres auteurs nient
au contraire la relation entre les couches optiques et le sens de la vue.

3º *Cervelet.* L'ablation du cervelet exerce une influence remarquable sur
les mouvements généraux du corps ; ces mouvements restent possibles, mais
ils sont irréguliers et mal coordonnés (Flourens). Si les animaux survivent un
certain temps à l'opération, la coordination des mouvements peut se rétablir
peu à peu. Quand une *seule* moitié du cervelet est enlevée, les altérations sont
unilatérales ; chez les oiseaux, elles se produisent, d'après Lussana, dans le
côté correspondant à la lésion, tandis que, chez les mammifères, elles se
produisent dans le côté opposé. Il surviendrait, en outre, d'après Renzi, des
altérations de la vue et de l'ouïe, et Luys a constaté chez l'homme, dans des
cas de maladie du cervelet, des amauroses, du strabisme etc. Rien ne prouve
cependant qu'il n'y ait eu dans ces cas des lésions concomitantes d'autres parties de l'encéphale, comme les tubercules quadrijumeaux par exemple. Le cervelet n'est doué d'aucune sensibilité et d'aucune motricité.

4º *Tubercules quadrijumeaux.* Leur lésion est sans effet sur les mouvements du corps, à condition que les pédoncules qui les supportent ne soient
pas compris dans la lésion. La destruction d'un de ces tubercules entraîne toujours la cécité du côté opposé (Flourens), et réciproquement l'extirpation d'un
œil amène l'atrophie consécutive du tubercule quadrijumeau du côté opposé
(Magendie). Quand on irrite un de ces petits organes, l'on constate des mouvements de l'iris et du globe oculaire du côté opposé; les animaux manifestent
aussi de la douleur, qui peut être due à des phénomènes subjectifs très-

intenses de lumière. Schiff prétend que la partie antérieure des tubercules quadrijumeaux est sensible, tandis que leur partie postérieure est surtout motrice (1).

Tout ce que nous venons de dire sur les effets produits par l'ablation des différentes parties de l'encéphale prouve évidemment que *certaines* parties de ces centres sont en relation directe avec des fonctions psychiques déterminées de telle manière que quand on enlève la partie, la fonction se trouve supprimée. Il n'est cependant pas permis d'en conclure, comme on l'a fait souvent et comme l'a fait la phrénologie, que telle partie du cerveau est l'organe précis où se produit telle fonction psychique. Une conclusion de cette nature serait tout à fait analogue au raisonnement suivant : la section de tel nerf entraîne la perte de la contractilité de tel muscle : donc les nerfs moteurs sont les organes exclusifs de l'innervation des muscles auxquels ils se rendent. Pour que le muscle puisse se contracter, il faut que son nerf reçoive une excitation des organes centraux; de même aussi faut-il que la partie du cerveau soit en connexion avec d'autres parties centrales et avec des organes nerveux périphériques, pour qu'elle puisse accomplir sa fonction. Ces connexions doivent évidemment être d'autant plus compliquées que la fonction l'est elle-même. Il est probable, par exemple, que les phénomènes qui, dans le cerveau, sont produits par le sens de la vue ne sont possibles que si dans les tubercules quadrijumeaux les fibres optiques sensitives sont en connexion d'une part avec les appareils moteurs de l'accommodation et de l'adaptation, et d'autre part avec les centres qui président aux mouvements des yeux. D'un autre côté, la transformation de nos sensations en idées n'est possible que si les hémisphères cérébraux existent, et le cervelet parait être jusqu'à un certain point en relation avec les mouvements de l'œil. On pourrait peut-être établir la théorie physiologique suivante sur l'acte central de la vision : par sa structure, la rétine tient le milieu entre un organe des sens et une partie nerveuse centrale; les vibrations de l'éther se transforment sur cette membrane en raison de sa structure et des différentes locales qu'elle présente. Cette transformation constitue-t-elle déjà les sensations, ou ne devient elle sensation qu'en raison de sa connexion avec les organes centraux? c'est à quoi nous ne saurions répondre. Quoi qu'il en soit, la rétine *à elle seule* ne peut pas déterminer la sensation, car les individus devenus aveugles par atrophie de leurs nerfs optiques voient encore des couleurs dans leurs rêves, et d'autre part, l'examen attentif des aveugles-nés prouve que le cerveau ne saurait avoir une idée de couleur sans qu'antérieurement la rétine ait été impressionnée. Nous sommes donc obligés d'admettre que, pour percevoir la première fois une sensation de lumière, il faut que notre rétine soit en connexion avec l'appareil central, mais que les impressions produites dans les centres peuvent suppléer la rétine, à un faible degré il est vrai, car chacun sait, en effet, que les images vues de souvenir sont moins nettes et bien plus passagères que celles produites directement par les impressions extérieures. Dans la substance grise des tubercules quadrijumeaux les fibres optiques communiquent ensuite, par voie réflexe sans doute, avec les fibres nerveuses motrices de l'œil. D'après la manière dont se combinent les mouvements de convergence et d'accommodation, les nerfs

(1) Flourens, *Recherches expérimentales sur les fonctions du système nerveux*, 2e édit. Paris 1842. — Longet, *Anat. et physiol. du système nerveux.* — Schiff, *Lehrb. d. Physiol.* — Brown-Séquard, *Course of lectures on the physiology and pathology of the central nervous system.* London 1861. — R. Wagner, *Kritische u. experimentale Untersuch. über die Hirnfunctionen* (*Göttinger Nachrichten*, 1858-1862). — Lussana, *Journal de Physiol.*, t. V et VI. — Luys, *Recherches sur le système nerveux.* Paris 1865. — Renzi, *Ann. univ.*, 1863-1864.

de l'accommodation et de l'adaptation sont probablement en connexion, d'une part avec le nerf optique, et d'autre part avec les nerfs moteurs de l'œil; il semble donc que leurs fibres se terminent en ce point, tandis que les prolongements du nerf optique et des nerfs oculo-moteurs remontent plus haut; une partie des fibres de ces derniers cordons gagnerait les hémisphères en passant par les pédoncules cérébraux; une autre partie, les nerfs moteurs peut-être, y arriverait par voie indirecte à travers le cervelet, en passant par les pédoncules cérébelleux supérieurs et moyens. Beaucoup d'observations tendent à démontrer que le cervelet centralise les sensations d'innervation motrice. Il nous est donc permis d'admettre que les nerfs des muscles de l'œil (ceux des autres muscles du corps peut-être aussi) déterminent dans la station intermédiaire du cervelet des sensations qui nous permettent d'apprécier le degré d'intensité de leur innervation. Les excitations déterminées par ces sensations d'innervation peuvent avoir deux points différents d'origine : elles peuvent partir des hémisphères et suivre une voie centrifuge, ou provenir des tubercules quadrijumeaux, qui jouent alors le rôle d'un organe réflecteur, et suivre une voie centripète. Les prolongements des fibres du nerf optique, qui, d'après notre hypothèse, gagnent en rayonnant les hémisphères, se terminent probablement dans les corpuscules nerveux de la substance corticale du cerveau, en même temps qu'elles entrent peut-être en connexion avec les extrémités terminales des prolongements des fibres motrices qui y aboutissent également. La quantité énorme et l'agencement régulier de ces corpuscules nerveux nous amènent presque à supposer que les hypothèses auxquelles la structure de la rétine et de l'organe de Corti nous a conduits pour la perception des impressions visuelles et acoustiques peuvent aussi s'appliquer au phénomène de perception dans les centres nerveux. Nous admettrons donc qu'à chaque variété qualitative de l'excitation correspondent dans les organes centraux des éléments ou des groupes d'éléments spéciaux. Une quantité déterminée d'impressions périphériques différentes correspond donc toujours à une égale quantité d'impressions centrales différentes. De même encore, à chaque excitation motrice, qu'elle vienne des centres ou de la périphérie (par voie réflexe), correspond une impression d'innervation déterminée par l'appareil cérébelleux. Cette impression d'innervation peut elle-même produire une espèce d'indice à l'extrémité des fibres motrices dans le cerveau, indices qui, après l'ablation du cervelet, peuvent se comporter comme les images vagues et passagères que le souvenir laisse dans les organes centraux après l'ablation des organes des sens. Il est facile de comprendre, d'après cette hypothèse, comment toute lésion portant sur une des parties nerveuses qui produisent la fonction de la vue peut altérer la vision, et comment, en général, cette altération est d'autant moins intense que l'organe lésé est plus central. Lorsque la connexion du cervelet ou du cerveau n'est que partiellement détruite, l'excitation, comme dans la moelle, suivra d'autres voies; il se créera de nouvelles connexions entre la périphérie et les parties centrales, et dès que ce résultat sera obtenu, si la lésion n'est pas trop considérable, les fonctions se rétabliront. Il en sera tout autrement quand les organes centraux terminaux seront lésés en masse; la fonction sera alors complétement ou presque complétement abolie. Nous avons vu un exemple de cette abolition incomplète de la fonction quand l'aphasie survient par suite de l'altération des centres qui établissent la connexion entre les extrémités des différentes fibres sensitives et l'appareil moteur de la phonation. Il est possible que des altérations partielles de même nature, portant exclusivement sur des centres sensitifs, puissent déterminer plusieurs formes d'altérations psychiques, caractérisées par la formation d'idées fausses.

Tout ce que nous venons de dire ne suffit pas évidemment pour créer une hypothèse exacte sur l'action du cerveau dans l'acte visuel; les faits connus ne permettent pas encore d'édifier cette théorie. Ces considérations nous font voir combien l'action combinée des organes centraux est embrouillée, et combien il nous est difficile, sans entrer dans le domaine psychologique, d'expliquer d'une manière plausible les phénomènes physiologiques qui surviennent après la lésion ou l'ablation de telle ou telle partie du cerveau, comme les propensions si bizarres décrites par Magendie à la suite de quelques lésions cérébrales (propension à courir en avant, à se mouvoir en rond etc.). Il nous est impossible aussi d'admettre un organe spécial de l'intelligence, un organe spécial de la coordination des mouvements, comme le faisait Flourens pour le cerveau, le cervelet etc. Les altérations si variées de la motricité qui surviennent après les lésions des pédoncules cérébraux, des couches optiques, du cervelet etc., ont, à ce qu'il me semble, une certaine analogie avec les phénomènes qui surviennent dans les cas de paralysie d'un seul muscle de l'œil. Quand, par exemple, le muscle abducteur de l'œil est atteint de paralysie légère, le malade possède encore la possibilité physique de porter son œil en dehors, mais ce mouvement ne s'exécute pas complétement, parce qu'en raison des désordres de l'innervation le malade croit que le mouvement qu'il exécute est bien plus étendu qu'il ne l'est en réalité. Le même phénomène se produit quand la transmission directe vers les muscles est en partie interrompue et qu'elle suit une voie plus ou moins détournée. Quant au rôle spécial que joue le cervelet dans la perception des sensations d'innervation, outre les résultats fournis par les vivisections, résultats que nous avons rapportés plus haut, nous pouvons encore invoquer les différentes observations pathologiques rassemblées par Lussana. Les malades pouvaient encore exécuter les mouvements avec la force normale, mais il leur manquait le sentiment de la force et de l'étendue du mouvement exécuté. Lorsque cette lésion est bornée à des groupes musculaires d'un seul côté, comme, par exemple, à la suite de la section unilatérale d'un pédoncule cérébral, on voit apparaître la sensation subjective du vertige. Ainsi que déjà l'avait dit Henle, la forme la plus habituelle du vertige est le vertige oculaire, qui se produit quand une image rétinienne se déplace d'une manière objective, bien que l'objet n'éprouve en réalité aucun mouvement. Le mouvement de l'œil devient donc pour nous un véritable mouvement objectif dès que les sensations d'innervation des muscles de l'œil ou des autres muscles du corps ne sont plus perçues. L'état d'un animal malade animé de mouvements involontaires auxquels il ne peut se soustraire n'est probablement qu'un vertige permanent.

Veille et Sommeil. Parlons encore ici des intermittences que présentent les fonctions des organes centraux dans la veille et dans le sommeil. Nous ne possédons encore aucune explication précise sur les modifications des centres nerveux qui déterminent cette intermittence. Le phénomène du sommeil peut, en général, être rattaché aux différentes modifications de l'excitabilité des centres nerveux. Les excitants qui, dans l'état de veille, arrivent aux centres, s'y ajoutent les uns aux autres et finissent par s'accumuler peut-être tellement qu'ils déterminent une action paralysatrice qui empêche pendant un certain temps la transmission d'excitations sensorielles de moyenne intensité ainsi que celle de la plupart des impulsions de motricité. L'on n'a jusqu'ici étudié expérimentalement que les phénomènes extérieurs du sommeil, et encore ne l'ont-ils été qu'à qu'à des points de vue particuliers. Kohlschütter a cherché à déterminer la *dureté du sommeil*, en mesurant, au moyen de différents bruits, quelle est la plus faible excitation capable de produire le réveil. Il résulte de ces recherches que la dureté du sommeil est soumise à des variations constantes. Au début, le sommeil devient très-rapidement profond et atteint son maximum de dureté dès la première heure; à partir de ce moment, il s'affaiblit brusquement d'abord, puis de plus en plus lentement, de telle sorte que pendant plusieurs heures avant le réveil il n'éprouve plus de variation et reste fort léger. La profondeur du sommeil peut brusquemment être diminuée par des excitations extérieures ou intérieures; mais toujours alors cette diminution est suivie d'une variation en sens opposé, et le sommeil redevient plus profond. Les fonctions végétatives, pouls, fréquence des mouvements respiratoires, digestion, sont en général ralenties pendant le sommeil, ce qui permet d'admettre que le sommeil s'étend jusqu'à un certain point à la moelle allongée. Voyez le § 132 pour l'échange gazeux pendant le sommeil [1].

§ 214. — Fonctions du sympathique.

Le sympathique est constitué par un système de cellules ganglionnaires et de fibres nerveuses en connexions multiples anatomiques et physiologiques avec le cerveau et la moelle épinière. Les fibres nerveuses du sympathique appartiennent surtout à la classe des fibres minces, et ses cellules nerveuses ont en bien des points une structure particulière (voy. Fig. 59), mais ces différences ne sont pas encore assez bien étudiées pour qu'on puisse en conclure par exemple que les fibres larges qui se trouvent dans le système sympathique proviennent du système cérébro-spinal. Ces deux systèmes ne sont nettement séparés ni au point de vue physiologique, ni au point de vue anatomique. En admettant que tous les amas de substance grise (à l'exception de ceux qui se trouvent dans les appareils sensoriels périphériques) qui sont situés en dehors des organes cérébro-spinaux constituent les centres du sympathique, l'on est amené à dire 1° que toutes les fonctions dépendantes des ganglions sympathiques, persistant encore après la section des nerfs qui unissent ces ganglions au système cérébro-spinal, sont des *fonctions propres du sympathique;* que 2° les fonctions des nerfs sympathiques qui sont abolies après la séparation de ce système d'avec les organes cérébro-spinaux sont, au contraire, ou bien des *fonctions cérébro-spinales* dues à des fibres nerveuses mélangées à celles du sympathique, ou bien des *fonctions dépendantes du sympathique* déterminées par l'action combinée des éléments des deux systèmes. Nous n'avons pas à nous occuper ici des fonctions cérébro-spinales, mais il n'est pas aisé de reconnaître si un phénomène qui se manifeste dans le domaine du sympathique est déterminé par l'action combinée des éléments cérébro-spinaux et sympathiques ou si ce phénomène est dû uniquement à la présence de fibres cérébro-spinales directes. Les fonctions qui sont abolies après la section des filets anastomotiques avec le système cérébro-spinal ne nous permettent pas de décider si le sympathique est en réalité un système particulier, bien qu'en union multiple avec l'axe cérébro-spinal, ou s'il doit être considéré comme formé par la réunion de troncs émanés de ce dernier axe.

1° *Fonctions propres des nerfs sympathiques.* Ce n'est que dans quelques cas assez rares qu'il a été possible de constater une persistance des fonctions centrales dans certaines parties du système sympathique après leur séparation d'avec les organes cérébro-spinaux. Les exemples les plus remarquables que

[1] Kohlschütter, *Zeitschrift f. rat. Med*, t. XVII.

nous puissions en citer sont la sécrétion de la glande sous-maxillaire (Cl. Bernard) par excitation réflexe du ganglion sous-maxillaire après la section des nerfs qui se rendent à cette glande (voy. § 73) et la persistance de l'innervation cardiaque après l'extirpation du cœur (§ 117). Il est probable que les ganglions de l'intestin, des vaisseaux, de l'utérus etc., possèdent une individualité fonctionnelle analogue à celle des ganglions cardiaques. On a admis dans ces cas, surtout pour le cœur, une innervation automatique dépendant des cellules ganglionnaires, mais beaucoup de ces phénomènes peuvent s'expliquer par des réflexes ; nous ne saurions nous prononcer sur cette question avant de connaître d'une manière bien exacte tous les phénomènes d'innervation qui s'y rattachent. (Pour l'innervation du cœur et des vaisseaux, voy. §§ 117 et 122.)

2° *Fonctions dépendantes du sympathique.* Les exemples de fonctions spéciales du sympathique que nous venons de citer se produisent toujours dans des conditions que l'on ne rencontre jamais dans l'organisme vivant, où jamais les ganglions nerveux ne sont privés de leurs connexions avec les organes cérébro-spinaux. Il est donc à présumer que les phénomènes d'innervation sympathique sont modifiés par les excitations qui conduisent les filets anastomotiques cérébro-spinaux, mais on peut admettre aussi que les centres sympathiques n'entrent en action que par suite de l'influence de ce dernier mode d'innervation. Nous avons signalé l'influence de l'action cérébro-spinale sur l'innervation sympathique du cœur ; des conditions semblables semblent se présenter dans les mouvements de l'intestin, de l'iris, des vaisseaux, dans les sécrétions des glandes, ainsi que le démontre ce que nous avons dit de la physiologie de la nutrition. L'innervation cérébro-spinale paraît agir de deux manières sur les centres sympathiques : elle accumule en peu de temps l'excitation dans ces centres, qui la répartissent alors dans un espace de temps plus prolongé sur tous les organes qu'ils innervent, ou encore elle produit dans ces centres des phénomènes par lesquels l'excitation qu'ils transmettent à un muscle ou à une glande se transforme en action paralysatrice. Les rapports spéciaux de l'innervation que nous rencontrons partout où les nerfs cérébro-spinaux alternent avec les nerfs sympathiques s'expliquent le plus aisément en adoptant cette manière de voir. C'est ainsi, par exemple, que le muscle innervé par l'action combinée du sympathique peut répondre par une contraction de certaine durée à une excitation instantanée, comme dans les mouvements du cœur, des vaisseaux et des intestins. Nous ne saurions non plus citer d'exemple d'innervation paralysatrice sans qu'il y ait interposition de substance grise ; les phénomènes paralysateurs peuvent donc dépendre en partie des organes cérébro-spinaux (actions paralysatrices dans la respiration, § 131, dans les réflexes, § 210) et en partie des ganglions sympathiques. Les cellules nerveuses du système sympathique semblent aussi présenter des résistances à la transmission des excitations centripètes. C'est ainsi que, par exemple, des excitations faibles de l'intestin ou d'autres parties innervées par le sympathique ne déterminent aucune sensation ; ce n'est que lorsque les excitants atteignent une certaine force, que l'excitation peut dépasser l'arrêt que lui présentent les cellules ganglionnaires et déterminer des sensations de douleur plus ou moins intenses, mais toujours incomplètement localisées. Le réseau sympathique peut donc être considéré comme un annexe des organes qui nécessitent soit une prolongation du temps de l'excitation, soit une action modératrice de certains phénomènes. Mais ces deux fonctions n'appartiennent nullement en propre aux ganglions sympathiques. De même que, ainsi que nous l'avons vu, le système cérébro-spinal présente des actions paralysatrices, de même aussi sa substance grise possède la propriété de prolonger la durée de l'excitation, et, parmi les organes centraux, c'est le cerveau qui surtout semble posséder cette propriété.

Pendant bien longtemps les physiologistes ont discuté pour savoir si le sympathique constitue en réalité un système nerveux spécial, ou s'il n'est constitué que par un lacis de nerfs cérébro-spinaux. Bidder et Volkmann, s'appuyant sur des données anatomiques, se prononcèrent pour l'individualité du sympathique ; ils admirent que les fibres minces sont des éléments spécifiques du sympathique, tandis que les fibres larges constituent les éléments du système cérébro-spinal. Il est vrai que ce caractère différentiel se présente d'habitude ; mais, comme l'a démontré Kölliker, il n'est pas constant. Valentin, au contraire, ne pouvant trouver aucun prolongement des cellules ganglionnaires sympathiques, ne les envisagea que comme des masses accessoires surajoutées à des fibres nerveuses cérébro-spinales, et considéra le grand sympathique comme un nerf cérébro-spinal. Les recherches récentes sur la structure des cellules nerveuses ne permettent plus d'accepter cette opinion. Une nouvelle série de recherches anatomiques, instituée par Budge et Waller, n'a pas abouti davantage à éclairer cette question. Ces auteurs sectionnèrent les anastomoses entre les nerfs spinaux et le sympathique. Tout nerf sectionné s'atrophie par transformation graisseuse du bout opposé à son point d'origine. C'est ainsi que les nerfs émanés de la moelle s'atrophient dans leur bout périphérique, tandis que les fibres qui prennent naissance dans les ganglions sympathiques eux-mêmes ne présentent pas d'altération. On trouve toujours, à la vérité, quelques fibres atrophiées, mais la plus grande partie reste intacte. L'on peut donc admettre que les ganglions sont en ce cas des centres nutritifs ; mais rien ne prouve qu'ils soient des centres d'innervation. Nous sommes donc forcés de nous reporter aux recherches physiologiques, qui seules peuvent nous donner une solution. Les faits que nous avons signalés plus haut nous amènent à penser qu'en raison de ses ganglions le sympathique jouit jusqu'à un certain point de propriétés spéciales, qu'il est indépendant des autres parties du système nerveux, tout comme la moelle ou toute autre portion de ce système dans laquelle on trouve de la substance grise (¹).

(¹) Bidder et Volkmann, *Die Selbständigkeit des sympathischen Nervensystems*. Leipzig 1842. — Cl. Bernard, *Leçons sur la physiologie et la pathologie du système nerveux*, t. II. — Budge, *Zeitschrift f. wiss. Zoologie*, t. III. — Schiff, *Archiv f. physiol. Heilkunde*, t. IX. — Küttner, Dissert. Dorpat 1854.

TROISIÈME PARTIE.

PHYSIOLOGIE DE LA GÉNÉRATION ET DU DÉVELOPPEMENT.

§ 215. — Généralités.

L'étude des phénomènes de la génération se divise en deux sections : la *physiologie des fonctions de la génération proprement dite* et la *physiologie des fonctions embryonnaires*. La première étudie les phénomènes de la maturation et de la mise en liberté des produits de la génération, ainsi que les phénomènes en vertu desquels l'œuf et le sperme se mettent en contact et produisent ainsi la fructification. Elle doit encore étudier l'état de l'organisme maternel pendant le développement du produit et l'expulsion de ce dernier quand son développement est complet. La physiologie des fonctions embryonnaires s'occupe des fonctions de l'organisme futur et détermine les différences fonctionnelles qui existent entre l'embryon et l'être parfait. La description des différents phénomènes qui se succèdent pendant le développement embryonnaire constitue une section de l'anatomie. Nous nous bornerons donc à décrire ceux de ces phénomènes qui sont nécessaires pour comprendre les faits physiologiques, comme, au reste, nous l'avons fait dans tous les chapitres et livres précédents.

I. PHÉNOMÈNES DE LA GÉNÉRATION.

§ 216. — Structure des organes de la génération.

Les organes de la génération mâles et femelles se développent suivant un plan tout à fait semblable et présentent, par conséquent, à l'état adulte une structure analogue. Le système des organes sexuels se divise, dans les deux sexes, en *glandes génitales*, en *voies parcourues par les produits sexuels* et en appareil accessoire, *organes de copulation*.

La glande génitale de la femme, l'*ovaire*, a la structure d'une glande folliculeuse. Elle est constituée par un tissu fibreux assez dense dans lequel sont disséminés des follicules isolés (follicules de Graaf). Les plus petits de ces follicules sont microscopiques ; les plus grands mesurent jusqu'à la grosseur d'une cerise. Chaque follicule consiste : 1° en une couche extérieure fibroïde ; 2° en une membrane vasculaire molle (ovisac de Barry), et 3° en un épithélium granuleux tapissant la surface interne (membrane granuleuse). Le follicule est rempli par un liquide assez clair, qui tient en suspension des granulations d'albumine et des gouttelettes de graisse. En un point déterminé de la membrane granuleuse, les granulations épithéliales forment un amas et entourent l'ovule, dont la structure correspond tout à fait à celle de l'œuf des mammifères en général (voy. § 59).

La glande génitale de l'homme, le *testicule*, a la structure d'une glande en tube. Elle est formée par une quantité considérable de tubes, les canalicules séminifères, terminés tous en cul-de-sac et enroulés, du côté de la surface, en forme de pelotons; tous ces canalicules présentent des divisions nombreuses, et chacun d'entre eux, grâce à une cloison fibreuse émanée du *corps d'Higmore*, constitue un lobule testiculaire. Dans le réticulum du corps d'Higmore, les canalicules se réunissent entre eux et deviennent beaucoup moins nombreux; ils passent ensuite, en s'enroulant, dans le canal de l'épiderme et de là dans le canal déférent. Les canalicules séminifères sont constitués par une couche externe connective, par une membrane propre anhyste et par une couche simple d'épithélium polygonal. Avant la puberté, la lumière du canalicule est remplie par de petites cellules transparentes qui ressemblent beaucoup à celles tapissant la paroi, mais qui en diffèrent par leur forme arrondie. En grossissant, ces cellules deviennent les cellules productrices des éléments du sperme. La cellule productrice correspond à l'œuf; elle subit ensuite une modification analogue au phénomène de la segmentation de l'œuf fécondé; il s'y produit, en effet, des cellules-filles, dans lesquelles le noyau disparaît bientôt; elles deviennent ovales et à une de leurs extrémités apparaît un prolongement filiforme; la cellule constitue ainsi la tête, et le prolongement la queue du *corpuscule spermatique*. Ces corpuscules, arrivés à leur développement complet, sont enroulés dans la cellule-mère; ils deviennent libres en se déroulant et en perforant la membrane de cette cellule par leurs têtes et par leurs queues (spermatozoïdes).

Pflüger a prouvé dans ces derniers temps, par des recherches très-remarquables, que l'ovaire, ainsi que l'avait dit Valentin, est au début une glande tubuleuse comme le testicule. L'ovaire se compose, d'après lui, d'une masse de tubes dont la lumière ne disparaît qu'en certains points; les follicules sont constitués par les portions élargies et persistantes de ces canalicules. On peut de très-bonne heure constater deux espèces de cellules dans les tubes ovariques (comme dans les canalicules séminifères), dont les unes constituent plus tard la membrane granuleuse, et dont les autres s'agrandissent énormément et acquièrent des mouvements propres pour devenir les ovules. D'après Pflüger, la membrane granuleuse ne se borne pas à envelopper l'ovule, elle pénètre même dans son intérieur en *un* point au travers de la zone pellucide, de telle sorte que l'œuf humain présenterait aussi un micropyle. Beaucoup d'observateurs, Spiegelberg, Weissmann etc., ont confirmé les opinions de Pflüger; d'autres, au contraire, Grohe et Schrœn, les ont combattues. Grohe soutient, ainsi que l'avaient déjà dit Bischoff et Barry, qu'il se fait au début un amas de cellules d'où doit dériver le follicule; au milieu de cet amas se trouve ce qui deviendra l'ovule, tandis que toutes les autres cellules deviendront la membrane granuleuse (1).

Kölliker est l'auteur qui a le mieux étudié la formation des éléments séminaux.

(1) Pflüger, *Ueber die Eierstöcke der Säugethiere u. des Menschen.* Leipzig 1862. — Grohe, *Archiv f. pathol. Anat.*, t. XXVI.

C'est lui qui, le premier, a démontré que ces éléments se développent par voie *endogène*; mais il crut d'abord que les corpuscules que l'on trouve dans l'intérieur des cellules séminales sont des *noyaux*, et que les éléments séminaux se développent dans l'intérieur de ces noyaux par voie endogène. Il constata lui-même son erreur, et déclara que ce qu'il avait pris pour des noyaux, est en réalité le point d'origine des spermatozoïdes. Reichert et Leukart démontrèrent ensuite que ces soi-disant noyaux ne sont que des cellules-filles (1).

Les voies que parcourent les produits de la génération comprennent, chez la *femme*, l'oviducte (trompe de Fallope), l'utérus et le vagin. Ces parties sont formées, toutes les trois, par une membrane extérieure séreuse et connective, par une couche musculaire intermédiaire et par une muqueuse garnie de glandes. Les couches musculaire et muqueuse atteignent leur plus grand développement dans l'utérus, organe dans lequel l'œuf doit séjourner pendant toute la gestation. Les fibres contractiles affectent les directions les plus variées dans le corps et dans le fond de l'utérus; à son orifice, au museau de tanche, elles forment une espèce d'anneau, le sphincter utérin. Les glandes utérines sont très-nombreuses; elles sont disposées dans la muqueuse et y débouchent par des ouvertures très-étroites. Dans le vagin se déverse la sécrétion des glandes muqueuses propres de l'organe, ainsi que celle des glandes de Bartholin; à l'entrée de ce canal, on trouve le clitoris, organe analogue au pénis de l'homme et constitué aussi par du tissu caverneux. Les grandes et les petites lèvres limitent l'orifice vaginal. Chez l'*homme*, les voies parcourues par les produits de la génération sont constituées par les canaux déférents. Ces canaux se comportent comme les conduits de toutes les glandes; ils ne sont pas détachés de leurs glandes comme les oviductes et ne présentent pas d'élargissements. Un grand nombre de glandes accessoires y sont annexées, les vésicules séminales, la prostate, l'utricule prostatique et les glandes de Cowper, analogues aux glandes de Bartholin chez la femme. Les canaux éjaculateurs s'ouvrent dans la portion prostatique de l'urèthre, immédiatement au devant du verumontanum. Le sperme peut être déposé dans les organes génitaux de la femme grâce à un organe érectile, le pénis, qui enveloppe l'urèthre. La verge ou pénis est formée par trois corps érectiles: les deux corps caverneux du pénis et le corps caverneux de l'urèthre; ce dernier, situé au-dessous des deux précédents, les dépasse en avant et se termine par un renflement plus ou moins arrondi, le gland. Les corps caverneux sont tous constitués par une enveloppe fibreuse qui entoure un réseau de trabécules connectives solides, entremêlées de tissu musculaire lisse; il en résulte un système de mailles et de vacuoles communiquant entre elles, et remplies par du sang veineux. Dans les racines des corps caverneux, l'on trouve des artères hélicines, d'où partent directement des ramuscules très-fins qui vont s'aboucher dans les sinus veineux. Ces artères remplissent plus ou moins les sinus veineux, suivant que les fibres musculaires lisses du réseau spongieux sont relâchées ou contractées. Nous verrons plus loin que c'est à cette particularité de la circulation dans les corps caverneux qu'est dû le phénomène de l'érection du pénis.

(1) Kölliker, *Gewebelehre*, 5e édit.

§ 217. — Maturation et mise en liberté des produits sexuels.

La maturation des produits sexuels, des ovules et des éléments du sperme, constitue l'époque où l'organisme est apte à la reproduction sexuelle; cette époque, c'est la *puberté*. Chez le jeune homme, elle arrive entre 15 et 18 ans, et chez la jeune fille entre 14 et 15. Au bout d'un certain laps de temps, cette fonction disparaît; chez la femme, entre 45 et 50 ans; chez l'homme, elle persiste d'ordinaire jusqu'à 60 ou 70 ans.

A partir du moment de la puberté, la maturation et la mise en liberté des produits sexuels se répètent à intervalles réguliers. Cette périodicité est, en général, mieux marquée dans le sexe féminin que dans le sexe masculin; elle disparaît même complétement chez le mâle de beaucoup de mammifères et chez l'homme, quoique cependant on puisse facilement constater des époques où l'activité fonctionnelle des glandes testiculaires est diminuée ou augmentée. La série des phénomènes qui accompagnent la mise en liberté spontanée des produits sexuels prend, chez les animaux, le nom de phénomènes du *rut*, et, chez la femme, celui de *menstruation*. Ces phénomènes sont, les uns internes, les autres externes. Les premiers portent surtout sur les glandes de la génération. Les canalicules séminifères du testicule se distendent quand le moment du rut s'approche; les cellules qui forment leur contenu s'élargissent et deviennent les cellules productrices des éléments du sperme. Les ovaires se gonflent de la même manière; les ovules, qui jusque-là étaient petits, mûrissent peu à peu; les follicules qui les contiennent augmentent de volume et gagnent la superficie de l'ovaire, probablement par suite de la pression qu'exerce sur eux le liquide qui s'y accumule. Quand l'œuf est arrivé à maturité complète, le follicule se rompt et l'ovule tombe dans l'oviducte. Après la rupture du follicule, ses parois élastiques reviennent fortement sur elles-mêmes et aident ainsi à la sortie de l'ovule. Le moment où un ou plusieurs ovules sont mis ainsi en liberté correspond au maximum de la période du rut ou de la menstruation. L'ovaire commence aussitôt à diminuer de volume. Le follicule rompu se cicatrise peu à peu et constitue ce que l'on appelle le *corps jaune;* sa paroi se gonfle, se recouvre de granulations qui, lorsqu'elles sont volumineuses, prennent un aspect dentelé. Ces granulations sont dues à une prolifération du tissu connectif; elles sont formées par des cellules et contiennent beaucoup de vaisseaux. Quand la grossesse suit la mise en liberté de l'ovule, les granulations deviennent bien plus considérables et plus volumineuses que d'habitude, en raison de l'apport plus considérable du sang vers les organes génitaux. Cette particularité est surtout remarquable dans l'espèce humaine; aussi distingue-t-on chez la femme deux espèces de corps jaunes : les *corps jaunes faux* et les *corps jaunes vrais;* ces derniers étant ceux qui correspondent à des ovules fécondés et à des grossesses par conséquent. Le corps jaune se contracte à son tour peu à peu, et il ne reste, en définitive, plus qu'une cicatrice. Les corps jaunes faux sont déjà très-rétrécis au bout de quatre semaines, et après quelques mois on peut à peine les reconnaître, tandis que les corps jaunes vrais persistent jusqu'au milieu de la grossesse; à l'époque de l'accouchement, ils mesurent encore 3 à 5 millimètres, et bien des années après on peut encore en constater les traces. Pendant la période du rut, les phénomènes caractéristiques qui se produisent dans les voies génitales sont surtout remarquables dans le sexe féminin et se produisent surtout dans l'utérus. Les différentes couches de cet organe s'épaississent; la couche musculaire par formation de nouvelles fibres, et la muqueuse par élargissement des glandes qui s'y trouvent. L'épithélium de la muqueuse se détache et de petits vaisseaux se rompent; il en résulte une sécrétion particulière, très-remarquable chez la femme, où elle est accompagnée de perte de sang et où elle constitue le *flux menstruel*. Ce flux est le caractère le plus remarquable de la menstruation. La quantité du liquide perdu varie suivant les individus et est d'ordinaire de 100 à 200 grammes. Le sang menstruel contient toutes les parties constitutives du sang normal, la fibrine entre autres; il a les caractères particuliers au sang veineux, mais le mucus alcalin auquel il est mélangé lui fait perdre en partie sa faculté de coagulation. Toute période menstruelle s'accompagne d'une maturation d'un ovule et d'un follicule, mais il peut arriver toutefois que le follicule ne se rompe pas et que l'ovule soit peu à peu résorbé. Les périodes menstruelles se suivent avec une périodicité assez régulière qui peut varier suivant les individus, mais qui, en moyenne, est de 28 jours. Ce chiffre est une moyenne pour l'espèce humaine, il correspond exactement au mois lunaire; aussi comprend-t-on que toutes les femmes ne sont pas menstruées le même jour et que ces époques se répartissent sur tous les jours du mois.

L'époque de la puberté varie dans de très-grandes limites, suivant les races et les individus; les causes de ces variations sont encore peu connues. Les privations et les travaux corporels retardent ce moment, qui est plus précoce dans les villes qu'à la campagne, et dans les classes riches que dans les classes pauvres. Dans les pays tropicaux, l'époque de la puberté arrive en général plus vite que dans les pays arctiques; mais l'influence du climat ne paraît cependant pas jouer un rôle aussi considérable qu'on le croyait autrefois. Il résulte des tableaux statistiques de Hecker que dans nos contrées la première menstruation apparaît 50 fois p. 100 entre 16 et 18 ans; les autres cas se répartissent entre la 10e et la 25e année. Ce moment apparaît très-tard dans l'espèce humaine, quand on le compare aux autres mammifères, qui atteignent leur puberté entre 1 et 4 ans.

On pensait autrefois que chez l'homme, ainsi que chez les mammifères, les ovules ne se détachent qu'après leur imprégnation par le sperme, après la fécondation, par conséquent. La menstruation était envisagée alors comme un phénomène destiné à éviter le rut, dans l'espèce humaine; l'organisme était censé se débarrasser ainsi d'une matière nuisible, d'où le mot ancien de *purgation menstruelle*. Les savants anglais furent les premiers qui professèrent que les ovules n'arrivent à maturation et ne se détachent qu'au moment du rut, et que la menstruation est un phénomène analogue au rut; cette opinion fut défendue ensuite par Bischoff. Un grand nombre de phénomènes de la menstruation se présentent aussi pendant le rut. La perte de sang se retrouve chez beaucoup de mammifères (les carnivores entre autres), et Neubert a constaté une véritable menstruation régulière chez les singes de l'ancien continent. Il n'est pas possible d'admettre que la fréquence de la menstruation comparée au rut, qui ne se présente qu'une ou deux fois l'an, soit une preuve à invoquer contre l'identité des deux phénomènes. Nos animaux domestiques, en raison même de leur domestication sans doute, entrent en rut plus fréquemment qu'à l'état sauvage. L'homme peut, lui aussi, être regardé comme soumis à la domestication. Il est enfin bien démontré maintenant qu'à chaque époque du rut, comme à chaque époque menstruelle, un œuf se détache. Bischoff considéra la mise en liberté de l'ovule comme le but véritable de la menstruation, tandis que pour lui la congestion utérine n'est qu'un phénomène accessoire à la maturation de l'ovule. Pflüger objecta à cette théorie que le rapport entre la mise en liberté de l'ovule et la menstruation n'est pas aussi exact, parce que souvent il y a menstruation sans que l'on puisse trouver de corps jaune; il fit donc une autre hypothèse. Il dit que les surfaces des tissus végétaux et animaux doivent toujours être mises à vif pour pouvoir se souder par adossement, la greffe des plantes, par exemple, et l'avivement des bords de la peau ou des muqueuses dans les opérations chirurgicales. La menstruation pourrait donc être due à une sorte de greffe naturelle destinée à fixer l'ovule détaché. A l'appui de sa théorie si séduisante, Pflüger fait remarquer que c'est précisément chez les animaux chez lesquels le produit est le plus solidement fixé à la mère que l'on observe la menstruation, et que chez la vache la perte de sang que l'on observe à l'époque du rut provient exclusivement des cotylédons de l'utérus, point où l'œuf doit se fixer. La connexité qui existe entre la mise en liberté de l'ovule et l'hémorrhagie utérine, ainsi que le retour périodique de ces deux phénomènes, peuvent se rattacher aux fonctions du système nerveux, et plus particulièrement à des actions réflexes. La maturation de l'ovule dans l'ovaire amène une congestion réflexe de la glande ovarique et de l'oviducte; en raison de cette congestion, le follicule de Graaf augmente de volume, finit par se rompre, et en même temps la perte de sang par l'utérus intervient. La périodicité tient à ce que la faible excitation des nerfs de l'ovaire a besoin d'agir pendant un certain laps de temps pour produire les phénomènes de la menstruation, après lesquels le repos intervient de nouveau. Cette lenteur de l'action nerveuse n'est pas sans analogues, ainsi que nous l'avons vu dans la physiologie des centres nerveux (1).

§ 218. — Copulation et fécondation.

La *fécondation* s'opère par l'action de l'élément séminal du mâle sur l'ovule de la femelle. Les conditions qui rendent le contact de ces deux éléments possible constituent la *copulation*.

Ainsi que déjà l'avait dit Spallanzani, la *fécondation* des ovules ne peut se produire que par le contact d'un *spermatozoïde animé de ses mouvements*. Le contenu du testicule incomplétement développé n'est pas fécondant; les spermatozoïdes, après la perte de leurs mouvements, sont dans le même cas; il en est de même du liquide séminal filtré et privé de ses corpuscules spermatiques. Il faut, d'autre part, que l'ovule soit arrivé à maturation et soit intact pour qu'il puisse être fécondé; cette propriété disparaît très-vite après son détachement de l'ovaire. Un très-petit nombre de spermatozoïdes suffisent pour féconder *un* œuf. Prévost et Dumas ont trouvé que chez la grenouille 225 de ces corpuscules peuvent féconder 61 ovules; mais il est évident que les sper-

(1) Bischoff, *Beweis der von der Begattung unabhäng. periodischen Reifung*, etc. Giessen 1844. — Leukart, article *Zeugung*, in *Wiener Handwörterbuch*, t. IV. — Pflüger, *Untersuchungen aus dem Bonner Laboratorium*, 1865.

matozoïdes ne se mettent pas tous en contact immédiat avec les ovules ; aussi peut-on présumer qu'il suffit en réalité d'un seul spermatozoïde pour féconder un ovule. Le temps que nécessite la fécondation est très-court. Newport ajouta à du sperme de grenouille, mis en contact avec des ovules, une solution d'azotate de potasse, qui arrête instantanément les mouvements des spermatozoïdes ; il constata que la fécondation avait encore lieu quand il ne laissait les spermatozoïdes normaux en contact avec les œufs que pendant un temps presque inappréciable ; mais, dans ce cas, l'embryon n'arrivait que rarement à un développement complet. Il est très-probable que le spermatozoïde pénètre dans l'intérieur de l'ovule ; ce fait a pu être constaté dans les différentes classes de vertébrés. C'est par un petit canal, le micropyle, que les spermatozoïdes peuvent pénétrer dans l'intérieur de l'ovule, grâce surtout aux mouvements dont ils sont animés. Dès qu'ils y ont pénétré, ils perdent leur motricité et se dissolvent dans le vitellus. C'est dans la cavité de l'utérus que s'opère le plus habituellement la fécondation. Il résulte des recherches de Sims que le temps que met l'œuf pour arriver dans la matrice, à partir du moment où il se détache de l'ovaire, varie dans l'espèce humaine entre 2 et 10 jours.

Tout ce que nous savons de la fécondation repose sur les découvertes de Spallanzani, qui démontrèrent d'une manière irréfragable que les spermatozoïdes sont les éléments fécondants, et que, pour la fécondation, il faut qu'ils entrent en contact avec l'ovule. Il prouva encore que tous les actes concomitants de la copulation ne sont pas indispensables pour la fécondation, car il injecta du sperme à des femelles d'animaux en rut, et la fécondation s'ensuivit. Sims a pu tout récemment arriver au même résultat sur l'espèce humaine. La question de la fécondation fit un nouveau pas par la découverte de la pénétration du spermatozoïde *dans l'intérieur* de l'ovule. Barry fut le premier auteur qui constata la présence des spermatozoïdes dans l'ovule du lapin ; mais, comme jusqu'alors on n'avait pas trouvé la voie par laquelle ces éléments pouvaient traverser la membrane vitelline, on crut généralement à une erreur d'observation. Bischoff confirma plus tard la pénétration du spermatozoïde dans le vitellus des œufs de grenouille et de lapin. Les travaux de Keber (bien qu'ils fourmillent d'erreurs), ceux de J. Müller, de Leukart, Meissner etc., amenèrent la découverte du micropyle ; mais l'existence de ce canal ne fut réellement démontrée chez les mammifères que par Pflüger (§ 216) ; les faits signalés par Barry et par Keber étaient, en effet, ou insuffisants ou erronés. Il est impossible de donner, à l'heure présente, une théorie exacte ou même une hypothèse satisfaisante pour expliquer les phénomènes par lesquels les spermatozoïdes, après leur pénétration dans l'ovule, déterminent la fécondation. D'après les observations de Meissner sur les ovules d'ascarides, les éléments spermatiques disparaissent dans l'intérieur du vitellus, comme ils disparaîtraient au dehors. En rapprochant ces résultats de ceux obtenus par Newport sur l'œuf de grenouille, on est amené à admettre que c'est au moment même où le spermatozoïde se met en contact avec l'ovule qu'il produit la fécondation (1).

(1) De tous ces faits il n'est pas un seul qui prouve que la fécondation doive se faire dans l'utérus même ; elle peut tout aussi bien se produire sur l'ovaire au moment de la rupture de la vésicule de Graaf. L'on comprend aisément, d'après ce que vient de dire Wundt, comment la fécondation s'opère dans les quelques jours qui suivent la menstruation ; mais les travaux de Sims ont établi d'une manière évidente que la femme peu

Lorsque la fécondation, au lieu de se faire dans la cavité utérine, se fait dans l'oviducte ou dans la cavité abdominale, il se produit une grossesse extra-utérine ovarique ou abdominale (¹).

La condition essentielle de la *copulation* est l'érection de l'organe mâle. L'érection consiste en une augmentation considérable de volume et de dureté du pénis. Pendant l'acte de la copulation, les organes sexuels mâles et femelles ne constituent plus, en réalité, qu'un seul canal, qui s'étend depuis l'ouverture des canaux éjaculateurs, à travers la partie antérieure de l'urèthre de l'homme, élargie par l'érection, jusqu'au museau de tanche, élargi aussi par voie réflexe; dans la plupart des cas, le gland vient en contact avec cette extrémité vaginale de l'utérus. La racine du pénis est en même temps fortement embrassée par le clitoris en érection. La pression réciproque qu'exercent l'un sur l'autre les deux organes érectiles détermine, chez l'homme comme chez la femme, mais surtout chez le premier, des mouvements réflexes qui font progresser le sperme et produisent l'éjaculation. Les fibres musculaires lisses des canaux déférents et des vésicules spermatiques entrent en contraction péristaltique et poussent le sperme dans le canal de l'urèthre; les contractions rhythmiques des muscles insérés sur les corps caverneux (les ischio et bulbocaverneux) le chassent à leur tour hors de ce canal.

Le gonflement des organes génitaux érectiles, pénis et clitoris, est dû à la dilatation sanguine du tissu caverneux qui les constitue. Leurs lacunes sont élargies et les parois qui les limitent sont tendues; aussi tout l'organe devient-il plus volumineux et rigide. Sur le dos de la verge, la peau est assez tendue; il faut donc que le pénis, en augmentant de volume, se relève et prenne une forme légèrement concave du côté de l'abdomen, forme qui correspond exactement à celle du canal vaginal. Ce qui prouve que la distension des espaces lacunaires des corps caverneux est la cause réelle de l'érection du pénis et du clitoris, c'est que sur le cadavre on peut artificiellement reproduire le phénomène en injectant par les vaisseaux. Sur le vivant, la dilatation sanguine est probablement passive; elle est sans doute produite par la paralysie momentanée des muscles, des vaisseaux et des fibres musculaires qui entrent dans la structure des trabécules du tissu caverneux. D'après Eckhard, l'excitation de certains nerfs (nerfs érecteurs) qui passent du plexus lombaire dans le plexus sacré et, de là, dans les corps caverneux, y détermine directement la stase sanguine; Loven a constaté, en effet, que l'excitation de ces nerfs amène la dilatation des rameaux artériels qui se rendent au corps caverneux. C'est évidemment par *action paralysatrice* que se produit le phénomène. Pendant la copu-

être fécondée dans les quelques jours qui précèdent cette époque, et alors, la congestion utérine concordant avec la rupture de la vésicule de Graaf, l'ovule n'est pas encore arrivé dans la cavité utérine au moment où la fécondation *prémenstruelle* s'opère.   (A. B.)

(¹) Leukart, article *Zeugung*. — Bischoff, *Bestätigung des Eindringens der Spermat. in das Ei*. Giessen 1854. — Meissner, *Zeitschrift f. wissensch. Zoologie*, t. VI. — Sims, *Chirurgie utérine*. Paris 1867. — Kussmaul, *Mangel*, *Verkrümmerung etc. der Gebärmutter*. Würzburg 1859.

lation, c'est à un *réflexe paralysateur* qu'est due l'érection. Les nerfs nutritifs péniens qui se rendent à la moelle épinière, déterminent, probablement par leur propre excitation et par voie réflexe, celle de ces nerfs paralysateurs. Tout l'acte de la copulation consiste sans doute en un grand nombre de réflexes moteurs et paralysateurs. C'est ainsi que l'on peut expliquer la fatigue du système nerveux, de la moelle surtout, qui, chez l'homme, suit l'acte de la copulation.

L'on attribuait autrefois le phénomène de l'érection à l'action des muscles ischio- et bulbo-caverneux. D'après C. Krause, les muscles ischio-caverneux pressent les corps caverneux contre les branches descendantes du pubis et compriment la veine dorsale ; d'après Kobelt, cette veine, ainsi que les veines bulbeuses, sont comprimées directement par la contraction du bulbo-caverneux, dont le tendon enveloppe le bulbe. Ces théories tombent d'elles-mêmes devant le fait suivant : la contraction de ces deux muscles dépend de notre volonté, tandis que le phénomène de l'érection est tout à fait involontaire ; l'on n'arrive jamais non plus à produire l'érection par l'électrisation de ces muscles. Kölliker découvrit les fibres lisses dans les trabécules des corps caverneux : il supposa que l'érection est un phénomène passif déterminé par la disparition momentanée de la tonicité musculaire de ces fibres. Les recherches d'Eckhard prouvent l'influence de l'innervation sur l'érection, mais elles ne nous expliquent pas la cause immédiate de la stase sanguine ; après les découvertes de Loven, nous ne saurions plus révoquer en doute que dans ce cas encore c'est à l'innervation des vaisseaux et surtout à une innervation paralysatrice que le phénomène est dû [1] (voy. § 122).

§ 219. — Gestation et parturition.

Le début de la *gestation* n'est caractérisé par aucun symptôme certain. Ce n'est que pendant sa durée qu'elle se traduit par la suppression de la menstruation, par le gonflement des seins et souvent par des symptômes généraux pathologiques. De tous ces symptômes, il n'en est aucun qui soit constant, le flux menstruel lui-même persiste quelquefois pendant les premiers mois. Les causes des phénomènes de la gestation nous sont pour la plupart encore inconnues. On peut expliquer la suppression de la menstruation, par ce que l'afflux sanguin est exclusivement employé pendant la gestation à la nutrition de l'œuf. Un grand nombre de phénomènes, le vomissement, les désordres de la circulation et de la digestion, peuvent s'expliquer par la pression mécanique exercée par la *distension de l'utérus*. La durée normale de la gestation est de 280 jours, (10 mois lunaires), elle peut être un peu plus longue ou plus courte, et, à 8 mois lunaires, l'enfant est d'ordinaire viable.

La *parturition* s'annonce par les *douleurs* dues aux contractions intermittentes de l'utérus. Ces contractions poussent l'œuf vers l'ouverture vaginale de la matrice. Le col utérin se raccourcit et son ouverture se dilate, les enveloppes de l'œuf se présentent au-devant de cette ouverture comme une vessie gonflée,

---

[1] Kobelt, *Die Wollustorgane.* Freiburg 1844. — Kölliker, *Verhandl. der Würzburger Gesellschaft.* 1851. — Eckhard, *Beiträge zur Anat. u. Physiol.*, t. II. — Loven ; *Berichte d. sächs. Ges.*, 1866.

.qui se rompt, laisse écouler les eaux de l'amnios et livre passage à la partie du fœtus qui se présente, (la tête d'ordinaire) et enfin à tout le corps de l'enfant. Les contractions de l'utérus continuent, le placenta se détache de la paroi utérine, est expulsé et constitue l'arrière-faix.

Après l'accouchement, toute la surface interne de l'utérus est dépouillée de sa muqueuse, elle constitue une véritable plaie qui sécrète d'abord un exsudat sanguinolent, purulent ensuite et enfin séreux (lochies); cette plaie se cicatrise peu à peu, parce que une nouvelle muqueuse se reconstitue.

Les mouvements qu'exécute l'utérus pendant la parturition sont identiques à ceux qu'exécutent tous les organes à fibres lisses. Ces mouvements péristaltiques partent du col utérin et s'étendent au corps de l'organe, qui comprime alors le fœtus. D'après Budge et Valentin, le centre moteur des contractions utérines se trouve dans le cervelet. Spiegelberg a démontré qu'en excitant cet organe, on produit toujours des mouvements de la matrice. Ce dernier auteur a pu constater encore que la moelle épinière (région lombaire et sacrée) peut produire des contractions ou paralyser les contractions préexistantes. Schiff explique ce dernier fait par sa théorie générale et dit que les phénomènes paralysateurs ne sont que des phénomènes de fatigue; il est permis cependant d'admettre que la moelle fournit à l'utérus deux espèces de fibres nerveuses, les unes excitatrices, les autres paralysatrices. C'est probablement par les anastomoses du plexus solaire avec la moelle épinière et avec le plexus sacré que les fibres, parties du cervelet et de l'axe médullaire se rendent à l'utérus. Kilian avait prétendu que l'excitation du pneumo-gastrique détermine des contractions utérines; mais jamais Spiegelberg n'a pu vérifier cette assertion; car, dit-il, si l'utérus entre alors en contraction, c'est à la stase sanguine déterminée par l'arrêt du cœur qu'il faut l'attribuer. La stase sanguine produirait toujours ces contractions, et Spiegelberg est assez disposé à attribuer les douleurs de l'accouchement à des arrêts dans la circulation locale plutôt qu'à des phénomènes d'innervation cérébelleuse ou spinale.

Nous renvoyons aux traités d'accouchement pour l'étude approfondie des phénomènes de la grossesse et de l'accouchement.

II. FONCTIONS DE L'EMBRYON.

§ 220. — Développement de l'œuf.

1º *Première modification de l'œuf après sa fécondation.* Une des premières modifications qu'éprouve l'ovule après sa fécondation consiste dans la disparition de la vésicule germinative. Ce phénomène ne paraît pas toutefois être très-important, car, d'une part, la vésicule disparaît au bout d'un certain temps, alors même que l'ovule n'est pas fécondé, et, d'autre part, chez certains animaux, elle persiste alors que déjà les premiers phénomènes du développement se sont produits. La *segmentation du vitellus* apparaît d'ordinaire immédiatement après la disparition de la vésicule germinative. Ce phénomène consiste dans une formation cellulaire endogène, liée directement à la fécondation et portant (§ 59) chez les mammifères sur la totalité du vitellus. A la place de la vésicule germinative apparaît d'abord un noyau qui se segmente et dont chaque moitié attire à elle une moitié du vitellus. La segmentation se continue ensuite suivant les lois de la dichotomie, le vitellus se divise en deux, chacune de ses moitiés en deux autres etc. (la Fig. 135 montre les deux premiers stades de ce phénomène). Les globes de segmentation sont des fragments du vitellus; comme lui, ils sont formés par une masse granuleuse; à leur centre se voit un noyau brillant, mais dépourvu de membrane. Lorsque le vitellus s'est ainsi segmenté régulièrement un certain nombre de fois, l'on voit le même phénomène se produire plus rapidement à la périphérie de l'œuf qu'à son centre, et au bout d'un certain temps la totalité de l'œuf est transformée en un amas de cellules, plus petites dans la couche corticale et plus grosses au centre. En même temps, l'œuf prend dans son ensemble un accroissement plus rapide en vertu duquel il se fait une cavité dans son intérieur; le globe, solide jusqu'alors, devient une vésicule (Fig. 136) limitée par une couche de cellules polygonales, produits ultimes de la segmentation des globes périphériques. À la surface interne de cette couche, en un point limité, se voit une accumulation de cellules plus volumineuses qui se rapprochent davantage de l'état primitif des globes de segmentation (Fig. 136, 1). La vésicule prend le nom de *vésicule blastodermique* ou *blastoderme*; l'accumulation de cellules en un point de sa périphérie celui de *tache embryonnaire* ou *aire germinative*. La vésicule blasto-

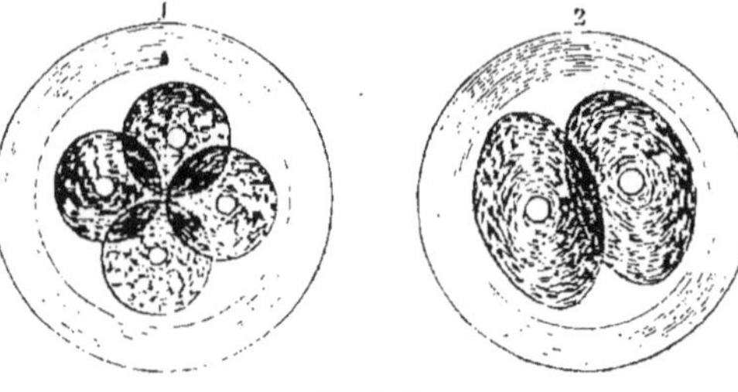

Fig. 135.

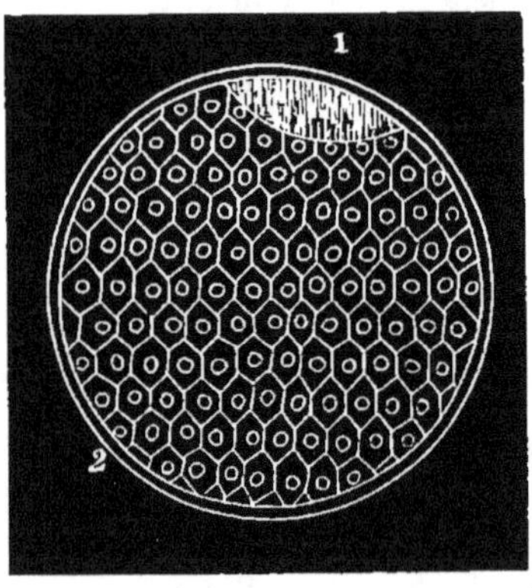

Fig. 136.

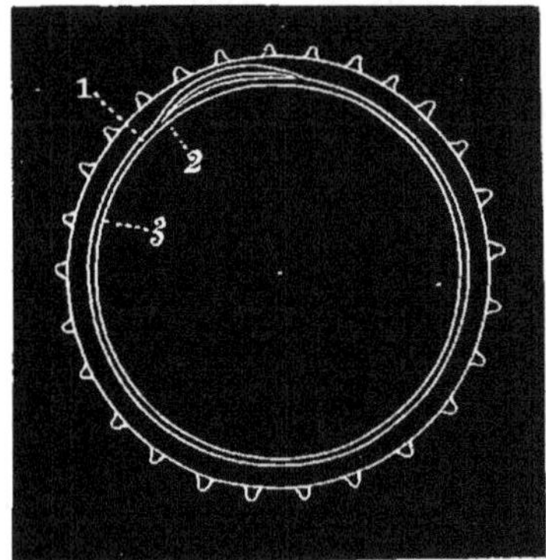

Fig. 137.

dermique est toujours encore enveloppée par la membrane vitelline primitive, la zone pellucide, sur la surface de laquelle se développent en même temps de petites villosités qui, comme la membrane vitelline elle-même, sont homogènes et dépourvues de vaisseaux. La zone pellucide ainsi transformée devient le *chorion primitif* (Fig. 137). L'aire germinative commence alors à se diviser en deux couches; cette division s'étend à toute la vésicule blastodermique, qui bientôt est constituée par *deux* vésicules emboîtées l'une dans l'autre. Ces deux vésicules prennent le nom de *feuillets* du blastoderme; l'externe est le *feuillet animal*, l'interne le *feuillet végétatif* (Fig. 137, 1 et 3). Le feuillet interne se divise bientôt lui-même au niveau de la tache embryonnaire, de telle sorte qu'à cet endroit, mais à cet endroit seulement, la vésicule blastodermique présente *trois* couches. Ce troisième feuillet, limité à l'emplacement correspondant à la tache embryonnaire, est interposé entre les deux précédents et prend le nom de *feuillet vasculaire* (Fig. 137, 2).

Tout ce que nous venons de dire des premiers phénomènes du développement de l'œuf a été étudié sur le lapin et le chien; le développement des ovules de ces animaux ressemble beaucoup à celui de l'ovule humain. Chez les autres mammifères, les phénomènes diffèrent, soit par l'existence du chorion primitif (chez le chevreuil et chez le cochon d'Inde cette enveloppe n'existe pas), soit par l'accroissement relatif des deux feuillets principaux du blastoderme; sur l'œuf du chevreuil, par exemple, le feuillet externe s'étend beaucoup en longueur, tandis que le feuillet interne reste à l'état d'une petite vésicule arrondie, et les fonctions des deux feuillets sont renversées de telle sorte que le feuillet externe èst le feuillet végétatif, tandis que le feuillet interne joue le rôle de feuillet animal. L'expression de *feuillets* provient de ce que, dans les œufs à segmentation partielle, la division du blastoderme se limitant au point qui correspond au vitellus de formation, ce sont de véritables feuillets circulaires, qui sont appliqués les uns sur les autres. Chez le lapin, quand l'aire germinative se forme, l'ovule mesure 1^{mm},6; il mesure 5 ou 6 millimètres au moment de la division des feuillets blastodermiques. Il n'a pas été possible, jusqu'ici, d'étudier des ovules humains pendant les premiers temps de leur développement. Thomson a décrit deux ovules de l'espèce humaine appartenant probablement à la deuxième semaine; l'un mesurait 5 millimètres, l'autre 10 millimètres. Ces deux œufs étaient entourés par le chorion primitif garni de ses villosités; la vésicule blastodermique y était renfermée, mais l'embryon commençait déjà à s'en détacher.

Sander distingua, le premier, les trois feuillets du blastoderme; il donna les noms de *feuillet séreux* au feuillet externe, de *feuillet muqueux* à l'interne, et de *feuillet vasculaire* au moyen. D'après lui, le système nerveux, les os, les muscles, se développeraient aux dépens du premier; le canal digestif avec ses glandes aux dépens du second, et les vaisseaux aux dépens du troisième. Bär et Bischoff se rattachèrent aux idées de Sander, et pour mieux préciser le rôle embryologique des trois feuillets, Bär appela le feuillet externe *feuillet animal*, le feuillet interne *feuillet végétatif*, et le moyen *feuillet vasculaire*. Nous conserverons ces dénominations, bien que les recherches de Remak aient prouvé que les vues de Sander, de Bär et de Bischoff ne sont pas parfaitement exactes. D'après Remak, le feuillet externe, qu'il désigne sous le nom de *feuillet sensitif*, forme le système nerveux central (moelle et encéphale), les organes des sens (œil, labyrinthe, cavités nasale et buccale, épiderme avec les poils, les glandes sébacées et sudoripares). Le feuillet moyen, feuillet *germinativo-moteur* de Remak, forme le squelette, les muscles et leurs nerfs, les couches musculaires de l'intestin, les glandes sexuelles et lymphatiques, et le système nerveux sympathique. Le feuillet intern , feuillet *trophique* (intestino-glandulaire), forme la couche épithéliale et les glandes du canal intestinal, ainsi que les glandes accessoires de la digestion (foie, pancréas, poumons, reins, corps thyroïde, thymus).

2° *Développement de l'embryon.* Le développement de l'embryon débute
par des modifications dans l'*aire germinative*. Elle était constituée au début
par un épaississement régulier de la vésicule blastodermique (Fig. 136, 1);
bientôt on la voit s'éclaircir dans son milieu et se diviser en une partie interne
plus claire, *aire transparente*, et en une partie externe foncée, *aire opaque*,
qui entoure la précédente (Fig. 138, 1). Au milieu de l'aire transparente apparaît
une ligne sombre, la *ligne primitive* (Fig. 138), sur les côtés de laquelle se
soulèvent deux renflements longitudinaux (Fig. 138, 2). La forme de l'aire trans-

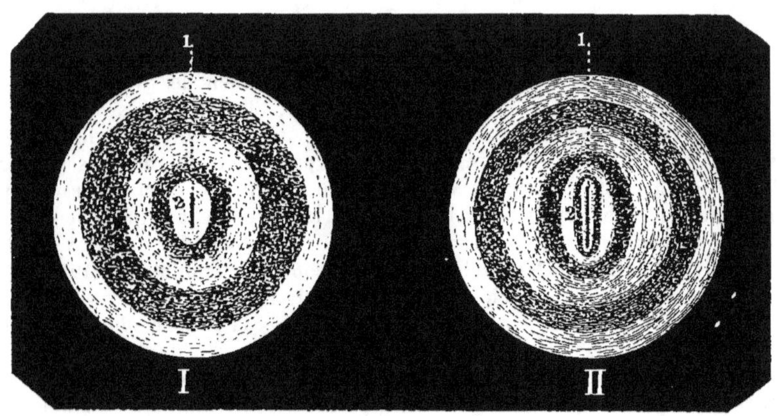

Fig. 138

parente s'est modifiée en même temps ; elle était d'abord ovale, puis en forme
de biscuit ; l'aire opaque s'est également allongée et est devenue ovalaire. La
ligne primitive et ses renflements latéraux sont des épaississements des feuillets externe et moyen et constituent les initiales du système nerveux central
et de ses enveloppes. Les renflements latéraux, en se soulevant, forment d'a-
bord une gouttière autour de la ligne primitive, les bords de cette gouttière se
rapprochent par leurs bords internes et donnent naissance à un tube, le *canal
médullaire*. Dans la paroi intérieure de ce canal se trouve la *corde dorsale*.
La couche interne du canal médullaire correspond au feuillet externe du blastoderme; elle donne naissance aux masses nerveuses des organes centraux ; la
couche externe répond au feuillet moyen et forme les enveloppes osseuses et
les muscles correspondants. La corde dorsale constitue l'axe autour duquel se
formeront les corps vertébraux. La partie externe des renflements latéraux
augmente aussi de volume et constitue les *lames latérales* ou *lames viscérales*.
En se recourbant latéralement, les lames latérales forment du côté de la cavité
de la vésicule blastodermique une gouttière, la *cavité primitive du corps de
l'embryon*. Un peu plus tard, les lames latérales, à la formation desquelles les
trois feuillets blastodermiques prennent part, se divisent dans leur couche
moyenne en deux lames qui s'écartent de plus en plus l'une de l'autre, dont
l'externe devient la paroi abdominale, tandis que l'interne devient la paroi intestinale, et dont l'intervalle constitue la *cavité du corps de l'embryon*. L'intestin, qui, au début, n'est qu'une gouttière limitée par la couche interne (feuil-

let viscéral) des lames latérales, se ferme peu à peu du côté de la vésicule blastodermique et ne communique enfin plus avec elle que par l'ombilic; aussi la vésicule blastodermique prend-elle le nom de *vésicule ombilicale* (voy. Fig. 141 et 142). Du côté de l'extrémité céphalique de l'embryon, les lames latérales sont divisées par des fentes transversales et constituent ainsi une série de renflements successifs, les *arcs viscéraux* (Fig. 140. I, 7). En même temps, dans l'intérieur du corps de l'embryon, il s'est produit, par prolifération cellulaire du feuillet moyen, un rudiment du système vasculaire, le canal cardiaque simple (Fig. 139, 2), qui, par l'intermédiaire du premier système vasculaire de l'embryon se met en communication avec la vésicule blastodermique ou ombilicale (Fig. 139, 1). Au-dessous du cœur, sur les côtés latéraux de la colonne vertébrale, s'étendent les *corps de Wolff*, origines de l'appareil génito-urinaire. La première ébauche des différents systèmes se trouvant ainsi constituée, leur développement ultérieur s'opère de la manière suivante : la paroi antérieure du corps tend de plus en plus à se fermer, en même temps que la forme définitive des cavités buccale et nasale se détermine par la soudure des fentes viscérales et que les extrémités, dont l'apparition date de la quatrième semaine, se développent peu à peu. Le système nerveux se forme par renflement

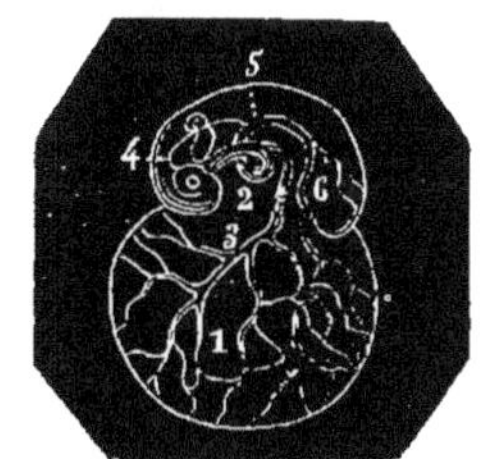

Fig. 139.

de la partie antérieure de la moelle, et se divise en trois vésicules cérébrales, antérieure, moyenne et postérieure, et en moelle épinière. Les organes des sens se développent par extension de l'encéphale ou par invagination de la peau. Au début, le canal intestinal était rectiligne; il s'infléchit bientôt, se replie sur lui-même et constitue les différentes divisions de l'intestin; les glandes de la digestion et les glandes hématopoïétiques, ainsi que l'appareil respiratoire, se forment par des bourgeonnements des éléments du canal digestif. Le système vasculaire ombilical disparaît peu à peu; une nouvelle circulation, la circulation placentaire s'établit et alors le système sanguin du fœtus communique directement avec celui de la mère. Pour produire cette transformation, les vaisseaux principaux de la circulation ombilicale s'oblitèrent et d'autres vaisseaux accessoires se dilatent et constituent les vaisseaux principaux de la circulation placentaire. Les vaisseaux du fœtus passent par le cordon ombilical, dont la formation dépend, comme nous le verrons plus loin, de l'allantoïde, et le sang gagne le placenta, où il se met en contact avec le sang maternel. Il revient ensuite en partie par le foie et en partie directement, au cœur du fœtus; du cœur, il se dirige vers tous les organes et vers les poumons, qui, à cette époque, ne jouent encore aucun rôle dans les phénomènes de la circulation et ne diffèrent en rien des autres parties du corps. Pendant que la circulation placentaire s'établit, le cœur unique s'est divisé en une oreillette et un ventricule; ce dernier s'est à son tour cloisonné et s'est divisé en ventricules droit et gauche. Les deux oreillettes ne sont, au contraire, que très-incomplétement séparées l'une de l'autre pendant toute la vie fœtale; mais malgré la fosse ovale qui se trouve entre les deux, et, en raison de la disposition des deux grosses veines, le sang du fœtus qui revient par la veine cave supérieure tend

surtout à tomber dans l'oreillette droite, tandis que celui qui, par la veine
cave inférieure, revient du foie ou du placenta, tend à gagner l'oreillette
gauche. Le sang qui est poussé par le ventricule droit dans l'artère pulmonaire
passe par l'anastomose que le canal artériel établit entre ce vaisseau et l'aorte
et gagne l'aorte descendante et le placenta par l'intermédiaire des artères ombilicales, tandis que le sang qui passe par l'aorte ascendante nourrit la majeure
partie des organes du fœtus. Les Fig. 139 et 140 représentent la transformation de la circulation vitelline en circulation placentaire. C'est aux dépens des
organes provisoires, corps de Wolff, que se forment les appareils génito-uri-
naires définitifs ; plus tard, les canaux de Wolff et de Müller constituent les

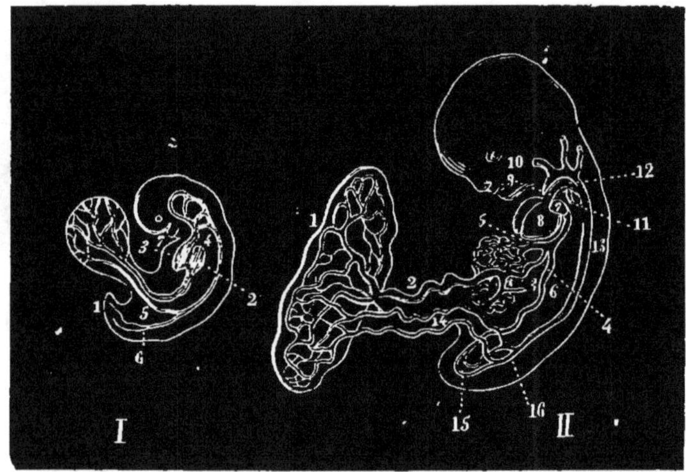

Fig. 140

canaux excréteurs des appareils génitaux ; l'allantoïde sert à la formation de la
vessie et des uretères (Fig. 142, 9), et les organes génitaux externes se développent. Au troisième mois, la distinction entre les deux sexes s'établit ; au
huitième et au neuvième mois seulement, les glandes sexuelles se portent vers
en bas et les testicules gagnent les bourses en passant par le canal inguinal.

Voici quelques détails sur le développement de quelques-uns des différents systèmes de l'organisme.

1° *Système nerveux et organes des sens.* Les trois vésicules cérébrales ne s'accroissent pas d'une manière égale. C'est la vésicule moyenne qui, au début, est la
plus développée ; elle déborde les deux autres, qui s'en séparent angulairement. La
vésicule antérieure s'accroît plus tard, devient prédominante et se divise en une
partie antérieure, les hémisphères, et une partie postérieure, les couches optiques.
Le cerveau moyen devient les tubercules quadrijumeaux (avec une portion des pédoncules cérébraux), et le cerveau postérieur se divise en cervelet et en moelle allongée.

Sur les côtés de la corde dorsale se développent de petites lames carrées, qui, en
s'accroissant, entourent la corde et deviennent, en se soudant, les corps des vertèbres ; les renflements latéraux donnent directement naissance aux arcs vertébraux et

aux apophyses. Toutes ces parties sont d'abord cartilagineuses; elles s'ossifient plus tard. La portion antérieure de la corde est entourée par un blastème cartilagineux qui se divise en trois parties et constitue ainsi l'ébauche des trois *vertèbres crâniennes* ou du *crâne primitif*. Ces trois parties correspondent : 1° au corps de l'occipital, 2° au sphénoïde postérieur, et 3° au sphénoïde antérieur. Les autres os du crâne ne passent pas d'abord par l'état cartilagineux; ils se développent aux dépens des enveloppes membraneuses des vésicules cérébrales.

Le développement des organes des sens est relié intimement à celui du système nerveux central. Du cerveau intermédiaire part, de chaque côté, la *vésicule oculaire primitive*; quand ce prolongement a gagné la peau, cette dernière forme un repli qui se dirige en dedans, gagne l'intérieur de la vésicule oculaire, se détache ensuite de la peau et constitue le cristallin. Cette invagination de la peau entraîne avec elle la partie antérieure de la vésicule oculaire, dont la cavité disparaît. Il en résulte une vésicule oculaire secondaire, qui ressemble à une coupe dont l'enveloppe extérieure est la choroïde et dont la couche interne invaginée devient la rétine. Au travers des deux couches s'établit d'abord une fente qui se continue dans le pédicule de l'œil; le derme pénètre par cette fente, par laquelle l'artère centrale de la rétine s'engage aussi dans le nerf optique. La sclérotique et la cornée se développent aux dépens de l'enveloppe cutanée. Au début, le cristallin est enveloppé par un sac très-vasculaire en relation avec le corps vitré, dans lequel se trouvent à ce moment aussi des vaisseaux nombreux; la membrane pupillaire, vestige de cette membrane vasculaire, ferme pendant longtemps encore la pupille. Les couches externes prennent une part plus grande encore à la formation de l'*organe de l'ouïe*. Dans la troisième semaine, on voit apparaître sur les côtés du cerveau postérieur une vésicule, *vésicule labyrinthique*, formée, comme le cristallin, par une invagination de la couche épidermique de la peau. Cette vésicule est l'origine de tout le labyrinthe membraneux, dont les parois cartilagineuses et osseuses se développent aux dépens du blastème ambiant. Cette vésicule donne aussi naissance au nerf auditif, qui ne provient pas, en effet, du cerveau postérieur, mais qui n'entre que plus tard en communication avec lui. L'ouverture externe du canal auditif est constituée par le reste de la fente qui existait entre le premier et le second arc viscéral. La membrane du tympan se forme par prolifération des parois cutanées du conduit. C'est au blastème des deux premiers arcs viscéraux qu'est due la formation des osselets de l'ouïe et de la conque auditive. — L'*organe de l'odorat* est constitué au début par deux invaginations, les *fossettes olfactives primitives*, qui, par des sillons, sont en communication avec la fente buccale. Les bords de ces sillons se rejoignent ensuite et deviennent les canaux nasaux; quand la cavité buccale est définitivement constituée, ces canaux deviennent l'ouverture postérieure des fosses nasales et la partie inférieure de la cavité nasale, tandis que les fossettes olfactives forment la partie supérieure de l'appareil olfactif, le labyrinthe du nez. Tous les nerfs périphériques, à l'exception des nerfs optique et olfactif, ne proviennent pas des organes centraux; comme tous les autres tissus, ils se développent sur place. Les bulbes olfactifs sont des bourgeonnements de la vésicule cérébrale antérieure.

2° *Canal digestif*. Son développement débute par la formation du *canal intestinal primitif*. Ce canal, qui dépend, ainsi que nous l'avons vu, de la séparation du feuillet interne du blastoderme, reste en communication avec la vésicule blastodermique par le canal de la vésicule ombilicale. La portion du canal intestinal primitif située en avant de cette vésicule se divise en cavité buccale, œsophage et estomac; la portion située en arrière devient les intestins grêle et gros. Le canal intestinal s'accroît plus rapidement que le tronc, ce qui explique ses circonvolutions. En certains points, le tube intestinal pousse des prolongements, prolifère et donne naissance à des glandes (glandes salivaires, thyroïde, thymus, foie, rate) et à l'appareil respiratoire. La division de la cavité buccale primitive en cavité buccale proprement dite et en pharynx se produit par un bourgeonnement qui prend naissance à la base du premier arc viscéral et donne naissance à la voûte palatine, à la cloison des fosses nasales et à l'os intermaxillaire.

3° *Système vasculaire.* C'est par le cœur que débute son développement. Dès l'abord, le cœur est une masse cellulaire solide, dont bientôt les cellules les plus internes se séparent les unes des autres par interposition d'un liquide et deviennent des globules sanguins, tandis que les cellules extérieures forment les parois de l'organe. La *circulation vitelline* s'établit immédiatement après (Fig. 139). Le tube cardiaque reste d'abord simple et les divisions ultérieures des cavités du cœur ne sont indiquées que par les replis de ce tube. De la partie antérieure du cœur part un tronc artériel qui se recourbe en arrière et se divise en deux branches, première paire des arcs aortiques. Ces deux branches se réunissent bientôt en une aorte impaire, qui fournit des vaisseaux aux parties antérieures de l'embryon et se divise plus loin en deux troncs situés le long de la colonne vertébrale, les artères vertébrales postérieures. Plus tard, derrière le premier arc aortique, il s'en développe successivement trois autres paires (Fig. 139, 4) qui se rendent dans les arcs viscéraux et se réunissent tous dans le tronc de l'aorte descendante (Fig. 139, 5). De l'aorte ou de ses branches partent des rameaux (6) qui se rendent à la vésicule ombilicale (artères omphalo-mésentriques (3) et s'y divisent. De la vésicule ombilicale partent deux veines omphalo-mésentériques, qui se réunissent en un tronc très-court et ramènent le sang à l'extrémité postérieure du cœur. Dans ce tronc s'abouchent en même temps, par un canal commun, canal de Cuvier, les veines qui ramènent le sang du corps de l'embryon (veines cardinales antérieures et postérieures et veine cave inférieure). La transformation en circulation placentaire s'opère de la manière suivante (Fig. 140, I et II). Les artères qui se rendent à la vésicule ombilicale disparaissent toutes, sauf une de chaque côté (140, I, 5), qui finit elle-même par s'oblitérer quand la vésicule disparaît; il n'en persiste qu'une seule branche, qui devient l'artère mésentérique. Le tronc de l'aorte descendante s'allonge (II, 13), et les artères vertébrales deviennent les artères iliaques. L'allantoïde (140, I, 1), qui surgit alors du corps de l'embryon, contient les deux divisions principales de l'aorte, les artères ombilicales (6), qui conduisent le sang au placenta en voie de formation (II, 1). Le sang artérialisé dans le placenta revient au fœtus par la veine ombilicale (II, 2) et suit deux voies, l'une par le foie et les veines hépatiques (II, 5) aboutissant à la veine cave inférieure (II, 6), l'autre par le canal veineux (II, 4), qui s'ouvre directement dans cette veine. Là, le sang revenu du placenta se mélange au sang veineux revenu des extrémités du corps de l'embryon. Le cœur et ses gros vaisseaux ont également éprouvé de grandes modifications. Alors que la circulation vitelline existait encore, le cœur s'était déjà partagé en trois cavités, oreillette (Fig. 140, I, 2), ventricule (I, 3) et tronc artérieux (I, 4); le tube cardiaque se recourbe de plus en plus en forme d'S, de telle sorte que le ventricule qui, d'abord, était situé en haut, se trouve en bas et en avant, et l'oreillette en haut et en arrière. Au moment où s'établit la circulation placentaire, l'on voit s'élever de la face postérieure du ventricule une cloison médiane qui divise cette cavité en ventricules droit et gauche. Les oreillettes ne sont qu'incomplétement divisées, car il y persiste toujours une ouverture ovalaire (fosse ovale). Les extrémités centrales des veines cardinales postérieures disparaissent; la veine cave inférieure se développe, et les parties périphériques des veines cardinales qui s'anastomosent avec elle se transforment en veines iliaques. Le bout central des veines cardinales antérieures et le canal de Cuvier du côté gauche s'oblitèrent, tandis que le canal de Cuvier droit devient la veine cave supérieure. Pendant un certain temps, les veines caves supérieure et inférieure sont encore réunies par un tronc commun avant de s'ouvrir dans le cœur ; ce n'est que par le changement de situation de cet organe qu'elles s'isolent l'une de l'autre et s'abouchent séparément dans l'oreillette, l'une en regard de l'autre. La veine cave supérieure se déplace plus tard vers la droite ; la veine cave inférieure conserve sa position médiane, mais le sang qui en provient est dirigé à gauche par la valvule d'Eustache et le tubercule de Lower, de telle manière que la veine cave supérieure se déverse dans l'oreillette droite, et la veine cave inférieure dans l'oreillette gauche. La plus grande partie des arcs aortiques s'oblitère également, mais quelques-unes de leurs branches persistent et deviennent les plus grosses artères ; c'est ainsi que le premier arc constitue le tronc brachio-céphalique, la carotide et la sous-clavière ; le second arc disparaît à droite, mais forme à gauche la crosse de l'aorte ; le troisième envoie des deux côtés un rameau au poumon ; son surplus disparaît tout à fait à droite, tandis qu'à gauche il constitue le canal artériel qui fait communiquer le cœur droit avec l'aorte. Toute la circulation placentaire peut donc se résumer ainsi (Fig. 140, II) : le sang qui vient du placenta (I, 1) passe par la veine ombilicale (2) et gagne le foie du fœtus ; il s'y mélange au sang de la veine porte (3), tandis qu'une plus petite partie du contenu de la veine ombilicale passe par le canal veineux (4) et se rend directement dans la veine cave inférieure (6), dans laquelle arrive aussi le sang qui a traversé le foie et qui ressort de cet organe par les veines hépatiques (5). Le sang de la veine cave inférieure se déverse ensuite dans les oreillettes (7), d'autant plus dans l'oreillette gauche que le fœtus est plus jeune, et d'autant plus dans l'oreillette droite qu'il est plus âgé. Dans l'oreillette droite, le sang de la veine cave inférieure se mélange à celui de la veine cave supérieure ; dans l'oreillette gauche, c'est au sang des veines pulmonaires qu'il se mélange. Des oreillettes il passe dans les ventricules (8) ; le ventricule gauche le pousse dans l'aorte ascendante (10), qui deviendra l'aorte persistante ; le ventricule droit le chasse dans l'aorte descendante (9), qui deviendra l'artère pulmonaire. L'aorte ascendante amène le sang aux parties supérieures du corps ; l'aorte descendante le conduit aux poumons, (11 est la section de la bronche gauche) et, par l'intermédiaire du canal artériel (12), aux parties inférieures du corps. Après la naissance, le canal veineux et le canal artériel s'oblitèrent , la fosse ovale se ferme et la circulation définitive est établie.

4° *Appareil génito-urinaire.* Les organes génitaux primitifs, les corps de Wolff, sont constitués par une masse de tubes transversaux dont les canaux excréteurs s'ouvrent dans l'extrémité inférieure de l'allantoïde. Pendant que les reins persistants et les uretères se forment (d'après Remak par un bourgeon parti du canal intestinal ; d'après d'autres auteurs, dans un blastème spécial), l'on voit naître au bord interne des corps de Wolff la glande génitale, en même temps que sur les côtés des canaux excréteurs de Wolff se forme un petit canal mince, filiforme, le canal de Müller. Peu de temps après, au devant du cloaque qui existe encore à ce moment , apparaît un petit bourgeon qui devient bientôt un appendice cylindroïde (pénis et clitoris), et qui, sur sa face postérieure, se creuse d'une gouttière longitudinale (le canal de l'urèthre). Aux deux côtés de ce corps se forment deux replis renflés ; les deux sexes sont alors encore indistincts. Chez *la femme*, la glande génitale devient l'ovaire, et le canal de Müller se transforme en oviducte. Ces canaux se soudent à leur partie inférieure sur la ligne médiane et constituent un canal génital impair, qui, en se divisant et en se dilatant , devient l'utérus et le vagin. L'ouverture extérieure des organes génitaux s'élargit, le clitoris reste relativement plus petit, et la vulve se trouve développée ; les replis latéraux signalés plus haut deviennent les grandes lèvres. Chez l'*homme*, on constate une différence dans le développement des organes génitaux : ce sont les canaux de Wolff qui deviennent les canaux excréteurs, et le canal de Müller ne persiste que dans sa partie inférieure soudée sur la ligne médiane ; il constitue l'utricule prostatique. La partie supérieure du corps de Wolff se transforme en vaisseaux efférents et en épididyme. Les replis latéraux qui bordent l'ouverture extérieure des voies génitales ne restent pas écartés comme chez la femme ; ils se rapprochent, se soudent sur la ligne médiane et forment le scrotum. Ce n'est que plus tard que les vésicules séminales se développent par bourgeonnement des canaux déférents. Les glandes accessoires dans les deux sexes, la prostate (à laquelle correspondent chez la femme les follicules muqueux qui entourent l'ouverture uréthrale), les glandes de Bartholin et de Cowper, ne se développent aussi que plus tard.

3° *Formation des enveloppes de l'œuf*. La première enveloppe de l'œuf des mammifères est la zone pellucide. A sa face interne s'ajoute la vésicule blastodermique quand le phénomène de la segmentation est terminé. Les autres enveloppes de l'œuf se forment, comme l'embryon, aux dépens du blastoderme. En même temps, les deux feuillets principaux du blastoderme, le feuillet externe et interne, s'écartent davantage ; la vésicule formée par le feuillet interne, la vésicule ombilicale, se rétrécit de plus en plus, l'embryon l'utilisant à la formation de l'intestin. La vésicule constituée par le feuillet externe s'ac-

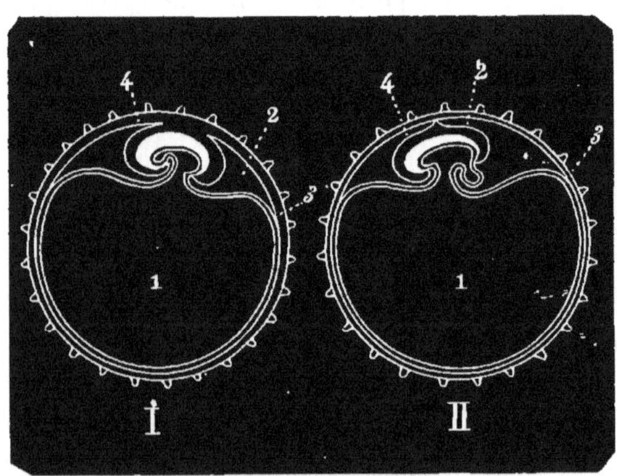

Fig. 141.

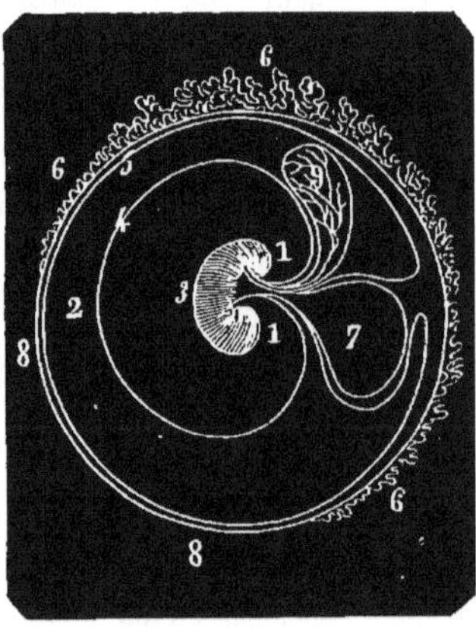

Fig. 142.

croît au contraire et s'éloigne, par conséquent, de la vésicule ombilicale. En raison de cet accroissement, les extrémités céphalique et caudale se recouvrent de capuchons (Fig. 141, I et II, 4, 2), replis qui se rapprochent, se soudent sur la ligne médiane et enveloppent le corps de l'embryon. Cette soudure médiane des capuchons convertit donc le feuillet externe du blastoderme en deux feuillets, dont l'interne entoure directement l'embryon (Fig. 142, 4) et constitue l'*amnios*, tandis que l'externe (5) s'applique contre la zone pellucide garnie de ses villosités (le chorion primitif). Ces deux membranes réunies constituent le *chorion définitif*, sur lequel les villosités disparaissent, sauf sur une partie par laquelle l'œuf se soudera à l'utérus (Fig. 142, 6, 6). Sur cette partie, les villosités acquièrent un développement considérable et constitueront, avec l'allantoïde, le placenta. L'*amnios* (4) s'accroît rapidement, et l'espace qui, au début, existait entre cette membrane et le chorion disparaît par adossement des deux membranes. La cavité amniotique se remplit d'un liquide transparent, le *liquide amniotique*. Tandis que les deux feuillets du blastoderme se séparaient, il naissait à la partie inférieure de la cavité du corps de l'embryon une vésicule, l'*allantoïde* (9), qui se place à côté de l'extrémité inférieure de la vésicule ombilicale, entre celle-ci et le chorion. L'allantoïde se forme peut-être par bourgeonnement du canal digestif ou par bourgeonnement spécial. C'est sur cette vésicule que se trouvent les vaisseaux ombilicaux. L'allantoïde se soude à cette partie du chorion qui est solidement fixée contre l'utérus; ses vaisseaux bourgeonnent et pénètrent dans les villosités, qui jusque-là n'en contenaient pas ; l'allantoïde joue donc un rôle important dans la formation du placenta fœtal. Au bout de très-peu de temps, l'allantoïde perd son apparence de vésicule; sa couche connective seule prolifère avec les vaisseaux et constitue le stroma du cordon ombilical et du placenta, tandis que son épithélium cesse de s'accroître. La partie de l'allantoïde qui reste dans le corps de l'embryon devient la vessie et l'ouraque. Pendant ce temps, la vésicule ombilicale, qui, dans la Fig. 141, 1, remplit encore tout l'intérieur de l'œuf, tend de plus en plus à disparaître.

Après son entrée dans la cavité utérine, l'œuf est entouré par la muqueuse gonflée. Quand il est assez développé pour remplir toute la cavité de l'utérus, il est encore recouvert par la muqueuse qui tapisse toute la surface interne de la matrice. C'est ainsi que se constituent les deux *enveloppes maternelles de l'œuf*, qui prennent le nom de *caduques ;* l'interne (celle qui tapisse la cavité utérine) est la *caduque vraie ;* l'externe (celle qui est due au gonflement de

la partie de la muqueuse où l'œuf s'est encastré comme un pois à cautère entouré par les bourgeons) est la *caduque réfléchie*. La partie de la muqueuse utérine sur laquelle l'œuf est fixé au moyen des villosités du chorion forme le *placenta maternel ;* on lui donne encore le nom de *caduque sérotine* (Fig. 143, 8). Dans l'état habituel et normal, c'est toujours à la partie supérieure de l'utérus que le placenta est fixé, près de l'ouverture des trompes (Fig. 143, 6).

L'œuf se compose donc, quand il est arrivé à son complet développement, des enveloppes suivantes en allant de dehors en dedans : 1° *Caduque vraie* (Fig. 143, 10). Cette membrane est la muqueuse de l'utérus modifiée par la

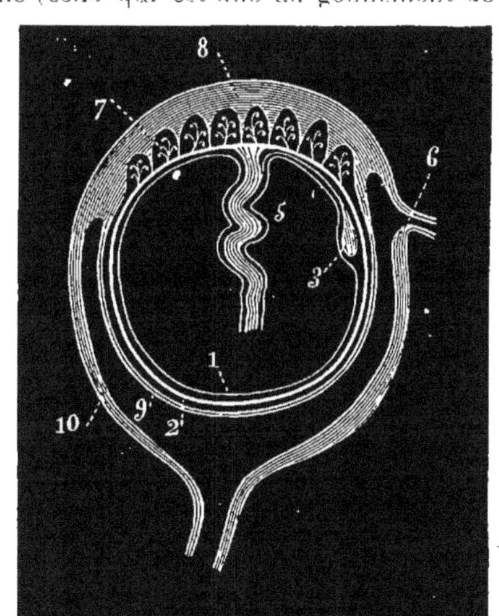

Fig. 143.

chute de son épithélium vibratil et ne contenant plus que quelques vestiges des glandes utérines. Cette enveloppe devient de plus en plus mince à mesure que l'œuf se développe ; elle est constituée, outre les vaisseaux, par un tissu connectif amorphe. (Dans la figure schématique 143 empruntée à Kölliker, l'espace qui existe entre la caduque vraie et les autres membranes est plus grand qu'il ne devrait l'être dans ce stade du développement). 2° La *caduque réfléchie* (Fig. 143, 9). Aux bords du placenta, elle se continue directement avec la caduque vraie, dont elle a la structure ; il est seulement à remarquer que, dès le troisième mois, elle *ne possède plus de vaisseaux*. 3° Le *chorion* (Fig. 143, 2). C'est une membrane connective mince, dépourvue de vaisseaux, sauf au niveau du placenta, où elle prend part à la formation du placenta fœtal (Fig. 143, 7) ; du côté de la caduque réfléchie, à laquelle elle est fixée par quelques rares villosités, la membrane du chorion est recouverte par un épithélium. 4° L'*amnios* (Fig. 143, 1) recouvre toute la surface interne de l'œuf et le cordon ombilical. C'est une membrane mince, séreuse, recouverte du côté de la cavité par une simple couche d'épithélium pavimenteux.

Nous avons divisé le placenta en placenta fœtal et maternel. Cette division existe réellement dans les œufs à terme de beaucoup d'animaux, et on peut séparer mécaniquement les deux placentas ; mais chez l'homme il n'en est pas ainsi : les deux placentas sont intimement soudés l'un à l'autre. Le placenta fœtal est constitué par les villosités du chorion dans lesquelles pénètrent les vaisseaux de l'allantoïde, qui s'y capillarisent. Les villosités se groupent et constituent les *cotylédons*, lobes irrégulièrement polygonaux entre lesquels pénètre le tissu du placenta maternel. La structure du placenta fœtal est la même que celle du chorion, additionnée, bien entendu, du tissu connectif et des vaisseaux provenant de l'allantoïde. Dans les deux caduques, la structure est la même ; la caduque réfléchie est seulement plus riche en vaisseaux, et ceux-ci y ont une disposition particulière. En effet, les artères ne s'y divisent pas en capillaires, elles passent dans des sinus veineux sans parois propres qui entourent le placenta ; le sang qui en sort se dirige vers un large sinus annulaire situé à la périphérie du placenta (sinus placentaire), et de là dans la veine ombilicale. On comprend que dans le placenta il se produit une très-grande dilatation du lit du courant, et par suite un ralentissement considérable dans la vitesse du cours du sang ; aussi les gènes de la circulation, les apoplexies etc., ne sont-elles pas rares dans le placenta.

Le *cordon ombilical* (voy. Fig. 143) est formé : 1° par la gaîne que lui forme l'amnios ; 2° par les vaisseaux ombilicaux ou placentaires (deux artères et une veine) ; 3° par un tissu connectif gélatiniforme (tissu connectif muqueux), la gelée de Warthon, qui provient de l'allantoïde. Il faut y ajouter encore 4° de petits vaisseaux provenant de la circulation vitelline, vestiges des artères et veines omphalo-mésentériques. Au point où le cordon s'attache au placenta, l'on trouve souvent encore au moment de la naissance les vestiges de la vésicule ombilicale (Fig. 143, 3). Plus rarement on peut retrouver encore dans le cordon les vestiges du revêtement épithélial de l'allantoïde sous forme de petite vésicule.

§ 221. — Nutrition de l'embryon.

Les phénomènes de nutrition de l'embryon sont très-simples ; ils sont bornés à un échange de matériaux entre le sang, amené d'abord par les vaisseaux de la circulation vitelline, par les vaisseaux placentaires ensuite, et les tissus du corps de l'embryon. Toutes les fonctions, qui, chez l'adulte, entrent en

jeu pour l'assimilation des aliments et qui nécessitent tant de moyens adjuvants, n'existent pas chez le fœtus. L'augmentation du poids du corps de
l'embryon prouve que chez lui l'assimilation des matériaux est considérable.
Ces matériaux lui arrivent par le sang de la mère dans un état tel qu'il peut
les employer directement et sans élaboration préalable, à la formation de ses
tissus. Le fœtus n'en emploie qu'une très-petite quantité pour produire des
forces ; sa chaleur lui est fournie par la mère, il n'en perd pas par rayonnement ou par évaporation ; les muscles de son squelette sont presque entièrement en repos, son cœur seul travaille. Les phénomènes de transformation
matérielle sont très-lents dans le corps fœtal ; il ne consomme que peu d'oxygène et n'élimine que peu d'acide carbonique et d'urée ; aussi les différences
entre le sang de la veine ombilicale et celui de l'artère correspondante ne sont-
elles pas considérables et la vessie du fœtus ne contient-elle pas ou très-peu
d'urine. Mais il se fait néanmoins des oxydations dans le corps fœtal, car si
l'on vient à comprimer les vaisseaux ombilicaux, le sang de la veine ombilicale devient bientôt noir, ce qui indique une disparition de l'oxygène qu'il contient. Quand le fœtus meurt par compression du cordon, il meurt par asphyxie
due à la disparition des phénomènes d'oxydation. Il est à remarquer toutefois que les phénomènes d'oxydation ne sont pas bien intenses chez le fœtus,
car la coloration du sang de l'artère et de la veine ombilicales est, à peu de
chose près, la même, et, malgré son poids spécifique très-peu élevé, ce sang
est d'une couleur sombre, veineuse (Pflüger).

C'est au moment de la naissance que le mode de nutrition si simple du fœtus
se transforme et devient le mode compliqué de la nutrition de l'adulte. Ce
changement s'opère par l'établissement de la respiration pulmonaire. Les mouvements respiratoires commencent au moment où l'embryon se détache de
l'organisme maternel, que l'accouchement soit à terme ou non, ce qui prouve
que c'est dans les conditions qui accompagnent cette séparation qu'il faut chercher les causes déterminantes des mouvements respiratoires. Nous devons donc
admettre que la diminution dans la proportion d'oxygène et l'augmentation
dans la proportion d'acide carbonique du sang, dues à l'arrêt de la circulation
dans les vaisseaux ombilicaux, agissent comme excitateurs du centre respiratoire de la moelle allongée. Il paraît, en outre, que la pénétration de l'air dans
les voies respiratoires joue elle-même le rôle d'excitant du centre respiratoire,
car les mouvements de la respiration deviennent plus intenses quand les enveloppes de l'œuf sont rompues (Pflüger) [1].

Les fonctions de la vie animale, mouvements du corps, impressions sensorielles, activité psychique, sont très-obscures chez l'embryon, alors même qu'il
est arrivé à son complet développement. Il remue de loin en loin ses extrémités.
Parmi les organes des sens, l'œil, l'oreille, l'odorat et le goût ne fonctionnent
pas ; les seules perceptions que perçoit le sensorium lui sont fournies par le
sens du tact et par les sensations nerveuses reliées aux mouvements musculaires. C'est par ces deux espèces de sensations que se font les premières idées

[1] Schwartz, *Die vorzeitigen Athembewegungen.* Leipzig 1854. — Pflüger, *Archiv f. die
gesammte Physiologie*, t. I.

d'espace que le nouveau-né apporte en naissant. Les sensations générales paraissent, faute d'excitants, être très-obtuses chez le fœtus ; mais elles augmentent considérablement au moment de la naissance. Le nouveau-né réagit activement contre les sensations de froid et de chaud, ainsi que contre les impressions gustatives, soit par des mouvements mimés, soit par des cris (').

(¹) Kussmaul, *Untersuchungen über das Seelenleben d. neugebornen Menschen.* Leipzig et Heidelberg, 1859.

ADDENDA.

§ 73. — Innervation des glandes salivaires.

Les recherches récentes de Heidenhain sur l'innervation de la glande sous-maxillaire ont prouvé que la quantité de la sécrétion augmente avec la force de l'excitation de la corde du tympan et qu'en même temps la sécrétion devient plus riche en matières solides. Quand l'excitation est trop longtemps prolongée et que l'organe est fatigué, la sécrétion diminue de nouveau et devient plus aqueuse. Lorsque la corde du tympan a été excitée pendant longtemps, la quantité de la salive sympathique diminue également et elle devient moins riche en éléments solides. La rapidité de la sécrétion diminue par la gêne de la circulation déterminée par la compression des grosses artères du cou. Ce n'est pas parce que la pression sanguine est diminuée que ce phénomène se produit; c'est par la diminution dans l'apport de l'oxygène. Quand, en effet, la compression est graduée de manière à ce que, par l'excitation de la corde du tympan, le sang veineux sorte de la glande avec une plus grande vitesse, mais sans couleur rouge, la rapidité de la sécrétion n'en est pas moins diminuée [1].

§§ 117 et 122. — Innervation du cœur et des vaisseaux.

Beaucoup de points exposés dans les §§ 117 et 122 sur l'innervation du cœur et des vaisseaux ont été de nouveau remis en question par les recherches nouvelles, et quelques autres faits remarquables ont été signalés. Les frères Cyon déclarent que l'excitation du sympathique au cou est sans aucune action, contrairement aux faits signalés précédemment par Ludwig. D'après eux, Bezold, en excitant le sympathique, excitait en même temps le nerf dépresseur; on expliquerait facilement ainsi le ralentissement du pouls observé par Bezold, mais on ne se rendrait pas compte de l'accélération des pulsations qui intervient fréquemment; aussi ce point demande-t-il de nouvelles recherches. Les frères Cyon admettent l'influence excitante de la moelle, mais ils disent que les observations de Bezold ne sauraient la prouver, car, dans ces expériences, les régions dorsale et lombaire de la moelle sont toujours soumises à des irradiations du courant pouvant exciter les nerfs vaso-moteurs qui en partent. D'après eux, c'est en raison de cette extension du courant que Bezold a vu non-seulement une accélération du pouls, mais encore une augmentation de la pression artérielle et une amplitude plus grande de chaque battement, phénomènes qui ne sont jamais dus aux nerfs excitateurs du cœur. Les nerfs excitateurs du cœur partent de la moelle épinière et arrivent à l'organe en passant par le ganglion cervical inférieur et le premier ganglion dorsal. Quand, sur un lapin, on extirpe ces ganglions des deux côtés et quand ensuite, après avoir sectionné les nerfs vagues, dépresseurs et sympathiques, on excite la moelle épinière au cou, les battements du cœur ne sont plus accélérés. L'extirpation de ces ganglions ne détermine cependant pas le ralentissement du pouls. Le ralentissement du pouls qui survient après la section de la moelle et après celle des splanchniques ne prouve pas l'existence de nerfs cardiaques excitateurs nés dans la moelle; ce phénomène dépend en réalité d'abord

(¹) Heidenhain, *Studien d. Breslauer physiolog. Instituts.* 4ᵉ livr., 1868.

de la paralysie des vaisseaux et de l'abaissement de la pression sanguine qui en résulte. Ces observations semblent prouver en même temps que les nerfs excitateurs n'amènent pas au muscle cardiaque une innervation continue [1].

Asp vient d'approfondir la question de l'alternance de l'innervation cardiaque et vasculaire. D'après ses recherches, l'excitation des racines du splanchnique détermine l'élévation de la pression artérielle et la diminution dans la fréquence du pouls ; ce phénomène se produirait de la même manière par l'excitation du bout central ou du bout périphérique de ces nerfs. Il est évident que, dans les deux cas, les causes du phénomène ne sont pas les mêmes. Quand l'excitation va du centre à la périphérie, les résultats observés sont dus à l'irritation des nerfs excitateurs des parois vasculaires, qui amène directement l'élévation de la pression sanguine et qui, indirectement, accélère le pouls par l'action qu'une pression sanguine plus forte exerce soit sur la terminaison du pneumo-gastrique dans le cœur, soit sur l'origine centrale de ce nerf. Asp a pu vérifier cette double action exercée par la pression sanguine sur la fréquence du pouls en sectionnant les vagues en même temps qu'il excitait les splanchniques ou en comprimant l'aorte. Il en est tout autrement quand l'excitation se dirige de la périphérie vers le centre ; dans ce cas, les fibres sensitives du splanchnique agissent sur un centre excitateur encéphalique, qui, par voie réflexe, détermine le rétrécissement des vaisseaux et l'élévation de la pression ; cette dernière, à son tour, agit sur l'origine et sur la terminaison des pneumo-gastriques et détermine ainsi le ralentissement du pouls. Il est à remarquer que, dans ce cas, bien que l'augmentation de la pression soit plus grande que lorsque le splanchnique est excité du centre vers la périphérie, la diminution de la fréquence du pouls n'est cependant pas aussi considérable. On peut expliquer ce fait en supposant que le rétrécissement réflexe des artères cérébrales diminue l'excitation du centre nerveux du pneumo-gastrique, ou que les nerfs excitateurs du cœur entrent eux-mêmes jusqu'à un certain point en action par voie réflexe. Dans cette dernière hypothèse, les nerfs sensitifs des viscères abdominaux seraient reliés au cœur par réflexe paralysateur et excitateur, ce qui s'accorderait en quelques points avec les observations de Goltz citées plus haut ; suivant que l'une des deux actions réflexes l'emporterait sur l'autre, l'excitation des nerfs sensitifs de l'intestin produirait l'accélération ou le ralentissement du pouls. Asp rattache en grande partie l'alternance entre l'anémie ou l'hyperémie des vaisseaux abdominaux et la fréquence du pouls aux variations de la circulation. Quand, par exemple, la tonicité des vaisseaux abdominaux vient à diminuer, de telle sorte qu'il y a accumulation du sang dans les veines abdominales, il survient une anémie cérébrale, par suite de laquelle les origines du pneumo-gastrique sont moins excitées, et le pouls s'accélère, mais il devient plus petit en raison de la diminution de la pression. Quand, au contraire, les couches musculaires des vaisseaux abdominaux se contractent fortement, la masse du sang diminue dans ces vaisseaux et augmente dans ceux de l'encéphale, les origines du pneumo-gastrique sont plus fortement excitées et le pouls se ralentit, mais devient plus fort [2].

§ 124. — Sang artériel et sang veineux.

Dans ces derniers temps, Pflüger s'est livré à des études approfondies sur les conditions de la coloration du sang. Cette coloration dépend, d'après lui : 1º de la quantité des globules sanguins, et, 2º, la quantité des globules restant constante, de la pro-

(1) M. et G. Cyon, *Archiv f. Anat. u. Physiol.,* — Bezold, *Untersuchungen aus dem Würzburger Laboratorium*, t. II.

(2) Asp, *Berichte d. sächsischen Gesellsch. zu Leipzig.* 1867.

portion d'oxygène contenu dans le sang. La couleur du sang est d'autant plus claire qu'il contient plus d'oxygène. De deux espèces de sang, celle qui est la plus riche en oxygène peut cependant paraître plus foncée si elle contient plus de globules qui rendent sa couleur plus sombre, quoique la proportion d'O augmente avec le nombre des globules (en d'autres termes, la quantité d'hémoglobine). La coloration du sang ne dépend pas de la proportion de CO^2 qu'il contient; mettez du sang dans deux éprouvettes et ajoutez-y la même quantité d'oxygène, faites pénétrer de l'acide carbonique dans l'une d'elles, la couleur du sang restera la même dans les deux éprouvettes [1].

§ 131. — Rapports des mouvements respiratoires avec le système nerveux.

Pflüger a élucidé la question de savoir si c'est le manque d'oxygène ou l'accumulation de CO^2 dans le sang qui détermine les mouvements respiratoires; il est arrivé aux mêmes résultats que W. Dohmer (voy. plus haut): le manque d'O agit comme excitant de même que l'accumulation de CO^2; mais la première cause est de beaucoup la plus efficace. Pflüger détermina la dyspnée chez des animaux en leur faisant respirer de l'azote pur; il analysa les gaz contenus dans le sang, avant, pendant et après la dyspnée. Il résulte de ses analyses que, pendant la respiration dans l'azote, l'acide carbonique du sang peut être augmenté, diminué ou rester constant, et que toujours la plus forte dyspnée coïncide avec la plus forte diminution d'oxygène, tandis qu'en même temps la quantité de CO^2 peut même être augmentée. Dans la respiration normale, la proportion de CO^2 variait entre 17,4 et 36,9 °/₀; dans la dyspnée par respiration d'azote, elle variait de 25,3 à 29,9 °/₀; l'oxygène contenu dans le sang était dans la respiration normale de 14 à 18 °/₀; dans la dyspnée la plus forte, elle tombait de 1,5 à 2,5 °/₀. Les expériences suivantes prouvent que l'accumulation de CO^2 dans le sang peut aussi, mais à un moindre degré, produire la dyspnée. Pflüger mélangea dans un grand spiromètre du gaz CO^2 à du gaz O et la dyspnée survint. L'analyse du sang démontra que, pendant la dyspnée, la proportion de O, de même que celle de CO^2, avait augmenté, ce qui ne pouvait être dû qu'à l'acide carbonique. Quant à la cause qui, dans le manque d'oxygène, produit directement la dyspnée, Pflüger suppose qu'il s'accumule dans le sang des matériaux facilement oxydables, qui, à l'instar de l'acide prussique, agissent d'une manière toxique sur le bulbe [2].

§ 158. — Composition chimique de la substance nerveuse.

Peu de temps après la découverte du *protagon*, on a déjà soulevé des doutes sur l'existence de ce corps. D'après Köhler, le protagon serait un mélange d'éléments cérébraux non encore isolés dont, par l'addition d'eau, l'on pourrait extraire des produits cristallisés. Quand, au lieu d'ajouter de l'eau à la substance cérébrale, comme l'a fait Liebreich (d'après Köhler, l'eau peut à elle seule déterminer une décomposition moléculaire), on la traite par l'alcool ou l'éther, on n'obtient aucun des produits de décomposition signalés par Liebreich. Köhler, en traitant à froid l'extrait éthéré par de l'alcool absolu, précipita une substance blanche neutre, qui contient de l'azote et du phosphore; il donna le nom de *myéloïdine* à ce produit. La solution contient, en outre, de la cholestérine et un acide, l'acide myéloïdique, dans la composition duquel entrent aussi de l'azote et du phosphore. En traitant par coction dans

---

[1] Pflüger, *Archiv f. die ges. Physiologie*, t. I.
[2] Pflüger, *ibid.*, t. II.

l'eau, dans l'alcool ou dans l'éther, la myéloïdine, de même que l'extrait éthéré de la substance cérébrale, donnent naissance aux différentes formes de myéline. La myéloïdine chauffée produit un corps acide qui, probablement, est identique à l'acide oléophosphorique de Frémy. D'après Köhler, l'acide cérébrique de Frémy est un mélange de cholestérine, des produits de décomposition de la myéloïdine et d'un nouveau corps azoté et phosphoré, la myélomargarine.

Les recherches de Diakonow et de Hoppe-Seyler donnèrent de tout autres résultats. D'après ces auteurs, le protagon de Liebreich est un mélange d'un corps non phosphoré, auquel ils donnent le nom de *protagon*, avec un corps phosphoré, la *lécithine*. Cette dernière substance est elle-même un des éléments du vitellus, dans lequel Gobley l'avait déjà trouvée. Le protagon non phosphoré semble être l'analogue de la cérébrine de W. Müller. Partout la lécithine paraît être combinée à des albuminoïdes ; dans le vitellus, cette combinaison constitue la vitelline. Après l'extraction de la lécithine, les albuminoïdes sont coagulés. Hoppe suppose donc qu'il doit exister un groupe de corps d'une combinaison plus compliquée que les albuminoïdes, qui ne se forment que par dédoublement de ces substances (1).

§ 161. — Électrotonus. (A. B.)

Les recherches de Matteucci tendent à prouver que les phénomènes si complexes de l'état électro-tonique reposent sur une cause purement physique. Il a pu obtenir l'électrotonus sur un fil de platine recouvert de deux couches de chanvre ou de coton, ce qui démontre que l'état électro-tonique, qui jusqu'alors était considéré comme une propriété spéciale des nerfs, peut se reproduire en dehors de ces organes. Matteucci admet, en outre, que les états électro-toniques et anélectro-toniques décrits par Pflüger ne sont dus qu'à des effets d'électrolyse, les acides se portant au pôle positif et les alcalis au pôle négatif, et chacun sait que les acides diminuent l'excitabilité du nerf, tandis que les alcalis étendus l'exagèrent. Ces explications nous semblent plausibles malgré les objections que l'on pourra trouver dans les chapitres suivants, et jusqu'à ce que de nouvelles expériences viennent en démontrer l'inanité, nous nous y rattachons pleinement. Elles rendent les phénomènes de l'électrotonus beaucoup plus simples et plus compréhensibles que les théories de Pflüger ne l'avaient fait supposer.

§ 161. — Production de chaleur dans le nerf en activité. (A. B.)

Valentin et Obel avaient déjà signalé une production de chaleur dans les nerfs en activité ; Schiff s'est rattaché tout récemment à cette opinion. Ses expériences si intéressantes semblent à l'abri de toute erreur ; l'on peut donc admettre jusqu'à plus ample informé qu'il y a réellement développement de chaleur dans le nerf en activité (2).

(1) Köhler, *Archiv f. pathol. Anat.*, t. XLI. — Diakonow, *Mediz. Centralblatt*, 1868. — Hoppe-Seyler, *Mediz. chemische Untersuchungen*, t. II.
(2) Schiff, *Archiv d. Physiol.*, 1869, mars-avril.

TABLE ANALYTIQUE.

TABLE DES AUTEURS CITÉS.

ERRATA.

Strasbourg, typographie de G. Silbermann

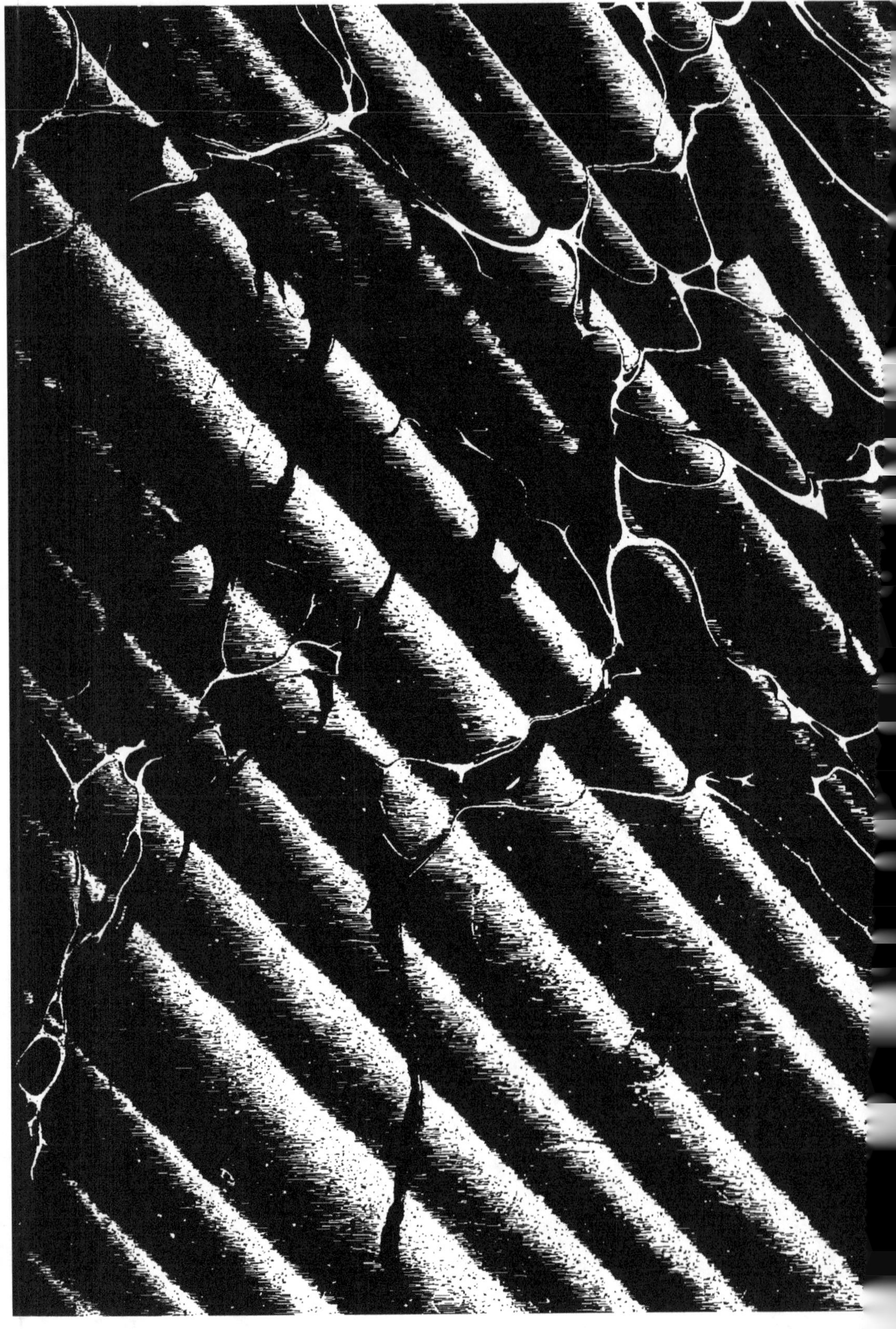

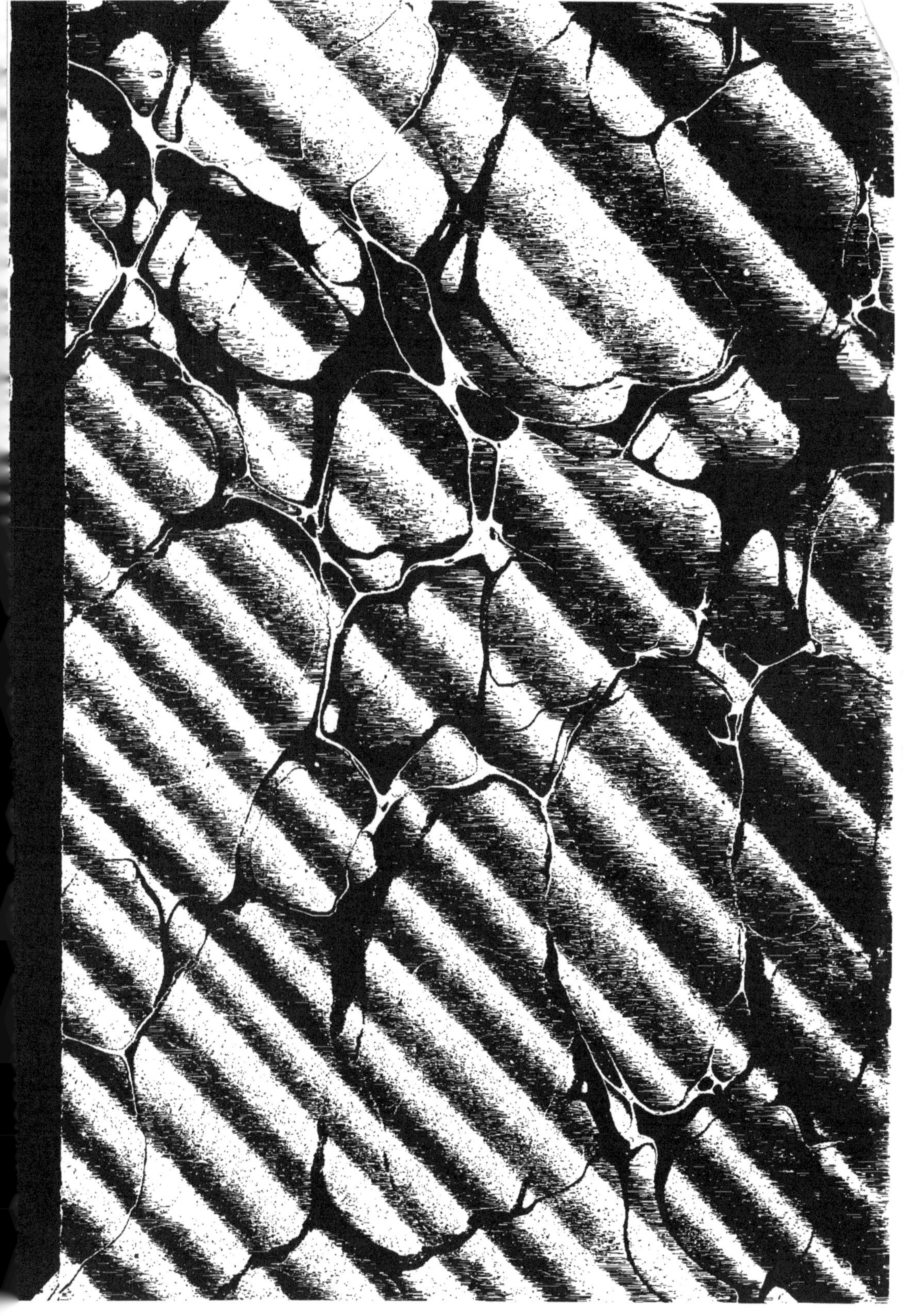

BIBLIOTHEQUE NATIONALE DE FRANCE
3 7531 00256683 5